高级卫生专业技术资格考试用书

临床医学检验学晋升题库

（副主任医师/主任医师）

英腾教育高级职称教研组　编写

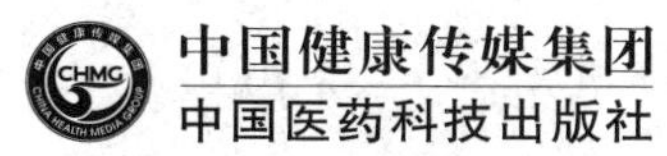
中国健康传媒集团
中国医药科技出版社

内容提要

高级卫生专业技术资格考试是申报评审卫生高级专业技术职务资格的必经程序与重要参考依据之一，为了更好地帮助拟晋升副高级和正高级卫生职称考试人员备考刷题与巩固自测，编者根据各学科的《高级卫生专业技术资格考试大纲》（副高级、正高级）各章节中“熟练掌握”“掌握”级考点分布，同时深入研析近年考试命题规律与应考策略，甄选5000~6000道高度仿真试题，编撰这套《高级卫生专业技术资格考试用书“晋升题库”》系列，配有全部参考答案和难题、易错题精粹解析（覆盖率达80%），是拟晋升副高级和正高级卫生职称考试人员随学随练、夯基检验的备考制胜题库。

图书在版编目（CIP）数据

临床医学检验学晋升题库/英腾教育高级职称教研组编写．—北京：中国医药科技出版社，2024.3
高级卫生专业技术资格考试用书
ISBN 978-7-5214-4484-1

Ⅰ.①临… Ⅱ.①英… Ⅲ.①临床医学-医学检验-资格考试-习题集 Ⅳ.①R446.1-44

中国国家版本馆CIP数据核字（2024）第039218号

美术编辑 陈君杞
责任编辑 高延芳
版式设计 张 璐

出版 **中国健康传媒集团**｜中国医药科技出版社
地址 北京市海淀区文慧园北路甲22号
邮编 100082
电话 发行：010-62227427 邮购：010-62236938
网址 www.cmstp.com
规格 889×1194mm $^{1}/_{16}$
印张 29 $^{1}/_{2}$
字数 1040千字
版次 2024年3月第1版
印次 2024年3月第1次印刷
印刷 河北环京美印刷有限公司
经销 全国各地新华书店
书号 ISBN 978-7-5214-4484-1
定价 188.00元

获取新书信息、投稿、为图书纠错，请扫码联系我们。

编写说明

根据人力资源和社会保障部、卫健委《关于深化卫生事业单位人事制度改革的实施意见》和《关于加强卫生专业技术职务评聘工作的通知》，高级卫生专业技术资格采取考试和评审结合的办法取得。高级卫生专业技术资格考试是申报评审卫生高级专业技术职务资格的必经程序与重要参考依据之一，总分数450～500分，没有合格分数线，排名前60%为合格，其中的40%为优秀，考试成绩当年有效。为了更好地帮助拟晋升副高级和正高级卫生职称考试人员备考刷题与巩固自测，我们组织了从事临床诊疗实践工作多年，在各学科领域内具有较高知名度的专家及教授，根据各学科的《高级卫生专业技术资格考试大纲》（副高级、正高级）各章节中“熟练掌握”“掌握”级考点分布，同时深入研析近年考试命题规律与应考策略，甄选5000～6000道高度仿真试题，编撰这套《高级卫生专业技术资格考试用书“晋升题库”》系列，全面覆盖所有人机对话考试题型（副高级：单选题+多选题+共用题干单选题+案例分析题；正高级：多选题+案例分析题），配有全部参考答案和难题、易错题精粹解析（覆盖率达80%）。

本“晋升题库”系列实用性强、针对性准，与《高级卫生专业技术资格考试用书“拿分考点随身记”》系列配合使用，是拟晋升副高级和正高级卫生职称考试人员随学随练、夯基检验的备考制胜题库。

由于编者经验和学识有限，书中难免出现不足之处，恳请广大读者与专家批评指正，以便我们不断改正和完善。

编　者

目录

题型说明

一、单选题：每道试题由 1 个题干和 5 个备选答案组成，题干在前，选项在后。选项 A、B、C、D、E 中只有 1 个为正确答案，其余均为干扰选项。

例：白细胞直方图中淋巴细胞左侧区域异常，最不可能的原因是

A. 血小板聚集

B. 巨大血小板

C. 异型淋巴细胞

D. 脂类颗粒

E. 有核红细胞

正确答案：C

解析：白细胞直方图中淋巴细胞左侧区域异常说明在该区域的细胞体积比正常的淋巴细胞略小，有可能是巨大血小板、血小板聚集、脂类颗粒或有核红细胞。异型淋巴细胞的体积比正常的淋巴细胞大，不可能出现在左侧区域。

二、多选题：每道试题由 1 个题干和 5 个备选答案组成，题干在前，选项在后。选项 A、B、C、D、E 中至少有 2 个正确答案。

例：急性肾小球肾炎患者的尿中易见

A. 红细胞管型

B. 白细胞管型

C. 肾小管上皮细胞管型

D. 蜡样管型

E. 脂肪管型

正确答案：ABC

解析：出现红细胞管型可能为肾小球疾病，如急性肾小球肾炎；出现白细胞管型提示肾脏有细菌感染性病变，如急性肾小球肾炎；肾小管上皮细胞管型常见于急性肾小管坏死、急性肾小球肾炎等。

三、共用题干单选题：叙述 1 个以单一患者或家庭为中心的临床情景，提出 2 ~ 6 个相互独立的问题，问题可随病情的发展逐步增加部分新信息，每个问题只有 1 个正确答案，以考查临床综合能力。答题过程是不可逆的，即进入下一问后不能再返回修改所有前面的答案。

例：患者男，有血尿，做尿液脱落细胞学检查。

1. 涂片中可见细胞体积较大，是红细胞的 7 ~ 20 倍，呈多边形，胞膜光滑；见多个胞核，呈圆形、卵圆形，染色质呈细颗粒状，分布均匀，核仁不明显，提示可能为

A. 鳞状上皮细胞

B. 肾小管上皮细胞

C. 移行上皮细胞

D. 肾小球上皮细胞

E. 腺上皮细胞

正确答案：C

解析：移行上皮细胞的表层细胞体积大，呈扁圆形或多边形，胞膜光滑，可见双核或多核，大小相当于鳞状上皮表层细胞，又称伞细胞或盖细胞。胞核呈圆形或卵圆形，染色质呈细颗粒状，分布均匀，核仁不明显，底层细胞为圆形或多边形，核居中位，染色质较致密，中层细胞介于前者之间，卵圆形或倒梨形，也可呈多边形，梭形。

2. 在尿液细胞学检查中，最常见的恶性肿瘤为

A. 非上皮性肿瘤

B. 鳞癌

C. 腺癌

D. 肾细胞癌

E. 移行上皮细胞癌

正确答案：E

解析：尿液细胞学检查是观察标本中有无恶性肿瘤细胞，主要用于发现泌尿系统的恶性肿瘤，约 95% 为移行上皮细胞癌。

四、案例分析题：每道案例分析题有 3 ~ 12 问。每问的备选答案若干个，正确答案及错误答案的个数不定。考生每选对一个正确答案给 1 个得分点，选错一个扣 1 个得分点，直至扣至本问得分为 0，即不含得负分。案例分析题的答题过程是不可逆的，即进入下一问后不能再返回修改所有前面的答案。

例：患儿男，6 岁，转移性右下腹痛，呈阵发性，性质不定，无节律性，伴恶心、呕吐，发热（38℃）1 天，全血细胞分析显示白细胞数增高，肝、胆、胰、脾、双肾超声检查未见明显异常。4.0MHz 超声探头显示右下腹肠管内可探及多条平行管状结构回声，最宽约 0.5cm，呈“麻花”样改变，动态观察可见其缓慢移动、变形。

1. 该患儿的临床诊断是

A. 胆囊炎胆石症
B. 急性腹腺炎
C. 十二指肠溃疡
D. 肠道蛔虫病
E. 泌尿系结石
F. 肠痉挛

正确答案：D

解析：肠道蛔虫病存在发作时剧痛和间歇期正常的明显差别，是本病的特点之一。超声检查可探及多条平行管状结构回声，且有移动、变形。

2. 为预防上述疾病的流行，正确的措施有

A. 注意饮食卫生和个人卫生，做到饭前、便后洗手
B. 不生食未洗净的蔬菜及瓜果，不饮生水
C. 对患者和带虫者进行驱虫治疗
D. 使用无害化的人粪便做肥料，防止粪便污染环境
E. 驱虫时间宜在感染高峰之前
F. 有并发症的患者，应及时送医院诊治，不自行用药

正确答案：ABCDF

解析：注意饮食卫生和个人卫生，做到饭前、便后洗手；不生食未洗净的蔬菜及瓜果，不饮生水；对患者和带虫者进行驱虫治疗；使用无害化的人粪便做肥料，防止粪便污染环境，有并发症的患者，应及时送医院诊治，不自行用药，可预防肠道蛔虫病的流行，驱虫时间宜在感染高峰之后。

3. 若患儿行便常规检测，则显微镜镜下可见蛔虫卵的形态为

A. 椭圆形，无色透明，卵壳薄，卵内含 4～8 个卵细胞，卵细胞与卵壳间空隙均匀、明显
B. 长椭圆形或不规则形，棕黄色，卵壳和蛋白质膜较薄，卵内含大小不等的折光性颗粒
C. 纺锤形，黄褐色，卵壳较厚，两端各有一透明塞状突起，卵内含一个卵细胞
D. 宽椭圆形，棕黄色，蛋白质膜凹凸不平，卵壳厚，含一个大而圆的卵细胞，两端有新月形空隙
E. D 字形，无色透明，卵壳厚，内胚有卷曲的幼虫
F. 圆球形，似轮胎，棕黄色，卵壳薄，胚膜厚，内含六钩蚴

正确答案：BD

解析：椭圆形，无色透明，卵壳薄，卵内含 4～8 个卵细胞，卵细胞与卵壳间空隙均匀、明显为钩虫卵；长椭圆形或不规则形，棕黄色，卵壳和蛋白质膜较薄，卵内含大小不等的折光性颗粒为蛔虫未受精卵；纺锤形，黄褐色，卵壳较厚，两端各有一透明塞状突起，卵内含一个卵细胞为鞭虫卵；宽椭圆形，棕黄色，蛋白质膜凹凸不平，卵壳厚，含一个大而圆的卵细胞，两端有新月形空隙为蛔虫受精卵；D 字形，无色透明，卵壳厚，内胚有卷曲的幼虫为蛲虫卵；圆球形，似轮胎，棕黄色，卵壳薄，胚膜厚，内含六钩蚴为带绦虫卵。

第一章　临床基础检验专业

一、单选题：每道试题由 1 个题干和 5 个备选答案组成，题干在前，选项在后。选项 A、B、C、D、E 中只有 1 个为正确答案，其余均为干扰选项。

1. 下列关于未分化癌，说法错误的是

A. 分化程度极差
B. 细胞体积较小，核较小，而胞质较多
C. 根据细胞形态不能确定其组织来源
D. 燕麦细胞癌属于未分化癌
E. 对放疗敏感

2. 女性肿瘤性腹腔积液常见于

A. 肝癌　　B. 胆囊癌
C. 宫颈癌　　D. 乳腺癌
E. 卵巢癌

3. 对霍奇金淋巴瘤最有临床诊断意义的细胞是

A. R－S 细胞
B. 网状细胞
C. 浆细胞
D. 淋巴细胞
E. 郎格汉斯巨细胞

4. 浆膜腔积液中转移性肿瘤细胞占

A. ≥58%　　B. ≥68%
C. ≥78%　　D. ≥88%
E. ≥98%

5. CPD 保养液对红细胞的保存时间为

A. 1 周　　B. 2 周
C. 3 周　　D. 4 周
E. 5 周

6. 下列关于输血的原则，说法错误的是

A. 必须 ABO 血型相合
B. 紧急情况下 O 型血可以少量缓慢的接受其他血型的血
C. 输同型血时进行交叉配血试验，以主、次侧均不凝集为首选
D. AB 型的人可以少量缓慢接受其他型血液
E. 反复输血的患者必须保证 Rh 血型相合

7. 麻醉中的手术患者输几十毫升血后即出现手术区渗血和低血压，应考虑该患者可能发生了

A. 非溶血性发热反应
B. 过敏反应
C. 溶血反应
D. 变态反应
E. 细菌污染反应

8. 输注由 400ml 全血制备的红细胞一般可使成人 Hb 提高

A. 5g/L　　B. 10g/L
C. 15g/L　　D. 20g/L
E. 25g/L

9. 预防血小板无效输注最有效的方法是

A. 输前应用小剂量激素
B. 输手工血小板
C. 输 HLA 配型相合的血小板
D. 输前尽量不用抗生素
E. 延长血小板输注的间隔时间

10. 输血时主要考虑

A. 供血者红细胞不被受血者红细胞所凝集
B. 供血者红细胞不被受血者血浆所凝集
C. 供血者血浆不使受血者血浆所凝集
D. 供血者血浆不被受血者红细胞所凝集
E. 受血者红细胞不与其血浆发生凝集

11. A 型标准血清与 B 型血液混合时可引起

A. 血液凝固　　B. 红细胞凝集
C. 红细胞叠连　　D. 红细胞收缩
E. 无反应

12. 不能用 24 小时尿标本来检测的是

A. 尿蛋白定量
B. 尿肌酐
C. 17－羟皮质类固醇
D. 尿红细胞形态
E. 激素

13. 首次晨尿的特点是

A. 易受污染
B. 与随机尿基本相同
C. 可用于尿蛋白定量分析
D. 受饮食和饮水因素影响
E. 可提高尿有形成分的阳性检出率

14. 深夜 12：00 在患者肛门皱襞处用 0.9%氯化钠溶液棉

签拭取粪便标本送检，目的是检查

A. 蛔虫卵　　B. 钩虫卵

C. 蛲虫卵　　D. 血吸虫卵

E. 阿米巴滋养体

15. 可造成血红蛋白测定结果偏低的因素不包括

A. 妊娠　　B. 急性感染

C. 饮食缺铁　　D. 使用吲哚美辛（消炎痛）

E. 使用右旋糖酐铁

16. 下列关于 Hct 的叙述，错误的是

A. Hct 测定时红细胞已经离心沉淀

B. 温氏法可用肝素钠抗凝

C. 温氏法血浆残留量为 3%

D. 温氏法可排除残留血浆

E. 微量法为 WHO 的推荐方法

17. 某贫血患者的 MCV 增高、MCH 增高、MCHC 正常，属于

A. 大细胞贫血

B. 正常细胞贫血

C. 单纯小细胞贫血

D. 小细胞低色素性贫血

E. 小细胞高色素性贫血

18. 影响红细胞沉降率测定的最主要因素为血浆中的

A. 清蛋白水平

B. 纤维蛋白原水平

C. 卵磷脂水平

D. 胆固醇水平

E. 球蛋白水平

19. 与中性粒细胞退行性变无关的是

A. 胞体肿大　　B. 核固缩

C. 核棘突　　D. 核溶解

E. 结构模糊

20. 下列利用显微镜进行白细胞分类的叙述，错误的是

A. 涂片制备血膜出现头、体、尾

B. Hct 增高标本推片角度宜小

C. 高倍镜下可提高分类计数速度

D. 幼红细胞不计入白细胞总数

E. 血滴太大血膜常无尾部

21. 血小板计数的仪器检测方法可用

A. 普通光学显微镜直接计数法

B. 普通光学显微镜间接计数法

C. 相差显微镜免疫抗体计数法

D. 血液分析仪直接计数法

E. 相差显微镜直接计数法

22. 正常血涂片油镜视野观察血小板的数量为

A. 3～5 个　　B. 5～10 个

C. 5～15 个　　D. 10～18 个

E. 12～25 个

23. 普通光镜直接计数血小板，首选的稀释液是

A. 0.9% 氯化钠溶液

B. 草酸铵稀释液

C. 复方尿素稀释液

D. 高铁氰化钾稀释液

E. 稀盐酸稀释液

24. ABO 血型系统中最多见的亚型为

A. A 亚型　　B. B 亚型

C. AB 亚型　　D. O 亚型

E. B 亚型与 AB 亚型

25. 反定型的主要意义为

A. 发现亚型　　B. 发现新血型

C. 排除旧血型　　D. 补充正定型

E. 减少误定型

26. 下列关于交叉配血的叙述，错误的是

A. 最适温度为 20℃～24℃

B. 不能用玻片法

C. 次侧凝聚可少量输血

D. 氯化钠溶液配血不凝集的任何受血者都可接受输血

E. 同一受血者的多个献血员之间需做交叉配血

27. ABO 血型盐水凝集法镜下见数个红细胞凝集在一起，周围有很多游离红细胞，此结果的凝集强度判断为

A.（+ + +）　　B.（+ +）

C.（+）　　D.（±）

E. 阴性

28. 用中值新鲜血标本制备高值标本检测血液分析仪的不精密度，应先将中值标本离心管置 45°并沉淀

A. 0.5 h　　B. 1.0 h

C. 2.0 h　　D. 3.0 h

E. 4.0 h

29. ICSH/NCCLS H44 – A2（2004）文件的参考方法用于评价血液分析仪法的

A. 白细胞计数　　B. 血小板计数

C. 红细胞计数　　D. 网织红细胞计数

E. 血细胞比容测定

30. 同一患者，前后 2 次检测结果的差值超出允许范围，称为

A. 绝对值异常

B. 平均值异常
C. 标准差异常
D. delta 值异常
E. 变异系数（CV）异常

31. 当血液标本中的白细胞 >250×10^9/L 时，主要影响血液分析仪的哪项检测参数
A. WBC　　B. Hb
C. MCV　　D. RET
E. PLT

32. 正常成年人 24 小时的排尿量为
A. 300～500ml　　B. 500～1000ml
C. 1000～2000ml　　D. 2000～2500ml
E. >2500ml

33. 成人少尿是指 24 小时的尿量少于
A. 100ml　　B. 200ml
C. 300ml　　D. 400ml
E. 500ml

34. 尿比重增高可见于
A. 慢性肾小球肾炎　　B. 肾实质严重损害
C. 肾衰竭　　D. 急性肾炎
E. 间质性肾炎

35. 尿渗量测定的目的是
A. 用于评价肾的浓缩和稀释功能
B. 诊断尿崩症
C. 鉴别诊断急、慢性肾小球肾炎
D. 肾移植术后监测指标
E. 内分泌疾病过筛试验

36. 用广泛 pH 试纸测定尿酸碱度的要求不包括
A. 试纸应防潮保存　　B. 试纸应避光保存
C. 一次应用应取适量　　D. 使用配套比色板
E. 见特殊尿色应重复测定

37. 下列关于体位性蛋白尿，说法正确的是
A. 标本测定结果：卧位时阴性，活动后阳性
B. 是一过性蛋白尿
C. 是溢出性蛋白尿
D. 多发生于成年人
E. 为肾小球疾病所致

38. 下列关于班氏法和试带法检测尿糖，说法正确的是
A. 班氏法检测非葡萄糖，试带法检测葡萄糖
B. 班氏法检测葡萄糖，试带法检测非葡萄糖
C. 班氏法检测葡萄糖，试带法仅检测非葡萄糖
D. 班氏法检测还原性糖，试带法仅检测葡萄糖
E. 班氏法仅检测葡萄糖，试带法检查还原性糖

39. Harrison 尿胆红素定性试验是一种
A. 氧化法　　B. 还原法
C. 偶氮反应　　D. 醛反应
E. 酶法

40. 尿胆原和尿胆红素同时阳性，主要见于
A. 正常人　　B. 溶血性黄疸
C. 阻塞性黄疸　　D. 肝细胞性黄疸
E. 胆囊炎

41. 粒细胞酯酶存在于
A. 红细胞　　B. 上皮细胞
C. 单核细胞　　D. 淋巴细胞
E. 中性粒细胞

42. 尿 hCG 水平明显升高的时期是
A. ≤30 天　　B. 25～30 天
C. 妊娠后 8～10 周　　D. 60 天
E. 90 天

43. 测定尿微量清蛋白的重要价值是
A. 诊断糖尿病　　B. 早期筛查糖尿病肾病
C. 肾病鉴别诊断　　D. 诊断系统性红斑狼疮
E. 筛查泌尿系感染

44. 棘形红细胞指
A. 细胞大小改变　　B. 血红蛋白含量异常
C. 细胞外观改变　　D. 细胞破碎性变化
E. 尿渗透压改变

45. 尿中难以检出肾小管上皮细胞管型的疾病是
A. 肾淀粉样变性　　B. 急性肾小管坏死
C. 移植后排斥反应　　D. 妊娠中毒症
E. 肾盂肾炎

46. 不属于尿沉渣分析仪定量参数的是
A. 白细胞　　B. 上皮细胞
C. 结晶　　D. 管型
E. 红细胞

47. 婴儿消化不良的粪便性状为
A. 糊状粪便　　B. 水样粪便
C. 乳凝块状粪便　　D. 白陶土样粪便
E. 血色黏液粪便

48. 正常人脑脊液中的主要细胞是
A. 红细胞　　B. 单核细胞
C. 淋巴细胞　　D. 蛛网膜细胞
E. 中性分叶核粒细胞

49. 渗出性积液的特点是
A. 外观清晰　　B. 密度 <1.020
C. 无纤维蛋白原　　D. 蛋白质浓度 <30g/L

E. 白细胞计数＞300 个/μl

50. 精液不育症分析的一般检查项目应包括

A. 精子计数、液化时间、动力评价和形态学检查
B. 精子计数、碱性磷酸酶测定和酸性磷酸酶测定
C. 精子计数、液化时间、血红蛋白定量和动力评价
D. 精子计数、动力评价、形态学检查和碱性磷酸酶测定
E. 精子计数、液化时间、酸性磷酸酶测定和血红蛋白定量

51. 牛乳样外观的胸腔积液，最有价值的鉴别诊断试验是

A. 积液 WBC 计数
B. 积液总蛋白质测定
C. 积液和血清乳酸脱氢酶比率
D. 积液和血清淀粉酶比率
E. 积液和血清三酰甘油比率

52. 正常精液的 WBC 计数上限是

A. 1×10^6/ml　B. 5×10^6/ml
C. 10×10^6/ml　D. 20×10^6/ml
E. 25×10^6/ml

53. 使精子活动力增高的因素有

A. 棉酚　B. 吸烟
C. 苯妥英　D. 己酮可可碱
E. 肿瘤坏死因子

54. 依据 ISO15189，关于持续改进，叙述错误的是

A. 实验室管理层应根据质量管理体系的规定对所有的操作程序定期系统地评审
B. 实验室管理层应施行质量指标以系统地监测、评价实验室对患者医护的贡献
C. 实验室管理层应确保医学实验室参加与患者医护范围和结果有关的质量改进活动
D. 实验室管理层应充分尊重相关用户的意见，并将之作为内部审核的依据
E. 实验室管理层应为实验室服务的相关用户提供适当的教育和培训机会

55. 内部质量管理体系审核的依据是

A. 合同评审
B. 质量管理体系标准
C. 质量管理体系运行情况
D. 人员能力评价报告
E. 质量管理体系的记录

56. 染色血涂片中红细胞明显大小不等，相差悬殊，属于

A. 大细胞贫血　B. 小细胞贫血
C. 巨幼细胞贫血　D. 双相性贫血
E. 小细胞低色素性贫血

57. 在正常人血涂片中，中性粒细胞核分叶最为多见的是

A. 二叶　B. 三叶
C. 四叶　D. 五叶
E. 杆状核

58. 衰老红细胞的破坏主要在

A. 肝脏　B. 骨髓
C. 脾脏　D. 肾脏
E. 淋巴

59. 中性粒细胞出现空泡，提示

A. 细胞发生吞噬现象　B. 细胞衰老
C. 细胞分裂　D. 细胞融合
E. 细胞核与胞质发育不平衡

60. 放射线损伤后，外周血淋巴细胞不会出现的是

A. 核固缩　B. 核破碎
C. 双核　D. 卫星核淋巴细胞
E. 中毒颗粒

61. 当 RDW 增大时，说明红细胞

A. 染色形态异常　B. 体积变小
C. 体积增大　D. 大小不均一性
E. 体积不变

62. 血小板减低，MPV 增高，提示

A. 骨髓受抑制
B. 骨髓造血功能衰竭
C. 骨髓正常，但外周血血小板破坏过多
D. 血小板分布异常
E. 骨髓病变

63. 三分群白细胞直方图上，中间细胞区不包括哪类细胞

A. 嗜碱性粒细胞　B. 嗜酸性粒细胞
C. 中性粒细胞　D. 单核细胞
E. 幼稚细胞

64. 正常红细胞直方图中，大红细胞和网织红细胞分布于

A. 50～125fl　B. 125～200fl
C. 36～360fl　D. 50～200fl
E. 150～200fl

65. 白细胞直方图中淋巴细胞左侧区域异常，最不可能的原因是

A. 血小板聚集　B. 巨大血小板
C. 异型淋巴细胞　D. 脂类颗粒
E. 有核红细胞

66. 精密度是指

A. 对同一样品重复进行检测时所有结果的符合程度
B. 样品的检测值与真值的符合程度
C. 样品测定值与平均值的偏差

D. 样品测定值与标准品值的符合程度
E. 样品测定的最低浓度

67. 血液分析仪引起的红细胞假性增高，可能的原因有
A. 高蛋白血症　B. 冷凝集素
C. 多量大血小板　D. 微小凝块
E. 小白细胞

68. 正常白细胞直方图范围是
A. 100 ~ 300fl　B. 100 ~ 400fl
C. 200 ~ 500fl　D. 70 ~ 450fl
E. 35 ~ 450fl

69. 常用作尿糖、尿蛋白检查的防腐剂的是
A. 甲苯　B. 冰乙酸
C. 浓盐酸　D. 甲醛
E. 二甲苯

70. 首次晨尿不适于做
A. 管型计数　B. 尿红细胞形态分析
C. 尿妊娠试验　D. 尿蛋白测定
E. Addis 计数

71. 支配肾远曲小管及集合管对尿的重吸收的激素是
A. ACTH
B. 血管升压素（抗利尿激素）
C. 类固醇激素
D. 肾素
E. 血管紧张素

72. 推荐尿液常规分析保存的最佳方法是
A. 甲醛　B. 冷藏法
C. 麝香草酚　D. 甲苯
E. 戊二醛

73. 尿液 pH 升高一般不见于
A. 糖尿病　B. 呼吸性碱中毒
C. 严重呕吐　D. 尿路感染
E. 应用利尿剂

74. 患者女，59 岁，因多饮、多尿、体重减轻就诊。实验室检查结果：尿糖（+++），尿蛋白质（-），尿酮体（-），血糖 9.8mmol/L，初步诊断为糖尿病。为了解病情变化及调整用药剂量，检查尿糖的最佳标本是
A. 晨尿　B. 3 小时尿
C. 随机尿　D. 24 小时尿
E. 导尿标本

75. 以下有关尿液管型，错误的是
A. 透明管型可见于正常人
B. 白细胞管型主要见于急性肾小球肾炎
C. 脂肪管型主要见于肾病综合征
D. 蜡样管型主要见于慢性肾小球肾炎晚期
E. 颗粒管型主要见于肾实质性病变

76. 尿色主要取决于
A. 卟啉
B. 胆红素
C. 尿色素、尿胆素、尿胆原
D. 尿量
E. 渗透量

77. 下列有关尿量的说法，错误的是
A. 尿量的量取应精确至 1ml
B. 无尿是指 24 小时尿量小于 100ml
C. 糖尿病可引起多尿
D. 正常情况下，儿童尿量是成年人的 3 ~ 4 倍
E. 尿崩症患者的尿比密常在 1.005 以下

78. 高比密尿可见于以下疾病或情况，不包括
A. 急性肾小球肾炎　B. 急性肾衰竭少尿期
C. 心功能不全　D. 周围循环衰竭
E. 喝大量饮料

79. 患者女，29 岁，突然发热，1 天后出现肉眼血尿，无尿频、尿痛。实验室检查结果：尿常规蛋白（++），红细胞 30 ~ 40 个/HP，白细胞 10 ~ 20 个/HP。应考虑做何种检查
A. 尿蛋白定性　B. 血常规检查
C. 尿细菌培养　D. 膀胱镜
E. 肾盂造影

80. 含铁血黄素颗粒可见于尿中何种细胞
A. 红细胞　B. 中性粒细胞
C. 肾小管上皮细胞　D. 鳞状上皮细胞
E. 移形上皮细胞

81. 肾小管病变时，易出现
A. 红细胞管型　B. 颗粒管型
C. 上皮细胞管型　D. 蜡样管型
E. 透明管型

82. 正常人尿中，不可能出现的结果是
A. 颗粒管型　B. 红细胞 0 ~ 1 个/HP
C. 尿酸结晶　D. 白细胞 0 ~ 2 个/HP
E. 透明管型 0 ~ 1 个/LP

83. 下列哪种上皮细胞多来自于肾盂
A. 大圆上皮细胞　B. 小圆上皮细胞
C. 尾形上皮细胞　D. 鳞状上皮细胞
E. 肾小管上皮细胞

84. 某结石病患者尿液中出现大量无色、六边形、折光性

强的片状结晶，该晶体成分是
A. 色氨酸　B. 亮氨酸
C. 酪氨酸　D. 胱氨酸
E. 丙氨酸

85. 干化学法测定尿液蛋白质的最适 pH 范围是
A. 1 ~ 3　B. 2 ~ 4
C. 4 ~ 7　D. 7 ~ 9
E. 8 ~ 10

86. 出现溶血性黄疸时，尿胆红素
A. 轻度增加　B. 正常或稍增加
C. 增多　D. 阴性
E. 强阳性

87. 下列关于本 – 周蛋白的说法，错误的是
A. 属于组织蛋白
B. 是游离轻链
C. 属于免疫球蛋白
D. 多发性骨髓瘤患者可增高
E. 又称凝溶蛋白

88. 尿葡萄糖试带法产生假阴性反应的常见的干扰物是
A. 氧化物　B. 氨水
C. 维生素 C　D. 青霉素
E. 链霉素

89. 关于尿蛋白质试带法检验的叙述，以下错误的是
A. 黄疸尿对结果有影响
B. 尿液 pH 对结果有影响
C. 对白蛋白和球蛋白均敏感
D. 浑浊尿不影响比色
E. 尿液标本应新鲜

90. 尿蛋白定性干化学试带法只适用于检测
A. 清蛋白　B. 球蛋白
C. 糖蛋白　D. 组蛋白
E. 黏蛋白

91. 检测尿中 β_2 – 微球蛋白是监测
A. 恶性肿瘤　B. 泌尿系感染
C. 肾小管功能　D. 肾小球蛋白
E. 良性肿瘤

92. 下列有关乳糜尿的叙述，错误的是
A. 是由淋巴管破裂致乳糜流入尿中引起
B. 加入乙醚充分震荡后，浑浊程度明显减轻
C. 离心后上清液可澄清
D. 苏丹Ⅲ染液染色后，镜下可见大小不等的橘色球形小体
E. 常见于丝虫病

93. 发生下列哪项疾病时，粪便中出现夏科 – 雷登结晶
A. 十二指肠溃疡　B. 胃肠道出血
C. 阿米巴痢疾　D. 肠糜烂
E. 消化不良性腹泻

94. 发生阿米巴痢疾时，粪便呈
A. 柏油样便　B. 红色果酱样
C. 鲜血便　D. 胨状便
E. 米泔样便

95. 免疫法隐血试验适于检验的疾病是
A. 消化性溃疡　B. 结肠息肉
C. 门静脉高压　D. 急慢性胃炎
E. 胃癌

96. 发生细菌性痢疾时，粪便镜检常可见到较多的吞噬细胞，不符合吞噬细胞特点的是
A. 胞体是中性粒细胞的 3 倍或以上
B. 直径为 20μm 以上
C. 可呈圆形、卵圆形、不规则形
D. 有伪足伸出者，内外质界限清晰
E. 常有吞噬的颗粒

97. 粪便中发现巨噬细胞有助于诊断
A. 上消化道出血
B. 霍乱
C. 急性细菌性痢疾
D. 肠隐孢子原虫感染
E. 直肠癌

98. 关于隐血试验时的特殊要求，下列哪项不正确
A. 素食 3 天后留取标本　B. 禁服维生素
C. 禁服铁剂　D. 禁食动物血
E. 禁食红色食物

99. 正常人的粪便中不含有
A. 粪胆素　B. 粪胆原
C. 细菌　D. 淀粉颗粒
E. 血红素

100. 下列检测脑囊虫病特异性较高的试验是
A. 镜检　B. 补体结合试验
C. 胶乳凝集试验　D. 间接血凝试验
E. 酶联免疫试验

101. 用于检查脑膜炎球菌的染色方法是
A. 碱性亚甲蓝染色　B. 革兰染色法
C. 抗酸染色法　D. 印度墨汁染色法
E. 苯胺墨染色法

102. 不符合陈旧性出血特点的是
A. 外观清晰透明

B. 易凝固
C. 离心后上清液红色
D. 上清液潜血试验阳性
E. 红细胞皱缩

103. 脑脊液呈白色，常见于
A. 蛛网膜下腔出血　B. 化脓性脑膜炎
C. 结核性脑膜炎　D. 病毒性脑炎
E. 吉兰 - 巴雷综合征

104. 脑脊液静置 12 ~ 24 小时后，标本表面有纤细网膜形成，常见于下列何种疾病
A. 化脓性脑膜炎　B. 结核性脑膜炎
C. 蛛网膜下腔梗阻　D. 流行性乙型脑炎
E. 脑脊髓梅毒

105. 脑脊液呈黄色胶胨状，常见于下列何种疾病
A. 结核性脑膜炎
B. 化脓性脑膜炎
C. 脊髓灰质炎
D. 蛛网膜下腔梗阻
E. 流行性乙型脑炎

106. 当脑脊液中蛋白质的含量超过多少时，脑脊液可见浑浊
A. 5g/L　B. 10g/L
C. 15g/L　D. 20g/L
E. 25g/L

107. 脑脊液标本采集后，进行细胞计数的时间为
A. 1 小时内　B. 2 小时内
C. 3 小时内　D. 4 小时内
E. 5 小时内

108. 下列哪项疾病的脑脊液在 1 ~ 2 小时呈块状凝固
A. 化脓性脑膜炎　B. 结核性脑膜炎
C. 病毒性脑炎　D. 乙型脑炎
E. 蛛网膜下腔出血

109. 脑脊液氯化物减低见于
A. 结核性脑膜炎　B. 病毒性脑膜炎
C. 尿毒症　D. 肾炎
E. 心力衰竭

110. 下列关于脑脊液中肿瘤细胞的叙述，错误的是
A. 脑脊液中发现肿瘤细胞对于中枢神经系统肿瘤有提示价值，但无确诊价值
B. 肿瘤细胞阳性率仅为 15% ~40%
C. CSF 中转移性肿瘤的阳性率高于原发性肿瘤
D. 弥漫性癌肿、脑膜黑色素细胞瘤、髓母细胞瘤检出率较高
E. 急性淋巴细胞白血病发生脑膜转移时，脑脊液中易见

111. 确诊化脓性脑膜炎的依据为
A. CSF 中白细胞数量增多并找到细菌
B. CSF 淋巴细胞数量
C. CSF 蛋白质含量
D. CSF 葡萄糖含量
E. CSF 中白细胞数量

112. 下列发生哪种疾病时，CSF 的 pH 下降最为明显
A. 病毒性脑炎　B. 结核性脑膜炎
C. 乙型脑炎　D. 化脓性脑膜炎
E. 脑水肿

113. Ross - Jone 试验主要检测脑脊液中的
A. 白蛋白　B. 球蛋白
C. 黏蛋白　D. 糖蛋白
E. 纤维蛋白原

114. 正常脑脊液氯化物浓度与血浆氯化物浓度相比
A. 脑脊液中氯化物浓度较血浆低 1.2 ~ 1.3 倍
B. 两者相等
C. 脑脊液中氯化物浓度为血浆的 1.2 ~ 1.3 倍
D. 脑脊液中氯化物浓度较血浆高 1 倍
E. 脑脊液中氯化物浓度较血浆低一半

115. 脑脊液的吸收入静脉是通过下列哪项来完成的
A. 脉络丛　B. 第三脑室
C. 第四脑室　D. 延髓池
E. 蛛网膜绒毛

116. 进行浆膜腔穿刺的适应证不包括
A. 原因不明的积液或伴有积液症状
B. 需进行诊断性或治疗性穿刺的患者
C. 新发生的咳黄色黏液痰伴粗湿啰音的患者
D. 已有腹腔积液且有突然增多或伴有发热的患者
E. 有心包填塞症状需进行诊断性或治疗性穿刺的患者

117. 关于积液穿刺操作的叙述，正确的是
A. 留取中段液体至普通试管中
B. 厌氧菌培养留取 1ml
C. 结核分枝杆菌培养留取 8ml
D. 理学和化学检查各留取 3ml
E. 细胞学检查留取 1ml

118. 为了保存浆膜腔积液中细胞形态，最适的防腐剂为
A. 乙醇　B. 4% 甲醇
C. 4% 甲醛　D. 丙酮
E. 福尔马林

119. 渗出液常含有凝块，是由于积液内的细胞破坏后释放出下列何种物质

A. 纤维蛋白原　B. 细菌
C. 凝血活酶　D. 脂肪
E. 蛋白质

120. 除外伤外，积液中红细胞大量增多的最常见的病因是

A. 化脓性感染　B. 恶性肿瘤
C. 结核性感染　D. 肺栓塞
E. 尿毒症

121. 渗出液葡萄糖降低最明显的感染性疾病是

A. 肿瘤性积液　B. 结核性积液
C. 化脓性积液　D. 类风湿性积液
E. 食管破裂性积液

122. 在浆膜腔渗出液中，下列哪种特殊蛋白质的含量增高

A. 低分子量蛋白质　B. 肌红蛋白
C. 球蛋白　D. 黏蛋白
E. 白蛋白

123. 可导致漏出液产生的原因是

A. 细菌性感染　B. 淋巴回流受阻
C. 外伤　D. 淋巴瘤浸润
E. 化学物质刺激

124. 结核性胸膜炎抗结核治疗时，作为疗效观察的积液检查指标是

A. ALP　B. ADA
C. CRP　D. AMY
E. LYS

125. 关于浆膜腔积液检查，下列叙述错误的是

A. 李凡他试验用稀乙酸做试剂
B. 漏出液比密 >1.018
C. 渗出液可查出病原菌
D. 渗出液比漏出液的蛋白浓度大
E. 漏出液的李凡他试验为阴性

126. 用直接玻棒法检测精液黏稠度，正常精液黏丝长度

A. 不超过 2cm　B. 超过 3cm
C. 不超过 3cm　D. 超过 2cm
E. 形成长于 2cm 的长丝

127. 计算机辅助精子分析（CASA）不能检出的精液参数是

A. 精子总数　B. 精浆 ACP
C. 活动力　D. 活动率
E. 运动速度和轨迹

128. 正常精液可呈现以下各种外观，但除外

A. 棕黄色　B. 灰白色
C. 乳白色　D. 半透明乳白色
E. 浅黄色

129. 与精子数量减低无关的因素是

A. 精索静脉曲张　B. 重金属损害
C. 炎症　D. 精囊缺如
E. 顶体酶活性降低

130. 精子形态异常超过多少时常可导致不育

A. 10%　B. 20%
C. 30%　D. 40%
E. 50%

131. 正常精液排出后 1 小时内，具有Ⅲ级活动力的精子应

A. >10%　B. >20%
C. >25%　D. >40%
E. >60%

132. 精子原地打转，活动迟钝，应属于哪一级

A. a 级　B. b 级
C. c 级　D. d 级
E. e 级

133. 精液检查见到精子运动缓慢，则精子活动力属于

A. a 级　B. b 级
C. c 级　D. d 级
E. e 级

134. 精液中白细胞 <5 个/HP，可见于

A. 前列腺炎　B. 精囊炎
C. 正常人　D. 睾丸肿瘤
E. 附睾炎

135. 正常精液中的异常精子应小于

A. 20%　B. 30%
C. 40%　D. 50%
E. 60%

136. 精子宫颈黏液接触试验阴性是指摆动精子为

A. 0　B. 0 ~ 10%
C. 0 ~ 25%　D. 10% ~ 25%
E. 26% ~ 50%

137. 精液检查的目的不包括

A. 检查男性不育症的原因
B. 观察输精管结扎术后的效果
C. 检查遗传性疾病
D. 法医学鉴定
E. 计划生育科研

138. 下列哪种是正常的前列腺液外观

A. 棕黄色　B. 淡乳白色
C. 灰黄色　D. 红色
E. 黄色浑浊

139. 下列关于前列腺液的说法，正确的是

A. 标本中可见精子
B. 前列腺颗粒细胞是巨噬细胞吞噬了大量脂滴
C. 标本中无细菌
D. 卵磷脂小体在炎症时增多
E. 镜检见到畸形的异常细胞，即可诊断为前列腺癌

140. 下列对前列腺脓肿的描述，错误是

A. 分泌物呈浓稠样
B. 镜检可见大量成堆的白细胞、上皮细胞和不同数量的红细胞
C. 卵磷脂小体明显增多
D. 革兰染色可检出葡萄球菌或链球菌
E. 检出淀粉样小体无临床意义

141. 可作为前列腺炎、前列腺肥大、前列腺癌鉴别诊断的实验是

A. 乳酸脱氢酶　B. 转铁蛋白
C. 补体　D. 锌含量
E. 免疫球蛋白

142. 发生前列腺炎时，前列腺液检查可能出现的异常结果不包括

A. 白细胞 >10 个/HP　B. 淀粉样小体
C. 葡萄球菌　D. 滴虫
E. 卵磷脂小体减少

143. 下列哪项不是阴道毛滴虫的特点

A. 大小与白细胞相同
B. 呈梨形，前端有 4 根鞭毛
C. 寄生于阴道的致病性原虫
D. 生长的最适 pH 为 5.5 ~ 6.0
E. 适宜温度为 25℃ ~ 42℃

144. 阴道寄生虫感染最常见的是

A. 溶组织变形虫　B. 丝虫
C. 阴道毛滴虫　D. 鞭虫
E. 兰氏贾第鞭毛虫

145. 关于阴道毛滴虫的叙述，下列错误的是

A. 是厌氧的寄生原虫
B. 冬天检查需注意保温
C. 阴道炎均由滴虫引起
D. 大小为白细胞的 2 ~ 3 倍
E. 生长的最适 pH 为 5.5 ~ 6.0

146. 阴道清洁度Ⅰ度，指白细胞每高倍视野不超过

A. 1 个　B. 5 个
C. 10 个　D. 15 个
E. 20 个

147. 阴道清洁度可分为Ⅰ ~ Ⅳ度，阴道正常清洁度为

A. Ⅰ ~ Ⅱ度　B. Ⅰ ~ Ⅲ度
C. Ⅱ ~ Ⅲ度　D. Ⅲ ~ Ⅳ度
E. Ⅳ度

148. 人乳头瘤病毒检测的样本不包括

A. 宫颈赘生物　B. 冠状沟赘生物
C. 外阴赘生物　D. 白带
E. 宫颈脱落细胞

149. 属于阴道清洁度Ⅱ度判断标准是

A. 杆菌（ - ）
B. 上皮细胞（ + + + + ）
C. 白细胞 5 ~ 15 个/HP
D. 球菌（ + + ）
E. pH 4 ~ 4.5

150. 阴道分泌物的检查不包括

A. 阴道清洁度检查　B. 滴虫检查
C. 虫卵检查　D. 真菌检查
E. pH 检查

151. 阴道真菌感染最多见的是

A. 白色假丝酵母菌　B. 阴道纤毛菌
C. 放线菌　D. 红色毛癣菌
E. 絮状表皮癣菌

152. 患者女，30 岁，孕中检查血清学唐氏初筛高危，需做羊水染色体基因诊断。羊水穿刺的最适时间段是

A. 14 ~ 16 周　B. 16 ~ 18 周
C. 18 ~ 24 周　D. 22 ~ 28 周
E. 24 ~ 28 周

153. 妊娠几周后羊水量最多

A. 34 周　B. 16 周
C. 10 周　D. 36 周
E. 最后 2 ~ 4 周

154. 羊水中的脂肪细胞出现率达到多少时反映胎儿皮肤成熟

A. >10%　B. >20%
C. >50%　D. <20%
E. <10%

155. 羊水中含量最多的有机物是

A. 脂肪　B. 肌酐
C. 葡萄糖　D. 蛋白质及衍生物

E. 胆红素

156. 血块收缩不良试验主要提示
A. 因子Ⅶ缺乏 B. 因子Ⅷ、Ⅸ减少
C. 因子Ⅲ异常 D. 凝血酶原降低
E. 血小板数量和功能异常

157. 关于耳垂采血的叙述，正确的是
A. 可获多量血液 B. 痛感较轻
C. 检查结果恒定 D. 适合婴幼儿
E. 检测结果与静脉血差异小

158. 关于尿液标本留取的要求，错误的是
A. 告知患者留尿检验的目的
B. 提供给患者合格的留尿容器
C. 检验申请单应全面详细
D. 可电子信息系统开具检验申请
E. 随机尿为最佳尿标本

159. 实验室应根据实验对象、生物危害程度评估、研究内容、设施和设备特点具体制定相应的标准操作程序，实验室安全管理负责人对这些程序至少评审和更新1次的时间间隔是
A. 3个月 B. 6个月
C. 1年 D. 2年
E. 5年

160. 关于白细胞分类计数方法的叙述，错误的是
A. 总数超过 20×10^9/L 时，一般应计数200个白细胞
B. 当发现幼稚红细胞时，应列入分类总数中并报告百分率
C. 快速染色法无法确定的细胞，应用瑞-吉染色复查
D. 要避免重复计数
E. 总数低于 3×10^9/L 时可用2张血片分类50~100个白细胞

161. 精液标本稀释20倍，Neubauer计数盘2大格见50个精子，精子计数为
A. 500个/ml B. 5000个/ml
C. 50 000个/ml D. 500 000个/ml
E. 5 000 000个/ml

162. 羊水检查一般需要羊水量为
A. <10ml B. 10~20ml
C. 20~30ml D. 30~40ml
E. >50ml

163. 涂片中见到何种细胞是评价痰液标本好坏的标准
A. 中性粒细胞 B. 储备细胞
C. 肺泡巨噬细胞 D. 黏液柱状上皮细胞
E. 淋巴细胞

164. 与精子顶体酶活性降低有关的因素是
A. 精子活力正相关 B. 精子畸形率负相关
C. 白细胞负相关 D. 精子数正相关
E. 精子活力无关

165. 下列对严重前列腺炎的描述，错误的是
A. 外观无明显改变
B. 直接涂片可检出细菌
C. 白细胞常超过10个/HP
D. 上皮细胞增多
E. 卵磷脂小体减少

166. 正常胰液中最主要的阴离子是
A. HCO_3^- B. Cl^-
C. SO_4^{2-} D. HPO_4^{2-}
E. F^-

167. 检查尿中细胞时，至少应观察多少个高倍镜视野
A. 2个 B. 5个
C. 10个 D. 15个
E. 20个

168. 涂片中通常作为测定其他细胞大小的标尺细胞是
A. 红细胞 B. 中性粒细胞
C. 嗜酸性粒细胞 D. 淋巴细胞
E. 浆细胞

169. 妊娠时可出现糖尿，属于
A. 血糖增高性糖尿 B. 血糖正常性糖尿
C. 暂时性糖尿 D. 应激性糖尿
E. 假性糖尿

170. ICSH对血液分析仪白细胞计数的评价方案，不包括下列哪些项目
A. 总变异 B. 携带污染率
C. 重复性 D. 线性范围宽
E. 不确定度

171. 尿崩症患者的尿液比密常低于
A. 1.001 B. 1.002
C. 1.003 D. 1.004
E. 1.005

172. 全血的比重主要决定于
A. 血浆蛋白含量 B. 渗透压的高低
C. 红细胞数量 D. 白细胞数量
E. NaCl的浓度

173. 组织液与血浆成分的主要区别是组织液内

A. 不含血细胞　B. 蛋白含量低
C. Na^+含量高　D. K^+含量高
E. Cl^-含量高

174. 下列不易通过红细胞膜的物质是
A. O_2和CO_2　B. 尿素
C. H_2O　D. HCO_3^-
E. K^+和Na^+

175. 血细胞比容主要指的是
A. 红细胞与血浆容积之比
B. 红细胞与白细胞容积之比
C. 红细胞在血液中所占的重量百分比
D. 红细胞的容积
E. 红细胞在血液中所占的容积百分比

176. 红细胞的变形能力取决于红细胞的
A. 体积　B. 表面积
C. 数量　D. 比重
E. 表面积与体积的比值

177. 红细胞沉降率的快慢主要取决于红细胞的
A. 体积　B. 表面积
C. 数量　D. 比重
E. 叠连

178. 红细胞表面积与体积比值的下降可引起红细胞
A. 变形性增强
B. 渗透脆性增大
C. 悬浮稳定性增强
D. 对低渗盐溶液的抵抗力增强
E. 血红蛋白含量增加

179. 下列关于输血的叙述，错误的是
A. 再次输入同一相同血型个体的血液不需进行交叉配血
B. 必要时O型血可输给其他血型的受血者
C. 必要时AB型血的人可接受其他血型供血者的血液
D. Rh阴性的受血者不可接受Rh阳性的血液
E. Rh阳性的受血者可接受Rh阴性的血液

180. 尿常规分析仪标本必须在多少时间内完成检验
A. 2小时　B. 6小时
C. 8小时　D. 12小时
E. 24小时

181. 班氏法测尿糖时，加入试剂和尿量的比例是
A. 10：1　B. 1：10
C. 1：1　D. 1：5
E. 5：1

182. 下列哪一种不是嗜酸性粒细胞直接计数的稀释液
A. 溴甲酚紫稀释液
B. 甲苯胺蓝稀释液
C. 乙醇－伊红稀释液
D. 丙酮伊红稀释液
E. 丙二醇－石楠红稀释液

183. 氰化高铁血红蛋白测定法，哪种血红蛋白不能被转化成氰化高铁血红蛋白
A. HbO_2　B. Hbred
C. SHb　D. HbCO
E. HbS

184. 被ICSH定为测定Hct的参考方法是
A. 自动血细胞分析仪法　B. 温氏比色法
C. 比重法　D. 毛细管高速离心法
E. 放射性核素法

185. 正常情况下，血涂片染色后中性粒细胞核象最多见的是
A. 杆状核　B. 二叶核
C. 三叶核　D. 四叶核
E. 五叶核

186. 在结核性积液中，下列哪项指标可明显增高
A. LD　B. 淀粉酶
C. AKP　D. 纤维连接蛋白
E. 溶菌酶

187. 正常人粪便中不见下列哪种成分
A. 大肠埃希菌　B. 脂肪滴
C. 肠黏膜上皮细胞　D. 肌肉纤维
E. 淀粉颗粒

188. 标本溶血可引起
A. 血H^+升高　B. 血Ca^{2+}升高
C. 血K^+升高　D. 血Cl^-升高
E. 血K^+降低

189. 柏油样便提示上消化道出血量至少超过
A. 10ml　B. 20ml
C. 40ml　D. 50ml
E. 100ml

190. 尿中加入何种防腐剂，可引起尿蛋白加热醋酸法呈假阳性
A. 甲苯　B. 麝香草酚
C. 甲醛　D. 盐酸
E. 冰乙酸

191. 粪便中发现巨噬细胞可辅助诊断
A. 溃疡性结肠炎　B. 阿米巴痢疾

C. 细菌性痢疾　D. 肠梗阻
E. 霍乱弧菌性腹泻

192. 已淘汰的测定血红蛋白的方法是
A. 十二烷基硫酸钠血红蛋白测定法
B. 氰化高铁血红蛋白测定法
C. 沙利酸化血红蛋白测定法
D. 碱羟血红蛋白测定法
E. 叠氮高铁血红蛋白测定法

193. 白细胞总数增高应除外下列哪种情况
A. 急性感染　B. 急性大出血
C. 急性中毒　D. 剧烈劳动后
E. 流行性感冒

194. 成人血红蛋白的主要结构为
A. $\alpha_2\beta_2$　B. $\alpha_2\gamma_2$
C. $\beta_2\gamma_2$　D. $\alpha_2\delta_2$
E. β_2S_2

195. 食管鳞状细胞癌占恶性病变的
A. 80%以上　B. 85%以上
C. 90%以上　D. 95%以上
E. 99%以上

196. 恶性肿瘤细胞和核异质细胞的区别是前者有
A. 核染色质结构呈结块状
B. 核边增厚
C. 核大小不一
D. 核仁增大
E. 病理性核分裂

197. 血液有形成分是指
A. 血液所有成分　B. 血清
C. 细胞　D. 纤维蛋白原
E. 纤维蛋白

198. 电阻式（电阻抗法）血液分析仪的发明者是
A. MoLDavan　B. Poole
C. Lagererantz　D. Coulter
E. Westergard

199. 发生缺铁性贫血时，红细胞直方图的特点是
A. 峰右移，底变宽　B. 峰左移，底无改变
C. 峰左移，底变宽　D. 峰右移，底变窄
E. 峰右移，底无改变

200. 正常人尿量白天与夜间之比为
A. (1~2):1　B. (2~3):1
C. (3~4):1　D. (4~5):1
E. (5~6):1

201. 慢性肾炎患者尿中不易见到的管型为
A. 脓细胞管型　B. 透明管型
C. 颗粒管型　D. 脂肪管型
E. 蜡样管型

202. 下列说法正确的是
A. 尿蛋白定性阴性，则尿中不应有管型物质存在
B. 正常人清晨尿液中不可能见到透明管型
C. 在典型的上皮细胞管型中，上皮细胞是同心圆排列
D. 变形管型一般不包括血细胞管型
E. DIC患者尿中可见血小板管型

203. 提示肾脏存在实质性病变的管型是
A. 透明管型　B. 颗粒管型
C. 红细胞管型　D. 脂肪管型
E. 白细胞管型

204. 下列关于尿蛋白干化学法检测，说法错误的是
A. 尿液pH影响蛋白的测定
B. 患者服用奎宁、嘧啶等药物易导致假阳性结果
C. 在进行肾病患者尿蛋白测定时，最好使用磺基水杨酸法和双缩脲法进行定性、定量实验
D. 尿中含有高浓度有机碘造影剂及尿酸盐时，磺基水杨酸法不受影响，但干化学法和加热乙酸法则影响较大
E. 大剂量的使用青霉素族药物易导致假阴性结果

205. 脑脊液氯化物低于多少mmol/L时，有可能导致中枢抑制而呼吸停止
A. 65　B. 75
C. 85　D. 55
E. 95

206. 当胸腔积液CEA/血清CEA比值为多少时可高度怀疑癌性胸腔积液
A. >0.1　B. >0.2
C. >0.3　D. >0.5
E. >1.0

207. 下列关于痰液检查恶性细胞的说法，错误的是
A. 清晨痰液为好
B. 尽量从气管深部咳出
C. 可以在纤维支气管镜下直接取支气管液做涂片
D. 如果无痰，涎水也可
E. 痰液必须新鲜

208. HiCN转化液不能贮存于塑料瓶中的原因是
A. 延长血红蛋白转化时间
B. Hi生成减少，结果偏低
C. CN^-下降，结果偏低
D. 可出现浑浊现象

E. CN^-升高，结果偏高

209. 下列有关血红蛋白结构的概念，说法错误的是

A. 血红蛋白是珠蛋白和亚铁血红素组合的蛋白质

B. 每个血红蛋白分子含 4 个亚铁血红素

C. 亚铁血红素由原卟啉和一个 Fe^{2+} 组成

D. 每一个亚铁血红素包裹一个珠蛋白

E. 珠蛋白的肽链分为 α、β 两类

210. 不属于血细胞分析红细胞参数的是

A. Hb　　B. RDW

C. MPV　　D. Hct

E. RBC

211. 用煌焦油蓝乙醇溶液做染液计数网织红细胞时，哪一步是错误的

A. 取血液和染液各一滴，混匀后推片

B. 染色时间 5～10 分钟

C. 在室温低时，染色时间还应适当延长

D. 在油镜下计数 1000 个红细胞中的网织红细胞数

E. 为了便于计数，可用 Miller 窥盘

212. 不属于未完全成熟的红细胞为

A. 嗜多色性红细胞　　B. 网织红细胞

C. 有核红细胞　　D. 含染色质小体的红细胞

E. 点彩红细胞

213. 红细胞目视计数法的计算公式应是（N 表示 5 个中方格内红细胞数）

A. $N \times 5 \times 10 \times 10^3 \times 200$

B. $N \times 25 \times 10 \times 10^4 \times 200$

C. $N \times 5/25 \times 10 \times 10^5 \times 200$

D. $N \times 25/5 \times 10 \times 10^6 \times 200$

E. $N \times 25/5 \times 10 \times 10^9 \times 200$

214. 下列哪项不属于红细胞计数的技术误差

A. 取血部位不当

B. 稀释倍数不准

C. 使用相同的计数板，不同的操作者

D. 充液外溢

E. 稀释血液混合不匀

215. 临床复查白细胞计数，评价其准确性的考核方法是

A. 变异百分率评价法

B. 两差比值评价法

C. 双份计数标准差评价法

D. 重复计数标准差评价法

E. 常规考核标准

216. 关于白细胞核象左移，下列叙述哪项较为确切

A. 外周血杆状核粒细胞增多，甚至出现晚幼粒、中幼粒、早幼粒、原幼粒等更幼稚细胞称核左移

B. 外周血涂片中出现幼稚细胞称核左移

C. 未成熟的粒细胞出现在外周血中称核左移

D. 分类中发现很多细胞核偏于左侧的粒细胞称核左移

E. 中性粒细胞 5 叶核以上者超过 3%

217. 瑞氏染色法的染色作用是

A. 物理吸附

B. 化学亲和

C. 物理吸附和化学亲和

D. 化学结合

E. 物理性结合

218. 患阻塞性黄疸时尿中胆红素

A. 阴性　　B. 正常

C. 增加　　D. 减少

E. 不定

219. 肾脏浓缩功能检查的指标是

A. 蛋白质定性和定量　　B. pH 值

C. 尿渗透量　　D. 尿体积

E. 尿无机盐

220. 尿蛋白定性经典且特异性较好的方法是

A. 3% 磺柳酸法　　B. 10% 磺柳酸法

C. 加热醋酸法　　D. 双缩脲法

E. 试带法

221. 确证尿胆红素的方法是

A. Smith 法　　B. Harrison 法

C. Rothera 法　　D. 干化学试带法

E. 泡沫试验

222. 粪便镜检，以白细胞、脓细胞为主，红细胞少而形态较完整，可见吞噬细胞，最可能为

A. 急性肠炎　　B. 慢性肠炎

C. 细菌性痢疾　　D. 阿米巴痢疾

E. 溃疡性结肠炎

223. 通过粪便检查可确定哪种疾病

A. 消化道恶性肿瘤　　B. 消化道溃疡

C. 肠道寄生虫　　D. 肝脏疾病

E. 消化不良

224. 与精液液化有关的酶是

A. ACP　　B. ALP

C. LD　　D. 纤溶酶

E. 柠檬酸脱氢酶

225. 关于前列腺液的说法，错误是

A. 卵磷脂小体在炎症时减少或消失

B. 前列腺颗粒细胞是巨噬细胞吞噬了大量脂滴
C. 标本中可偶见红细胞
D. 标本中可见精子
E. 镜检见到畸形的异常细胞，应作巴氏或 HE 染色，有助于前列腺肿瘤和前列腺炎的鉴别

226. 滑膜液和血浆相比，下列哪项指标偏低
A. 总蛋白　B. 白蛋白
C. α_1 - 球蛋白　D. β - 球蛋白
E. 尿酸

227. 通常痛风患者的滑膜积液中可找到哪种结晶
A. 尿酸盐　B. 焦磷酸钙
C. 磷灰石　D. 脂类
E. 草酸钙

228. 下列滑膜积液中的白细胞计数值 $<2000\times10^6$/L 的疾病是
A. 类风湿关节炎　B. 退行性关节炎
C. 风湿热　D. 痛风
E. 结核性关节炎

229. 羊水中反映胎肝逐渐发育成熟的物质是
A. 葡萄糖　B. 脂肪酶
C. 肌酐　D. 胆红素
E. 脂肪细胞

230. 完全覆盖鳞状上皮细胞的器官是
A. 鼻腔　B. 胃
C. 肠　D. 子宫颈管
E. 子宫颈

231. 不全角化细胞的细胞核大小为
A. 12 ~ 15μm　B. 8 ~ 10μm
C. 无核　D. 6 ~ 8μm
E. 4μm

232. 小细胞未分化癌可呈
A. 镶嵌状结构　B. 桑葚状结构
C. 蝌蚪状癌细胞　D. 纤维状癌细胞
E. 癌珠

233. 抗坏血酸可使下列哪一种测定产生假阳性
A. 酶法葡萄糖测定　B. 班氏法葡萄糖测定
C. 酶法胆固醇测定　D. 酶法三酰甘油测定
E. JG 法测定血清胆红素

234. 中性粒细胞不增加的疾病是
A. 脾功能亢进　B. 尿毒症
C. 急性链球菌感染　D. 急性溶血
E. 肺吸虫病

235. 溶血性贫血时不会见到的现象是
A. 较多的点彩红细胞　B. 有核红细胞
C. 网织红细胞　D. 显著的缗钱状形成
E. 红细胞寿命缩短

236. 不会造成红细胞沉降率加快的因素是
A. 红细胞沉降率管倾斜　B. 室温高于 25℃
C. 标本有血凝块　D. 标本溶血
E. 测定管的内径比标准管小

237. 不属于血液分析仪有关红细胞参数的是
A. 血红蛋白　B. RDW
C. MCV　D. Hct
E. MCH

238. “无尿”是指 24 小时尿量不超过
A. 1000ml　B. 600ml
C. 500ml　D. 400ml
E. 100ml

239. 不能用 24 小时尿标本定量测定的物质是
A. 糖　B. 蛋白质
C. 肌酐　D. 电解质
E. 儿茶酚胺

240. 疟原虫寄生在人体的
A. 脾细胞和红细胞　B. 肝细胞和脾细胞
C. 单核 - 巨噬细胞　D. 红细胞和肝细胞
E. 单核 - 巨噬细胞和红细胞

241. 与结核性积液相比，下列哪一项不符合癌性积液的特点
A. 积液凝固较快
B. LD 较高
C. 溶菌酶较高
D. ADA 较低
E. 胸腔积液和血清血管紧张素转换酶 I 的比值 <1

242. 下列是增生的上皮细胞特点，但除外
A. 由慢性炎症或其他理化因素刺激所致
B. 核浆比例正常
C. 胞核增大，可见核仁
D. 胞质内 RNA 增多，蛋白质合成旺盛
E. 核分裂活跃

243. 下列哪一项不符合自然分泌液的采集法
A. 针抽取法　B. 痰液涂片检查
C. 尿液涂片检查　D. 乳头溢液涂片检查
E. 前列腺液涂片检查

244. 关于大细胞未分化癌的叙述，下列哪项不正确
A. 细胞较大，呈不规则的圆形、卵圆形或长形
B. 胞浆量中等，嗜碱性

C. 癌细胞在涂片中呈单个散在
D. 核大，大小不等，呈不规则圆形，核畸形明显
E. 染色质减少，粗颗粒状

245. 下列是引起乳头溢液的良性病变，但除外
A. 导管扩张症　　B. 导管内乳头状瘤
C. 慢性炎症　　D. 妊娠后期
E. 产后

246. 血清与血浆的区别是
A. 血清缺少某些凝血因子
B. 血浆缺少某些凝血因子
C. 血清缺少凝血酶
D. 血浆缺少凝血酶
E. 血清缺少纤维蛋白

247. 在静脉采血时，为了避免血小板激活，常使用
A. 塑料注射器和硅化处理后的试管或塑料试管
B. 塑料注射器和普通试管
C. 玻璃注射器和硅化处理后的试管
D. 玻璃注射器和玻璃试管
E. 玻璃注射器和塑料试管

248. 标本溶血可使下列哪些指标的测定结果偏低
A. AST　　B. ALT
C. K^+　　D. 葡萄糖
E. 胆红素

249. 下列关于氰化高铁血红蛋白比色法的原理，叙述正确的是
A. 在规定波长和液层厚度的条件下，具有一定的消化系数
B. 高铁血红蛋白与氰结合成稳定的棕褐色氰化高铁血红蛋白
C. 血红蛋白可被亚铁氰化钾氧化成正铁血红蛋白
D. 在721型比色计上测得透光度，乘以367.7，即得血红蛋白浓度
E. 能测定所有的血红蛋白

250. 下列哪种血红蛋白及其衍生物的颜色是错误的
A. 氰化高铁血红蛋白呈鲜红色
B. 高铁血红蛋白呈红褐色
C. 碳氧血红蛋白呈樱红色
D. 还原血红蛋白呈暗红色
E. 氧合血红蛋白呈鲜红色

251. 脑脊液中葡萄糖的正常值是
A. 2.8～5.4mmol/L　　B. 2.5～4.4mmol/L
C. 3.9～6.2mmol/L　　D. 4.4～6.2mmol/L
E. 2.5～6.2mmol/L

252. 计数红细胞时，下列哪项是不正确的
A. 不宜用过亮光线
B. 在低倍镜下计数
C. 计数中央大方格内4个角及中央5个中方格内红细胞的总数
D. 将上面红细胞总数乘以10^{10}/L然后报告
E. 对压线细胞的计数，可以按照数左不数右，数上不数下的原则进行

253. 下列是有关嗜酸性粒细胞直接计数稀释液作用的正确叙述，但除外
A. 破坏红细胞
B. 使嗜酸性粒细胞分布均匀
C. 保护嗜酸性粒细胞
D. 使嗜酸性粒细胞着色
E. 防止血液凝固

254. 进行瑞氏染色时，如果pH偏碱，红细胞将会出现
A. 粉红色　　B. 蓝色
C. 橙色　　D. 黄色
E. 棕色

255. 下列叙述中，错误的是
A. 血液pH的正常参考范围为7.35～7.45
B. 血浆呈淡黄色，主要是胆红素所致，其含量为12μmol/L左右
C. 正常血液量为体重的1/8左右
D. 血清不含纤维蛋白原
E. 血浆是复杂的胶体溶液，但成分非常恒定，其中固体成分占8%～9%，水分占91%～92%。

256. 关于尿微量白蛋白的叙述，下列错误的是
A. 用蛋白定性的化学方法不能检出
B. 多采用免疫化学法进行常规测定
C. 可随机留取标本
D. 为晚期肾损伤的测定指标
E. 为肾早期损伤的测定指标

257. 正常尿液中的pH为
A. 1.5～3.0　　B. 4.5～8.0
C. 7.35～7.45　　D. 8.0～8.9
E. 9.0～10.0

258. 上消化道出血的总量达多少时才能使大便呈黑色
A. 50～100ml　　B. 25ml
C. 150ml　　D. 200ml
E. 500ml

259. 下列何项缺乏时，红细胞内游离原卟啉增高
A. 二价铁　　B. 叶酸
C. 维生素B　　D. 氨基酸

E. 血红蛋白

260. 下列物质中非造血的成分是

A. 铁　　B. 钙

C. 叶酸　　D. 维生素 B_{12}

E. 蛋白质

261. 循环血红细胞更替周期是

A. 80 天　　B. 100 天

C. 120 天　　D. 130 天

E. 140 天

262. 患者男，35 岁，溃疡病出血，贫血貌，MCV 85fl，MCH 28pg，MCHC 32%。该患者的贫血性质为

A. 大细胞正色素性贫血

B. 小细胞低色素性贫血

C. 正常细胞贫血

D. 大细胞低色素性贫血

E. 小细胞正色素性贫血

263. 出现临床症状时，血小板的数量一般低于

A. $200\times10^9/L$　　B. $70\times10^9/L$

C. $120\times10^9/L$　　D. $150\times10^9/L$

E. $170\times10^9/L$

264. 大细胞不均一性贫血时 MCV 和 RDW 的改变为

A. MCV 正常，RDW 异常

B. MCV 减低，RDW 正常

C. MCV 增高，RDW 异常

D. MCV 增高，RDW 正常

E. MCV 减低，RDW 异常

265. 新生儿作血常规检查，多在下列哪个部位采血

A. 颈静脉　　B. 耳垂

C. 足跟　　D. 肘部静脉

E. 头皮血管

266. 瀑布学说中凝血共同途径的终点是

A. X 因子被激活　　B. 凝血活酶形成

C. 凝血酶形成　　D. 纤维蛋白生成

E. Ⅻ因子被激活

267. 下列有关静脉采血步骤的说法，错误的是

A. 穿刺时针头斜面和针筒刻度向上

B. 扎止血带→穿刺，见回血后→解除止血带→抽血

C. 抽血完毕后，立即将血液通过针头沿管壁缓缓注入容器中

D. 注射器中最后带有血泡的血不宜进入

E. 肘正中静脉采血时，肘关节应伸直

268. 关于血红蛋白的构成，正确的是

A. 亚铁血红素和原卟啉构成

B. 亚铁血红素和铁原子构成

C. 亚铁血红素和球蛋白构成

D. 亚铁血红素和清蛋白构成

E. 亚铁血红素和珠蛋白构成

269. 体内的铁主要分布在

A. 血红蛋白

B. 运铁蛋白

C. 肌红蛋白

D. 铁蛋白及含铁血黄素（贮存铁）

E. 肌红蛋白

270. 对于急性大出血患者而言，其抢救性治疗措施首先是

A. 防止急性肾衰竭

B. 立即换血

C. 防治 DIC

D. 保持血容量

E. 维持凝血因子的正常

271. 在临床上，最常用于染色体分析的标本是

A. 外周血淋巴细胞　　B. 骨髓

C. 羊水　　D. 胸水

E. 腹水

272. 血液保存液 CPD－A 中的“A”代表的是

A. 添加了铵　　B. A 型配方

C. 添加了肌苷　　D. 添加了腺嘌呤

E. 添加了次黄嘌呤

273. 以下哪种不属于输血后血循环超负荷的临床症状

A. 浑身抽搐　　B. 剧烈头痛

C. 胸部紧迫感　　D. 发绀

E. 周身水肿

274. 钾中毒与输注何种血关系密切

A. 大量输血　　B. 输血过快

C. 输冷血　　D. 输陈血

E. 输热血

275. 红细胞在血管外破坏的主要场所是

A. 肾、肝　　B. 脾、肝

C. 肾、脾　　D. 胸腺、骨髓

E. 骨髓、淋巴结

276. Rh 阳性是指红细胞膜上含有

A. C 抗原　　B. A 抗原

C. D 抗原　　D. E 抗原

E. B 抗原

277. Rh 阴性母亲，其胎儿若 Rh 阳性，胎儿生后易患

A. 血友病　　B. 白血病

C. 红细胞增多症　　D. 新生儿溶血病
E. 巨幼红细胞贫血

278. 下面哪种疾病的中性粒细胞常不增多
A. 药物及毒物反应　　B. 溶血性贫血
C. 风湿热　　D. 转移癌
E. 感染

279. 成熟的嗜酸性粒细胞主要存在于
A. 外周血　　B. 骨髓和组织
C. 淋巴结　　D. 脾
E. 胸腺

280. 早熟角化细胞是指
A. 宫颈型外底层细胞　　B. 产后型外底层细胞
C. 萎缩型外底层细胞　　D. 非孕期中层细胞
E. 妊娠期中层细胞

281. 最适宜做妊娠试验的标本是
A. 随机尿　　B. 晨尿
C. 餐后尿　　D. 12 小时尿
E. 24 小时尿

282. 为观察关节腔积液的凝固性，应采用第几管的标本
A. 第一管　　B. 第二管
C. 第三管　　D. 第四管
E. 第五管

283. 某患者尿液中呈现大量“屋顶形”结晶，该类结晶是
A. 尿酸盐结晶　　B. 磷酸盐结晶
C. 碳酸盐结晶　　D. 碳酸铵结晶
E. 草酸盐结晶

284. 检查溶组织内阿米巴滋养体常采集的标本是
A. 成形粪便　　B. 黏液脓血便
C. 脓血痰液　　D. 肝穿刺液
E. 尿液

285. 受血者为 A 型，与供血者做交叉配血试验，主侧不发生凝集，次侧发生凝集，供血者的 ABO 血型应为
A. A 型　　B. B 型
C. AB 型　　D. O 型
E. 孟买型

286. 血液常用的保存液 ACD 和 CPD 加用一种物质就成为 ACDA 和 CPDA，这种物质是
A. 枸橼酸　　B. 枸橼酸钠
C. 磷酸二氢钠　　D. 腺嘌呤
E. 葡萄糖

287. 下列关于自动化血型分析仪应用的叙述，错误的是
A. 可用于 ABO 血型鉴定
B. 可用于 Rh 血型鉴定
C. 可用于交叉配血
D. 可用于抗体筛选与鉴定
E. 可用于抗体效价滴定

288. 下列关于正常成人脑脊液细胞计数和分类，叙述正确的是
A. 无红细胞，白细胞(0～10)×10^6/L，主要是淋巴细胞和中性粒细胞
B. 红细胞(0～5)×10^6/L，白细胞(0～10)×10^6/L，主要是单核细胞和中性粒细胞
C. 无红细胞，白细胞(0～10)×10^6/L，主要是单核细胞和中性粒细胞
D. 红细胞(0～5)×10^6/L，白细胞(0～10)×10^6/L，主要是淋巴细胞和单核细胞
E. 无红细胞，白细胞(0～10)×10^6/L，主要是淋巴细胞和单核细胞

289. 作十二指肠引流液检查时，若胆囊液（B 胆汁）流出增多，可见于
A. 胆总管上段梗阻
B. 胆囊收缩不良
C. 胆囊摘除术后
D. Oddi 括约肌松弛
E. 慢性胰腺炎

290. 出现少精子症的最主要原因是
A. 输精管病变　　B. 睾丸病变
C. 附睾病变　　D. 免疫性不育
E. 前列腺病变

291. 阴道分泌物呈白色豆腐渣样，是以下哪种疾病的特征
A. 萎缩性阴道炎　　B. 幼儿阴道炎
C. 子宫内膜炎　　D. 真菌性阴道炎
E. 细菌性阴道病

二、多选题：每道试题由 1 个题干和 5 个备选答案组成，题干在前，选项在后。选项 A、B、C、D、E 中至少有 2 个正确答案。

292. 下列关于肝素，说法正确的有
A. 可加强抗凝血酶的作用
B. 肝素可应用于血栓栓塞性疾病
C. 有阻止血小板聚集的作用
D. 是红细胞脆性试验理想的抗凝剂
E. 适合于血液学一般检查

293. 引起血红蛋白尿的原因是
A. 血友病
B. 蚕豆病

C. 急性肾小球肾炎
D. 血小板减少性紫癜
E. 阵发性睡眠性血红蛋白尿

294. 有关尿蛋白干化学法测定，错误的是
A. 利用指示剂蛋白质误差原理
B. 指示剂为溴酚蓝
C. pH >9 时可出现假阴性
D. 对清蛋白与球蛋白的敏感性不一致
E. 大剂量青霉素可致假阳性

295. 急性肾小球肾炎患者尿中易见
A. 红细胞管型　B. 白细胞管型
C. 肾小管上皮细胞　D. 蜡样管型
E. 脂肪管型

296. 关于尿液干化学分析仪，下列说法正确的是
A. 此类仪器采用球面积分仪接受双波长反射光进行检测
B. 尿试带法简单、快速、用尿量少
C. 尿蛋白测定采用指示剂蛋白质误差原理
D. 尿葡萄糖检查的特异性不如班氏定性法
E. 对细胞的检查可替代镜检

297. 尿中肾小管上皮细胞的形态特点是
A. 形状不一，多为圆形或多边形
B. 比中性粒细胞略大
C. 核较大，圆形
D. 胞质内可含有含铁血黄素颗粒或脂肪小滴
E. 称小圆上皮细胞

298. 肾病综合征患者尿中可出现
A. 脂肪管型
B. 泡沫样蜡样管型
C. 细菌管型
D. 肾小管上皮细胞管型
E. 血小板管型

299. 鉴别肾性血尿和非肾性血尿的新方法有
A. 转铁蛋白测定
B. 棘形红细胞百分率法
C. 流式细胞术
D. 尿含铁血黄素试验
E. 红细胞容积曲线法

300. 形成管型的主要基质成分是
A. 清蛋白　B. α_1 - 球蛋白
C. 黏蛋白　D. T - H 蛋白
E. 球蛋白

301. 尿蛋白定量试验方法有
A. 磺基水杨酸 - 硫酸钠比浊法
B. 比色法
C. 滴定法
D. 薄层层析法
E. 丽春红 - S 染料结合法

302. 葡萄糖是否出现于尿液中，主要取决于
A. 血糖浓度　B. 饮水量
C. 肾血流量　D. 肾糖阈
E. 运动程度

303. 可使试带法呈现尿糖阳性的尿液有
A. 葡萄糖半乳糖尿　B. 葡萄糖乳糖尿
C. 果糖半乳糖尿　D. 葡萄糖戊糖尿
E. 半乳糖尿

304. 可使班氏法呈现尿糖阳性的尿液有
A. 糖尿
B. 胆红素尿
C. 含 VitC 尿
D. 尿液中含有醛基化合物
E. 酮体尿

305. 符合变形杆菌引起的肾盂肾炎的检查结果是
A. 尿液浑浊，呈碱性　B. 隐血试验阳性
C. 尿蛋白定性阳性　D. 尿糖定性阳性
E. 大量脓细胞

306. 正常尿沉渣镜检，一般可见
A. 结晶　B. 细胞管型
C. 透明管型　D. 白细胞
E. 柱状上皮细胞

307. 影响尿量的主要因素是
A. 精神因素　B. 肾小球滤过率
C. 肾小管重吸收功能　D. 肾小管浓缩稀释功能
E. 年龄

308. 发生急性细菌性痢疾时，可见
A. 间皮细胞　B. 红细胞
C. 大吞噬细胞　D. 白细胞
E. 泡沫细胞

309. 粪便隐血试验为阳性常见于
A. 消化不良　B. 消化道出血
C. 胃溃疡、胃炎或胃癌　D. 十二指肠溃疡
E. 肠糜烂

310. 前列腺炎时前列腺液检查可能出现的异常结果包括
A. 白细胞 >10 个/HP　B. 淀粉样小体
C. 滴虫　D. 葡萄球菌
E. 精子

311. 精液检验的目的包括

A. 检查男性不育症的原因
B. 观察输精管结扎术后的效果
C. 观察性功能的强弱
D. 法医学鉴定
E. 婚前检查

312. 符合化脓性脑膜炎特征的是

A. 脑脊液外观为透明或微浑
B. 患者有发热、头痛、呕吐、意识障碍等异常
C. 脑脊液中有核细胞总数明显增高，以中性粒细胞增高为主
D. 脑脊液涂片发现革兰阴性双球菌
E. 蛋白质显著降低，葡萄糖明显增加

313. 结核性脑膜炎的脑脊液检查特点是

A. 外观呈毛玻璃样浑浊，且有薄膜形成
B. 细胞分类以单核细胞为主
C. 葡萄糖减低
D. 氯化物增高
E. 蛋白质降低

314. 脑脊液的理学检查包括

A. 白细胞计数　B. 透明度
C. 凝固性　D. 比密测定
E. 蛋白质测定

315. 精液中精子数量病理性减低见于

A. 精索静脉曲张
B. 先天性或后天性睾丸疾病
C. 输精管、精囊缺陷
D. 有害金属、放射性物质及某些药物损害
E. 50 岁以上男性

316. 阴道分泌物的检查主要包括

A. 阴道清洁度检查　B. 寄生虫检查
C. 真菌检查　D. pH 测定
E. 虫卵检查

317. 正常前列腺液镜检时可见

A. 卵磷脂小体　B. 滴虫
C. 淀粉样小体　D. 前列腺颗粒细胞
E. 偶见红细胞和白细胞

318. 脑脊液标本采集后应立即送检，是因为

A. 放置过久将影响细胞计数和分类
B. 细菌自溶或死亡影响其检出率
C. 细菌繁殖使结果出现假阳性
D. 放置过久使葡萄糖测定结果偏低
E. 放置过久使隐血出现阳性

319. 良性积液的特点有

A. 胆固醇增高　B. FDP 不高
C. 溶菌酶增高　D. CEA 增高
E. 血性多见

320. 漏出液与渗出液的鉴别指标包括

A. 蛋白质测定　B. 胆固醇测定
C. 凝固性观察　D. 细胞计数
E. 氯化物测定

321. 对真性乳糜性积液与假性乳糜性积液鉴别有价值的是

A. 胆固醇测定　B. 三酰甘油测定
C. 脂蛋白电泳　D. 醚试验
E. 外观和浊度观察

322. 羊水的理学检查包括

A. 量　B. 外观
C. 凝块形成　D. 比密
E. 泡沫试验

323. 痰液镜检发现大量灰尘细胞常见于

A. 心力衰竭　B. 阿米巴肺脓肿
C. 炭末沉积症　D. 支气管哮喘
E. 吸入大量烟尘者

324. 羊水过多见于

A. 胎儿神经管缺陷
B. 胎盘脐带病变
C. 多胎妊娠
D. 母儿、ABO 或 Rh 血型不合
E. 过期妊娠

325. 下列有关脑脊液生化检测的叙述，正确的是

A. 正常情况下，脑脊液中各种酶的含量远低于血清
B. 正常脑脊液氯化物约为血浆氯化物含量的 1.2 ~ 1.3 倍
C. 正常脑脊液的葡萄糖比血糖略低，蛋白质比血浆高
D. 脑受损时，脑脊液中的 CK - MB 明显增高
E. 脑脊液蛋白质增高，提示患者血 - 脑屏障通透性增加或脑脊液循环障碍

326. 符合漏出性胸腔积液特点的是

A. 浑浊，易找到细菌
B. 可有肿瘤细胞
C. Rivalta 试验（-）
D. 有核细胞数 $>100\times10^6/L$
E. 积液 LD/血清 LD <0.6

327. 化脓性积液的特点有

A. 溶菌酶含量增高
B. 蛋白质增高
C. 细胞总数增高
D. 属于恶性积液
E. LD 降低

328. 关节腔滑膜液的功能有
A. 抗感染
B. 保护作用
C. 增强关节效能
D. 营养和润滑关节面
E. 排出关节腔内废物

329. 浓缩红细胞适用于以下哪些情况
A. 各种急性失血者输血
B. 各种慢性贫血患者输血
C. 高钾血症患者输血
D. 肝、肾、心功能障碍者输血
E. 小儿、老年人输血

330. 成分输血的优点是
A. 疗效好
B. 副作用小
C. 节约血液资源
D. 便于保存和运输
E. 降低输血传染病的发生

331. 自身输血的优点有
A. 可避免异体输血可能传播的疾病
B. 可避免输异体血产生的免疫反应
C. 反复放血可刺激患者体内红细胞的再生，使患者的造血功能增强
D. 可缓解血源紧张，特别是缓解稀有血型、血源的紧张情况
E. 节约血源

332. 洗涤红细胞适用于以下哪些情况
A. 对血浆蛋白有过敏反应的贫血患者
B. 自身免疫性溶血性贫血患者
C. 阵发性睡眠性血红蛋白尿症患者
D. 高钾血症者
E. 肝、肾功能障碍者

333. 新鲜冰冻血浆较普通冰冻血浆多含有的凝血因子是
A. 因子Ⅴ
B. 因子Ⅵ
C. 因子Ⅶ
D. 因子Ⅷ
E. 因子Ⅸ

334. 冷沉淀适用于
A. 慢性贫血患者
B. 甲型血友病
C. ⅩⅢ因子缺乏症
D. 血管性血友病
E. 纤维蛋白原缺乏症

335. 红细胞沉降率加快见于
A. 风湿热活动期
B. 结核病静止期
C. 良性肿瘤
D. 心绞痛
E. 恶性肿瘤

336. 血清中使红细胞沉降率加快的因素是
A. 清蛋白
B. 纤维蛋白原
C. 糖蛋白
D. 卵磷脂
E. C－反应蛋白

337. 真空采血的优点是
A. 特别适用于病房和野外流动采血
B. 可避免对医护人员的感染
C. 不易污染实验室和采血室环境
D. 可减少溶血现象
E. 不易控制采血量

338. 关于酸性、碱性染料的叙述，正确的是
A. 以溶液中氢离子浓度为分类依据
B. 以发色基团性质为依据
C. 亚甲蓝中起染色作用的是天青
D. 酸性染料带负电荷
E. 碱性染料带正电荷

339. 用末梢血进行白细胞计数时应注意
A. 采集标本的部位
B. 按照要求正确充池
C. 注意计数池内细胞的分布情况
D. 遵循压线细胞的计数原则
E. 采集标本时如出血不好，应用力挤压

340. 有关红细胞体积分布宽度，正确的说法是
A. 反映外周血红细胞体积大小异质性的参数
B. 用红细胞体积的变异系数（CV）来表示
C. RDW、MCH 均正常为正细胞均一性贫血
D. RDW 升高，MCV 减小为小细胞非均一性贫血
E. RDW 的结果比 Price－Jonce 曲线更准确

341. ICSH 公布的对血细胞分析仪性能评价的指标有
A. 精密度
B. 可比性
C. 准确性
D. 线性范围
E. 灵敏度

342. 在血细胞分析仪检测结果中，红细胞的有关参数包括
A. Hb
B. RDW
C. MPV
D. MCV
E. PDW

343. 显微镜白细胞分类计数时应做到

A. 分类部位为体尾交界处
B. 分类时有秩序，沿一定方向连续进行
C. 只分类计数 50 个白细胞
D. 若发现有核红细胞，不应计入 100 个白细胞内
E. 分类时应注意成熟红细胞和血小板形态

344. 红细胞异常结构包括
A. 豪－焦小体　B. 卡波环
C. 嗜碱性点彩红细胞　D. 有核红细胞
E. 杜勒小体

345. 关于椭圆形红细胞及遗传性椭圆形细胞增多症，说法正确的是
A. 椭圆形红细胞置于高渗、低渗溶液内其椭圆形会发生改变
B. 遗传性椭圆形细胞增多症是一组因红细胞膜缺陷而导致的疾病
C. 椭圆形红细胞可见于大红细胞贫血
D. 正常人血涂片中此类细胞约占 2%
E. 椭圆形红细胞超过 25%，对遗传性椭圆形红细胞增多症有诊断价值

346. 小细胞低色素性贫血常见于
A. 珠蛋白生成障碍性贫血
B. 急性溶血性贫血
C. 再生障碍性贫血
D. 白血病
E. 缺铁性贫血

347. 正色素性红细胞除可见于正常人外，亦可见于
A. 铁粒幼红细胞贫血
B. 珠蛋白生成障碍性疾病
C. 白血病
D. 再生障碍性贫血
E. 急性失血性贫血

348. 大红细胞可见于
A. 缺铁性贫血　B. 恶性贫血
C. 巨幼红细胞贫血　D. 再生障碍性贫血
E. 急性溶血性贫血

349. 溶血性贫血时外周血涂片可见到
A. 有明显的缗钱状形成
B. 有核红细胞
C. 网织红细胞
D. 较多的嗜多色性红细胞
E. 红细胞寿命缩短

350. 关于红细胞沉降率，说法正确的是
A. 正常情况下红细胞沉降率较快
B. 红细胞越少，下沉越慢
C. 球蛋白可使红细胞沉降率加快
D. 卵磷脂可使红细胞沉降率加快
E. 血沉管倾斜使红细胞沉降率加快

351. 裂片红细胞又称为
A. 有核红细胞　B. 不完整的红细胞
C. 红细胞碎片　D. 微血管病红细胞
E. 口形红细胞

352. 引起红细胞沉降率生理性加快的因素是
A. 妇女月经期
B. 妊娠 3 个月以上的妇女
C. 70 岁以上的老年人
D. 新生儿
E. 6 个月～2 岁的婴幼儿

353. 严重缺铁性贫血患者外周血涂片
A. 红细胞中央淡染区扩大
B. 可见红细胞大小不均
C. 红细胞中央淡染区消失
D. 可见环形红细胞
E. 可见嗜多色性红细胞

354. 巨幼细胞贫血患者外周血涂片可见
A. 点彩红细胞　B. 大椭圆形红细胞
C. 红细胞大小不均　D. 红细胞中央淡染区消失
E. 易见靶形红细胞

355. 微量高速离心法测定血细胞比容的优点包括
A. 无血浆残留　B. 测定时间短
C. 操作简便　D. 用血量少
E. 不需特殊设备

356. 关于红细胞平均指数，叙述错误的是
A. 贫血患者虽有 RBC 明显降低，但其平均指数可正常
B. MCV、MCH、MCHC 三者之间无联系
C. MCV 降低，MCH 降低，其 MCHC 也一定降低
D. MCV 升高，MCH 升高，其 MCHC 也一定升高
E. 红细胞平均指数正常，提示红细胞形态正常

357. 关于网织红细胞计数，描述正确的是
A. 玻片法染色时间较试管法长
B. 玻片法计数结果比试管法高
C. 手工法的参考方法是试管法
D. 试管法有利于重新涂片检查
E. 试管法用的是盐水配制的染液

358. 关于网织红细胞计数，说法正确的是
A. 是介于晚幼红细胞和成熟红细胞之间未完全成熟的红细胞

B. 胞质中含有 RNA、核糖体等嗜碱性物质
C. 经瑞氏染色后可见到连成线状或网状的结构
D. ICSH 将网织红细胞分为Ⅰ～Ⅳ级，其中Ⅰ级最成熟
E. 可用于判断骨髓的造血功能

359. 关于网织红细胞计数，说法错误的是
A. 目前国内主要采用显微镜计数法
B. 在显微镜计数法中，玻片法优于试管法
C. 使用 Miller 窥盘辅助显微镜计数，可提高精密度
D. WHO 推荐用煌焦油蓝染液
E. 国内多用新亚甲蓝染液

360. 关于白细胞，叙述正确的是
A. 正常人外周血内白细胞数明显少于红细胞
B. 显微镜下，根据白细胞的形态特征将其分为三类
C. 它可以通过不同方式消灭入侵的病原体
D. 它可以消除过敏原
E. 它可以携带氧气

361. 外周血中淋巴细胞总数增多见于
A. 百日咳
B. 结核病
C. 传染性单核细胞增多症
D. 营养性巨幼细胞贫血
E. 急性化脓性感染

362. 中性粒细胞再生性核左移常见于
A. 急性中毒
B. 急性溶血
C. 急性失血
D. 营养性巨幼细胞贫血
E. 急性化脓性感染

363. 有关微血管损伤后的止血过程，叙述正确的是
A. 局部微血管反射性收缩，血流缓慢
B. 血小板黏附、聚集、释放迅速形成血小板血栓
C. 各种凝血因子相互作用进一步形成红色血栓
D. 血液凝固后在血小板收缩蛋白作用下血块收缩阻塞微血管
E. 血块收缩后血管内皮再生

364. DIC 常用的实验室诊断筛检试验有
A. PLT　B. PT
C. CRT　D. FDP
E. D－二聚体

365. 血小板的止血作用主要包括
A. 与血管内皮细胞结合，减低血管的通透性
B. 黏附功能
C. 聚集功能
D. 释放功能
E. 血块收缩功能

366. 评估肾小球和近端肾小管早期功能损伤的理想指标是
A. 清蛋白　B. 球蛋白
C. 溶菌酶　D. α_1－微球蛋白
E. β_2－微球蛋白

367. 关于 hCG，错误的是
A. hCG 与黄体细胞膜上的受体结合，使黄体增大成为妊娠黄体
B. hCG 能抑制淋巴细胞的免疫性，保护滋养层不受母体的免疫攻击
C. 妊娠黄体可降低甾体激素的分泌以中止妊娠
D. hCG 亚基具有促进卵泡成熟、促甲状腺及睾丸间质细胞的活性
E. hCG 与人绝经期促性腺激素合用以中止妊娠

368. 关于 hCG，不正确的是
A. hCG 即人绒毛膜促性腺激素
B. hCG 只存在于孕妇的血液、尿液和初乳中
C. hCG 是唯一不随胎盘重量增加而分泌增多的胎盘激素
D. 血清 hCG 浓度略低于尿液，故常检测尿 hCG
E. hCG 是由胎盘合体滋养细胞分泌的具有促进性腺发育的糖蛋白激素

369. 生理性或外源性因素引起的多尿见于
A. 饮水过多　B. 输注生理盐水
C. 输注葡萄糖　D. 尿崩症
E. 糖尿病

370. 急性磷中毒的患者尿中可见
A. 尿酸结晶　B. 胆红素结晶
C. 胱氨酸结晶　D. 亮氨酸和酪氨酸结晶
E. 胆固醇结晶

371. 正常人尿液中可见到
A. 柱状上皮细胞　B. 白细胞
C. 鳞状上皮细胞　D. 吞噬细胞
E. 移行上皮细胞

372. 有关尿酮体试带法测定，正确的是
A. 模块中主要含有硝普钠（亚硝基铁氰化钠）等
B. 对乙酰乙酸最敏感
C. 对丙酮最敏感
D. 与 β－羟丁酸不反应
E. 试带法测定结果与实际情况总是一致的

373. 尿液中呈黄色的结晶是

A. 尿酸铵结晶　B. 草酸钙结晶
C. 尿酸结晶　D. 胱氨酸结晶
E. 磷酸铵镁结晶

374. 白细胞管型常见于
A. 急性膀胱炎　B. 急性肾盂肾炎
C. 急性肾小球肾炎　D. 急性肾小管坏死
E. 肾移植术后急性排异反应

375. 蜡样管型主要见于
A. 慢性肾小球肾炎晚期
B. 长期无尿、少尿
C. 尿毒症
D. 急性肾小球肾炎
E. 肾病综合征

376. 脂肪管型主要见于
A. 急性肾小球肾炎　B. 慢性肾小球肾炎
C. 肾病综合征　D. 急性肾小管坏死
E. 中毒性肾病

377. 非肾性血尿中红细胞形态变化的机制包括
A. 病理性肾小球基底膜的挤压
B. 毛细血管破裂出血
C. 不同的酸碱度的影响
D. 渗透压变化的影响
E. 肾结石的作用

378. 关于尿沉渣显微镜检查的方法学评价，正确的是
A. 直接镜检法只适用于无浑浊的尿液
B. 离心法为我国常用的尿沉渣检查方法
C. 尿沉渣计数板法使尿沉渣检查更符合标准化要求
D. SM 染色法为常用的染色法
E. 巴氏染色法不利于鉴别不典型红细胞和白细胞

379. 尿中出现闪光细胞可见于
A. 急性肾小球性肾炎
B. 膀胱炎
C. 阴道炎
D. 肾盂肾炎
E. 前列腺炎

380. 肾移植后出现排斥反应，尿中会出现大量
A. 单核细胞　B. 嗜酸性粒细胞
C. 淋巴细胞　D. 中性粒细胞
E. 移行上皮细胞

381. 血红蛋白管型可见于
A. 急性肾小球肾炎　B. 急性肾小管坏死
C. 肾出血　D. 系统性红斑狼疮
E. 急性肾盂肾炎

382. 不属于尿胆红素检测方法的有
A. Ehrlich 法　B. 重氮法
C. Smith 法　D. Harrison 法
E. Gerhardt 法

383. 提示急性肝萎缩、磷中毒和白血病的尿液结晶是
A. 尿酸结晶　B. 草酸钙结晶
C. 亮氨酸结晶　D. 酪氨酸结晶
E. 胱氨酸结晶

384. 有关镜下血尿，描述正确的是
A. 肉眼无血色
B. 镜检红细胞 >3 个/HP
C. 尿液潜血试验呈阳性
D. 每升尿液中含血量 <1ml
E. 多见于急性溶血

385. 碱性或中性尿液中可见
A. 尿酸氨结晶　B. 磷酸镁铵结晶
C. 碳酸钙结晶　D. 胆红素结晶
E. 尿酸结晶

386. 尿沉渣镜检时，错误的叙述是
A. 直接用高倍视野观察
B. 检查细胞应观察 10 个高倍视野
C. 检查细胞应观察 20 个高倍视野
D. 检查管型应观察 10 个低倍视野
E. 检查管型应观察 20 个低倍视野

387. 不属于尿蛋白定性方法的是
A. 磺基水杨酸 - 硫酸钠比浊法
B. 试带法
C. 加热乙酸法
D. 磺基水杨酸法
E. 邻甲苯胺法

388. 尿液草酸钙结晶为
A. 信封样　B. 无色不定形
C. 无色八面形　D. 无色羽毛形
E. 无色哑铃形

389. 对粪便中淀粉颗粒正确的描述是
A. 折光性强
B. 碘染色后呈蓝色
C. 苏丹Ⅲ染色呈红色或橘红色
D. 圆形、椭圆形或多角形，大小不等
E. 粪便中大量出现主要见于肝功能不全

390. 溶组织阿米巴的特点有
A. 是引起阿米巴病的病原体
B. 滋养体内外质分明，常伸出单一伪足

C. 糖原泡可被铁苏木精溶解形成空泡，可被碘染呈棕色
D. 包囊常有 4 ~ 16 个核，拟染色体呈棒状，糖原泡呈空泡
E. 具有感染性的 4 核成熟包囊，糖原泡及拟染色体更明显

391. 有关粪便理学检查，叙述正确的是
A. 正常粪便中可有少量黏液，呈黄色
B. 黑色一定是上消化道出血
C. 脓血便只见于细菌性痢疾
D. 直肠癌、肛裂、痔疮或食入大量西瓜、番茄等粪便可呈红色
E. 阿米巴痢疾患者的粪便常呈暗红色果酱样，有特殊腥臭味

392. 对粪便中细胞的描述，正确的是
A. 粪便中无上皮细胞
B. 红细胞呈草绿色、略有折光
C. 正常粪便中无红细胞，肠道下段有炎症时可出现
D. 在带有黏液的粪便标本中可见到白细胞
E. 吞噬细胞在发生直肠炎症时可见到，呈圆形、卵圆形或不规则形

393. 有关粪便显微镜检查，描述正确的是
A. 粪便涂片时，加 1 ~ 2 滴蒸馏水混合制成涂片
B. 厚薄以能透视纸上字迹为佳
C. 用低倍镜观察寄生虫卵、原虫及食物残渣
D. 粪便中的细胞、原虫包囊等可染色后观察
E. 为扩大观察面积，可用低倍镜检查细胞、包囊等

394. 蛔虫卵的形态特征有
A. 蛔虫卵的壳较薄，与钩虫卵相似
B. 未受精卵多为长椭圆形，外形不整齐
C. 受精卵呈圆形或卵圆形，含有 1 个未分裂的卵细胞
D. 蛔虫卵上的蛋白膜可脱落
E. 凹凸不平的蛋白膜常被胆汁染成棕黄色

395. 对粪便标本收集方法正确的描述是
A. 装标本容器用前需用消毒剂清洗消毒
B. 便盆和便池里的标本可以送检
C. 细菌培养与常规标本一样需用干燥、清洁容器
D. 涂片和接种均应选择含有黏液、脓血的部分
E. 原虫检查，标本应及时送检，并注意保温

396. 正常人排出的粪便中含有
A. 粪胆素　B. 粪胆原
C. 细菌　D. 脓细胞
E. 血红素

397. 显微镜下钩虫卵的形态特点是
A. 正圆形　B. 无色透明
C. 卵壳较厚　D. 常含 4 ~ 8 个卵细胞
E. 椭圆形

398. 对正常精液正确的描述是
A. 灰白色或略带黄色
B. 60min 内一般可自行液化
C. 精子密度 $\geq 15 \times 10^9/L$
D. 异常精子数 $>20\%$
E. 可见少量白细胞

399. 精子形态的正常生理性变异包括
A. 大头　B. 小头
C. 尖头　D. 双头
E. 无定型头

400. 关于羊水一般性状，正确的描述是
A. 正常妊娠早期为无色透明或淡黄色液体，晚期略显浑浊
B. 羊膜腔内明显感染时，羊水呈脓性浑浊且有臭味
C. 胎儿窘迫时，羊水为黄色、黏稠且能拉丝
D. 母儿血型不合时，羊水呈金黄色
E. 胎盘功能减退或过期妊娠时，羊水呈黄绿色或深绿色

401. 阴道滴虫检查常用的方法有
A. 直接涂片镜检法
B. 胶乳凝集快速检查法
C. 荧光抗体染色检查法
D. 培养法
E. PCR 法

402. 临床上前列腺液检查主要用于诊断
A. 前列腺炎　B. 病原微生物感染
C. 性传播疾病　D. 男性不育症
E. 精囊炎

403. 正常痰液镜检时可见
A. 少量白细胞　B. 少量红细胞
C. 少量上皮细胞　D. 尘细胞
E. 夏科 - 莱登结晶

404. 积液中黏蛋白的特点包括
A. 由中性粒细胞和上皮细胞分泌
B. 不能被稀乙酸沉淀
C. 等电点为 pH 3 ~ 5
D. 低分子蛋白质
E. 酸性糖蛋白

405. 下列有关包涵体细胞，说法正确的是

A. 由吞噬细胞吞噬聚集的 IgG、IgM、RF 等形成
B. 由中性粒细胞吞噬聚集的 IgG、IgM、RF 等形成
C. 由中性粒细胞吞噬白细胞核与抗核抗体结合体形成
D. 由中性粒细胞吞噬单核细胞、补体及纤维蛋白形成
E. 主要见于类风湿关节炎，也见于化脓性关节炎

406. 羊水过少见于
A. 胎儿先天性肾缺如　B. 胎盘脐带病变
C. 多胎妊娠　D. 胎盘感染
E. 过期妊娠

407. 痰液镜检时可见到
A. 阿米巴滋养体　B. 卡氏肺孢子虫
C. 细粒棘球蚴　D. 卫氏并殖吸虫卵
E. 鞭虫卵

408. 积液标本不能及时送检时，可加适量
A. 乙醇以固定细胞成分
B. 醚以固定细胞成分
C. 生理盐水稳定细胞成分
D. 生化检查加肝素抗凝剂
E. 理学和细胞学检查用 EDTA – K_2抗凝剂

409. 符合渗出液特点的是
A. 比密 < 1.018
B. 标本易凝固
C. 蛋白总量常 > 3g/dl
D. 积液 LD/血清 LD 的比值 < 0.6
E. 积液蛋白/血清蛋白的比值 > 0.5

410. 下列对积液中溶菌酶的正确描述是
A. 只存在于淋巴细胞、肿瘤细胞中
B. 存在单核、中性粒细胞及类上皮细胞中
C. 94% 结核性积液中的溶菌酶含量 < 30mg/L
D. 主要用于鉴别良性与恶性积液、结核性与其他性质的积液
E. 积液溶菌酶与血清溶菌酶的比值对鉴别积液性质也有一定价值

411. 下列有关脑脊液的细胞计数，正确的描述是
A. 细胞少时，可增加计数容积，以减少误差
B. 细胞多时，可用蒸馏水稀释后，再计数
C. 血性脑脊液，细胞总数计数的实用价值较小，应校正白细胞后方可报告
D. 红细胞在脑脊液中膜稳定性下降易破坏，故应及时镜检
E. 脑脊液中不可能出现白血病细胞

412. 有关心包积液的正确描述是
A. 风湿性心包积液的 pH 常明显降低
B. 蛋白质测定对鉴别心包积液的性质价值不大
C. 引起心包积液的病因主要有结核、肿瘤等
D. 心包积液属渗出液
E. 心包积液属漏出液

413. 关于化生，正确的叙述是
A. 多由慢性炎症刺激引起
B. 是一种成熟的组织转变为另外一种成熟组织的过程
C. 鳞状上皮转变为柱状上皮称鳞状化生
D. 细胞化生常常从基底层开始
E. 完全成熟的鳞状化生上皮与正常鳞状上皮很难区别

414. 脱落细胞检查的优点有
A. 操作简便，快速诊断
B. 不需要特殊仪器
C. 较病理切片检查更能准确定位
D. 对患者造成的痛苦少
E. 适合于大面积普查

415. 常用来衡量孕激素水平的是
A. 皱褶指数　B. 角化指数
C. 堆积细胞指数　D. 成熟指数
E. 致密核指数

416. 下列关于血小板的输注，说法正确的是
A. 患者血小板数量减少，功能异常，伴有出血倾向或表现，应考虑输注
B. 血小板计数 > 100×10^9/L，可以不输注
C. 血小板计数 < 50×10^9/L，应考虑输注
D. 血小板计数在 50 ~ 100×10^9/L 之间，应根据是否有自发性出血或伤口渗血再决定是否输注
E. 如术中出现不可控渗血，确定血小板功能低下，输血小板不受计数限制

417. 哪些情况不适宜开展自身输血
A. 血液已受污染（脓、菌、尿）者
B. 原有出凝血障碍者
C. 肿瘤有血液扩散者
D. 心、肺、肝功能不全者
E. 贫血者

418. 骨髓造血功能异常所致的贫血见于
A. 溶血性贫血
B. 再生障碍性贫血
C. 白血病
D. 恶性肿瘤骨髓转移
E. 巨幼细胞贫血

419. 关于EDTA盐的应用，正确的叙述是

A. 适合做血小板功能试验
B. 对红、白细胞形态的影响很小
C. 对血小板计数影响较小
D. 国际血液学标准化委员会推荐，血细胞计数用EDTA-Na_2作抗凝剂
E. 适合做凝血象检查

420. 关于血小板计数的质量控制，正确的叙述是

A. 血小板稀释液配成后应过滤，空白计数应为0
B. 充池后要静置10～15min后再计数
C. 血小板计数应在1h内完成
D. 草酸铵稀释液对红细胞破坏力强，血小板形态清晰
E. 计数时光线要强，以免看不见血小板

421. 生理性凝血过程的基本特征包括

A. 凝血首先启动的是外源性凝血途径
B. 内源性凝血途径先由PK、HMWK、FⅫ激活
C. 生理性凝血只局限于受损血管的局部
D. 整个凝血过程均有细胞和体液的参与
E. 凝血过程具有正、负反馈调节作用

422. 适用于尿液有形成分检验的是

A. 晨尿 B. 随机尿
C. 3小时尿 D. 餐后尿
E. 12小时尿

423. 关于尿亚硝酸盐试验，正确的是

A. 尿亚硝酸盐试验是快速诊断尿液细菌感染的指标
B. 尿液中的致病菌应含有亚硝酸还原酶
C. 尿液应在膀胱内停留4h以上
D. 尿亚硝酸盐检测原理为偶氮法反应原理
E. 尿亚硝酸盐试验阳性程度与感染的细菌数成正比

424. 适用于尿液细菌培养、鉴定和药物敏感试验的是

A. 中段尿标本 B. 3小时尿标本
C. 晨尿标本 D. 穿刺尿标本
E. 耻骨上膀胱穿刺尿标本

425. 尿中胆红素阳性，应考虑

A. 溶血性黄疸 B. 阻塞性黄疸
C. 胆汁淤滞综合征 D. 新生儿溶血
E. 胰头癌

426. 因肾脏浓缩稀释功能减低导致的多尿是

A. 原发性甲状旁腺功能亢进
B. 糖尿病
C. 慢性肾炎后期
D. 急性肾衰竭
E. 中枢性尿崩症

427. 血红蛋白尿的特点是

A. 暗红色、棕红色或酱油色
B. 显微镜检查有红细胞
C. 离心后上清液为无色
D. 隐血试验阳性
E. 尿蛋白质定性阳性

428. 引起肾前性少尿的是

A. 严重脱水 B. 膀胱结石
C. 急性肾小管坏死 D. 肾病综合征
E. 大面积烧伤

429. 关于尿比重测定，正确的是

A. 随机尿比重为1.003～1.035
B. 高比重尿可见于脱水
C. 低比重尿可见于急性肾小球肾炎
D. 尿崩症时尿多比重高
E. 24h连续多次检测有助于浓缩稀释功能的评价

430. 影响尿液中红细胞形状的因素有

A. 红细胞的多少 B. 尿液渗透压
C. 尿液酸碱度 D. 尿液在体外放置的时间
E. 环境温度

431. 易被误认为管型的是

A. 黏液丝 B. 类圆柱体
C. 肾小管上皮细胞 D. 草酸钙结晶
E. 非晶形尿酸盐

432. 关于尿液显微镜检查的临床意义，正确的是

A. 颗粒管型见于慢性肾炎
B. 白细胞管型多见于急性肾盂肾炎
C. 透明管型见于膀胱炎
D. 红细胞管型见于急性肾小球肾炎
E. 白细胞管型见于肾结石

433. 对粪便检查正确的叙述是

A. 粪便脂肪检查有显微镜检查法、称量法及滴定法
B. 粪便中如出现吞噬细胞，一定是细菌性痢疾
C. 出现黑色粪便，其隐血一定是阳性
D. 粪卟啉增高可见于铅中毒、营养不良、白血病等
E. 粪便中可见结石

434. 粪便中出现夏科-雷登结晶常见于

A. 过敏性肠炎 B. 胃肠道出血
C. 阿米巴痢疾 D. 钩虫病
E. 消化不良性腹泻

435. BAO增加常见于

A. 萎缩性胃炎 B. 十二指肠溃疡
C. 胃泌素瘤 D. 幽门梗阻

E. 胃蠕动功能亢进

436. 精液中白细胞 >5 个/HP，可见于

A. 前列腺炎　　B. 精囊炎
C. 附睾炎　　D. 睾丸肿瘤
E. 阴囊炎

437. 异常胃液显微镜检查可以见到的细菌有

A. 八叠球菌　　B. 幽门螺杆菌
C. 博-奥杆菌　　D. 抗酸杆菌
E. 双歧杆菌

438. 有关新型隐球菌的正确描述是

A. 大小与葡萄球菌相同
B. 圆形，可多边出芽
C. 可引起脑膜炎
D. 有宽大荚膜及鞭毛
E. 可用墨汁染色和革兰染色检查

439. 在检测质量管理基本到位的情况下，下列哪些情况可导致病毒漏检

A. 检测人员在检测时漏加试剂
B. 病毒变异
C. 窗口期
D. 献血者免疫反应异常，对病毒无免疫应答
E. 使用病毒核酸扩增技术检测

440. 可造成血液分析仪血小板计数假性减少的血液标本因素有

A. 巨血小板　　B. 冷球蛋白
C. 白细胞碎片　　D. 血小板聚集
E. 小红细胞增多

441. 发生浓茶色尿的病因可能是

A. 糖尿病　　B. 脱水
C. 肝细胞性黄疸　　D. 阻塞性黄疸
E. 溶血性疾病

442. 有关班氏法尿糖测定，错误的是

A. 反应溶液为碱性
B. 反应溶液为酸性
C. 氧化亚铜为最终产物
D. 硫酸铜为最终产物
E. 阳性反应沉淀物呈蓝色

443. 尿亚硝酸盐试验阳性的细菌有

A. 大肠埃希菌　　B. 变形杆菌
C. 肺炎链球菌　　D. 克雷伯菌
E. 真菌

444. 尿乳糜试验有助于诊断

A. 丝虫病　　B. 淋巴管破裂
C. 血吸虫病　　D. 淋巴瘤
E. 淋巴管广泛阻塞性疾病

445. 根据干化学法尿液分析结果必须进行显微镜筛检的情形至少包括

A. 当红细胞、白细胞、蛋白质或亚硝酸盐任一项阳性时
B. 当临床医师提出特殊要求时
C. 当标本来自泌尿系统疾病的患者时
D. 当患者提出要求时
E. 当尿干化学分析仪失控时

446. 不符合尿干化学分析仪检测特点的是

A. 检测项目多　　B. 检测速度快
C. 标本用量少　　D. 可间接识别肾性出血
E. 可替代病理性尿标本镜检

447. 若大量食物残渣出现于粪便中，其提示的相关疾病为

A. 腹泻　　B. 胆囊炎
C. 肠蠕动亢进　　D. 慢性胰腺炎
E. 浅表性胃炎

448. 脑脊液出现浑浊的原因有

A. 红细胞　　B. 大量微生物
C. 葡萄糖增多　　D. 蛋白质增多
E. 氯化物增多

449. 能产生 β-内酰胺酶的菌株是

A. 金黄色葡萄球菌　　B. 流感嗜血杆菌
C. 淋病奈瑟菌　　D. 革兰阴性厌氧菌
E. 肺炎链球菌

450. 引起系统误差常见的原因有

A. 试剂批号改变　　B. 校准物批号改变
C. 人员更换　　D. 光源老化
E. 试剂的体积变化

451. 尿液中属于病理性结晶的有

A. 尿酸铵结晶　　B. 胆红素结晶
C. 磷酸镁铵结晶　　D. 胆固醇结晶
E. 胱氨酸结晶

452. 有关尿量的表述，正确的是

A. 应精确至 1ml
B. 成年人：24 小时的尿量为 1000 ~ 2000ml
C. 多尿是指 24 小时尿总量超过 2000ml
D. 少尿是指 24 小时尿量少于 1000ml
E. 无尿指 24 小时尿量少于 100ml

453. 病理性尿气味与疾病对应正确的是

A. 新鲜尿氨臭味——慢性膀胱炎、慢性尿潴留

B. 新鲜尿微弱芳香气味——大量摄入酒精
C. 烂苹果味——糖尿病酮症酸中毒
D. 腐臭味——泌尿系感染或晚期膀胱癌
E. 大蒜臭味——有机磷中毒

454. 红细胞3个平均值包括
A. MCV　B. MPV
C. MCH　D. MFR
E. MCHC

455. 血液分析仪的评价方案包括
A. 总变异　B. 线性范围
C. 准确性　D. 阳性预测值
E. 携带污染率

456. 关于网织红细胞常用染色液，正确的是
A. 瑞氏染液　B. 煌焦油蓝染液
C. 新亚甲蓝染液　D. 美蓝染液
E. 伊红染液

457. 检查抗精子抗体的方法有
A. 免疫珠试验　B. 精子凝集试验
C. 精子制动试验　D. 免疫电泳试验
E. 精子-毛细管穿透试验

458. 血糖正常，而尿糖增高的情况可见于
A. 慢性肾炎　B. 甲亢
C. 先天性肾性糖尿　D. 肾病综合征
E. Fanconi 综合征

459. 一个 RhDu 的人在献血和受血时应如何对待
A. 献血时当作 RhD 阳性
B. 献血时当作 RhD 阴性
C. 受血时当作 RhD 阳性
D. 受血时当作 RhD 阴性
E. 献血与受血时均当作 RhD 阴性

460. 白细胞增高可见于
A. 脾破裂　B. 伤寒
C. 副伤寒　D. 粒细胞白血病
E. 宫外孕输卵管破裂

461. 怀疑结核感染时，则痰液标本可选作
A. 荧光抗体染色　B. 瑞氏染色
C. 革兰染色　D. 金胺O染色
E. 抗酸染色

462. 在电阻型血细胞分析仪的参数中，根据计算得到的参数有
A. RBC　B. MCH
C. Hct　D. RDW
E. WBC

463. 脓血便多见于
A. 溃疡性结肠炎　B. 结肠癌
C. 霍乱　D. 阿米巴痢疾
E. 细菌性痢疾

464. 发生乳腺纤维腺瘤时，可见
A. 泡沫细胞　B. 导管上皮细胞
C. 成纤维细胞　D. 间皮细胞
E. 肌上皮细胞

465. 脑脊液3管采集中的第2管可用于以下哪些检查
A. 细菌学检查　B. 临床化学检查
C. 免疫学检查　D. 常规检查
E. 病毒学检查

466. 用于脑寄生虫病检查的方法有
A. 显微镜检查　B. 补体结合试验
C. 间接凝集试验　D. 酶联免疫试验
E. 荧光抗体吸收试验

467. 乳白色脑脊液多见于由哪些病原菌引起的化脓性脑膜炎
A. 脑膜炎奈瑟菌　B. 病毒
C. 溶血性链球菌　D. 甲型链球菌
E. 脑膜黑色素瘤

468. 结核性胸膜炎时，下列哪些指标显著增高
A. 乳酸脱氢酶　B. 溶菌酶
C. 腺苷脱氨酶　D. 淀粉酶
E. 碱性磷酸酶

469. 下列哪些羊水检查技术不适用于胎儿性别鉴定
A. X染色体检查和Y染色体检查
B. 染色体特异 DNA 探针技术
C. 聚合酶链式反应
D. 羊水细胞形态分析
E. 甲苯胺蓝试验

470. 首次晨尿适用于
A. 尿液 RBC 形态分析
B. 尿液 WBC 形态分析
C. 管型计数
D. 尿液 hCG 检查
E. 内生肌酐清除率测定

471. 乳糜尿可见于
A. 尿道炎　B. 丝虫病
C. 前列腺炎　D. 腹腔结核
E. 先天性淋巴管畸形

472. 尿蛋白定性试验中常用试带法、磺柳酸法和加热醋酸法，下列关于尿蛋白定性试验的方法学，评价正

确的有

A. 试带法测定尿蛋白时对球蛋白敏感
B. 试带法只有在测定尿白蛋白时结果准确
C. 磺柳酸法灵敏度高，可产生一些假阳性结果
D. 磺柳酸法可使尿液白蛋白、球蛋白呈阳性，而检测糖蛋白和本-周蛋白均呈阴性
E. 加热醋酸法的结果可靠，常用于前两者的复查

473. 血管内溶血时是否导致出现血红蛋白尿，主要取决于下列哪些因素

A. 尿 pH
B. 肾小球滤过膜是否完整
C. 血浆内游离血红蛋白量
D. 结合珠蛋白量
E. 肾小管重吸收能力

三、共用题干单选题：叙述1个以单一患者或家庭为中心的临床情景，提出2～6个相互独立的问题，问题可随病情的发展逐步增加部分新信息，每个问题只有1个正确答案，以考查临床综合能力。答题过程是不可逆的，即进入下一问后不能再返回修改所有前面的答案。

（474～476 共用题干）

有关班氏法尿糖测定的原理和反应物质。

474. 班氏试剂中蓝色的物质是

A. 硫酸铜　　B. 氢氧化铜
C. 氢氧化亚铜　　D. 氧化亚铜
E. 氧化铜

475. 还原过程的中间产物是

A. 硫酸铜　　B. 氢氧化铜
C. 氢氧化亚铜　　D. 氧化亚铜
E. 氧化铜

476. 反应形成的最终产物是

A. 硫酸铜　　B. 氢氧化铜
C. 氢氧化亚铜　　D. 氧化亚铜
E. 氧化铜

（477～478 共用题干）

尿干化学分析仪法易受干扰和影响，必要时须进行验证或确证。

477. 尿蛋白验证的参考方法为

A. Harrison 法　　B. 磺基水杨酸法
C. 加热醋酸法　　D. Ehrlich 法
E. 尿沉渣显微镜法

478. 尿胆红素的确证方法为

A. Harrison 法　　B. 磺基水杨酸法
C. 加热醋酸法　　D. Ehrlich 法
E. 尿沉渣显微镜法

（479～483 共用题干）

患者男，16 岁，因血尿、少尿 1 周，伴眼睑水肿、乏力、腰部酸痛入院。血压 176/105mmHg，既往无肾脏疾病史。

479. 该患者最可能的诊断为

A. 急性肾小球肾炎　　B. 慢性肾小球肾炎
C. 肾盂肾炎　　D. 尿道炎
E. 间质性肾炎

480. 少尿是指 24 小时尿量少于

A. 100ml　　B. 400ml
C. 1000ml　　D. 2000ml
E. 2500ml

481. 肉眼血尿是指每升尿液中含有的血液大于

A. 0.5ml　　B. 1.0ml
C. 2.0ml　　D. 3.0ml
E. 4.0ml

482. 血尿与血红蛋白尿的主要鉴别点在于

A. 红细胞的数量　　B. 蛋白质增多
C. 隐血试验阳性　　D. 尿液呈红色
E. 尿量增多

483. 如果尿液中有管型，其最具诊断意义的管型是

A. 透明管型　　B. 白细胞管型
C. 颗粒管型　　D. 红细胞管型
E. 肾衰竭管型

（484～486 共用题干）

患者女，26 岁，行阴道细胞学激素评估。

484. 以角化前细胞为主，且有 30%～40% 角化细胞，提示激素水平为

A. 雌激素中度低落　　B. 雌激素高度低落
C. 雌激素中度影响　　D. 雌激素高度影响
E. 雌激素极度影响

485. 根据上述脱落细胞学涂片的特点，患者可能处于月经哪个期

A. 排卵前期　　B. 排卵期
C. 排卵后期　　D. 月经期
E. 行经后期

486. 根据上述的月经周期，涂片中还会有哪些表现

A. 大量白细胞　　B. 大量不全角化细胞
C. 大量中层细胞　　D. 大量外底层细胞
E. 阴道杆菌增多

（487～488 共用题干）

患者男，有血尿，做尿液脱落细胞学检查。

487. 涂片中可见细胞体积较大，是红细胞的 7～20 倍，呈多边形，胞膜光滑；见多个胞核，呈圆形、卵圆形，染色质细颗粒状，分布均匀，核仁不明显，提示可能为

A. 鳞状上皮细胞　B. 肾小管上皮细胞
C. 移行上皮细胞　D. 肾小球上皮细胞
E. 腺上皮细胞

488. 尿液细胞学检查中，最常见的恶性肿瘤细胞为

A. 非上皮性肿瘤　B. 鳞癌
C. 腺癌　D. 肾细胞癌
E. 移行细胞癌

（489～490 共用题干）

某患者血涂片，经瑞氏染色后，观察时发现血涂片异常蓝染，且布满颗粒。

489. 异常蓝染的原因最可能的是

A. 用新推片制备血涂片
B. 缓冲液偏碱
C. 染料配制时间过长
D. 用已处理过的新玻片制备血涂片
E. 用自来水冲洗

490. 出现大量颗粒的原因是

A. 细胞中的异常结构
B. 先弃去染液后再用水冲洗
C. 缓冲液与染液的比例大于 1∶1
D. 血涂片太厚
E. 冲洗时间长

四、案例分析题：每道案例分析题有 3～12 问。每问的备选答案若干个，正确答案及错误答案的个数不定。考生每选对一个正确答案给 1 个得分点，选错一个扣 1 个得分点，直至扣至本问得分为 0，即不含得负分。案例分析题的答题过程是不可逆的，即进入下一问后不能再返回修改所有前面的答案。

（491～494 共用题干）

患者女，56 岁，两天前出现无明显诱因的大便带血，鲜红色稀水样粪便，量多，无黏液，大便 4～6 次/天。无腹痛、腹胀，无里急后重感。查体：贫血貌，发育正常，无皮肤、巩膜黄染，体表淋巴结无肿大，Murphy 征阴性。粪便显微镜检查：红细胞（＋＋＋＋）/HP，白细胞（＋）/HP，隐血试验阳性（＋＋＋＋）。

491. 该患者的初步诊断可能为

A. 阿米巴痢疾
B. 上消化道出血
C. 下消化道出血
D. 细菌性痢疾
E. 胆囊炎合并上消化道出血
F. 胆囊炎合并下消化道出血

492. 关于粪便隐血试验化学法，下列说法错误的是

A. 试验前 3 天无需禁服阿司匹林
B. 试验前 3 天需要禁食动物肉类
C. 食用含较多过氧化物酶类的蔬菜
D. 禁食含维生素 C 等还原性物质的食物
E. 邻甲苯胺法试剂无需遮光、密闭保存
F. 试验器材应防止过氧化物酶污染

493. 关于隐血试验免疫学方法，下列描述正确的是

A. 试验前 3 天服用阿司匹林可造成假阳性
B. 上消化道出血时可出现假阴性
C. Hb 抗原性减弱可致假阴性
D. 需禁食维生素 C 等具有还原性的药物
E. 包括愈创木酯法、匹拉米洞法
F. 阳性复合物为粪便中的 Hb－金标抗人 Hb 单抗－羊抗人 Hb 单抗

494. 患者腹部 CT 检查时发现降结肠局部管壁不规则增厚，此时应该进行的检验项目为

A. AFP　B. CEA
C. NSE　D. SCC
E. CA19－9　F. CA72－4

（495～498 共用题干）

患儿男，6 岁，转移性右下腹痛，呈阵发性，性质不定，无节律性，伴恶心、呕吐，发热 38℃ 1 天，全血细胞分析显示白细胞数增高，肝、胆、胰、脾、双肾超声检查未见明显异常。4.0MHz 超声探头显示右下腹肠管内可探及多条平行管状结构回声，最宽约 0.5cm，呈“麻花”样改变，动态观察可见其缓慢移动、变形。

495. 该患儿的临床诊断是

A. 胆囊炎胆石症　B. 急性腹腺炎
C. 十二指肠溃疡　D. 肠蛔虫病
E. 泌尿系结石　F. 肠痉挛

496. 为预防上述疾病的流行，正确的措施有

A. 注意饮食卫生和个人卫生，做到饭前、便后洗手
B. 不生食未洗净的蔬菜及瓜果，不饮生水
C. 对患者（儿）和带虫者进行驱虫治疗
D. 使用无害化人粪做肥料，防止粪便污染环境
E. 驱虫时间宜在感染高峰之前
F. 有并发症的患者（儿），应及时送医院诊治，不自行用药

497. 若患儿行便常规检测，则显微镜镜下可见蛔虫卵的形态为

A. 椭圆形，无色透明，卵壳薄，卵内含 4～8 个卵

细胞，卵细胞与卵壳间空隙均匀、明显

B. 长椭圆形或不规则形，棕黄色，卵壳和蛋白质膜较薄，卵内含大小不等的折光性颗粒

C. 纺锤形，黄褐色，卵壳较厚，两端具有透明盖塞，卵内含一个卵细胞

D. 宽椭圆形，棕黄色，蛋白质膜凹凸不平，卵壳厚，含一个大而圆的卵细胞，两端有新月形空隙

E. D字形，无色透明，卵壳厚，内胚有卷曲的幼虫

F. 圆球形似轮胎，棕黄色，卵壳薄，胚膜厚，内含六钩蚴

498. 蛔虫在生长发育过程中会对宿主产生不同的病理生理变化，以下是幼虫所致的是

A. 机械性损伤　B. 炎症反应

C. 支气管痉挛　D. 不完全性肠梗阻

E. 肠坏死　F. 胆管炎

（499～501 共用题干）

患者男，23岁，头痛、发热、恶心、呕吐，体检示颈项强直。脑脊液穿刺，取3管标本均呈白色浑浊状。实验室检查：葡萄糖1.4mmol/L，白细胞950×10^6/L，镜检见革兰阴性球菌。

499. 如果采用葡萄糖氧化酶法进行脑脊液糖定量，应排除的干扰因素是

A. 果糖　B. 半乳糖

C. 氟化钠　D. 维生素C

E. 过氧化氢　F. 乙醇

500. 脑脊液葡萄糖含量减低，可见于

A. 脑震荡　B. 颅脑外伤

C. 脑膜肿瘤　D. 脑弓形虫病

E. 化脓性脑膜炎　F. 脑血栓

501. 本病例的可能诊断是

A. 脑膜肿瘤　B. 结核性脑膜炎

C. 化脓性脑膜炎　D. 流行性乙型脑炎

E. 新型隐球菌脑膜炎　F. 脑膜脑炎

（502～509 共用题干）

患儿男，12岁，腹部痛；大便检查结果：黏液便，隐血试验阳性、ERY（+）、WBC（+）、镜下可虫卵。

502. 关于寄生虫粪便检查的叙述，错误的是

A. 留取12小时粪便是最佳蛲虫卵的检查方法

B. 检查寄生虫虫体及虫卵计数需要留取12小时粪便

C. 连续送检3天

D. 检查阿米的巴滋养体应保温，立即送检

E. 毛蚴孵化的粪便送检量应>30g

503. 粪便隐血试验的化学方法为

A. 双缩脲法　B. 联苯胺法

C. 班氏法　D. 氨基比林法

E. 愈创木酯法

504. 中度敏感的粪便隐血试验的化学方法有

A. 氨基比林法　B. 邻甲苯胺法

C. 愈创木酯法　D. 无色孔雀绿法

E. 联苯胺法

505. 免疫学方法检测粪便造成假阴性的原因是

A. 患者的血红蛋白与试剂的单克隆抗体不匹配

B. 红细胞或血红蛋白的抗原性发生了改变

C. 维生素C的干扰

D. 患者控制了饮食

E. 大量出血时出现后带现象

506. 用苏丹Ⅲ染色可将粪便中的脂肪区分为

A. 饱和脂肪酸　B. 不饱和脂肪酸

C. 结合脂肪酸　D. 中性脂肪

E. 游离脂肪酸

507. 粪便中可见较多嗜酸性粒细胞，常见的疾病是

A. 阿米巴痢疾　B. 直肠癌

C. 肠易激综合征　D. 溃疡性结肠炎

E. 钩虫病

508. 婴幼儿腹泻暴发流行的常见病原体为

A. 弧菌感染　B. 葡萄球菌

C. 酵母菌感染　D. 腺病毒感染

E. 轮状病毒感染

509. 在人体肠道内寄生的常见鞭毛虫有

A. 结肠小袋纤毛虫

B. 脆弱双核阿米巴原虫

C. 阴道毛滴虫

D. 大肠毛滴虫

E. 蓝氏贾第鞭毛虫

（510～513 共用题干）

患者男，36岁，因间断发热2个月，皮下及牙龈出血半个月入院。血常规：Hb 80g/L，WBC 9.8×10^9/L，N 48%，淋巴细胞52%。骨髓象示M_6红白血病期。血型：正定：抗A（－），抗B（++++）；反定：A标准红细胞（+），B标准红细胞（－）。化疗期间，输注红细胞4个单位，同时配合药物治疗，病情有所改善。化疗间歇期间，因高热、咽痛6天再次入院。血常规：Hb 66g/L，WBC 4.8×10^9/L，M 66%，淋巴细胞34%，幼稚细胞为10%。申请输血，复查血型发现，正定型：抗A（－），抗B（－）；反定型：A标准红细胞（+），B标准红细胞（－）。

510. 第一次入院化疗期间，理论上可以给患者输注的红

细胞制剂有

A. A 型悬浮红细胞　B. B 型悬浮红细胞
C. O 型悬浮红细胞　D. AB 型悬浮红细胞
E. O 型洗涤红细胞　F. B 型洗涤红细胞

511. 若仅依据第二次入院复查的血型结果分析，该患者血型一般可能为

A. A 型　B. B 型
C. O 型　D. AB 型
E. 孟买型　F. 类孟买型

512. 根据该病例前后血型发生变化，其原因有

A. 恶性肿瘤使 A 抗原减弱
B. 恶性肿瘤使 B 抗原减弱
C. 细菌感染引起类 B 反应
D. 红细胞抗原被大量抗体封闭
E. 抗体减弱
F. 红细胞被污染

513. 要对此患者的血型作出进一步确定，需要做的实验有

A. 吸收试验　B. 放散试验
C. 血型物质检测　D. 抗体效价检测
E. 血型基因检测　F. 家系血型调查

（514～519 共用题干）

患者男，37 岁，因突发上腹部痛 2 小时就诊。2 小时前无明显诱因突发上腹部剧痛，伴面色苍白，出冷汗，恶心，呕吐，无畏寒、发热等。查体：急性病容，强迫屈曲体位，板状腹，压痛、反跳痛明显，肝浊音界缩小，肠鸣音消失，腹透示：膈下新月形游离气体。

514. 根据上述病史，患者最可能的诊断是

A. 急性胆囊炎　B. 急性胃黏膜损伤
C. 胃肠穿孔　D. 出血性胃炎
E. 急性胰腺炎　F. 胃泌素瘤

515. 诊断的依据有

A. 上腹部剧痛
B. 肠鸣音消失
C. 上腹部压痛明显，有反跳痛
D. 叩诊肝浊音界缩小
E. 腹透示：膈下新月形游离气体
F. 板样腹

516. 应做的进一步检查有

A. 胃镜（病情缓解后）
B. X 线钡餐检查（病情缓解后）
C. 逆行性胰胆管造影
D. 胃液分析
E. 胆囊 B 超
F. 肝穿刺活检

517. 提示：给予该患者禁食、置胃管、抗酸和抗生素等治疗 10 天后，痊愈出院。3 个月后，再次出现类似症状，治疗后好转。2 个月后又以突发腹部剧痛 2 小时入院。行增强 CT 检查，发现胰颈部有一个 1.0cm × 1.5cm 大小的肿块。患者最可能的诊断是

A. 急性胆囊炎
B. 急性胃黏膜损伤
C. 肝硬化，食管胃底静脉曲张破裂出血
D. 出血性胃炎
E. 失血性贫血，休克早期
F. 胃肠穿孔
G. 急性胰腺炎
H. 胃泌素瘤

518. 胃液分析中，目前认为五肽胃泌素刺激法是标准的胃酸刺激法，其优点有

A. 具有较好的可重复性
B. 最大酸量与壁细胞数量有平行关系
C. 主要用于迷走神经切断术后疗效的观察
D. 根据试验结果可对胃黏膜内壁细胞数量作出大略估计，约每 10 亿壁细胞能分泌盐酸 23～25mmol/h
E. 可以了解进餐前后的胃分泌反应
F. 试验比较安全，副作用小

519. 关于胃酸分析的结果解释，下列说法正确的有

A. 大约有 40% 十二指肠溃疡患者的胃酸分泌量在正常范围内
B. 胃酸测定对普通型十二指肠溃疡的诊断有着重要意义
C. 约 40% 男性十二指肠溃疡患者 MAO 超过 40mmol/h
D. 当 PAO < 15mmol/h 时，可完全排除十二指肠溃疡的可能性
E. 术后若 BAO 仍 > 5mmol/h，MAO > 15mmol/h 时，应考虑溃疡复发的可能
F. 胃溃疡患者的胃酸排泌量大多无明显增高，少数患者也可增加，但有些患者胃酸反而降低
G. 一般认为 BAO 超过 5mmol/L 时，对胃溃疡有诊断意义
H. 如果胃溃疡患者的 MAO 为零，则应高度警惕胃癌的可能性

（520～523 共用题干）

患者男，46 岁，有酗酒史，发现肝癌 3 个月，平日以素食为主。全腹膨隆，移动性浊音，巩膜和皮肤呈绿

褐色甚至近于黑色，皮肤瘙痒。大便灰白色，偶有脂肪泻。B超检查示肝脏体积增大，肝实质内探到数个实性光团，边界模糊，回声高低不均。肝内外胆管扩张，腔内可见不规则低回声团块。肝总管呈实性，管壁边界不清。胆囊萎缩。

520. 该患者大便灰白色的可能原因为

A. 肝癌　　B. 服用硫酸钡
C. 摄入过多脂肪　　D. 胆囊萎缩
E. 胆道梗阻　　F. 黏液性肠炎

521. 该患者可能的实验室指标为

A. 血清总胆红素增加，直接胆红素正常
B. 血清总胆红素增加，间接胆红素增加
C. 血清总胆红素增加，直接胆红素明显增加
D. 尿胆原增加，尿胆红素阴性
E. 尿胆原轻度增加，尿胆红素阳性
F. 尿胆原减少或消失，尿胆红素强阳性

522. 以下哪些寄生虫常可引起胆道梗阻

A. 蛔虫　　B. 姜片吸虫
C. 细棘粒球绦虫　　D. 华支睾吸虫
E. 丝虫　　F. 血吸虫

523. 关于寄生虫的预防措施，以下说法正确的是

A. 注意个人和饮食卫生，不喝生水
B. 不食不洁净的食物和未煮熟的鱼、虾或水生植物
C. 注意饭前、便后洗手
D. 加强粪便管理及水源管理
E. 消灭中间宿主如钉螺等
F. 注意个人防护、避免接触疫水

（524～527共用题干）

患者男，55岁，平素高脂饮食，近日低热、右腹钝痛，腹泻与便秘交替，粪便无明显黏液脓血，无腥臭味。查体：右腹部可触及肿块，气钡双重造影示结肠肠腔狭窄，黏膜皱襞破坏。实验室检查：Hb降低，CEA升高明显，粪便隐血试验阳性，ADA正常。

524. 该患者最可能的诊断是

A. 溃疡性结肠炎　　B. 阿米巴痢疾
C. 克罗恩病　　D. 肠癌
E. 血吸虫病　　F. 阿米巴阑尾炎
G. 肠结核

525. 关于粪便颜色的叙述，下面说法错误的是

A. 鲜红色见于下消化道出血
B. 暗红色见于阿米巴痢疾
C. 绿色见于乳儿肠炎
D. 灰白色见于肠道梗阻
E. 淡黄色见于正常成人
F. 黑色见于上消化道出血

526. 关于消化道病变时粪便检查的叙述，以下正确的是

A. 上消化道出血时，粪便呈暗红色便或柏油样便
B. 细菌性痢疾时，粪便常为果酱样便
C. 鲜红色血便可为小肠下段出血
D. 溃疡性结肠炎常为黏液血便
E. 消化道出血时，粪便的外观检查就可以查出
F. 阿米巴痢疾时，粪便常为黏液脓便

527. 可用于结肠癌诊断的肿瘤标志物有

A. CA12－5　　B. CA15－3
C. CA50　　D. CA19－9
E. CEA　　F. TPA
G. AFP

（528～531共用题干）

患者女，24岁，藏族，因发热、黄疸、肝区疼痛伴肿块入院。几年前有痢疾史，近年来伴发热咳嗽，X线胸透见右肋夹角模糊，当地医院按肺结核治疗半年余，症状未见改善。近2个月经常发热、乏力，消瘦、黄疸进行性加重，右上腹出现压痛，查体示较大的占位性病变。患者长期居住于西藏拉萨地区，平素有喝生水的习惯。体检：神萎消瘦，皮肤黄染，体温38.7℃，脉搏90次/分；右上腹有明显压痛，肝肋下2指可触及；腹部B超见肝区中部有一个3cm×4cm×2.5cm的囊肿病灶，可见液平，诊断为肝脓肿。粪检查涂片可见吞噬红细胞的滋养体及4核包囊。

528. 根据上述简史初步拟诊为何种感染

A. 肝吸虫　　B. 肺吸虫
C. 结核分枝杆菌　　D. 阿米巴原虫
E. 血吸虫　　F. 痢疾杆菌

529. 患者为何会误诊为肺结核

A. 痰培养查出结核分枝杆菌
B. 经常发热、乏力
C. 夜间盗汗
D. X线胸透见右肋夹角模糊
E. 咳嗽、咳痰、咯血
F. 结核性变态反应

530. 哪些理由支持阿米巴性肝脓肿的诊断

A. 有喝生水的习惯
B. 患者几年前有痢疾史
C. 黄疸进行性加重
D. 腹部B超发现较大的占位性囊肿病灶
E. 发热、乏力
F. 右上腹出现压痛

531. 对此病例的首选药物为

A. 甲硝唑
B. 替硝唑
C. 氯散糖酸酯（氯胺苯酯）
D. 吐根碱（盐酸依米丁）
E. 抗生素巴龙霉素、土霉素
F. 中药鸦胆子（苦参子）仁、白头翁、大蒜

（532～535 共用题干）

患者男，45 岁，主诉：6 小时前出现腹泻、腹痛，近 2 小时加重，出现寒战、里急后重，全身不适。体格检查：体温 39.8℃，全腹肌紧张，压痛，腹部移动性浊音阳性。便常规检查：外观脓血便，红细胞（+++），白细胞（+++），巨噬细胞（++），全血细胞分析：Hb 178g/L，WBC 19.6×10^9/L，白细胞分类：中性粒细胞 92%（杆状核 9%），淋巴细胞 6%，单核细胞 2%。

532. 该患者最可能的诊断是
A. 急性阿米巴痢疾　B. 急性细菌性痢疾
C. 急性肠炎　D. 急性胃肠炎
E. 过敏性肠炎　F. 钩虫病

533. 粪便中巨噬细胞的特点包括
A. 来源于血液循环中的单核细胞
B. 胞体大，可为中性粒细胞体积的 3 倍或以上
C. 只在急性细菌性痢疾患者的粪便中出现
D. 散在或成群分布，可吞噬红细胞、细菌、颗粒等
E. 有时形态与溶组织阿米巴包囊相似
F. 健康人粪便中可偶见巨噬细胞

534. 为明确诊断，还需进行哪些检验项目
A. 尿常规检查
B. 粪便涂片检查细菌
C. 粪便细菌培养
D. 肠镜
E. 肝吸虫抗体检查
F. 结核抗体检测

535. 脓血便多见于下列哪些疾病
A. 溃疡性结肠炎　B. 结肠癌
C. 霍乱　D. 阿米巴痢疾
E. 细菌性痢疾　F. 肠结核

（536～539 共用题干）

患者男，46 岁，在大排档吃火锅 4 小时后腹痛、腹泻、排水样便就诊，便常规显示 WBC（++），RBC（+），OB（隐血）试验阳性，初步诊断急性肠胃炎，遂进行消炎、抗菌、补液等相应处理，患者症状缓解后自行回家。2 天后复查粪便，性状为成形软便，显微镜检查显示 WBC 阴性而 RBC（+），OB 试验阳性。患者自认为身体健康，拒绝其他检查。10 天后患者因有里急后重感再次入院检查，粪便呈暗黑色，隐约可见血液，便常规显示 WBC 阴性，而 OB 试验仍阳性。

536. 患者粪便 OB 试验持续阳性可能的原因是
A. 急性胃肠炎　B. 十二指肠溃疡
C. 结肠癌　D. 直肠癌
E. 胃出血　F. 牙龈出血

537. 为明确诊断，需要进一步做哪些检查
A. 胃镜　B. 结肠镜
C. CA19－9　D. CEA
E. PSA　F. CA15－3

538. 粪便检查时，正确的取材方法包括
A. 量约蚕豆大小
B. 在有异常性状，特别是黏液、血液、脓液等处取样
C. 容器可为清洁干燥的塑料盒
D. 容器可为干净纸盒
E. 不可从马桶中取样
F. 患者不能自行排便时，可采用灌肠样本

539. 下列关于 OB 试验结果的描述，正确的有
A. 维生素 C 可抑制化学法结果呈现假阴性
B. 上消化道出血时，胶体金免疫法可呈阴性
C. 治疗贫血的铁剂可导致化学法假阳性
D. 大量出血使抗原过剩出现的后带现象导致假阴性
E. 抗转铁蛋白抗体对上、下消化道出血均呈阳性反应
F. 红细胞或血红蛋白经消化酶降解导致免疫法假阴性

（540～543 共用题干）

患儿男，2 岁，发热、呕吐、腹泻 2 天。2 天前开始体温 38.6℃，每日呕吐 3～5 次，非喷射性。大便 10 余次/日，黄色稀水便，无黏液、脓血及特殊臭味。发病后食欲差，2 天来尿少。既往有夜惊。查体：面色发灰，精神萎靡，烦躁，全身皮肤无黄染，未见皮疹，轻度方颅，前囟 1.5cm×1.5cm，明显凹陷，肋串珠（+），腹稍胀，肝肋下 1cm，肠鸣音存在。眼窝明显凹陷，肢端凉，呼吸深，急促，口唇樱桃红。实验室检查：Hb 108g/L，WBC 9.7×10^9/L，PLT 185×10^9/L，粪便镜检 WBC 0～2 个/HP，RBC 未见，隐血试验阴性。

540. 本病最可能的诊断为
A. 轮状病毒感染
B. 生理性腹泻
C. 志贺菌感染
D. 小肠结肠炎耶尔森菌感染
E. 霍乱弧菌感染

F. 溶组织阿米巴感染

541. 该患儿合并诊断

A. 等渗性脱水　B. 代谢性酸中毒
C. 佝偻病活动期　D. 代谢性碱中毒
E. 呼吸性酸中毒　F. 低渗性脱水
G. 高渗性脱水

542. 关于轮状病毒感染的防治原则是

A. 疫苗接种　B. 控制传染源
C. 切断传播途径　D. 及时补液
E. 纠正电解质紊乱　F. 输血

543. 分离培养轮状病毒时应采用

A. 鲍金培养基　B. 巧克力培养基
C. 鸡胚接种　D. 罗氏培养基
E. 吕氏血清培养基　F. 原代猴肾细胞

（544～548 共用题干）

患者女，46 岁，阴道分泌物增多及外阴瘙痒 10 天，间或有灼热、疼痛等，瘙痒部位主要为阴道口及外阴，无尿频、尿痛等。

544. 为明确诊断，首诊医生首先应该做哪项检查

A. 阴道彩超
B. 无菌棉拭子取阴道分泌物检查
C. 血常规
D. 尿常规
E. 尿细菌培养
F. 免疫学检查

545. 阴道分泌物检查为稀薄脓性，黄绿色，泡沫状，有臭味，镜下发现有滴虫，合理的处理是

A. 局部用药
B. 全身用药
C. 初次治疗可选择甲硝唑
D. 性伴侣应同时接受治疗
E. 治疗期间应禁止性生活
F. 为避免重复感染，内裤及洗涤用的毛巾应煮沸 5～10 分钟

546. 对阴道毛滴虫的叙述正确的是

A. 其为有鞭毛原虫
B. 呈梨形或萝卜形
C. 有 4 根前鞭毛和 1 根后鞭毛
D. 标本中检出毛滴虫即可确诊滴虫性阴道炎
E. 标本需保温送检
F. 最佳观察方式为革兰染色镜检

547. 下列说法符合滴虫性阴道炎的是

A. 胺试验阳性
B. 阴道 pH＞5
C. 阴道黏膜水肿
D. 显微镜下可见多量白细胞
E. 线索细胞阳性
F. 带虫者阴道黏膜无异常改变

548. 阴道毛滴虫的传播方式为

A. 性传播　B. 血液传播
C. 公共浴池传播　D. 坐式便器传播
E. 衣物传播　F. 母婴垂直传播

（549～553 共用题干）

患者男，42 岁，因下腹、会阴部疼痛 6 个月就诊，伴有尿频，排尿时尿道灼热、疼痛，清晨尿道口有黏液分泌物。

549. 患者首先应该选择的简单的检查方式为

A. 肛门指检　B. 盲肠镜
C. 结肠镜　D. 消化道钡餐造影
E. 超声检查　F. 下腹部 CT 平扫

550. 初步实验室辅助检查应选择

A. 尿常规　B. 前列腺液常规
C. 血常规　D. 精液常规
E. 前列腺穿刺活检　F. 中段尿细菌培养

551. 前列腺液常规检查可见：WBC＞20 个/HP，卵磷脂小体数量减少，该患者应考虑诊断为

A. 尿道炎　B. 膀胱炎
C. 慢性前列腺炎　D. 前列腺肿瘤
E. 良性前列腺增生　F. 附睾炎

552. 关于慢性前列腺炎正确的是

A. 可由细菌感染导致
B. 可由非感染因素刺激所致
C. 有上腹部疼痛或不适
D. 有排尿异常
E. 有性功能障碍
F. 可有放射性疼痛，以下腰部疼痛最为多见

553. 关于慢性非细菌性前列腺炎的治疗原则，正确的是

A. 长期应用抗生素
B. 适当应用广谱抗生素
C. 加强对症治疗
D. 局部热疗
E. 手术切除前列腺
F. 推荐使用前列腺内注射抗生素的方法

（554～558 共用题干）

患者男，76 岁，已婚，因进行性排尿困难 18 个月来诊。18 个月前无明显诱因出现尿频、尿急、排尿费力、尿后滴沥，夜尿增多。发病以来，无血尿和尿潴留病史，大便正常，体重无明显减轻，既往无高血压、肝炎、糖

尿病病史。查体：BP 130/80mmHg，神清，发育正常，营养中等。全身皮肤、巩膜无黄染，浅表淋巴结无肿大。两肺呼吸音清，心率85次/分，律齐。腹软，无压痛，肝脾肋下未及，肠鸣音正常。直肠指检：前列腺明显增大，表面光滑，边缘清楚，质中，无触痛，中央沟变浅，肛门括约肌肌力正常。

554. 根据病史，该患者最有可能的诊断为

A. 慢性前列腺炎　　B. 良性前列腺增生
C. 前列腺癌　　D. 前列腺脓肿
E. 前列腺结石　　F. 泌尿系感染

555. 为明确诊断，需进一步做的检查为

A. B超检查
B. 尿流率检查
C. 前列腺抗原（PSA）测定
D. CT平扫+增强
E. MRI
F. 前列腺穿刺细胞学检查

556. 前列腺增生症状与以下哪几项有关

A. 梗阻的程度
B. 病变发展的速度
C. 合并膀胱炎症
D. 合并膀胱结石
E. 前列腺体积大小
F. 合并尿潴留

557. 下列关于前列腺液检查，说法正确的是

A. 正常前列腺液为乳白色、稠厚、透明的液体
B. 标本采集失败后，可检验按摩前列腺后的尿液
C. 前列腺液采集后应立即送检
D. 前列腺液呈红色可能是由按摩过度引起的
E. 前列腺液一般采用非染色直接涂片进行显微镜检验
F. 前列腺液直接采集，接种到培养平板进行细菌培养

558. 前列腺增生，合并急性尿潴留、双肾积水，应首选下列哪项治疗

A. α受体阻断剂治疗
B. 5α还原酶抑制剂治疗
C. 雌激素治疗
D. 膀胱造瘘
E. 前列腺切除术
F. 前列腺尿道网状支架

（559～562共用题干）

患者女，45岁，放置带尾丝的宫内避孕器10年，平时月经规律，因近半年月经量增多，最近2周白带特别多，灰白色稀水样，伴有异臭味就诊，外阴无瘙痒。

559. 该患者最可能的诊断是

A. 子宫内膜炎　　B. 急性宫颈炎
C. 沙眼衣原体感染　　D. 细菌性阴道病
E. 淋球菌感染　　F. 滴虫性阴道炎

560. 为明确诊断，下一步应做哪项简单、可靠的辅助检查

A. 取阴道分泌物行悬滴检查找线索细胞
B. 取阴道分泌物进行细菌培养
C. 宫颈细胞学检查
D. 免疫学诊断
E. 取环并诊断性刮宫
F. 妇科B超

561. 以下哪项为最佳的治疗方案

A. 口服或肌内注射广谱抗生素
B. 口服或肌内注射青霉素组抗生素
C. 口服或（和）阴道放置甲硝唑
D. 补充小剂量雌激素
E. 稀释碘液盥洗阴道
F. 阴道内放置达克宁栓

562. 细菌性阴道病常见的病原体是

A. 棒状杆菌　　B. 溶血性链球菌
C. 大肠埃希菌　　D. 加德纳尔菌
E. 沙眼衣原体　　F. 厌氧菌

（563～567共用题干）

一夫妻，男35岁，女32岁，结婚5年，未孕，前来医院就诊。女方妇科常规未见异常，超声检查子宫及双侧附件均未见异常；男方体检可见左侧精索静脉曲张2度。

563. 检查精索静脉曲张患者，应采取的体位为

A. 左侧卧位　　B. 站立位
C. 右侧卧位　　D. 平卧位
E. 俯卧位　　F. 半蹲位

564. 精索静脉曲张，左侧多于右侧的主要原因是

A. 左侧呈直角注入左肾静脉
B. 乙状结肠压迫
C. 肾静脉处瓣膜发育不全
D. 静脉壁的平滑肌薄弱
E. 左肾下垂
F. 左肾多发肿瘤

565. 精液质量异常是影响男性不育的重要原因，下列关于精液质量异常的原因，正确的是

A. 接触有害物质
B. 先天性异常

C. 后天性睾丸损害
D. 精索静脉曲张
E. 男性附属性腺感染不育
F. 内分泌原因

566. 下列关于精液标本采集的注意事项，错误的是
A. 标本采集以手淫法为主，必要时可用普通避孕套采集
B. 精子浓度变化大，需做2次或多次精液分析
C. 每次禁欲的时间需统一，为2～7天
D. 将一次采集到的标本收集于一个干净的广口无菌容器中
E. 采集后的标本应保温（20℃～37℃）并在1小时内送检
F. 检查前需排尿

567. 下列精液检查结果在正常范围内的是
A. 液化时间>60分钟
B. 前向运动精子数>32%
C. 精子密度>15×10^6/ml
D. 总活力精子数>40%
E. 锌>2.4μmol/L
F. 白细胞>1×10^6/ml

（568～572共用题干）

患者女，26岁，自诉近期外阴瘙痒，白带增多，灰白色，有腥臭味，有尿频及尿急等症状。自行服用抗炎药，外用洁尔阴冲洗，未见好转，遂来就诊。

568. 根据病史，患者的初步诊断可能为
A. 细菌性阴道病　B. 滴虫性阴道炎
C. 念珠菌性阴道炎　D. 急性尿道炎
E. 急性肾炎　F. 慢性肾炎

569. 为进一步确诊，可选择的进一步检查为
A. 腹部B超　B. 尿道造影
C. 尿常规　D. 阴道分泌物检查
E. 血常规　F. 阴道分泌物培养

570. 该患者可能的检查结果是
A. 尿常规：WBC（++）/HP
B. 尿常规：RBC（++）/HP
C. 白带常规：WBC 0～3个/HP
D. 白带常规：WBC（+++）/HP
E. 白带常规：球菌增多，杆菌减少
F. 检出线索细胞

571. 下列描述中，符合细菌性阴道病诊断的是
A. 阴道分泌物稀薄均匀
B. pH>4.5
C. 胺试验阳性
D. 检出线索细胞
E. BV试验阳性
F. 检出阴道毛滴虫

572. 下列对治疗细菌性阴道病的说法，正确的是
A. 消除易感因素
B. 保持外阴清洁干燥，避免搔抓
C. 不宜食用辛辣、刺激性食品
D. 勤换内裤，并用温水进行洗涤，切不可与其他衣物混合洗，避免交叉感染
E. 首选药物为甲硝唑
F. 可口服，不可局部用药

（573～576共用题干）

患者女，28岁，主诉外阴瘙痒1周，阴道分泌物增多，呈奶油状，有恶臭味。

573. 该患者可应完善的相关检查为
A. 阴道分泌物常规　B. BV试验
C. 淋球菌培养　D. 阴道分泌物培养
E. 尿常规　F. 宫颈涂片细胞学检查

574. 白带常规示：清洁度Ⅳ度，WBC（++++），念珠菌（-），滴虫（-），找到线索细胞，BV试验（+），该患者应考虑诊断为
A. 慢性宫颈炎　B. 滴虫性阴道炎
C. 念珠菌性阴道炎　D. 细菌性阴道病
E. 萎缩性阴道炎　F. 子宫内膜炎

575. 细菌性阴道病的临床诊断标准包括
A. 豆腐渣样外观　B. 泡沫状脓性
C. pH>4.5　D. 分泌物稀薄均匀
E. 胺试验阳性　F. 线索细胞阳性

576. 下列关于细菌性阴道病的并发症，正确的是
A. 不孕和流产
B. 绒毛膜癌
C. 盆腔炎
D. 异常子宫出血和子宫内膜炎
E. 巧克力囊肿
F. 妇科术后感染

（577～580共用题干）

患者男，48岁，近2个月感腰部、双侧腹股沟及尿道口痛，会阴不适，尿频，晨起尿道口外有白色分泌物。尿常规（-）。肛诊：前列腺不大，质中，中央沟略浅。前列腺液镜检示：卵磷脂少量，白细胞30～40个/HP。

577. 该患者最可能的诊断是
A. 尿道炎
B. 慢性附睾炎
C. 慢性膀胱炎

D. 慢性前列腺炎（ⅢA）
E. 慢性前列腺炎（ⅢB）
F. 附睾炎

578. 下列哪些检查用于慢性前列腺炎的诊断
A. 血常规、尿常规　　B. 前列腺液细菌培养
C. 尿液细菌培养　　D. 直肠指诊
E. 前列腺液常规　　F. 前列腺 B 超

579. 检查慢性前列腺炎患者的前列腺液时，可发现
A. 白细胞增多　　B. 卵磷脂小体减少
C. 可见脓细胞　　D. 涂片找到细菌
E. 细菌培养阳性　　F. 卵磷脂小体增多

580. 下列不属于前列腺炎的病原微生物的是
A. 细菌　　B. 沙眼衣原体
C. 支原体　　D. 病毒
E. 滴虫　　F. 寄生虫

（581～586 共用题干）

患者男，25 岁，3 天前因劳累后饮酒出现发热、寒战、剧烈头痛。4 小时前开始出现意识障碍，自言自语，抽搐，抽搐时双眼上翻，凝视，口吐白沫，唇周发绀，双手握拳，四肢抽动，呼之不应，持续半小时后停止。查体：T 39℃，P 106 次/分，R 25 次/分，BP 113/60mmHg，昏迷，检查不合作，双瞳等大约 0.6cm，眼底检查，视盘有水肿，光反射迟钝，颈抵抗明显，双肺、心、腹、淋巴结、皮肤均无异常，膝跟腱反射亢进，右侧巴氏征阳性。

581. 出现以上情况应该做哪些实验室检查
A. 脑脊液　　B. 血常规
C. 血电解质　　D. 血糖
E. MRI 检查　　F. X 线摄片
G. CT 检查

582. 出现哪些情况禁忌脑脊液穿刺检查
A. 有脑膜刺激症状
B. 视盘水肿
C. 颅内出血
D. 休克
E. 有剧烈头痛、昏迷、抽搐或瘫痪等症状和体征
F. 颅后窝有占位性病变
G. 脑膜白血病患者
H. 中枢神经系统疾病进行椎管内给药治疗
I. 脑疝先兆者

583.【提示】腰穿检查脑脊液，穿刺成功，测得压力为 255mmH$_2$O，见白色浑浊脑脊液流出，收集 6ml 分别装入 3 只无菌试管，每管 2ml，立即送检。实验室检查：脑脊液外观白色浑浊，RBC 10×10^6/L，WBC 3600×10^6/L，分叶核白细胞 93%，淋巴细胞 7%，蛋白质 2.49g/L，葡萄糖 3.1mmol/L，氯化物 121.5mmol；脑脊液沉淀物涂片检查见革兰阴性球菌，成双排列。脑脊液性状无色可出现在以下哪些疾病中
A. 病毒性脑炎　　B. 蛛网膜下腔梗阻
C. 轻型结核性脑膜炎　　D. 脊髓灰质炎
E. 神经梅毒　　F. 化脓性脑膜炎

584. 根据以上内容，该患者可初步诊断为
A. 病毒性脑膜炎　　B. 结核性脑膜炎
C. 真菌性脑膜炎　　D. 细菌性脑膜炎
E. 螺旋体脑膜炎　　F. 脊髓灰质炎
G. 蛛网膜下腔梗阻

585. 出现以上情况的一般治疗包括
A. 保持呼吸道通畅
B. 降温
C. 控制癫痫发作
D. 维持电解质的平衡
E. 积极抗颅内压增高和抗休克
F. 抗生素治疗

586. 对该患者确诊还需做哪些检查
A. 脑脊液细菌培养　　B. 细菌鉴定
C. 药物敏感试验　　D. 细菌抗原检测
E. CT 检查　　F. X 线摄片

（587～592 共用题干）

患者男，69 岁，10 年前无诱因出现多饮、多尿，伴较明显消瘦；4 年前开始反复出现颜面及双下肢水肿，晨起明显，伴夜尿增多，无尿频、尿急、尿痛，被诊断为高血压，未监测及规律服药；2 个月前水肿明显加重，乏力，偶有头晕。查体：T 36.8℃，P 68 次/分，R 18 次/分，BP 195/104mmHg。发育正常，营养不良，慢性病容，皮肤黏膜稍苍白，神志清楚，查体合作。颈软，气管居中，甲状腺无肿大，无颈静脉怒张。胸部腹部查体未见异常，双肾区无叩击痛。脊柱四肢无畸形，双下肢轻度凹陷性水肿，足背动脉搏动尚可，膝腱反射存在，Babinski 征阴性。

587. 该患者的可疑诊断为
A. 尿路感染　　B. 糖尿病
C. 甲亢　　D. 肾结石
E. 高血压　　F. 肺炎
G. 肾性水肿

588. 为明确诊断，该患者需进行的检查包括
A. 眼底检查
B. 超声心动图

C. 血清 FT_3，FT_4，TSH 测定
D. 血糖检测
E. 尿常规测定
F. 肾功能检查

589. 该患者可能出现的尿常规结果为
A. 尿糖（+）　B. NIT（++）
C. 颗粒管型　D. RBC（+++）
E. WBC（++）　F. 尿蛋白（+）

590. 尿糖定性测定的最适宜标本为
A. 晨尿　B. 随机尿
C. 1 小时尿　D. 午餐后 2 小时尿
E. 12 小时尿　F. 24 小时尿

591.【提示】该患者血液检查结果：RBC 3.283×10^{12}/L，Hb 86g/L，WBC 6.93×10^9/L；Scr 147.4μmol/L，UA 726μmol/L；尿常规结果：尿蛋白（+++），尿糖（+）；随机快速血糖 8.0mmol/L。该患者应诊断为
A. 贫血　B. 急性肾小球肾炎
C. 慢性心力衰竭　D. 高血压
E. 尿路感染　F. 糖尿病肾病

592. 该患者可选用的治疗药物包括
A. 噻嗪类利尿药　B. β 受体阻断药
C. ACEI 类降压药　D. 口服降糖药
E. EPO 及铁剂　F. 抗生素

（593～598 共用题干）

患者男，40 岁，4 天前因进食草鱼胆后 2 小时出现持续性腹部隐痛、腹泻，无畏寒、发热，无转移性腹痛，无刀绞样痛，无头晕，在当地输液等治疗后腹痛、腹泻缓解，但出现腰部胀痛，同时尿量减少，约 400ml/d，但无水肿，无肉眼血尿，无尿急、尿痛。2 天前开始出现恶心，呕吐胃内容物数次，腹痛无加重，无呕血及咖啡样物；尿量进一步减少，约 100ml/d。查体：T 36.8℃，P 63 次/分，R 20 次/分，BP 153/84mmHg。颈软，气管居中，无颈静脉怒张。胸部查体未见明显异常。腹软，全腹无压痛，肝、脾肋下未及。双肾区轻度叩击痛。双下肢无水肿。

593. 正常成年人 24 小时排尿量为
A. 300～500ml　B. 500～1000ml
C. 1000～2000ml　D. 2000～2500ml
E. 2500～3500ml　F. >3500ml

594. 该患者可疑的病因为
A. 肾结石　B. 消化道感染
C. 肾性少尿　D. 慢性心力衰竭
E. 胃溃疡　F. 慢性肾小球肾炎

595. 可导致肾性少尿的疾病有
A. 休克　B. 胃大量出血
C. 肾皮质坏死　D. 尿路狭窄
E. 心力衰竭　F. 急性肾小管坏死
G. 前列腺增生

596. 为明确病因，应进行的实验室检查有
A. 尿常规　B. 血生化
C. 肾功能　D. 心电图
E. B 超　F. 血气分析

597.【提示】该患者 B 超：双肾实质回声增强。尿常规：PRO（+），RBC（-），WBC（-）。血常规：RBC 4.57×10^{12}/L，WBC 9.06×10^9/L，PLT 264×10^{12}/L，Hb 146g/L，NEU 66.5%。电解质：K^+ 4.28mmol/L，Na^+ 140.8mmol/L。肾功能：BUN 20.9mmol/L，CR 951μmol/L，UA 678μmol/L，Cys-C 4.09mg/L。血糖：5.0mmol/L。肝功能：ALT 572U/L，AST 52U/L。该患者最可能的诊断为
A. 贫血　B. 急性肾小球肾炎
C. 急性肾衰竭少尿期　D. 糖尿病
E. 肝炎　F. 尿路感染

598. 急性肾衰竭的并发症包括
A. 心力衰竭　B. 昏迷
C. 低钾血症　D. 高钠血症
E. 癫痫　F. 呕血
G. 感染

（599～604 共用题干）

患者男，19 岁，反复颜面部、双下肢水肿 5 个月，伴腹胀，尿量减少，约 400ml/d。查体：T 36.5℃，P 84 次/分，R 20 次/分，BP 124/78mmHg。腹平坦，未见肠型及蠕动波，未见腹壁静脉显露，腹肌软，未触及包块，全腹无压痛、反跳痛，肝脾肋下未及。肝区与双肾区无叩击痛，各输尿管点无压痛。双下肢中度凹陷性水肿。过往体健，否认家族病史。

599. 该患者的可疑诊断为
A. 少尿　B. 水肿
C. 尿路感染　D. 肾结石
E. 肝炎　F. 肾病综合征

600. 下列病因中，导致尿量减少的是
A. 失血过多　B. 药物致肾间质损害
C. 溶血性黄疸　D. 心力衰竭
E. 急性肾小球肾炎　F. 肝炎

601. 肾病综合征的特点是
A. 大量蛋白尿　B. 低蛋白血症
C. 白蛋白升高　D. 高脂血症

E. 内脏出血倾向　　F. 水肿

602.【提示】尿常规：SG 1.008，pH 5.0，尿葡萄糖（+），尿蛋白（++++），RBC（-）。血浆总蛋白 36g/L，血浆白蛋白 20g/L，血脂：CLUL 17.07mmol/L，TG 4.13mmol/L，HDL 1.59mmol/L，LDL 9.8mmol/L。为明确诊断，患者应进行的检查项目包括

A. 凝血指标　　B. 肝功能

C. 血脂　　D. 血生化

E. 心电图　　F. 尿常规

603.【提示】尿常规：SG 1.008，pH 5.0，尿葡萄糖（+），尿蛋白（++++），RBC（-）。血浆总蛋白 36g/L，血浆白蛋白 20g/L；血脂：CLUL 17.07mmol/L，TG 4.13mmol/L，HDL 1.59mmol/L，LDL 9.8mmol/L。该患者最符合的诊断为

A. 急性肾盂肾炎　　B. 急性肾小球肾炎

C. 肾病综合征　　D. 肾结石

E. 肺炎　　F. 原发性高脂血症

604. 肾病综合征的并发症包括

A. 急性肾衰竭　　B. 免疫功能低下

C. 静脉血栓　　D. 肺水肿

E. 感染　　F. 皮下出血

（605～608 共用题干）

患者女，30 岁，反复尿频、尿急、尿痛 1 个月余。T 38.0℃，无泡沫尿，无腰酸、腰痛，颜面、下肢无水肿。尿干化学检查的结果：pH 5.5，尿蛋白（-），尿隐血（-），尿白细胞（-）。

605. 根据干化学法尿液分析结果，必须进行显微镜筛选的情形有

A. 当红细胞、白细胞、蛋白质或亚硝酸盐任一项阳性时

B. 当尿液标本数量较少时

C. 当标本来自泌尿系统疾病的患者时

D. 当患者提出要求时

E. 当尿化学分析仪失控时

F. 当临床医生提出要求时

606. 有关尿液标本分析前的影响因素，说法错误的是

A. 饥饿可致尿糖阳性

B. 剧烈运动可致尿蛋白增加

C. 尿中混入精液可致尿蛋白阳性

D. 长期饮酒可致尿肌酐增加

E. 长期服用维生素 C 可影响尿糖的检测结果

F. 大剂量青霉素可致尿蛋白阳性

G. 月经可干扰尿常规检查

607.【提示】该患者被初诊为尿路感染，服用大剂量克拉霉素后，症状并未好转。后续应进行的医疗措施为

A. 继续加大克拉霉素的剂量

B. 立即更换另一种抗生素治疗

C. 肾活检及病理检查

D. 尿液细菌计数细菌培养 + 药敏

E. 膀胱镜检查及逆行肾盂造影

F. 考虑 B 超检查以确定是否存在复杂性尿路感染

608. 该患者的尿液细菌学培养为阴性，可能的原因有

A. 真菌感染

B. 支原体感染

C. 衣原体感染

D. L 型变态细菌

E. 尿液难以进行细菌学检测

F. 饮水太多，稀释了菌尿

（609～612 共用题干）

患者女，52 岁，10 个月前体检发现血肌酐 150μmol/L，渐出现尿中泡沫增多，不伴尿量、尿色改变，1 个月前无诱因出现右腰部间歇性疼痛，多为下午发作，无发热、盗汗，无咳嗽、咳痰，无尿频、尿急、尿痛。T 36.7℃，P 106/69mmHg，慢性病容，双眼睑无水肿，心肺听诊未见明显异常，腹软，无移动性浊音，肾区无叩击痛，双下肢轻度水肿。患者有 8 年高血压病史，不规律服用“硝苯地平、酒石酸美托洛尔”，自述血压控制在（140～150）/90mmHg；4 年前有痛风史，服“别嘌醇”后好转。

609. 有助于鉴别高血压肾损害与原发性肾脏疾病的检查项目有

A. 尿液有形成分　　B. 肾脏彩超

C. NT－proBNP　　D. 内生肌酐清除率

E. 24 小时尿蛋白定量　　F. 血压

610. 为明确慢性肾衰竭的诊断，应进行的检查有

A. 尿常规检查　　B. 肾功能检查

C. 水、电解质检查　　D. 肝功能检查

E. 血脂检查　　F. 白蛋白检查

611. 符合慢性肾衰竭的临床表现的是

A. 尿比重降低　　B. 尿量减少

C. 尿中出现肾衰竭管型　　D. 代谢性碱中毒

E. 血清总蛋白降低　　F. 球蛋白比例降低

612.【提示】该患者血生化检查结果：BUN 8.9mmol/L，UA 600.3μmol/L，Cr 143μmol/L；K^+ 4.56mmol/L；尿常规：隐血试验（+++），蛋白（±），亚硝酸盐（+），微白蛋白 >0.15g/L，白细胞（+++）；肾脏彩超：双肾体积偏小。该患者应诊断为

A. 肾病综合征　　B. 慢性肾衰竭

C. 急性肾小球肾炎　　D. 肾结石
E. 高尿酸血症　　F. 尿路感染

（613～617 共用题干）

患儿男，9 岁，患儿 1 个月前出现嗓子痛、腹泻，伴有低热。曾在一个社区医院就诊，被诊断为上呼吸道感染，予青霉素类抗生素静脉滴注后，患儿体温恢复正常；约 2 周后出现肉眼血尿，洗肉水样，前来就诊。患儿无尿频、尿急、尿痛，无水肿。查体：咽部红，双侧扁桃体Ⅱ度肿大。肾区无叩击痛，输尿管无压痛，双下肢无水肿。

613. 查尿常规：尿蛋白阳性（++），红细胞 32 个/HP；尿有形成分分析：红细胞 95 个/μl，红细胞直方图明显左移，红细胞信息为不均一性红细胞；红细胞相差显微镜结果：红细胞畸形率 83%。血清补体 CH50（脂质体法）：18U/ml（26～55U/ml），C3 0.5g/L（0.9～1.8g/L）。抗链球菌溶血素“O”（ASO）516U/ml（成人 0～200，儿童<250U/ml）。血清肌酐、尿素正常。血清自身抗体阴性。出现非均一性血尿见于

A. 急性肾小球肾炎　　B. 血友病
C. 狼疮肾炎　　D. 糖尿病肾病
E. 前列腺癌　　F. 肾盂肾炎

614. 该患儿应诊断为

A. 膀胱癌　　B. 尿路感染
C. 狼疮肾炎　　D. 前列腺炎
E. 过敏性紫癜性肾炎　　F. 急性肾小球肾炎

615. 急性肾小球肾炎患者常出现

A. 血尿　　B. 蛋白尿
C. 水肿　　D. 低血压
E. 红细胞管型　　F. 补体 C3 和 CH50 升高

616. 急性肾小球肾炎患者可能会发生的并发症有

A. 心力衰竭　　B. 高血压脑病
C. 急性肾衰竭　　D. 尿毒症
E. 肝癌　　F. 肺水肿

617. 可引发急性肾小球肾炎的病原体有

A. 细菌　　B. 病毒
C. 立克次体　　D. 螺旋体
E. 支原体　　F. 真菌

（618～623 共用题干）

患者男，42 岁，3 个月前在无明显诱因下自觉双下肢水肿，伴麻木重着感，未予重视，3 天前下肢水肿症状加重，伴有颜面部水肿，时有腰酸不适，小便量约 1200ml/d，颜色正常，泡沫较多，无发热、畏寒，无头晕、乏力，无肉眼血尿、乳糜尿。大便正常。有高血压病史 1 年，平素血压控制不良。否认糖尿病、冠心病、慢性肾病等病史。否认传染病史、乙肝感染史、手术外伤史、过敏史、皮肤紫癜病史。父母及其他直系亲属体健，无肾脏相关疾病。查体：T 36.8℃，P 85 次/分，R 18 次/分，BP 165/105mmHg，颜面部水肿，无皮疹和发绀，浅表淋巴结未触及，巩膜不黄，颈软，颈静脉无怒张，心界不大，心率 85 次/分，腹平软，肝脾未触及，双肾及肝区无叩痛。双下肢见水肿。

618. 该患者最可疑的诊断为

A. 糖尿病肾炎
B. 泌尿系统感染
C. 遗传性肾炎
D. 过敏性紫癜肾炎
E. 肾病综合征
F. 乙型肝炎病毒相关性肾炎

619. 为明确诊断，应进行的实验室检查有

A. 24 小时尿蛋白　　B. 白蛋白
C. 肾功能　　D. 心肌酶
E. 血脂　　F. 肾活检

620.【提示】患者检验结果：总蛋白 53g/L，白蛋白 29g/L，肌酐 57μmol/L，葡萄糖 5.74mmol/L，三酰甘油 6.32mmol/L，胆固醇 10.09mmol/L；红细胞沉降率 56mm/h；自身抗体指标均阴性；乙肝表面抗原阴性；尿白蛋白 5060mg/L，尿转铁蛋白 371mg/L，尿免疫球蛋白 267mg/L，尿 α_1－微球蛋白 50.8mg/L，尿 β_2－微球蛋白 0.6mg/L；24 小时尿蛋白定量 4.23g；血尿免疫固定电泳未见异常条带。肾活检病理诊断：膜性肾病Ⅱ期，伴硬化（3/7）。此患者应诊断为

A. 糖尿病肾炎　　B. 狼疮肾炎
C. 遗传性肾炎　　D. 肾病综合征
E. 高血压　　F. 过敏紫癜性肾炎

621. 肾病综合征的特点是

A. 大量蛋白尿　　B. 白蛋白升高
C. 水肿　　D. 血脂升高
E. 高凝状态　　F. 尿中白细胞管型

622. 用来鉴别肾小球与肾小管蛋白尿最常用的方法是

A. 醋酸纤维膜蛋白电泳
B. 聚丙烯酰胺蛋白电泳
C. 琼脂糖蛋白电泳
D. 磺基水杨酸法
E. 加热乙酸法
F. 尿干化学试剂带法

623. 产生肾性蛋白尿的疾病有

A. 溶血性贫血　B. 多发性骨髓瘤
C. 肾小球肾炎　D. 糖尿病
E. 系统性红斑狼疮　F. 急性膀胱炎

（624～627 共用题干）

患者男，20 岁，3 天前剧烈运动后感双侧腰部酸痛伴低热，2 天前出现恶心、呕吐胃内容物，尿量渐减少至 300ml/d，尿色黄，无血尿、酱油色尿等，无皮疹、关节痛。平素体健，无家族肾脏病史，无药物服用史，无特殊物质接触史。查体：T 37.5℃，BP 140/80mmHg，神志清，颜面部、眼睑、双下肢无水肿，心、肺、腹及神经系统检查未见异常。经检查初诊为急性肾损伤。

624. 属于肾性急性肾损伤的病因有

A. 血容量减少　B. 急性尿路梗阻
C. 肾小球性疾病　D. 肾小管性疾病
E. 肾血管性疾病　F. 肾间质性疾病

625. 为明确该患者是否为肾性急性肾损伤，应进行的实验室检查有

A. 血生化　B. 血常规
C. 尿液检查　D. 血清免疫学检查
E. 肾脏超声检查　F. 肾活检

626.【提示】患者检验结果：血常规：WBC 8.6×10^9/L，N 78.1%，Hb 119g/L。尿液检查：隐血（+++），蛋白（+++），白细胞 10～15 个/HP，红细胞 30～40 个/HP。尿红细胞位相：红细胞 12～15 个/HP，100%均一型。血生化：钾、钠、氯、钙、磷正常，总二氧化碳 19.7mmol/L，Scr 739μmol/L（8.36mg/dl），BUN 24.6mmol/L（68.88mg/dl），UA 434μmol/L。结合超声与肾活检等检查结果，诊断该患者为肾性 AKI。可产生均一性红细胞尿的肾损伤病因有

A. 糖尿病肾炎　B. 狼疮肾炎
C. 泌尿系统结石　D. 肾盂肾炎
E. 急性肾小球肾炎　F. 膀胱肿瘤

627. 急性肾损伤的治疗措施包括

A. 卧床休息　B. 利尿
C. 血液透析　D. 高蛋白饮食
E. 纠正代谢性酸中毒　F. 补钾

（628～632 共用题干）

患者男，17 岁，3 周前受凉后出现咽部不适，伴轻咳，无痰，无胸闷，无发热，自服“诺氟沙星”无好转，症状持续存在。1 周来感双眼睑水肿，尿量减少，24 小时尿量为 200～500ml，尿色发红。感轻度腰酸，乏力，无尿频、尿急、尿痛，无尿流不畅，无关节疼痛、皮疹及口腔溃疡。既往体健，否认高血压、糖尿病、冠心病、肝炎史。查体：T 36.5℃，P 80 次/分，R 19 次/分，BP 162/97mmHg。双眼睑水肿，咽部发红，扁桃体不大，双肺呼吸音清，未闻及干湿性啰音，心律齐。腹软，无压痛反跳痛，肝脾未及肿大，双肾区无叩痛，双下肢轻度凹陷性水肿。实验室检查：血常规示 Hb 140g/L，WBC 7.7×10^9/L，PLT 210×10^9/L；尿常规示蛋白（++），24 小时尿蛋白定量为 3g，尿 WBC 0～1 个/HP，RBC 20～30 个/HP，偶见颗粒管型，肝功能正常，A1b 35.5g/L，BUN 8.5mmol/L，Scr 140μmol/L。血 IgG，IgM，IgA 正常，补体 C3 0.5g/L，ASO 800U/L，肝功能未见异常。

628. 该患者最可疑的诊断为

A. IgA 肾病
B. 急性肾小球肾炎
C. 尿路感染
D. 尿路结石
E. 慢性肾小球肾炎急性发作
F. 狼疮肾炎

629. 有助于判断肾小球疾病的指标有

A. 尿 WBC　B. 24 小时尿蛋白
C. 尿中畸形 RBC　D. 血压检查
E. 尿 NIT　F. 肾穿刺病理活检

630. 为明确该患者是否患有肾病综合征，应做的检查是

A. 肾小球滤过功能检查
B. 肾病理活检
C. RBC 均一性形态检查
D. 肾脏 B 超检查
E. 白蛋白水平检查
F. 血脂检查

631. 继发性肾小球疾病有

A. 系统性红斑狼疮肾炎
B. 紫癜性肾炎
C. 乙肝病毒相关性肾炎
D. 糖尿病肾炎
E. 急性肾小球肾炎
F. 慢性肾小球肾炎
G. 肾病综合征

632. 蛋白尿产生的原因有

A. 肾小球损伤
B. 肾小管损伤
C. 血浆中低分子量的蛋白质异常增多
D. 炎症肿瘤或药物刺激泌尿系统分泌蛋白增多
E. 正常生理条件下，蛋白分子量太小而不被重吸收
F. 食物中蛋白含量高

（633～637 共用题干）

患者女，39 岁，半年前开始无明显诱因下出现双下肢凹陷性水肿，双侧对称，晨轻暮重，未重视，未就诊。半个月前因咳嗽、高热伴胸闷气促就诊，查 24 小时尿蛋白定量为 6548.15mg，血压 170/90mmHg。患者有泡沫尿，无尿频、尿急、尿痛，无小便减少，无血尿、酱油色尿，无腹痛、腹泻，无头晕、头痛。有糖尿病病史 3 年，近半个月服用格华止控制血糖；有高血压病史半个月，最高超过 200/90mmHg，服络活喜（苯磺酸氨氯地平片）控制。查体：血压 130/80mmHg。其余无异常。

633. 该患者可疑的诊断是

A. 糖尿病肾病　　B. 高血压
C. 糖尿病　　D. 狼疮肾炎
E. 肾小球肾炎　　F. 急性肾损伤

634. 为明确诊断，应进行的实验室检查有

A. 肾功能　　B. 血糖
C. 血钾　　D. 肾脏影像学
E. 肾活检　　F. 心电图

635.【提示】患者检验结果：肝功能：白蛋白 22g/L；肾功能：尿素 9.30mmol/L，肌酐 84μmol/L；空腹血糖 6.45mmol/L，120 分钟血糖 14.96mmol/L，糖化血红蛋白 7.80%；血脂：总胆固醇 11.06mmol/L，低密度脂蛋白 7.34mmol/L，脂蛋白 a 816mg/L；尿系列蛋白：尿 α_1－微球蛋白 15.20mg/L，尿 IgG 223.00mg/L，尿白蛋白 1100.00mg/L，尿转铁蛋白 82.10mg/L，尿 β_2－微球蛋白 1.28mg/L。凝血功能 D－二聚体阳性，部分凝血活酶时间 48.1 秒；尿常规：管型计数 1.53/μl，上皮细胞计数 10/μl，尿隐血（＋＋＋），尿蛋白（＋＋）。该患者应诊断为

A. 糖尿病肾病　　B. 狼疮肾炎
C. 泌尿系统结石　　D. 高脂血症
E. 急性肾小球肾炎　　F. 高血压

636. 糖尿病肾病早期诊断的指标包括

A. 尿微量白蛋白　　B. 尿转铁蛋白
C. β_2－微球蛋白　　D. α_1－微球蛋白
E. 肌红蛋白　　F. 血红蛋白

637. 适用于尿微量白蛋白检测的方法有

A. 磺基水杨酸法　　B. 加热乙酸法
C. 尿试带法　　D. 尿蛋白电泳
E. 免疫学方法　　F. 加热煮沸法

（638～640 共用题干）

患者女，32 岁，妊娠 4 个月，因发热、尿频、尿急 2 天就诊。查体：T 39.2℃，BP 110/80mmHg；双肺底未闻及湿啰音，HR 76 次/分，律齐，肝脾肋下未触及。两侧腰部叩击痛。

638. 为明确病因诊断，首选的检查是

A. 静脉肾盂造影　　B. B 超检查
C. 肾穿刺活检　　D. 尿细菌学检验
E. 血肌酐　　F. 血液生化肾功能检查

639. 拟进行尿细菌定量培养，取下列哪类标本比较适宜

A. 前段尿　　B. 中段尿
C. 后段尿　　D. 无要求
E. 尿道口分泌物　　F. 清洁后的中段尿

640. 该患者诊断为急性肾盂肾炎，一般引起感染的细菌是

A. 金黄色葡萄球菌　　B. 大肠埃希菌
C. 克雷伯菌　　D. 变形杆菌
E. 军团菌　　F. 溶血性链球菌

（641～644 共用题干）

患者男，42 岁，10 年前查体发现罹患糖尿病，近期淋雨后，咳嗽、咳痰、发热 2 天就诊，查体：T 38.9℃，BP 120/78mmHg。患者自行在药房购买维生素 C 片服用。

641. 就医后，医生要求该患者进行尿常规检查，该患者尿干化学检查葡萄糖阴性、隐血阴性，作为医生，如何评价此项检查

A. 结果准确，无需复查
B. 结果可疑，建议患者第 2 天复查
C. 结果不可信，不采纳该结果
D. 建议患者停用维生素 C 片后复查尿常规
E. 投诉检验科尿干化学检测系统有误
F. 结果可疑，让患者立即重留标本复查尿常规

642. 医生怀疑该患者罹患糖尿病肾病，但尿干化学蛋白阴性，正确的对策为

A. 结果可信，采纳结果
B. 要求患者重留标本复查
C. 建议患者停用维生素 C 片后复查
D. 申请 24 小时尿蛋白定量检验
E. 用磺基水杨酸法复查尿蛋白
F. 申请 24 小时尿微量白蛋白检验

643. 24 小时尿蛋白定量结果：0.3mg/L，其主要的蛋白成分为

A. 免疫球蛋白 IgG
B. 分泌型免疫球蛋白 IgA
C. 免疫球蛋白 IgM
D. 白蛋白
E. β_2－微量球蛋白
F. 溶菌酶

644. 该患者如有肾实质损害，病变类型最有可能为

A. 新月体形成
B. 肾盂瘢痕样变
C. 肾小球滤过膜损害
D. 出球小动脉炎症渗出
E. 肾小管上皮细胞坏死脱落
F. 肾间质纤维化

(645～648 共用题干)

患者男，20 岁，会阴肿胀不适 3 天就诊，另诉腰部间断性隐痛，可忍受，1 年前发现有尿路结石，采取保守治疗。查体：T 37.8℃，BP 120/78mmHg，心、肺听诊正常。实验室检查：WBC 12.1 × 10^9/L。

645. 对该患者尿液分析，干化学结果最有可能为

A. 尿葡萄糖阳性　B. 尿酮体阳性
C. 尿胆红素阳性　D. 尿隐血阳性
E. 尿白细胞阴性　F. 尿隐血阴性

646. 尿有形成分分析，最有可能的是

A. 红细胞 78.34/μl　B. 白细胞 102.23/μl
C. 管型 35.73/μl　D. 上皮细胞 984.27/μl
E. 白细胞 8.23/μl　F. 红细胞 5.23/μl

647. 尿红细胞形态学检验，红细胞特点为

A. 面包形红细胞
B. 新月形红细胞
C. 颗粒性红细胞
D. 红细胞形态大小均一
E. 大部分红细胞呈双凹圆盘状
F. 异形红细胞为主

648. 尿有形成分检验，最有可能发现

A. 白细胞管型　B. 红细胞管型
C. 白细胞　D. 蜡样管型
E. 结晶　F. 红细胞

(649～651 共用题干)

患儿男，10 岁，因晨起眼睑水肿 2 天就诊；13 天前因扁桃体炎在社区诊所就诊，炎症缓解。查体：T 37.6℃，BP 145/95mmHg，下肢轻微水肿。

649. 该患儿尿液干化学分析，最不符合该患儿情况的结果是

A. 尿白细胞阳性　B. 尿隐血阳性
C. 尿胆红素阴性　D. 尿酮体阳性
E. 尿糖阴性　F. 尿胆原阴性

650. 参与该患儿肾脏的病理性免疫反应，可能为

A. Ⅰ型超敏反应
B. Ⅱ型超敏反应
C. Ⅲ型超敏反应
D. Ⅳ型超敏反应
E. Ⅰ型超敏反应和Ⅱ型超敏反应
F. Ⅱ型超敏反应和Ⅲ型超敏反应
G. Ⅲ型超敏反应和Ⅳ型超敏反应
H. Ⅰ型超敏反应和Ⅳ型超敏反应

651. 该患儿肾脏病变部位，最有可能为

A. 入球小动脉　B. 肾小球滤过膜
C. 肾小囊壁层　D. 近端小管
E. 远端小管　F. 集合管

(652～655 共用题干)

患儿男，10 岁，水肿、少尿 1 周来诊。2 周前有上呼吸道感染病史，自行服药后好转，1 周前出现全身水肿，尿量进行性减少，精神差。入院后查血压 145/100mmHg。

652. 患儿起病较急，出现少尿，考虑下列哪些疾病

A. 急性肾小球肾炎　B. 慢性肾小球肾炎
C. 急进性肾小球肾炎　D. 肾盂肾炎
E. 急性肾衰竭　F. 膀胱炎

653. 为明确诊断，应进一步做哪些检查

A. 尿常规　B. 血常规
C. 肾功能　D. 血清补体
E. 血清 ASO　F. 尿 FDP

654.【提示】患儿尿蛋白（＋＋），尿 RBC（＋＋），血清 Cr 85μmol/L，C3 及 CH50 下降，ASO 升高，诊断为急性肾小球肾炎。该病应与下列哪些疾病鉴别

A. 系膜毛细血管性肾小球肾炎
B. 系膜增生性肾小球肾炎
C. 急性肾小管坏死
D. 肾病综合征
E. 过敏性紫癜肾炎
F. 狼疮肾炎
G. 尿路感染
H. 急进性肾小球肾炎

655. 下列关于本病的治疗原则，说法正确的是

A. 积极治疗感染灶
B. 少数发生急性肾衰竭而有透析指征时，需长期维持透析
C. 注意卧床休息
D. 血浆置换
E. 低盐饮食
F. 利尿消肿、降血压等对症治疗
G. 激素冲击疗法

(656～659 共用题干)

患者女，36 岁，因尿频、尿急、尿痛 4 天就诊，伴发热、腰痛。查体：T 39.5℃，左肾区有叩击痛。

656. 下列对诊断最有价值的检查是

A. 血常规　B. 红细胞沉降率
C. 尿常规　D. 肾功能
E. 肝功能　F. 尿培养
G. 双肾 B 超
H. 肾活检

657.【提示】患者在门诊查尿常规示：尿蛋白（++），尿白细胞满视野，尿红细胞 6~8 个/HP。入院后首先应给予何种处理

A. 立即给予抗革兰阴性杆菌药物
B. 做中段尿培养后立即给予抗革兰阴性杆菌药物
C. 先做双肾 B 超和肾功能检查
D. 立即做中段尿细菌培养，根据报告结果再给药
E. 先给予抗革兰阳性球菌药物
F. 立即做膀胱冲洗

658. 根据患者膀胱刺激征及尿常规检查，初步诊断尿路感染。下列哪些表现有助于上尿路感染的定位诊断

A. 腰痛　B. 发热
C. 膀胱刺激征　D. 白细胞管型
E. 尿渗透压降低　F. 肾区叩痛
G. 尿 β_2 - MG 升高
H. 膀胱冲洗后尿培养阳性

659. 假设追问病史，本例在 20 天前有类似发作，中段尿细菌培养为变形杆菌，细菌计数 $>10^5$/ml。本次培养结果尚未报告，应考虑的诊断是

A. 重新感染　B. 复发
C. 慢性肾盂肾炎　D. 急性膀胱炎
E. 慢性膀胱炎　F. 慢性间质性肾炎

（660~663 共用题干）

患者男，20 岁，感冒后 7 天出现颜面及双下肢水肿，尿少。查体：血压 158/102mmHg，尿蛋白（++），尿沉渣镜检 RBC（++），血 Cr 130μmol/L。

660. 根据以上病史、查体和检查结果，初步诊断可能是

A. 急性肾小球肾炎　B. 急进性肾小球肾炎
C. 急性肾衰竭　D. 肾病综合征
E. 高血压肾病　F. IgA 肾病

661. 患者 2 周后少尿，查 BUN 28mmol/L，Cr 850μmol/L，此时应考虑诊断

A. 急性肾小球肾炎　B. 急进性肾小球肾炎
C. 急性肾衰竭　D. 肾病综合征
E. 高血压肾病　F. IgA 肾病

662. 患者进行肾活检，结果最可能是

A. 肾小管坏死
B. 局灶性节段性硬化
C. 肾小球系膜增生
D. 肾小球广泛新月体形成
E. 肾间质纤维化
F. 膜性肾病

663. 患者免疫病理分型为Ⅰ型，适合该患者的治疗措施是

A. 血浆置换
B. 糖皮质激素
C. 细胞毒药物
D. 甲泼尼龙冲击
E. 血液透析
F. 维持水、电解质平衡
G. 控制感染

（664~667 共用题干）

患者女，60 岁。因低热、乏力 2 个月，伴全身水肿，食欲减退就诊。外院曾查尿蛋白（+），门诊医生疑似"肾炎"而申请尿液检查。

664. 关于尿标本采集要求，说法正确的有

A. 晨尿较浓缩，条件恒定，便于对比，常用于筛查、直立性蛋白尿检查和细胞学研究
B. 随机尿留取不受时间限制，患者无需准备，且结果可靠，常用于常规及急诊筛查
C. 餐后尿通常收集午餐后 2~4 小时的尿液，有利于检出病理性尿胆原（为最大分泌时间）、糖尿、蛋白尿
D. 中段尿留取前要求清洗外阴、尿道口，一般用于细菌培养，衣原体、支原体培养
E. 计时尿留取要求计时准确、操作规范，常用于物质的定量测定、肌酐清除率试验和细胞学研究
F. 用于细菌培养的尿标本须在使用抗生素治疗前采集，以有利于细菌生长

665. 用计时尿作为检测标本时，常需要化学防腐及保存标本，以下描述错误的是

A. 甲苯是作尿液化学检查最好的常用防腐剂
B. 甲苯防腐剂的用量是每 100ml 尿液中加入甲苯约 0.2ml
C. 麝香草酚常用于尿浓缩结核菌检查
D. 福尔马林不适用于尿液 Addis 计数的防腐
E. 福尔马林主要适用于尿液化学检查的防腐
F. 浓盐酸主要用于尿液 17 - 酮类固醇等测定时的防腐
G. 浓盐酸防腐的用量为每 1000ml 尿液中加浓盐酸 10ml，使尿液 pH 维持在 2 左右

666. 病例中该患者外院查尿蛋白（+），关于尿蛋白定性试验的方法学，描述错误的是

A. 尿液 pH 影响试带法尿蛋白的测定
B. 试带法测定尿蛋白时对白蛋白和球蛋白同样敏感
C. 磺柳酸法可使尿液白蛋白、球蛋白和本－周蛋白均呈阳性
D. 磺柳酸法灵敏度高，可产生一些假阴性结果
E. 加热醋酸法亦可使尿液白蛋白、球蛋白和本－周蛋白均呈阳性，但灵敏度较磺柳酸法低
F. 加热醋酸法的特异性强，干扰因素少，结果可靠，常用于前两者的复查

667. 试带法检测尿蛋白时，容易造成假阳性结果的干扰因素有
A. 强碱性尿
B. 强酸性尿
C. 高浓度尿酸
D. 高浓度的草酸盐
E. 细菌尿
F. 月经、精液等污染尿标本

（668～671 共用题干）

患者女，32 岁，因寒战、发热、腰痛伴尿急、尿频、尿痛 3 天就诊。急性起病，体温 38.9℃，查体心、肺无异常，肝脾无肿大，两侧肋脊角有叩击痛。

668. 根据以上病史及查体，初步考虑诊断为
A. 急性膀胱炎　B. 急性肾小球肾炎
C. 肾结核　D. 肾结石
E. 急性肾盂肾炎　F. 肾肿瘤

669.【提示】患者查尿常规示：蛋白（－），镜检红细胞 3～5 个/HP，白细胞 25～30 个/HP。下列对尿路感染的尿常规可出现的变化，描述正确的是
A. 尿液外观浑浊伴腐臭味
B. 尿比重降低
C. 尿蛋白阴性或轻度阳性
D. 尿干化学白细胞酯酶阳性及 NIT 阳性
E. 可见白细胞管型和（或）上皮细胞管型
F. 可见颗粒管型和蜡样管型
G. 可伴肉眼或镜下血尿，尿中 RBC 为非均一形态

670. 导致尿路感染最常见的致病菌是
A. 金黄色葡萄球菌　B. 大肠埃希菌
C. 变形杆菌　D. 克雷伯菌
E. 粪链球菌　F. 沙雷杆菌

671. 尿液中出现闪光细胞可见于
A. 急性肾小球肾炎　B. 急性肾盂肾炎
C. 急性肾衰竭　D. IgA 肾病
E. 急性膀胱炎　F. 肾病综合征

答案和精选解析

一、单选题

1. B　未分化癌是各种上皮组织发生的分化极差的癌。大细胞未分化癌：癌细胞体积较大，呈不规则圆形、卵圆形或长形，胞质嗜碱性染色，胞核较大，呈不明显，染色质增多，呈粗网状或粗颗粒状深染色，有的可见较大核仁。小细胞未分化癌：癌细胞体积小，呈不规则小圆形、卵圆形，胞质少，核与胞质比例很大，似裸核样，略呈嗜碱性染色。

2. E　卵巢癌最初常无症状，部分患者无意中摸到下腹部包块或妇科检查时偶然发现。巨大卵巢肿瘤压迫膈肌或出现胸腹水时可出现呼吸困难、心悸。女性肿瘤性腹腔积液常见于卵巢癌。

3. A　R－S 细胞见于霍奇金淋巴瘤，是霍奇金淋巴瘤含有的一种体积较大的独特的瘤巨细胞，对霍奇金淋巴瘤最有临床诊断意义。

4. E　浆膜腔积液中 98% 以上的癌细胞是转移性的，而腺癌占积液中转移癌的 80% 以上，其他如鳞癌、小细胞未分化癌等少见。

5. D

6. B　输血以输同型血为原则，以安全，有效为前提，必须 ABO 血型相合，主侧配血和次侧配血都无凝集反应时方可输血，紧急情况下，AB 血型可以接受任何血型，O 型血不可接受其他血型的血，但 O 型血可以输血给任何血型的人，在输注过程中，要缓慢输入，要观察有无发热和过敏现象。

7. C　溶血反应的主要表现有：①第一阶段：通常在输血 10～20min 后出现，由于红细胞凝集成团，阻塞部分小血管，引起头部胀痛、面目潮红、心前压迫感、腰背剧痛等。②第二阶段：由于凝集的红细胞溶解，大量血红蛋白散布到血浆中，出现黄疸和血红蛋白尿，同时伴寒战、高热、呼吸困难、血压下降等。③第三阶段：由于大量的血红蛋白从血浆中进入肾小管，遇酸性物质而变成结晶体，使肾小管阻塞，病人出现急性肾衰竭症状（少尿、无尿等），严重者会发生死亡。输几十毫升血后即出现手术区渗血和低血压应考虑可能发生溶血反应。

8. B　一般输注 400ml 红细胞悬液大约可使血红蛋白升高 10g/L，血细胞容积升高 3%，具体量根据当时患者的血红蛋白和血细胞容积而定。

9. C　血小板输注对于各种血液病中因血小板减少所致的出血症状有显著的治疗效果，然而反复多次输注血小板可引起血小板的无效输注，预防血小板无效输注最有效的方法是输 HLA 配型相合的血小板。

10. B　输血时主要考虑供血者的红细胞膜上是否含有相应的抗原，如果含有相应的抗原，就可能与受血者

的血清中相应的抗体发生凝集反应，导致溶血反应的发生。

11. B 与A型血清发生凝集反应的有B型血、AB型血，与B型血清发生凝集反应的有A型血、AB型血，与两种标准血清都发生凝集反应的是AB型血，与两种标准血清都不发生凝集反应的是O型血。A型标准血清与B型血液混合时可引起红细胞凝集。

12. D 尿红细胞形态需用新鲜尿标本检测，否则红细胞被破坏。

13. E 晨尿在膀胱中的留存时间达6~8小时，各种成分浓缩，可提高尿有形成分的阳性检出率。

14. C 蛲虫在夜间会爬出肛门产卵，因此可在夜间于患者肛门皱襞处用0.9%氯化钠溶液棉签拭取粪便标本送检，目的是检查是否有蛲虫卵。

15. E 右旋糖酐铁为抗贫血药，使用右旋糖酐铁造成血红蛋白的测定结果偏高。

16. D 温氏法测定Hct的主要缺点是无法完全排除血细胞间的残留血浆（残留量一般可达1%~3%），使结果偏高。微量法为WHO的推荐方法，可排除血浆残留。

17. A 贫血患者的MCV增高、MCH增高、MCHC正常，属于大细胞贫血，常见于叶酸、维生素B_{12}缺乏或吸收障碍。

18. B 影响红细胞沉降率测定的最主要因素为血浆中的纤维蛋白原水平，纤维蛋白原水平增加，红细胞沉降率增快，反之减慢。

19. C 中性粒细胞退行性变是指出现胞体肿大、结构模糊、边缘不清、核固缩、肿胀或溶解等变化。

20. C 先在低倍显微镜下把需进一步观察的部位调到中心，同时把物像调节到最清晰的程度，在高倍显微镜下便于各类细胞的观察。

21. E 血小板计数，指单位体积血液中所含的血小板数目，采用相差显微镜直接计数法。

22. C 正常血涂片油镜视野观察血小板的数量为5~15个，若出现血小板聚集现象则需用枸橼酸钠抗凝的血浆纠正。

23. B 普通光镜直接计数法：因稀释液成分不同，可有多种计数方法。①破坏红细胞的溶血法：例如草酸铵稀释液对红细胞破坏力强，血小板计数发生困难，也有用赤血盐血小板稀释液，此剂稳定，可在室温下长期保存而不变质，但如稀释20倍或40倍，则红细胞破坏不完全。②不破坏红细胞的方法：有复方碘稀释液，因红细胞未被破坏，可能掩盖血小板，且易导致生长微生物而干扰计数，现已被淘汰。③相差显微镜直接计数法：用草酸铵作稀释液，在明显的显微镜下进行计数，并可于照相后核对计数，此法准确性高，血小板易于识别。

24. A ABO血型系统中最多见的亚型为A亚型，主要有A1和A2，占全部A型血的99.9%，其他A亚型A3、AX、AM为少数。

25. A 反定型是用已知血型的红细胞检查血清中的未知抗体，正反定型一致可确定待检者的血型，若不一致则可能为亚型，因此反定型的主要意义为发现亚型。

26. D 交叉配血是确定能否输血的重要依据，两侧均不凝集可输血。若献血人红细胞与受血人血清（主侧）发生凝集应禁止输血；主侧不凝集，次侧（献血人血清与受血者红细胞）凝集，必要时可少量、慢速输血。同一受血者的多个献血员之间需做交叉配血。交叉配血不能只进行盐水介质交叉配血，在条件差的实验室也应该进行胶体介质配血，以尽量消除不完全抗体存在的危害，减少输血引起的不良反应。交叉配血试验有多种方式，如盐水法、酶技术配血法、胶体介质配血法、抗球蛋白法、聚凝胺法等，最适温度为20℃~24℃。

27. D ABO血型盐水凝集法镜下见数个红细胞凝集在一起，此结果的凝集强度判断为（±），红细胞凝集越多阳性越强。

28. C 用中值新鲜血标本制备高值标本时，应先将中值标本离心管置45°并沉淀2.0 h，使血浆和血细胞充分分离，用以检测血液分析仪的不精密度。

29. D ICSH/NCCLS H44-A2（2004）文件的参考方法用于评价血液分析仪法的网织红细胞计数。

30. D 同一患者的前后两次结果属于与自身比较，属于delta值异常，其他选项都是不同患者标本数据或大批量标本数据之间的比较。

31. B 白细胞$>250\times10^9$/L，会影响血细胞各项指标，其中主要影响血红蛋白的数量，致其结果偏高。

32. C 正常成人的每天尿量为1000~2000ml，如成人24小时尿量>2500ml，称为多尿；尿量<400ml或者每小时尿量<17ml，称为少尿；<100ml或12小时无尿液排出，则称为无尿。

33. D 成人少尿是指24小时尿量<400ml或每小时尿量持续<17ml。

34. D 尿液比重>1.025称为高比重尿，常见于急性肾炎、心力衰竭等，其他选项都是见于低比重尿。

35. A 尿渗量测定的目的是用于评价肾的浓缩和稀释功能，较尿比重更理想，更能反映真实的情况。

36. E 广泛pH试纸测定尿酸碱度的要求包括试纸应防潮保存，否则试纸易吸潮而失效，试纸应避光保存、一次应用应取适量、使用配套比色板，特殊尿色无需重复测定。

37. A 标本测定结果：卧位时阴性，活动后阳性，不属于一过性蛋白尿或溢出性蛋白尿，是生理性蛋白尿，多发生于青春发育期少年，与肾小球疾病无关。

38. D 班氏法为非特异性测定葡萄糖的试验，可检测尿中所有还原性糖，试带法不与非葡萄糖还原物质反应，可特异性检测葡萄糖。

39. A Harrison 尿胆红素定性试验是一种氧化法，胆红素被硫酸钡吸附而浓缩，与氯化铁反应，被氧化为胆青素、胆绿素、胆黄素复合物，呈蓝绿色、绿色或黄绿色。

40. D 出现尿胆原和尿胆红素同时阳性，主要见于肝细胞性黄疸，溶血性黄疸出现尿胆原阳性，阻塞性黄疸出现尿胆红素阳性，注意鉴别。

41. E 粒细胞酯酶是存在于中性粒细胞中的酶，是中性粒细胞的标志酶，可用于细胞化学染色辅助诊断。

42. C 尿 hCG 浓度达到高峰的时间是在妊娠后 8～10 周。

43. B 尿微量蛋白的检测是早期发现肾病最敏感、最可靠的诊断指标，对早期筛查糖尿病肾病有重要价值。

44. C 棘形红细胞指细胞外观改变，细胞表面针状或指状突起，尾端略圆，间距、长宽不等。

45. E 肾小管上皮细胞管型常见于肾小管病变，如急性肾小管坏死、肾淀粉样变性、移植后排斥反应、妊娠中毒症等，通常不见于肾盂肾炎。

46. C 尿沉渣分析仪定量参数包括白细胞、上皮细胞、管型、红细胞等，结晶、细菌等不属于尿沉渣分析仪的定量参数。

47. C 婴儿消化不良的大便，一般会有奶斑的出现，或者是大便稀、不成形等症状。大便主要症状为绿色粪便，若伴有感染之后，可见大便内有红细胞、白细胞或者脓细胞。

48. C 正常人脑脊液中的细胞主要是淋巴细胞，出现化脓性脑膜炎时中性粒细胞显著升高。

49. E 渗出性积液：外观黄色、血色、脓性或乳糜性，比密 >1.018，易凝固，蛋白定量 >30g/L，细胞总数 $>500\times10^6$/L，白细胞计数 >300 个/μl。

50. A 精液不育症分析的一般检查项目应包括精子计数、液化时间、动力评价和形态学检查，可评估精子数量、活动力、形态、液化状态等。

51. E 牛乳样外观的胸腔积液，最有价值的鉴别诊断试验是积液和血清三酰甘油比率，>1.26 为真性乳糜性积液，<0.57 为假性乳糜性积液。

52. A 精液量的正常参考值为 1.5ml（1.4～1.7ml）；正常情况下偶见白细胞，每高倍镜视野 <5 个，WBC 计数上限是 1×10^6/ml。

53. D 影响精子活力的因素较多，烟草中的尼古丁、长期嗜酒者、药品（苯妥英）、棉酚、肿瘤坏死因子等通过对精子的直接和间接损伤，使精子活动力降低，己酮可可碱可提高精子活力。

54. D 依据 ISO15189，采取有效的改进、纠正和预防措施，实现质量管理体系的持续改进，实验室管理层应根据质量管理体系的规定对所有的操作程序定期系统地评审，并为实验室服务的相关用户提供适当的教育和培训机会；还应施行质量指标以系统地监测、评价实验室对患者医护的贡献，确保医学实验室参加与患者医护范围和结果有关的质量改进活动。应充分尊重相关用户的意见，但尚不能将之作为内部审核的依据。

55. B 内部质量管理体系审核的依据是质量管理体系标准，根据标准对管理体系逐一审核，不可错漏。

56. C 染色血涂片中红细胞明显大小不等，相差悬殊，与骨髓粗制滥造红细胞有关，见于严重的增生性贫血，如巨幼细胞贫血。

57. B 正常时，外周血中性粒细胞以 3 叶核居多，杆状核与分叶核之比为 1∶13。

58. C 网织红细胞经约 48 小时完全成熟，释放入血后平均寿命约 120 天，衰老红细胞主要在脾脏被破坏，分解为铁、珠蛋白和胆红素。

59. A 当中性粒细胞发生毒性变化时，细胞的内部可见大小不等、数量不一的空泡，提示细胞发生了吞噬现象。

60. E 中毒颗粒是中性粒细胞中的异常形态。

61. D 红细胞体积分布宽度（RDW）是反映样本中红细胞体积大小的异质程度，即反映红细胞大小不等的客观指标。

62. C MPV 增高可能的原因是血小板的制造比较活跃，但由于血小板数量减低，可能的原因是血小板破坏过多。

63. C 根据不同体积的白细胞通过传感器时脉冲大小不同将白细胞分成三群，即小细胞群（淋巴细胞为主），中间细胞群（包括单核细胞、嗜酸性粒细胞、嗜碱性粒细胞、幼稚细胞及原始细胞等）和大细胞群（中性粒细胞为主）。

64. B 正常红细胞直方图，在 36～360fl 范围内分布着两个群体，50～125fl 区域内为正常大小的红细胞，125～200fl 区域内为大红细胞、网织红细胞。

65. C 白细胞直方图中淋巴细胞左侧区域异常说明在该区域的细胞体积比正常的淋巴细胞略小，有可能是巨大血小板、血小板聚集、脂类颗粒或有核红细胞。异型淋巴细胞的体积比正常的淋巴细胞大，不可能出现在左侧区域。

66. A 精密度分为批内、批间两种精度。批内精度是对同一批样本重复测定结果的评价，批间精度是对两批或两批以上样本重复测定结果的评价。

67. C 可导致血液分析仪红细胞假性增高的原因有高脂血症和大量大血小板等。

68. E 正常白细胞直方图在 35～450fl 将白细胞分为

三群。

69. A　甲苯能阻止标本与空气接触，保护化学成分，常用作尿糖、尿蛋白检查的防腐剂。

70. E　首次晨尿标本有利于尿液形态学和化学成分分析，可用于肾脏浓缩能力评价。

71. B　在抗利尿激素的作用下，远曲小管、集合管是肾脏最终实现浓缩和稀释尿液功能的主要场所。

72. B　尿液保存的方法有物理法和化学法两种，而用于尿液常规分析的尿液不仅能较好地保存尿液的有形成分，而且要保持其化学成分不会发生变化。冷藏法能较好地满足上述两方面的要求。

73. A　糖尿病患者体内酸性代谢物增多，所以尿液一般为酸性。

74. A　晨尿是空腹尿，其化学成分浓度高，适合于检查尿糖。

75. B　本题主要考点为管型的种类与疾病的关系。尿内出现白细胞管型，提示肾实质有细菌感染，见于急性肾盂肾炎、肾脓肿。若尿液检查可见镜下及肉眼血尿、蛋白尿，红细胞管型、颗粒管型等，提示肾实质有损伤，多见于急性肾小球肾炎。

76. C　影响尿颜色的生理性因素主要有尿色素、尿胆素、尿胆原等。

77. D　无尿是24小时尿量小于100ml或12小时无尿液排出。正常情况下，儿童按每公斤体重计算排尿量，为成人的3～4倍。

78. E　高比密尿见于急性肾小球肾炎，急性肾衰竭少尿期，肝病，心功能不全，周围循环衰竭，高热，脱水及糖尿病，蛋白尿，使用放射造影剂等。

79. C　该患者症状及实验室检查结果显示可能为细菌感染，所以应进一步做细菌培养。

80. C　肾小管上皮细胞的胞质中可有小空泡，分布不规则，有时可见数量不等的含铁血黄素颗粒或脂肪小滴，此时又称复粒细胞。

81. C　正常人尿中无肾上皮细胞管型。在肾小管病变时易出现上皮细胞管型。肾移植患者的尿中出现肾上皮细胞管型时，提示排斥反应。

82. A　正常人尿中，可偶见白细胞1～2个/HP，每4～7个高倍视野可偶见1个红细胞，透明管型的正常参考值为0～1个/LP。出现颗粒管型多提示肾实质性病变，如急、慢性肾小球肾炎等。

83. C　尾形上皮细胞多来自于肾盂，为中层移行上皮细胞，体积大小不一。

84. D　胱氨酸为无色、六边形、边缘清晰、折光性强的片状结晶，大量出现多为肾或膀胱结石。

85. C　试带法测蛋白质是利用pH指示剂的蛋白质误差原理，故最适pH应包含有蛋白质的等电点（pH 4.7）。

86. D　尿胆红素测定阳性主要见于：阻塞性黄疸、肝细胞性黄疸和先天性高胆红素血症；而溶血性黄疸时尿胆红素测定呈阴性反应。

87. A　本－周蛋白是游离的免疫球蛋白轻链，又称凝溶蛋白。多见于多发性骨髓瘤、巨球蛋白血症、原发性淀粉样变性。

88. C　维生素C可使尿糖检查的班氏法呈假阳性，使试带法呈假阴性。

89. C　尿蛋白质的试带法检验是利用pH指示剂的蛋白误差原理。本法对清蛋白较敏感，而对球蛋白不敏感，仅为清蛋白的1/100～1/50，且可漏检本－周蛋白。尿液pH增高时可产生假阳性。本法优点是快速、简便、易于标准化，适于健康普查或临床筛检。

90. A　尿蛋白定性干化学试带法对清蛋白较敏感，对球蛋白的敏感性仅为清蛋白的1/100～1/50。

91. C　尿液β_2－微球蛋白测定主要用于评估肾脏早期损伤时肾小球和近端肾小管的功能。增高见于肾小管间质性疾病、药物或毒物致早期肾小管损伤、肾移植术后。

92. C　由于淋巴循环受阻，从肠道吸收的乳糜液逆流入肾，使肾盂、输尿管处的淋巴管破裂，淋巴液进入尿液所致。乳糜尿液离心后外观仍呈乳白色。

93. C　夏科－雷登结晶是嗜酸性粒细胞破裂后嗜酸性颗粒相互融合形成的，多见于阿米巴痢疾和过敏性肠炎患者的粪便中。

94. B　发生阿米巴痢疾时的粪便以血为主，血中带脓，呈暗红色稀果酱样。

95. B　消化道出血后（特别是上消化道出血），血红蛋白在胃肠道中被消化酶及细菌作用后分解，使血红蛋白免疫原性减弱、消失或改变，而出现假阴性，故免疫法主要用于下消化道出血的检验。上述选项中结肠息肉属于下消化道出血。

96. D　吞噬细胞胞体大，直径一般20μm以上，可为中性粒细胞体积的3倍或以上，呈圆形、卵圆形或不规则形，胞核1～2个，大小不等，常偏于一侧，内外质界限不清；常含有吞噬的颗粒、细胞碎屑或较大的异物；可散在分布或成群出现，细胞多有不同程度的退化变性现象。

97. C　在发生细菌性痢疾时，常可见到较多的吞噬细胞。巨噬细胞可作为诊断急性细菌性痢疾的依据，也可见于急性出血性肠炎或偶见于溃疡性结肠炎。

98. E　隐血试验检测的是血红蛋白，红色食物不含血红蛋白不会造成干扰。

99. E　正常粪便中有大量的细菌均为肠道正常菌群，偶可见到白细胞，主要是中性粒细胞。正常粪便中少见淀粉颗粒，无红细胞。可见多种结晶，如草酸钙、磷酸钙、碳酸钙等结晶，一般无意义。正常人粪便中的胆红素在肠道细菌的作用下转化为尿胆原，尿胆原除部分被肠道重吸收进入肝肠循环外，大部分在结肠被氧化为粪胆素，并随便排出体外。

100. E 补体结合试验诊断脑囊虫的阳性率可达88%；致敏乳胶颗粒玻片凝集试验诊断脑囊虫的符合率为90%；ELISA法对诊断脑囊虫病具有高度的特异性。

101. A 革兰染色用于检查肺炎链球菌、流感嗜血杆菌、葡萄球菌、铜绿假单胞菌、链球菌、大肠埃希菌等；碱性亚甲蓝染色用于检查脑膜炎球菌。显微镜检查对化脓性脑膜炎诊断的阳性率为60%～90%。如果怀疑为结核性脑膜炎，可采用抗酸染色，油镜下寻找抗酸杆菌。新生隐球菌检查常采用印度墨汁染色法，若呈假阳性，可采用苯胺墨染色法。

102. B 陈旧性出血的特点：外观清晰透明，离心后的上清液为红色、黄褐色或柠檬色，OB试验为阳性；脑脊液不易凝固，红细胞多皱缩，白细胞继发性或反应性增高。

103. B 白色是由于白细胞增高引起，见于脑膜炎球菌、肺炎链球菌、溶血性链球菌引起的化脓性脑膜炎。

104. B 正常脑脊液放置12～24h后不会形成薄膜、凝块或沉淀，脑脊液形成凝块或薄膜与其所含的蛋白质，特别是与纤维蛋白原的含量有关，当脑脊液蛋白质含量超过10g/L时，可出现薄膜、凝块或沉淀。结核性脑膜炎的脑脊液在12～24h内呈薄膜或纤细的凝块。化脓性脑膜炎的脑脊液在1～2h内呈块状凝固。

105. D 脑脊液黄色多由黄变症引起，见于出血，黄疸，淤滞和梗阻，黄色素、胡萝卜素、黑色素、脂色素增高，其中蛛网膜下腔梗阻的脑脊液呈黄色胶样凝固。

106. B

107. A 脑脊液标本采集后，应在1小时内进行细胞计数，标本放置过久，细胞可能因变性、凝集成团或被破坏，从而影响计数结果。

108. A 化脓性脑膜炎的脑脊液在1～2小时呈块状凝固；结核性脑膜炎的脑脊液在12～24小时呈薄膜或纤细的凝块；神经梅毒的脑脊液可有小絮状凝块；蛛网膜下腔梗阻的脑脊液呈黄色胶样凝固。

109. A 正常脑脊液中蛋白质含量较少，为了维持脑脊液和血浆渗透压的平衡，脑脊液中氯化物为血浆氯化物含量的1.2～1.3倍。在发生细菌性或真菌性脑膜炎时，脑脊液中蛋白质含量增高，脑脊液胶体渗透压随之增高，为维持脑脊液渗透压平衡，脑脊液中氯化物含量减低。发生结核性脑膜炎时脑脊液氯化物减低比较明显。

110. A 大约70%恶性肿瘤可转移至中枢神经系统，脑脊液涂片或免疫学检查发现肿瘤细胞，则有助于肿瘤的诊断。

111. A 在脑脊液中找到细菌是确诊化脓性脑膜炎的主要依据。

112. D 正常脑脊液的pH为7.31～7.34，且相对稳定。发生中枢神经系统炎症时，脑脊液pH低于正常，发生化脓性脑膜炎时脑脊液的pH明显减低。

113. B 脑脊液中蛋白质的定性可用硫酸铵试验，包括Ross－Jone试验和Nonn－Apeit试验。饱和的硫酸铵能沉淀球蛋白，出现白色浑浊或沉淀。若球蛋白增多则Ross－Jone试验阳性；Nonne－Apelt试验可检测球蛋白和清蛋白。

114. C 由于脑脊液中蛋白质含量较少，为了维持脑脊液和血浆渗透压的平衡，氯化物含量为血浆的1.2～1.3倍。

115. E 脑脊液（CSF）是存在于脑室和蛛网膜下腔内的一种无色透明的液体，70%来自脑室脉络丛主动分泌和超滤所形成的液体，30%由大脑和脊髓细胞间隙所产生。脑脊液的吸收入静脉就是通过蛛网膜绒毛来完成的。

116. C 胸腔穿刺的适应证为：原因不明的积液或伴有积液症状；需进行诊断性或治疗性穿刺的患者。腹腔穿刺的适应证为：新发生的腹腔积液；已有腹腔积液且有突然增多或伴有发热的患者；需进行诊断或治疗性穿刺的患者。心包腔穿刺的适应证为：原因不明的大量心包积液；有心包填塞症状需进行诊断性或治疗性穿刺的患者。

117. B 穿刺成功后，留取中段液体于无菌的容器内。理学检查、细胞学检查和化学检查各留取2ml，厌氧菌培养留取1ml，结核分枝杆菌检查留取10ml。

118. A 不能及时送检的标本可加入适量乙醇以固定细胞成分。

119. C 正常浆膜腔液无凝块。漏出液一般不易凝固或出现凝块；渗出液由于含有较多的纤维蛋白原和细菌，细胞破坏后释放凝血活酶，可自行凝固。

120. B 恶性肿瘤因含有丰富的血液供应，故往往形成血性积液。

121. C 葡萄糖减低主要见于化脓性积液，其次是结核性积液、类风湿性积液、恶性积液、非化脓性感染性积液、食管破裂性积液；恶性积液中葡萄糖含量减低，提示肿瘤有广泛转移、浸润，预后不良。

122. D 浆膜间皮细胞在炎症反应刺激下分泌黏蛋白增加，黏蛋白是一种酸性糖蛋白，黏蛋白定性试验又称Rivalta试验。

123. B 导致漏出液产生的机制包括毛细血管流体静压增高、血浆胶体渗透压减低、淋巴回流受阻、水钠潴留等。

124. B 对结核性胸膜炎患者进行抗结核治疗时，作为疗效观察的积液检查指标是ADA。结核性积液ADA的活性可高于100U/L，其对结核性积液诊断的阳性率可达99%，当经抗结核药物治疗有效时，其ADA活性随之减低。因此ADA活性可作为抗结核治疗时疗效观察的指标。

125. B　渗出液比密 > 1.018，漏出液比密 < 1.015。

126. A　直接玻棒法检测精液黏稠度，正常精液黏丝长度不超过2cm；黏稠度增加时，精液悬滴可形成长于2cm的长丝。

127. B　计算机辅助精子分析（CASA）是利用计算机视屏技术，通过一台与显微镜相连接的录像机，确定和跟踪个体精子细胞的活动和计算精子活动的一系列“运动学”参数。CASA对精液既可定量分析精子总数、活动力、活动率，又可分析精子运动速度和运动轨迹特征。所有参数均按照WHO规定的标准设定。

128. A

129. E　精子数量减低可见于精索静脉曲张、重金属损害（如铅、镉中毒）、先天性或后天性睾丸疾病（如睾丸炎症、畸形、萎缩、结核、淋病等）和精囊缺如等。顶体酶活性与精子活力、活率呈正相关，与精子畸形率和白细胞数呈负相关，与精子数量无明显相关。

130. E　正常精液异常精子数 < 20%，异常精子超过40%时即影响精液质量，超过50%时常可致不育。

131. C　精子活动力是指精子向前运动的能力，是一项直接反映精子质量的指标。WHO将精子活动力分4级：a级，活动力良好，快速前向运动（Ⅲ级：直线运动）；b级，活动力较好，慢或呆滞地前向运动（Ⅱ级：运动缓慢）；c级，活动力不良，非前向运动（Ⅰ级：原地运动）；d级，无活动，不动（0级：不活动）。WHO规定，正常具有生育能力者精子活动力：射精后60分钟内，a级精子应 > 25%；或a级和b级精子的总和 > 50%。

132. C

133. B　精子活动力通常分为4级（WHO标准）：①a级：精子快速前向运动，37℃时速度 ≥ 25μm/s，或20℃时速度 ≥ 20μm/s；②b级：慢速或呆滞地前向运动；③c级：非前向运动（小于5μm/s）；④d级：不动。正常标本采集后60min内，≥ 50%精子呈中度或快速直线运动。但生理情况下，射精后数分钟内精子离开精液进入宫颈黏液，因此活动力评价的意义有限。

134. C　正常精液中白细胞 < 5个/HP。在生殖道炎症、结核、恶性肿瘤时白细胞数可增高。

135. A

136. C　精子宫颈黏液接触试验阴性是指摆动精子为0 ~ 25%，是造成不育的原因之一。

137. C　精液检查的主要目的：①评价男性生育功能，提供不育症的诊断和疗效观察依据；②辅助男性生殖系统疾病的诊断；③输精管结扎术后的疗效观察；④计划生育科研；⑤为体外受精和精子库筛选优质精子；⑥法医学鉴定。

138. B　前列腺液的外观为较稀薄、不透明的淡乳白色液体。黄色浑浊呈脓性或脓血性见于化脓性前列腺炎或精囊炎；红色见于前列腺炎、精囊炎、前列腺结核及肿瘤，也可由按摩过度引起。

139. A　正常前列腺液涂片中卵磷脂小体的数量较多，分布均匀，前列腺炎时分布不均，数量减少或消失。前列腺颗粒细胞：由于上皮细胞或吞噬细胞发生脂肪变性，使胞质内出现大量卵磷脂小体样颗粒。胞体较大，多为白细胞的3 ~ 5倍，正常不超过1个/HP，增多见于老年人的前列腺液和前列腺炎患者。镜检见到癌细胞，才可诊断为前列腺癌。

140. C　前列腺脓肿时卵磷脂小体明显减少。

141. D　成年男性前列腺液含有高浓度的锌，锌含量为110.16μmol/L（720μg/dl），而组织中锌含量为12.24μmol/L（80μg/dl）。而患前列腺疾病的患者前列腺液中锌的浓度明显降低，总是低于150μg/dl。所以，可以把测定锌含量作为前列腺炎、前列腺肥大、前列腺癌鉴别诊断的实验。

142. B　发生前列腺炎时，白细胞数量增加，可 > 10个/HP，而卵磷脂小体减少，前列腺颗粒细胞增多，常与白细胞和脓细胞同时出现，还可见到致病的病原体，如细菌和滴虫等。

143. A　阴道毛滴虫为寄生于阴道的致病性原虫，呈梨形，大小为白细胞的2 ~ 3倍，前端有4根前鞭毛，生长的最适pH为5.5 ~ 6.0，适宜温度为25℃ ~ 42℃。

144. C　临床上最常见的阴道炎是阴道毛滴虫引起的滴虫性阴道炎。

145. C　阴道毛滴虫可引起滴虫性阴道炎，但并非所有的阴道炎均由阴道毛滴虫引起。阴道毛滴虫生长的适宜温度为25℃ ~ 42℃，故检查时需注意保温，方可观察到毛滴虫的活动。

146. B　本题考查阴道清洁度检查。白（脓）细胞数0 ~ 5个/HP则为Ⅰ度。

147. A　本题考查阴道清洁度的临床意义。Ⅰ、Ⅱ度为正常，Ⅲ、Ⅳ度为不清洁。

148. D　人乳头瘤病毒寄生在人体上皮细胞内，是尖锐湿疣的病原体，也是宫颈癌的相关致病因素。妇女做宫颈癌筛查的样本为宫颈脱落细胞，而非白带。怀疑尖锐湿疣外阴赘生物的也可作为检测样本。

149. C　阴道清洁度Ⅱ度的标准是杆菌（+ +），上皮细胞（+ +），白细胞5 ~ 15个/HP，球菌（-）。

150. C　阴道分泌物的检查有一般性状检查如外观、pH测定、清洁度，病原学的检查如滴虫、真菌、细菌及衣原体的检查等。

151. A 阴道真菌感染最多见的是白色假丝酵母菌。

152. C 正常妊娠16周时羊水量约250ml，但此时的脱落细胞量较少。在临床上，一般选择妊娠18～24周进行羊水穿刺做染色体基因诊断。

153. A 随着妊娠的发展，羊水量逐渐增加，孕34周时达到高峰，以后逐渐减少，到孕42周后，羊水量锐减。

154. B 羊水中脂肪细胞出现率：>20%则认为胎儿皮肤已经成熟；10%～20%为临界值；<10%则认为胎儿皮肤不成熟；>50%表示过期妊娠。

155. D 羊水中的有机物有蛋白质、葡萄糖、肌酐、脂肪及胆红素等，还含有很多酶类，其中蛋白质的含量最高。

156. E 血块收缩依赖于血小板的数量和功能以及血浆中纤维蛋白原的浓度，当血小板数量和功能异常时，血块收缩不良。

157. B 此处神经末梢较为不发达，所以痛感较轻。

158. E 尿液标本采集前，应避免跑步、骑自行车、爬楼等剧烈的运动，要求患者休息15分钟后进行采集。应避免月经血或阴道分泌物、精液或前列腺液、粪便等各种物质的污染，向患者交代应用肥皂水清洁尿道口及其周围皮肤。

159. C 时间太短则浪费资源，时间太长则不能保证质量。

160. B 分类计数中若发现异常或幼稚白细胞，应逐个分类计数和报告，并计入100个白细胞中。分类计数中见到幼稚红细胞，应逐个计数，但不计入100个白细胞内，并注明其所属阶段。

161. E

162. C 羊水检查一般在孕中期（妊娠16～21周）进行。术前要排空尿液，两手叉腰，轻轻转动腰腹部。然后仰卧，用B超探测定位，选择好穿刺点，在严格的无菌操作条件下进行穿刺。一般抽取羊水20～30ml，放入洁净灭菌的离心管内，立即送检。

163. A 合格的痰液标准是在采集的时候要漱口，要深咳出肺部里面的痰进行化验。然后要进行低倍镜下检查痰液，低倍镜下鳞状细胞应该小于10个，白细胞>25个，或者鳞/白比例<1：2.5。涂片中见到中性粒细胞是评价痰液标本好坏的标准。

164. A 顶体酶，如顶体蛋白酶、透明质酸酶、酸性磷酸酶等，可以分解卵子外周的放射冠与透明带，从而进入卵子内，顶体酶能降低宫颈黏液的黏度，提高精子穿透宫颈黏液的能力，精子顶体酶活性降低与精子活力正相关，精子顶体酶缺陷与男性不育有密切的关系。

165. A 严重前列腺炎患者的前列腺液外观呈黄色浑浊、脓性黏稠。

166. A 胰液是无色无嗅的碱性液体，pH为7.8～8.4，渗透压约与血浆相等，含有无机物（水、碳酸氢盐和电解质）和有机物（各种消化酶），其中最主要的阴离子是HCO_3^-，电解质中的主要负离子是Cl^-。

167. C 检查尿中细胞应遵循尿沉渣检查标准化要求：检查细胞，应观察10个高倍视野，检查管型，应观察20个低倍镜视野。

168. A 脱落细胞涂片中脱落的非上皮细胞成分中可见到多少不等的红细胞，因红细胞大小较恒定，可作为测定其他细胞大小的标尺。

169. A 血糖增高性糖尿是因为胰岛素分泌量相对或者绝对不足，使体内各种组织对葡萄糖的利用率降低，血糖升高超过肾糖阈出现糖尿，尿糖除了可作为糖尿病的诊断依据外，还可以作为病情严重程度以及疗效监测的指标。妊娠时出现糖尿属于此类，还可见于内分泌疾病如库欣综合征，甲状腺功能亢进，嗜铬细胞瘤等。

170. E ICSH公布的血液分析仪评价方案包括：可比性、准确性、总变异、总重复性、精密度、线形范围、携带污染。

171. C 尿比重比较固定，呈持续性比重尿。尿崩症患者由于抗利尿激素缺乏或减少，肾小管对水分的重吸收就减少，即为体内水分排出就相对增加，尿液比密常低于1.003。

172. C 正常人全血比重是1.050～1.060，其中血细胞的比重是1.080～1.090，血浆的比重是1.040～1.050。对全血比重影响较大的是红细胞的数量，其次是血浆蛋白的含量，如果红细胞的数量增高，或者血浆蛋白含量增高，全血比重就会增高。

173. B 组织液与血浆成分的主要区别是组织液内蛋白含量低。血浆中的蛋白质含量大约是组织间液含量的10倍之多，所以蛋白含量低是组织液与血浆成分的主要区别。

174. E K^+和Na^+通过红细胞膜需载体蛋白的协助并消耗能量。

175. E 血细胞比容是血细胞在全血中所占的容积百分比。由于白细胞和血小板仅占血液总容积的0.15%～1%，故血细胞比容很接近血液中的红细胞比容。

176. E 红细胞的表面积与红细胞的容积比率的大小，可影响其变形能力；二者的比率越大，其变形能力也越大。

177. E 红细胞互相以凹面相贴，发生叠连后，其表面积明显减小，与血浆之间的摩擦力明显减小，导致沉降速度加快。

178. B 红细胞表面积与体积的比值，反映了红细胞的变形能力，比值越小，说明红细胞的变形能力差，该比值下降可引起红细胞渗透脆性增大。

179. A　交叉配血是确定能否输血的重要依据，两侧均不凝集时可输血，再次输入同一相同血型个体的血液仍需进行交叉配血。

180. A　采集尿标本后，要在 2h 内及时送检，在 30min 内完成检验，因此答案中 A 项最符合。

181. A　班式法测尿糖时，尿液应该新鲜，试剂与尿液比例控制在 10∶1，尿液中含大量铵盐是可预先加碱煮沸数分钟将氨除去后再进行试验。

182. B　嗜酸性粒细胞稀释液的作用原理是血液经适量的稀释液稀释，嗜酸性粒细胞在含有石楠红 B 中被染成红色，而红细胞及其他白细胞破裂或溶解，有时少量未被破坏，但不会被伊红着色。用于嗜酸性粒细胞直接计数的稀释液有溴甲酚紫、乙醇 - 伊红、丙酮伊红及丙二醇 - 石楠红稀释液。

183. C　血液中除了 SHb 外的各种 Hb 均可被高铁氰化钾氧化为高铁血红蛋白，在和 CN - 结合生成稳定的棕红色复合物 - 氰化高铁血红蛋白，其在 540nm 处有一吸收峰。

184. E　自动血细胞分析仪法为常用方法，毛细管高速离心法目前应用较少，温氏法为临床常用的方法。放射性核素法是 ICSH 推荐的参考方法，目前没有温氏比色法和比重法。

185. C　正常人血中的中性粒细胞以三叶者为主，若五叶者超过 3% 时称核右移。

186. A　乳酸脱氢酶主要用于鉴别积液的性质，结核性积液中的乳酸脱氢酶略高于血清，在结核性积液中血管紧张素转换酶也可升高。

187. B　正常大便成分包括食物中不被消化的纤维素，消化道的分泌物，如黏液、胆色素、黏蛋白、消化液、消化道黏膜脱落的残片，上皮细胞和细菌。

188. C　标本溶血是指采集管里血液中的红细胞大量的破坏，可以引起转氨酶、胆红素、血 K^+ 的升高。

189. D　柏油样便提示上消化道出血至少有 50ml，主要是由于消化道出血或者是小肠出血以后，血液中的血红蛋白在肠管内停留时间比较长，与硫化物结合形成了硫化铁，导致粪便颜色为黑色，称之为柏油样便。

190. B　麝香草酚可抑制细菌生长，用于尿显微镜检查、尿浓缩结核分枝杆菌检查，以及化学成分保存。100ml 尿液中加麝香草酚的量 < 0.1g，过量使用可使尿蛋白定量实验（加热乙酸法）出现假阳性，还可干扰尿胆色素的检出。

191. C　典型细菌性痢疾患者的粪便外观为鲜红黏胨状的稀便。镜检可见大量脓细胞（每高倍镜视野白细胞或脓细胞≥15 个）和红细胞，并有巨噬细胞。

192. C　沙利酸化血红蛋白测定法：血液与盐酸作用后，释放出血红蛋白，并被酸化后变为褐色的盐酸高铁血红蛋白，与标准柱相比，求出每百毫升血液中血红蛋白的克数或百分数。但目前已被淘汰，966 国际血液学标准化委员会（ICSH）推荐氰化高铁血红蛋白分光光度法为血红蛋白测定的参考方法

193. E　流行性感冒发病初期即可出现白细胞总数减少。重症流感病毒感染时可出现淋巴细胞计数减少。

194. A　人体内的血红蛋白由四个亚基构成，分别为两个 α 亚基和两个 β 亚基，在与人体环境相似的电解质溶液中血红蛋白的四个亚基可以自动组装成 $\alpha_2\beta_2$ 的形态。

195. D

196. E　病理性核分裂是诊断恶性肿瘤的一个主要的形态学表现，通常在病理诊断中广泛使用，为不对称性的核分裂及多核分裂的结果。

197. C　血液由血细胞和血浆组成，血细胞包括红细胞、白细胞、血小板。

198. D　库尔特在研究前人各种方法的基础上，采用电阻率变化与电子技术相结合的方法，产生了性能比较稳定的血细胞计数仪，当时称为库尔特电子血球计数器。

199. C　正常红细胞直方图在 36 ~ 360fl 范围内分布两个群体，从 50 ~ 125fl 区域有一个两侧对称、较狭窄的曲线，为正常大小的红细胞；从 125 ~ 200fl 区域有另一个低而宽的曲线，为大红细胞、网织红细胞。发生缺铁性贫血时，为小细胞低色素性贫血，红细胞分布宽度（RDW）增高，相应的红细胞直方图为峰左移、底变宽。

200. C

201. A　出现脓细胞管型时提示肾实质有细菌感染，见于急性肾盂肾炎、肾脓肿、间质性肾炎、急性肾小球肾炎；非感染性炎症的肾病综合征、狼疮肾炎；肾移植排斥反应（可见淋巴细胞管型）。

202. E　尿蛋白定性阴性，则尿中也有可能有管型物质存在；正常人清晨尿液中可能见到透明管型；DIC 患者尿中可见血小板管型。

203. B　透明管型的参考值为 0 ~ 1 个/LP，可偶见于成人浓缩尿、激烈运动后；颗粒管型提示肾脏有实质性病变，红细胞管型提示肾小球疾病和肾单位有出血；白细胞管型提示肾实质有细菌感染性病变；脂肪管型提示肾小管损伤、肾小管上皮细胞脂肪变性。

204. D　用磺基水杨酸法测定尿蛋白时，使用某些药物（如青霉素钾盐、复方新诺明、对氨基水杨酸等）及有机碘造影剂时，以及尿内含有高浓度尿酸、草酸盐或黏蛋白时，可呈假阳性反应，可通过加热煮沸后浊度是否消失予以鉴别。

205. C　正常时，血液和脑脊液之间的物质不能全部自由出入循环。当发生某些疾病涉及中枢神经系统时，脑脊液中氯化物含量将发生改变。当脑脊液氯化物低于 85mmol/L 时，有可能导致中枢抑制而呼吸停止。

206. E 结核性与恶性胸腔积液的鉴别点：积液CEA/血清 CEA<1.0，考虑结核性；>1.0，考虑癌性。

207. D 痰液标本的采集需要患者在清晨的时候先用清水漱口，然后用力地深呼吸，用力地将深部的痰液咳出，要注意避免唾液、涎水、鼻涕等混入痰液中，这样会影响结果的判断。

208. C HiCN 转化液应储存在棕色有塞玻璃瓶中，不能贮存在塑料瓶中，否则会使 CN^- 丢失，测定结果偏低。

209. D 血红蛋白结构：血红蛋白（Hb）是由两对珠蛋白肽链和 4 个亚铁血红素构成。珠蛋白的肽链分为α、β链；亚铁血红素：原卟啉、铁。

210. C MPV 是平均血小板体积；Hb 是血红蛋白；RDW 是红细胞体积分布宽度；HCT 是血细胞比容；RBC是红细胞计数。

211. A 网织红细胞计数的操作方法：在 2 滴 10g/L煌焦油蓝生理盐水溶液中加血 2 滴，混匀，37℃放置15～20min，制片后，在油镜下计数至少 1000 个红细胞中网织红细胞数，计算网织红细胞百分数（%）和网织红细胞绝对值（$\times 10^9$/L）。

212. D 含染色质小体的红细胞位于成熟或幼红细胞的胞质内，常见于脾切除后、无脾症、脾萎缩、脾功能低下、红白血病、某些贫血（如巨幼细胞贫血）。

213. D N 表示 5 个中方格内的红细胞数，25/5 表示5 个中方格内红细胞数换算成一个大格红细胞数，10 表示由一个大格红细胞数换算成 1ml 稀释血液内红细胞数，10^6 表示 1L = 10^6ml，200 表示血液稀释倍数。

214. C 红细胞的技术误差有：①取血部位不当；②稀释倍数不准；③血液凝固；④充液不当；⑤稀释血液后混合不匀；⑥计数红细胞时，白细胞过多的影响，或计数白细胞时，有核红细胞影响；⑦计数红细胞时，血浆自身凝集素或球蛋白过高；⑧仪器误差。固有误差有：即使技术熟练者，使用同一仪器，用同一稀释血液多次充池计数，结果也常有一定差异。

215. B 白细胞计数的考核方法包括：常规考核标准、变异百分数评价法、两差比值评价法和双份技术标准平价法。两差比值评价法是同一标本在短时间内重复 2次测定之差与 2 次细胞计数标准差的比值，其准确性高。

216. A 外周血中杆状核粒细胞增多和（或）出现晚幼粒、中幼粒、早幼粒等细胞时（>5%）称为核左移。

217. C 瑞士染料是由酸性染料伊红和碱性染料亚甲蓝组成的复合染料。亚甲蓝和伊红水溶液混合后，产生一种憎液性胶体伊红化亚甲蓝中性沉淀，即瑞士染料。瑞士染料溶于甲醇后，重新解离成带正电的亚甲蓝和负电的伊红离子，对细胞的染色既有物理的吸附作用，又有化学的亲和作用。

218. C 发生阻塞性黄疸时，因胆汁淤积使肝胆管内压增高，导致毛细胆管破裂，结合胆红素不能排入肠道，逆流入血，由尿中排出，故尿胆红素增加。

219. C 尿渗透量是反映溶解在尿中具有渗透作用的溶质颗粒（分子或离子等）数量的一种指标，主要与尿中溶质颗粒数量、电荷有关，能较好地反映肾脏对溶质和水的相对排出速度，确切反映肾脏浓缩、稀释功能。

220. C 尿蛋白定性试验中，经典且特异性较好的方法是加热醋酸法，能同时检出清蛋白和球蛋白；磺基水杨酸法操作简便、灵敏，与清蛋白、球蛋白、糖蛋白、本-周蛋白均能发生反应，被 NCCLS 作为干化学法检查尿蛋白的参考方法。

221. B 尿胆红素检验的方法学评价：Smith 法最简单，但敏感性较低，用于筛选试验；以偶氮反应为基础的试带法，虽操作方便，但干扰因素多；Harrison 法虽操作较繁，但敏感性高，用于确证实验。

222. C 在发生细菌性痢疾时，常可见到较多的吞噬细胞，因此，吞噬细胞可作为诊断急性菌痢的依据，也可见于急性出血性肠炎或偶见于溃疡性结肠炎。

223. C 粪便查出肠道寄生虫卵即可确认患者有肠道寄生虫感染。

224. D 精囊产生的凝固因子引起精液凝固，而前列腺产生的蛋白分解酶，纤溶蛋白酶等精液液化因子使精液液化。

225. B 前列腺炎时卵磷脂小体数量常减少或消失，分布不均，有成簇分布现象。前列腺颗粒细胞是一种吞噬细胞，可吞噬病原体。正常前列腺液中偶见红细胞（<5 个/HP），白细胞散在（<10 个/HP），也可见精子。当直接镜检见到畸形、巨大细胞或疑有肿瘤时，应作巴氏或 HE 染色，有助于前列腺肿瘤和前列腺炎的鉴别。

226. A 健康人滑膜液中含有大量黏蛋白，主要为白蛋白，与血浆相比，滑膜液中总蛋白含量少一些。

227. A 在正常关节腔积液中结晶为阴性，显微镜检查示痛风患者的滑膜积液中可见尿酸盐结晶。

228. B 关节腔积液白细胞计数对诊断关节疾病是非特异的，但可筛选炎症性和非炎症性积液，退行性关节炎为非感染性疾病。

229. D 随着胎儿肝脏酶系统逐渐完善，肝功能逐渐健全，结合胆红素能力增加，非结合胆红素下降，当 A_{450} <0.02 提示胎儿肝成熟，0.02～0.04 为可疑，>0.04为未成熟。

230. E 鳞状上皮被覆于全身皮肤、口腔、喉部、鼻咽的一部分，食管、阴道的全部以及子宫颈。

231. E 不完全角化细胞：细胞核明显缩小，固缩、深染，直径为 4μm；胞质透明，巴氏染色呈粉红色，HE染色呈淡红色，边缘可卷褶；核胞质比为 1∶5。

232. A　小细胞未分化癌的特点：胞质少，在癌细胞边缘可有少量胞质或裸核样，可单个散在，更多排列成腺腔样、链状、葡萄状或堆叠挤压成镶嵌样。

233. B　尿液在低葡萄糖浓度时（14mmol/L），VitC 使干化学法产生假阴性反应，而使班氏法产生假阳性。

234. A　脾功能亢进时，脾脏单核-吞噬细胞系统破坏白细胞或肿大脾脏分泌过多脾素，来激活促粒细胞生长因子。

235. D　红细胞缗钱状形成表现为红细胞像钱币叠成一串，由于异常蛋白分子中和了红细胞表面的电荷，减少了红细胞表面的斥力，使红细胞易于聚集，因而红细胞缗钱状主要由蛋白紊乱导致。多见于多发性骨髓瘤、γ-球蛋白增多症、高纤维蛋白血症等。

236. C　标本中有血凝块时，血浆中纤维蛋白原减少，使红细胞沉降率减慢。

237. D　在血液分析仪检测结果中，红细胞的有关参数包括血红蛋白、红细胞、MCV、MCH、MCHC、RDW 等。

238. E　无尿指 24 小时总尿量少于 100ml，见于严重心肾疾病和休克患者。在流行性出血热的少尿期中无尿标准为 24 小时尿量小于 50ml。

239. A　24 小时尿有利于 24 小时不同时间内尿内排泄浓度不同的物质如肌酐、蛋白、电解质、儿茶酚胺等的分析。

240. D　疟原虫在人体内先后寄生在肝细胞和红细胞内发育。在肝细胞内为裂体增殖，称红细胞外期（红外期），在红细胞内发育包括红细胞内裂体增殖期（红内期）和配子体形成的有性期开始。

241. C

242. B　增生的上皮细胞的胞质量相对较少，嗜碱性，核胞质比略大。

243. A　自然分泌液的采集法为直接留取采集法，包括痰液涂片检查、尿液涂片检查、前列腺液涂片检查及乳头溢液涂片检查。

244. E　大细胞未分化癌的细胞染色质增多，呈粗颗粒状，染色很深，有时可见较大的核心。

245. B　引起乳头溢液的良性病变很少见，主要见于导管扩张症、慢性炎症、妊娠后期或产后。

246. A　血清与血浆的差别在于：血清中缺少某些凝血因子，如凝血因子Ⅰ（纤维蛋白原）、凝血因子Ⅱ（凝血酶原）、凝血因子Ⅴ、凝血因子Ⅷ等。

247. A　在静脉采血时，常使用塑料注射器和硅化处理后的试管或塑料试管，主要是为了避免血小板激活，导致凝血功能检测和血小板计数异常。

248. D　血细胞内外各种成分有浓度差，溶血后会造成红细胞计数、血细胞比容、葡萄糖等含量减低，而造成乳酸脱氢酶、血钾、AST、ALT、胆红素等含量增高。

249. A　氰化高铁血红蛋白比色法是国际血液学标准化委员会 ICSH 推荐，并经世界卫生组织 WHO 确认为血红蛋白测定的参考方法，其原理是：血液在血红蛋白转化液中溶血后，除 SHb 外，各种 Hb 均可被高铁氰化钾氧化成高铁血红蛋白 Hi，再与 CN^- 结合生成稳定的棕红色氰化高铁血红蛋白 HiCN。在特定的标准条件下，毫摩尔消光系数为 $44L \cdot mmol^{-1} \cdot cm^{-1}$，根据标本的吸光度，即可求得血红蛋白浓度。

250. A　氰化高铁血红蛋白的颜色是棕红色，血红蛋白的颜色是红色。人体出现氰化物中毒时，血红蛋白被还原成氰化高铁血红蛋白后，口唇等部位会出现青紫色。

251. B　脑脊液中蛋白定量的正常值是 0.15～0.45g/L，葡萄糖正常值：2.5～4.4mmol/L。

252. B　加样前先对计数板的计数室进行镜检，若有污物则需清洗后再计数。充池后静置 5 分钟，将血细胞计数板置于显微镜载物台上，先用低倍镜找到计数室所在的位置，然后换成高倍镜进行计数。

253. B　嗜酸性粒细胞稀释液作用原理是血液经适量的 Eosinophil dilution 稀释，嗜酸性粒细胞在含有石楠红 B 中被染成红色，而红细破裂或溶解，有时少量未被破坏，但不会被伊红着色。稀释液可以使嗜酸性粒细胞着色，而不能保证细胞分布均匀。

254. B　血涂片瑞氏染色的染色液，对 pH 的要求非常高，只有在恰当的 pH 范围内才能染出良好的片子，如果 pH 偏碱，那么染出来的颜色就会偏深偏蓝，可能会影响判断。

255. C　正常情况下，人体所含血液量为体重的 7%～8%，一个 60 千克重的人，体内含 42～48kg 的血液，为 4200～4800ml。

256. D　尿微量白蛋白测定反映早期肾病、肾损伤情况，早期尿微量白蛋白阶段是肾病发生的早期信号和预兆，此时肾脏损害处在尚可逆转的时期，如能及时治疗，可以终止或逆转肾病的发展进程。

257. B　正常饮食条件下尿 pH 为 4.5～8.0，平均 6.0。

258. A　粪便隐血试验阳性，提示消化道出血量在 5～10ml，黑便提示出血量在 50～100ml，胃内潴血 250～300ml，可引起呕血。

259. A　缺铁性贫血中，由于铁的缺乏，原卟啉不能与之结合为血红素，因此以游离方式积聚在红细胞中。

260. B　造血所需的主要原料有蛋白质、碳水化合物、铁、铜、叶酸、维生素 C、维生素 B 以及多种微量元素和激素等物质。

261. C　正常人红细胞平均寿命是 120 天。衰老的红细胞多被脾、肝、骨髓等处的巨噬细胞吞噬分解，同时，体内的红骨髓生成和释放同等数量的红细胞进入外周血液，维持红细胞总数的相对恒定，以参与人体内的气体交换。

262. C 中年男性患者，有溃疡出血，贫血貌，提示有贫血，MCV 在正常范围内（80～100fl），MCHC 在正常范围内（32%～36%），属正常细胞贫血，此类贫血有急性失血性贫血、再生障碍性贫血，还有因慢性感染、恶性肿瘤等引起的继发性贫血和大多数溶血性贫血等。

263. B 血小板具有很好的止血功能，正常人体内的血小板数量应该在 10 万～30 万/ml，当血小板低于70×10^9/L 时会导致一些严重出血症状，血小板越低，那么出血的风险就越大。

264. C 红细胞平均指数可作为贫血形态学分类依据。小红细胞贫血可低至 MCV 50fl、MCH 150pg、MCHC 220g/L；大红细胞可高至 MCV 150fl、MCH 50pg，MCHC 值正常或减低；大细胞贫血 RDW 明显增高时，红细胞峰右移，出现双峰，以 100fl 处峰为主，为大细胞不均一性贫血，见于巨幼细胞贫血治疗初期。

265. C 新生儿的采血部位一般会选择足跟的位置。因为新生儿年龄比较小，血管比较细，一般采血是比较艰难的。同时，孩子哭闹也会比较明显，容易造成采血时出现偏差。

266. D 瀑布学说指血液中的凝血因子以无活性酶原形式存在，当某一凝血因子被激活后，可使许多凝血因子按一定的次序先后被激活，彼此之间有复杂的催化作用，纤维蛋白生成是凝血共同途径的终点。

267. C 抽血完毕后，应取下针头，将血液沿管壁徐徐注入适当容器，并防止产生泡沫。

268. E 血红蛋白由珠蛋白和血红素（又称亚铁原卟啉）组成，①珠蛋白是一类能够通过铁卟啉环可逆性结合氧的呼吸性蛋白质，广泛存在于细菌、真菌、植物和动物体内，并显示出巨大的结构和功能多样性；②血红素是亚铁原卟啉化合物，是血红蛋白的辅基，也是肌红蛋白、细胞色素、过氧化物酶、过氧化氢酶等的辅基。参与血红蛋白合成的血红素主要在骨髓的幼期红细胞和网织红细胞中合成。

269. A 正常人体铁的含量：成人男性 50～55mg/kg，女性 35～40mg/kg，其中近 2/3 为血红铁蛋白铁，其一为功能状态铁，包括血红蛋白铁、肌红蛋白铁、转铁蛋白铁以及乳铁蛋白铁、各种酶和辅酶因子中的铁，其二为储存铁，包括铁蛋白和含铁血黄素。

270. D 补充血容量可保证机体的有效循环，补充血细胞保证组织供养和纠正贫血。

271. A 人的外周血淋巴细胞培养方法是 1960 年由 Moorhead 提出来的。正常情况下，人外周血小淋巴细胞都处在 G_1期（或 G_0期），但在体外给予一定的条件，进行培养，经 72h 就可获得大量的有丝分裂细胞。这种取材简易、用血量少的培养方法已被广泛采用。

272. D 血液保存液 CPD－A 是由枸橼酸钠、枸橼酸、葡萄糖、腺嘌呤与磷酸二氢钠混合制成的灭菌水溶液，其中“A”代表的是添加了腺嘌呤。

273. A 输血后血循环超负荷常见于心功能低下、老年、幼儿低蛋白血症患者，主要是由于输血过程中或输血后突发心率加快、剧烈头痛、呼吸急促、发绀、胸部紧迫感、咯血性泡沫样痰，颈静脉怒张，周身水肿，肺内可闻及大量湿啰音。

274. D 输陈血会导致患者钾中毒，陈血中的红细胞会出现部分破坏，导致血液中钾离子超标。

275. B 血管外溶血，红细胞破坏发生于动脉－毛细血管－静脉系统之外，与出血无关，因为红细胞在脾脏、肝脏和骨髓内小静脉窦附近的巨噬细胞内破坏，所以也被称为细胞内溶血。

276. C Rh 抗原命名为 C、D、E、c、d、e，临床上习惯将有 D 抗原者称为 Rh 阳性，将虽有其他 Rh 抗原而无 D 抗原者称为 Rh 阴性。

277. D 受血者或孕妇血浆中含有 Rh 抗体时，当再与含有相应抗原血液相遇，将引起严重输血反应或新生儿溶血病。

278. D 引起中性粒细胞增多的疾病可见于急性感染、严重组织损伤、急性大出血、急性中毒、白血病等。

279. B 成熟的嗜酸性粒细胞主要存在于骨髓和组织中，外周血中很少。

280. C 异常角化出现在中、底层细胞称为早熟角化，萎缩型外底层细胞称早熟角化细胞。

281. B 晨尿在体内储存时间较长，较为浓缩，hCG 含量较高。

282. C 关节腔积液穿刺标本应分装在 3 支无菌试管内。第一管做病理学和微生物学检查，第二管加用适量肝素抗凝，做化学检查和细胞学检查，第三管不加抗凝剂用于观察积液的凝固性。

283. B 一般磷酸盐类结晶呈屋顶形状，而尿酸盐结晶呈三菱形、哑铃形、蝴蝶形等。

284. B 溶组织内阿米巴滋养体可以损伤肠壁组织，引起痢疾。其滋养体常出现于痢疾患者的脓血便或腹泻的水样便中。

285. D 交叉配血分主侧和次侧，都不发生凝集方才可输血。主侧加受者血清和供者红细胞，主侧相合，受者为 A 型，血清中有抗 B，则供者红细胞上没有 B 抗原，其血型为 A 型或 O 型。次侧加受者红细胞和供者血清，次侧不合，受者红细胞上有 A 抗原，则供者血清中有抗 A，其血型可能为 B 型或 O 型。综上所述供血者血型应为 O 型。

286. D　ACDA和CPDA中的A是指腺嘌呤，可以促进红细胞ATP合成，延长红细胞保存期（35天），并增加红细胞放氧功能，ACDA和CPDA为目前常用的血液保存液。

287. E　自动化血型分析仪可用于ABO血型鉴定、Rh血型鉴定、交叉配血、抗体筛选、抗体鉴定。

288. E　正常成人脑脊液无红细胞，白细胞（0～10）$\times 10^6$/L，主要是淋巴细胞和单核细胞，可含极少的中性粒细胞。

289. D　胆总管上段梗阻、胆囊收缩不良、胆囊摘除术后可致无B胆汁流出或流出减少；Oddi括约肌松弛，可致B胆汁流出增多。

290. B　少精症是指具有生育能力的男性精液中的精子数目低于正常的一种病症，主要原因是睾丸病变。

291. D　真菌性阴道炎在临床上又称为霉菌性阴道炎，假丝酵母菌病。在临床上主要表现为白带成豆渣样改变，并伴有外阴瘙痒的症状，急性期发作可出现黏膜红肿，灼热疼痛的症状。

二、多选题

292. ABCD　尽管肝素可以保持红细胞的自然形态，但由于其常可引起白细胞聚集并可使涂片在罗氏染色时产生蓝色背景，因此肝素抗凝血不适合血液学一般检查。肝素可以加强抗凝血酶从而阻止血小板聚集的作用，是红细胞脆性试验理想的抗凝剂。

293. BCE　引起血红蛋白尿的原因：①溶血反应：常见于红细胞先天缺陷所致的溶血性贫血，如蚕豆病、阵发性睡眠性血红蛋白尿；②广泛烧伤和损伤；③肾脏疾病如肾病综合征、急性肾小球肾炎等；④药物或重金属中毒等。

294. CE　尿pH＞9，可出现假阳性；大剂量滴注青霉素或用庆大霉素、磺胺、含碘造影剂可出现假阴性。试带法尿蛋白干化学实验指示剂为溴酚蓝，利用pH指示剂蛋白质误差原理。该实验对清蛋白敏感，对球蛋白的敏感性仅为清蛋白的1/100～1/50。

295. ABC　出现红细胞管型可能为肾小球疾病，如急性肾小球肾炎；出现白细胞管型提示肾脏有细菌感染性病变，如急性肾小球肾炎；肾小管上皮细胞管型常见于急性肾小管坏死、急性肾小球肾炎等。

296. ABC

297. ABCD　小圆上皮细胞包括肾小管上皮细胞和基底层移行上皮细胞。

298. ABD　肾病综合征患者尿中可出现脂肪管型、泡沫样蜡样管型和肾小管上皮细胞管型，不会出现细菌管型和血小板管型。

299. BCE　尿转铁蛋白检测的临床意义：是早期肾小球损伤的指标之一，主要反映肾小球滤过膜电荷屏障的损伤程度。尿含铁血黄素试验：当血红蛋白通过肾小球滤过膜时，部分铁离子以含铁血黄素的形式沉积于上皮细胞，并随尿液排出。尿中含铁血黄素是不稳定的铁蛋白聚合体，其中的高铁离子与亚铁氰化钾作用，在酸性环境下产生普鲁士蓝色的亚铁氰化铁沉淀。尿沉渣肾小管细胞内外可见直径1～3μm的蓝色颗粒。

300. AD

301. ABE　沉淀法、比色法、比浊法、染料结合法、免疫测定法和尿蛋白电泳法等。

302. ACD

303. ABD

304. ABCD　班氏法特异性差，当尿中果糖、乳糖、半乳糖等醛基化合物增多时均可表现阳性，尿酸、尿胆红素、维生素C增多也可导致假阳性。

305. ABCE

306. ACD　正常尿沉渣镜检，一般可见结晶，透明管型，白细胞。

307. BCD

308. BCD

309. BCDE

310. ACD　正常前列腺液于镜下可见大量卵磷脂小体，分布均匀，白细胞0～2个/HP，可见少量来自前列腺的上皮细胞和尿道上皮细胞，有时可见淀粉样小体，老年人较多见；偶可见精子。

311. ABDE

312. BCD　化脓性脑膜炎的特征包括患者有发热、头痛、呕吐、意识障碍等异常，脑脊液中有核细胞总数明显增高，以中性粒细胞增高为主，脑脊液涂片发现革兰阴性双球菌。

313. ABC　发生结核性脑膜炎时，脑脊液压力增高，外观清亮或毛玻璃样或微显浑浊，细胞数一般为（0.05～0.5）$\times 10^9$/L，急性进展期或结核瘤破溃时可显著增高，甚至可超过1×10^9/L，疾病早期细胞数可能在0.05×10^9/L以下甚至正常。细胞分类以单核细胞为主，可占70%～80%，少数病例早期中性粒细胞可超过50%，球蛋白试验阳性，蛋白定量增加，多在0.4g/L以上，一般为1～3g/L，如超过3g/L应考虑蛛网膜粘连，甚至椎管阻塞。糖定量早期可正常，以后逐渐减少，常在1.65mmol/L以下（30mm/dl）。脑脊液糖含量是血糖的60%～70%，在测定脑脊液糖的同时应测血糖，以便比较。氯化物含量常低于102.6mmol/L（600mg/dl）甚至＜85.5mmol/L（500mg/dl）。糖与氯化物同时降低为结核性脑膜炎的典型改变。

314. BCD

315. ABCD　50岁以上男性多见于生理性减低。

316. ABCD　阴道分泌物的检查是通过阴道pH、阴道清洁度、阴道微生物、胺试验、线索细胞检查这5项检查，来判断女性是否白带异常的一项有关女性生理卫生的检查项目。

317. ACDE 滴虫为病理情况下前列腺液镜检的内容物。

318. ABD 放置时间过久会影响脑脊液不同成分的改变。

319. BC

320. ACD 漏出液与渗出液的鉴别指标有外观，比密，凝固性，蛋白定量，糖定量，细胞总数，细胞分类。

321. ABCD 外观和浊度的观察对鉴别真假性意义不大。

322. ABD 羊水量、外观和比密属于理学检查的范畴。凝块形成和羊水泡沫试验是最常见的床边检查，不属于理学检查范畴。

323. CE

324. ABCD 过期妊娠指妊娠期已达或超过42周，此时羊水减少。

325. ABE 正常脑脊液的葡萄糖比血糖略高，蛋白质比血浆低，脑受损时，脑脊液中的CK-MB增高不明显。

326. CE 漏出性胸腔积液的特点：Rivalta试验（-），积液LD/血清LD<0.6。

327. ABC

328. BCDE

329. ABCDE 浓缩红细胞是外科常用的成分输血制品。用来增加红细胞，治疗贫血而血容量正常的患者。适应证：①手术失血者的输血；②各种慢性贫血；③CO中毒；④高钾血症、肝、肾、心功能障碍者输血；⑤小儿、老年人输血。

330. ABCDE 成分输血的优点：疗效好，副作用小，节约血液资源，便于保存和运输，降低输血传染病的发生。

331. ABCDE 自身输血的优点：可避免异体输血可能传播的疾病；可避免输异体血产生的免疫反应；反复放血可刺激患者体内红细胞的再生，使患者的造血功能增强；可缓解血源紧张，特别是缓解稀有血型、血源的紧张情况；节约血源。

332. ABCDE 洗涤红细胞是外科常用的成分输血制品。是健康血液除去全部血浆和90%白细胞及血小板。临床用于因多次输血而产生白细胞抗体的贫血患者，以及器官移植后患者，减少排斥反应。适应证：①输入全血或血浆后发生过敏反应（荨麻疹、血管神经性水肿、过敏性休克等）的患者；②自身免疫性溶血性贫血患者和阵发性睡眠性血红蛋白尿需输血的患者；③高钾血症及肝、肾功能障碍需要输血的患者；④由于反复输血已产生白细胞或血小板抗体引起输血发热反应的患者。

333. AD 新鲜冰冻血浆中保存了不稳定的凝血因子Ⅴ、Ⅷ活性，而普通冰冻血浆缺乏不稳定的凝血因子Ⅴ和Ⅷ，内含全部稳定的凝血因子和血浆蛋白。

334. BCDE 冷沉淀是指血浆冷沉淀中含有Ⅷ因子及纤维蛋白原，可治疗缺乏Ⅷ因子及纤维蛋白原而出血不止的患者或血友病患者。融化后6h内输完，输速不低于200ml/h。冷沉淀适用于儿童及成人轻型甲型血友病、血管性血友病、先天性或获得性纤维蛋白原缺乏症及XIII因子缺乏症患者。有时冷沉淀也用于手术后出血、严重外伤及DIC等患者的替代治疗。

335. AE 红细胞沉降率速度的快慢与血浆黏度，尤其与红细胞间的聚集力有关。红细胞间的聚集力大，红细胞沉降率就快。风湿热活动期和恶性肿瘤期红细胞间的凝聚力较大。

336. BE 红细胞沉降率速度的快慢与血浆黏度，尤其与红细胞间的聚集力有关。红细胞间的聚集力大，红细胞沉降率就快，其中纤维蛋白原和C-反应蛋白原会加大红细胞间的聚集力。

337. ABCD 真空采血的优点：特别适用于病房和野外流动采血；可避免对医护人员的感染；不易污染实验室和采血室环境；可减少溶血现象；可控制采血量。

338. CDE

339. ABCD 采集标本时如出血不好，轻压至不出血即可。

340. ABDE 红细胞体积分布宽度为反映红细胞体积大小异质性的参数，常用红细胞体积的变异系数（CV）来表示，简言之，是反映红细胞大小不等的客观指标。一般通过RDW和MCV这两个参数进行贫血的形态学分类，RDW、MCV均正常为正细胞均一性贫血，而不是MCH。RDW升高，MCV减小为小细胞非均一性贫血。RDW的结果比Price-Jonce曲线更准确。

341. ABCD 灵敏度存在不确定性，所以不是评价指标。

342. ABD 在血细胞分析仪检测结果中，红细胞的有关参数包括血红蛋白、红细胞、MCV、MCH、MCHC、RDW等。

343. ABDE 分类计数时应计数最小单位里的全部细胞数。

344. ABCD 红细胞异常结构包括豪-焦小体、卡波环、嗜碱性点彩红细胞、有核红细胞、寄生虫感染、Pappenheimer小体等。

345. BCE 椭圆形红细胞呈卵圆形、杆形、长度可大于宽度3~4倍，最大直径可达12.5μm，横径可为2.5μm。此种红细胞置于高渗、等渗、低渗溶液或正常人血清内，其椭圆形保持不变，但幼红细胞及网织红细胞均不呈椭圆形。在遗传性椭圆形细胞增多症患者的血涂片中，此种红细胞比例可达25%，甚至高达75%（正常人约占1%）。

346. AE　小细胞低色素性贫血常见于珠蛋白生成障碍性贫血和缺铁性贫血。

347. CDE　正色素性红细胞不见于铁粒幼红细胞贫血和珠蛋白生成障碍性疾病。

348. BC　巨幼红细胞贫血又名大红细胞贫血，恶性贫血也属于大红细胞贫血。

349. BCD　溶血性贫血时，血涂片上无明显的缗钱状，且血涂片上是无法观察到红细胞寿命的长短。

350. CE　红细胞沉降率速度的快慢与血浆黏度，尤其与红细胞间的聚集力有关。红细胞间的聚集力大，红细胞沉降率就快，反之就慢。其中球蛋白和红细胞沉降率管倾斜会增大红细胞间的聚集力。

351. BCD　裂片红细胞：为红细胞碎片或不完整的红细胞，大小不一，外形不规则，系红细胞通过因阻塞而管腔狭小的微血管所致。正常人血涂片中裂片红细胞小于2%。发生弥散性血管内凝血、微血管病性溶血性贫血时增多。

352. ABC　婴幼儿和新生儿中出现红细胞沉降率加快一般是病理性加快。

353. ABDE　严重缺铁性贫血患者的外周血红细胞中央淡染区明显。

354. ABCD　巨幼细胞贫血的血常规特点：呈大细胞贫血，MCV、MCH均增高，MCHC正常。网织红细胞计数可正常。重者全血细胞减少。血片中可见红细胞大小不等、中央淡染区消失，有大椭圆形红细胞、点彩红细胞等；中性粒细胞核分叶过多，亦可见巨型杆状核粒细胞。

355. BCD　微量高速离心法需要特殊装备来实现高速且必定会有血浆残留。

356. BCD　MCV是指红细胞群体中单个红细胞体积的平均值。MCHC是全部红细胞血红蛋白浓度的平均值单位（g/L）。MCV、MCHC、MCH这三个平均指数都是根据红细胞数血红蛋白浓度和红细胞比容计算出来的。

357. CDE　网织红细胞计数，使用玻片法染色时间较试管法短且计数结果较低。

358. ABE　网织红细胞是尚未完全成熟的红细胞，所以胞质中尚存在细胞器，可判断骨髓的造血功能。

359. BD　网织红细胞计数：玻片法染色时间短，计数结果较低，试管法易复查，试管法优于玻片，故B错；WHO推荐和我国均使用新亚甲蓝染液，故D错误。

360. ACD　白细胞根据形态特征可分为两类：有粒和无粒。只有红细胞才能携带氧气。

361. ABC　营养性巨幼细胞贫血和急性化脓性感染时淋巴细胞总数变化不明显，红细胞增多。

362. ABCE　核左移时杆状核、幼稚粒细胞增多，核左移伴有白细胞总数增高者称再生性左移，表示机体的反应性强，骨髓造血功能旺盛，能释放大量的粒细胞至外周血中。常见于感染，尤其是化脓菌引起的急性感染，也可见于急性中毒、急性溶血、急性失血等。

363. ABCD　血管内皮不会再生，而是凝固的血块阻塞血管破裂口。

364. ABDE　CRT，通过恢复左右心室的同步起搏治疗心衰，是近来一种新的治疗顽固性心脏衰竭的方法，因此不属于常用的实验室诊断。

365. BCDE　血小板不能与内皮细胞结合，只是单纯的黏附在细胞上，也不能减低血管的通透性。

366. DE　清蛋白、球蛋白、溶菌酶不适用于肾小管早期功能损伤的判定。

367. CE　妊娠黄体和hCG的作用为促进妊娠。

368. BD　hCG不存在于初乳中，检测尿hCG是因为检测方便，没有创口，血清中hCG浓度最高。

369. ABC　尿崩症和糖尿病造成的多尿为病理性因素。

370. BD　急性磷中毒的患者尿中可见胆红素结晶，亮氨酸和酪氨酸结晶。

371. BCE　尿液中出现柱状上皮细胞和吞噬细胞均属于病理情况下的尿液。

372. ABD　尿酮体是尿中乙酰乙酸、β-羟丁酸及丙酮的总称，酮体是机体脂肪氧化代谢产生的中间代谢产物，试带法基于传统的湿化学亚硝基铁氰化钠法而设计（选A），是目前临床上最常用的尿酮体筛检方法。检测过程简易快速，尤其适合于床边检验。应注意不同试带对丙酮、乙酰乙酸、β-羟丁酸的灵敏度不一，对乙酰乙酸最敏感（选B），对丙酮次之（排除C），与β-羟丁酸不反应（选D，排除E）。

373. AC　尿中出现的结晶，其成分除包括草酸钙，磷酸钙，磷酸镁铵（磷酸三盐），尿酸及尿酸盐等结晶外，还包括磺胺及其他药物析出的结晶。呈黄色的就有尿酸盐结晶和尿酸结晶。

374. BCE　急性膀胱炎和急性肾小管坏死中无白细胞管型。

375. ABCE　蜡样管型由颗粒管型、细胞管型在肾小管中长期停留变性或者直接由淀粉样变性的上皮细胞溶解后形成。呈质地厚、有切迹或扭曲、折光性强的浅灰色或者浅黄色蜡烛状，提示有严重的肾小管变性坏死，预后不良。急性肾小球肾炎主要有不含脂滴的上皮细胞管型。

376. BCE　脂肪管型主要见于：肾病综合征、慢性肾炎急性发作、中毒性肾病等，偶见于长骨骨折。

377. BCD 病理性肾小球基底膜的挤压和肾结石的作用均为肾性血尿中红细胞形态变化的机制。

378. BCD 直接镜检法可适用浑浊的尿液，巴氏染色法有利于鉴定不典型的红细胞和白细胞。

379. BD 在急性肾盂肾炎和膀胱炎中，可见到中性粒细胞胞质内颗粒呈布朗分子运动，在油镜下呈灰蓝色，具有光折射性发光现象，其运动似星状闪光的一种细胞。

380. AC 肾移植后，单核细胞和淋巴细胞增多，对新移植的肾有排斥作用。

381. ABCD 血红蛋白管型内充满血红蛋白。其来源有两种：①血液管型或红细胞管型中的红细胞溶解，血红蛋白均质化；②溶血性输血反应或自身原因（如阵发性睡眠性血红蛋白尿、自身免疫性溶血等）引起的血管内溶血时，过多的血红蛋白进入肾小管而形成血红蛋白管型。管型内一般无明显完整的红细胞，但含有血红蛋白。

382. AE Ehrlich 法检测白细胞，Gerhardt 法检测酮体。

383. CD 亮氨酸结晶和酪氨酸结晶是检测急性肝萎缩、磷中毒和白血病的重要指标。

384. ABC 镜下血尿是指离心沉淀尿中每高倍镜视野>3 个红细胞，或非离心尿液超过 1 个或 1 小时尿红细胞计数超过 10 万，或 12 小时尿沉渣计数超过 50 万，均示尿液中红细胞异常增多，多见于肾脏及尿路疾病，全身性疾病和邻近器官疾病。镜下血尿是肉眼看不到的血尿。

385. ABC 碱性或中性尿液中可见尿酸氨结晶、磷酸镁铵结晶、碳酸钙结晶；胆红素结晶、尿酸结晶为正常尿液中可见的结晶。

386. ACD 尿沉渣镜检先用低倍镜观察 20 个视野。检查细胞应观察 10 个高倍视野。

387. AE 尿蛋白定性的标准有三种：试带法、加热乙酸法、磺基水杨酸法。

388. ACE 草酸钙常为无色透明的结晶，并以不同的形态分布在细胞液中，尿液中的草酸钙结晶一般为信封样，无色八面形和哑铃形。

389. BD 淀粉颗粒是圆形或椭圆形，大小不等的具有光泽的无色颗粒。它在腹泻患者的粪便中易见到。滴加碘液 1～2 滴混合镜检，淀粉颗粒被染为蓝色。如部分水解为红糊精则为棕红色。

390. ABC 溶组织内阿米巴可分包囊和滋养体两个不同时期，成熟的 4 核包囊为感染期。溶组织阿米巴是引起阿米巴病的病原体；滋养体内外质分明，常伸出单一伪足；糖原泡可被铁苏木精溶解形成空泡，可被碘染呈棕色。

391. ADE 正常粪便中可有少量黏液，呈黄色。粪便呈黑色多为上消化道出血，但有影响因素，如铁剂、活性炭等。脓血便不只见于细菌性痢疾。直肠癌、肛裂、痔疮或食入大量西瓜、番茄等粪便可呈红色，阿米巴痢疾患者的粪便常呈暗红色果酱样。

392. BCDE 粪便中常见的细胞分类：①白细胞：正常粪便中不见或偶见，多在带黏液的标本中见到，主要是中性分叶核粒细胞。肠炎时一般少于每高倍视野 15 个，分散存在。具体数量多少与炎症轻重及部位有关。小肠炎症时白细胞数量不多，均匀混于粪便内，且因细胞部分被消化而不易辨认。结肠炎症如细菌性痢疾时，可见有大量白细胞或成堆出现的脓细胞，亦可见到吞有异物的小吞噬细胞。在肠易激综合征、肠道寄生虫病（尤其是钩虫病、阿米巴痢疾）时，粪便涂片染色还可见较多的嗜酸性粒细胞，可伴有夏科 - 莱登结晶。②红细胞：正常粪便中无红细胞。肠道下段炎症或出血时可出现，如痢疾、溃疡性结肠炎、结肠癌、直肠息肉、急性血吸虫病等。粪便中新鲜红细胞为草绿色、稍有折光性的圆盘状。细菌性痢疾时红细胞少于白细胞，多分散存在且形态正常；阿米巴痢疾者红细胞多于白细胞，多成堆存在并有残碎现象。③巨噬细胞（大吞噬细胞）：为一种吞噬较大异物的单核细胞，在细菌性痢疾和直肠炎症时均可见到。其胞体较中性粒细胞为大，呈圆形、卵圆形或不规则形，胞核 1～2 个，大小不等，常偏于一侧。无伪足伸出者，内外质界限不清。常含有吞噬的颗粒及细胞碎屑，有时可见含有红细胞、白细胞、细菌等。

393. BCD 粪便检验应取新鲜的标本，容器需洁净，不得混有尿液，不可有消毒剂及污水，以免破坏有形成分，使病原菌死亡和污染腐生性原虫。用低倍镜无法检查包囊。

394. BCDE 蛔虫卵，卵壳自外向内分为三层：受精膜、壳质层和蛔甙层。壳质层较厚，另外两层较薄，普通显微镜下难以分清。

395. DE

396. ABC 粪便中含有脓细胞和血红素则是病理情况。

397. BDE 钩虫卵：椭圆形，无色透明，大小为（56～76）um×（35～40）um，卵壳薄。随粪便排出时，卵内已含 4～8 个卵细胞，卵壳和卵细胞之间有明显的空隙。若患者便秘或粪便放置过久，卵内细胞可分裂为多个，成为桑葚期，甚至发育为幼虫期。各种钩虫卵在光镜下不易区别。

398. ABCE 正常的精液呈乳白色或淡黄色。射精后精液立即凝固，液化时间<60min。精子计数≥15×10^9/L。有活动能力的精子占总数的 60% 以上。畸形精子应占总数的 10% 以下。正常精液可见少量白细胞。

399. ABC 精子呈双头和无定型头时为畸形。

400. ABD　胎儿窘迫时，羊水三度浑浊，呈黄绿色或深绿色；胎盘功能减退或过期妊娠时，羊水较少，羊水为黄色、黏稠且能拉丝。

401. ABD　阴道滴虫检查常用的方法有：①直接涂片镜检法；②培养法和免疫学方法：如乳胶凝集实验，单克隆抗体检查、酶联免疫吸附法和多克隆抗体乳胶凝集法等。

402. ABC　男性不育症和精囊炎主要检查精子和精液。

403. ACD

404. CE　黏蛋白的特点：等电点为 pH 3 ~ 5，是一种酸性糖蛋白。

405. BE　包涵体细胞：由中性粒细胞吞噬聚集的 IgG、IgM、RF 等形成，主要见于类风湿关节炎，也见于化脓性关节炎等。

406. ADE　羊水少的原因主要有：①胎儿结构异常，如胎儿先天性肾缺如；②胎盘功能减退，如过期妊娠，胎盘感染等；③羊膜病变，如胎膜早破；④母体因素，如果母体合并高血压疾病可以使胎盘的供血减少，孕期长期服用有抗利尿作用的药物也可使羊水变少。胎盘脐带病变会导致羊水过多。多胎妊娠也会出现羊水过多的现象。

407. ABCD　鞭虫卵不存在于呼吸道。

408. ADE　醚和生理盐水会导致积液检测时成分分析不当，对结果造成影响。

409. BCE　渗出液的外观多为深黄色浑浊、血性、脓性；比重常大于 1.020。漏出液的蛋白总量常 < 2.5g/dl，渗出液蛋白总量常 > 3g/dl，但界限不特异。更重要的是积液蛋白与血清蛋白（同日）的比值，如大于 0.5，则为渗出液，小于 0.5 为漏出液。积液 LD/血清 LD 的比值 > 0.6 可作为渗出液的指标。

410. BDE　溶菌酶存在于中性粒细胞、单核细胞、吞噬细胞及类上皮细胞内的溶酶体，淋巴细胞和肿瘤细胞中不存在。主要用于鉴定良性与恶性积液，结核与其他性质积液。94% 结核性积液的溶菌酶含量大于 30mg/L。

411. ACD　不可用蒸馏水稀释，会改变单位面积内细胞的数量；当病理情况时，脑脊液中可出现白血病细胞。

412. ABC　心包积液既不属于渗出液，也不属于漏出液。

413. ABDE　柱状上皮（如气管和支气管黏膜的腺上皮）移行上皮等化生称为鳞状上皮化生。

414. ABDE　脱落细胞检查因为适用于大面积普查，所以定位不准确。

415. AC　皱褶指数和堆积细胞指数常用来衡量孕激素水平。

416. ABCDE　血小板输注事项：患者血小板数量减少，功能异常，伴有出血倾向或表现，应考虑输注；血小板计数 > 100×10^9/L，可以不输注；血小板计数 < 50×10^9/L，应考虑输注；血小板计数在（50 ~ 100）$\times 10^9$/L 之间，应根据是否有自发性出血或伤口渗血再决定是否输注；如术中出现不可控渗血，确定血小板功能低下，输血小板不受计数限制。

417. ABCDE　ABCDE 项都不适宜开展自身输血，若开展自身输血则会导致原有症状的恶化且输血效果不明显。

418. BCD　溶血性贫血是一个良性疾病，系指红细胞破坏加速，而骨髓造血功能代偿不足时发生的一类贫血。巨幼细胞贫血是由于脱氧核糖核酸合成障碍所引起的一种贫血，主要系体内缺乏维生素 B_{12} 或叶酸所致，亦可因遗传性或药物等获得性 DNA 合成障碍引起。

419. BC　抗凝剂是指能够阻止血液凝固的化学试剂或物质，或称抗凝物质。应用物理或化学方法，除掉或抑制血液中的某些凝血因子，阻止血液凝固，称为抗凝。如天然抗凝剂肝素，水蛭素等，Ca^{2+} 螯合剂、柠檬酸钠、氟化钾等。常用 EDTA 的钠盐或钾盐作为抗凝剂，能与血液中的钙离子结合成螯合物，而使钙离子失去凝血作用，从而阻止血液凝固。此抗凝剂不影响白细胞计数及大小，对红细胞形态影响最小，并且可以抑制血小板的聚集，适于一般血液学检查。EDTA 由于能抑制或干涉纤维蛋白凝块形成时纤维蛋白单体的聚合，不适于血凝和血小板功能的检测。

420. ABCD　血小板是否能见与光线的强弱无关。

421. ACDE　内源性凝血时，血液中 FⅫ被内皮下胶原激活为 FⅫa；少量 FⅫa 与高分子量肽原（HMWK）结合，使激肽释放酶原（PK）转变为激肽释放酶（K），是 K 与 HMWK 可迅速反馈激活大量 FⅫ，FⅫa 则激活 FⅪ，FⅪa 与 Ca 激活 FⅨ，FⅨa 与 Ca^{2+}、FⅧa、PF3 共同形成复合物，使 FⅩ激活为 FⅩa。

422. ACE　随机尿和餐后尿中杂质太多，不利于尿液的检测。

423. ABC　尿亚硝酸盐试验是细菌感染的指标，阳性结果的产生取决于 3 个条件：①尿液中的致病菌须含有硝酸盐还原酶；②体内有适量硝酸盐的存在；③尿液在膀胱内有足够的停留时间（ > 4h）且排除药物等干扰因素。干化学法亚硝酸盐诊断大肠埃希菌感染的阳性符合率为 80%，但考虑到标本放置时间过久、尿液被亚硝酸盐或偶氮剂污染可呈假阳性结果的因素，仍须慎重解释阳性结果。同时，结果阴性并不能排除菌尿的可能，尿胆原、维生素 C、尿 pH > 6、尿量过多，均可致亚硝酸盐检测假阴性。

424. ADE　3 小时尿标本和晨尿标本适用于尿检。

425. BCE 胆红素是临床上判定黄疸的重要依据，也是肝功能的重要指标。总胆红素、直接胆红素增高：肝内及肝外阻塞性黄疸，胰头癌，毛细胆管型肝炎及其他胆汁淤滞综合征等。

426. ACD 中枢性尿崩症是由于抗利尿激素分泌不足，糖尿病则是肾小球滤出而不能完全被肾小管重吸收，以致形成渗透性利尿，出现多尿。

427. ADE 尿中含有游离血红蛋白称血红蛋白尿。是诊断血管内溶血的证据之一。由于尿中含量不等，尿色可以呈红色、浓茶色、严重时呈酱油色。当血管内有大量红细胞破坏，血浆中游离血红蛋白超过1.5g/L（正常情况下肝珠蛋白最大结合力为1.5g/L血浆）时，血红蛋白随尿排出，尿中血红蛋白检查阳性，称血红蛋白尿，镜检时无红细胞，但隐血呈阳性反应。

428. ADE 肾前性少尿分类：（1）有效血容量减少：多种原因引起的休克、重度失水、大出血、肝肾综合征，大量水分渗入组织间隙和浆膜腔，血容量减少，肾血流减少；（2）心脏排血功能下降：各种原因所致的心功能不全，严重的心律失常，心肺复苏后体循环功能不稳定。血压下降所致肾血流减少；（3）肾血管病变：肾血管狭窄或炎症，肾病综合征，狼疮肾炎，长期卧床不起所致的肾动脉栓塞血栓形成；高血压危象，妊娠高血压疾病等引起肾动脉持续痉挛，肾缺血导致急性肾衰。

429. ABE 尿比重是指在4℃条件下尿液与同体积纯水的重量之比，取决于尿中溶解物质的浓度，与固体总量成正比，常用来衡量肾脏浓缩稀释功能。增高见于脱水，糖尿病，急性肾炎等。降低见于尿崩症，慢性肾炎等。

430. BCD 尿液红细胞形态变化受渗透压、pH及在体外放置的时间等因素影响，而红细胞的多少和环境温度一般对尿液红细胞形态变化的影响不大。

431. ABE 在一定条件下，肾脏滤出的蛋白质以及细胞或碎片在肾小管（远曲）、集合管中凝固后，可形成圆柱形蛋白聚体而随尿液排出，称为管型。尿中出现多量管型表示肾实质有病理性变化。黏液丝和类圆柱体和非晶形尿酸盐在外形上与管型相似。

432. ABD 白细胞管型多见于急性肾盂肾炎和膀胱炎；透明管型则多见于肾脏实质性的伤害。

433. ADE 正常粪便无吞噬细胞。见于细菌性痢疾及直肠炎症；黑色粪便隐血是阴性则证明消化道未出血，有可能是食物本身代谢产物为黑色。

434. ACD 过敏性肠炎和阿米巴痢疾及钩虫病患者的粪便中可检见夏科－雷登结晶，出现夏科－雷登结晶的粪便中有较多的淀粉颗粒或脂肪滴存在时，可能与腹泻、肠炎或慢性胰腺炎有关。

435. BC 胃泌素瘤、十二指肠球部溃疡和复合性溃疡时，BAO及PAO均增高。

436. ABCD 阴囊炎对精液无影响。

437. ABCD 双歧杆菌是胃液中的正常成分。

438. BCE 在组织液或培养物中呈较大球形，直径可达5～20um，菌体周围有肥厚的荚膜，折光性强，一般染料不易着色，难以发现，称隐球菌，用墨汁阴性显影法镜检，可见到透明荚膜包裹着菌细胞，菌细胞常有出芽，但不生成假菌丝，可用墨汁染色和革兰染色检查。新型隐球菌是条件致病菌，最常见的为隐球菌性脑膜炎。

439. ABCD 病毒核酸扩增技术检测为常规步骤。

440. AD 冷球蛋白、白细胞碎片和小红细胞增多可造成血小板计数增多。

441. CD 小便黄的像浓茶，肝脏或胆囊有了病变，胆汁向外排的道路通常有两条：一条是随尿液排出；一条是从肠道里排出。当肝脏或胆囊有病，胆汁到肠道的路被切断，就只能从尿里排出来，尿液里也因胆汁的含量增加而呈深黄色了。肝炎的早期，还没有出现黄疸，我们常常可以看到小便的颜色像浓茶似的，这往往是肝炎的一个信号。

442. BDE 班氏法为尿糖测定的常用方法，反应溶液为碱性，氧化亚铜为最终产物，阳性反应沉淀物不呈蓝色。

443. ABD 含有硝酸盐还原酶的致病菌都能使尿亚硝酸盐试验呈阳性。

444. ABE 当出现乳糜尿时可能有如下情况：①胸导管阻塞，使乳糜液不能通过腰部的淋巴管返回到泌尿系统的淋巴管内，最后导致破裂形成乳糜尿；②腹部淋巴管阻塞，乳糜液不能进入乳糜池，也使乳糜液不能进入泌尿系淋巴管中而产生乳糜尿。以上情况多见于寄生虫病，特别是血丝虫病造成的淋巴管阻塞、结核或肿瘤造成的淋巴管阻塞，胸腹部手术或创伤伤及淋巴管、先天性淋巴管畸形等。

445. ABC 患者并不能对自身病情准确判断；尿干化学分析仪失控则重新进行即可。

446. DE 尿干化学分析仪的主要优点：标本用量少（10～20ml）；检测速度快、检测项目多，最快10余秒可完成1条多联试带的11个项目的检测；检测准确性、重复性好；适用于大批量普查。

447. ACD 大量食物残渣在粪便中，表明在消化道的某处不正常工作，腹泻，肠蠕动亢进，慢性胰腺炎都导致食物消化不完全。

448. ABD 正常脑脊液无色透明，新生儿脑脊液（因含有胆红素）、陈旧出血或蛋白含量过高时，脑脊液可呈黄色。新出血时呈红色或血性，须和穿刺误伤引起的出血鉴别，前者脑脊液血染浓度前后均匀一致，离心后上清液黄色或淡黄色，潜血试验阳性，红细胞形态边缘皱缩或破裂，而创伤性出血则反之。细菌性脑膜炎时，脑脊液可呈乳白色或绿色浑浊。

449. ABCDE β-内酰胺酶可由染色体和质粒介导，可在金黄色葡萄球菌，流感嗜血杆菌，淋病奈瑟菌，革兰阴性厌氧菌，肺炎链球菌等细菌中检出此类酶。

450. ABCDE 系统误差的来源：仪器误差，理论误差，操作误差，试剂误差。

451. BDE 结晶分为生理性、病理性以及药物结晶和造影剂结晶。其中病理性结晶包括胆红素结晶、胆固醇结晶、胱氨酸结晶、亮氨酸结晶、酪氨酸结晶等。

452. ABE 尿量是指24小时内排出体外的尿液总量，尿量的多少主要取决于肾小球的滤过率、肾小球的重吸收和稀释与浓缩功能。多尿是指24小时内尿量超过2500ml，少尿是指24小时尿量少于400ml。

453. ACDE 正常的尿液略有芳香气味，因为尿液中含有芳香类物质（尿中的脂类或挥发性酸）。当人体大量酗酒后，有部分酒精就会经过新陈代谢进入到尿液中，所以就会使尿液呈现酒精的味道。

454. ACE 贫血的形态学分类可借助红细胞的3个平均值（红细胞平均容积MCV、红细胞平均血红蛋白含量MCH、红细胞平均血红蛋白浓度MCHC）。

455. BCE 血液分析仪的性能评价主要包括：稀释效应、精密度、携带污染率、可比性、准确性、线性范围、标本老化、仪器对异常标本和干扰物的灵敏度。

456. BC 用于网织红细胞计数的染料有煌焦油蓝、新亚甲蓝、中性红。

457. ABC 抗精子抗体的检测方法有：免疫珠试验、精子凝集试验、精子制动试验、混合免疫球蛋白试验和ELISA。

458. ACDE 考察血糖和尿糖的关系，除了甲亢外，其他四项都是由于肾脏的各种病变等导致尿液出现葡萄糖，而血糖是正常的。

459. AD RhDu（弱D）：为一组弱D抗原。尽管Du的抗原性较D为弱，但仍是Rh阳性细胞，所以将Du血输给Rh阴性受血者时，仍有引起产生抗D的可能性，因此应将Du型供血者做Rh阳性处理，而Du型受血者归入Rh阴性则较为安全。如果把Du血输给有抗D者，也可以产生严重的溶血性输血反应。

460. ADE 白细胞总数变化的临床意义与中性粒细胞数量变化的临床意义基本一致，其增高可见于急性感染及急性大出血、急慢性粒细胞白血病等。

461. DE 抗酸染色和金胺O染色均可使得标本中的结核分枝杆菌染上颜色，有利于诊断结核感染。

462. BCD 电阻型血细胞分析仪的直接参数有RBC、WBC、PLT和Hb。

463. ABDE 脓血便是一种症状，就是指大便中有脓状物质或红色血液覆盖。肠道有炎症或受外界刺激，溃疡性结肠炎、痢疾、结肠癌等都可以引起脓血便。对于霍乱，大便的典型特点为水样便或米泔水样便，粪质比较少。

464. BCE 乳腺纤维腺瘤是一种常见的良性乳房肿瘤，多见于青年女性，是由腺上皮和纤维组织混合形成的良性肿瘤，形成的主要原因是内分泌失调，可见导管上皮细胞、成纤维细胞和肌上皮细胞。

465. BC 脑脊液第1管作细菌学检查，第2管作化学检查和免疫学检查，第3管作常规检查（细胞计数）。

466. ABCDE 脑部寄生虫感染检查主要做血常规、脑脊液显微镜检查、便常规、免疫学检查（补体结合试验、间接凝集试验、酶联免疫试验、荧光抗体吸收试验）、头部CT以及头部核磁检查。

467. AC 脑脊液是存在于脑室、蛛网膜下腔和脊髓中央管中的无色透明液体。脑脊液正常为无色透明或淡黄色，乳白色脑脊液见于白细胞增加的化脓性脑膜炎，常见的病原菌有脑膜炎奈瑟菌、溶血性链球菌。

468. BC 溶菌酶（LZM）存在于单核-吞噬细胞，中性粒细胞，类上皮细胞中；淋巴细胞和肿瘤细胞中无；腺苷脱氨酶（ADA）主要存在于红细胞和T淋巴细胞内，可用于诊断结核性积液；结核性胸膜炎时溶菌酶和腺苷脱氨酶显著增高。

469. DE 胎儿性别鉴定简称性别鉴定。性别鉴定是指利用医学、生物学和遗传学的理论和PCR技术，荧光定量分析技术等，经过多重离心分离DNA，检测血液样品中是否存在Y染色体，以确定胎儿性别。甲苯胺蓝试验是X染色质检查，Y染色质的检查采用阿的平荧光染色。

470. ABCD 晨尿一般在膀胱中的存留时间达6~8小时，其各种成分浓缩，已达到检验或培养所需浓度。可用于尿液RBC、WBC形态分析，hCG的测定以及血细胞、上皮细胞、管型、结晶及肿瘤细胞等有形成分检查。

471. BDE 乳糜尿的形成原因是经肠道吸收的脂肪皂化后成乳糜液，由于各种原因导致淋巴引流不畅而未能进入血液循环，以至逆流到泌尿系统淋巴管中，导致淋巴管内压力升高、曲张破裂、乳糜液流入尿中，使尿液呈乳汁样，可见于丝虫病、腹腔结核、先天性淋巴管畸形。

472. BCE 此问题的知识点是尿蛋白定性试验中磺柳酸法、加热醋酸法、试带法3种常用方法优缺点的比较。试带法检测尿液蛋白质的特点是对球蛋白不敏感。磺柳酸法检出蛋白质的范围广，灵敏度高。加热醋酸法的结果可靠，常用于前两者的复查，但其灵敏度较低。

473. CDE 健康人血浆中大约有50ml/L的游离血红蛋白，但尿液中无游离血红蛋白。当发生溶血时，大量血红蛋白释放入血，若超过珠蛋白结合能力时，游离血红蛋白可经肾小球滤出。是否出现血红蛋白尿取决于血浆中游离血红蛋白、结合珠蛋白和肾小管重吸收能力。

三、共用题干单选题

474. A 配方为：①400mL 水中加 85g 柠檬酸钠和 50g 无水碳酸钠；②50mL 加热的水中加入 8.5g 无水硫酸铜，制成溶液；③把溶液倒入柠檬酸钠 - 碳酸钠溶液中，边加边搅，如产生沉淀可滤去。

475. C 班氏法：含有醛基的葡萄糖在高热、碱性溶液中能将班氏试剂溶液中蓝色的硫酸铜还原为黄色的氢氧化亚铜，进而形成砖红色的氧化亚铜沉淀。

476. D 氢氧化亚铜的最终产物是氧化亚铜。

477. B 尿蛋白验证的参考方法为磺基水杨酸法。

478. A

479. A 青少年男性患者，急性起病，出现血尿、水肿、高血压（176/105mmHg）症状，既往无肾脏疾病史，疑急性肾小球肾炎，该病是以急性肾炎综合征为主要临床表现的一组原发性肾小球肾炎。常见于链球菌感染后，具有自愈倾向。多见于儿童，男性。

480. B 少尿是指 24 小时尿量少于 400ml。见于急性肾炎、大失血、抗利尿激素和醛固酮分泌过多、腹泻、呕吐、心力衰竭和休克等患者。

481. B 1L 的尿液如果有 1mL 的血进去，这时候尿的颜色就会发生变化，我们用肉眼就能观察到，称为肉眼血尿。

482. A 区分血尿与血红蛋白尿的依据是：在高倍镜下看到的红细胞数量，每高倍视野超过 3 个的时候算是血尿，如果低于这个值，一般认为是血红蛋白尿。在临床上，经常会碰到尿常规试验发现尿潜血阳性的患者，尿潜血阳性的患者并不一定代表是血尿，也可能是肌红蛋白尿或者血红蛋白尿。

483. D 红细胞管型属病理性，表明血尿的来源在肾小管或肾小球，常见的疾病有急性肾小球肾炎、急性肾盂肾炎或急性肾功能衰竭。

484. C 雌激素影响分为轻度、中度、高度及极度影响 4 级，以角化细胞为主，随着角化程度的增加，角化细胞从 20% 可增加到 90% 以上，30% ~40% 角化细胞，提示激素水平为雌激素中度影响。

485. A 正常育龄妇女的阴道角化细胞呈周期性变化，自月经后随卵泡逐渐发育，雌激素逐渐增加，角化细胞渐增多，占 25% ~40%，排卵期占 50%，此时涂片以嗜酸性胞浆染红色致密核的表层细胞为主，细胞大、平坦、分散、背景清洁。排卵后在孕激素作用下角化细胞减少，10% ~20% 细胞堆积皱折，背景模糊。以角化前细胞为主，且有 30% ~40% 角化细胞，提示可能处于月经排卵前期。

486. E 子宫内膜的周期性变化称为月经周期，也是人类的生殖周期。月经周期又以排卵日为分隔，分为排卵前的滤泡期，与排卵后的黄体期。滤泡期长短不一定，但黄体期固定约为 14 天。排卵前期还可见阴道杆菌增多。

487. C 移行上皮细胞的表层细胞体积大，呈扁圆形或多边形，胞膜光滑，可见双核或多核，大小相当于鳞状上皮表层细胞，又称伞细胞或盖细胞。胞核圆形或卵圆形，染色质呈细颗粒状，分布均匀，核仁不明显，底层细胞为圆形或多边形，核居中位，染色质较致密，中层细胞介于前者之间，铲圆形或倒梨形，也可呈多边形，梭形。

488. E 尿液细胞学检查是观察标本中有无恶性肿瘤细胞，尿液细胞学检查主要用于发现泌尿系统恶性肿瘤，约 95% 为移行上皮细胞癌。

489. B 染色偏蓝的原因包括血膜偏厚、染色时间偏长、冲洗时间过短、冲洗用水的 pH 偏高、缓冲液偏碱性、贮存的染液暴露于阳光下。

490. B 冲洗时不能先倒掉染液，应以流水冲洗，以防染料沉积在血涂片上。

四、案例分析题

491. C 阿米巴痢疾和细菌性痢疾均可出现里急后重感，多有腹痛、腹胀。上消化道出血有腹痛、腹胀，红细胞易被破坏，镜检常为阴性。胆囊炎合并上消化道出血和胆囊炎合并下消化道出血时，Murphy 征阳性。

492. ACE 试验前 3 天需禁服阿司匹林，食用含较多过氧化物酶类的蔬菜会使结果假阳性，邻甲苯胺法试剂需遮光、密闭保存。

493. ABC 服用阿司匹林可引起胃肠道出血而导致假阳性，需禁食维生素 C 等具有还原性的药物为化学法注意事项，愈创木酯法、匹拉米洞法为化学法，阳性复合物为金标抗人 Hb 单抗 - 粪便中的 Hb - 羊抗人 Hb 多抗。

494. BEF CT 发现降结肠管壁不规则增厚，需考虑结肠癌，可检测 CEA，CA19 -9 和 CA72 -4 等肿瘤标志物协助诊断。

495. D 肠蛔虫病发作时剧痛和间歇期正常的明显差别是本病的特点之一。该患儿的超声检查示多条平行管状结构回声，且有移动、变形，即可确诊蛔虫感染。

496. ABCDF 注意饮食卫生和个人卫生，做到饭前、便后洗手；不生食未洗净的蔬菜及瓜果，不饮生水；对患者（儿）和带虫者进行驱虫治疗；使用无害化人粪做肥料，防止粪便污染环境，有并发症的患者（儿），应及时送医院诊治，不自行用药，可预防肠蛔虫病的流行，驱虫时间宜在感染高峰之后。

497. BD 椭圆形，无色透明，卵壳薄，卵内含 4 ~8 个卵细胞，卵细胞与卵壳间空隙均匀、明显为钩虫卵的形态特点；长椭圆形或不规则形，棕黄色，卵壳和蛋白质膜较薄，卵内含大小不等的折光性颗粒为蛔虫未受精卵的形态特点；纺锤形，黄褐色，卵壳较厚，两端具有透明盖塞，卵内含一个卵细胞为鞭虫卵的形态特点；宽椭圆形，棕黄色，蛋白质膜凹凸不平，卵壳厚，含一个大而圆的卵细胞，两端有新月形空隙为蛔虫受精卵的形态特点；D 字形，无色透明，卵壳厚，内胚有卷曲的幼虫为蛲虫卵的形态特点；圆球形似轮胎，棕黄色，卵壳薄，胚膜厚，内含六钩蚴为带绦虫卵的形态特点。

498. ABC　不完全性肠梗阻、肠坏死、胆管炎为成虫所致。蛔虫幼虫在体内移行过程中对肠、肝、肺、微血管及淋巴组织可引起机械性损伤，或因抗原抗体反应、代谢产物或幼虫死亡，均可产生炎症反应。幼虫大量移行于肺，可损伤肺微血管引起出血、水肿，肺泡及支气管痉挛。小肠内如有大量蛔虫，可相互缠结成团而引起不完全性肠梗阻，梗阻部位以回肠末端或回盲部最常见，少数严重者可并发肠坏死、肠套叠、肠扭转等。成虫钻入胆总管时致胆道口括约肌与胆总管痉挛引起剧烈绞痛，可继发感染引起胆管炎或肝脓肿。

499. CDE

500. CDE　脑膜肿瘤，脑弓形虫病，化脓性脑膜炎均会使脑脊液中葡萄糖含量减低。

501. C　体检示颈项强直，脑脊液呈白色浑浊状。实验室检查：葡萄糖 1.4mmol/L，白细胞 950×10^6/L，镜检见革兰阴性球菌。所以可诊断为化脓性脑膜炎。

502. AB　检查蛲虫卵应在晚上 11 时采集较好；检查寄生虫虫体及虫卵计数需要留取 3 小时的全部粪便。

503. BDE　大便隐血试验（OB）中的化学方法较多，如邻联甲苯胺法、还原酚酞法、联苯胺法、氨基比林法、无色孔雀绿法、愈创木酯法等。

504. ADE　联苯胺法、氨基比林法、无色孔雀绿法为中度敏感的粪便隐血试验的化学方法，可检出 1～5mg/L 的血红蛋白，相当于消化道出血 5～10ml 即为阳性。联苯胺法因有致癌性已被淘汰。

505. ABE　利用免疫学原理检测隐血的方法很多，如免疫单向扩散法、对流免疫电泳、酶联免疫吸附试验（ELISA）、免疫斑点法、胶乳免疫化学凝集法等，目前，国内外检测隐血多采用免疫胶体金技术，当出现后带现象，柏油便时、患者的血红蛋白与试剂的单克隆抗体不匹配时、红细胞或血红蛋白的抗原性发生了改变时，采用该法检测粪便易出现假阴性。

506. CDE　苏丹Ⅲ能对大便中的脂肪染色，脂肪粪便中的脂肪有中性脂肪、游离脂肪酸和结合脂肪酸三种形式，中性脂肪亦即脂肪小滴，呈大小不一、圆形、折光强的小球状，用苏丹Ⅲ染色后呈朱红色或橘色；游离脂肪酸为片状、针束状结晶，加热溶化，片状者用苏丹Ⅲ染为橘黄色；结合脂肪酸是脂肪酸与钙、镁等结合形成不溶性物质，呈黄色不规则块状或片状，加热不溶解，不被苏丹Ⅲ染色。

507. ACE　在肠道寄生虫感染（尤其是钩虫病和阿米巴痢疾时）和肠易激综合征时，可见较多嗜酸性粒细胞。

508. DE　导致小儿腹泻的病原体有病毒、细菌、真菌、寄生虫等。常见的是病毒和细菌。病毒感染有轮状病毒，诺如病毒，腺病毒，星状病毒，埃可病毒，冠状病毒等。婴幼儿腹泻暴发流行的常见病原体以轮状病毒、腺病毒多见。

509. DE　肠道寄生虫的种类多，常见的有原虫类和蠕虫类（包括蛔虫、钩虫、蛲虫、绦虫、鞭虫、阿米巴、贾第虫、滴虫等）。其中常用的鞭毛虫有大肠毛滴虫和蓝氏贾第鞭毛虫等。

510. BCEF　患者当时鉴定的血型为 B 型，输注 B 型悬浮红细胞和洗涤红细胞都可以，O 型洗涤红或悬浮红细胞在没有不规则抗体存在时可作为万能红细胞使用。

511. BC　ABO 血型鉴定不一致时，可以从血型抗原和血型抗体两个方面出现的异常来分析，若血型抗原的正定型结果正常，则血型为 O 型，此时要从血型抗体异常的情况角度寻找原因。若血型抗体的反定型结果正常，则血型为 B 型，此时要从血型抗原异常的情况角度寻找原因。至于血型抗原和血型抗体两个方面同时出现异常情况十分罕见，故一般不予考虑。

512. B　以上都为 ABO 血型鉴定错误的常见原因，但此病例血型前后改变属于白血病急性期的 B 抗原减弱，病情缓解后多可复原。

513. ABCEF　吸收试验、放散试验、血型物质检测、家系血型调查四个方法都是辅助血型鉴定的方法：吸收与放散试验可以提高血型抗原检测的灵敏度；血型物质检测可以辅助判断分泌型个体的血型；家系分析可以从遗传角度辅助分析血型。血型基因检测可以从基因角度分析血型。

514. C　中年男性患者，急性起病，出现剧烈腹痛，以上腹为主，且有恶心、呕吐、面色苍白、发汗的情况，疑胃肠穿孔可能。肠胃穿孔是临床上比较常见的一种急腹症，应及时就诊。

515. ABCDEF　患者突发上腹部痛，急性病容，强迫屈曲体位，板状腹，压痛、反跳痛明显，肝浊音界缩小，肠鸣音消失，腹透示：膈下新月形游离气体，表明有胃肠穿孔。

516. ABD　患者胃肠穿孔，病情缓解后应做胃镜或 X 线钡餐检查以寻找病因，胃液分析以了解基础胃酸和最大胃酸分泌情况。而逆行性胰胆管造影、胆囊 B 超、肝穿刺活检、腹腔镜检查均不是目前急需做的检查。

517. FH 复发性和难治性溃疡应考虑胃泌素瘤的可能，增强 CT 检查发现胰颈部有一个 1.0cm × 1.5cm 大小的肿块，表明胃泌素瘤的可能性更大。

518. ABDF 五肽胃泌素刺激法具有较好的可重复性；试验比较安全，副作用小；最大酸量与壁细胞数量有平行关系，约每 10 亿壁细胞能分泌盐酸 23 ~ 25mmol/h；但此法需要插管，反映基础胃酸、最大胃酸和高峰胃酸排量，不是了解进餐前后的胃分泌反应，也不单用于迷走神经切断术后疗效的观察。

519. ACEFH 大约有 40% 十二指肠溃疡患者的胃酸分泌量在正常范围内，胃酸测定对普通型十二指肠溃疡的诊断无重要意义。约 40% 男性十二指肠溃疡患者 MAO 超过 40mmol/h。PAO < 15mmol/h 的十二指肠溃疡罕见，但不能完全排除其可能性。术后若 BAO 仍 > 5mmol/h，MAO > 15mmol/h 时，应考虑溃疡复发的可能。胃溃疡患者的胃酸排泌量大多无明显增高，少数患者也可增加，但有些患者胃酸反而降低。BAO 超过 5mmol/L 时，对诊断十二指肠溃疡有意义。如果胃溃疡患者的 MAO 为零，则应高度警惕胃癌的可能性。

520. DE 患者为肝癌转移至胆管，引起的胆道梗阻及胆囊萎缩。平日素食，脂肪摄入不会过量；题干未指明是否有肠道检查需服用硫酸钡，因此服用硫酸钡的可能性不大；黏液性肠炎一般为黏液便，不会出现灰白色的状况。

521. CF 本例患者的黄疸类型为梗阻性。血清总胆红素增加，直接胆红素正常、尿胆原增加，尿胆红素阴性为溶血性；血清总胆红素增加，间接胆红素增加、尿胆原轻度增加，尿胆红素阳性为肝细胞性。

522. ABCDF 丝虫常寄生于淋巴组织中，一般不引起胆道梗阻。

523. ABCDEF 寄生虫的预防主要是控制传染源、切断传播途径、保护易感人群等方面，需注意个人和饮食卫生，不喝生水；不食不洁净的食物和未煮熟的鱼、虾或水生植物；注意饭前、便后洗手；加强粪便管理及水源管理；消灭中间宿主如钉螺等；注意个人防护、避免接触疫水等。

524. D 以上选项均可能出现黏液脓血便，腹泻与便秘交替。克罗恩病、肠癌和肠结核均可有腹部包块，但肠结核常可见 ADA 增高，克罗恩病的 CEA 不会明显升高。

525. D 灰白色粪便见于胆道梗阻，胆汁无法排入肠道，导致粪便呈灰白色；肠梗阻是肠腔的物理性或机能性阻塞，发病部位主要为小肠，一般不排便或排少量鲜血便。

526. ACD 出现上消化道出血时，粪便呈暗红色便或柏油样便；出现阿米巴痢疾时，粪便常为果酱样便；出现细菌性痢疾时，粪便常为黏液脓便；鲜红色血便可为小肠下段出血；溃疡性结肠炎常为黏液血便；消化道出血量少时，粪便外观检查不可以查出。

527. ABCDEF AFP 常用于肝癌诊断。

528. D 根据患者有消化道症状，喝生水的习惯，粪检查涂片见吞噬红细胞的滋养体及 4 核包囊，提示阿米巴原虫感染。

529. BD 阿米巴肝脓肿多发生在肝右叶，一般情况下呈亚急性发展而伴有弛张热等全身症状，与活动性肺结核十分相似；位于浅表的较大型脓肿，其炎性浸润常可累及横膈乃至上行引起肺底部的炎症反应，在未发现肝区病灶以前很容易与结核病或结核性胸膜炎相混淆。

530. ABCDF 发热、乏力是较广谱的症状，无特异性，并不能支持阿米巴性肝脓肿的诊断。

531. A 首选药物应是甲硝唑（商品名为灭滴灵），具有广谱抗厌氧菌和抗原虫的作用，在临床上主要用于预防和治疗厌氧菌引起的感染，以及治疗阿米巴病、滴虫性阴道炎、蓝氏贾第鞭毛虫等原虫病。

532. B 细菌性痢疾是痢疾杆菌感染引起的急性胃肠道炎症，患者往往会出现剧烈的腹痛、腹泻症状，典型的粪便为脓性或脓血便。急性阿米巴痢疾的粪便中红细胞多于白细胞，少见巨噬细胞，急性肠炎和急性胃肠炎的主要症状为恶心、呕吐、腹泻等，钩虫病的血液常规检测示嗜酸性粒细胞计数常增高，很少有里急后重感。

533. ABDE 在发生细菌性痢疾时，粪便中可见到较多的吞噬细胞，胞体大（可为中性粒细胞体积的 3 倍或以上），有时形态与溶组织阿米巴包囊相似，散在或成群分布，可吞噬红细胞、细菌、颗粒等；其主要来源于血液循环中的单核细胞，粪便中巨噬细胞可作为诊断急性细菌性痢疾的依据，也可见于急性出血性肠炎或偶见于溃疡性结肠炎。健康人粪便中无巨噬细胞。

534. C 粪便细菌培养见痢疾杆菌可明确诊断。腹泻急性期不适于做肠镜检查，肝吸虫抗体检查、结核抗体检测分别用于诊断肝吸虫病和肠结核，尿常规检查为非必要检测项目，粪便涂片检查细菌无诊断意义。

535. ABDEF 霍乱为典型的米泔水样便。

536. CD 粪便 OB 试验间断阳性见于胃肠炎、牙龈出血、上消化道出血、溃疡性出血等，持续阳性见于消化道恶性肿瘤。

537. ABCD 胃镜、肠镜可以直接观察食管、胃和肠道的病变，判断出血原因，更可通过对可疑病变部位进行病理活检及细胞学检查，以进一步明确诊断；CA19 - 9 在胰腺癌、胆囊癌、胆管壶腹癌时升高，胃癌、结（直）肠癌及肺癌的阳性率为 60%；CEA 升高见于结（直）肠癌、胃癌、胰癌等；CA15 - 3 在结肠癌时升高，但与乳腺癌相关性更高，作为乳腺癌术后疗效观察、复发监测指标，在结肠癌进一步明确诊断时，意义不大；PSA 为前列腺炎/癌的特异性指标。

538. ABCE 容器应为清洁干燥的塑料盒，不可用纸盒，患者不能自行排便时，不可采用灌肠样本，应用直肠指诊或采便管拭取标本。

539. ABCDEF 粪便隐血试验是反映消化道状况的重要指标，免疫法和化学法联用可提高检出率和明确诊断，以上都正确。

540. A 婴幼儿感染轮状病毒后，经过 1~3 天后发病。轻者常先有上呼吸道感染症状，继之腹泻，一天内大便 3~6 次，大便黄绿色，水分较多，或呈蛋花汤样，没有失水表现，精神尚好，偶尔有恶心、呕吐，粪便显微镜检查仅有少许白细胞和脂肪滴。重者腹泻每天可达 10 次以上，水样便或蛋花样便，呈花绿色或乳白色，可有少量黏液，无脓血，无腥臭味，可引起失水症状，同时有酸中毒的表现。多数患儿可伴有发热，体温多在 38℃~40℃。结合该患儿的临床表现，可能的诊断为轮状病毒感染。

541. ABC 既往常有夜惊，方颅，前囟 1.5cm × 1.5cm，明显凹陷，肋串珠（+）提示佝偻病。轮状病毒感染较重的腹泻常合并脱水和酸中毒。

542. ABCDE 采取以切断传播途径为主的综合预防措施。①管理传染源；②切断传播途径；③保护易感人群。6~24 月龄婴幼儿口服减毒轮状病毒疫苗是目前预防轮状病毒性胃肠炎的最有效方法，其有效率达 80% 以上。目前无特效治疗药物，主要是针对腹泻及脱水的对症和支持治疗，抗菌药物无效。重症患者需纠正酸中毒和电解质紊乱。输血不属于轮状病毒的防治原则。

543. F 原代人胚肾细胞或原代猴肾细胞是分离病毒的敏感细胞。分离培养轮状病毒时应采用原代猴肾细胞。

544. B 阴道分泌物增多及外阴瘙痒 10 天，考虑阴道炎，首先应做的检查是无菌棉拭子取阴道分泌物检查白带常规。

545. BCDEF 阴道分泌物有滴虫，黄绿色，泡沫状，有臭味，提示滴虫性阴道炎，不能局部用药，应全身用药。

546. ABCDE 阴道毛滴虫的最佳观察方式为直接涂片观察，可见滴虫活动。

547. BDF 滴虫性阴道炎患者的阴道 pH 为 5.1~5.4，滴虫在 pH<5 或 >7.5 环境中不生长；检查时可见阴道黏膜充血，重者有散在出血点，后穹窿白带多。如为带虫者，阴道黏膜可无异常改变。显微镜下可见多量白细胞。

548. ACDE 阴道毛滴虫不通过血液和母婴垂直传播，其传播方式主要是性传播和接触传播，如公共浴池、坐式便器、衣物等。

549. A 标本留取：可经直肠指诊前列腺按摩，再收集尿道口滴出的前列腺液作涂片。

550. AB 患者因下腹、会阴部疼痛 6 个月就诊，伴有尿频，排尿时尿道灼热、疼痛，初步的实验室检查应选择尿常规和前列腺液常规，鉴别泌尿系感染和前列腺炎症。

551. C 慢性前列腺炎患者常在晨起排尿前或排便后尿道口出现少量白色黏稠分泌物。卵磷脂小体减少见于前列腺炎。WBC 增多达 10 个/HP 以上，而且成簇分布。

552. ABDEF 慢性前列腺炎患者应为下腹部和会阴部疼痛，可有放射性疼痛，以下腰部疼痛最为多见。

553. BCD 慢性非细菌性前列腺炎的治疗主要目的是缓解患者的疼痛症状，原则是适当应用广谱抗生素、加强对症治疗、局部热疗等，不需要手术治疗，无需长期应用抗生素和前列腺内注射抗生素。

554. B 良性前列腺增生（BPH）是中老年男性常见的疾病之一。直肠指检：前列腺明显增大，表面光滑，边缘清楚，质中，无触痛，中央沟变浅，肛门括约肌肌力正常，最有可能的诊断为良性前列腺增生。

555. ABC 应做进一步检查，如 B 超、尿流率检查、PSA 测定，注意良性前列腺增生与前列腺癌的鉴别。

556. ABCDF 前列腺增生症状与前列腺体积大小无关。

557. BCDEF 前列腺液是前列腺分泌的乳白色稀薄液体，前列腺液的分泌受雄性激素的控制，每日的分泌量为 0.5~2ml，是精液的重要组成成分。

558. D 前列腺增生患者，出现急性尿潴留和双肾积水时，说明梗阻严重，适宜的治疗为手术治疗，行前列腺切除术。但患者双肾积水，估计肾功能不全，应先行膀胱造瘘或留置导尿管引流尿液，待情况改善或恢复后再择期进行手术。

559. D 患者白带为灰白色稀水样，伴有异臭味，应考虑为细菌性阴道病。

560. A 寻找阴道分泌物中的线索细胞，是诊断细菌性阴道病的重要指标。细菌性阴道病的诊断标准为：①阴道分泌物稀薄均匀；②分泌物 pH>4.5；③胺试验阳性；④湿片检出线索细胞。

561. C 患者诊断为细菌性阴道病，最佳的治疗方案是口服或（和）阴道放置甲硝唑。

562. DF 细菌性阴道病的常见致病菌为加德纳尔菌和某些厌氧菌。

563. B 一般让患者站立，屏气使腹压增加，然后触摸阴囊内的精索静脉是否因腹压增加而变的张力增高或管径增粗，再观察阴囊内是否出现团块状的曲张血管。

564. ABCD 精索静脉曲张多见于左侧的原因是：①左精索内静脉长，呈直角进入肾静脉，血流受到一定阻力，左精索内静脉进入左肾静脉的入口处有瓣膜防止逆流，如瓣膜发育不全、静脉丛壁的平滑肌或弹力纤维薄弱，会导致精索内静脉曲张。②左精索内静脉位于乙状结肠之后，易受肠内粪便的压迫，影响血液回流。

565. ABCDEF 导致精液质量异常的原因非常多，常见的有：①生殖系统的感染，比如睾丸炎、附睾炎、前列腺炎、精囊炎等疾病；②先天发育异常，比如先天性的睾丸、附睾、输精管、精囊、前列腺等器官发育不全或者缺如；③免疫、内分泌异常，由于各种原因导致人体产生抗精子抗体；④精索静脉曲张，严重的精索静脉曲张会导致睾丸血液循环障碍，影响精子生成，导致精子畸形、活动力下降；⑤理化因素的影响，比如环境污染、辐射、长期的高温作业，接触有毒、有害物质，过量饮酒和某些药物等因素。

566. A 精液标本采集以手淫法为主，收集在标本盒内，不能用一般的乳胶或塑料制品的避孕套来采集精液，因为这可能影响到精子的质量。

567. BCDE 世界卫生组织《人类精液检验与处理实验室手册》第5版：正常精液的液化时间为30～60分钟，如超过可有液化异常，可影响精子活动力及受孕。正常精液白细胞数要求 $<1\times10^6$/ml，前向运动精子数 >32%，精子密度 $>15\times10^6$/ml，总活力精子数 >40%，锌 >2.4μmol/L。

568. ABC

569. CD 患者有尿频、尿急等症状，需做尿常规排除泌尿道感染。阴道分泌物检查判断阴道炎症。

570. ADEF 灰白色、有腥臭味的白带可能为细菌性阴道病，患者白带常规结果可见白细胞计数增高，球菌增多，可检出线索细胞，如污染了尿液，尿常规可检出白细胞。

571. ABCDE 细菌性阴道病不会检出阴道毛滴虫，阴道毛滴虫是滴虫性阴道炎的病原体。

572. ABCDE 细菌性阴道病的治疗可口服，也可局部用药，药物用甲硝唑。

573. AB 根据患者症状，考虑为阴道炎，应选择阴道分泌物常规+BV试验完善检查。

574. D 白带常规示：清洁度Ⅳ度，WBC（++++），找到线索细胞，BV试验（+），应诊断为细菌性阴道病。

575. CDEF 细菌性阴道病的临床诊断标准包括pH >4.5、分泌物稀薄均匀、胺试验阳性、线索细胞阳性，线索细胞是诊断细菌性阴道病的重要指标之一，凡有线索细胞再加上述其他2条则诊断成立。

576. ACDF 在妊娠期，细菌性阴道病可引起不良围产期结局，如绒毛膜羊膜炎、羊水感染、胎膜早破、早产及剖宫产后或阴道产后子宫内膜感染等。常见的细菌性阴道病的并发症可包括：①盆腔炎；②异常子宫出血和子宫内膜炎；③妇科术后感染；④宫颈癌；⑤HIV感染；⑥不孕和流产。

577. D 尿常规（-）。肛诊：前列腺不大，质中，中央沟略浅。前列腺液镜检示：卵磷脂少量，白细胞30～40个/HP，可诊断为慢性前列腺炎（ⅢA）。

578. ABDE 血常规、尿常规，前列腺液细菌培养，直肠指诊，前列腺液常规等都可辅助诊断。

579. ABCDE

580. DF 细菌、沙眼衣原体、支原体和滴虫均可为前列腺炎的病原微生物。

581. ABCDEFG 脑脊液检查对疾病诊断有重要意义；血常规检查可分析白细胞及细胞分类情况；了解电解质和血糖情况，防止出现低钠和低血糖；胸部X线片检查有助于发现肺炎病灶或脓肿；颅脑和鼻窦平片可发现颅骨骨髓炎、鼻旁窦炎、乳突炎；CT、MRI检查有助于发现脑室扩大、脑沟变窄、脑肿胀、脑移位等异常表现。

582. BDFI 脑脊液检查的适应证包括：①有脑膜刺激症状时可检查脑脊液以协助诊断；②疑有颅内出血时；③有剧烈头痛、昏迷、抽搐或瘫痪等症状和体征而原因不明者；④疑有脑膜白血病患者；⑤中枢神经系统疾病进行椎管内给药治疗、手术前腰麻、造影等。视盘水肿或有脑疝先兆者禁忌穿刺。凡患者处于休克、衰竭或濒危状态以及局部皮肤有炎症、颅后窝有占位性病变或伴有脑干症状者均禁忌穿刺。

583. ACDE 病毒性脑炎、轻型结核性脑膜炎、脊髓灰质炎和神经梅毒的脑脊液呈现无色性状；化脓性脑膜炎的脑脊液呈现黄色；蛛网膜下腔梗阻的脑脊液呈现乳白色。

584. D 从以上脑脊液的检查情况，特别是涂片查见革兰阴性球菌可以初步诊断该患者的疾病为细菌性脑膜炎。

585. ABCDEF 一般支持治疗如保持呼吸道通畅，降温，控制癫痫发作，适当的抗生素治疗，特别注意的是维持电解质的平衡，低钠可加重脑水肿；积极抗颅内压增高和抗休克；若出现血管内凝聚现象时应及时给予肝素化治疗等。

586. ABCD 对该患者确诊还需做脑脊液细菌培养，从脑脊液标本中培养出病原体，并对其进行鉴定及药敏试验以指导抗生素使用。

587. BEG 该患者出现的多饮、多尿、明显消瘦、慢性病容符合糖尿病的临床表现，BP 195/104mmHg显示高血压。患者无尿频、尿急、尿痛等尿路感染的临床表现。胸部腹部查体未见异常，双肾区无叩击痛不符合肺炎与肾结石的表现。该患者还有水肿的情况，有可能肾脏功能受损，高度怀疑糖尿病肾病。

588. ADEF　为了明确糖尿病肾病的诊断，应进行眼底检查、血糖与尿常规检查及肾功能检查。该患者无甲亢，不需要做血清 FT_3、FT_4、TSH 测定。超声心动图暂时应用价值不大。

589. AF　糖尿病肾脏病变是糖尿病患者的一个重要并发症。尿常规检查可见尿蛋白出现阳性，根据病情的不同，蛋白定量可从 1～4 个加号不等；尿糖阳性。

590. D　尿糖定性试验是糖尿病诊断的初筛试验，也是尿常规检查中的一个指标。临床上出现在尿液中的糖类主要是葡萄糖，偶见乳糖、戊糖、半乳糖等。正常人的尿液中可有微量葡萄糖，用定性方法检测为阴性。尿糖定性试验呈阳性的尿液称为糖尿。尿糖定性测定的最适宜标本为午餐后 2 小时尿。

591. ADF　Hb 在 60～90g/L 提示中度贫血，尿常规结果：尿蛋白、尿糖均阳性提示糖尿病肾病；BP 195/104mmHg。收缩压 > 140mmHg，舒张压 > 90mmHg，提示高血压。

592. CDE　糖尿病患者的降压药首选 ARB 和 ACEI 类的药物，血糖高可选用口服降糖药，同时患者有中度贫血，可服用 EPO 及铁剂。

593. C　正常成人 24 小时的尿量是 1000～2000ml，24 小时的尿总量超过 2500 者称为多尿，24 小时的尿量少于 400ml 者称为少尿，24 小时的尿量少于 100ml 者称为无尿。

594. BC　该患者的隐痛腹泻符合消化道的临床表现，进食草鱼胆可能是诱因。同时该患者的尿量排出减少，很可能与肾功能损害有关。其他的选项与临床表现不符。

595. CF　肾性少尿是由于肾实质病变而引起的肾小球和肾小管的功能损伤，常见的疾病有急性肾小球肾炎、尿毒症、急性肾小管坏死、肾皮质或髓质坏死等。本题中的休克，胃大量出血和心力衰竭是肾前性少尿。尿路狭窄与前列腺增生是肾后性少尿。

596. ACF　患者出现尿量减少、肾区叩击痛，腹痛呕吐等症状，应进一步做尿常规、肾功能及血气分析等检查以明确诊断。

597. C　急性肾功能衰竭少尿期是由多种原因引起的肾功能损害，导致血中的尿素氮、肌酐的升高，以及水、电解质的紊乱，在临床中多表现为少尿，并且会伴有恶心、呕吐、水肿、血压高以及血尿、蛋白尿等，很多患者常常伴有心衰、休克等一些严重的并发症。

598. ABEFG　急性肾衰竭的并发症包括感染、心律失常、心力衰竭、昏迷和癫痫、呕血、高钾血症、低钠血症等。其中感染是最常见的并发症之一。

599. ABF　该患者尿量减少，颜面部、双下肢水肿是肾病综合征的临床表现中的一个特点。全腹无压痛、反跳痛，双肾区无叩击痛不符合尿路感染、肾结石的特点。肝脾肋下未及和肝区与双肾区无叩击痛不符合肝炎的特点。

600. ABDE　黄疸、肝炎与患者尿量减少的关系不大。

601. ABDF　肾病综合征一般表现为“三高一低”，即大量蛋白尿、水肿、血脂升高和低蛋白血症（白蛋白降低），同时还常出现血液高凝状态。

602. ACDF　患者尿量减少，伴腹胀、水肿，应进一步做凝血指标、血脂、血生化、尿常规等检查明确诊断。

603. C　患者尿蛋白强阳性，血浆蛋白显著降低，伴高脂血症，水肿，提示肾病综合征的可能。

604. ABCDE　肾病综合征的并发症有感染、急性肾衰竭、高凝状态及血栓形成、肺水肿和免疫功能低下等。

605. ACF　尿液干化学分析被称为尿试带测定法，由含干化学试剂的模块附着在坚固的塑料条或纸条上构成。尿液中各种常规化学检查内容与干化学试剂发生反应，使模块颜色发生变化，其颜色的深浅与尿液中相应化学成分的浓度成正比。当医生提出要求镜检，或出现红细胞、白细胞、蛋白质或亚硝酸盐任一项阳性，及标本来自泌尿系统疾病患者时，必须进行显微镜筛选。

606. ADF　为确保尿液检验的可靠性，必须坚持尿液全过程的全面质量控制，及分析前、分析中和分析后三个阶段的质量控制，其中分析前质控是最难控制也是必须高度重视的环节。身体处于饥饿状态时血糖值偏低，但饥饿时血糖值偏高，尿糖无影响；长期饮酒会导致尿酸增高，而对尿肌酐影响不大；大剂量青霉素可致尿常规检查中的尿蛋白偏低甚至假阴性。

607. DF　尿路感染是尿路上皮对细菌侵入导致的炎症反应，通常伴随菌尿和脓尿。尿路感染根据感染部位分为上尿路感染和下尿路感染；根据两次感染之间的关系可分为孤立或散发性感染和复发性感染。患者初诊为尿路感染且服用大剂量克拉霉素后，症状并未好转，应查尿液细菌计数细菌培养 + 药敏试验，据结果选择敏感抗生素，同时需 B 超检查以确定是否存在复杂性尿路感染。

608. ABCDF　尿路感染中的真菌、支原体、衣原体在细菌学培养中呈阴性。L 型变态细菌只能在高渗培养基内生长，一般培养基不能培养出来。有研究预计，在肾盂肾炎患者尿细菌培养阴性中，约 20% 与 L 型变态细菌有关。饮水太多，稀释了菌尿也会导致培养结果呈阴性。

609. ACE　尿液有形成分、NT－proBNP、24 小时尿蛋白定量可鉴别高血压肾损害与原发性肾脏疾病，原发性肾脏疾病的尿液有形成分和 24 小时尿蛋白定量阳性率高于高血压肾损害，高血压肾损害的 NT－proBNP 阳性率高于原发性肾脏疾病。

610. ABCEF 慢性肾衰竭无需做肝功能检查，其他选项都应做相应检查以明确诊断。

611. ABCE 慢性肾衰竭患者的临床表现为代谢性酸中毒，球蛋白比例升高。

612. BE 该患者无尿频、尿急、尿痛，与尿路感染不符。肾区无叩击痛，与肾结石不符。尿蛋白（±）等表现与肾病综合征不符。该患者血生化指标与尿常规检查的结果提示为慢性肾衰竭。UA 为 600.3μmol/L，提示高尿酸血症。

613. ACDF 非均一性血尿见于原发性肾小球疾病，如急慢性肾小球肾炎，肾盂肾炎，肾病综合征，IgA 肾病等，以及继发性肾小球疾病，如紫癜性肾炎，狼疮肾炎，糖尿病肾病，肾淀粉样变等。前列腺癌与血友病产生的是均一性血尿。

614. F 诊断依据：患儿病前有明显链球菌感染史，起病急，病程中有反复肾小球源性肉眼血尿，蛋白尿等急性肾炎综合征。伴持续镜下血尿，不伴水肿、少尿及高血压，肾功能正常，ASO 升高，补体 C3 下降。根据尿有形成分分析仪结果：红细胞信息为不均一性红细胞；红细胞相差显微镜结果：红细胞畸形率 83%，基本确定该患儿的尿红细胞为肾小球源性红细胞。患儿近期无相关肾毒性药物使用情况及继发病史，自身抗体检测阴性，且无皮疹、关节肿胀及不明原因发热等，可排除相关继发性因素，故考虑为原发性，暂不考虑系统性红斑狼疮及过敏性紫癜性肾炎。

615. ABCE 急性肾小球肾炎简称急性肾炎，是由多种病因引起的肾小球疾病，其临床特点为起病急，以急性肾炎综合征（血尿、蛋白尿、水肿、高血压，并可伴一过性氮质血症）为主要表现，多见于链球菌感染之后，尿检可见红细胞管型。

616. ABCDF 急性肾小球肾炎的常见并发症主要是包括感染、凝血功能异常、肾性高血压、肾性贫血、水电解质平衡紊乱、急性左心衰、肺水肿、尿毒症、脑病等。

617. ABCDEF 本病常因 β-溶血性链球菌“致肾炎菌株”A 组乙型感染导致。细菌、真菌、病毒、立克次体、螺旋体、支原体均可引发急性肾小球肾炎，患者常于链球菌感染后 1~3 周，出现急性肾炎的表现。

618. E 该患者无明显继发性肾病诱因，如糖尿病、过敏、乙肝病毒感染等，也无家族遗传特征，根据临床表现（无明显诱因下自觉双下肢水肿，伴有颜面部水肿，时有腰酸不适等），符合肾病综合征的诊断。

619. ABCEF 患者未出现心脏疾病，无需做心肌酶检测，其他选项都应做以明确诊断。

620. DE 诊断依据：①尿蛋白 > 3.5g/L，血浆白蛋白 < 30g/L，双下肢及颜面部水肿，血胆固醇及三酰甘油均升高；②排除紫癜肾炎、狼疮肾炎、乙肝相关性肾炎、糖尿病肾病、肾淀粉样变性、骨髓瘤性肾病及遗传等继发因素；③肾活检病理提示膜性肾病；④BP 165/105mmHg。

621. ACDE 肾病综合征是肾脏长期病变导致的肾脏进一步损害，可累及全身，肾病综合征的特点是大量蛋白尿、水肿、血脂升高、高凝状态等。

622. B 聚丙烯酰胺蛋白电泳可用于鉴别肾小球与肾小管蛋白尿，肾小球蛋白尿蛋白量大，以白蛋白为主，电泳条带颜色深，肾小管蛋白尿蛋白含量小，电泳条带颜色浅。

623. CDE 肾小球肾炎、糖尿病、系统性红斑狼疮都有肾损害，产生肾性蛋白尿，急性膀胱炎是肾后性，多发性骨髓瘤是溢出性蛋白尿，溶血性贫血为肾前性。

624. CDEF 肾小球性疾病、肾小管性疾病、肾血管性疾病、肾间质性疾病都属于肾性急性肾损伤。

625. ABCDEF 为确诊肾性急性肾损伤（AKI），并排除肾小球肾炎、肾前性 AKI、肾后性 AKI 及其他肾性 AKI，必须判断肾脏结构与功能障碍状态，并排除泌尿系统其他病理状况。因此须进行血常规、血生化、尿液分析及血清免疫学检查，以及肾脏超声检查，必要时应进行肾活检。

626. CF 变形红细胞尿是指血尿中 80% 以上的红细胞形态异常，其特点是红细胞体积减小，形态各异，如面包圈样、出芽样、头盔样、皱缩红细胞、影形红细胞、裂片样红细胞等，提示为肾小球源性血尿。主要见于各种类型的急慢性肾小球肾炎（包括继发性肾损害，如红斑狼疮肾炎，糖尿病肾病）和肾小球肾病等；一般认为是红细胞通过受损的肾小球基底膜受到血管内挤压及通过肾小管时又受到不同渗透压和 pH 的作用，而导致缩小变形。均一性红细胞尿是指血尿中 80% 以上的红细胞形态正常，为圆盘双凹状，称为非肾小球源性血尿，常见于泌尿系结石，肾结核，肾或膀胱肿瘤以及肾外伤等。

627. ABCE AKI 患者在利尿药的治疗作用下，虽然尿量增加，但 Scr 仍可能进行性升高，这是因为肾小球滤过率并未恢复，此时提示 AKI 重症，应早期进行血液透析肾脏替代治疗。重症 AKI 患者倾向于早期进行透析，目的在于：①对容量负荷过重者可清除体内过多的水分；②清除尿毒症毒素；③纠正高钾血症和代谢性酸中毒以稳定机体内环境；④有助于液体、热量、蛋白质及其他营养物质的补充。其次，注意卧床休息。

628. B 患者无尿频、尿急、尿痛的尿路感染刺激征；IgA 正常，不符合 IgA 肾病。双肾区无叩痛，不符合尿路结石。该患者病史较短，既往无慢性肾疾病史，且血常规示 Hb 140g/L，无贫血，暂不考虑慢性肾小球肾炎急性发作。其次该患者无系统性红斑狼疮表现。

629. BCF　大量蛋白尿（>3.5g/24h）或肾小球血尿（尿中见畸形红细胞）可判断为肾小球疾病，必要时行肾穿刺病理活检术明确病理类型，协助诊断。

630. BEF　为明确该患者是否患有肾病综合征，应做肾病理活检以明确是否有肾实质损害，白蛋白水平检查以明确是否有血清白蛋白降低，血脂检查以明确是否有高脂血症等。

631. ABCD　系统性红斑狼疮肾炎、紫癜性肾炎、乙肝病毒相关性肾炎、糖尿病肾炎属于继发性肾小球疾病，其他选项都是原发性肾小球肾炎。

632. ABCD　肾小球损伤、血浆中低分子量的蛋白质异常增多使蛋白滤过肾小球，肾小管损伤使蛋白重吸收障碍，炎症肿瘤或药物刺激泌尿系统分泌蛋白增多使蛋白溢出，均可导致尿蛋白产生。

633. ABC　患者有糖尿病和高血压病史，最近出现水肿，蛋白尿，提示糖尿病肾病的可能性较大。

634. ABDE　患者还需进行下列实验室检测以明确诊断：肝功能、肾功能、血脂全套、血糖、尿蛋白检测、止凝血功能；肾脏影像学；糖尿病视网膜病变检查；必要时肾活检，病理活检仍是糖尿病肾病诊断的“金标准”。

635. ADF　诊断依据为：2 型糖尿病 3 年，水肿，白蛋白低，尿蛋白 >500mg/24h，高血脂，肾功能减退，该患者已达肾病综合征程度。

636. ABCD　早期肾损伤是指由于多种原因导致的肾实质改变或功能异常，但尿常规检验及常用肾功能试验无明显异常，而且缺乏有关的症状与体征。早期发现和诊断早期肾损伤，及时采取预防和干预治疗，对避免肾损伤发展至不可逆的肾衰竭有重要的临床意义。目前，已经建立了不少用于早期肾损伤的检测方法，例如，尿微量白蛋白、转铁蛋白定量可以诊断早期肾小球损伤；尿中部分低分子量蛋白（如 β_2 - 微球蛋白、α_1 - 微球蛋白、视黄醇结合蛋白）和尿酶定量对早期肾小管损伤诊断有重要价值。

637. E　磺基水杨酸法、加热乙酸法、试带法一般不能检出尿中微量白蛋白，不可因其阴性而认定微量白蛋白阴性，免疫学方法灵敏度高，特异性好，是适宜的定量方法。

638. D　该患者最有可能诊断为急性肾盂肾炎，急性肾盂肾炎一般由细菌逆尿路引起。明确病因首选尿细菌学检验。

639. F　尿细菌定量培养时，留取标本前应先清洁外阴，留取中段尿以减少污染。

640. BCD　大肠埃希菌、克雷伯菌、变形杆菌等都能引起急性肾盂肾炎，泌尿系统感染等症状。

641. D　维生素 C 是一种还原剂，可与尿糖等试剂发生化学反应，干扰尿糖、隐血等检测结果；该糖尿病患者尿糖及隐血阴性，建议应停用维生素 C 后再复查尿常规。

642. DEF　糖尿病肾病是由于长时间患糖尿病而导致的蛋白尿以及肾小球滤过率进行性降低，是糖尿病患者最重要的合并症之一。糖尿病肾病会出现蛋白尿，若疑患糖尿病肾病，但尿干化学蛋白阴性，需磺基水杨酸法复查尿蛋白，同时需查 24 小时尿蛋白定量、微量白蛋白。

643. D　糖尿病肾病的病变部位为肾小球，滤过膜物理和电化学屏障被破坏，白蛋白可自由通过。免疫球蛋白 IgG、免疫球蛋白 IgM 难以通过滤过膜；β_2 - 微量球蛋白、溶菌酶主要被肾小管重吸收。分泌型免疫球蛋白 IgA 主要存在消化道、呼吸道、下泌尿道。

644. C　糖尿病肾病如有肾实质损害，应首先考虑肾小球滤过膜损害。

645. D　该患者极有可能罹患急性前列腺炎合并尿路结石，故尿白细胞和红细胞阳性。

646. AB　患者可能尿路感染，红白细胞升高，尿蛋白不一定有阳性，因此管型阳性可能性不大，最有可能的是红细胞 78.34/μl、白细胞 102.23/μl。

647. DE　急性前列腺炎和尿路结石所致尿红细胞为非肾小球性，以均一性红细胞为主，形态大致正常。

648. CEF　患者无蛋白尿，管型不会出现，最有可能可发现白细胞、红细胞、结晶等。

649. D　急性肾小球肾炎对肾小管重吸收影响不大，且该患儿无酮症酸中毒，故尿酮体应为阴性。

650. F　Ⅱ型超敏反应和Ⅲ型超敏反应均参与急性肾小球肾炎病理改变，其中以Ⅲ型超敏反应为主。

651. B　患儿肾脏病变且出现水肿，蛋白尿，最有可能为肾小球滤过膜损害，导致蛋白滤过肾小球随尿排出。

652. ACE　患儿起病急，且出现水肿、少尿等症状，考虑肾实质损害，可能为急性肾小球肾炎、急进性肾小球肾炎、急性肾衰竭。

653. ABCDEF　尿中 FDP 测定反映肾小球血管内凝血及纤溶，若肾小球滤过率进行性下降或病情于 2 个月尚未见好转，应及时做肾活检以明确诊断。

654. ABEFH

655. ACEF　急性肾炎肾损害一般多采用保守治疗，治疗原则是积极治疗感染灶、注意卧床休息、低盐饮食、利尿消肿、降血压等对症治疗等，少数发生急性肾衰竭而有透析指征时，不一定需长期维持透析，也无需血浆置换和激素冲击疗法。

656. CF　患者有泌尿系统症状及肾叩击痛，首先应行尿常规，筛查可能的肾脏病变以及确认是否感染，做尿培养以明确诊断。

657. B　尿路感染的致病菌多为大肠埃希菌，占 75% 以上，在留取尿细菌检查标本后应立即开始治疗，首选对革兰阴性杆菌有效的药物。72 小时显效者无需换药，否则应按药敏试验结果更改抗生素。

658. ABDEFGH 尿路感染均可出现膀胱刺激征，以下尿路感染为突出表现，不具有定位意义。

659. B 尿路感染最常见的致病菌是肠道革兰阴性杆菌，以大肠埃希菌最常见，占 75% 以上，其他依次是变形杆菌、克雷伯菌。本例 20 天前有类似发作，在本次尿培养结果尚未出来前，应考虑复发。

660. AB 患者起病急，尿红细胞和蛋白阳性，肌酐升高，提示急性肾小球肾炎、急进性肾小球肾炎可能。

661. B 以急性肾炎综合征起病，但 2 周后病情无好转，且肾功能急剧恶化，应考虑急进性肾小球肾炎。

662. D 急进性肾小球肾炎的病理类型为新月体性肾小球肾炎。

663. ABCFG 强化血浆置换疗法主要适用于Ⅰ型，该疗法需配合糖皮质激素及细胞毒药物；甲泼尼龙冲击联合环磷酰胺治疗对Ⅰ型疗效较差；透析指征为严重高钾血症（>6.5mmol/L）、代谢性酸中毒（pH<7.5）、容量负荷过重对利尿药治疗无效、心包炎和严重脑病等，该患者无透析指征。

664. ACEF 如果患者摄入大量液体或剧烈运动后可影响尿液成分，因而随机尿不能准确反映患者状况；衣原体、支原体培养应留取前段尿，且应憋尿 3 小时以上，常用 3 小时尿为标本。

665. BDE 甲苯作为防腐剂，应该是每 100ml 尿液中加入甲苯约 0.5ml；福尔马林适用于尿液 Addis 计数的防腐，不适用于尿液的化学检查。

666. BD 试带法检测尿液蛋白质的特点是对球蛋白不敏感；磺柳酸法检测尿蛋白灵敏度高，易出现假阳性，而不是假阴性。

667. ACDEF 强酸性尿易造成假阴性结果，其他选项均正确。

668. E 急性肾盂肾炎起病急骤，出现发热、寒战、恶心、呕吐、尿频、尿急、尿痛、腰部钝痛、排尿困难等，体温多在 38℃ 以上，查体还可发现一侧或两侧肋脊角或输尿管点压痛或叩击痛。

669. ABCDE 尿路感染偶见颗粒管型；蜡样管型出现于尿中提示局部肾单位有长期阻塞性少尿或无尿现象，说明肾小管严重变性坏死，见于慢性肾小球肾炎的晚期、肾衰竭及肾淀粉样变性，偶见于肾移植术后急性和慢性排斥反应时；尿路感染镜下尿 RBC 为均一形态。

670. B

671. BE 闪光细胞常见于肾盂肾炎和膀胱炎。

第二章　临床免疫学专业

一、单选题：每道试题由1个题干和5个备选答案组成，题干在前，选项在后。选项A、B、C、D、E中只有1个为正确答案，其余均为干扰选项。

1. 注射大剂量抗原后形成免疫耐受的原因是

A. 抗体形成速度慢，而代谢速度过快所致
B. 抗原过剩，多余的抗原中和了抗体
C. 产生无功能抗体
D. 浆细胞麻痹
E. B细胞分化增殖受到抑制

2. 打破自身耐受的原因之一是

A. 与自身抗原有相似结构成分的微生物进入体内
B. Th细胞功能障碍
C. Ts细胞增多
D. 免疫系统不间断地与低剂量自身抗原接触
E. 内源性可溶性抗原的产生

3. 抑制Th2功能的细胞因子是

A. IL-2　　B. IFN-γ
C. IL-4　　D. IL-5
E. IL-10

4. T细胞活化的抑制性受体是

A. CTLA-4　　B. KAR
C. TCR　　D. IL-1R
E. IL-2R

5. Ⅰ型超敏反应又称为

A. 免疫复合物型超敏反应
B. 迟发型超敏反应
C. 速发型超敏反应
D. 细胞毒型超敏反应
E. 细胞溶解型超敏反应

6. 下列哪些细胞表达高亲和力的FcεRI

A. 单核细胞、巨噬细胞
B. 中性粒细胞、肥大细胞
C. 中性粒细胞、嗜碱性粒细胞
D. 肥大细胞、嗜碱性粒细胞
E. 嗜酸性粒细胞、嗜碱性粒细胞

7. 下列哪项能诱导已被草、花粉致敏者的肥大细胞脱颗粒

A. 抗IgE的F $(ab)_2$
B. 抗草、花粉变应原的IgG
C. 草、花粉变应原的一个单价片断
D. 抗草、花粉变应原的IgE
E. 抗IgE的Fab与细胞表面IgE结合

8. 下列哪项疾病属于免疫复合物型超敏反应

A. 过敏性休克
B. 特应性皮炎
C. 新生儿溶血症
D. 链球菌感染后肾小球肾炎
E. 肺出血-肾炎综合征

9. 预防Rh血型不合引起新生儿溶血症的方法是

A. 用抗Rh血清给新生儿进行人工被动免疫
B. 给胎儿输入母亲的红细胞
C. 用过量的抗原中和母亲的抗Rh球蛋白
D. 用免疫抑制剂抑制母体产生抗Rh抗体
E. 分娩72小时内给产妇注射抗Rh血清

10. Ⅱ型超敏反应的发生机制是

A. Mφ直接吞噬靶细胞
B. CTL特异性杀伤靶细胞
C. 补体依赖的细胞毒作用
D. 中性粒细胞释放溶酶体酶
E. 嗜酸性粒细胞介导的ADCC效应

11. 不能引起肥大细胞和嗜碱性粒细胞脱颗粒的因素是

A. 细胞表面IgE与多价Ag结合
B. C3a、C5a
C. 植物凝集素与细胞上IgE分子结合
D. IgE与单价Ag结合
E. 抗FcεRⅠ抗体

12. 关于Ⅰ型超敏反应的叙述，下列说法正确的是

A. 由IgG抗体介导
B. 以释放大量细胞因子为特征
C. 只发生在人类中
D. 白三烯介导Ⅰ型超敏反应迟发相
E. 24小时反应达到高峰

13. 不参与Ⅳ型超敏反应的成分是

A. $CD4^+$ T细胞　　B. 巨噬细胞
C. 细胞因子　　D. $CD8^+$ T细胞
E. 补体

14. 与 IgE 类抗体无关的是
A. 枯草热　B. 食物过敏症
C. 变态反应性鼻炎　D. 赫氏反应
E. 青霉素皮肤试验阳性

15. 下列哪些因素可改变自身组织和细胞的免疫原性
A. 感染、电离辐射、药物
B. 外伤、异体组织移植
C. 外科手术、免疫接种、药物
D. 肿瘤、免疫接种、感染
E. 外伤、肿瘤、免疫接种

16. 与胰岛素依赖型糖尿病相关的是
A. HLA - DR3/DR4　B. HLA - DR5
C. HLA - B8　D. HLA - B27
E. HLA - DR4

17. 关于自身免疫病的叙述，下列说法错误的是
A. 血清中存在高效价的自身抗体
B. 对机体造成组织损伤
C. 血清中存在针对自身抗原的致敏淋巴细胞
D. 自身免疫一定会引起自身免疫病
E. 能引起相应的临床症状

18. 下列哪项不符合自身免疫病的基本特征
A. 病变组织中有 Ig 沉积或淋巴细胞浸润
B. 应用自身抗原或自身抗体可复制出具有相似病理变化的动物模型
C. 血清中存在自身抗体和（或）针对自身抗原的致敏淋巴细胞
D. 病情的转归与自身免疫反应强度无关
E. 能通过患者的血清或致敏淋巴细胞使疾病被动转移

19. 属于自身免疫病的是
A. 艾滋病　B. 白血病
C. 多发性骨髓瘤　D. 流行性乙型脑炎
E. 胰岛素依赖型糖尿病

20. 长期服用异烟肼引起红斑狼疮样综合征的原因是
A. 药物与细胞内组蛋白或 DNA 结合，使自身组织成分改变
B. 药物与自身组织成分有共同抗原
C. 药物引起隐蔽抗原的释放
D. 药物使机体抵抗力降低，易于感染病原微生物
E. 药物使免疫调节功能受损

21. 下列哪种疾病不属于自身免疫病
A. SLE　B. 风湿热
C. 重症肌无力　D. 荨麻疹
E. 甲状腺功能亢进

22. 诊断体液免疫缺陷的试验宜用
A. 血清免疫球蛋白（Ig）定量测定
B. OT 试验
C. 白色念珠菌素试验
D. E 花环试验
E. EAC 花环试验

23. ADA 和 PNP 缺陷可导致
A. 粒细胞发育障碍
B. 慢性肉芽肿病
C. Bruton 综合征
D. 共济失调毛细血管扩张症
E. 伴有酶缺陷的联合免疫缺陷病

24. 骨髓检查对哪类免疫缺陷病有重要意义
A. Bruton 综合征
B. 慢性肉芽肿病
C. 白细胞黏附缺陷
D. DiGeorge 综合征
E. 选择性 Ig 缺乏症

25. 以下哪项不是免疫缺陷病的特征
A. 易遭受微生物反复感染或重症感染
B. 易发生自身免疫病
C. 易发生恶性肿瘤
D. 常可检出高滴度的自身抗体
E. 某些免疫缺陷病与遗传基因异常有关

26. 最早发现的肿瘤特异性抗原是
A. MAGE - 1 蛋白　B. CEA
C. AFP　D. BAGE
E. EBV 蛋白

27. 用于主动免疫特异性治疗肿瘤的物质是
A. 酵母多糖　B. 卡介苗
C. 抗独特型抗体疫苗　D. 生物导弹
E. IL - 2

28. NK 细胞杀伤瘤细胞的机制不包括
A. ADCC 效应　B. 释放穿孔素
C. 诱导瘤细胞凋亡　D. 需要补体参与
E. 释放 IL - 1、IL - 2、IFN - γ

29. 在器官移植失败的原因中，除了排斥反应外的另一个重要因素是
A. 手术失败
B. 药物的毒副作用
C. 免疫功能低下导致感染
D. 术后大出血
E. 超敏反应

30. 用鼠源性抗 CD3 单克隆抗体防治移植排斥反应时，最主要的并发症是

A. GVHR　　B. HVGR
C. Ⅰ型超敏反应　　D. 自身免疫性疾病
E. 肿瘤

31. 骨髓移植后引起 GVHR 的主要效应细胞是

A. T 细胞　　B. B 细胞
C. NK 细胞　　D. 单核细胞
E. 造血干细胞

32. GVHR 主要见于

A. 肾脏移植　　B. 心脏移植
C. 骨髓移植　　D. 肺脏移植
E. 脾脏移植

33. 关于移植耐受的诱导，下列说法错误的是

A. 全身淋巴照射在骨髓移植时可形成不同程度的嵌合体
B. 紫外线照射可以灭活朗格汉斯细胞的抗原提呈功能
C. 预用环磷酰胺、环孢素 A 等免疫抑制剂可以诱导耐受
D. 抗淋巴细胞血清对供、受体都产生免疫耐受
E. 抗黏附分子的抗体可阻断免疫细胞的活化，导致免疫耐受的产生

34. 抗体分子上一个抗原结合部位与相应抗原表位之间的结合强度被称为

A. 吸引力　　B. 亲和力
C. 亲合力　　D. 聚合力
E. 杀伤力

35. 对 ELISA 的双抗体夹心法而言，固相载体的标记物是

A. 待检抗原　　B. 已知抗原
C. 已知抗体　　D. 酶标抗体
E. 酶标抗原

36. 溶血空斑试验的一个空斑代表

A. 一个 Th 细胞　　B. 一个 CTL
C. 一个 B 细胞　　D. 一个抗体形成细胞
E. 一个 NK 细胞

37. 外周血 E 花环阳性率为

A. 20% ~30%　　B. 30% ~40%
C. 40% ~50%　　D. 50% ~60%
E. 70% ~80%

38. LPS 可激发下列哪种细胞转化

A. B 淋巴细胞　　B. T 淋巴细胞
C. NK 细胞　　D. 巨噬细胞
E. LAK 细胞

39. 下列哪项与抗原抗体的结合力无关

A. 静电引力　　B. 氢键
C. 共价键　　D. 范德华引力
E. 疏水作用力

40. 免疫缺陷者不宜接受活疫苗接种的主要原因是

A. 不能产生抗体
B. 不能产生细胞免疫
C. 不能形成免疫记忆
D. 不能诱导机体产生抗毒素
E. 疫苗在体内增殖

41. 不属于免疫抑制剂的药物是

A. 左旋咪唑　　B. 环孢素 A
C. FK - 506　　D. 糖皮质激素
E. 依维莫司

42. 肿瘤疫苗与传统疫苗的主要区别是

A. 肿瘤疫苗主要用于肿瘤的预防
B. 传统疫苗主要用于疾病的治疗
C. 肿瘤疫苗主要用于肿瘤的预防和治疗
D. 肿瘤疫苗是免疫重建疗法
E. 肿瘤疫苗是人工被动免疫疗法

43. 下列不属于人工主动免疫特点的是

A. 接种物常为抗原性物质
B. 发挥作用较快
C. 免疫力维持时间较长
D. 主要用于预防
E. 可增强机体的抗病能力

44. 下列有关 IgM 说法正确的是

A. IgM 在分子结构上有铰链区
B. 天然的血型抗体为 IgM
C. IgG 的溶血作用比 IgM 强
D. 在个体发育中合成较晚
E. 分泌型 IgM 为四聚体

45. 具有过敏毒素作用的是

A. C5a　　B. C1q
C. C3b　　D. Ⅰ因子
E. H 因子

46. 刺激浆细胞瘤和 B 细胞杂交瘤生长的因子是

A. IFN - α、TNF - β　　B. TNF - α、IL - 1
C. IL - 2、IFN - γ　　D. IL - 6
E. IL - 6、IL - 1

47. 仅表达 HLA Ⅰ类分子的是

A. 红细胞　B. 淋巴细胞
C. 血小板　D. 单核细胞
E. B淋巴细胞，单核细胞

48. 调控Ⅰ型超敏反应的是
A. 巨噬细胞　B. T细胞
C. B细胞　D. NK细胞
E. 嗜酸性粒细胞

49. AFP是
A. 异种抗原　B. 同种异型抗原
C. 异嗜性抗原　D. 自身抗原
E. 肿瘤相关抗原

50. 体液补体抑制因子是
A. C1q　B. IgG_1
C. IL－2　D. H因子
E. B因子

51. 既属于免疫球蛋白基因超家族又属于造血因子受体超家族的是
A. IL－6受体、IL－2受体
B. IL－2受体、IL－4受体
C. IFN－α受体、IFN－γ受体
D. IL－β受体
E. IL－1受体

52. 下列哪一类细胞产生IgE
A. T淋巴细胞　B. B淋巴细胞
C. 巨噬细胞　D. 肥大细胞
E. 嗜碱性粒细胞

53. 在减敏治疗中，诱导机体产生的封闭抗体是
A. IgM　B. IgG
C. IgE　D. IgD
E. IgA

54. 机体免疫系统排斥或杀灭突变细胞的功能称为
A. 免疫监视　B. 免疫自稳
C. 免疫防御　D. 免疫识别
E. 免疫应答

55. 成熟淋巴细胞定居的部位是
A. 周围免疫器官　B. 淋巴结
C. 骨髓　D. 胸腺
E. 法氏囊

56. 血清中含量最低的补体分子是
A. C1　B. C3
C. C2　D. C4
E. C5

57. 实验室常用的补体灭活条件是
A. 56℃，30分钟　B. 52℃，30分钟
C. 45℃，30分钟　D. 50℃，25分钟
E. 37℃，25分钟

58. 不能通过经典途径激活补体的Ig是
A. IgM　B. IgG_3
C. IgA　D. IgG_1
E. IgE

59. 与细胞免疫密切相关的细胞是
A. 大单核细胞　B. 中性粒细胞
C. T淋巴细胞　D. B淋巴细胞
E. 嗜碱性细胞

60. 临床上检测的RF主要是
A. IgA　B. IgD
C. IgG　D. IgM
E. IgE

61. 下列哪种免疫功能过高会产生超敏反应，过低会引起免疫缺陷病
A. 免疫防御　B. 免疫应答
C. 免疫自稳　D. 免疫监视
E. 免疫调控

62. 患者男，45岁，刺激性咳嗽2个月，痰中带血1个月。胸片显示肺部有团块状阴影，痰中可见肿瘤细胞，诊断：肺癌。患者全身免疫状态属于
A. 免疫防御过高　B. 免疫监视低下
C. 免疫自稳失调　D. 免疫耐受增强
E. 免疫防御低下

63. 动物采血应在末次免疫后，采血时间为
A. 1～3天　B. 5～7天
C. 7～10天　D. 10～20天
E. 20天以上

64. 以下具有免疫原性的佐剂是
A. 液状石蜡　B. 羊毛脂
C. 磷酸钙　D. 卡介苗
E. 表面活性剂

65. 下列哪种物质的免疫原性最弱
A. 多糖　B. 蛋白质
C. 类脂　D. 核酸
E. 糖蛋白

66. 半抗原的基本特性是
A. 只有免疫原性而无抗原性
B. 只有抗原性而无免疫原性
C. 既有抗原性又有免疫原性
D. 无抗原性和免疫原性

E. 无须与蛋白质载体结合就能发挥作用

67. 下列选项中哪一项为免疫佐剂

A. 多聚核苷酸　　B. 福氏不完全佐剂
C. 福氏完全佐剂　　D. 百日咳杆菌
E. 外毒素

68. 下列动物的抗血清中，抗原抗体反应比例合适范围较窄，且一般用作免疫治疗的是

A. 家兔　　B. 山羊
C. 鸡　　D. 豚鼠
E. 马

69. 常用的细胞破碎方法不包括

A. 反复冻融法　　B. 超声破碎法
C. 酸处理法　　D. 表面活性剂处理法
E. 自溶法

70. 下列关于免疫程序的说法，正确的是

A. 在一定剂量范围内，免疫原剂量越大，产生的抗体效价越高
B. 初次免疫一般选择皮下接种
C. 加强免疫一般选择皮内接种
D. 首次免疫后应该很快进行第 2 次抗原注入
E. 第 1 次与第 2 次免疫间隔时间以 7 ~ 10 天为好

71. 聚乙二醇（PEG1000 ~ 2000）是目前最常用的细胞融合剂，使用浓度（W/V）一般为

A. 20%　　B. 30%
C. 40%　　D. 50%
E. 60%

72. 保存杂交瘤细胞株时使用的保护剂是

A. 聚乙二醇　　B. 石蜡
C. 二甲基亚砜　　D. 甲醛
E. 植物血凝素

73. 保留抗原结合部位的最小功能片段是

A. Fab　　B. Fv
C. ScFv　　D. VH
E. Fc

74. 体外诊断用单克隆抗体的制备方法常用以下哪项

A. 动物体内诱生法
B. 悬浮培养系统
C. 中空纤维细胞培养系统
D. 微囊化细胞培养系统
E. 有限稀释法

75. 下列基因工程抗体免疫原性最低的是

A. 小分子抗体　　B. 嵌合抗体
C. 抗体融合蛋白　　D. 改形抗体
E. 双特异性抗体

76. 自身红细胞凝集试验主要的单克隆抗体为

A. 抗人 A 型红细胞单抗
B. 抗人 B 型红细胞单抗
C. 抗人 AB 型红细胞单抗
D. 抗人 O 型红细胞单抗
E. 抗红细胞不完全抗体

77. SPA 协同凝集试验中的抗体类别是

A. IgM　　B. IgG
C. IgA　　D. IgE
E. IgD

78. IgG 抗体难以直接与红细胞发生凝集反应的原因是 IgG

A. 抗体亲和力不够
B. 分子量太小
C. 不能同时连接两个红细胞
D. 抗体分子数量太少
E. 特异性不强

79. 血清学试验用于急性传染病诊断的最可靠的发现是

A. 高抗体滴度　　B. 抗体滴度逐渐下降
C. 抗体滴度逐渐增高　　D. 阳性补体结合试验
E. 没有相应抗体

80. 引起冷凝集素综合征的自身抗体主要是

A. IgA　　B. IgG
C. IgM　　D. IgE
E. IgD

81. 下列试验不属于凝集反应的是

A. ABO 血型鉴定　　B. E 玫瑰花环形成试验
C. Coombs 试验　　D. 细菌菌种鉴定
E. 肥达反应

82. 将红细胞悬液分别加到血型卡的两个区域内，再分别加入抗“A”和抗“B”血清，检测结果：血“AB”型。下列描述错误的是

A. 属于直接凝集反应
B. 属于间接凝集反应
C. 红细胞为颗粒性抗原
D. 红细胞是凝集原
E. 抗血清是凝集素

83. 沉淀反应中最主要的影响因素是

A. 溶液的 pH　　B. 溶液的离子浓度
C. 抗体的质量　　D. 抗原抗体的比例
E. 温度

84. 实验：在琼脂板上相距 5mm 打双排孔，A 排加入粗

提纯人血清 IgG，B 排加入免抗人血清抗体，放入湿盒内，置 37℃温育 48 小时后，A 排和 B 排之间可见多条沉淀线。此免疫学方法为

A. 单向扩散试验　B. 双向扩散试验
C. 絮状沉淀试验　D. 凝胶凝集试验
E. 双向凝集试验

85. 下列有关单向扩散试验平板法的说法，错误的是

A. 将抗体或抗血清混入 3.0% 琼脂糖内
B. 将抗原加入孔中，放 37℃让其自由扩散
C. 24～48 小时后可见孔周围出现沉淀环
D. Mancini 曲线：适用于大分子抗原的长时间扩散（>48 小时）的结果处理
E. Fahey 曲线：适用于小分子抗原和较短时间扩散的结果处理

86. 下列关于免疫比浊法对抗体的要求，说法不正确的是

A. 特异性强　B. H 型抗体
C. 效价高　D. 亲和力高
E. R 型抗体

87. 下列关于免疫浊度法的优点不正确的是

A. 不适于大批量标本的检测
B. 敏感度高（达 ng/L）
C. 精确度高（CV <5%）
D. 简便快速，易于自动化
E. 稳定性好

88. 属于沉淀反应的是

A. 肥达试验　B. 外斐试验
C. 免疫比浊法　D. 梅毒 RPR 试验
E. 抗人球蛋白试验

89. 免疫比浊法常用的增浊剂是

A. NaCl　B. 明胶
C. 硫酸铵　D. 聚乙二醇或吐温 -20
E. 牛血清白蛋白

90. 放射免疫分析（RIA）试验中抗原抗体复合物的放射性强度与待测抗原呈

A. 正比关系　B. 函数关系
C. 反比关系　D. 曲线关系
E. 正弦关系

91. 免疫放射分析（IRMA）的最大特点是

A. 应用过量标记抗体　B. 应用过量标记抗原
C. 有分离步骤　D. 无分离步骤
E. 应用放射标记物

92. 放射免疫分析的优点不包括

A. 灵敏度高、特异性强
B. 重复性好
C. 标本及试剂用量少
D. 安全，无毒，试剂易保存
E. 操作简便易于标准化

93. 目前，放射免疫分析（RIA）在下列哪项检测上使用较少

A. 内分泌激素　B. 药物监测
C. 肿瘤标记物　D. 细菌抗原
E. 微量蛋白质

94. 放射免疫分析中分离结合与游离标记物的方法不包括

A. 第二抗体沉淀法　B. PEG 沉淀法
C. PR 试剂法　D. 离子交换层析法
E. 活性炭吸附法

95. 荧光色素中呈现明亮黄绿色荧光的是

A. 藻红蛋白
B. 四甲基异硫氰酸罗丹明
C. 四乙基罗丹明
D. 异硫氰酸荧光素
E. 亮绿

96. 下列关于作为荧光抗体标记的荧光素必须具备的条件，与提高观察效果有关的是

A. 必须具有化学上的活性基团，能与蛋白稳定结合
B. 性质稳定不会影响抗体活性
C. 荧光效率高，荧光与背景组织色泽对比鲜明
D. 与蛋白质结合的方法简便迅速
E. 与蛋白质的结合物稳定

97. 下列不属于淋巴细胞亚群测定常用方法的是

A. 免疫荧光法　B. 流式细胞仪测定
C. 酶免疫组化法　D. 放射免疫法
E. 间接凝集法

98. 在荧光素标记抗体技术中，荧光素抗体之间的结合是靠

A. 范德华力　B. 氢键
C. 离子键　D. 共价键
E. 静电引力

99. 能阻断红外线的透过，安装在荧光显微镜灯室聚光镜前面的是

A. 衍射滤板　B. 隔热滤板
C. 激光滤板　D. 吸收滤板
E. 折射滤板

100. 荧光是指某些物质受到一定波长光激发后

A. 在极短时间内发射出的波长大于激发光波长的光
B. 在极短时间内发射出的波长小于激发光波长的光

C. 在极短时间内发射出的波长等于激发光波长的光
D. 将全部吸收的光能都转变为荧光
E. 发射荧光前无能量部分消耗

101. 利用间接免疫荧光和 ELISA 间接法检测血清中自身抗体，下列说法正确的是
A. 第 1 抗体为羊抗人 Ig
B. 第 2 抗体为人 Ig
C. 第 1 抗体为兔抗人 Ig
D. 第 1 抗体为人 Ig，第 2 抗体为羊抗人 Ig
E. 第 1 抗体为人 Ig，第 2 抗体为荧光或酶标记的羊/兔抗人 Ig

102. 下列关于荧光抗体染色结果的判断，不正确的是
A. 阳性细胞的显色分布有胞质型、胞核型和膜表面型三种类型，显色深浅可作为抗原定性、定位和定量的依据
B. 标本的特异性荧光强度一般用（+）表示，（++）以上判定为阳性
C. 每次实验时均需设立严格的实验对照（阳性和阴性对照），阴性对照应呈（-）或（±）
D. 根据呈（+）、（-）的血清最高稀释度判定特异性抗体效价
E. （++）代表荧光较弱但清楚可见

103. 在对比染色或双参数荧光标记中使用最多的两种荧光染料为
A. FITC 和 R-RE　　B. RB200 和 FITC
C. RB200 和 TRITC　　D. TRITC 和 FITC
E. R-RE 和 RB200

104. 下列关于血清中酶活力的测定，描述错误的是
A. 可测定产物生成量
B. 可测定底物消耗量
C. 需最适 pH
D. 需最适温度
E. 与底物浓度无关

105. 用于酶免疫技术的 HRP，其 RZ 值应大于
A. 1.0　　B. 2.0
C. 3.0　　D. 4.0
E. 5.0

106. TMB 经 HRP 作用后变为蓝色，加入硫酸终止反应后变为黄色，最大吸收峰波长为
A. 280nm　　B. 405nm
C. 450nm　　D. 492nm
E. 630nm

107. 关于载体的选择，下列说法正确的是
A. 醋酸纤维膜吸附蛋白的能力强于塑料板，但对微量样品的吸附不完全
B. 高分子微颗粒载体含有的基团易与抗体蛋白形成化学偶联，且结合容量大
C. 塑料制品吸附蛋白分子的稳定性和均一性好
D. 固相微颗粒因体积小，不易与磁性材料组合使用
E. 膜载体吸附抗体蛋白一般是采用化学偶联法

108. 发光物吖啶酯标记的化学发光反应体系应在何种环境中进行
A. 酸性　　B. 碱性
C. 中性　　D. 酸性或中性
E. 碱性或中性

109. 电化学发光免疫分析的临床应用广泛，在日常工作中一般不用于检测
A. 肿瘤标记物　　B. 甲状腺素
C. 病毒标记物　　D. 血药浓度
E. 免疫球蛋白

110. 吖啶酯化学发光的特点不包括
A. 碱性环境下进行
B. 发光迅速，背景噪声低
C. 可直接标记抗原或抗体
D. 瞬间发光，持续时间短
E. 需要催化剂

111. 患者男，58 岁，突发左胸前区疼痛，初步诊断为心绞痛，拟进行心功能检查，该项目测定的最佳方法是
A. 免疫放射分析　　B. 全自动生化分析
C. 酶免疫分析　　D. 电化学发光免疫分析
E. 荧光免疫分析

112. 亲和素的特点不包括
A. 是一种由 4 个相同亚基组成的碱性糖蛋白
B. 等电点 pI = 10.5
C. 耐热
D. 每个亲和素能结合 4 个分子的生物素
E. 可被蛋白水解酶水解

113. BAS 的临床应用领域不包括
A. ELISA　　B. 荧光免疫技术
C. 放射免疫测定　　D. 分子生物学
E. 固相膜免疫测定

114. 免疫组化染色前，对标本进行固定的主要目的是
A. 保存组织细胞的抗原性
B. 防止细胞脱落
C. 防止细胞自溶
D. 终止胞内酶的活性
E. 使细胞内蛋白质凝固

115. 下列关于酶免疫组织化学技术的叙述，错误的是

A. 敏感性比免疫荧光标记技术高

B. 可用电子显微镜观察结果

C. 不能用普通光学显微镜观察结果

D. 便于对组织细胞微结构作分析

E. 常用的酶是HRP

116. 下列关于免疫组化试验固定剂的选择，说法不正确的是

A. 蛋白质类抗原可用甲醇固定

B. 微生物抗原可用丙酮固定

C. 多糖类抗原用乙醇固定

D. 病毒蛋白质外壳需用胰蛋白酶去除

E. 类脂质需用丙酮去除

117. 组织学和细胞学最常用的显微镜标本片为

A. 活细胞染色　B. 涂片

C. 印片　D. 细胞培养标本

E. 组织切片

118. Ficoll分离法分离PBMC时，理想的外周血单个核细胞（PBMC）层位于

A. 血浆层顶部

B. 局限在血浆层

C. 血浆与分离液的交界处

D. 分离液中部

E. 分离液底部

119. 经台盼兰染色后，活细胞呈

A. 蓝色　B. 不着色

C. 紫色　D. 红色

E. 绿色

120. 在由PHA诱导的淋巴细胞转化实验中，正常人群的转化率为

A. 30%～50%　B. 40%～60%

C. 50%～70%　D. 60%～80%

E. 70%～90%

121. 可用于检测外周T细胞总数的CD分子是

A. CD1　B. CD2

C. CD3　D. CD4

E. CD8

122. 长期保存分离细胞时需要使用的保护剂是

A. 葡萄糖　B. 聚乙二醇

C. 植物血凝素　D. 二甲基亚砜

E. 石蜡

123. 分离外周血单个核细胞常用的分层液是

A. Percoll分层液　B. Ficoll分层液

C. $(NH_4)_2SO_4$　D. NaCl

E. $CaCO_3$

124. 下列哪种标志出现在T细胞表面

A. BCR　B. CD19

C. CD20　D. PHA－R

E. CD40

125. 下列关于NK细胞的说法，错误的是

A. 表面标志主要是CD16和CD56

B. 具有直接杀伤肿瘤细胞的功能

C. 对肿瘤的杀伤作用不受MHC分子的限制

D. 对肿瘤的杀伤作用受MHC分子的限制

E. 具有ADCC效应

126. 从单个核细胞中去除单核细胞最便捷的方法是

A. 低渗裂解法　B. 亲和板法

C. 免疫磁珠法　D. 黏附贴壁法

E. 尼龙吸附

127. 在进行受者血清中细胞毒预存抗体测定时，运用台盼蓝染色法，下列叙述正确的是

A. 着色者为死细胞，有细胞毒性预存抗体存在

B. 着色者为活细胞，有细胞毒性预存抗体存在

C. 着色者为死细胞，无细胞毒性预存抗体存在

D. 不着色者为死细胞，无细胞毒性预存抗体存在

E. 不着色者为死细胞，有细胞毒性预存抗体存在

128. 细胞毒T细胞的标志性抗原为

A. $CD3^+CD4^+CD8^+$　B. $CD3^+CD4^+CD8^-$

C. $CD3^+CD4^+CD25^+$　D. $CD3^-CD4^-CD8^+$

E. $CD3^+CD4^-CD8^+$

129. 由肾细胞产生的是

A. G－CSF　B. M－CSF

C. CM－CSF　D. EPO

E. LIF

130. 免疫活性细胞所产生的抑制病毒的细胞因子是哪种

A. IL－1～11　B. 干扰素

C. 细胞集落刺激因子　D. 肿瘤坏死因子

E. 细胞因子受体

131. 激活NK细胞，增强细胞免疫功能的细胞因子是

A. IL－2、IL－4

B. IL－5、IL－7

C. IL－12、IFN－γ

D. IL－8、IL－12、GM－CSF

E. IL－1、IL－3

132. 下列不属于细胞因子作用特点的是

A. 多效性　B. 协同性

C. 多向性　　D. 特异性
E. 旁泌性

133. Ⅱ型干扰素的主要活性是
A. 促进细胞分裂　　B. 免疫调节
C. 免疫排斥　　D. 抗病毒
E. 抗肿瘤

134. 既能产生 IL－2，又具有 IL－2R 的细胞是
A. B 细胞　　B. T 细胞
C. NK 细胞　　D. 单核－巨噬细胞
E. K 细胞

135. 不可用于可溶性黏附分子测定的标本是
A. 血清　　B. 关节液
C. 脑脊液　　D. 腹水
E. 细胞培养上清

136. 以下哪项属于 ELISA 检测细胞因子的缺点
A. 特异、简便
B. 易于推广和标准化
C. 试验废弃物不易处理
D. 可同时检测大量标本
E. 不能判断细胞因子的生物学活性

137. 多参数定量测定和分选的技术称为
A. 荧光免疫分析　　B. 酶联免疫分析
C. 流式细胞免疫分析　　D. 化学发光免疫分析
E. 放射免疫分析

138. 以下关于流式细胞仪的说法，错误的是
A. 由液流系统、光学与信号转换测试系统和信号处理及放大的计算机系统组成
B. 采用荧光补偿的方法来消除重叠信号，保证检测信号的准确性
C. 一般要求分选速度至少达 5000 个/秒，以保证被分选细胞的生物学活性不受影响
D. 当被要求分选的细胞纯度高时，收获率相对高
E. 分选速度降低时，目的细胞信号被检时间增加，得率增加

139. 血清 IgA 含量水平是
A. mg/L　　B. g/L
C. pg/L　　D. g/ml
E. pg/ml

140. 多发性骨髓瘤诊断依据之一是血清蛋白电泳图谱中出现
A. α_2－球蛋白升高
B. γ－球蛋白升高
C. γ 或 β 区带处或 γ 和 β 之间有一定密集、染色深的区带
D. α_1－球蛋白升高
E. β－球蛋白升高

141. 在寄生虫感染时，下列哪种免疫球蛋白升高有辅助诊断价值
A. IgG　　B. IgM
C. IgA　　D. IgD
E. IgE

142. 注射丙种球蛋白属于
A. 主动自然免疫　　B. 主动人工免疫
C. 被动自然免疫　　D. 被动人工免疫
E. 自然免疫

143. 有关正常人血液中 IgG 亚类浓度的说法正确的是
A. $IgG_1>IgG_2>IgG_3>IgG_4$
B. $IgG_4>IgG_3>IgG_2>IgG_1$
C. $IgG_1>IgG_3>IgG_2>IgG_4$
D. $IgG_4>IgG_2>IgG_3>IgG_1$
E. $IgG_2>IgG_1>IgG_3>IgG_4$

144. 下列关于血液中免疫球蛋白的说法，错误的是
A. 新生儿体液免疫功能不成熟，故其体内免疫球蛋白显著低于成人
B. 宫内感染时出生后的新生儿血清中 IgM 含量可增高
C. 慢性肝脏疾病患者血清中可见 3 种 Ig 均升高
D. 类风湿关节炎患者以 IgM 增高为主
E. 慢性细菌感染时，血中 IgG 升高

145. 参与黏膜局部免疫的抗体是
A. IgA　　B. IgG
C. IgM　　D. IgD
E. IgE

146. IgD 降低见于以下哪种疾病
A. 妊娠末期　　B. 甲状腺炎
C. 大量吸烟者　　D. 寄生虫感染
E. 肺硅沉着病

147. 患者女，44 岁，近 2 个月感觉乏力，骨骼疼痛。血常规检测：血红蛋白 85.0g/L。检测以下哪种指标可辅助判断患者是否患有多发性骨髓瘤
A. M 蛋白　　B. IgG
C. ASO　　D. CA153
E. RF

148. 能合成大多数补体的细胞主要是
A. 肝细胞和巨噬细胞
B. 骨髓细胞和胸腺细胞

C. 骨髓细胞和 B 细胞
D. 胸腺细胞和 B 细胞
E. T 细胞和 B 细胞

149. 下列关于补体活化的经典激活途径的描述，错误的是
A. 主要激活物是抗原抗体复合物
B. C1q 分子必须与 Ig 结合后才能激活后续的补体成分
C. C4 是 C1 的底物，C4b 很不稳定
D. 激活顺序为 C1→C2→C3→C4→C5→C6→C7→C8→C9
E. 分为识别和活化两个阶段

150. 能够激活补体替代途径的免疫球蛋白是
A. IgG_2　　B. IgM
C. IgG_3　　D. IgA 聚合物
E. IgG_1

151. 以下哪项为补体不具备的生物学作用
A. 细胞溶解及杀菌
B. 中性粒细胞的趋化
C. 中和病毒
D. 单核－巨噬细胞的趋化
E. 促抗体生成

152. Raji 细胞技术检测非抗原特异性 CIC 是由于
A. Raji 细胞表面 Fc 受体可与 Ig 结合的性质
B. Raji 细胞表面有大量补体受体，这些补体受体与结合补体的循环免疫复合物结合
C. Raji 细胞可作为指示系统表现溶血现象
D. Raji 细胞培养容易，性能稳定
E. 操作简便

153. C5a 具有的生物学活性是
A. 促 C3 转化酶形成
B. 趋化作用
C. 参与膜攻击单位的形成
D. 调理作用
E. 促 CT 酯酶形成

154. 补体结合试验的指示系统是指
A. 抗原　　B. 抗体
C. 补体　　D. SRBC 与相应溶血素
E. 已知抗原（或抗体）与待测抗体（或抗原）

155. 下列关于补体的三条激活途径的叙述，错误的是
A. 是各组分的有序的连锁反应
B. 不同的片段或片段复合物可在细胞表面固定
C. C42、C423、C5b、C567 可在被激活的原始部位就地形成复合物，也可移动至其他部位
D. C4 是共同参与成分
E. 活化中的各部分或片段的复合物具有酶活性

156. 可选用何种试验来检测经典途径激活补体的免疫复合物
A. C1q 结合试验　　B. 腹蛇毒因子激活试验
C. 细菌多糖结合试验　　D. 胰蛋白酶结合试验
E. 速率散射比浊法

157. C3 增高常见于
A. 免疫复合物引起的增殖性慢性肾小球肾炎（MPGN）
B. 急性链球菌感染后肾小球肾炎（AGN）
C. 各种传染病
D. 狼疮肾炎
E. 肝硬化等严重肝脏疾患

158. CH50 检测补体活性反映的是哪些补体成分的综合水平
A. C2 ~ C5
B. C1 ~ C9
C. C3 ~ C9
D. C1 ~ C9、B 因子、D 因子
E. C1 ~ C9、B 因子、D 因子、P 因子

159. 下列关于补体活化途径的说法，错误的是
A. 经典途径是以抗原抗体结合 C1q 启动激活途径
B. 旁路途径的活化是从 C4 开始，由 B 因子、D 因子参与激活的过程
C. 补体活化表现出的生物活性为溶细胞效应
D. MBL 途径的诱导物是急性时相蛋白产生的 MBL 和 C－反应蛋白等
E. 补体活化过程中产生的水解片段也参与机体的免疫调节和炎症反应

160. 补体含量降低的疾病不包括以下哪种
A. 心肌梗死　　B. 类风湿关节炎
C. 革兰阴性细菌感染　　D. SLE
E. 自身免疫性溶血性贫血

161. 下面关于免疫检验自动化仪器分析，说法错误的是
A. 免疫检验自动化是将免疫学检验过程中各步骤由计算机控制，仪器自动化进行
B. 各种自动化免疫分析仪都使用一种或两种免疫分析技术
C. 自动化免疫分析仪的免疫检测手段更先进、方法更可靠、测定更快速、结果更准确
D. 各自动化免疫分析仪的灵敏度可达到纳克甚至皮克的水平
E. 自动化免疫分析仪的免疫分析技术比放射性免疫

分析技术更完美

162. 当溶液中颗粒直径小于入射波长1/10时，散射光强度在各个方向分布均匀一致，称为

A. Rayleigh 散射 B. Debye 散射
C. Mile 散射 D. Raman 散射
E. Compton 散射

163. 患者男，53岁，临床诊断为原发性肝癌，1周前在外院检测AFP结果为5560ng/ml，未经治疗，采用免疫比浊法测定AFP为671ng/ml，此时需要采取的检测措施是

A. 仅复测原样本
B. 稀释样本后进行复测
C. 无需处理
D. 更换试剂后复测样本
E. 校准后复测原样本

164. 下列选项不属于免疫学实验方法诊断效率评价的是

A. 诊断敏感性
B. 诊断特异性
C. 诊断效率
D. 批间精密度和批内精密度
E. 阳性预测值和阴性预测值

165. 患者样本占阳性检测样本总数的百分比是以下哪个指标

A. 灵敏度 B. 特异度
C. 阳性预测值 D. 阳性似然比
E. Youden 指数

166. 临床常用检测抗链球菌溶血素“O”（ASO）的方法是

A. 酶联免疫吸附试验 B. 免疫层析法
C. 免疫散射比浊法 D. 免疫荧光检测
E. 免疫组化

167. 以下关于轮状病毒感染，正确的说法是

A. 人轮状病毒主要引起成人腹泻，婴幼儿通常为隐性感染
B. 用ELISA法从患者血清中检测轮状病毒抗原，如结果阳性则可诊断为轮状病毒感染
C. 通常轮状病毒感染15天后患者血清中可测出IgM抗体水平的升高
D. 轮状病毒血清IgM抗体检测通常不用于早期诊断
E. 轮状病毒IgG抗体的检测常采用发病早期和恢复期双份血清进行

168. 对于乙型肝炎病毒核心抗体IgM诊断价值的描述，错误的是

A. 抗-HBc IgM是早期HBV感染的特异性血清学标志，用于急性乙肝的诊断
B. 抗-HBc IgM效价降低提示预后较好
C. 慢性活动性肝炎抗-HBc IgM常为阳性，但效价较低
D. 急性重型乙肝由于肝细胞大量坏死，影响HbsAg生成，故抗-HBc IgM常为阴性
E. 抗-HBc IgM有助于区分慢性活动性或非活动性肝炎

169. 属于Ⅱ型超敏反应的疾病是

A. Arthus 反应
B. 格雷夫斯病（Graves 病）
C. 花粉症
D. 接触性皮炎
E. 血清病

170. 与Ⅱ型超敏反应无关的成分是

A. 补体 B. 抗体
C. 巨噬细胞 D. 嗜酸性粒细胞
E. NK 细胞

171. 引发Ⅲ型超敏反应的主要机制是

A. 组胺等生物活性介质的释放
B. 补体介导的细胞破坏
C. 免疫复合物沉积引起以中性粒细胞浸润为主的炎症反应
D. 以单核细胞浸润和组织细胞损伤为主要特征的炎症反应
E. $CD4^+$ Th1 细胞的激活

172. Ⅳ型超敏反应的特点不包括

A. 发生慢，又称迟发型超敏反应
B. 有抗体和补体参与
C. 有效应T细胞及单核细胞参与
D. 与IL-2等细胞因子及颗粒酶等细胞毒性介质有关
E. 局部损害是以单核细胞与淋巴细胞浸润为主的炎症

173. 下列关于金属镍引起的皮肤过敏反应，说法正确的是

A. 是由IgE介导的
B. 由嗜碱性粒细胞的浸润引起
C. 可用P-K试验诊断
D. 是由对镍和蛋白复合物致敏的T细胞引起
E. 可用组胺拮抗药进行有效治疗

174. 以下不属于常见Ⅳ型超敏反应性疾病的是

A. 新生儿溶血
B. 接触性皮炎

C. 移植排斥反应
D. 感染性迟发型超敏反应
E. 结核菌素试验

175. 患者女，36岁，乏力、面色苍白半个月，尿色如浓茶，化验有贫血，血Hb 68g/L，网织红细胞18%，尿常规（-），尿胆红素（-），尿胆原强阳性，血总胆红素41μmol/L，直接胆红素5μmol/L，Coombs试验（+）。该患者最有可能的诊断是
A. 缺铁性贫血
B. 再生障碍性贫血
C. 自身免疫性溶血性贫血
D. 地中海贫血
E. 营养不良性贫血

176. 下列哪一种自身免疫病患者最可能检出抗自身IgG抗体
A. 恶性贫血　B. 重症肌无力
C. 自身免疫性溶血　D. 类风湿关节炎
E. 肺肾出血性综合征

177. 用免疫荧光法诊断SLE，敏感性最高的抗原片是
A. 小鼠肝细胞　B. 绵羊红细胞
C. Hep-2细胞　D. Hela细胞
E. 小鼠腹腔积液癌细胞

178. 眼外伤引起的交感性眼炎的机制为
A. 隐蔽抗原释放　B. 修饰抗原
C. 异嗜性抗原　D. Th旁路活化
E. 遗传因素

179. 患者女，19岁，反复发热、关节痛半个月余，掌指、指及指间关节肿胀。免疫学检查IgG略有升高，RF 880U/ml，抗环状瓜氨酸肽（抗CCP抗体）阳性。此患者可诊断为
A. 多发性骨髓瘤　B. 系统性红斑狼疮
C. 干燥综合征　D. 类风湿关节炎
E. 皮肌炎

180. 患者女，13岁，因乏力、纳差1个月余，伴眼黄20天、烦躁1天入院。患者有类风湿关节炎家族史，否认肝炎家族史、输血史和损肝药物应用史。实验室检查：丙氨酸氨基转移酶36U/L、门冬氨酸氨基转移酶124U/L、总胆红素195.9μmol/L、直接胆红素122μmol/L、类风湿因子578U/ml，确诊为自身免疫性肝炎。以下哪项检测有助于诊断
A. ASMA　B. AKA
C. ATGA　D. AChR
E. ANCA

181. 下列关于重链病的叙述，错误的是
A. 血清电泳可见M蛋白区带
B. 重链病一般无本-周蛋白尿
C. 易反复感染
D. 属一种良性病变
E. 常见的是γ、α和μ型重链病

182. 以下方法对免疫球蛋白异常增殖疾病检测仅作为初筛实验的是
A. 区带电泳分析
B. 免疫电泳
C. 免疫固定电泳
D. 免疫球蛋白亚型定量检测
E. 尿轻链蛋白定量检测

183. 以下关于巨球蛋白血症的说法，错误的是
A. 巨球蛋白血症是以分泌IgM的浆细胞恶性增殖为病理基础的疾病
B. 可出现骨髓抑制或骨质损伤，骨痛是其典型的症状
C. 血清呈胶胨状难以分离，电泳时难以泳动
D. 通常有肝、脾、淋巴结肿大的体征
E. 好发于老年男性

184. 患者男，55岁，临床诊断为多发性骨髓瘤。其尿中出现的特征性蛋白是
A. 清蛋白
B. Tamm-Horsfall糖蛋白
C. 免疫球蛋白
D. 免疫球蛋白轻链
E. β-球蛋白

185. 编码HLA Ⅰ类抗原的基因位点是
A. HLA-A、B位点
B. HLA-A、B、C位点
C. HLA-DR位点
D. HLA-DR、DP、DQ位点
E. C2、C4、TNF、Bf位点

186. 免疫缺陷病的特点不包括
A. 反复感染　B. 肿瘤
C. 自身免疫病　D. 遗传倾向
E. 临床表现典型

187. 患儿男，7岁，患血友病5年，多次使用Ⅷ因子进行治疗，近2个月反复发热，口服抗生素治疗无效。实验室检查：抗-HIV阳性。下列符合HIV诊断结果的是
A. CD4T细胞↓，CD8T细胞↓，CD4/CD8正常
B. CD4细胞↓，CD8T细胞正常，CD4/CD8↓
C. CD4T细胞正常，CD8T细胞↓，CD4/CD8↑

D. CD4T 细胞↑，CD8T 细胞正常，CD4/CD8↑
E. CD4T 细胞正常，CD8T 细胞↑，CD4/CD8↓

188. 用于小细胞肺癌诊断最好的指标是
A. AFP　B. CEA
C. PSA　D. CA125
E. NSE

189. 不作为肿瘤标志的是
A. 胚胎性抗原　B. 糖链抗原
C. 某些激素　D. 癌细胞抗体
E. 癌基因的产物

190. 关于 α－L－岩藻糖苷酶（AFU）的说法错误的是
A. AFU 是一种溶酶体酸性水解酶，广泛分布于人体各种细胞溶酶体内及血液和体液中
B. 原发性肝癌患者血清中 AFU 活性明显升高
C. AFP 浓度与 AFU 活性具有很强的相关性
D. 其他恶性肿瘤 AFU 也有升高的情况
E. 妊娠期间 AFU 升高，分娩后迅速下降

191. 溶血可影响以下哪项肿瘤标志物的检查结果
A. CA125　B. CA15－3
C. CA19－9　D. PSA
E. NSE

192. 患者男，65 岁，无临床症状，健康查体时发现 PSA 升高，血清 t－PSA 为 43μg/L，f－PSA 为 5.2μg/L，f－PSA/t－PSA 为 12.1%。该患者最可能患的疾病为
A. 前列腺癌　B. 前列腺炎
C. 前列腺肥大　D. 泌尿系感染
E. 慢性肾小球肾炎

193. 关于骨髓和干细胞移植的说法，错误的是
A. 骨髓移植开展得较早，而干细胞移植正日益受到临床工作者的重视
B. 移植的骨髓和受者之间可同时存在 HVGR 和 GVHR，可通过适当增加供体骨髓中的 T 细胞以减轻 GVHR
C. 骨髓移植分为自体骨髓移植、同基因骨髓移植、同种异基因骨髓移植三种类型
D. 造血干细胞移植具有采集方便、供者不需麻醉、移植后造血恢复快、GVHR 发生率和严重程度不高等优点
E. 患者造血功能的恢复可看成是骨髓移植成功的标志

194. HLA 血清学分型检测的 SD 抗原不包括以下哪项
A. HLA－A　B. HLA－B
C. HLA－C　D. HLA－DR
E. HLA－DP

195. 补体经典激活途径中 C5 转化酶是
A. C1　B. C4b2a3b
C. C4b2b　D. C5b67
E. C2a4b

196. ELISA 双抗体夹心法的原理是
A. 将酶标记特异抗体用于检测抗原
B. 先将待测抗原包被于固相载体
C. 标记一种抗体可检测多种抗原
D. 能用于半抗原的测定
E. 将酶标记抗抗体用于抗原检测

197. 抗原抗体结合形成复合物的原理主要是
A. 蛋白质由亲水胶体转化为疏水胶体
B. 氨基酸数量和结构都发生变化
C. 氨基酸数量发生变化
D. 氨基酸结构发生改变
E. 氨基酸种类发生变化

198. 外斐反应属于
A. 交叉凝集反应　B. 沉淀反应
C. 间接凝集反应　D. 协同凝集反应
E. 反向凝集反应

199. 可将链球菌分成 18 个族的抗原是
A. 菌毛抗原　B. 核蛋白抗原
C. M 抗原　D. 蛋白抗原
E. 细胞壁中的多糖抗原

200. 福氏完全佐剂的组成为
A. 液状石蜡＋羊毛脂
B. 羊毛脂＋氢氧化铝
C. 液状石蜡＋羊毛脂＋卡介苗
D. 卡介苗＋氢氧化铝＋羊毛脂
E. 液状石蜡＋羊皮脂＋卡介苗

201. 半抗原必须与下列何种物质结合才具有免疫原性
A. 红细胞　B. 免疫佐剂
C. 免疫增强剂　D. 蛋白质
E. 载体

202. 应用独特型网络学说，对于类风湿关节炎宜采用的治疗方法是
A. 皮内注射抗原
B. 静脉内注射抗原
C. 应用 α 型抗独特型抗体
D. 应用 β 型抗独特型淋巴细胞
E. 应用 β 型抗独特型抗体

203. Ⅲ型超敏反应性疾病中引起组织损伤作用最强的细

胞是

A. T细胞　B. 中性粒细胞
C. 血小板　D. 淋巴细胞
E. 单核细胞

204. 人体感染病毒后最先出现的抗体是

A. IgG　B. IgA
C. IgD　D. IgM
E. IgE

205. 高亲和性的可结合到肥大细胞上的IgE分子部位是

A. Fab段　B. CH功能区
C. H链恒定区　D. HVR区
E. Fc段

206. 结核病近年来重新抬头的原因主要是

A. 卡介苗接种率下降
B. 耐药性的出现
C. 流动人口
D. HIV感染
E. 人群自然免疫力下降

207. 肿瘤细胞表面

A. HLA－Ⅰ类抗原显著减少
B. HLA－Ⅰ类抗原显著增加
C. HLA－Ⅱ类抗原显著减少
D. HLA－Ⅱ类抗原显著增加
E. HLA－Ⅰ和Ⅱ类抗原表达均降低

208. 抗原肽中决定与HLA肽结合的氨基酸残基称为

A. Ig样区　B. 可变区
C. 锚定残基　D. 共同基序
E. 跨膜区

209. 决定抗原与抗体反应特异性的物质基础是

A. 载体　B. 佐剂
C. 抗原决定簇　D. TI－Ag
E. TD－Ag

210. 可直接特异性杀伤靶细胞的是

A. 巨噬细胞　B. 中性粒细胞
C. K细胞　D. NK细胞
E. 致敏Tc细胞

211. 酶免疫测定根据抗原抗体反应后是否需要分离结合的与游离的酶标记物而分为下述哪几种类型

A. 均相、异相　B. 同相、均相
C. 异相、固相　D. 固相、均相
E. 固相、异相

212. 何种细胞表面具有绵羊红细胞受体

A. 中性粒细胞　B. 巨噬细胞
C. T淋巴细胞　D. 正常B淋巴细胞
E. K淋巴细胞

213. 拮抗IL－6可能预防和治疗

A. 肿瘤　B. 病毒性肝炎
C. 治疗自身免疫病　D. 细菌性脓毒血症休克
E. 浆细胞瘤

214. C1多聚体复合物形成时，必须有下述哪种无机离子参与

A. Ca^{2+}　B. Mg^{2+}
C. Cu^{2+}　D. Fe^{3+}
E. Fe^{2+}

215. 由黏膜下浆细胞合成，具有局部抗感染作用的Ig主要是

A. IgG　B. IgM
C. IgA　D. IgE
E. IgD

216. 免疫应答发生的场所主要在

A. 外周血　B. 中枢免疫器官
C. 外周免疫器官　D. 黏膜组织
E. 细胞表面

217. 福氏佐剂分为不完全佐剂和完全佐剂，佐剂和抗原比例为

A. 1∶1　B. 1∶2
C. 1∶3　D. 2∶1
E. 3∶1

218. 选择性地将大分子免疫复合物（IC）沉淀下来的PEG浓度为

A. 1%～2%　B. 2%～3%
C. 3%～4%　D. 4%～5%
E. 5%～6%

219. 用油镜观察到颗粒型荧光核型，表示自身免疫病（AID）患者血清中含有以下哪种抗体

A. 抗DNP抗体　B. 抗DNA抗体
C. 抗ENA抗体　D. 抗核小体抗体
E. 抗Sm抗体

220. 超急性排斥反应发生在移植物与受者血管接通的

A. 数分钟到数小时　B. 6～10天
C. 数周　D. 数月
E. 数年

221. 液氮保存和复苏细胞的基本原则是

A. 快冻快溶　B. 慢冻慢溶
C. 慢冻快溶　D. 快冻慢溶
E. 自然溶冻

222. 在酶联免疫吸附测定中，判断阴、阳性结果的标准是以什么为依据的

A. 阴性对照
B. 阳性对照
C. 临界值质控血清
D. 以试剂盒说明书上提供的 Cut off 值为准
E. 最终的颜色变化

223. 利用酶标记的抗抗体以检测已与固相结合的受检抗体的方法，通常称为

A. 双抗体夹心法　B. 双位点一步法
C. 间接法　D. 竞争法
E. 捕获法

224. 对于沉淀反应形成的反应现象，说法正确的是

A. 肉眼可见
B. 肉眼不可见
C. 必须用精密仪器测定
D. 必须染色才可见
E. 经电泳后可见

225. 环状沉淀试验中要求

A. 抗原澄清
B. 抗体澄清
C. 抗原和抗体都必须澄清
D. 对抗原和抗体没有特别要求
E. 抗原比重大于抗血清

226. 链球菌感染后肾小球肾炎常发生何型变态反应

A. Ⅰ型　B. Ⅱ型
C. Ⅲ型　D. Ⅳ型
E. Ⅶ型

227. ELISA 试验中最常用的标记酶是

A. AKP　B. HRP
C. ACP　D. LDH
E. ALT

228. 载脂蛋白 C－Ⅲ在代谢过程抑制的酶是

A. 脂蛋白脂酶　B. ACATA
C. LCAT　D. 肝脂酶
E. 胰脂酶

229. 激活补体能力最强的 Ig 是

A. IgM　B. IgG
C. IgA　D. IgD
E. IgE

230. 下列叙述正确的是

A. IgG 各亚类分子与相应抗原结合后均可经经典途径激活补体
B. 抗体具有免疫原性
C. 抗体均可与 FcγR 结合，发挥调理素吞噬作用
D. 除 IgG 外，其他类型 Ig 也能穿过胎盘
E. 抗体与相应抗原结合后均可使抗原破坏

231. 以免疫黏附作用清除免疫复合物的补体活性片段是

A. C3a　B. C2a
C. C3b　D. C5b
E. C1q

232. α 亚家族趋化性细胞因子的典型代表是

A. IL－1　B. IL－2
C. IL－3　D. IL－4
E. IL－8

233. 环孢素 A 在器官移植中的作用是抑制

A. 造血干细胞　B. K 细胞
C. B 细胞　D. T 细胞
E. NK 细胞

234. 抵御对化脓性细菌感染的非特异性免疫细胞是

A. 单核细胞　B. 巨噬细胞
C. 中性粒细胞　D. $TCR\gamma\delta^{+}$ 细胞
E. 肥大细胞

235. 日本学者 Tonegawa 最初证明 BCR 在形成过程中有

A. 体细胞突变
B. N－插入
C. 重链和轻链随机重组
D. 可变区基因片段随机重排
E. 类别转换

236. T 细胞阳性选择的主要目的是

A. 选择出对自身抗原不发生免疫应答的细胞克隆
B. 选择出对自身抗原发生免疫应答的细胞克隆
C. 实现自身免疫耐受
D. 实现对自身 MHC 分子的限制性
E. 实现 TCR 功能性成熟

237. 下列物质中免疫原性最强的是

A. 核酸　B. 蛋白质
C. 多糖　D. 半抗原
E. 脂类

238. 对人类而言，不属于异嗜性抗原的物质是

A. 人抗白喉外毒素血清
B. 牛血清白蛋白
C. 破伤风抗毒素
D. ABO 血型抗原
E. 大肠埃希菌 O_{14}

239. 参与特异性免疫应答的细胞都带有

A. 抗原识别受体　B. SmIg
C. SRBC 受体　D. 促有丝分裂原受体
E. MHC 编码的产物

240. 母体在妊娠中使遗传有父亲的 MHC 的胎儿不被排斥的原因是
A. 母亲体内 Th1 细胞水平高
B. 母亲体内 Tc 细胞水平高
C. 胎盘形成的生理屏障
D. 母体免疫系统不能识别有父亲的 MHC 的胎儿细胞
E. 吞噬细胞的吞噬作用

241. 皮内注射 DNP 引起的 DTH 反应明显降低是因为
A. 接受抗组胺的治疗
B. 接受大量 X 线照射
C. 接受抗中性粒细胞血清治疗
D. 脾脏切除
E. 补体水平下降

242. 定量检测患者外周血免疫球蛋白常用的方法是
A. 间接血凝试验　B. 双向琼脂扩散
C. 单向琼脂扩散　D. 外斐试验
E. ELISA

243. 可采用免疫增强治疗的疾病是
A. 超敏反应　B. 移植排斥
C. 炎症　D. 自身免疫病
E. 肿瘤

244. 临床使用胎盘丙种球蛋白的副作用是
A. 容易引起超敏反应
B. 抗病毒感染
C. 容易引起肿瘤
D. 容易造成病毒感染
E. 容易引起自身免疫病

245. 巨噬细胞在体内抗肿瘤作用的证据大多是间接的，下列说法错误的是
A. 巨噬细胞含量越多，肿瘤越易转移
B. 从肿瘤分离出来的巨噬细胞在体外对该肿瘤细胞有细胞毒性作用
C. 肿瘤的局部引流淋巴液中有巨噬细胞增生反应，反应的强弱与预后的好坏相平衡
D. 用 SiO_2 毒害巨噬细胞，有利于肿瘤的生长和转移
E. 检测巨噬细胞的功能对了解机体特异性和非特异性免疫状态有重要作用

246. 患者血清嗜异性凝集试验滴度为 1∶224，用豚鼠肾吸收后为 1∶56，用牛红细胞吸收后为 0，可以辅助诊断
A. 血清病
B. 霍奇金淋巴瘤
C. 传染性单核细胞增多症
D. 病毒性肺炎
E. 冷凝集素综合征

247. 对卵巢癌诊断最好的指标是
A. CEA
B. BJP
C. 降钙素（CT）
D. 组合指标 CEA、hCG、CA125
E. 组合指标 CEA、hCG、CA199

248. CA19－9 常用于的诊断
A. 结直肠癌　B. 卵巢癌
C. 胃癌　D. 胰腺癌
E. 肝癌

249. 通常将通过受试者工作特征曲线确定的什么临界值定为决定值
A. 敏感性　B. 特异性
C. 最大敏感性＋特异性　D. 精密度
E. 准确度

250. 肿瘤标志物重复性好指的是下列哪项指标高
A. 敏感性　B. 特异性
C. 精密度　D. 敏感性和特异性
E. 敏感性和精密度

251. 混合淋巴细胞反应可用于
A. 体外评价 B 淋巴细胞的功能
B. 体外评价 T 淋巴细胞的功能
C. 体内评价 T 淋巴细胞的功能
D. 体内评价 B 淋巴细胞的功能
E. 测定外周血 T 淋巴细胞的数目

252. 能用免疫比浊法进行快速定量的项目有
A. 葡萄糖　B. 免疫球蛋白
C. 胆固醇　D. 尿素
E. 肌酐

253. Ⅱ型干扰素是由抗原作用于人的何种细胞产生的
A. 粒细胞　B. 成纤维细胞
C. T 细胞　D. B 细胞
E. 白细胞

254. 哪种情况会出现免疫组化检测假阳性结果
A. 固定时间过长
B. 抗体浓度过低
C. 抗体交叉反应
D. 浸蜡、烤片温度过高

E. 孵育时间过短

255. 不属于肿瘤相关抗原的是

A. 癌胚抗原（CEA）

B. 甲胎蛋白（AFP）

C. CA125

D. 前列腺特异性抗原（PSA）

E. MARA

256. 火箭电泳可测含量低达

A. 0.03μg/ml　　B. 0.3μg/ml

C. 3μg/ml　　D. 30μg/ml

E. 300μg/ml

二、多选题：每道试题由1个题干和5个备选答案组成，题干在前，选项在后。选项A、B、C、D、E中至少有2个正确答案。

257. 下列哪些属非抗原特异性循环免疫复合物的抗球蛋白检测技术

A. PEG比浊法　　B. C1q固相法

C. mRF凝胶扩散试验　　D. 凝胶过滤法

E. 抗抗体法

258. 具有趋化作用的补体的活性片段有

A. C5a　　B. C4a

C. C3a　　D. C3b

E. C2a

259. 有关补体，下列叙述正确的是

A. 具有酶活性

B. 一旦活化，呈级联反应

C. 具有免疫防御和免疫条件功能

D. 可以引起免疫损伤

E. 属于急性时相蛋白

260. 免疫胶体金标记的技术要点有

A. 调整胶体金pH值

B. 待标记物的电解质、胶体金颗粒大小、蛋白质及其分子量等因素影响标记效果

C. 胶体金与待标记物用量的最适比例，需经预试确定

D. 为使标记物稳定，常加入BSA溶液或聚乙二醇（PEG）等稳定剂

E. 胶体金标记物的纯化和鉴定

261. 下列属于异相酶免疫测定的有

A. 酶增强免疫测定技术

B. ELISA

C. 斑点酶联免疫吸附试验

D. 克隆酶供体免疫分析

E. 免疫印迹法

262. 镧系元素标记抗原或抗体作为示踪物的优点是

A. 镧系元素发光稳定

B. 荧光寿命长

C. stokes位移大

D. 激发光谱带较宽

E. 荧光强度高

263. 分子生物学领域中BAS应用主要集中的领域有

A. 生物素标记核酸探针进行的定位检测

B. BAB－ELISA检测

C. ABC－ELISA检测

D. 结合BAS系统的免疫－PCR技术

E. 用BAS制备的亲和吸附剂进行基因的分离纯化

264. 流式细胞仪的数据参数是指仪器采集的用于分析的信号，包括

A. 前向散射光　　B. 侧向散射光

C. 速率散射光　　D. 激光

E. 荧光

265. MHCⅠ类分子可以表达于

A. 树突细胞　　B. 巨噬细胞

C. 成熟红细胞　　D. 胆管上皮细胞

E. 神经细胞

266. 用于B淋巴细胞功能检测的试验有

A. 反向溶血空斑试验　　B. 酶联免疫斑点试验

C. 形态法　　D. 放射性核素法

E. MTT法

267. 能用于确定变应原的试验包括

A. 血清sIgE　　B. 血清总IgE水平

C. 血清ECP水平　　D. 皮肤点刺试验

E. 血清补体总活性测定

268. 关于慢性淋巴细胞白血病，叙述正确的是

A. B淋巴细胞型发病率高于T淋巴细胞型

B. 西方国家发病率高于亚洲国家

C. 易出现贫血

D. 易发生反复感染

E. 细胞表面常表达CD5、CD19

269. 属于血清（血浆）肿瘤标志物的是

A. AFP　　B. CA15－3

C. hCG　　D. 雌激素受体（ER）

E. 端粒酶（telomerase）

270. 免疫系统的三大功能表现在

A. 免疫防御　　B. 免疫自稳

C. 免疫监视　　D. 免疫调节

E. 免疫效应

271. 具有免疫原性的佐剂有

A. 卡介苗　B. 羊毛脂
C. 细胞因子　D. 多聚核苷酸
E. 枯草分枝杆菌

272. 细胞融合的选择培养基的关键成分包括

A. 叶酸　B. 次黄嘌呤
C. PEG　D. 氨基蝶呤
E. 胸腺嘧啶核苷

273. 木瓜蛋白酶的水解片段包括

A. 两个 Fab 片段
B. 一个 F（ab′）2 片段
C. 两个 F（ab′）2 片段
D. 多个 Fc′片段
E. 一个 Fc 片段

274. 关于 IgG 的特性，下列哪一些是正确的

A. 唯一能通过胎盘的抗体
B. 介导 ADCC 作用
C. 是再次免疫应答产生的主要抗体
D. 是血清中含量最高的 Ig
E. 可引起Ⅱ、Ⅲ型超敏反应

275. 免疫血清制备的过程涉及

A. 选择免疫动物
B. 免疫方法
C. 动物采血
D. 免疫血清的纯化
E. 抗血清的鉴定

276. 抗原抗体的结合力由哪些分子间引力参与

A. 亲水作用力　B. 静电引力
C. 氢键结合力　D. 牛顿力
E. 磁场力

277. 关于抗原的性状对抗原抗体反应的影响，下列描述正确的是

A. 粗糙型细菌在生理盐水中易自凝
B. IgG 类抗体不能直接与红细胞发生凝集反应
C. 单价抗原与相应抗体结合不出现沉淀
D. 可溶性抗原与相应抗体结合形成沉淀
E. 颗粒性抗原与相应抗体结合出现凝集

278. 常用的免疫电泳技术有

A. 交叉免疫电泳　B. 火箭免疫电泳
C. 免疫电泳　D. 免疫固定电泳
E. 对流免疫电泳

279. 凝胶内沉淀试验常用的凝胶有

A. 琼脂　B. 琼脂糖
C. 葡聚糖　D. 聚丙烯酰胺
E. 羧甲基纤维素

280. 属沉淀反应的有

A. 单向免疫扩散　B. 双向免疫扩散
C. 免疫电泳　D. 免疫比浊
E. 抗球蛋白试验

281. 免疫浊度分析中常用的增浊剂有

A. NaCl　B. PEG6000
C. NaF　D. PAGE
E. 吐温 20

282. HRP 的底物有

A. TMB　B. OPD
C. ABTS　D. 5 - ASA
E. 4MUG

283. 下列检验方法的原理属免疫荧光技术的有

A. 苯乙烯酰胺凝胶电泳
B. 斑点杂交
C. 时间分辨荧光免疫测定
D. 免疫印迹
E. 流式细胞仪

284. 用于放射性标记的抗原要求

A. 抗原纯度高
B. 抗原稳定
C. 基因重组多肽
D. 完整的免疫活性
E. 分子结构不能掩盖抗原 - 抗体决定簇

285. 具有抗病毒作用的细胞因子包括

A. IL - 4　B. IL - 12
C. IL - 15　D. IFN
E. CSF

286. 可溶性 E - 选择素的增高可见于

A. 糖尿病　B. 恶性肿瘤
C. 自身免疫病　D. 败血症
E. 结节性多动脉炎

287. IL - 2 依赖细胞株常用的有

A. CTB6　B. F12
C. L929 细胞株　D. CTLL - 2
E. Wish 细胞株

288. 巨噬细胞富含的溶酶体酶有

A. 酸性磷酸酶　B. 溶菌酶
C. 非特异性酯酶　D. 羟基
E. 甲基

289. 在移植排斥中，表达与 CD25⁺记忆 T 细胞相关的黏附分子是

A. 整合素　　B. E－选择素
C. 免疫球蛋白超家族　　D. CD44
E. VCAM－1

290. B 细胞表达的 CD 分子包括

A. CD19　　B. CD21
C. CD40　　D. CD80/CD86
E. CD79a/CD79b

291. 肽链胞浆区具有 ITAM 结构的是哪些膜分子

A. CD3　　B. CD154
C. FcεR Ⅰ　　D. Igα/Igβ
E. CD80/CD86

292. 下列哪些 CD 分子属于 FcγR

A. CD16　　B. CD23
C. CD32　　D. CD64
E. CD89

293. 细胞黏附分子基因的多态性测定方法有

A. PCR－SSCP
B. PCR－RFLP
C. 实时荧光 PCR 方法
D. PCR－直接测序法
E. 时间分辨荧光免疫测定法

294. 吞噬细胞包括

A. 大单核细胞
B. 血液中的嗜酸性粒细胞
C. 单核细胞进入组织后发育成的巨噬细胞
D. 中性粒细胞
E. 浆细胞

295. 目前 DNA 的分子生物学测定方法主要包括

A. Southern 印迹杂交法
B. 斑点印迹
C. RT－PCR 法
D. 原位杂交
E. 原位 PCR

296. 下列关于抗 C3－CIC－ELISA 检测非抗原特异性 CIC 的方法学评价，正确的是

A. 该法灵敏度较高
B. 重复性好
C. 能检测出所有 CIC
D. 部分 CIC 测不出来
E. 待测标本应尽量去除游离补体

297. 下列关于 C1q 分子的说法，正确的是

A. 由 2 个亚单位组成
B. 由 6 个亚单位组成
C. 可结合 IgM 分子的补体结合点
D. 可结合 IgG 1～3 亚类分子的补体结合点
E. 可结合所有 IgG 亚类分子的补体结合点

298. 补体系统的固有成分包括

A. MBL　　B. D 因子
C. B 因子　　D. P 因子
E. 衰变加速因子（DAF）

299. 补体系统的组成包括

A. 参与经典途径的 C1～C9
B. 参与旁路途径的 B、D、P 因子
C. 参与 MBL 途径的 MBL、丝氨酸蛋白酶、C－反应蛋白
D. 补体调节蛋白 I 因子、H 因子、C4 结合蛋白等
E. CR1、CR2、CR3 等补体受体

300. ADCC 具有以下特点

A. 需要补体参与
B. M、NK、中性粒细胞在特异性抗体介导下杀伤靶细胞
C. 对靶细胞的杀伤作用是非特异性的
D. 靶细胞与特异性抗体结合
E. 靶细胞上 MHC 分子参与 ADCC

301. 用 PEG 比浊法检测非抗原特异性循环免疫复合物时应注意

A. 应空腹采血
B. 温度、离心速度和时间应严格掌握
C. 标本反复冻融可引起浊度增加
D. 2% PEG 只能沉淀较小分子的循环免疫复合物
E. 温度每升高 1℃，A 值就下降 0.02

302. 免疫固定电泳（IFE）的特点是

A. 周期短　　B. 敏感性高
C. 分辨清晰　　D. 费用低
E. 结果易于分析

303. 以下关于 MBL 的叙述，正确的是

A. 能水解 C4 和 C2 分子
B. 是一种钙依赖性糖结合蛋白
C. 是肝细胞合成分泌的急性期蛋白
D. 能与细菌表面的甘露糖残基结合
E. 是 T 淋巴细胞合成的糖蛋白

304. 补体系统的补体受体包括

A. CR1　　B. CR2
C. CR3　　D. C3aR
E. C4aR

305. 自然被动免疫中发挥作用的 Ig 是

A. sIgA　　B. IgG
C. IgM　　D. IgD
E. IgE

306. 补体结合试验的正式试验应设立的对照有

A. 血清对照　　B. 补体对照
C. 抗原对照　　D. 溶血素对照
E. SRBC 对照

307. 具有调理和免疫黏附作用的补体的裂解片段有

A. C5a　　B. C4b
C. C3a　　D. C3b
E. iC3b

308. 在 CH50 溶血试验中，总补体溶血活性的影响因素有

A. 试验中反应体积　　B. 缓冲液的 pH
C. 绵羊红细胞的数量　　D. 反应温度
E. 钙、镁离子的浓度

309. 抑制 MAC 形成的补体调节因子有

A. C4bp　　B. CD59
C. HRF　　D. C8bp
E. H 因子

310. CFT 可适用于检测下列哪几类抗体

A. IgG　　B. IgA
C. IgM　　D. IgD
E. IgE

311. 下列关于 IgM 特性的描述，正确的包括

A. 是分子量最大的 Ig，称为巨球蛋白
B. 无铰链区构成 B 细胞抗原受体
C. 主要在血液中发挥抗感染作用
D. 是最早合成的 Ig
E. 激活补体的能力比 IgG 强

312. 下列疾病 IgE 含量升高的有

A. 变态反应性疾病　　B. 寄生虫感染
C. RA　　D. SLE
E. 中毒性骨髓疾病

313. ANA 常见的类型有

A. IgG　　B. IgA
C. IgM　　D. IgD
E. IgE

314. 正常情况下，表达 MHC Ⅰ类分子的细胞有

A. 肝、肾、皮肤、主动脉和肌细胞
B. 淋巴细胞
C. 血小板、网织红细胞
D. 成熟红细胞、神经细胞及滋养层细胞
E. 白细胞

315. 下列属于主要组织相容性抗原的是

A. HLA　　B. DLA
C. H－2　　D. AgBH－1
E. RLA

316. 对 pH 工作环境变化不太敏感的染料是

A. 得州红（TexasRed）　　B. FITC
C. 别藻青蛋白　　D. 藻红蛋白
E. 藻青蛋白

317. 荧光染料在 488nm 激光下发出的荧光颜色有

A. 绿色　　B. 橙色
C. 白色　　D. 橙红色
E. 红色

318. 散射光信号的强弱与下列哪些因素有关

A. 细胞的大小
B. 细胞的光学同性
C. 细胞内颗粒折射
D. 细胞的形态
E. 接收散射光的方向

319. 下列说法正确的是

A. 准确度是待测物的测定值与其真值的一致性的程度
B. 诊断的特异性是将实际无病者正确地判断为阴性（真阴性）的百分率
C. 阳性预测值是指特定试验方法测定得到的阳性结果中真阳性的比率
D. 诊断的敏感性是指将实际患病者正确地判断为阳性的百分率
E. 阴性预测值是指特定试验方法测定得到的阴性结果中真阴性的比率

320. 自身免疫病的特点包括

A. 用免疫抑制剂治疗有效
B. 有遗传倾向
C. 血清中 IgG、IgA、IgM 水平常升高
D. 病情反复发作，具有慢性迁延性特点
E. 多数自身免疫病血清中可检测到高滴度自身抗体

321. 参与Ⅰ型超敏反应的细胞有

A. 中性粒细胞　　B. 肥大细胞
C. NK 细胞　　D. 嗜酸性粒细胞
E. 嗜碱性粒细胞

322. 下列哪种能引起呼吸道过敏反应

A. 花粉　　B. 尘螨

C. 真菌　　D. 毛屑
E. 某些呼吸道病原菌

323. 以下哪些疾病属于免疫复合物病
A. 甲状腺功能亢进
B. 变应性鼻炎
C. 传染性迟发型超敏反应
D. 链球菌感染后的肾小球肾炎
E. 血清病

324. 原发性恶性单克隆丙种球蛋白病包括
A. 多发性骨髓瘤　　B. 原发性巨球蛋白血症
C. 真性红细胞增多症　　D. 轻链病
E. 重链病

325. 移植排斥反应可能涉及
A. 细胞免疫
B. 体液免疫
C. 补体依赖的细胞毒作用
D. Ⅲ型超敏反应
E. ADCC

326. 以下常用抑制移植排斥反应的是
A. 糖皮质激素　　B. 硫唑嘌呤
C. 血管活性剂　　D. FK506
E. 环孢菌素 A

327. 免疫自稳功能包括
A. 清除体内变性、衰老、损伤的细胞
B. 杀伤、清除体内的突变细胞，防止肿瘤发生
C. 防止自身免疫病发生
D. 清除体内病原微生物
E. 抑制体内病原微生物的生长繁殖

328. 免疫细胞包括
A. 淋巴细胞　　B. 嗜碱性粒细胞
C. 单核细胞　　D. 巨噬细胞
E. 嗜酸性粒细胞

329. 能在 HAT 培养基上生长繁殖的细胞有
A. 正常培养细胞　　B. TK 缺陷细胞
C. HGPRT 缺陷细胞　　D. 细胞多聚体
E. 杂交瘤细胞

330. 提取蛋白质免疫原的技术有
A. 选择性沉淀　　B. 超速离心
C. 凝胶过滤　　D. 离子交换层析
E. 亲和层析

331. 蛋白质免疫原所用的沉淀法包括
A. 盐析法　　B. 高分子聚合物沉淀法
C. 有机溶剂沉淀法　　D. 核酸沉淀法
E. 醋酸沉淀法

332. 关于淋巴瘤细胞系的选择，融合用的瘤细胞特性包括
A. 在体外能无限快速生长
B. 融合率高
C. 不能分泌淋巴因子和杀伤功能
D. 缺乏某一特性的 T 细胞表面抗原或受体
E. 是 HGPRT 缺陷株

333. Ig 的同种型包括
A. 类　　B. 亚类
C. 型　　D. 亚型
E. 独特型

334. 关于 Fv，说法正确的有
A. 是抗体的最小单位
B. 具有单一抗原结合位点
C. 由 VH 和 VL 组成
D. Fv 又称“生物导弹”
E. 为完整抗体的 1/6

335. 抗原抗体交叉反应主要是由于
A. 抗原表面结构发生变化
B. 抗体亲和性增加
C. 抗原和抗体空间构型部分相同
D. 抗体氨基酸种类发生变化
E. 共同抗原的存在

336. 可做半抗原载体的物质是
A. 血清白蛋白　　B. 甲状腺球蛋白
C. 多聚赖氨酸　　D. 卵清蛋白
E. 内毒素

337. 可以破坏抗原抗体复合物中静电引力的因素有
A. 环境因素中的 pH 过高
B. 环境因素中的 pH 过低
C. 增加环境因素中的离子强度
D. 降低环境因素中的离子强度
E. 当 pH = 7.4 时

338. 符合协同凝集试验的是
A. 致敏颗粒是金黄色葡萄球菌
B. 是一种反向间接凝集试验
C. 连接物为 SPA
D. 抗体为 IgM 类
E. 用于检测抗体

339. 关于双向免疫扩散试验，正确的是
A. 抗原性质的分析
B. 抗体效价的测定

C. 精确定量抗原或抗体
D. 抗原、抗体是否存在及其相对含量
E. 抗原或抗体相对分子量的估计

340. 符合直接 Coombs 试验的是
A. 可用于自身免疫性溶血性贫血的检测
B. 检测血清中游离的不安全抗体
C. 可用于新生儿溶血的检测
D. 可用于定量分析
E. 可用于定性检测

341. 间接凝集试验常用的载体有
A. 人 O 型红细胞　B. 活性炭
C. 明胶颗粒　D. 聚苯乙烯胶乳
E. 皂土

342. 下列关于 Mancini 曲线，说法正确的有
A. 适用于大分子抗原
B. 抗原浓度与沉淀环直径的平方呈线性关系
C. 使用普通坐标纸作图
D. 用于 IgM 测定
E. 利用公式表示：$C = Kd^2$

343. 下列用于制备生物素标记的核酸探针的方法有
A. 缺口移位法　B. 化学偶联法
C. 光化学法　D. 末端标记法
E. 电化学法

344. 放射免疫技术中理想的标记抗原应有以下哪些特点
A. 高比放射性
B. 同位素的半衰期应较长
C. 保持抗原在标记前的免疫活性
D. 核素在衰变过程中产生的射线应有较强的电离辐射性
E. 标记技术应简便、经济

345. 用 ^{125}I 标记抗原，直接标记法最常用于以下哪些物质的碘化标记
A. 肽类　B. 蛋白质
C. 酶　D. 环核苷酸
E. 甾体类化合物

346. ^{125}I 的优点有
A. 产生的 β 射线能量弱易防护
B. 其衰变过程中不产生电离辐射强的 β 射线，对标记多肽蛋白抗原分子的免疫活性影响较小
C. ^{125}I 释放的 γ 射线测定方法简便，易于推广应用
D. ^{125}I 在半衰期、核素丰度及计数率方面都较 ^{131}I 更为适用
E. 化学性质活泼，容易用较简便的方法制备标记物

347. 在荧光显微技术中，制作组织标本要求
A. 尽量保持抗原完整性
B. 用丙酮或乙醇固定
C. 切片尽量薄
D. 制好的标本尽快染色
E. 制好的标本无法及时染色，就置于 -10℃ 下低温干燥保存

348. 与 RZ 值有关的是
A. 酶含量　B. 酶活性
C. 酶的组成　D. 酶的理化性质
E. 酶的底物

349. 生物素 - 亲和素系统的特点包括
A. 灵敏度高　B. 高度专一性
C. 稳定性高　D. 适用范围广
E. 实验成本高

350. 关于活体组织标本的叙述，正确的有
A. 取材于病变组织
B. 取病变组织与正常组织交界处
C. 要求大小适中
D. 应减少对组织标本的损伤与挤压
E. 应取正常组织

351. 斑点金免疫渗滤试验的优点有
A. 操作简便、快捷
B. 操作人员不需技术培训，无需特殊仪器设备
C. 试剂稳定、易于保存
D. 符合“床边检验”项目的要求
E. 灵敏度较高，高于酶标法

352. 酶免疫组化技术中最常用的酶有
A. 过氧化氢酶　B. 碱性磷酸酶
C. 酸性磷酸酶　D. 辣根过氧化物酶
E. 葡萄糖氧化酶

353. 关于冰冻切片，说法正确的有
A. 取新鲜组织块迅速冷冻（-70℃）
B. 切成 5 ~ 10μm 薄片
C. 抗原的保存量不如石蜡切片多
D. 制片方法简单
E. 低温冰箱保存备用

354. 下列说法正确的是
A. 非特异性刺激物引起淋巴细胞转化与机体是否被某种抗原致敏无关
B. 特异性刺激物引起淋巴细胞转化与机体是否被某种抗原致敏无关
C. 特异性刺激物引起淋巴细胞转化与机体是否被某种抗原致敏有关

D. 非特异性刺激物引起淋巴细胞转化与机体是否被某种抗原致敏有关
E. 非特异性刺激物与特异性刺激物引起淋巴细胞转化均与机体是否被某种抗原致敏有关

355. 下列哪些属于未归类的黏附分子
A. 外周淋巴结地址素（PNAd）
B. 皮肤淋巴细胞相关抗原（CLA）
C. VLA
D. CD80
E. CD44

356. 关于淋巴细胞功能检测，说法正确的是
A. 体外试验包括淋巴细胞对同位素的增殖反应
B. 体外试验主要包括淋巴细胞对抗原或有丝分裂原刺激后的增殖反应、细胞毒性试验及淋巴细胞分泌产物的测定
C. 体内试验主要是进行迟发型超敏反应
D. 淋巴细胞功能检测是免疫缺陷病诊断的主要依据
E. 淋巴细胞功能检测可以分为体内和体外试验

357. 适用于检测人干扰素的细胞株有
A. Wish 细胞株　　B. Hep2/c 细胞株
C. L929 细胞株　　D. A549 细胞株
E. MDBK 细胞株

358. 目前常用的 IL－2 检测反应细胞有
A. IL－2 依赖细胞株　　B. 丝裂原活化的 T 细胞
C. 小鼠胸腺细胞　　D. 小鼠成纤维细胞株 L929
E. Wish 细胞株

359. 下列描述正确的是
A. 血液中可溶性 E－选择素的增高与疾病的活动性有关
B. 血液中可溶性 E－选择素的增高可见于 AIDS 患者
C. 可溶性 E－选择素具有抑制白细胞对内皮细胞黏附的功能
D. 血液中可溶性 P－选择素的增高可见于 ITP 患者
E. P－选择素可抑制中性粒细胞与内皮细胞的黏附

360. 关于免疫学测定细胞因子的说法，正确的是
A. 特异性高
B. 操作简便
C. 不能确定生物学活性
D. 检测下限不如生物活性测定方法
E. 能确定生物学活性

361. 下列关于 NBT 还原试验的说法，正确的是
A. 正常人外周血中性粒细胞 NBT 阳性率约为 10%
B. 全身性细菌性感染时，NBT 试验阳性率明显升高
C. 病毒感染时，NBT 试验阳性率轻度升高
D. 器官移植术后细菌感染伴发热，NBT 试验阳性率升高
E. 器官移植术后排斥反应伴发热，NBT 试验阳性率正常

362. 中性粒细胞趋化能力下降可见于
A. 糖尿病
B. Lasy 白细胞综合征
C. 烧伤
D. Chediak－Higashi 综合征
E. 正常新生儿

363. 细胞因子及其相关制剂对下述哪些疾病有治疗或预防价值
A. 感染性疾病　　B. 肿瘤
C. 血小板减少症　　D. 超敏反应
E. 自身免疫性疾病

364. 巨噬细胞趋化功能减弱见于
A. 懒惰白细胞综合征
B. Chediak－Higashi 综合征
C. 反复细菌性感染
D. Job 综合征
E. 葡萄糖－6－磷酸脱氢酶缺陷症

365. 关于人巨噬细胞的吞噬功能检测，下列说法正确的是
A. 用人巨噬细胞和绵羊的红细胞混合后孵育
B. 用人巨噬细胞和鸡的红细胞混合后孵育
C. 用巨噬细胞吞噬 CRBC 的百分率和吞噬指数判断其吞噬功能
D. 吞噬指数＝（吞噬 CRBC 的巨噬细胞数/200）
E. 观察 CRBC 的消化程度来反映巨噬细胞的消化功能

366. 关于器官移植排斥时的描述，下列正确的是
A. 黏附分子在内皮细胞上表达增加
B. 黏附分子在肾小管细胞上表达增加
C. 黏附分子在浸润白细胞上表达增加
D. 活检组织标本的黏附分子的测定能提供可能的同种器官移植排斥的信息
E. 黏附分子抗体有抑制作用

367. LFA－1 的配体是
A. ICAM－1　　B. ICAM－2
C. VLA－4　　D. ICAM－3
E. VCAM－1

368. 选择素分子膜外区的组成部分包括
A. 补体调控蛋白（CCP）结构域
B. C 型凝集素（CL）结构域

C. IgV 样结构域
D. 表皮生长因子（EGF）样结构域
E. IgG 样结构域

369. 下列关于 CD21 分子的叙述，正确的是
A. 是 EB 病毒的受体
B. 能与 IC3b、C3d 或 C3dg 结合
C. 是 B 细胞的重要标志
D. 参与 B 细胞活化辅助受体的构成
E. 能增强 B 细胞对抗原的应答

370. 可溶性黏附分子的测定方法有
A. 放射免疫试验（RIA）
B. 化学发光免疫测定方法
C. ELISA
D. 流式细胞仪
E. 时间分辨荧光免疫测定法

371. 以下关于整合素分子的叙述，正确的是
A. 由 α、β 两条肽链组成
B. 多数分布广泛
C. 表达水平可随细胞分化和生长状态发生改变
D. 其配体主要是细胞外基质
E. 主要介导同型黏附作用

372. 对淋巴细胞亚群测定的临床意义的描述，正确的是
A. 了解机体的免疫状态
B. 探讨免疫调节功能的状况
C. 是自身免疫疾病和肿瘤发生发展的监控指标
D. 诊断免疫缺陷或免疫增生病
E. 了解体液免疫情况

373. 目前细胞因子的免疫学测定方法主要包括
A. ELISA
B. 流式细胞分析法
C. 酶联免疫斑点试验（ELISAPOT）
D. RIA 法
E. 免疫印迹法

374. 关于 T 细胞介导的细胞毒试验，下列说法正确的是
A. T 细胞介导的细胞毒性是 CTL 的特性
B. CTL 主要通过细胞裂解和细胞凋亡机制来杀伤靶细胞
C. 试验的原则是选用适当的靶细胞，常用可传代的已建株的人肿瘤细胞
D. 观察效应细胞的杀伤活性的方法有形态学检查、^{51}Cr释放法和细胞凋亡检查法
E. 采用细胞凋亡检查法时，若行琼脂糖电泳可呈现出“DNA 梯状图谱”

375. 在淋巴细胞转化实验中，属于非特异性刺激物的是
A. PHA　　B. ConA
C. PWM　　D. PPD
E. LPS

376. 免疫磁珠分离法中磁性微球的特点是
A. 微球的核心一般为金属小颗粒
B. 表面为高分子材料，可结合不同的生物大分子物质
C. 磁性微球可与特异性抗体交联成免疫磁珠
D. 免疫磁珠具有免疫配基的性质和磁响应的性质
E. 细胞与免疫磁珠结合后，其活性将被破坏

377. 关于 Raji 细胞技术检测非抗原特异性 CIC，下列描述正确性的是
A. Raji 细胞表面有 Fc 受体，需封闭
B. Raji 细胞表面有大量补体受体，这些补体受体与结合补体的循环免疫复合物结合
C. Raji 细胞可作为指示系统表现溶血现象
D. 需培养 Raji 细胞，操作繁琐
E. 本法敏感性较高，实用性强

378. 判定免疫复合物为发病机制的证据的是
A. 检出 CIC
B. 病变局部有 IC 沉积
C. CIC 水平显著上升
D. IC 中的抗原性质确定
E. Ⅲ型变态反应的损伤症状

379. 下列关于补体的描述，正确的是
A. 补体是存在于正常血清中的一组蛋白质
B. 补体含量随抗原刺激而升高
C. 补体对热敏感
D. 补体分子由多种细胞产生
E. 补体三条激活途径有共同的末端效应

380. sIgA 主要分布于
A. 唾液　　B. 初乳
C. 泪液　　D. 支气管分泌液
E. 脑脊液

381. 下列有关尿液 Ig 定量的临床意义，正确的是
A. 机体的免疫功能或反应的异常，是引起各种肾脏疾病的重要病因
B. 基底膜细胞间缝隙的孔径大小对 IgG、IgM、IgA 滤过起主要屏障作用
C. 单纯性膜孔径轻度增大时，尿液中以 IgG 滤出增多为主
D. 40% ~50% 的 IgA 肾病患者，血清 IgA 明显高于正常
E. 尿液中游离轻链的检测，对诊断轻链病是不可缺

少的步骤

382. 关于 IgG－Fc 段的功能，正确的是

A. 激活补体
B. 调理吞噬作用
C. 抗体依赖的细胞毒作用
D. 介导胞饮抗原
E. 特异性结合抗原

383. 下列与免疫复合物有关的疾病有

A. 急性肾小球肾炎　B. 活动性肝炎
C. RA　D. SLE
E. Ⅲ型超敏反应

384. 关于 CFT 的方法学评价，正确的是

A. 敏感度高
B. 特异性强
C. 反应结果明显
D. 适用于不同物理状态的抗原
E. 参与反应的五种成分须逐个滴定，操作麻烦

385. 在补体活化的旁路途径中不参与的补体成分是

A. C1　B. C2
C. C3　D. C4
E. C5

386. APH50 测定结果与下列哪些成分有关

A. C3　B. B 因子
C. P 因子　D. D 因子
E. C5～C9

387. 下列关于补体与相关遗传性疾病之间的叙述，正确的是

A. C3 缺陷导致严重感染
B. C1 抑制物缺陷与遗传性血管性水肿有关
C. DAF 缺陷与 PNH 有关
D. If、Hf 缺陷与肾小球肾炎有关
E. 细胞表面 CR1 缺陷与系统性红斑狼疮有关

388. 参与补体结合试验（CFT）的成分有

A. 抗原　B. 抗体
C. 补体　D. 红细胞
E. 溶血素

389. C3b 的生物学效应包括

A. 介导细胞溶解　B. 免疫调节
C. ADCC　D. 调理作用
E. 过敏毒素

390. 下列哪些疾病可检测到单克隆蛋白 M 蛋白增高

A. 多发性骨髓瘤　B. 重链病
C. 巨球蛋白血症　D. 轻链病
E. 良性单株丙球血症

391. 关于制备单向免疫扩散法的标准曲线的描述，正确是

A. 待测抗原将从局部含有定量抗体的凝胶内自由向周围扩散
B. 量取沉淀环的直径，要求准确度达 0.1mm
C. 以纵轴代表抗原浓度
D. 以横轴代表沉淀环直径
E. 用半对数纸绘制标准曲线

392. IgG 经胃蛋白酶水解所获得的裂解片段具有的特性为

A. 将 IgG 于铰链区 H 链链间二硫键近 N 端侧切断
B. F（ab′）2 具有双价抗体活性
C. Fc 段被水解成更小的片段 pFc′，失去其生物学活性
D. F（ab′）2 段能与相应抗原结合
E. 可降低 Ig 分子的免疫原性

393. 下列关于 CFT 的结果判断，正确的是

A. 指示系统发生溶血，说明抗原抗体未发生特异性结合，CFT 阳性
B. 指示系统发生溶血，说明抗原抗体未发生特异性结合，CFT 阴性
C. 指示系统未发生溶血，说明抗原抗体未发生特异性结合，CFT 阳性
D. 指示系统未发生溶血，说明抗原抗体未发生特异性结合，CFT 阴性
E. 指示系统未发生溶血，说明抗原抗体发生特异性结合，CFT 阳性

394. RF 常见的类型有

A. IgG　B. IgA
C. IgM　D. IgD
E. IgE

395. 下列关于 RF 的说法，正确的是

A. 是 RA 患者血清中常见的自身抗体
B. 高滴度 RF 阳性支持对早期 RA 的诊断
C. RA 患者中，RF 的滴度与患者的临床表现呈正相关
D. RF 对 RA 患者具有严格特异性
E. RF 阴性并不能排除 RA 的诊断

396. ENA 抗原中主要包括下列哪些抗原

A. Sm　B. RNP
C. Jo－1　D. Scl－70
E. SSA 和 SSB

397. APL 抗体可分为

A. IgG 型　B. IgA 型
C. IgM 型　D. IgD 型
E. IgE 型

398. 下列与斑点型 ANA 荧光图形相关的自身抗体是
A. 抗 dsDNA 抗体
B. 抗 SSB/La 抗体
C. 抗 Ru1RNP 抗体
D. 抗 ssDNA 抗体
E. 抗 Sm 抗体

399. 下列属于白细胞抗原的是
A. HLA　B. DLA
C. H－2　D. AgBH－1
E. RLA

400. 下列哪些激素和细胞因子是抑制 MHC－Ⅱ类分子表达的因素
A. 甲状腺素　B. 糖皮质激素
C. TNF－α　D. 前列腺素
E. IFN－γ

401. 下列属于 HLA 复合体的非经典Ⅱ类基因的是
A. HLA－DM　B. HLA－DN
C. HLA－DO　D. HLA－DR
E. HLA－DP

402. 用 CDC 试验作 HLA 血清学分型的方法学评价，下列说法正确的是
A. 操作简便易行
B. 结果可靠，重复性好
C. 需花大量时间去筛选抗血清
D. HLA－DQ、HLA－DR 抗原分型所用的抗血清须经血小板吸收以除去针对Ⅰ类抗原的抗体
E. 待检细胞应为纯化的 B 细胞

403. 下列哪些方法是 HLA 基因分型法
A. SBT　B. PCR－SSO
C. PCR－SSP　D. RFLP
E. PCR－SSCP

404. HLA 细胞学阴性分型法的阴性反应是
A. 不发生或仅出现轻微的增殖反应，DNV 小于 30%
B. 仅出现轻微的增殖反应，DNV 小于 50%
C. 表示待分型细胞的 LD 抗原与 HTC 相同
D. 表示待分型细胞的 SD 抗原不与 HTC 相同
E. 表示待分型细胞的 SD 抗原与 HTC 相同

405. 线性放大器用于测量什么情况下的信号
A. 强度变化范围较广时
B. 放大倍数较大时
C. 放大倍数较小时
D. 强度变化范围较少时
E. 代表生物学线性过程

406. 流式细胞术所具有的分析和分选功能主要涉及的原理有
A. 光学原理　B. 光电转换原理
C. 测试原理　D. 蛋白芯片原理
E. 时间分辨荧光免疫技术原理

407. 下述关于激光光源的叙述正确的是
A. 多采用气冷式氩离子激光器
B. 激光束波长 488nm，15mW
C. 光斑直径可与细胞直径相近
D. 具有不散焦的优点
E. 容易聚焦成有高斯能量分布的光斑

408. 下列关于散射比浊分析的描述，正确的是
A. 散射光的强度与复合物的含量成正比
B. 测定的散射信号值是在散射信号响应值曲线的上升臂部分
C. 散射比浊法分析与透射比浊分析的原理完全不同
D. 一定要保持抗体过量以维持抗原抗体复合物的相对不溶解性
E. 抗体量恒定时，形成免疫复合物的反应速率与散射信号响应值的上升呈正比

409. 侧向散射光（SS）信号的强弱与下列哪项成正比
A. 细胞或其他颗粒的大小
B. 细胞或其他颗粒的粒度
C. 细胞或其他颗粒的形状
D. 与位移速度
E. 与荧光强弱

410. 流式细胞仪分析技术涉及了下列哪些技术
A. 激光技术
B. 计算机技术
C. 显微荧光光度测定技术
D. 流体喷射技术
E. 分子生物学技术

411. 免疫学检验的室内质量控制包括的环节有
A. 标本采集和保存
B. 标本的接收
C. 确定系统的有效性
D. 结果的审核、发出和解释
E. 治疗方案的确定

412. 在 ELISA 中，若临界质控物检测为阴性，应该核查的问题有

A. 试剂　　B. 仪器设备
C. 加样操作　　D. 质控品是否失效
E. 患者标本采集、保存是否正确

413. 下述关于质控品和标准品的论述均正确的是
A. 质控品具有含量已知或特性（阴、阳性）明确的特点
B. 质控品和标准品的基质最好与实际标本相同
C. 室内质控物的定值不必溯源至标准品
D. 标准品可以分为一级标准，二级标准和三级标准
E. 理想的标准品应该是纯的

414. 在Ⅰ型超敏反应中，引起平滑肌收缩的活性介质是
A. PAF　　B. LTS
C. PGD_2　　D. 组胺
E. 激肽原酶

415. Ⅳ型超敏反应的特点是
A. 其过程与细胞免疫过程一致
B. 有抗体、补体参与炎症损伤效应
C. 有效应T细胞及其产生的细胞因子或细胞性介质引起
D. 局部损伤是以单核细胞、淋巴细胞浸润为主的炎症
E. 抗原主要是某些胞内寄生菌

416. 参与Ⅱ型超敏反应的主要细胞和成分有
A. 中性粒细胞　　B. NK
C. 补体　　D. 淋巴细胞
E. 单核－吞噬细胞

417. Ⅰ型超敏反应相关细胞的测定方法包括
A. 外周血嗜酸性粒细胞计数
B. 嗜碱性粒细胞脱颗粒试验
C. 外周血嗜碱性粒细胞计数
D. 斑蝥发泡试验
E. NBT还原试验

418. Ⅲ型超敏反应的特点是
A. 有$CD8^+$TCL细胞参与
B. 形成中等大小的免疫复合物，并沉积于小血管基底膜
C. 抗体是IgG、IgM
D. 病理损伤是以中性粒细胞浸润为主的炎症
E. 抗原持续存在

419. 多发性骨髓瘤包括下列哪些特征
A. 骨质疏松
B. 骨髓中不成熟粒细胞比例增高
C. 血中发现异常免疫球蛋白
D. 反复感染
E. 贫血

420. 下面关于M蛋白的叙述，正确的是
A. M蛋白在电泳场上，根据移动位置可以判定不同的类别
B. M蛋白还应区分其不同类、不同型或亚类和亚型
C. M蛋白是常见的单克隆免疫球蛋白增殖病的标志
D. M蛋白在免疫固定电泳中也可能出现假阳性
E. M蛋白指一类理化性质均一，且无免疫活性的免疫球蛋白

421. 参与抗肿瘤作用的细胞有
A. CTL　　B. NK细胞
C. T细胞　　D. 树突状细胞
E. 巨噬细胞

422. 关于移植物抗宿主反应的描述，正确的是
A. 易发生慢性排斥反应
B. 移植物中必须含有足够数量的免疫细胞，尤其是T细胞
C. 宿主处于免疫无能或免疫功能严重缺陷状态
D. 受者体内预存抗体引起
E. 宿主与移植物之间的组织相容性不合

423. 巨噬细胞可通过哪些途径杀伤瘤细胞
A. 分泌NO
B. 分泌溶酶体酶
C. 分泌TNF
D. 激活T淋巴细胞
E. ADCC作用

424. 细胞因子受体家族包括
A. Ⅰ型细胞因子受体家族
B. Ⅱ细胞因子受体家族
C. Ⅲ细胞因子受体家族
D. 免疫球蛋白基因超家族
E. 趋化性细胞因子受体家族

425. 可用作亲和层析支持物的有
A. 丙乙烯酰胺　　B. 琼脂糖
C. PEG　　D. 多孔玻璃球
E. SPA

426. sIgA的结构中包括
A. α链　　B. κ或λ链
C. SC　　D. J链
E. 糖基

427. 超抗原的作用特点是
A. 不需要APC加工处理
B. 在TCRVβ区结合

C. 有 MHC 限制性
D. 一端与 MHCⅡ类分子抗原结合槽外侧结合
E. 以完整蛋白质分子发挥作用

428. 关于 Ig 高变区的叙述，正确的是
A. 氨基酸组成与排列顺序具有更高的变化程度
B. 在结构上与抗原决定簇互补
C. 由高变区和骨架区组成
D. 是 Ig 分子独特型决定簇主要存在部位
E. H 链与 L 链各有四个高变区

429. 目前认为佐剂增强免疫应答的机理是
A. 增加抗原的表面积和改变抗原构型
B. 佐剂与抗原结合改变抗原的物理性状
C. 刺激单核－巨噬细胞活化
D. 刺激淋巴细胞增生、分化
E. 防止迟发型超敏反应的发生

430. 根据 Rayleigh 方程，散射免疫比浊法具有如下哪些特点
A. 颗粒直径比入射光的波长小很多时散射光越强
B. 散射光的强度与 IC 的浓度呈正比
C. 散射光的强度与 IC 的体积呈正比
D. 散射光强度随焦点至检测器距离的平方和而下降
E. 抗体过剩时散射光信号最强

431. 免疫浊度测定的条件是
A. 反应体系中必须始终保持抗体过量
B. 全自动免疫浊度仪应具有抗原过量监测功能
C. H 型抗体是免疫比浊的理想试剂
D. 适量的 PEG600 可以缩短终点法的反应时间
E. 适量的 PEG600 可以增加速率法的反应峰值

432. 符合反向间接凝集抑制试验的是
A. 不出现凝集时为阳性
B. 出现凝集时为阳性
C. 抗原为诊断试剂
D. 检测标本中的抗体
E. 抗体致敏载体

433. 利用试管凝集试验可辅助诊断的临床疾病是
A. 痢疾　　B. 伤寒或副伤寒
C. 霍乱　　D. 布鲁菌病
E. 恙虫病

434. 免疫放射分析（IRMA）与放射免疫分析（RIA）的不同是
A. IRMA 的反应速度更快
B. 反应属于非竞争性结合
C. 标记物为抗体，使 IRMA 灵敏度更高
D. 可以测定大分子和小分子抗原
E. 抗体用量大

435. 下列有关放射免疫分析的叙述，正确的是
A. 以放射性核素作为标记物
B. 是一种定量检测技术
C. 主要用于检测抗原
D. 最后形成的免疫复合物中的放射性强度与标本中的待测抗原量呈正比
E. 定量分析时需同时作标准管

436. 下列有关双位点一步法 ELISA 的叙述，正确的是
A. 使用分别针对抗原不同决定簇的两种单克隆抗体作酶标记
B. 一种单克隆抗体作为固相抗体，另一种作为酶标抗体
C. 操作时先加 λ 标本，洗涤后再加 λ 酶标抗体
D. 采用高亲和力的单克隆抗体将提高测定的敏感性和特异性
E. 标本中抗原过高时，会出现钩状效应

437. ELISA 法对于固相载体的要求包括
A. 应与抗体（抗原）有较高的结合容量，且结合稳定极少脱落
B. 可结合抗原或抗体免疫反应物
C. 对亲和素或链霉亲和素等大分子蛋白可发生结合
D. 生物分子固相化后仍保持活性，为有利于反应充分进行，最好其活性基团朝向反应溶液
E. 方法应简单易行、快速经济

438. 制备酶标记物时，对所用方法的要求包括
A. 技术不复杂，方法简单
B. 重复性好
C. 标记反应不影响酶、抗体（抗原）的活性
D. 应避免酶、抗体（抗原）、酶标记物各自形成聚合物
E. 标记反应易于控制

439. 细胞因子生物学检测的方法学评价是
A. 特异性差　　B. 易受干扰
C. 操作繁琐　　D. 测定生物活性
E. 半定量

440. 关于 NK 细胞及其表面标志的检测，说法正确的是
A. NK 细胞表面少有受体
B. NK 细胞参与免疫应答，特别是肿瘤免疫应答
C. 过去主要检测 NK 细胞的活性来了解 NK 细胞的功能
D. NK 细胞表面存在 CD2、CD16 等多种抗原，是 NK 细胞特有的
E. 目前临床上常采用流式细胞技术来计数分析 NK

细胞

441. CD分子和黏附分子及其单克隆抗体的临床应用有

A. 白血病、淋巴瘤的免疫学分型
B. 阐明某些疾病的发生机制
C. 机体免疫功能的检测
D. 移植排斥反应的防治
E. 免疫毒素用于治疗肿瘤

442. 在蛋白区带电泳中，下列关于M区带与Ig类型关系的描述，正确的是

A. IgG多分布于α区至慢γ区
B. IgA多分布于快γ区至β区
C. IgM多分布于β_2区或γ区
D. IgD多分布于β区或γ区
E. IgG多分布于β区至慢γ区

443. 补体经典途径的主要激活物是

A. 以IgG_1类抗体结合抗原后的免疫复合物
B. 以IgG_2类抗体结合抗原后的免疫复合物
C. 以IgG_3类抗体结合抗原后的免疫复合物
D. 以IgG_4类抗体结合抗原后的免疫复合物
E. 以IgM类抗体结合抗原后的免疫复合物

444. 下列关于免疫浊度法的描述，正确的是

A. 速率散射比浊法精密度优于单向免疫扩散法和终点散射比浊法
B. 速率散射比浊法精密度比单向免疫扩散法和终点散射比浊法差
C. 在进行免疫比浊法自动化检测分析时，必须启动抗原过量的自动检测程序
D. 在进行抗原过剩检测时，加入已知校正样品时浊度峰出现再次上升表示抗体仍有过剩，待检抗原的含量在系统检测的线性范围内
E. 在速率散射比浊法进行抗原过剩检测时，加入已知校正样品时浊度峰出现再次上升表示抗体没有过剩，待检抗原的含量超出了系统检测的线性范围，需重新稀释后再检测

445. 在下列抗体中，以相关疾病命名的有

A. 抗dsDNA抗体　　B. 抗SSA抗体
C. 抗RNP抗体　　D. 抗SSB抗体
E. 抗Sm抗体

446. 下列哪些能刺激机体组织产生自身抗体

A. 经化学修饰的组织抗原
B. 与正常组织成分有交叉反应的外来抗原
C. 隔绝的体内自身成分
D. 自身细胞HLA－DR抗原的表达
E. 低分化的组织抗原

447. 目前根据细胞内分子理化特性与抗原分布部位，ANA可分为

A. 抗DNA抗体　　B. 抗组蛋白抗体
C. 抗非组蛋白抗体　　D. 抗核仁抗体
E. 抗核小体抗体

448. 下列属于HLA基因复合体中的经典Ⅰ类基因有

A. HLA－E　　B. HLA－A
C. HLA－C　　D. HLA－B
E. HLA－DR

449. 关于流式细胞仪检测的前向散射光，下列描述正确的是

A. 前向散射光信号是激光束照射细胞时，光以相对轴较小角度向前方散射的讯号
B. 用于检测细胞或其他粒子内部的结构属性
C. 前向散射又被称为小角散射
D. 其信号强弱与细胞的体积大小成正比
E. 是用于检测细胞或其他粒子物体的表面属性

450. 流式细胞术在免疫学检查的临床应用有

A. 淋巴细胞及其亚群的分析
B. 淋巴细胞功能分析
C. 淋巴造血系统分化抗原及白血病免疫分型
D. 肿瘤耐药基因分析
E. 自身免疫性疾病相关HLA抗原分析

451. 理想标准品和质控品的条件有

A. 基质对测定结果无影响
B. 室内质控品的浓度有特殊要求
C. 标准品所含待测物的浓度要接近实验或临床决定性水平
D. 无生物传染危险性
E. 靶值或预期结果已确定

452. 室内质控用于评价的内容是

A. 监测和控制本实验室常规工作的精密度
B. 提高本实验室批内样本检测的一致性
C. 提高本实验室批间样本检测的一致性
D. 连续评价本实验室工作的可靠程度
E. 客观比较某实验室测定结果与靶值的差异

453. 下列哪些属于生理性自身免疫现象

A. 自身混合淋巴细胞反应
B. 抗细胞因子的天然抗体阳性
C. 抗肌动蛋白天然自身抗体阳性
D. 免疫细胞间MHC限制性
E. 独特型－抗独特型网络

454. 免疫缺陷病的治疗原则是

A. 免疫重建　　B. 基因治疗

C. 替代疗法　　D. 抗感染
E. 器官移植

455. 下列哪些肿瘤细胞表面分子表达降低可使其逃避机体免疫监视
A. FasL　　B. MHC 分子
C. CD28　　D. B－7
E. TGF－β

456. 个体发育过程中出现最早的 2 种免疫球蛋白是
A. IgM　　B. IgG
C. IgA　　D. IgD
E. IgE

457. IgG、IgA、IgM 均增高的情况常见于
A. 慢性感染　　B. 自身免疫性疾病
C. 多发性骨髓瘤　　D. 胆汁性肝硬化
E. 慢性活动性肝炎

458. 不产生抗体的细胞有
A. T 淋巴细胞　　B. DC 细胞
C. 浆细胞　　D. NK 细胞
E. 巨噬细胞

459. 关于细胞因子的生物学特征，下列说法正确的有
A. 细胞因子以网络形式发挥相互作用
B. 细胞因子能促进和调节天然免疫，参与适应性免疫，与造血干细胞的分化无关
C. 通常以自分泌或旁分泌的形式作用于自身及附近细胞
D. 单独刺激 B 淋巴细胞产生抗体
E. 一种细胞因子可以对多种类型细胞发挥多效作用

460. 下列黏附分子中属于可溶性黏附分子的有
A. VCAM－1　　B. ICAM－1
C. ICAM－3　　D. CD44
E. NCAM

461. 黏附分子的检测方法主要包括
A. 细胞黏附分子基因的多态性测定
B. 酶免疫组织化学测定
C. 细胞黏附分子基因表达的测定
D. 放射免疫测定法
E. 流式细胞仪测定

462. 下列病毒中能引起人类性传播疾病的病毒是
A. 单纯疱疹病毒　　B. 人巨细胞病毒
C. 轮状病毒　　D. EB 病毒
E. 人乳头瘤病毒

463. 血清学试验是目前广泛应用的诊断弓形虫病的主要辅助手段，包括抗原和抗体检测，方法为
A. 染色试验（DT）
B. 间接血凝试验（IHA）
C. 直接血凝试验
D. 间接免疫荧光抗体试验（IFA）
E. ELISA

464. 对于丙型肝炎，说法正确的是
A. 成人急性丙型肝炎症状较轻
B. 黄疸型肝炎患者仅占 25%
C. 易转为慢性肝炎
D. HCV 感染主要通过输血传播
E. 肝细胞癌和丙型肝炎病毒感染无关

465. 对 HBcAg，下列叙述正确的是
A. 存在于 Dane 颗粒的内部
B. 具有较强抗原性
C. 不易在血循环中检出
D. 相应抗体具有保护作用
E. 可在感染肝细胞膜上表达

466. 甲型肝炎病毒生物学性状是
A. 病毒的核酸为单股正链 RNA，约含 7.4×10^3 核苷酸碱基
B. 基因组编码病毒衣壳蛋白，含 VP1、VP2、VP3，无或可能存在小分子量的 VP4 多肽
C. HAV 可在原代肝细胞内增殖培养，并引起细胞病变效应
D. HAV 在组织细胞培养时增殖一代需 3 周以上，且很少释放到细胞外
E. HAV 比肠道病毒更耐热，60℃ 1 小时不被灭活

467. 目前实验室用于测定 sIgE 的实验技术包括
A. 酶免疫斑点印迹试验
B. 免疫比浊试验
C. 荧光酶免疫试验（CAP）
D. 胶体金免疫层析试验
E. 放射变应原吸附试验

468. 关于韦格纳肉芽肿，叙述正确的是
A. 上呼吸道和肺最常受累
B. 可以累及肾
C. 可以累及神经系统
D. 常出现抗 PR3 抗体阳性
E. 常出现抗 MPO 抗体阳性

469. 可累及全身多个器官的疾病有
A. SLE　　B. 干燥综合征
C. 类风湿关节炎　　D. 硬皮病
E. 皮肌炎

470. 关于巨球蛋白血症，叙述正确的是

A. 大量单克隆 IgM 蛋白
B. 多见于老年人
C. 贫血
D. 反复感染
E. 发病率为男性多于女性

471. 检测单克隆免疫球蛋白血症的方法有
A. 血清蛋白电泳
B. 血清免疫电泳
C. 血清免疫固定电泳
D. 血清免疫球蛋白定量
E. 流式细胞分析技术

472. 理想的肿瘤标志物应该具备
A. 高度诊断敏感性
B. 特异性好
C. 器官特异性
D. 能用于肿瘤患者的预后判断
E. 能用于监测肿瘤患者的治疗效果、复发和转移

473. 血清癌胚抗原（CEA）升高，可见于
A. 结肠癌　B. 胃癌
C. 胰腺癌　D. 肺癌
E. 皮肤鳞状细胞癌

474. 会引起血清甲胎蛋白（AFP）水平升高的有
A. 原发性肝细胞癌
B. 某些消化道癌如胃癌、胰腺癌等
C. 睾丸癌、畸胎瘤、生殖腺胚胎癌、卵巢内胚窦癌等生殖腺肿瘤
D. 急性病毒性肝炎、慢性肝炎活动期、肝硬化及药物诱导性肝病
E. 妊娠妇女

475. 前列腺特异抗原（PSA）升高可见于
A. 前列腺癌
B. 前列腺肥大、前列腺炎
C. 肾脏和泌尿生殖系统疾病
D. 前列腺按摩后
E. 粪便硬结

476. 属于胚胎性抗原肿瘤标志物的是
A. 癌胚抗原　B. 前列腺特异抗原
C. 鳞状细胞癌抗原　D. 组织多肽抗原
E. 甲胎蛋白

477. 对原发性肝癌的早期诊断有价值的指标是
A. AFP　B. γ - GT - Ⅱ
C. DCP　D. CEA
E. CA125

478. 已知的影响肿瘤标志物检测的生物学因素有
A. 性别　B. 年龄
C. 体重　D. 饮食习惯
E. 生理周期

479. 因半衰期短，易降解，应及时测定的肿瘤标志物有
A. 胚胎类肿瘤标志物
B. 酶类肿瘤标志物
C. 糖类抗原肿瘤标志物
D. 激素类肿瘤标志物
E. 基因类肿瘤标志物

480. 用免疫学技术测定肿瘤标志物时，会导致结果假阳性的是
A. 交叉反应　B. 钩状效应
C. 携带污染　D. 嗜异性抗体
E. 试剂失效

481. CEA 是一种常用的肿瘤标志物，其临床检测的意义有
A. 用于肿瘤的普查　B. 用于肿瘤的辅助诊断
C. 用于监测肿瘤转移　D. 用于监测肿瘤复发
E. 用于预后估计

482. 与移植排斥反应相关的细胞有
A. CTL　B. Th 细胞
C. B 淋巴细胞　D. 黏膜细胞
E. 内皮细胞

483. 器官移植免疫耐受诱导的方法包括
A. 射线照射　B. 使用环孢素 A
C. 接种卡介苗　D. 抗体诱导
E. 环磷酰胺

484. 下列属癌基因（onecgene）的是
A. p53　B. N - ras
C. bcl - 2　D. c - erbB - 2
E. N - myc

485. 机体针对下列哪些疾病产生抗毒素免疫
A. 白喉　B. 破伤风
C. 气性坏疽　D. 伤寒
E. 结核

486. 胶体金免疫测定技术的特点是
A. 操作简单　B. 反应速度快
C. 无需特殊仪器设备　D. 不发生带现象
E. 提高特异性

487. 在酶免疫技术中，对标记酶的要求是
A. 酶活性高，催化底物后产物易于检测
B. 具有可与抗原或抗体结合的基团

C. 不受内源性酶的影响
D. 耐热，耐酸碱
E. 标记后不影响酶活性

488. 亲子鉴定的基本原理是
A. 在肯定某个等位基因来自生父，而假设父亲并不具有这个等位基因的情况下，可以排除其亲子关系
B. 在肯定某个等位基因来自生父，而假设父亲具有这个等位基因的情况下，不能排除其亲子关系
C. 在肯定某个等位基因来自生父，而假设父亲具有这个等位基因的情况下，可以认定其亲子关系
D. 在肯定某个等位基因来自生母，而假设母亲具有这个等位基因的情况下，可以排除其亲子关系
E. 在肯定某个等位基因来自生母，而假设母亲不具有这个等位基因的情况下，不能排除其亲子关系

489. $CD8^+$ T 细胞可分为哪两个亚群
A. Th_0　　B. Tc
C. Ti　　D. Ts
E. Th_1

三、共用题干单选题：以叙述 1 个以单一患者或家庭为中心的临床情景，提出 2～6 个相互独立的问题，问题可随病情的发展逐步增加部分新信息，每个问题只有 1 个正确答案，以考查临床综合能力。答题过程是不可逆的，即进入下一问后不能再返回修改所有前面的答案。

（490～493 共用题干）

抗体是机体在抗原刺激下，由浆细胞合成分泌产生的具有免疫功能的球蛋白，在机体的免疫应答中具有重要作用，包括 IgG、IgA、IgM、IgD、IgE，各种抗体结构和功能有所不同。

490. 分子量最大的抗体是
A. IgG　　B. IgM
C. IgA　　D. IgD
E. IgE

491. 在免疫学实验中最常用的二抗是
A. IgG　　B. IgM
C. IgA　　D. IgD
E. IgE

492. 在黏膜免疫应答中起主要作用的抗体是
A. IgG　　B. IgM
C. IgA　　D. IgD
E. IgE

493. 能够介导 I 型超敏反应，在特异性过敏和寄生虫早期感染患者中显著升高的抗体是
A. IgG　　B. IgM
C. IgA　　D. IgD
E. IgE

（494～496 共用题干）

BAS 目前在多种免疫分析技术等领域中应用广泛，主要包括标记亲和素－生物素法（LAB 法），生物素－亲和素结合法（BAB 法）和亲和素－生物素化酶复合物法（ABC 法）等，不同的放大技术可与不同的免疫技术结合，增加检测的灵敏性。

494. BAS 应用于均相酶免疫分析时，下列叙述错误的是
A. 反应系统中同时有生物素－酶、亲和素－抗原、特异性抗体和待测抗原
B. 亲和素标抗原与待测抗原竞争结合抗体
C. 生物素化酶与亲和素标抗原结合后，酶活性不受抑制
D. 亲和素标抗原与抗体结合后，不再与生物素化酶结合，后者保持酶活性
E. 生物素化酶与亲和素标抗原结合后，酶活性受抑制

495. 关于 BAS 在分子生物学领域的应用，叙述错误的是
A. 以生物素化探针进行定位检测
B. 用于目的基因的分离纯化
C. 免疫 PCR 的检测灵敏性可达 10～21 mol
D. 建立免疫 PCR 并与 ELISA 相结合，用于检测 PCR 扩增产物
E. 建立免疫 PCR，用于 PCR 扩增产物的检测

496. 在 ABC 法中，被生物素化的成分是
A. 固相载体　　B. HRP
C. 第二抗体　　D. 抗原
E. 抗原特异抗体

（497～500 共用题干）

免疫球蛋白是一组具有抗体活性的球蛋白，由浆细胞合成和分泌，根据其重链恒定区抗原特异性的差异，可将免疫球蛋白分为 IgG、IgA、IgM、IgD 及 IgE 5 类，每类具有不同的特性。

497. 个体发育过程中最早合成和分泌的抗体是
A. IgG　　B. IgM
C. IgA　　D. IgD
E. IgE

498. 介导 I 型超敏反应，正常人血清中含量最少的抗体是
A. IgG　　B. IgM
C. IgA　　D. IgD
E. IgE

499. 既是再次免疫应答的主要抗体，也是唯一能通过胎盘的抗体是

A. IgG　B. IgM
C. IgA　D. IgD
E. IgE

500. 可以通过替代途径激活补体，并参与黏膜局部免疫的抗体是

A. IgG　B. IgM
C. IgA　D. IgD
E. IgE

（501～503 共用题干）

很多自身免疫性疾病的诊断依赖于实验室自身抗体的检测。目前，临床上常用的自身抗体有几十种，如ANA、抗 dsDNA 抗体、抗 SSA 抗体、抗 SSB 抗体、抗 SCL－70 抗体、RF、抗 CCP 抗体、抗心磷脂抗体等。这些抗体对于自身免疫性疾病的诊断、鉴别诊断、病情判断等具有重要意义。

501. 对于硬皮病最具诊断意义的自身抗体是

A. 抗 SCL－70 抗体和抗着丝点抗体
B. 抗 SSA 抗体和抗 SSB 抗体
C. 抗 dsDNA 抗体和抗核小体抗体
D. 抗 SCL－70 抗体和抗 U1RNP 抗体
E. 抗组蛋白抗体和抗核糖体抗体

502. 目前临床上最重要的与血管炎相关的自身抗体是

A. ANA　B. 抗内皮细胞抗体
C. 抗 dsDNA 抗体　D. 抗心磷脂抗体
E. ANCA

503. 在自身免疫性肝病检测中，常用的自身抗体不包括

A. AMA　B. ASMA
C. ANCA　D. ANA
E. ACLA

（504～507 共用题干）

糖类抗原是一种敏感性和特异性都较高的一类肿瘤标志物，临床上常用的有 CA125、CA15－3、CA19－9、CA242、CA50 和 CA72－4 等，这些指标对不同肿瘤的敏感性和特异性各不相同，临床应用时应合理选择。

504. 用于卵巢癌早期诊断及鉴别诊断时，应首选

A. CA125　B. CA15－3
C. CA19－9　D. CA242
E. CA72－4

505. 用于乳腺癌的治疗监测时，应首选

A. CA125　B. CA15－3
C. CA19－9　D. CA242
E. CA72－4

506. 用于胰腺癌的辅助诊断和疗效监测时，应首选

A. CA125　B. CA15－3
C. CA19－9　D. CA242
E. CA72－4

507. 用于胃癌的辅助诊断和疗效监测时，应首选

A. CA125　B. CA15－3
C. CA19－9　D. CA242
E. CA72－4

（508～509 共用题干）

移植排斥反应是移植能否成功的重要因素，人类白细胞抗原系统以及细胞免疫与体液免疫作用是移植排斥的主要原因。

508. 受者与供者经血型配型后进行器官移植，出现排斥反应的可能原因是

A. 供者患有先天性无丙种球蛋白血症
B. 移植物没有充分血液供应
C. 受者为过敏体质
D. HLA 不匹配
E. 受者产生封闭性抗体

509. 在下列移植排斥反应的防治原则中，描述错误的是

A. 血型相配
B. 免疫耐受诱导
C. 使用免疫抑制药物
D. 选择 MHC 配型相符的供者
E. 供体和受体 HLA 位点可以不同

（510～512 共用题干）

患者男，40 岁，疲乏无力，头晕，体温正常，贫血外貌，双下肢有散在紫癜，2 周前曾因感冒服用过对乙酰氨基酚（扑热息痛）类药物，服用药物期间曾发现尿色呈酱油色，血常规：Hb 65g/L，WBC $18 \times 10^9/L$，PLT $60 \times 10^9/L$。

510. 该患者最有可能的诊断是

A. 白血病
B. 恶性组织细胞病
C. 药物性溶血性贫血
D. 慢性溶血性贫血
E. 再生障碍性贫血

511. 哪型超敏反应是其发病机制

A. Ⅰ型超敏反应　B. Ⅱ型超敏反应
C. Ⅲ型超敏反应　D. Ⅳ型超敏反应
E. 不是超敏反应

512. 对其诊断最有价值的检测项目是

A. 抗核抗体检测　B. 过敏原皮肤试验
C. Coombs 实验　D. 血清免疫复合物测定
E. 骨髓穿刺

（513～516 共用题干）

患者女，36 岁，低热，关节痛，气喘 1 月余，查体：面部可见蝶形红斑，口腔溃疡，左下肺未及呼吸音，胸片示左肺中等量积液，尿常规示蛋白（++）、RBC（+），血常规：Hb 110g/L，WBC 3.2×10^9/L，PLT 95×10^9/L。

513. 该患者最有可能的诊断是

A. RA　　B. SLE
C. 结核性胸膜炎　　D. 急性肾小球肾炎
E. 恶性肿瘤

514. 最急需完善的检查是

A. 红细胞沉降率　　B. 抗链球菌素 O
C. C－反应蛋白　　D. 免疫球蛋白
E. 抗核抗体

515. 印迹法确认存在以下多种自身抗体，哪项诊断意义最大

A. 抗 RNP 抗体　　B. 抗 dsDNA 抗体
C. 抗 SSA 抗体　　D. 抗 SSB 抗体
E. 抗 Ro52 抗体

516. 若经鉴别诊断为 SLE 后采用的治疗原则应排外

A. 治疗应当个体化
B. 急性活动期首选糖皮质激素
C. 轻度者可用氯喹治疗
D. 将自身抗体作为判断疗效的指标
E. 积极对症治疗

（517～519 共用题干）

机体免疫器官是指实现免疫功能的器官或组织，包括中枢免疫器官和外周免疫器官，在免疫细胞产生、发育、分化、成熟以及获得免疫应答功能中起关键作用。

517. T 淋巴细胞分化成熟的场所是

A. 胸腺　　B. 骨髓
C. 脾　　D. 淋巴结
E. 扁桃体

518. 发生再次免疫应答和产生抗体的场所是

A. 胸腺　　B. 骨髓
C. 脾　　D. 淋巴结
E. 扁桃体

519. 人体最大的外周淋巴器官是

A. 胸腺　　B. 骨髓
C. 脾　　D. 淋巴结
E. 扁桃体

（520～522 共用题干）

补体是一组具有酶样活性的球蛋白，包括 30 余种可溶性蛋白和膜结合蛋白，故称补体系统。补体激活途径有 3 种，即经典途径、替代途径和 MBL 途径，其主要作用是清除抗原，不论其是否结合抗体。

520. 与抗原结合从而激活补体的经典激活途径的抗体主要是

A. IgG 或 IgM　　B. IgG 或 IgA
C. IgM 或 IgA　　D. IgA 或 IgE
E. IgE 或 IgM

521. 补体灭活的最佳条件是

A. 56℃ 10 分钟　　B. 56℃ 20 分钟
C. 56℃ 30 分钟　　D. 100℃ 10 分钟
E. 100℃ 20 分钟

522. 正常血清中含量最高的补体是

A. C1　　B. C2
C. C3　　D. C4
E. C5

（523～524 共用题干）

酶免疫分析技术是临床免疫检验常用技术，主要包括 ELISA，免疫印迹法，斑点酶免疫吸附试验，酶增强免疫测定技术和克隆酶供体免疫分析。针对不同的分析目的和要求，需要选择性使用分析技术。

523. 下面属于均相酶免疫测定的是

A. 酶增强免疫测定技术
B. ELISA
C. 斑点酶免疫吸附试验
D. 亲和层析介导的免疫测定法
E. 免疫印迹法

524. 一般采用 β－半乳糖苷酶作为标记酶的检测方法是

A. 亲和层析介导的免疫测定法
B. 免疫印迹法
C. 斑点酶免疫吸附试验
D. 克隆酶供体免疫测定技术
E. ELISA

（525～526 共用题干）

放射性核素标记物的制备及鉴定是放射免疫分析中重要的技术环节。该过程主要包括 ^{125}I 标记化合物的制备，放射性核素标记物的纯化，放射性核素标记物的鉴定等。

525. 放射性核素标记中的重要技术问题是

A. 免疫活性鉴定
B. ^{125}I 标记化合物的制备
C. 比放射性鉴定
D. 放射性核素标记物的纯化
E. 标记物的化学损伤和自身辐射损伤

526. 放射性核素标记物的鉴定内容主要包括

A. 比放射性、标记物的亲和力和免疫活性
B. 标记物的亲和力、放射化学纯度和免疫活性
C. 放射化学纯度、比放射性和免疫活性
D. 免疫活性、标记物的特异性和标记物的亲和力
E. 标记物的特异性、比放射性和免疫活性

(527～529 共用题干)

自动化免疫分析技术实现自动化检测同时，保障了检测结果的可靠性、精确性和准确性，目前主要包括酶联免疫分析技术、生物素－亲和素技术、化学发光分析技术、荧光偏振免疫测定技术、时间分辨荧光免疫测定技术、电化学发光技术等。

527. 免疫浊度分析法不可用于检测
A. 血浆中的免疫球蛋白
B. 血浆中的 hCG
C. 血浆中的 TRF
D. 血浆中的 HPT
E. 血浆中的补体

528. 化学发光免疫分析中常使用的直接参与发光反应的标记物是
A. 吖啶酯Ⅰ　B. 三联吡啶钌
C. AMPPD　D. 鲁米诺
E. 碘化丙啶

529. 不属于自动化免疫分析的质量保证要点的是
A. 使用进口试剂
B. 仪器的校准
C. 仪器自动监测系统
D. 正确的标本采集
E. 仪器的定标

(530～532 共用题干)

荧光免疫分析技术中有多种方法在临床使用并各有优缺点，在进行临床检测时要结合实际情况选择最适合的方法。

530. 常用于病原体检测和肾炎活检、皮肤活检的免疫病理检查最经典的方法是
A. 直接法　B. 间接法
C. 双标法　D. 紫外分光光度法
E. 比浊法

531. 常用于血液和体液中自身抗体检测的方法是
A. 直接法　B. 间接法
C. 双标法　D. 紫外分光光度法
E. 比浊法

532. 可用于同时检测同一标本内的两种抗原的方法是
A. 直接法　B. 间接法
C. 双标法　D. 紫外分光光度法
E. 比浊法

(533～534 共用题干)

流式细胞术（FCM）已广泛地应用于基础研究，并逐步进入临床检测，用流式细胞仪对细胞表面的抗原成分进行标记分析，可区别多种细胞。这一特性为细胞免疫功能的研究提供了有效的手段和帮助。

533. 不属于临床常用细胞免疫学监测的指标是
A. T 淋巴细胞亚群检测
B. Th1 及 Th2 细胞检测
C. B 淋巴细胞检测
D. NK 淋巴细胞检测
E. HLA－B27 检测

534. FCM 的临床应用不包括
A. 淋巴造血系统分化抗原及白血病免疫分型
B. 血浆凝血因子检测
C. HLA 分子检测
D. 流式细胞术的交叉配型和群体反应性抗体检测
E. 淋巴细胞亚群检测

(535～537 共用题干)

流式细胞术实现了从分子和单细胞水平上获取多种信号对细胞进行定量分析或纯化分选。其基本分析参数主要包括各种荧光素、前向散射光、侧向散射光、单参数直方图和多参数散点图等。

535. 关于双参数散点图的表述，错误的是
A. 该图的横、纵坐标多采用线性
B. 该图是一种细胞数与双测量参数的图形
C. 纵坐标与横坐标分别代表被测细胞的两个测定参数
D. 最常用点密图显示，将双信号参数叠加
E. 该图的横、纵坐标多采用对数

536. 单参数直方图是
A. 能显示两个独立的参数与细胞的关系
B. 通过十字门进行测定
C. 只能表明一个参数与细胞数量的关系
D. 只能用于定性资料的分析
E. 不仅用于结果分析，还可用于进行荧光补偿

537. 与散射光信号强弱有关的是
A. 细胞内部颗粒的大小和密度
B. 细胞表面标记荧光素的类型
C. 细胞的大小、形态、光学同性、胞内颗粒折射
D. 细胞表面标记的单克隆抗体分子大小
E. 细胞大小

(538～540 共用题干)

免疫组织化学技术中标本的处理至关重要，包括冷

冻切片和石蜡切片的制备；标本的固定与保存；抗原的保存与修复；抗体的处理与保存和免疫染色。

538. 免疫组织化学技术中标本固定最重要的意义是

A. 防止细胞自溶
B. 细胞内蛋白质凝固，终止胞内酶的活化反应
C. 保存组织细胞的抗原性，在染色和反复清洗的过程中使抗原不致释放
D. 保持细胞固有形态与结构
E. 去除干扰反应的类脂

539. 免疫组化切片背景过深的原因不包括

A. 未用酶消化切片
B. 复染或脱水剂使用不当
C. 切片或涂片过厚
D. 漂洗不充分
E. 底物显色时间过长

540. 对于“抗原修复”，下列叙述错误的是

A. 使组织抗原决定簇重新暴露
B. 抗原修复是免疫组织化学技术中的重要步骤
C. 酶消化法是适合于所有待检样本的抗原修复方法
D. 抗原修复可解决免疫组化操作过程中广泛的蛋白交联所致的抗原决定簇发生遮蔽的现象，恢复抗原信号表达
E. 酶消化法、盐酸水解法、加热法均是常用的抗原暴露、修复方法

（541～543 共用题干）

补体系统激活是由某种启动因素的作用，使补体各固有成分按一定顺序，以连锁反应的方式依次活化而产生生物效应的过程。补体系统的激活途径包括经典途径（CP），旁路（替代）途径（AP）和凝集素激活途径（MBL）。

541. 以下没有参与补体激活旁路途径的成分是

A. C1、C2、C4　　B. C3、C5、C6
C. B 因子　　D. P 因子
E. C7～C9

542. 有关 CH50 的活性，下列叙述错误的是

A. CH50 活性增高常见于各种急性期反应
B. CH50 活性减低见于急性肾小球肾炎、SLE、类风湿关节炎
C. C1～C9 任何一个成分缺陷均可使 CH50 水平降低
D. 1 个 CH50 单位是指在标准条件下裂解 5×10^7 个致敏 SRBC 的补体量
E. 肝癌患者 CH50 活性减低

543. 参与补体激活的经典途径和旁路途径的共同成分是

A. C3、C5～C9　　B. C1、C2、C4
C. B 因子和 D 因子　　D. C4、C6、C7
E. C1、C2、C8

（544～547 共用题干）

各种免疫细胞的功能异常导致免疫缺陷病。请选择以下各种疾病与何种免疫细胞缺陷相关。

544. G－6－PD 缺乏症可引起

A. T 淋巴细胞免疫缺陷病
B. B 淋巴细胞免疫缺陷病
C. 吞噬细胞功能缺陷病
D. 联合免疫缺陷病
E. 补体系统缺陷病

545. DiGeorge 综合征属于

A. B 淋巴细胞免疫缺陷病
B. T 淋巴细胞免疫缺陷病
C. 吞噬细胞功能缺陷病
D. 联合免疫缺陷病
E. 补体系统缺陷病

546. 遗传性血管性水肿属于

A. 吞噬细胞功能缺陷病
B. T 淋巴细胞免疫缺陷病
C. B 淋巴细胞免疫缺陷病
D. 补体系统缺陷病
E. 联合免疫缺陷病

547. ADA 缺陷属于

A. T 淋巴细胞免疫缺陷病
B. B 淋巴细胞免疫缺陷病
C. 吞噬细胞功能缺陷病
D. 联合免疫缺陷病
E. 补体系统缺陷病

（548～551 共用题干）

免疫细胞的异常增殖常与某些肿瘤的发生发展密切相关。请选择以下各种肿瘤是由何种免疫细胞异常增殖引起的。

548. 多发性骨髓瘤表现为

A. B 淋巴细胞异常增殖
B. T 淋巴细胞异常增殖
C. 浆细胞异常增殖
D. 单核细胞异常增殖
E. 淋巴细胞异常增殖

549. 急性单核细胞白血病表现为

A. B 淋巴细胞异常增殖
B. T 淋巴细胞异常增殖
C. 浆细胞异常增殖
D. 单核细胞异常增殖

E. 淋巴细胞异常增殖

550. 非霍奇金淋巴瘤表现为

A. B 淋巴细胞异常增殖
B. T 淋巴细胞异常增殖
C. 浆细胞异常增殖
D. 单核细胞异常增殖
E. 淋巴细胞异常增殖

551. 黏膜相关淋巴组织淋巴瘤表现为

A. B 淋巴细胞异常增殖
B. T 淋巴细胞异常增殖
C. 浆细胞异常增殖
D. 单核细胞异常增殖
E. 淋巴细胞异常增殖

（552～555 共用题干）

中性粒细胞的功能测定包括趋化能力测定、吞噬能力测定、酶活性测定等。选出与以下情况相关的中性粒细胞功能的异常。

552. 1 型糖尿病表现为

A. 中性粒细胞趋化能力降低
B. 中性粒细胞趋化能力升高
C. 中性粒细胞吞噬能力降低
D. 中性粒细胞吞噬能力升高
E. 中性粒细胞 NTB 试验阳性率显著下降

553. 慢性肉芽肿表现为

A. 中性粒细胞吞噬能力降低
B. 中性粒细胞吞噬能力升高
C. 中性粒细胞趋化能力降低
D. 中性粒细胞趋化能力升高
E. 中性粒细胞 NTB 试验阳性率显著下降

554. 抗体缺陷病表现为

A. 中性粒细胞 NTB 试验阳性率显著下降
B. 中性粒细胞趋化能力降低
C. 中性粒细胞趋化能力升高
D. 中性粒细胞吞噬能力升高
E. 中性粒细胞吞噬能力降低

555. 正常新生儿表现为

A. 中性粒细胞趋化能力降低
B. 中性粒细胞趋化能力升高
C. 中性粒细胞吞噬能力降低
D. 中性粒细胞吞噬能力升高
E. 中性粒细胞 NTB 试验阳性率显著下降

（556～558 共用题干）

多种物质具有特异及非特异性刺激免疫细胞增殖分化的作用。

556. 不能刺激 T 淋巴细胞增殖分化的物质是

A. 结核分枝杆菌纯蛋白衍生物（PPD）
B. 刀豆蛋白（ConA）
C. 植物血凝素（PHA）
D. 细菌脂多糖（LPS）
E. 美洲商陆（PWM）

557. 特异性刺激 T 淋巴细胞增殖的刺激物是

A. 结核分枝杆菌纯蛋白衍生物（PPD）
B. 植物血凝素（PHA）
C. 刀豆蛋白（ConA）
D. 细菌脂多糖（LPS）
E. CD_3单克隆抗体

558. B 淋巴细胞增殖的非特异性刺激物是

A. 结核分枝杆菌纯蛋白衍生物（PPD）
B. 细菌脂多糖（LPS）
C. 植物血凝素（PHA）
D. 刀豆蛋白（ConA）
E. 美洲商陆（PWM）

（559～561 共用题干）

T 淋巴细胞表面标志的测定可运用多种不同的方法，并对疾病的预测有较重要的作用。

559. 在 T 淋巴细胞表面标志的测定方法中，最简便且特异性较好的是

A. 抗体致敏细胞花环法
B. 免疫细胞化学法
C. 免疫荧光法
D. Ea 花环检测
E. 流式细胞术免疫分析法

560. 总 $CD3^+$ T 淋巴细胞百分比可以用来判断某些免疫缺陷和自身免疫性疾病。以下无 T 淋巴细胞升高的是

A. 慢性活动性肝炎或慢性迁延性肝炎
B. 器官移植排斥反应
C. 重症肌无力
D. 甲状腺功能亢进与甲状腺炎患者
E. 先天性胸腺发育不全

561. CD4/CD8 比值降低可由于 CD4 减少或 CD8 增高所致，见于某些自身免疫性疾病。CD4/CD8 比值不降低的是

A. 器官移植排斥反应
B. 艾滋病
C. 使用免疫抑制剂
D. 再生障碍性贫血
E. 恶性肿瘤

（562～565 共用题干）

目前常用的检测细胞因子的方法包括：生物学活性测定法，酶联免疫吸附试验（ELISA），流式细胞分析法，酶联免疫斑点试验，分子生物学测定法，这些方法在临床的应用各有不同。

562. 不能测定细胞因子前体分子的是

A. 生物学活性测定法
B. ELISA
C. 流式细胞分析法
D. 酶联免疫斑点试验
E. 分子生物学测定法

563. 通常用来测定可溶性细胞因子的检测方法是

A. 生物学活性测定法
B. 流式细胞分析法
C. ELISA
D. 分子生物学测定法
E. 酶联免疫斑点试验

564. 可在显微镜下观察到分泌细胞因子的是

A. 生物学活性测定法
B. 流式细胞分析法
C. ELISA
D. 分子生物学测定法
E. 酶联免疫斑点试验

565. 关于目前临床常用的细胞因子的检测方法，不正确的是

A. 生物学检测法能检测有生物活性的细胞因子
B. 流式细胞分析技术不能检测胞内的细胞因子
C. 免疫学检测法所测定的只代表相应细胞因子的量而不代表活性
D. 分子生物学法可检测到细胞因子基因的缺失和突变，不能直接提供有关细胞因子的浓度及活性等资料
E. 酶联免疫斑点试验用于测定分泌特异性抗体或分泌细胞因子的单个细胞对特异性抗原的应答能力及产生应答的细胞数量

（566～568 共用题干）

Th2 型细胞能分泌 IL－4、IL－5 等细胞因子，与 B 淋巴细胞增殖、分化、成熟有关，能促进抗体生成，增强抗体介导的体液免疫应答，还分泌 IL－10、IL－13 以及 CCL－7 等一些趋化因子。这些细胞因子在体内发挥着不同的生物学作用。

566. 可促进 IgE 类别转换的细胞因子是

A. IL－5　　B. IL－10
C. IL－4　　D. IL－13
E. CCL－7

567. 具有刺激嗜酸性粒细胞增殖和分化作用的细胞因子是

A. IL－10　　B. CCL－7
C. IL－4　　D. IL－13
E. IL－5

568. 可抑制 IL－2 合成的细胞因子是

A. IL－13　　B. CCL－7
C. IL－4　　D. IL－10
E. IL－5

（569～571 共用题干）

细胞因子是一类具有广泛生物学活性的一类物质，细胞因子检测对免疫学、分子生物学的基础和临床研究均有重要意义。

569. 目前临床上检测细胞因子的意义不包括

A. 评估机体的免疫状态
B. 作为特定疾病的诊断指标
C. 监测细胞因子临床治疗的应用
D. 判断疾病治疗效果及预后
E. 监测疾病过程的活动程度

570. 下列细胞因子已广泛应用于临床，其中用于治疗肾性贫血的是

A. TNF－α　　B. GM－CSF
C. G－CSF　　D. EPO
E. IFN－γ

571. 在病理状态下，细胞因子会出现异常性表达，下列说法正确的是

A. 风湿关节炎患者的滑膜液中可发现 IL－1、IL－6、IL－8 水平升高
B. 酒精性肝硬化和原发性胆汁性肝硬化患者外周血单核细胞用 LPS 刺激后，其 IL－1 和 IL－2 分泌能力低于正常人
C. 人类免疫缺陷病毒 HIV 感染并破坏 Th 细胞后，不会导致 Th 细胞产生的各种细胞因子缺陷
D. 再生障碍性贫血患者骨髓细胞培养呈现出 EPO 水平低下
E. 动脉粥样硬化过程的形成与 Th2 功能亢进，分泌细胞因子水平升高有关

（572～576 共用题干）

发生单纯疱疹病毒原发感染的婴幼儿多见于 6 个月至 2 岁。因为 6 个月以后的婴儿来自母体的抗体多数消失，所以此时容易发生 HSV－1 型原发感染。

572. 婴幼儿发生的 HSV－1 型原发感染，90％属于

A. 混合感染　　B. 显性感染

C. 慢性感染　D. 急性感染
E. 隐性感染

573. HSV－1 型原发感染最常引起的临床症状是
A. 疱疹性角膜炎　B. 龈口炎
C. 疱疹性脑炎　D. 疱疹性湿疹
E. 生殖器疱疹

574. 人体在 HSV－1 型原发感染后很快产生特异性免疫，能将大部分病毒清除。但少数病毒可长期存留于神经细胞内，无临床表现，潜伏的神经细胞主要位于
A. 足趾神经节
B. 手指末梢神经节
C. 三叉神经节和颈上神经节
D. 骶神经节
E. 耳后神经节

575. HSV－1 和 HSV－2 两型病毒的 DNA 有 50% 同源性。HSV 病毒体中有 6 种同细胞膜相关的糖蛋白。其中 HSV－1 独有的特异性抗原是
A. gpB　B. gpC
C. gpD　D. gpG
E. gpH

576. 在 6 种糖蛋白中，经常用于研制亚单位疫苗的是
A. gpB　B. gpC
C. gpD　D. gpG
E. gpH

（577～578 共用题干）

CMV 可通过不同途径感染人体，多为潜伏感染，常可由怀孕、多次输血或器官移植等因素被激活，也可发生显性感染，是引起先天性畸形的重要病原体之一，也是器官移植、肿瘤、AIDS 死亡的重要原因。

577. 巨细胞病毒是巨细胞包涵体病的病原体，以感染的细胞肿大并具有巨大的核内包涵体而命名。其又称为
A. 人疱疹病毒 1 型　B. 人疱疹病毒 2 型
C. 人疱疹病毒 3 型　D. 人疱疹病毒 4 型
E. 人疱疹病毒 5 型

578. 巨细胞病毒不耐酸、不耐热，乙醚及紫外线照射可灭活，但对低温较稳定。此温度为
A. 0℃以下　B. －20℃以下
C. －40℃以下　D. －60℃以下
E. －80℃以下

（579～580 共用题干）

乙型肝炎血清标志物有许多，如 HBsAg、抗－HBe、抗－HBc 等，各个血清标志物所代表的临床意义有所不同。

579. 具有保护力的抗体是
A. 抗－HBs　B. 抗－HBe
C. 抗－HBc　D. 抗－HBc IgM
E. 抗－HBc IgG

580. 乙型肝炎疫苗的主要成分是
A. HBsAg　B. HBeAg
C. HBcAg　D. HBV－DNA 聚合酶
E. Dane 颗粒

（581～583 共用题干）

病毒性肝炎是由多种肝炎病毒引起的，以肝脏炎症和坏死病变为主的一组传染病。主要通过粪－口、血液或体液而传播。按病原分类，目前已确定的病毒性肝炎共有 5 型，分别是甲型、乙型、丙型、丁型、戊型。

581. 属于缺陷病毒的肝炎病毒是
A. 甲型肝炎病毒　B. 乙型肝炎病毒
C. 丙型肝炎病毒　D. 丁型肝炎病毒
E. 戊型肝炎病毒

582. 输血后肝炎的常见病毒类型是
A. 甲型肝炎病毒　B. 乙型肝炎病毒
C. 丙型肝炎病毒　D. 丁型肝炎病毒
E. 戊型肝炎病毒

583. 我国慢性肝炎患者的主要肝炎病毒类型是
A. 甲型肝炎病毒　B. 乙型肝炎病毒
C. 丙型肝炎病毒　D. 丁型肝炎病毒
E. 戊型肝炎病毒

（584～585 共用题干）

人类获得性免疫缺陷综合征是一种由人类免疫缺陷病毒（HIV）感染引起的慢性传染性疾病。目前作为诊断的检测手段主要包括抗－HIV 病毒抗体检测、病毒培养、核酸检测和抗原检测，各种方法都有自己的优缺点。

584. 疑有 HIV 感染，初筛检查应检测
A. HIV P120 抗体和 P24 抗体
B. HIV P120 抗体
C. 抗原检测
D. HIV P18 抗体
E. 病毒培养

585. 确诊 HIV 感染应检查
A. HIV P120 抗体和 P24 抗体
B. HIV P120 抗体
C. P24 抗体
D. HIV P18 抗体
E. 免疫印迹法

（586～588 共用题干）

乙型肝炎病毒（HBV）标志物的检测，是乙型肝炎

（乙肝）诊断和健康体检的基本项目。HBV 标志物很多，最常检测的项目有：乙肝表面抗原（HBsAg）；乙肝表面抗体（抗 - HBs）；乙肝 e 抗原（HBeAg）；乙肝 e 抗体（抗 - HBe）；乙肝核心抗体（抗 - HBc）；俗称“两对半”。人体感染 HBV 后，在不同的病期、阶段和由于个体状况的差异，血液样本中的 HBV 有关标志物可出现不同的组合，呈现多种反应模式，正确认识和评价各种反应模式，对乙肝的诊断、效果评价、预后和预防有重要意义。同一人群在不同时期，检测其反应模式也会发生变化。

586. 病毒感染已痊愈的表现是

A. HBsAg（+），HBeAg（-），抗 - HBc（+）
B. HBsAg（-），抗 - HBs（+），抗 - HBc（+）
C. HBsAg（+），HBeAg（+），HBV - DNA（+）
D. HBsAg（+），HBeAg（-），HBV - DNA（-）
E. HBsAg（+），HBeAg（-），HBV - DNA（+）

587. 病毒发生变异的表现是

A. HBsAg（+），HBeAg（+），抗 - HBc（+）
B. HBsAg（+），HBeAg（+），HBV - DNA（+）
C. HBsAg（+），HBeAg（-），HBV - DNA（-）
D. HBsAg（-），HBeAg（+），HBV - DNA（-）
E. HBsAg（+），抗 - HBs（+），抗 - HBc（+）

588. 急性乙型肝炎病毒感染的窗口期表现是

A. HBsAg（-）、抗 - HBs（+）、HBeAg（-）、抗 - HBe（-）、抗 - HBc（-）
B. HBsAg（+）、抗 - HBs（-）、HBeAg（-）、抗 - HBe（-）、抗 - HBc（+）
C. HBsAg（-）、抗 - HBs（-）、HBeAg（-）、抗 - HBe（-）、抗 - HBc（+）
D. HBsAg（+）、HBeAg（+）、抗 - HBc（+）
E. HBsAg（+）、抗 - HBe（+）、抗 - HBc（+）

（589～591 共用题干）

患者女，15 岁，发热、食欲减退 1 周，意识不清 1 天。查体：皮肤、巩膜轻度黄染，躁动不安，手有扑翼样震颤，肝右肋下未扪及，实验室检查：ALT 160U/L，总胆红素 90μmol/L，抗 - HBs 阳性，抗 - HBc 阳性，抗 - HAV 阴性，IgM 阳性，抗 - HEV IgG 阴性。既往体健，无输血史。

589. 最可能的临床诊断是

A. 急性黄疸性肝炎　　B. 急性重症肝炎
C. 亚急性重症肝炎　　D. 慢性重症肝炎
E. 淤胆性肝炎

590. 最可能的病原学诊断是

A. 甲型病毒性肝炎　　B. 乙型病毒性肝炎
C. 丙型病毒性肝炎　　D. 丁型病毒性肝炎
E. 戊型病毒性肝炎

591. 对本例患者临床诊断分型最有价值的实验室检查是

A. 血常规　　B. 尿常规
C. 脑脊液检查　　D. 凝血酶原活动度
E. 血浆蛋白测定

（592～594 共用题干）

患者男，30 岁，乏力、食欲减退 10 天余。查体：无明显黄疸，肝右肋下 1cm，脾未扪及。肝功能检查：血清 ALT 120U/L，2 个月前因溃疡病出血，输血 1000ml，术后恢复顺利。

592. 该病例首先考虑的诊断是

A. 甲型病毒性肝炎　　B. 乙型病毒性肝炎
C. 丙型病毒性肝炎　　D. 丁型病毒性肝炎
E. 戊型病毒性肝炎

593. 进行肝炎病毒血清学检查，抗 - HCV 阴性，抗 - HBc IgM 阴性，抗 - HCV 阴性，最可能的解释是

A. 上述诊断有误
B. 抗 - HCV 出现早，消失快
C. 抗 - HCV 出现迟，目前尚未出现
D. 先天性免疫球蛋白缺乏
E. 可排除丙型病毒性肝炎

594. 为进一步明确病原诊断，应首先考虑检测

A. 抗 - HAV IgM　　B. 抗 - HEV
C. HAV - RNA　　D. HCV - RNA
E. HEV - RNA

（595～597 共用题干）

患者男，40 岁，不规则发热，咳嗽 6 个月，间断腹泻，粪便无脓血，反复抗菌无效，病后体重减少 1kg，3 年前曾到非洲工作，1 年前回国。

595. 临床考虑是否同艾滋病有关时，更有价值的检查是

A. 痰培养　　B. 胸部 CT
C. 血清抗 - HIV　　D. HIV 分离
E. CD4/CD8 比值，CD4 计数

596. 如考虑为艾滋病，最终确定艾滋病的诊断项目是

A. 气管镜活检检测病原体
B. 粪培养
C. 痰培养
D. 胸部 X 线片
E. 腹部 B 超

597. 有助于该病诊断的检查结果是

A. HIV 确证试验阳性
B. 淋巴细胞计数增多
C. HIV 抗体初筛阴性

D. $CD4^+/CD8^+$ T 淋巴细胞比值 >1
E. β_2 - 微球蛋白降低

(598 ~ 600 共用题干)

Ⅰ型变态反应性疾病的诊断应包括 3 个部分：询问详细的病史、体内试验和体外试验，寻找并确认变应原是诊断和治疗的关键。

598. 皮内试验是最常用的体内试验，下列关于“皮内试验”的叙述，错误的是
A. 注射变应原 15 ~ 20min 后观察
B. 风团的平均直径是分级的主要依据
C. 风团直径 <5mm 为阴性结果
D. 前臂内侧为常用试验部位
E. 若出现红晕，结果判定可向上调一级

599. 血清或血浆总 IgE 升高，提示
A. 患有变态反应性疾病
B. 患者对多种变应原过敏
C. 处于强烈变态反应发作期
D. 无任何诊断价值
E. 可用于确认变应原

600. 用于寻找和确定变应原的体外试验为
A. 血浆 ECP 水平
B. 血清或血浆 sIgE
C. 嗜碱性粒细胞计数
D. 血清或血浆 IgE
E. 血浆组胺浓度

(601 ~ 603 共用题干)

循环免疫复合物（CIC）是Ⅲ型变态反应性疾病常用的实验室检测指标之一，CIC 测定方法较多，其原理和检测性能指标均不相同。

601. 目前临床实验室常用的方法是
A. C1q 固相法
B. 聚乙二醇（PEG）沉淀法
C. 抑制补体活性法
D. Raji 细胞法
E. 单克隆类风湿因子免疫扩散法

602. 特异性及敏感性较好，且操作简单的方法为
A. C1q 固相法
B. 聚乙二醇（PEG）沉淀法
C. 抑制补体活性法
D. Raji 细胞法
E. 单克隆类风湿因子免疫扩散法

603. 测定原理属于溶血反应的是
A. C1q 固相法
B. 聚乙二醇（PEG）沉淀法
C. 抑制补体活性法
D. Raji 细胞法
E. 单克隆类风湿因子免疫扩散法

(604 ~ 605 共用题干)

IgE 和 sIgE 是目前Ⅰ型变态反应常用的实验室检测项目，IgE 可作为初筛试验，而 sIgE 用于寻找和确定变应原。

604. 测定血清 IgE 水平常用的方法是
A. 双抗体夹心 ELISA
B. 放射免疫分析（RIA）
C. 酶免疫印迹试验
D. 间接 ELISA
E. 放射性变应原吸附试验

605. 同时检测多种 sIgE 的常用方法是
A. 放射性变应原吸附试验
B. 间接 ELISA
C. 酶免疫印迹试验
D. 电化学发光免疫分析
E. 特种蛋白免疫比浊分析

(606 ~ 609 共用题干)

破伤风抗毒素血清能中和破伤风外毒素毒性；同时抗毒素本身为马血清，具有异物性，会导致变态反应的发生。

606. 为防止破伤风抗毒素引起过敏性休克，使用前必须进行
A. 减敏治疗
B. 脱敏治疗
C. 血清皮试试验
D. 血清总 IgE 水平测定
E. 斑贴试验

607. 如受试者血清皮试试验阳性，需进行
A. 减敏治疗　B. 脱敏治疗
C. 血浆置换治疗　D. 抗组胺药物治疗
E. 免疫抑制剂治疗

608. 使用抗毒素 7 ~ 14 d 后，患者出现发热、关节疼痛、皮疹、蛋白尿及淋巴结肿大等临床症状。这些症状的病理机制属于
A. Ⅰ型变态反应　B. Ⅱ型变态反应
C. Ⅲ型变态反应　D. Ⅳ型变态反应
E. 类 Arthus 反应

609. 血清变应性休克属于
A. Ⅰ型变态反应　B. Ⅱ型变态反应
C. Ⅲ型变态反应　D. Ⅳ型变态反应
E. Arthus 反应

（610～611 共用题干）

某些人的皮肤接触油漆、染料、农药、化妆品、药物或某些化学物质后可发生接触性皮炎。

610. 关于接触性皮炎，叙述错误的是

A. 发病机制属于Ⅳ型变态反应
B. 再次接触变应原后多在 24 h 后出现症状
C. 严重者导致剥脱性皮炎
D. 变应原多数为半抗原
E. 通过血浆可发生被动转移

611. 如怀疑接触性皮炎，可首先考虑进行

A. 皮肤斑贴试验　　B. 皮肤点刺试验
C. 血清 CIC 测定　　D. 血清 sIgE 测定
E. 血清总 IgE 水平测定

（612～614 共用题干）

SLE 是一种系统性自身免疫性疾病，临床表现多样，除皮肤红斑外，常会出现发热、关节痛、蛋白尿等症状，诊断较为复杂。实验室各项指标的检查在 SLE 的诊断中具有重要意义。

612. 不属于 SLE 特点的是

A. 贫血　　B. 血小板减少
C. 白细胞减少　　D. ANA 阳性
E. 补体升高

613. 在下列自身抗体中，特异性高且已纳入 SLE 最新诊断标准的是

A. ANA　　B. 抗核糖体抗体
C. 抗心磷脂抗体　　D. 抗 Sm 抗体
E. 抗组蛋白抗体

614. 在下列自身抗体中，在 SLE 中出现频率最低的是

A. 抗 Sm 抗体　　B. 抗 dsDNA 抗体
C. 抗 SSA 抗体　　D. 抗 U1RNP 抗体
E. 抗 SCL－70 抗体

（615～617 共用题干）

自身免疫性肝病包括原发性胆汁性肝硬化、自身免疫性肝炎、原发性硬化性胆管炎。这类疾病常常起病隐匿，不易早期发现，容易漏诊，长期以来一直被认为是罕见病。近些年，随着自身抗体检测技术的飞速发展和广泛应用，该病的诊断水平大大提高。

615. 对原发性胆汁性肝硬化最具诊断意义的抗体是

A. ANA　　B. AMA
C. ASMA　　D. ANCA
E. 抗着丝点抗体

616. 与自身免疫性肝炎密切相关的自身抗体是

A. ANA　　B. AMA
C. ANCA　　D. ASMA
E. 抗着丝点抗体

617. 在原发性硬化性胆管炎中阳性率最高的自身抗体是

A. ANA　　B. AMA
C. ANCA　　D. ASMA
E. 抗着丝点抗体

（618～620 共用题干）

免疫缺陷病的诊断涉及体液免疫、细胞免疫、补体和吞噬细胞等方面的检测，除了采用免疫学方法外，还有一些常规和特殊的检测手段。

618. 可用于判断 B 淋巴细胞成熟情况的是

A. 血清免疫球蛋白测定
B. 免疫球蛋白亚类测定
C. 同种血型凝集素测定
D. 抗 IgA 抗体测定
E. B 淋巴细胞膜表面免疫球蛋白测定

619. 为了解 B 淋巴细胞数量、亚型和分化情况，可检测

A. CD10、CD19、CD20、CD22
B. IgG
C. IgA
D. IgD
E. IgE

620. 下列关于原发性 T 淋巴细胞免疫缺陷病的主要检测指标，不包括的是

A. PHA 试验
B. E 受体试验
C. CD3、CD4、CD8 检测
D. 外周血淋巴细胞计数
E. IgG、IgA、IgM 检测

（621～625 共用题干）

AFP 是诊断原发性肝癌较敏感和特异的肿瘤标志物，当发生原发性肝癌时，约 80% 的患者血清中 AFP 水平升高，AFP 水平在一定程度上反应肿瘤的大小，其动态变化与病情有一定的关系。

621. 某些非恶性肝脏病变时，AFP 水平亦可升高，但 AFP 水平升高的程度和幅度往往不如肝细胞癌，鉴别诊断必须通过动态观察的指标是

A. AFP 和 ALT　　B. AFP 和 LDH
C. AFP 和 GGT　　D. AFP 和 CEA
E. AFP 和 AFU

622. 少部分（约 10%）的原发性肝癌患者 AFP 检测始终为阴性，或测定值升高不显著，为提高诊断的准确性可联合检测的标志物是

A. CEA　　B. AFU
C. CA19－9　　D. LDH

E. ALT

623. 若出现“AFP 与 ALT 曲线分离”现象，则提示

A. 肝癌　　B. 急性病毒性肝炎

C. 慢性肝炎活动期　　D. 肝硬化活动期

E. 药物诱导性肝病

624. 正常成人血清中 AFP 的含量为

A. ＜20μg/L　　B. ＜400μg/L

C. ＜100μg/L　　D. ＜200μg/L

E. ＜300μg/L

625. 新生儿血清 AFP 浓度会升高，出生后可达正常成人水平的时间是

A. 1 周　　B. 2～3 周

C. 6 个月　　D. 10 个月

E. 24 个月

（626～630 共用题干）

CEA 是一种重要的非器官特异性肿瘤相关抗原，主要用于消化系统恶性肿瘤如结肠直肠癌、胰腺癌、胆管癌、肝癌、胃癌等的诊断。当肿瘤发生肝转移时，CEA 升高尤为明显。

626. 恶性肿瘤手术切除时，连续测定 CEA 将有助于疗效观察。手术完全切除者，一般 CEA 恢复正常的时间是术后

A. 1 周　　B. 2 周

C. 4 周　　D. 6 周

E. 8 周

627. 正常人血清 CEA 浓度升高，可能是因为

A. 肥胖　　B. 消瘦

C. 吸烟　　D. 疲劳

E. 紧张

628. CEA 浓度与癌症的组织类型有关，最敏感的肿瘤是

A. 腺癌　　B. 鳞癌

C. 低分化癌　　D. 上皮组织肿瘤

E. 间叶组织肿瘤

629. 目前最常用且敏感、重复性均较优的定量检测 CEA 的方法是

A. 放射免疫分析　　B. 免疫放射分析

C. 酶联免疫吸附试验　　D. 化学发光免疫分析

E. 间接免疫荧光分析

630. CEA 是一种广谱肿瘤标志物，虽然不能作为诊断某种恶性肿瘤的特异性指标，但在恶性肿瘤的鉴别诊断、病情监测、疗效评价等方面，仍有重要临床价值。关于 CEA，叙述错误的是

A. 放疗和化疗的疗效不一定与肿瘤体积成正比，只要 CEA 浓度能随治疗而下降，则说明有效；若经治疗其浓度不变，甚至上升，则需更换治疗方案

B. 经手术或其他方法治疗的患者，通常在术后第 6 周 1 次；术后 3 年内，每月 1 次；3～5 年每 3 个月 1 次；5～7 年每 6 个月 1 次；7 年后 1 年 1 次，进行 CEA 检测以监测其复发和转移

C. 妊娠期 CEA 也可升高

D. 正常血清或血浆中也可能存在交叉反应性抗原对 CEA 检测结果造成干扰

E. CEA 是一种存在于胎儿消化道上皮细胞内的含硫酸性糖蛋白

（631～635 共用题干）

乳腺癌是女性最常见的恶性肿瘤之一，近年来虽然在早期诊断、早期治疗方面有些进展，但目前尚缺乏用于其早期诊断的高灵敏性、高特异性的标志物。

631. 目前实验室最常用的乳腺癌辅助诊断的肿瘤标志物是

A. CA15－3　　B. TPA

C. CA72－4　　D. CA549

E. CA27－29

632. CA15－3 是由分泌性上皮细胞分泌的乳腺细胞膜表面糖蛋白的变异体，可作为监测乳腺癌患者术后复发的指标。在日常工作中，造成 CA15－3 的检测结果不稳定的非患者本身的因素是

A. 妊娠

B. 肝硬化

C. 使用变性胶长期贮存的标本

D. 唾液污染标本

E. 采用抗凝血

633. 关于 CA549 在乳腺癌中的临床应用，下列叙述错误的是

A. CA549 和 CA15－3 是来自相同复合物分子中的不同抗原决定簇，因此它和 CA15－3 一样都可作为乳腺癌普查的指标

B. 妊娠妇女和良性乳腺瘤、肝病患者的 CA549 略微升高

C. CA549 对于乳腺癌的诊断有很高的特异性，阳性预测值达 0.93

D. 卵巢癌、前列腺癌、肺癌患者 CA549 也可升高

E. CA549 也是乳腺癌的标志物，但在肿瘤早期阳性率较低

634. 关于 CA27－29 在乳腺癌中的临床应用，下列叙述正确的是

A. CA27－29 是由肝癌转移至腹腔积液中的细胞作

为抗原所诱导的抗体所识别的糖类黏蛋白

B. 美国临床肿瘤协会在乳腺癌应用指南中提出：CA27－29预测复发的敏感性低于CA15－3

C. CA27－29的临床应用与CA15－3一样，但其诊断转移性乳腺癌的特异性和敏感性略有差别

D. CA27－29与CA15－3抗原不具有同源性

E. CA27－29的临床用途和CA15－3不一样，前者主要用于健康人群的普查，后者则用于临床的早期诊断

635. 80%～100%的肿瘤（如乳腺癌、卵巢癌、膀胱癌等）患者血清/血浆TPA水平与肿瘤发展进程密切相关。但作为一种非特异性标志，为明显提高乳腺癌诊断的准确率，一般可同时检测TPA和

A. CEA　　B. CA15－3

C. CA72－4　　D. CA27－29

E. CA242

（636～640共用题干）

在肺部恶性肿瘤中，绝大多数是原发性支气管癌，主要症状为咳嗽、血痰、胸痛、气急及癌肿局部侵犯和转移症状，大量吸烟是导致肺癌死亡的重要原因之一。

636. 目前实验室常用于鉴别诊断和治疗监测小细胞肺癌的肿瘤标志物是

A. CEA　　B. SCC

C. CYFRA 21－1　　D. NSE

E. MMP2

637. 下列指标中用于非小细胞肺癌诊断的首选肿瘤标志物是

A. SCC　　B. NSE

C. Cyfra21－1　　D. CA72－4

E. DU－PAN－2

638. 确定支气管肺癌最佳的联合检测组合是

A. CEA、ACTH、NSE、CA50

B. CEA、ACTH、NSE、SCC

C. Cyfra21－1、SCC

D. Cyfra21－1、CEA

E. ACTH、hCG

639. 可能影响Cyfra21－1检测结果的因素是

A. 年龄　　B. 性别

C. 气管插管　　D. 月经周期

E. 长期吸烟

640. 近几年发现一种新的SCLC标志物，可望用于SCLC的早期诊断，它是

A. CEA

B. Cyfra21－1

C. NSE

D. 胃泌素前体释放肽（ProGRP）

E. CA242

（641～645共用题干）

胃癌是源自胃黏膜上皮细胞的恶性肿瘤。能用于胃癌辅助诊断的肿瘤标志物不多，主要有CA72－4、PGⅠ及PGⅠ/PGⅡ比值、GPDA（甘氨酰脯氨酰二肽氨基肽酶）等。

641. 目前诊断胃癌的首选标志物是

A. CA72－4

B. PGⅠ及PGⅠ/PGⅡ比值

C. GPDA

D. CA19－9

E. CEA

642. 萎缩性胃炎、胃癌患者PGⅠ及PGⅠ/PGⅡ比值均明显降低，提示其可用于

A. 胃癌的确诊

B. 胃癌的治疗监测

C. 胃癌的复发指标

D. 胃癌癌前病变的早期预警

E. 仅用于胃癌的辅助诊断或疗效观察

643. 胃癌患者血清中GPDA升高，提示

A. 胃癌复发　　B. 胃癌发生肝转移

C. 胃癌早期　　D. 胃癌晚期

E. 胃癌癌前病变

644. CA72－4水平与胃癌的分期有明显的相关性，其水平增高一般是在胃癌的

A. 胃癌癌前病变　　B. 胃癌的Ⅰ～Ⅱ期

C. 胃癌的Ⅱ～Ⅲ期　　D. 胃癌的Ⅲ～Ⅳ期

E. 胃癌的Ⅳ～Ⅴ期

645. 端粒酶是目前最特异和最有普遍性的肿瘤标志物，在胃癌形成和发展过程中具有重要作用。下列用于端粒酶活性检测的方法是

A. RT－PCR

B. 原位杂交法

C. 荧光实时定量PCR方法

D. DHPLC

E. 端粒重复扩增法（TRAP）

（646～650共用题干）

膀胱癌是泌尿系统最常见的恶性肿瘤，现具有应用价值的指标有尿核基质蛋白22（NMP22）、纤维蛋白原/纤维蛋白降解产物（FB/FDP）及膀胱肿瘤抗原（BTA）等。

646. 对膀胱移行细胞癌具有高度敏感性，被认为是潜在

的膀胱上皮特异性癌标志物的是

A. FB/FDP　　B. NMP22
C. BTA　　D. 端粒酶
E. p53 基因

647. 发生恶性膀胱肿瘤时，由于肿瘤血管通透性增加使纤维蛋白原大量渗透到血管外形成纤维团块，导致尿液中肿瘤标志物增加的是

A. FB/FDP　　B. NMP22
C. BTA　　D. 端粒酶
E. FDP

648. 发生膀胱肿瘤时，因细胞发生恶性变，核内遗传物质在有丝分裂末期分配极度异常，NuMAP 合成激增，并在细胞的凋亡过程中从细胞核中释放出来的肿瘤标志物是

A. FB/FDP　　B. NMP22
C. BTA　　D. 端粒酶
E. FDP

649. 在膀胱肿瘤生长过程中，释放的肿瘤标志物与肿瘤的分期和分级有关的是

A. FB/FDP　　B. NMP22
C. BTA　　D. 端粒酶
E. FDP

650. TPA 是一种非特异性肿瘤标志物，常与其他肿瘤标志物联合检测，以便早期发现多发性肿瘤。特别对膀胱转移癌的诊断敏感性高。动态观察 TPA 水平变化，可以检测肿瘤复发及疗效。若治疗过程中 TPA 持续升高，则提示

A. 预后不良　　B. 肿瘤复发
C. 肿瘤转移　　D. 肿瘤治疗有效
E. 疗效不佳

（651～655 共用题干）

随着分子生物学及其相关学科的研究进展，癌基因、抑癌基因和转移相关基因等基因的检测，不仅有助于肿瘤的发生机制研究，而且将肿瘤的分类、恶性程度、转移和预后等方面与肿瘤临床密切结合起来，并正逐渐应用于肿瘤诊断、鉴别诊断和治疗。

651. 人类实体瘤中常被识别的癌基因是

A. ras 基因　　B. myc 基因
C. C－erbB－2 基因　　D. EGFR 基因
E. Rb 基因

652. 具有 DNA 结合活性的细胞生长调节因子，在细胞内具有抑制细胞增殖和控制细胞分化等功能，维持细胞正常生长的基因是

A. ras 基因　　B. myc 基因
C. C－erbB－2 基因　　D. EGFR 基因
E. Rb 基因

653. 在人类肿瘤中，基因结构改变是许多恶性肿瘤常见的共同基因损伤靶位，其表达异常可能是相关肿瘤发生的重要环节。基因突变发生的频率及分布与肿瘤类型有关。这种基因是

A. ras 基因　　B. myc 基因
C. p53 基因　　D. EGFR 基因
E. Rb 基因

654. 在几乎所有前列腺癌组织和转移灶中均可见其特异性表达，可作为前列腺癌诊断的敏感和特异性指标的是

A. ras 基因　　B. myc 基因
C. p53 基因　　D. PCA3 基因
E. Rb 基因

655. 定位于 17 号染色体 q21 区带上，与上皮细胞生长因子具有同源性，编码具有酪氨酸激酶活性的细胞膜糖蛋白，它可以磷酸化靶蛋白中的酪氨酸，从而提供持续的细胞内促有丝分裂的刺激信号。细胞恶性变时，其出现异常表达，这种基因是

A. ras 基因　　B. myc 基因
C. C－erbB－2 基因　　D. EGFR 基因
E. Rb 基因

（656～657 共用题干）

移植排斥反应的本质是宿主和移植物之间产生免疫应答，人体存在许多种与排斥反应相关的抗原。

656. 由主要组织相容性复合体编码的代表个体特异性的同种抗原，引起不同个体间移植时发生排斥反应，其主要成分是

A. MHC　　B. mHA
C. HLA　　D. PRA
E. HMA

657. 大量试验及临床验证发现即使 MHC 完全配合时，仍然会发生排斥反应，但这种排斥反应的强度轻、速度慢，提示个体间另外存在着一些抗原参与排斥反应，这类抗原称为

A. 主要组织相容性抗原
B. 移植抗原
C. 内皮细胞特异性抗原
D. 人类白细胞抗原
E. 次要组织相容性抗原

（658～659 共用题干）

HLA 是决定移植手术是否成功的主要因素，是由 HLA 基因复合体所编码的产物。

658. 由 HLA－DR、DQ、DP 座位基因所编码，与免疫应答及免疫调节有关的是

A. HLAⅠ类抗原　B. HLAⅡ类抗原
C. 次要组织相容性抗原　D. 人类白细胞抗原
E. 移植抗原

659. 在器官移植中 HLA 配型最重要的位点是

A. HLA－DR　B. HLA－A
C. HLA－B　D. HLA－C
E. HLA－DP

四、案例分析题：每道案例分析题有 3～12 问。每问的备选答案若干个，正确答案及错误答案的个数不定。考生每选对一个正确答案给 1 个得分点，选错一个扣 1 个得分点，直至扣至本问得分为 0，即不含得负分。案例分析题的答题过程是不可逆的，即进入下一问后不能再返回修改所有前面的答案。

（660～662 共用题干）

患者男，26 岁，7 天前开始有全身倦怠感，排褐色尿，来院就诊。4 个月前在献血检查时发现 HBV 阴性。3 个月前与患慢性肝炎的女友结婚，无烟酒嗜好，实验室检查抗－HAV（－）、抗－HCV IgM（－）。

660. 进行下述 HBV 实验室检查时，可能出现的检查报告是

A. HBsAg（＋）　B. IgM 型抗－HBc（＋）
C. HBeAg（＋）　D. IgG 型抗－HBc（－）
E. HBV－DNA（＋）　F. 抗－HBs（－）

661. 最符合此结果的解释为［提示：治疗 1 个月后，症状未见好转，再次做 HBV 抗原抗体系列检查，结果为：HBsAg（＋），HBeAg（＋）。］

A. 仍处于急性期
B. 体内有大量病毒复制，传染性强
C. 已转为慢性肝炎
D. 进入恢复期
E. 病情好转
F. 具有一定的免疫力

662. 最符合此结果的解释为［提示：用 IFN 等治疗后，症状消失。HBV 抗原抗体系列检查结果：抗－HBs（＋）、IgG 型抗 HBc（＋）、HBsAg（－）、HBeAg（－）。］

A. 体内已有免疫力
B. 体内 HBV 停止复制
C. 体内 HBV 仍在复制
D. 痊愈，HBV 停止复制
E. 痊愈，已有免疫力
F. 仍处于急性期

（663～666 共用题干）

患者女，52 岁，7 年前出现关节晨僵、胀痛的现象，不能下蹲，坐下吃力，而且坐下后无法自行站立。手指肿痛不能握物。

663. 根据临床表现，该患者最可能患的疾病是

A. 骨性关节炎　B. 类风湿关节炎
C. 风湿性关节炎　D. 骨关节结核
E. 骨巨细胞瘤
F. 化脓性骨关节炎

664. 为了明确诊断，可进行的实验室检查是

A. 红细胞沉降率
B. 双膝关节和腕关节 X 线片
C. ASO
D. RF
E. 抗 CCP 抗体
F. 关节腔穿刺常规检查

665. 如果给患者行关节腔穿刺，进行关节液检查，其结果有助于诊断的是

A. 关节液呈透明草黄色渗出液
B. 关节液细菌培养呈阳性
C. 中性粒细胞可达 10 000～50 000/mm^3或更高
D. 细胞因子检测可发现 TNF－α 和 IL－6 等炎症因子升高
E. 滑膜液中可发现由中性白细胞摄入聚集的 IgG、IgM、RF、纤维蛋白、免疫复合物、DNA 颗粒形成的一类细胞
F. 滑膜液中球蛋白水平较高，白蛋白：球蛋白比例为 1：20

666. 理论上可用于治疗该疾病的细胞因子拮抗剂是

A. 抗 IL－10 受体阻断剂
B. 抗 IL－2 受体单抗
C. 抗 IL－6 受体阻断剂
D. 抗 IL－4 受体阻断剂
E. TNF－α 拮抗剂
F. 抗细胞黏附分子单抗

（667～670 共用题干）

患者男，61 岁，全身乏力，体重减轻 3 个月余。查体：肝脏肋下 2.5cm，脾脏肋下 5cm，胸骨有压痛，外周血检测：Hb 96g/L，WBC 66.5×10^9/L，PLT 320×10^9/L，中性中幼粒细胞 0.11，中性晚幼粒细胞 0.16，中性杆状核粒细胞 0.24，中性分叶核粒细胞 0.31，EOS 0.05，嗜碱性粒细胞 0.05，淋巴细胞 0.08。

667. 该患者的诊断可能是

A. 急性感染

B. 类白血病反应
C. 慢性粒细胞白血病
D. 急性粒细胞白血病
E. 脾功能亢进
F. 恶性肿瘤

668. 为明确诊断需要做的进一步检查是

A. 骨髓细胞学检查
B. 腹部 B 超检查
C. Ph 染色体检测
D. 骨髓白血病免疫分型
E. CFU－GM 集落培养
F. 中性粒细胞碱性磷酸酶染色
G. 免疫球蛋白测定

669. 若该患者确诊为慢性粒细胞白血病，可用于治疗该疾病的细胞因子是

A. IL－4　B. IL－6
C. IL－10　D. 肿瘤坏死因子
E. α－干扰素　F. EPO

670. 如患者在治疗过程中出现三系下降，WBC 0.5×10^9/L，PLT 3×10^9/L，Hb 4g/L，除常规输血外，可进行治疗的细胞因子是

A. IL－4　B. IL－11
C. GM－CSF　D. 肿瘤坏死因子
E. α－干扰素　F. EPO

（671～675 共用题干）

患者男，51 岁，因发热，咳嗽，剧烈头痛 5 d 入院。患者自述有冶游史。入院查体：消瘦，慢性消耗病容，全身浅表淋巴结可触及，肺部 CT 提示右肺脊柱旁高密度影，脑 MRI 发现两侧大脑多处散在团块样病灶。

671. 应进行的实验室检查是

A. 疱疹病毒抗体检测
B. HIV 病毒抗体检测
C. 血清巨细胞病毒抗体检测
D. 脑囊虫抗体
E. 肺吸虫抗体
F. 抗 HCV 抗体
G. HBsAg

672. 应进一步进行的实验室检查有

A. 免疫印迹法做 HIV 确诊试验
B. 血清抗嗜肺军团菌抗体检测
C. 脑脊液抗弓形虫抗体检测
D. 单纯疱疹病毒抗体
E. 外周血淋巴细胞亚群分析
F. 血清免疫球蛋白检测
G. 脑脊液真菌培养

673. HIV 受体包括

A. CD4 分子
B. 驱化因子受体
C. Fc 受体
D. 半乳糖神经酰胺受体
E. CD8 分子
F. CD19 分子
G. CD20 分子

674. 艾滋病患者易并发的疾病有

A. 肺军团菌感染　B. 隐孢子虫感染
C. 脑弓形虫病　D. 脑囊虫病
E. 卡波肉瘤　F. EB 病毒感染
G. 白色念珠菌感染

675. 可作为治疗疗效的监测指标包括

A. $CD4^+$ T 淋巴细胞绝对计数
B. HIV 抗体滴度
C. 血清免疫球蛋白定量
D. 外周血总 WBC 计数
E. $CD4^+$/$CD8^+$ 比值
F. HIV－RNA 水平
G. HIV－DNA 水平

（676～678 共用题干）

患儿男，47 天，于出生后 15 天时出现发热（体温最高 39℃）、阵发性咳嗽，症状逐渐加重，出现呼吸困难，周身皮肤黄染。血白细胞 15 ×10^9/L。对症治疗 10 d，病情好转，出院。7 天前患儿再次发热（体温 39 ℃）、喘憋，口周及四肢末端皮肤发绀，急诊入院。查体：脉搏 190 次/分，呼吸 76 次/分。反应极差，周身皮肤黄染，呼吸困难；听诊双肺密集湿啰音，心音低钝，心率 190 次/分；肝脾未见异常，下肢水肿。查血白细胞 23×10^9/L，红细胞 218×10^{12}/L，血红蛋白 81g/L；丙氨酸氨基转移酶 87U/L，总胆红素 285μmol/L，间接胆红素 235μmol/L，总蛋白 51g/L，白蛋白 27g/L；乙肝五项均示（－）。血培养未见细菌生长。X 线胸片示两侧肺斑片状阴影。

676. 鉴于患儿反复发生肺炎、黄疸。进一步检查最具针对性的检测项目为

A. 肺炎支原体抗体　B. 肺炎衣原体抗体
C. TORCH 4 项　D. 心肌酶谱检测
E. 血培养　F. 丙肝抗体检测

677. 若检查 TORCH 优生 4 项结果为单纯疱疹病毒抗体，风疹病毒抗体及弓形虫抗体均（＋），巨细胞病毒抗体（－）；血培养未见细菌生长。此结果支持的诊断为

A. 细菌性肺炎
B. 新生儿 TORCH 综合征
C. 肺炎支原体肺炎
D. 肺炎衣原体肺炎
E. 新生儿败血症
F. 心力衰竭

678. 综合以上各项检测结果，患儿最终诊断为
A. 细菌性肺炎
B. 婴儿肝炎综合征
C. 肺炎支原体肺炎
D. 肺炎衣原体肺炎
E. 支气管肺炎伴心力衰竭
F. TORCH 综合征

(679～681 共用题干)

患者男，37 岁，诊断为慢性肾衰竭，已行血液透析维持治疗 4 年余，肾移植是挽救生命、改善生活质量的有效手段。

679. 供肾应遵循的原则是
A. 以 ABO 血型完全相同者为好
B. “可允许的不相容匹配法则”规定必须匹配位点包括 10 个 Ⅰ 类和 5 个 Ⅱ 类 HLA 位点
C. 在器官无法选择的情况下，不强调 HLA 配型，但预存的细胞毒抗体必须阴性
D. PRA 越低，移植器官的存活率越低
E. 选择最佳 HLA 配型的供者器官
F. 交叉淋巴毒试验阳性是肾移植的禁忌

680. 影响移植肾存活的主要因素有
A. HLA 的相符程度
B. 淋巴细胞毒交叉配型试验
C. 供肾热缺血时间
D. 免疫抑制剂药物浓度
E. 病毒等细胞内寄生的微生物感染
F. 手术消除淋巴细胞

681. 肾移植的长期疗效监测主要依赖于
A. 肾功能的检测
B. 血细胞的监测
C. 病毒等微生物感染的监测
D. 免疫抑制剂药物浓度监测
E. 受者免疫状态的监测
F. 组织活检

(682～687 共用题干)

患儿男，9 岁，因不规则发热 1 个月，发现心脏杂音 1 周入院。既往体健，否认先天性心脏病病史及风湿热病史。体检：T 37.8℃，R 22 次/分，扁桃体 Ⅱ 度肿大，未见脓点，双肺呼吸音稍粗，心率 120 次/分，心尖区可闻及收缩期吹风样杂音。四肢关节无红肿。

682. 该患儿诊断考虑
A. 风湿热　B. 先天性心脏病
C. 系统性红斑狼疮　D. 类风湿关节炎
E. 病毒性心肌炎　F. 心肌病

683. 为进一步进行诊断，需要做的实验室检查有
A. 血常规　B. 红细胞沉降率
C. CRP　D. ASO
E. 柯萨奇病毒抗体　F. PPD 试验
G. 细菌培养　H. 抗核抗体

684. 检查结果提示：血常规 WBC 12.8 × 10^9/L、CRP 96.4mg/L、ASO 800U、红细胞沉降率 86mm/h。经对症处理，给予青霉素治疗后，患儿病情好转，体温降至正常，心脏杂音减弱。目前考虑诊断为
A. 风湿热
B. A 群乙型溶血性链球菌感染
C. B 群甲型溶血性链球菌感染
D. 心肌病
E. 心功能不全
F. 幼年型类风湿关节炎

685. 患儿经过治疗后病情好转准备出院，出院前应进行的实验室检查有
A. CRP　B. ASO
C. ESR　D. WBC
E. 血培养　F. 血清免疫球蛋白

686. 关于该病的认识，正确的是
A. ASO 阳性是诊断该病的重要依据
B. ASO 与该病的活动性有关
C. 心脏病变为致病菌直接感染所致
D. 心脏病变为自身免疫反应所致
E. 该病有家族多发和遗传倾向
F. 该病的发生与机体免疫缺陷密切相关

687. 关于该病发病机制的特点，下列叙述正确的是
A. 介导的抗体是 IgM、IgG
B. 介导的抗体包括 IgE
C. 补体、吞噬细胞和 NK 细胞参与
D. 肥大细胞脱颗粒
E. 有 $CD4^+$ Th1 细胞大量增生
F. 嗜酸性粒细胞浸润

答案和精选解析

一、单选题

1. E　抗原剂量太高，诱导抑制性 T 细胞活化，B 细

胞分化与增殖受到抑制，呈现特异不应答状态，由此导致免疫耐受。

2. A　免疫耐受指机体免疫系统接触抗原后所表现的特异性免疫无应答或低应答现象。免疫耐受具有抗原特异性，机体仅对特定抗体无应答或低应答。打破自身耐受的原因之一是自身抗原有相似结构成分的微生物进入体内。

3. B　Th1 细胞所产生的 INF－γ 可抑制 Th2 细胞分化增殖；Th2 细胞所产生的 IL－4 可与 IL－13 等共同抑制 Th1 细胞分化和功能；Th2 细胞所产生的 IL－10 可明显抑制 Th1 细胞因子产生，并间接促进 Th2 细胞分化。

4. A　抑制性受体是胞内段含免疫受体酪氨酸抑制模体的一类受体分子。如 T 细胞表面的 CTLA－4 和 CTLA－1、NK 细胞表面的 KIR、B 细胞表面的 CD22 和 FcγRII－B 等，它们启动的信号转导可抑制免疫细胞的激活。

5. C　Ⅰ型超敏反应因发生快、消退也快，故称为速发型超敏反应。

6. D　肥大细胞、嗜碱性粒细胞表达高亲和力的 FcεRⅠ。

7. A　肥大细胞是Ⅰ型超敏反应的主要效应细胞，表面 FcεRⅠ结合的 IgE 一旦与过敏原作用，即刻触发脱颗粒，释放预存及新合成的生物活性介质，抗 IgE 的 F（ab）$_2$ 能诱导已被草、花粉致敏者的肥大细胞脱颗粒。

8. D　过敏性休克属于Ⅰ型（速发型）超敏反应，新生儿溶血症、肺出血－肾炎综合征属于Ⅱ型（细胞毒型）超敏反应；链球菌感染后肾小球肾炎属于Ⅲ型（免疫复合物型）超敏反应；特应性皮炎属于Ⅳ型（迟发型）超敏反应。

9. E　新生儿溶血症的 Rh 血型不符多表现为孕妇为 Rh^- 血型而胎儿为 Rh^+ 血型。初产妇分娩 72 小时内注射抗 Rh 血清，可阻断 Rh^+ 红细胞对母体致敏，从而预防再次妊娠时发生新生儿溶血症。

10. C　Ⅱ型超敏反应又称细胞溶解型或细胞毒型超敏反应，发作较快，抗体直接与靶细胞表面抗原结合，发生机制是补体依赖的细胞毒作用，在补体、吞噬细胞和 NK 细胞参与下，导致靶细胞溶解。

11. D　肥大细胞和嗜碱性粒细胞的胞质内均含有大量嗜碱性颗粒及脂质小体。聚集的 IgE Fc 受体通过其 β 和 γ 链的 ITAM 基序传递信号，导致细胞内颗粒膜与胞质膜融合，将颗粒内容物释放至细胞外，此为脱颗粒。IgE 与单价 Ag 结合不能引起肥大细胞和嗜碱性粒细胞脱颗粒。

12. D　白三烯是花生四烯酸经 5－脂氧合酶途径代谢产生的一组炎性介质，其对支气管平滑肌的收缩作用极强且持续时间长，是引起Ⅰ型超敏反应迟发相支气管痉挛的主要介质，还能促进腺体分泌增强，使毛细血管扩张和通透性增强。

13. E　Ⅳ型超敏反应，是由致敏淋巴细胞再次接触相同抗原所致，是以单个核细胞浸润为主的炎性损伤。该反应发生迟缓，一般在接触抗原 18～24 小时后出现，48～72 小时达高峰。此型超敏反应的发生与抗体和补体无关，而与效应性 T 细胞和吞噬细胞及其产生的细胞因子或细胞毒性介质有关。

14. D　赫氏反应是一种青霉素治疗后的加重反应，多在首剂青霉素后半小时至 4 小时发生，是由于大量钩体被青霉素杀灭后释放毒素导致，当青霉素剂量较大时容易发生，与 IgE 类抗体无关。表现为患者突然出现寒战、高热、全身痛、心率和呼吸加快，原有症状加重，部分患者出现体温骤降、四肢厥冷。

15. A　物理因素（如冷、热，电离辐射）、化学因素（如药物）、生物因素（如细菌、病毒、寄生虫等感染）均可导致自身组织抗原性质改变。

16. A　HLA－DR3/DR4 与胰岛素依赖型糖尿病相关，HLA－DR5 与慢性淋巴细胞性甲状腺炎相关，HLA－B27 与强直性脊柱炎相关，HLA－B8 与慢性活动性肝炎相关，HLA－DR4 与类风湿关节炎相关。

17. D　自身免疫是在正常情况下，动物的免疫系统只对自身以外的异物抗原发生反应，但由于某些原因，对自身构成成分发生免疫应答。健康个体的正常免疫调节功能会将自身耐受和自身免疫调节在一个相辅相成的合理水平，当某种原因使自身免疫应答过分强烈时才导致相应自身组织器官损伤或功能障碍，即自身免疫病。

18. D　自身免疫病的基本特征包括：患者体内可检测到高效价的自身抗体和（或）自身反应性 T 细胞；自身抗体和（或）自身反应性 T 细胞介导对自身细胞或自身成分的免疫应答，造成损伤或功能障碍；病情转归与自身免疫应答的强度相关；应用免疫抑制剂治疗有效；病变组织中有 Ig 沉积或淋巴细胞浸润；通过血清或淋巴细胞可以被动转移疾病；应用自身抗原或自身抗体可复制出具有相似病理变化的动物模型。

19. E　自身免疫应答过强或持续时间过长导致自身正常组织结构被破坏并引起相应临床症状时，才导致自身免疫病。胰岛素依赖型糖尿病是器官特异性自身免疫病，自身抗原是胰岛细胞，由于胰岛素绝对缺乏引起的高血糖。

20. A　长期服用肼苯达嗪、普鲁卡因胺、异烟肼等药物时可引起红斑狼疮样综合征，常可测得抗核抗体。这些药物能与细胞内组蛋白或 DNA 结合，改变自身组织成分产生自身抗体。

21. D　荨麻疹是由于皮肤、黏膜小血管扩张及渗透性增加而出现的一种局限性水肿反应，通常在 2～24 小时内消退，但反复发生新的皮疹，病程迁延数日至数月。

临床上较为常见，属于超敏反应。

22. A 以体液免疫（B 细胞）缺陷为主的疾病表现为免球蛋白的减少或缺乏，包括 Bruton's 综合征，选择性 IgA 缺陷病等。血清免疫球蛋白（Ig）的测定是检查体液免疫功能最常用的方法。

23. E 伴有酶缺陷的联合免疫缺陷病是常染色体隐性遗传病，因腺苷脱氨酶（ADA）和嘌呤核苷磷酸化酶（PNP）缺陷，导致核苷代谢障碍，dATP/dAMP 或 dGTP/dGMP 等毒性代谢产物积蓄，使早期 T、B 细胞停止分化和发育。

24. A Bruton 综合征为婴儿性连锁丙种球蛋白缺乏病。骨髓检查有重要意义，血中 B 细胞明显减少甚至缺如，血清免疫球蛋白减少或缺乏，骨髓中前 B 细胞发育停滞。全身淋巴结、扁桃体等淋巴组织生发中心发育不全或呈原始状态。脾和淋巴结的非胸腺依赖区淋巴细胞稀少。全身各处浆细胞缺如。T 细胞系统及细胞免疫反应正常。

25. D 免疫缺陷病是由于先天或后天损伤因素引起免疫细胞发生、分化、发育、增殖和代谢异常，导致机体免疫功能降低或缺陷的一组临床综合征，易遭受微生物反复感染或重症感染，易发生自身免疫病，易发生恶性肿瘤，某些免疫缺陷病与遗传基因异常有关。检出高滴度自身抗体的为自身免疫病。

26. A MAGE－1 是一个静止基因活化的产物，以 9 个氨基酸的短肽或与 HLA－A1 分子共表达于某些黑色素瘤细胞表面。MAGE－1 的表达与肿瘤浸润深度及肿瘤分期显著相关，分期越晚，肿瘤浸润越深，MAGE－1的表达率就越高。MAGE－1 蛋白是最早发现的肿瘤特异性抗原，可作为一种重要的肿瘤免疫治疗的靶物质。

27. C 抗独特型抗体疫苗是以抗病原微生物的抗体作为抗原来免疫动物，抗体的独特型决定簇可刺激机体产生抗独特型抗体，抗独特型抗体是始动抗原的内影像，可刺激机体产生对始动抗原的免疫应答，从而产生保护作用，可用于主动免疫特异性治疗肿瘤。

28. D NK 细胞主要通过三种机制杀伤靶细胞：①通过释放含有穿孔素和颗粒酶的细胞质颗粒直接杀伤靶细胞；②释放细胞因子，如 IFN－γ、TNF－α 等，通过与肿瘤细胞表面相应受体的相互作用诱导肿瘤细胞凋亡；③Fc 受体 CD16 与抗体的 Fc 段结合，可激发抗体依赖的细胞介导的细胞毒性（ADCC）来杀伤细胞。

29. C 免疫功能低下导致感染也是器官移植失败的常见原因。

30. C Ⅰ型超敏反应主要由特异性 IgE 抗体介导产生的，其发生速度最快，常在第二次接触相同抗原后的数分钟内即出现临床反应。鼠源性抗 CD3 单克隆抗体具有免疫抑制作用，可逆转对移植器官的排斥反应，其作用机理可能是阻断急性同种异体排斥反应中起主要作用的 T 细胞的功能。其最主要的并发症是Ⅰ型超敏反应。

31. A 发生 GVHR 时，骨髓移植物中成熟 T 细胞被宿主的型别不同的组织相容性抗原激活，增殖分化为效应 T 细胞，并随血液循环游走至受者全身，对宿主组织或器官发动免疫攻击。

32. C 移植物抗宿主反应（GVHR）主要见于骨髓、造血干细胞或其他免疫细胞移植，其机制是存在于移植物中的淋巴细胞可识别受者同种异型抗原并发动免疫攻击，从而诱发针对受者的排斥反应。

33. D 移植耐受指降低机体对抗原物质的反应性。环磷酰胺等免疫抑制剂可以干扰核酸合成而抑制免疫细胞的增殖，环孢素 A 通过抑制 Ca^{2+} 依赖性信号转导而抑制免疫细胞的功能，抗黏附分子抗体可阻断免疫细胞的活化，全身淋巴照射可形成嵌合体，紫外线照射可以灭活朗格汉斯细胞的抗原提呈功能，糖皮质激素主要发挥抗炎作用，降低 IL－2、IL－6 的活性，西罗莫司可阻断 T 细胞及其他细胞由 G1 期至 S 期的进程，生物性免疫抑制剂可与相应的细胞特异性结合，破坏该细胞以达到免疫抑制的作用。

34. B 抗原抗体结合的亲和力是指抗体单价 Fab 片段与单价抗原表位的结合能力。

35. C ELISA 的双抗体夹心法是将已知抗体包被在固相上，洗去未吸附抗体；加入待检标本，作用后洗去未结合的抗原成分，加入已知酶标抗体，再洗去未结合的酶标抗体；加底物后，酶分解底物出现呈色反应，根据颜色的深浅判定待检标本中抗原的量。

36. D 溶血空斑试验是一种体外检测单个抗体形成细胞的方法，原理是将静绵羊红细胞免疫小鼠皮细胞与一定量绵羊红细胞混合，在补体参与下使抗体形成细胞周围那些绵羊红细胞溶解形成肉眼可见的空斑。

37. E E 花环试验阳性判断标准为结合三个或以上绵羊红细胞，正常人外周血 E 花环阳性率为 70%～80%，大致可代表外周血中 T 细胞的百分数。

38. A 非特异性刺激物 LPS（脂多糖）可刺激小鼠 B 细胞转化，PHA（植物血凝素）、ConA（刀豆蛋白）可刺激 T 细胞转化；特异性刺激物肿瘤抗原及同种异体细胞可刺激 T 细胞转化，PPD（结核性纯化蛋白衍生物）及葡萄球菌毒素 A、B、E 可同时刺激 T、B 细胞转化。

39. C 抗原抗体之间的结合力主要包括静电引力、范德华引力、氢键、疏水作用力四种。蛋白质的三级结构形成和稳定主要靠次级键如疏水键、盐键、氢键、范德华力等。

40. E 活疫苗可在体内增殖，存在回复突变的危险，可导致免疫缺陷者出现真正的感染。

41. A 常用的免疫抑制剂包括六大类：①糖皮质激

素；②抗代谢药物，如霉酚酸酯、硫唑嘌呤、环磷酰胺；③钙调神经蛋白抑制剂，如环孢素A、他克莫司（FK-506）；④西罗莫司作用靶抑制剂，如西罗莫司、依维莫司；⑤生物性免疫抑制剂，如多克隆抗体及单克隆抗体；⑥某些中草药，如雷公藤、冬虫夏草等。左旋咪唑是一种广谱驱虫药物，用于驱蛔虫及钩虫。

42. C 传统疫苗是利用灭活或减毒的细菌通过刺激人体自身免疫系统而产生抗体，肿瘤疫苗是通过将肿瘤抗原导入患者体内，克服肿瘤引起的免疫抑制状态，增强免疫原性，激活患者自身的免疫系统，诱导机体细胞免疫和体液免疫应答，从而达到控制或清除肿瘤的目的。

43. B 人工主动免疫是输入抗原，需要一定的时间才能使机体获得免疫力。

44. B 血型抗体是源自机体对自身红细胞膜表面的抗原识别而产生的抗体，是IgM抗体。妊娠12周，胸腺及脾产生淋巴细胞，成为抗体主要来源，发育较早。新生儿ABO溶血发生率高于Rh溶血发生率，并不意味IgG溶血作用较IgM强，IgM分子特有的结构是μ链，是一个五聚体。IgM和IgE缺乏铰链区。

45. A 具有过敏毒素作用的补体成分通常是C5a、C4a、C3a等，作为配体，它们与肥大细胞和嗜碱性细胞表面的相应受体结合，刺激细胞脱颗粒，释放活性介质，并引起血管舒张、渗透性增加、平滑肌收缩、支气管痉挛等。

46. D Th2细胞可以产生IL-4、IL-5、IL-6等细胞因子，与B细胞增殖、分化、成熟有关，能促进抗体生成，故可以刺激B细胞杂交瘤生长。

47. C Ⅰ类分子可广泛表达于各种组织的有核细胞上，以淋巴细胞、白细胞表面表达密度最高，肝肾、皮肤、主动脉和肌细胞次之，血小板和网织红细胞也含有此类抗原，血清与其他体液可存在少量可溶性Ⅰ类分子；Ⅱ类分子的分布较窄，主要存在于B细胞、单核/巨噬细胞、树突状细胞及其他抗原提呈细胞、血管内皮细胞、活化的T细胞和精子细胞。

48. E 肥大细胞和嗜碱性粒细胞参与Ⅰ型超敏反应的早期相，嗜酸性粒细胞参与Ⅰ型超敏反应的晚期相。

49. E 肿瘤抗原指细胞癌变过程中新出现的或异常表达的物质，分为肿瘤特异性抗原和肿瘤非特异性抗原两种。甲胎蛋白、癌胚抗原是最早用于肿瘤免疫学诊断和治疗的胚胎抗原。

50. D B因子是补体替代途径的参与成分。C1q是补体经典途径的始动分子，IgG_1是补体经典途径的激活物，IL-2是集落刺激因子，通过排除法可得出正确答案。

51. D IL-β作为关键的促炎细胞因子，参与多种自身免疫性炎症反应和多种细胞活动，包括细胞增殖、分化和凋亡。IL-β与IL-α和IL-18一起，通过多种下游机制协调免疫反应。IL-β参与IL-6和TNF-α的调节，还激活血管黏附分子ICAM1。IL-β被认为是典型的多功能细胞因子，几乎影响所有类型的细胞，无论是单独作用还是与其他细胞因子联合使用。另外有研究显示含有IL-1β的MSC条件培养液能明显增强$CD34^+$细胞的集落形成能力，且以粒系和粒-单核集落形成单位为主。IL-β促进了MSC GM-CSF、G-CSF、IL-6的mRNA的表达，促进GM-CSF、G-CSF、IL-6蛋白自脐带MSC的分泌。故IL-β既属于免疫球蛋白基因超家族又属于造血因子受体超家族。

52. B 嗜碱性细胞合成、释放白三烯和IL-4等细胞因子；巨噬细胞合成、释放CSF、白介素、肿瘤坏死因子、干扰素等；肥大细胞释放组胺；B细胞释放IgE；T细胞释放IFN-γ。

53. B 由于体内免疫功能紊乱，血清中免疫球蛋白含量往往高于正常值，其中IgG尤为明显。

54. A ①免疫防御：指机体排斥微生物的侵袭及其他外源性抗原异物的能力；②免疫自稳：指机体识别和清除自身衰老残损的组织、细胞的能力，借以维持正常内环境稳定；③免疫监视：指机体杀伤和清除异常突变细胞的能力，机体防止、监视和抑制恶性肿瘤在体内生长，一旦功能低下，宿主易患恶性肿瘤。

55. B 淋巴结分为皮质区及髓质区。皮质区的浅层为B淋巴细胞区，又称非胸腺依赖区；皮质区的深层为副皮质区，为T淋巴细胞区；髓质区中淋巴结即致密聚集的淋巴细胞，如B细胞、浆细胞、T细胞、巨噬细胞。淋巴结是淋巴细胞栖息和增殖的场所。

56. C 补体系统包括30余种活性成分，并且各种组分的含量相差较大，C3含量最多，C2含量最低。不同种属动物血清补体含量也不相同，其中豚鼠血清中含有丰富的补体。

57. A 补体性质不稳定，易受各种理化因素的影响，加热56℃，30分钟可使血清中大部分补体组分丧失活性。

58. E 经典途径是以结合抗原后的IgG或IgM类抗体为主要激活剂，此外非特异性凝集的免疫球蛋白也可以激活。IgE为单体结构，不能通过经典途径激活补体。

59. C T细胞是在胸腺中成熟的淋巴细胞，故称胸腺依赖淋巴细胞，外周血中T细胞占淋巴细胞的70%~75%。其主要功能有：抗原识别、细胞免疫、免疫调节，T细胞功能检测主要用于判断细胞免疫功能。

60. D 常见的类风湿因子（RF）有IgM型、IgG型、IgA型和IgE型，IgM型是RF的主要类型，也是临床上检测的类型。

61. A 免疫功能主要表现在三个方面，即免疫防御、免疫自稳和免疫监视。免疫防御指机体抵抗和清除病原微生物或其他异物的功能，发生异常可引起疾病，如反应过高可出现超敏反应，反应过低可导致免疫缺陷病。免疫自稳指机体清除损伤或衰老的细胞，维持其生理平衡的功能，免疫自稳功能失调可导致自身免疫病。免疫监视指机体识别和清除体内出现的突变细胞，防止发生肿瘤的功能，免疫监视功能低下，易患恶性肿瘤。免疫应答是指从一个抗原刺激开始，机体内抗原特异性淋巴细胞识别抗原（感应）后，发生活化、增殖和分化，表现出一定的体液免疫和细胞免疫效应的过程。这个过程是免疫系统各部分生理功能的综合体现，包括了抗原递呈、淋巴细胞活化、免疫分子形成及免疫效应发生等一系列的生理反应。免疫调控是指免疫系统中的免疫细胞和免疫分子之间，以及与其他系统如神经内分泌系统之间的相互作用，使得免疫应答以最恰当的形式维持在最适当的水平。

62. B 免疫系统的主要功能有免疫防御、免疫自稳和免疫监视，保持机体内环境稳定。当免疫监视功能发生低下时，因不能杀伤并及时清除体内突变细胞，可导致肿瘤的发生。

63. B 动物免疫3～5天后，如抗血清鉴定合格，应在末次免疫后5～7天及时采血，否则抗体将会下降。因故未及时取血，则应补充免疫一次（肌内、腹腔或静脉注射，不加佐剂），过5～7天取血。

64. D 卡介苗是结核分枝杆菌经过反复的减毒，传代后，使细菌逐渐失去了致病力，最后制成减毒活疫苗，但仍具有免疫原性，人体接种后，使机体产生对结核的免疫力。

65. D 免疫原性是指能够刺激机体形成特异抗体或致敏淋巴细胞的能力。核酸分子多无免疫原性，但如与蛋白质结合形成核蛋白则有免疫原性。

66. B 半抗原指某物体在独立存在时只具有抗原性而无免疫原性，只有与蛋白质载体或高分子聚合物结合后才有免疫原性。

67. D 与抗原同时或预先注射于机体能增强机体免疫应答或改变免疫应答类型的辅助物质称为免疫佐剂，具有免疫原性的佐剂有：卡介苗、百日咳杆菌、脂多糖、细胞因子。

68. E 抗血清分为R型和H型，R型抗血清是用家兔、豚鼠等小动物免疫产生的抗体，抗原抗体反应比例合适范围较宽，适合做诊断试剂；H型抗血清是用马等大动物免疫获得的抗体，抗原抗体反应比例合适范围较窄，一般用作免疫治疗。

69. C 常用的细胞破碎方法有反复冻融法、超声破碎法、酶处理法、自溶法和表面活性剂处理法。

70. A 初次免疫一般选择皮内接种，加强免疫一般选择静脉接种，首次免疫后因机体正处于识别抗原和进行B细胞活化增殖阶段，如果很快进行第2次注入抗原，极易造成免疫抑制。第1次与第2次免疫间隔时间以10～20天为好，第3次及以后的间隔一般为7～10天。

71. C 使用细胞融合剂造成细胞膜一定程度的损伤，使细胞易于相互粘连而融合在一起。最佳的融合效果应是最低程度的细胞损伤而又产生最高频率的融合。聚乙二醇（PEG1000～2000）是目前最常用的细胞融合剂，一般应用浓度为40%（W/V）。

72. C 杂交瘤细胞最好保存在－196℃液氮中，保存液中小牛血清的浓度为20%，再加入10%的二甲基亚砜。

73. B Fab抗体：Fab片段是由H链Fd段和完整L链通过二硫键形成的异二聚体，仅含一个抗原结合位点。Fv抗体：Fv是由L链和H链V区组成的单价小分子，是与抗原结合的最小功能片段。ScFv是用适当的寡核苷酸接头将L链和H链的V区连接起来，使之形成单一的多肽链，称为单链抗体。单域抗体及最小识别单位单域抗体仅由单个VH功能域构建，一般认为VH作用比VL大。

74. A 目前治疗用的或者体外诊断用的单克隆抗体多数采用小鼠腹腔注射法，即动物体内诱生。

75. D 在嵌合抗体的基础上构建改形抗体，降低抗体的免疫原性，故基因工程抗体免疫原性最低的是改形抗体。

76. D 自身红细胞凝集试验的基本原理是抗人O型红细胞的单克隆抗体能与任何血型的红细胞结合，但不引起凝集反应，这种抗体与另一特异性抗体连接成的双功能抗体，可用于检测标本中的抗原。

77. B SPA协同凝集试验是一种间接凝集试验，利用金黄色葡萄球菌细胞壁中的A蛋白具有能与IgG Fc段结合的特性，将IgG与葡萄球菌连接成为致敏的颗粒载体，用于检测相应的抗原。

78. B 参与直接凝集反应的抗体主要是IgM抗体，它是五价的，分子量大；而IgG是二价的，分子量小。

79. C 抗体滴度逐渐增高说明存在急性感染或感染逐渐加剧的可能。

80. C 冷凝集素综合征是免疫球蛋白M（IgM）抗体引起的自身免疫病，其特点是在较低的温度下，这种抗体能作用于患者自己的红细胞，在体内发生凝集，阻塞末梢微循环，发生手足发绀症或溶血。在体外，抗体与抗原发生作用的最适宜温度是0～4℃，在37℃或30℃以上的温度，抗体与红细胞抗原发生可逆的分解，症状迅速消失。

81. B 凝集反应是指细菌、螺旋体、红细胞或细胞性抗原等颗粒性抗原，或可溶性抗原与载体颗粒结合成致敏颗粒后，它们与相应抗体发生特异性反应，在适当电解质存在下，形成肉眼可见的凝集现象。ACDE项运用的原理都是凝集反应的原理。B项中的玫瑰花环形成试验是多个致敏红细胞与一个阳性受检细胞（T淋巴细胞）

结合形成玫瑰花样的花环以达到指示效果，需取样涂片染色，镜下观察，不属于凝集反应。

82. B 本例属于直接凝集反应。间接凝集反应是将可溶性抗原（抗体）吸附在载体颗粒表面，与相应的抗体（抗原）结合，出现的特异性凝集反应。

83. D 沉淀反应只有在抗原抗体比例合适的时候才能发生。

84. B 双向扩散试验是抗原抗体在琼脂内各自向对方扩散，在最适当的比例形成抗原抗体沉淀线，再根据沉淀线的位置、形状及比对关系，对抗原或抗体作出定性分析。

85. A 平板法是将抗体或抗血清混入 0.9% 琼脂糖内，未凝固前倾注成平板，然后在上打孔，将抗原加入孔中，放 37℃让其自由扩散，24～48 小时后可见孔周围出现沉淀环，测定环的直径或面积计算标本中待测抗原的浓度。

86. B H 型抗体是指以马为代表的大型动物注射抗原后制备的抗血清，这类抗血清亲和力弱，抗原抗体结合后极易解离。

87. A 免疫浊度法的最大的优点是稳定性好，敏感度高（达 ng/L），精确度高（CV＜5%），简便快速，易于自动化，无放射性核素污染，适合于大批量标本的检测，为此，已在免疫分析中奠定了坚实的基础。

88. C 肥达试验是一种试管凝集反应，最早由肥达（Widal）用于临床。用已知的伤寒杆菌 O、H 抗原和甲、乙型副伤寒杆菌 H 抗原，与待测血清作试管或微孔板凝集实验，以测定血清中无相应抗体存在，作为伤寒、副伤寒诊断的参考。外斐试验采用试管凝集试验法，变形杆菌属的 X19，X2，Xk 菌株的菌体 O 抗原与斑疹伤寒立克次体和恙虫病立克次体有共同抗原，故可用 OX19，OX2，OXk 代替立克次体作为抗原与相应患者血清进行交叉凝集反应，辅助诊断立克次体病。RPR 试验是快速血浆反应素环状卡片试验的简称，它是筛查梅毒的一种血清学凝集试验。抗人球蛋白试验即 Coombs 试验是检测红细胞上的不完全抗体和游离在血清中的不完全抗体的一种凝集试验。免疫比浊测定本质上属于液体内沉淀反应，其特点是将现代光学测量仪器与自动化检测系统相结合应用于沉淀反应，可进行液体中微量抗原、抗体及小分子半抗原的定量检测。

89. D 某些非离子型亲水剂对促进免疫复合物的形成有显著的增强作用，如聚乙二醇（PEG）以及吐温－20，其作用是消除蛋白质（抗原或抗体）分子周围的电子云和水化层，促进抗原、抗体分子靠近，结合形成大分子复合物。

90. C RIA 是采用放射性核素标记的抗原和非标记的待测抗原竞争性结合有限量特异性抗体的反应，故放射强度与待测抗原浓度呈反比。

91. A 免疫放射测定属于非竞争性免疫结合反应，是将放射性核素标记抗体，用过量的标记抗体与待测抗原反应，待充分反应后，除去游离的标记抗体，抗原抗体复合物的放射性强度与待测抗原成正比关系。

92. D 放射免疫分析是将具有极高灵敏度的放射性标记技术与高度特异性的免疫化学技术方法相结合，具有灵敏度高、特异性强、重复性好、标本及试剂用量少、操作简便易于标准化等优点。其缺点是核素的放射性对工作人员和环境易造成危害和污染，试剂不易长期保存。

93. D 放射免疫分析由于敏感度高、特异性强、精密度高，并可测定小分子量和大分子量物质，所以在医学检验中应用广泛，常用于测定各种激素（如甲状腺素、性激素、胰岛素等）、微量蛋白质、肿瘤标志物（如 AFP、CEA、CA125、CA199 等）和药物（如巴比妥、氨丙嗪）等。

94. D 放射免疫分析中分离结合与游离标记物的方法主要包括第二抗体沉淀法、PEG 沉淀法、PR 试剂法、活性炭吸附法。

95. D 异硫氰酸荧光素呈明亮的黄绿色荧光；四乙基罗丹明呈橘红色荧光；四甲基异硫氰酸罗丹明呈橙红色荧光；藻红蛋白呈明亮的橙色荧光。

96. C 用于标记抗体的荧光素应符合一系列的要求，其中为了观察方便，荧光色泽与背景应当对比鲜明。

97. E 间接凝集法属于定性的方法，无法用于淋巴细胞亚群测定。

98. D 作为标记的荧光素应具有能与蛋白质分子形成共价键的化学基团，与蛋白质结合后不易解离。

99. B 安装在荧光显微镜灯室聚光镜前面的隔热滤板，是用来阻断红外线的。

100. A 荧光是指在极短时间内发射出的波长大于激发光波长的光。

101. E 间接免疫荧光和 ELISA 间接法是用已知抗原检测未知抗体，其第 1 抗体为人 Ig，第 2 抗体为荧光或酶标记的羊/兔抗人 Ig。

102. E 标本的特异性荧光强度一般用（＋）表示。（－）为无或仅见极微弱荧光；（＋）为荧光较弱但能清楚可见；（＋＋）为荧光明亮；（＋＋＋）为耀眼的强荧光。

103. A 藻红蛋白（R－RE）呈明亮的橙色荧光，与异硫氰酸荧光素（FITC）的翠绿色荧光对比鲜明，故被广泛用于在对比染色或用于两种不同颜色的荧光抗体的双重染色。

104. E 酶促反应中需要最适 pH、温度及过量的底物，反应速度可用一定时间内产物生成量或底物消耗量来反映。

105. C 辣根过氧化物酶（HRP）的纯度用RZ表示，它是以HRP分别在403nm和275nm处的吸光度比值来表示的。用于酶免疫技术的HRP，其RZ值应大于3.0。

106. C OPD在HRP作用下显橙黄色，加强酸终止反应呈棕黄色，最大吸收峰波长为492nm。TMB经HRP作用后变为蓝色，加入硫酸终止反应后变为黄色，最大吸收峰波长为450nm。p－NPP经AP作用后的产物为黄色对硝基酚，最大吸收峰波长为405nm。

107. B 醋酸纤维膜吸附蛋白的能力强于塑料板，对微量样品也能完全吸附。塑料制品主要的缺点是抗体（抗原）结合容量不高，脱吸附率较高且不均匀，空间变异大。固相微颗粒因体积小，易与磁性材料组合使用。膜载体吸附抗体蛋白一般是采用非共价键吸附。

108. B 吖啶酯在碱性条件下被H_2O_2氧化时，方能发出波长为470nm的光。

109. E 电化学发光免疫分析是一种高灵敏的分析技术，通常用于微量物质的测定，免疫球蛋白含量高，用其他技术完全能完成检测工作。

110. E 吖啶酯推动发光的氧化反应简单快速，不需要催化剂。

111. D 心功能检测项目包括肌酸激酶同工酶、肌红蛋白、肌钙蛋白等，最佳的检测方法为电化学发光免疫分析。ECLI具有高敏感性，可达pg/ml或pmol水平；特异性强，重复性好；试剂稳定有效期长，无毒害，无污染；测定范围宽；操作简单，耗时短，易于自动化等优点。适用于甲状腺激素、肿瘤标志物、感染性疾病、糖尿病、心脏标志物、过敏性疾病、治疗药物监测等。

112. E 亲和素亦称抗生物素蛋白、卵白素，是从卵白蛋白中提取的一种由4个相同亚基组成的碱性糖蛋白，分子量为68kD，等电点pI＝10.5，耐热并耐受多种蛋白水解酶的水解，尤其是与生物素结合后，稳定性更好。每个亲和素能结合4个分子的生物素，两者之间的亲和力极强。

113. E BAS及其相关技术被广泛应用于酶免疫测定、荧光免疫技术、放射免疫测定和分子生物学等领域中。

114. A 固定可防止细胞脱落，但主要目的是保存组织细胞抗原特异性的稳定。

115. C 酶免疫组化技术是在一定条件下，应用酶标抗体（抗原）与组织或细胞标本中的抗原（抗体）发生反应，催化底物产生显色反应，通过显微镜识别标本中抗原（抗体）的分布位置和性质，也可通过图像分析技术达到定量的目的。酶免疫组织化学技术主要用于标本中抗原（抗体）的定位和定性检测，其技术与荧光免疫技术相似，常用的标本有组织切片、组织印片和细胞涂片等。与荧光免疫技术相比，酶免疫组织化学技术具有染色标本可长期保存，可用普通光镜观察结果，可观察组织细胞的细微结构等优点，尤其是非标记抗体酶免疫组化法的敏感性更优于荧光免疫技术。酶免疫组化技术可分为酶标记抗体免疫组化技术和非标记抗体酶免疫组化技术两种类型。酶免疫组化技术中最常用的酶是辣根过氧化物酶，常用的供氢体有二氨基联苯胺（DAB），反应产物呈棕色；氨基乙基卡巴唑（AEC），反应产物呈橘红色；4－氯－1－萘酚，反应产物为灰蓝色。

116. C 多糖类抗原用10%福尔马林（甲醛溶液）固定。

117. E 组织切片是组织学和细胞学最常用的显微镜标本片。主要包括冷冻切片和石蜡切片两种。

118. C 红细胞、粒细胞比重大，离心后沉于管底；淋巴细胞和单核细胞的比重小于或等于分层液比重，离心后漂浮于分层液的液面上，也可有少部分细胞悬浮在分层液中。外周血单个核细胞主要包括两大类细胞，分别是淋巴细胞和单核细胞，因此理想的PBMC层位于血浆与分离液的交界处。

119. B 死细胞因为细胞膜功能丢失，染液进入细胞，让细胞着色，而活细胞不着色。

120. D 健康人外周血经PHA刺激后淋巴细胞转化率为60%～80%，小于50%可视为降低。

121. C CD2除了存在于T细胞表面外，部分NK细胞也有该分子，而CD3存在于成熟T细胞。

122. D 液氮深低温（－196℃）能长期保存分离细胞，需加入二甲亚砜作为保护剂。

123. B 分离外周血单个核细胞常用Ficoll分层液，Percoll分层液用于纯化分离单核细胞和淋巴细胞，但操作流程长。

124. D PHA只作用于T细胞，说明PHA的受体出现于T细胞上。

125. D 人类NK细胞表面标志主要以CD16和CD56来认定，NK细胞具有直接杀伤肿瘤细胞的功能，是非特异性杀伤，不受MHC分子的限制，具有ADCC效应。

126. D 单核细胞具有黏附玻璃和塑料表面的特性，通过黏附贴壁法可去除单个核细胞中的单核细胞。

127. A 活力测定：最简便常用的为台盼蓝染色法。台盼蓝又称锥蓝，是一种阴离子型染料，这种染料不能透过活细胞正常完整的细胞膜，故活细胞不着色，但死亡细胞的细胞膜通透性增加，可使染料通过细胞膜进入细胞内，使死细胞着色呈蓝色，通过死亡细胞与活细胞的百分比可反映细胞活力。

128. E $CD3^+CD4^-CD8^+$为细胞毒T细胞的标志性抗原；$CD3^+CD4^+CD8^-$为辅助性T细胞的标志性抗原；$CD3^+CD4^+CD25^+$为调节性T细胞的标志性抗原。

129. D 肾细胞能产生的细胞因子是Erythropoietin，

即 EPO。

130. B 干扰素具有抗肿瘤、抗病毒和免疫调节作用。

131. C IL－12 可以诱导 NK 细胞的细胞毒活性并促进其分泌 IFN－γ 等细胞因子，同时 NK 细胞表达细胞因子受体增加；IFN－γ 可以活化 NK 细胞，增强其细胞毒作用。

132. D 细胞因子的作用是非特异性的。

133. B Ⅰ型干扰素又称为抗病毒干扰素；Ⅱ型干扰素又称免疫干扰素或 IFN－γ，主要由 T 细胞产生，参与免疫调节，是体内重要的免疫调节因子。

134. B T 细胞既能产生 IL－2，又具有IL－2R。

135. E 血清、关节液等体液可用于细胞因子和黏附分子的检测，细胞培养上清只用于细胞因子的检测。

136. E ELISA 检测细胞因子的缺点是敏感性偏低、不能判断细胞因子的生物学活性。ELISA 法具有特异、简便、易于推广和标准化等优点，可同时检测大量标本且试验废弃物便于处理，成为细胞因子测定的首选方法。

137. C 流式细胞术是综合光学、流体力学、电子计算机技术，利用荧光素产生荧光的特点，对单个细胞进行多参数定量测定和分选的技术。

138. D 收获率与纯度之间有相对应关系。当被要求分选的细胞纯度高，收获率相对低；当被要求分选的细胞收获率高，其纯度就相对降低。

139. B 血清 IgG、IgA、IgM 的含量为 g/L，而 IgD、IgE 和体液中的 IgG、IgA、IgM 含量仅为 mg/L 水平。

140. C M 蛋白结构均一，电泳迁移率一致，常位于 γ 区或 β 区。

141. E 在寄生虫感染时 IgE 常升高。

142. D 被动人工免疫指采用人工方法向机体输入由他人或动物产生的免疫效应物，如免疫血清、淋巴因子等，使机体立即获得免疫力，达到防治某种疾病的目的。

143. A IgG 有 4 个亚类，按 IgG_1、IgG_2、IgG_3、IgG_4 含量依次减少。

144. A 新生儿可获得由母体通过胎盘转移来的 IgG，故血液中含量接近成人。

145. A 参与黏膜局部免疫的抗体是 IgA。

146. E IgD 降低见于原发性无丙种球蛋白血症、肺硅沉着病、细胞毒药物治疗后。

147. A M 蛋白是单克隆淋巴细胞或浆细胞恶性增殖，产生大量类别型、基因型、独特型相同的均一免疫球蛋白，多出现于多发性骨髓瘤、巨球蛋白血症或恶性淋巴瘤。

148. A 大部分补体由肝细胞合成；在炎症病灶中，巨噬细胞是补体的主要来源。

149. D 补体经典激活途径是 IC 激活 C1q，进而使 C1r 构象改变而活化。活化的 C1r 使 C1s 裂解，形成活化的 C1 复合物。该复合物使 C4 裂解成 C4a 和 C4b，C4b 使得 C2 裂解为 C2a 和 C2b，并与 C2a 结合为 C4b2a，就是 CP 的 C3 转化酶。C4b2a 使 C3 裂解为 C3a 和 C3b，并结合为 C4b2a3b，形成 CP 的 C5 转化酶。该酶裂解 C5，生成 C5a 和 C5b，C5b 和 C6、C7 生成 C5b67，再和 C8 结合生成 C5b678 并嵌入靶细胞的细胞膜，继而 C9 插入生成环形孔道就是所谓的攻膜复合物 MAC，使靶细胞破裂死亡。因此活化顺序为 C1→C4→C2→C3→C5→C6→C7→C8→C9。

150. D 旁路激活途径又称替代激活途径，指由 B 因子、D 因子和备解素参与，直接由微生物、内毒素、IgG_4、IgA 聚合物或外源异物激活 C3，形成 C3 与 C5 转化酶，最后参与共同末端通路的 C3、C5、C6、C7、C8、C9。

151. E 补体具有溶细胞作用，可以溶解细胞、抗菌、溶解有包膜的病毒；对中性粒细胞、单核－巨噬细胞有趋化作用。

152. B Raji 细胞试验：Raji 细胞是从 Burkin 淋巴瘤患者中分离出的一种 B 细胞株，表面有大量 C1q、C3b 和 C3d 受体，但无表面免疫球蛋白；因此 Raji 细胞能与带有补体的免疫复合物结合。先在塑料管中加入一定量的 Raji，再加入待检血清，充分作用后离心洗涤；最后加入荧光素标记的抗人 IgG，洗涤后细胞表面显现荧光时为试验阳性；但荧光法只能做定性检测。或加入同位素标记的抗人 IgG，离心洗涤后检测沉淀细胞的放射活性；以热聚合 IgG 作参考标准，可绘制出 CIC 含量与放射活性的标准曲线，从而求得待测标本中 CIC 的含量。Raji 细胞法具有敏感性高、特异性强、方法简单、不受 DNA 与内毒素影响的作用；但 Raji 细胞表面还有 Fc 受体，因此被检血清中的游离 IgG 通过 Fc 段与 Raji 细胞结合，造成假阳性。在待检标本中有抗淋巴细胞抗体时也可导致假阳性。再则，维持 Raji 细胞的培养较困难，培养条件的变化可改变 Raji 细胞表面受体的数目及亲和性，影响检测敏感性。

153. B C3a、C4a、C5a 是中性粒细胞和单核－巨噬细胞的趋化因子。

154. D 补体结合试验是用免疫溶血机制作指示系统，来检测另一反应系统抗原或抗体的试验。其中反应系统（抗原与抗体）与指示系统（绵羊红细胞与溶血素）争夺补体系统。

155. D 补体成分具有酶的活性，三个活化途径中 C3 是汇合点。

156. A 利用循环免疫复合物具有与 C1q 结合的特性，可以检测经典途径激活补体的免疫复合物。其他选项都不符合。

157. C C3 增高常见于：各种传染病、急性炎症和组织损伤、急性肾炎、肝癌等，类风湿关节炎患者的C3正常或略有升高。C3降低常见于：免疫复合物引起的增殖性慢性肾小球肾炎（MPGN）、急性链球菌感染后肾小球肾炎（AGN）、狼疮肾炎、反复性感染、皮疹、肝炎、肝硬化等严重肝脏疾患和关节疼痛等。

158. B CH50检测补体活性结果反映的是补体C1～C9等9种成分的综合水平。

159. B 旁路途径的活化是从C3开始。

160. A 心肌梗死可观察到补体值的升高。

161. E 免疫检验自动化是将免疫学检验过程中的取样、加试剂、混合、温育、固相载体分离、信号检测、数据处理、打印报告和检测后的仪器清洗等步骤由计算机控制，仪器自动化进行。各种自动化免疫分析仪都使用一种或两种免疫分析技术，使免疫检测手段更先进、方法更可靠、测定更快速、结果更准确，灵敏度达到纳克（ng）甚至皮克（pg）的水平，可与放射性免疫分析技术相媲美。

162. A 当溶液中颗粒直径小于入射波长1/10时，散射光强度在各个方向分布均匀一致，称为Rayleigh散射；当颗粒直径大于入射波长1/10时到接近入射波长时，称为Debye散射；当颗粒直径大于入射波长时，称为Mile散射。

163. B 免疫比浊法检测可能由于抗原过量导致钩状效应，一般将原样本进行稀释后复测可解决，不需要更换试剂或校准。

164. D 精密度是指使用特定的分析程序，在受控条件下重复分析测定均一样品所获得测定值之间的一致性程度，而不用于诊断效率的评价。

165. C 患者样本占阳性检测样本总数的百分比是阳性预测值。

166. C 临床常用检测ASO的方法是胶乳凝集试验和免疫散射比浊法。

167. E 人轮状病毒是引起婴幼儿胃肠炎和腹泻的主要病原体，轮状病毒抗原只能从粪便中检测到，血清中无法检测，轮状病毒感染1天后患者血清中可测出IgM抗体水平的升高，可用于轮状病毒早期诊断。

168. D 急性重型乙肝由于肝细胞大量坏死，影响HbsAg生成，故HbsAg常为阴性，但抗－HBc IgM具有早期诊断价值。

169. B 毒性弥漫性甲状腺肿，又称Graves病，是一种自身免疫性甲状腺疾病，其确切机制尚不明确。患者血清中存在多种自身抗体，特别是针对TSH受体的甲状腺刺激抗体。所以Graves病属于Ⅱ型超敏反应。

170. D Ⅱ型超敏反应的本质为当IgG和IgM类抗体与靶细胞表面抗原结合，通过募集和激活炎症细胞及补体系统而引起靶细胞损伤，所以此型超敏反应也称抗体依赖的细胞毒超敏反应、溶细胞型或细胞毒型超敏反应。所以无关成分只有嗜酸性粒细胞。

171. C Ⅲ型超敏反应是循环免疫复合物沉积引起的炎症反应。

172. B Ⅳ型超敏反应过程与细胞免疫基本一致，无抗体、补体参与，由效应T细胞及其产生的细胞因子或细胞毒性介质引起，局部损害是以单核细胞、淋巴细胞浸润为主的炎症。

173. D 对金属镍的皮肤过敏反应属于Ⅳ型超敏反应，介导Ⅳ型超敏反应的是T细胞。

174. A 新生儿溶血属于Ⅱ型超敏反应性疾病。

175. C 根据患者的检查结果，尤其是尿色和Coombs试验阳性，可诊断患者为自身免疫性溶血性贫血。

176. D 类风湿关节炎为Ⅱ型超敏反应，最容易检出抗自身IgG抗体。

177. C 免疫荧光法检测抗核抗体，以小鼠肝细胞、Hep－2细胞（人喉癌上皮细胞株）、Hela细胞（宫颈癌细胞株）或小鼠腹腔积液癌细胞等作为抗原片，以Hep－2细胞抗原片敏感性较高。

178. A 晶体蛋白属于隐蔽抗体，外伤后释放入血，引起自身免疫反应，导致交感性眼炎。

179. D 抗CCP抗体是类风湿关节炎早期的特异性抗体。

180. A 抗平滑肌抗体（ASMA）是自身免疫性肝炎特异的血清学标志抗体。

181. D 重链病是由于浆细胞发生突变或异常增生，使血清和尿中出现大量游离的无免疫功能的免疫球蛋白重链，以γ、α、μ型为多见。血清电泳可以见到M蛋白区带。由于IgG的重链过剩，所以在γ型重链病时，一般无本－周蛋白。其次重链病易反复感染。

182. A 异常免疫球蛋白检测的应用原则：区带电泳分析、免疫球蛋白定量检测和尿本－周蛋白定性检测作为初筛实验，对于阳性者进行免疫电泳、免疫固定电泳、免疫球蛋白亚型定量检测、尿轻链蛋白定量检测作为确证。

183. B 骨髓抑制或骨质损伤是多发性骨髓瘤的典型症状，巨球蛋白血症以骨髓外浸润为主。

184. D 多发性骨髓瘤尿中出现的蛋白是本－周蛋白，其实质为免疫球蛋白轻链，或其聚合体从尿中排出。

185. B 编码HLAⅠ类抗原的基因位点是HLA－A、B、C位点。

186. E 免疫缺陷病的临床表现和病理损伤复杂多样。

187. B HIV感染的典型表现为CD4细胞减少，CD8细胞正常，CD4/CD8↓。

188. E 小细胞肺癌是一种能分泌NSE的神经内分泌

性质的恶性肿瘤。

189. D 肿瘤抗原不容易诱导体液免疫应答发生，肿瘤发生时不容易检测到抗体。

190. C AFP 浓度与 AFU 活性无相关性，特别是小肝癌患者，AFU 阳性率显著高于 AFP。

191. E NSE 也存在于正常红细胞中，所以溶血会影响其检测。

192. A 根据患者的年龄及检查结果，其患前列腺癌的可能性最大，若 f－PSA 和 t－PSA 同时升高且 f－PSA/t－PSA 降低 <10% 时需考虑前列腺癌的可能。

193. B 骨髓移植应进行 HLA、ABO 血型配型，对配型不理想者，可通过适当减少供体骨髓中的 T 细胞以减轻 GVHR。

194. E HLA 血清型分型检测的 SD 抗原包括 HLA－A、HLA－B、HLA－C、HLA－DR 和 HLA－DQ。

195. B C5 转化酶是一种补体激活过程中形成的关键转化酶。经典（传统）激活途径中的 C5 转化酶为：C4b2a3b；旁路（替代）激活途径中的 C5 转化酶为：C3bBb3b。

196. A ELISA 双抗体夹心法的原理是将特异性抗体结合到固相载体上形成固相抗体，然后和待检血清中的相应抗原结合形成免疫复合物，洗涤后再加酶标记抗体，与免疫复合物中抗原结合形成酶标抗体－抗原－固相抗体复合物，加底物显色，判断抗原含量。

197. A 大多数抗原为蛋白质，抗体是球蛋白，它们溶解在水中皆为胶体溶液，不会发生自然沉淀。这种亲水胶体的形成机制是因蛋白质含有大量氨基和羧基残基，在溶液中这些残基带有电荷，由于静电作用，在蛋白质分子周围出现了带相反电荷的电子云并形成了水化层，由于电荷的相斥，就避免了蛋白质分子间靠拢、凝集和沉淀。当抗原抗体结合后，使水化层表面电荷减少或消失，水化层变薄，电子云也消失，蛋白质由亲水胶体转化为疏水胶体。再加入电解质，则进一步使疏水胶体物相互靠拢，形成可见的抗原抗体复合物。

198. A 外斐反应是用与立克次体有共同菌体抗原的变形杆菌进行的非特异性交叉凝集反应，可用于检测患者血清中的立克次体抗体。

199. E 可以将链球菌分成 18 个族的抗原是细胞壁中的多糖抗原，多糖抗原是具有抗原性的大分子多糖。

200. C 福氏完全佐剂的组成液状石蜡＋羊毛脂＋卡介苗。

201. E 完全抗原既有免疫原性又有抗原性。免疫原性是指抗原刺激机体产生适应性免疫应答、诱导产生抗体或致敏淋巴细胞的能力。抗原性则指抗原物质被特异性抗原受体（TCR/BCR）、特异性免疫应答效应物质（抗体）所识别结合的特性。分子量较小的半抗原，只有抗原性，没有免疫原性，不具备单独诱导特异性免疫应答的能力，必须与载体偶联才具有免疫原性成为完全抗原。

202. C 自身免疫病是机体产生对自身成分的免疫应答并造成病理损害而引起的一系列疾病，常与自身隐蔽抗原的释放、自身反应的 T 细胞克隆激活以及由于具有与自身交叉反应抗原的病原体感染有关。随着免疫网络学说和抗独特型抗体研究的发展，进一步提示了抗独特型抗体与某些自身免疫性疾病的发生有关，例如，应用 α 型抗独特型抗体（针对独特型上独特位的特异性抗体）有利于治疗类风湿关节炎。

203. B Ⅲ型超敏反应亦称免疫复合物介导的超敏反应，主要引起以充血水肿、局部坏死和中性粒细胞浸润为特征的炎症性反应和组织损伤。

204. D IgM 是抗原（病毒、细菌）初次刺激人体后，首先出现的抗体，是身体抗感染的急先锋，在免疫球蛋白中分子最大，又称巨球蛋白。IgG 在血液中占主要成分，也是最重要的抗体，在杀灭病菌、中和毒素、抗感染中起着重要作用。IgA 分血清型和分泌型，血清型 IgA 产生的部位主要是脾脏、淋巴、结肠系膜淋巴组织中的浆细胞；分泌型 IgA 是由呼吸道、消化道和泌尿生殖道的黏膜固有层中的浆细胞产生。多存在于黏膜局部，在局部防卫中起重要作用。IgD 在与血液中含量较少，结构不稳定，存在于淋巴细胞的表面，可能作为细胞表面抗原受体而起作用。IgE 在血液中含量极少，主要由呼吸道、消化道和局部淋巴结内的浆细胞合成，一般分布于血管外。IgE 能与血液中的嗜碱性粒细胞和组织中肥大细胞相结合，参与过敏反应。

205. E IgE 抗体是人体内非常重要的一类免疫球蛋白，在正常情况下，其含量是所有免疫球蛋白中最低的一种。但在病理情况下，如过敏性疾病，或寄生虫感染时，IgE 水平可明显升高。在过敏性疾病时，IgE 可与致敏原结合，进而再以 Fc 段与肥大细胞和嗜碱性粒细胞表面的 IgE 的 Fc 受体结合，即可引起上述细胞脱颗粒，释放白三烯和组胺类物质，从而引起过敏反应。

206. B 耐药性一旦产生，抗结核药物的治疗作用就明显下降，患者对药物的敏感性下降甚至消失，致使药物对肺结核的疗效降低或无效，这也是近年来结核病重新抬头的主要原因。根据耐抗结核药物的种类，耐药结核病可分为单耐药肺结核、多耐药肺结核、耐多药肺结核和广泛耐药性肺结核，四种耐药程度逐渐增加。如果肺结核患者在治疗过程中出现耐药，需要进一步做结核菌的培养及药敏试验，然后根据药敏试验结果调整抗结核治疗方案。

207. A 人类白细胞抗原（HLA）基因位于 6 号染色体上，是人类基因组学中最具多态性区域，每一个基因都具有数千个等位基因。HLA 基因体细胞突变率的增高与HLA功能异常显著相关，是免疫逃逸的潜在机制，参与肿瘤形成和肿瘤进展。肿瘤抗原通过人类白细胞Ⅰ类抗原（HLA－I）显示在细胞表面。HLA－Ⅰ类分子是细胞毒性T细胞反应的重要参与者，每一个HLA－Ⅰ类分子与胞内蛋白的特定多肽结合，并将其提呈给$CD8^+$ T细胞。$CD8^+$T细胞是抗肿瘤免疫的主要介质，当$CD8^+$T细胞特异性识别肿瘤细胞上HLA－Ⅰ类分子所呈现的抗原肽时，它们被激活并杀死肿瘤细胞。

208. C　锚定残基：抗原肽与该位置结合的氨基酸残基称锚定残基。胞外lg样区：为HLA－Ⅰ类分子的功能区，与免疫球蛋白的恒定区具有同源性。可变区：免疫球蛋白轻链和重链靠近N端氨基酸序列变化较大的区域。共同基序：指能与同一型别MHC分子结合的不同抗原肽具有的相同或相似的锚定残基。跨膜区：蛋白质序列中跨越细胞膜的区域，通常为α－螺旋结构，有20～25个氨基酸残基。构成它的蛋白质的氨基酸大部分是疏水性氨基酸。

209. C　抗原决定簇是抗原物质分子表面或其他部位，具有一定组成和结构的特殊化学基团，是能与其相应抗体或致敏淋巴细胞发生特异性结合的结构，是决定抗原与抗体发生特异反应的物质基础。

210. E　致敏T细胞也称效应T细胞（Tc细胞），具有释放淋巴因子的功能，淋巴因子大多通过加强各种有关细胞的作用来发挥免疫效应，例如，白细胞介素－2能诱导产生更多的效应T细胞，并且增强效应T细胞的杀伤力，而效应T细胞又具有特异性，识别被抗原入侵的宿主细胞。NK细胞识别靶细胞是非特异性的，由于NK细胞的杀伤活性无MHC限制，不依赖抗体，因此称为自然杀伤细胞。K细胞（杀伤细胞）是表面具有IgG的Fc受体，当靶器官细胞与相应的IgG结合，可与结合在靶细胞上的IgG的Fc结合，从而使自身活化，释放细胞毒素，裂解靶细胞的一种细胞。中性粒细胞具有趋化、吞噬和杀菌作用，胞浆内含有大量既不嗜碱也不嗜酸的中性细颗粒，这些颗粒多是溶酶体，内含髓过氧化物酶、溶菌酶、碱性磷酸酶和酸性水解酶等丰富的酶类，与细胞的吞噬和消化功能有关。巨噬细胞主要以趋化性定向运动，沿着某些化学物质浓度梯度进行定向移动，聚集到病变部位，消灭侵入机体的细菌、吞噬异物颗粒，消除体内衰老、损伤的细胞和变形细胞间质、杀伤肿瘤细胞，并参与免疫反应。

211. A　酶免疫测定技术（EIA）用于液体标本中抗原或抗体的定性和定量。根据抗原抗体反应后是否需将结合和游离的酶标记物分离，EIA一般分为均相和异相两种类型。

212. C　绵羊红细胞受体（SRBCR），即CD2，LFA－2。可表达于所有外周血T细胞、95%以上人类胸腺细胞、大多数NK细胞及部分恶变B细胞表面，但正常B细胞不表达。其中CD2为T细胞特征性的表面标记。

213. E　白细胞介素－6（IL－6）促进B细胞增殖、分化并产生抗体；发生浆细胞瘤恶变时，B细胞既能产生IL－6，又能对IL－6发生应答，提示IL－6可能作为这些细胞的自分泌性生长因子，故拮抗IL－6可能预防和治疗浆细胞瘤。

214. A　补体经典激活途径中补体C1多聚体的形成是由于C1q、C1r、C1s是在Ca^{2+}存在下按1∶2∶2组成五聚体大分子聚合物。

215. C　血清型IgA主要是单体，以无炎症形式清除大量抗原，分泌型IgA为双聚体，性能稳定，在局部浓度大，能抑制病原体和有害抗原黏附在黏膜上，同时，也具有调理吞噬和溶解作用，构成了黏膜第一线防御机制。

216. C　外周免疫器官是成熟T、B淋巴细胞等免疫细胞定居的场所，也是产生免疫应答的部位。

217. A　最常用于免疫动物的佐剂是福氏佐剂，福氏佐剂分为完全佐剂和不完全佐剂两种。使用时加入水溶性抗原并充分乳化，使抗原与佐剂形成油包水佐剂。其中佐剂和抗原的比例为1∶1。

218. C　某些非离子型亲水剂对促进免疫复合物（IC）的形成具有显著的增强作用，如聚乙二醇（PEG）、吐温－20，其作用是消除蛋白质分子周围的电子云和水化层，促进抗原、抗体靠近，结合形成IC。其中PEG能将IC沉淀下来的浓度是3%～4%。

219. C　抗ENA抗体又称盐水可提取性核抗原的抗体，是抗小分子细胞核核糖核蛋白（snRNPs）和小分子细胞浆核糖核蛋白（scRNPs）的自身抗体，不含组蛋白。主要有七种：抗Sm抗体、抗SS－A/Ro抗体、抗SS－B/La抗体、抗Scl－70抗体、抗Jo－1抗体、抗U1RNP抗体、抗rRNP抗体。对结缔组织疾病诊断和鉴别诊断有重要意义，荧光显微镜下可观察到颗粒型核型。

220. A　超急性排斥反应发生在移植物与受者血管接通的数分钟到数小时内，出现坏死性血管炎表现，移植物功能丧失。发生的原因是受者体内存有抗供者移植物的预存抗体，与抗原结合，激活补体和凝血系统，导致血管内凝血。

221. C　细胞冻存和复苏的基本原则为慢冻快溶，其中缓慢冻存可使细胞内的水分渗出细胞外，减少细胞内冰晶的形成，从而减少由于冰晶形成造成的细胞损伤。复苏细胞采用快速融化的方法，可以保证细胞外冰晶在短时间内融化，避免由于缓慢融化使水分渗入细胞内形成胞内再结晶对细胞造成的损伤。

222. D　酶联免疫吸附实验是一种酶标固相免疫测定技术。可以利用酶催化极大的放大反应效果，从而增强测定方法的灵敏度。目前市场上具有各种符合质量要求的商品试剂盒和自动或半自动检测仪应用于临床免疫检验，在结果判断过程中应以试剂盒说明书上提供的 Cut off 值为标准进行判断。

223. C　间接法是检测抗体最常用的方法，其原理是利用酶标记的抗抗体以检测已与固相结合的受检抗体。

224. A　沉淀反应是指可溶性抗原与相应抗体在特定条件下发生特异性结合所出现的肉眼可见的沉淀现象。

225. C　环状沉淀试验：在一定内径（1.5～2.0mm）的玻璃管中先加入抗血清，再沿管壁加入抗原溶液，因抗血清比重大于抗原，故在两者交界处形成清晰界面，此处抗原抗体生成物在一定时间内形成白色环。环状沉淀试验要求：抗原抗体溶液澄清。此试验适用于微量抗原测定。

226. C　A 群溶血性链球菌感染 2～3 周后，由体内产生的相应抗体与链球菌可溶性抗原（如 M 蛋白）结合后沉积在肾小球基底膜，引起Ⅲ型超敏反应。

227. B　HRP 是目前在酶联免疫吸附试验中应用最广泛的标记酶，主要是因为其一方面易于提取，价格相对低廉；另一方面是性质稳定，耐热，与抗原或抗体偶联后活性很少受到损失。

228. A　载脂蛋白 C－Ⅲ是脂蛋白代谢的重要调节剂，它与高三酰甘油血症和心血管疾病密切相关。载脂蛋白 C－Ⅲ的主要生理功能是抑制脂蛋白脂酶活性和肝脏脂蛋白受体摄取富含三酰甘油的脂蛋白及其残粒。

229. A　IgM 为五聚体，是免疫球蛋白中分子量最大的，IgM 凝聚抗原的能力比 IgG 大得多，激活补体的能力超过 IgG 1000 倍。

230. B　唯一能通过胎盘的是 IgG。抗体与相应抗原结合后，可将抗原清除或使病原体失去致病性。IgG_1、IgG_2、IgG_3 与抗原形式复合物，可通过经典途径激活补体，而 IgG_4 则发生聚合，可通过替代途径激活补体。IgG、IgM 的 Fc 段与吞噬细胞表面的 FcrR、FcuR 结合，增强其吞噬能力，这一作用称为抗体的调理作用。抗体是机体在抗原刺激下产生的，由浆细胞合成分泌产生的具有保护作用的，能够与抗原特异性结合的具有免疫原性的免疫球蛋白。

231. C　带有补体成分的免疫复合物还可通过 C3b 受体结合到红细胞和血小板的表面（免疫黏附作用）。被黏附的免疫复合物在肝中得到处理，或者通过吞噬作用促进其清除。

232. E　白细胞介素－8（IL－8），是趋化因子家族中 α 亚家族中的一种细胞因子，在参与和调节人类生殖生理和病理过程中具有重要作用，其作用机制之一就是与其特异性受体结合而发挥作用。

233. D　环孢素 A 抑制 T 细胞活化过程中 IL－2 基因的转录，从而阻断 IL－2 依赖性的 T 细胞分化、增殖。

234. C　中性粒细胞是一类重要的天然免疫细胞，主要参与机体的非特异性免疫，具有趋化作用、吞噬作用和杀菌作用。在生理状态下，中性粒细胞占外周血中循环有核细胞数的 55%～70%。

235. D　日本学者 Tonegawa 发现编码 Ig 可变区基因和恒定区基因是不连续的，之后重排后再组合在一起，这个过程就在 B 细胞分化成熟的过程中，有助于理解 BCR 的多样性，BCR 的每条肽链分别由分布于不同染色体的多个不连续基因片段所编码。

236. D　阳性选择是 T 细胞在胸腺内分化、发育的机制之一，即 CD4、CD8 双阳性 T 细胞与胸腺上皮细胞所表达的自身 HLA Ⅰ类或Ⅱ类分子结合，进而分化为 $CD4^+$ 或 $CD8^+$ 单阳性细胞，未能与上皮细胞 HLA Ⅰ类或 HLA Ⅱ类分子结合的双阳性 T 细胞则发生凋亡，通过阳性选择而产生的单阳性细胞具有自身 MHC 限制性。

237. B　免疫原性是指能引起免疫应答的性能，即抗原能刺激特定的免疫细胞，使免疫细胞活化、增殖、分化，最终产生免疫效应物质抗体和致敏淋巴细胞的特性。免疫原性最强的物质是蛋白质。

238. E　异嗜性抗原是一类与种属特异性无关的，存在于人、动物、植物、微生物组织间的共同抗原。人类常见的异嗜性抗原包括：人抗白喉外毒素血清、破伤风抗毒素、ABO 血型抗原、牛血清白蛋白等。大肠埃希菌 O_{14} 是人肠道中的正常菌群，在免疫力低下的情况下可能致病，其不属于人的异嗜性抗原。

239. A　特异性免疫应答是指某一特定抗原刺激可以从免疫系统淋巴细胞库中选择出相应的 T 细胞或 B 细胞克隆的反应，淋巴细胞与相应抗原的结合具有高度特异性，需要细胞表面具有抗原识别受体。

240. C　胎盘屏障是胎盘绒毛组织与子宫血窦间的屏障。包括绒毛微血管内皮细胞、基膜、结缔组织等。胎盘中有子体与母体各自独立的两个循环系统。绒毛做半透膜，当母血在绒毛间隙，以及子血在绒毛间流动的同时能进行物质交换。另外胎盘也能屏蔽药物、大分子物质以及有毒物质，故母体妊娠期间遗传有父亲的 MHC 的胎儿能够不被排斥。

241. B　皮内注射 DNP 后接受大量的 X 射线照射会引起 DTH 反应明显降低，是由于 X 射线导致 DNP 失去原有的免疫原性不能与效应 T 细胞结合，从而减少了免疫反应的发生。

242. C　单向琼脂扩散试验是一种定量试验，将抗体混合于琼脂内，倾注于玻片或平皿上，凝固后在琼脂上打孔，再将抗原标本加入孔内，经过一定的时间，在孔的周围出现抗原抗体复合物形成的沉淀环，环的大小与抗原含量和扩散时间相关，是检测患者外周血免疫球蛋白常用的方法。

243. E 机体的抗肿瘤免疫机制十分复杂，涉及多种免疫成分，包括先天性免疫和获得性免疫，二者共同参与机体免疫监视和抗肿瘤效应。正常情况下免疫系统能及时识别和清除突变的细胞，保护机体不发生肿瘤，即免疫监视。故在机体发生肿瘤的情况下可采取免疫增强的手段进行治疗。

244. D 胎盘丙种球蛋白是从胎盘中提取的一种含有丰富免疫球蛋白的制剂，其中 IgG 占 80%。IgG 具有抗细菌、抗病毒和抗毒素等多种抗体的作用。由于其是血制品提取物，最大的副作用是有可能会传播传染病，如艾滋病、梅毒、乙肝、丙肝等。

245. A 巨噬细胞是机体抗肿瘤免疫中的重要效应细胞，巨噬细胞可通过 ADCC 作用、非特异性膜受体直接与肿瘤细胞结合；细胞毒作用等方式杀伤肿瘤细胞，不会导致肿瘤的转移。

246. C 嗜异性凝集试验是用于诊断传染性单核细胞增多症的试验。即用豚鼠肾脏吸附待测血清，清除其中抗嗜异性抗原的抗体，通过观察羊红细胞凝集程度而测定血清中嗜异性抗体滴度。其诊断标准为≥1∶160，当使用豚鼠肾吸收后能有效降低其滴度，同时也可被牛红细胞完全吸收，与患者实验室诊断一致，故提示患者可能为传染性单核细胞增多症。

247. D 癌胚抗原（CEA）主要存在于成人癌组织以及胎儿的胃肠管组织中，常见于卵巢癌、结肠癌、直肠癌等肿瘤中。人绒毛促性腺激素（hCG）是胎盘滋养层细胞分泌的一种糖蛋白类激素，在异常情况下，恶性肿瘤也会产生 hCG。CA125 是很重要的卵巢癌相关抗原，存在于上皮性卵巢癌组织和患者的血清中。故对于卵巢癌诊断过程中最好的指标是 CEA、hCG、CA125 组合。

248. D CA19－9 对胰腺癌有较高的灵敏度和较好的特异性，其阳性率在 85%～95%之间。

249. C 通常将通过受试者工作特征曲线（ROC 曲线）确定的最大敏感性＋特异性的临界值定为决定值。

250. C 精密度指在一定条件下进行多次测定时，所得测定结果之间的符合程度，可反映测定方法的重复性，肿瘤标志物的重复性好指其精密度高。

251. B 混合淋巴细胞反应常用于器官移植前的组织配型，以测定受体和供体主要组织相容性抗原相容的程度，可体外评价 T 淋巴细胞的功能。

252. B 免疫比浊法利用抗原抗体反应形成可溶性免疫复合物，并在促聚剂的作用下自液相析出形成微粒使反应液出现浊度，通过测定反应液的浊度与一系列标准品对照，计算检样中抗原的含量，可对免疫球蛋白进行快速定量。

253. C 正常情况下组织和血清中不含干扰素，只有在特定因素作用下才能诱使细胞产生干扰素，Ⅱ型干扰素是在免疫应答中受到抗原或丝裂原活化后，由 $CD8^+$ T 细胞和 $CD4^+$ T 细胞产生的，NK 细胞也可合成少量 IFN－γ。

254. C 抗体交叉反应；组织切片质量不佳，如刀痕裂缝边缘的组织着色过深；红细胞的内源性过氧化物酶；坏死细胞释放的内源性过氧化物酶均可使免疫组化检测出现假阳性反应。

255. E 肿瘤抗原按照特异性分类包括肿瘤特异性抗原（TSA）和肿瘤相关性抗原（TAA），TSA 为肿瘤细胞所特有，只表达于肿瘤细胞，如黑色素瘤相关排斥抗原（MARA）；TAA 是非肿瘤细胞所特有的，正常细胞也可表达，如甲胎蛋白、胚胎性蛋白、糖蛋白抗原等。

256. C 火箭电泳作为抗原定量只能测定 μg/ml 以上的含量，如低于此水平则难以形成可见的沉淀峰。

二、多选题

257. CE 循环免疫复合物的常用检测方法包括：①物理法：超速离心、分子超滤、凝胶过滤、PEG 沉淀、冷沉淀。②补体法：抗补体试验、C1q 凝胶沉淀试验、C1q 偏离试验、液相法、固相法、胶固素结合试验。③抗 Ig 法：RF 凝胶沉淀试验、mRF 固相抑制试验、PRF 凝集抑制试验、抗抗体法。④细胞法：血小板凝集试验、ADCC 抑制试验、Mφ 吞噬抑制试验、Raji 细胞法、花环抑制试验。其中 mRF 凝胶扩散试验和抗抗体法属于非抗原特异性方法。

258. AC 补体是存在于正常人和动物血清与组织液中的一组经活化后具有酶活性的蛋白质。早在 19 世纪末 Bordet 已证实，新鲜血液中含有一种不耐热的成分，可辅助和补充特异性抗体，介导免疫溶菌、溶血作用，故称为补体。补体是由 30 余种可溶性蛋白、膜结合性蛋白和补体受体组成的多分子系统，故称为补体系统（complement system）。根据补体系统各成分的生物学功能，可将其分为补体固有成分、补体调控成分和补体受体（CR）。C5a 和 C3a 具有趋化作用。

259. ABCDE 补体是一种血清蛋白质，存在于人和脊椎动物血清及组织液中，不耐热，活化后具有酶活性、可介导免疫应答和炎症反应。在正常生理情况下，绝大多数补体固有分子均以非活化形式存在于血清中，在某种激活剂作用下，可出现一系列级联反应。补体既可参与免疫防御保护，也可导致免疫病理损伤。补体属于急性时相蛋白，在组织损伤及炎症状态下升高。

260. ABCDE

261. BCE 异相酶免疫测定是目前应用最广泛的一类标记免疫测定技术。依据测定方法是否采用固相材料以吸附抗原或抗体，又分为液相和固相酶免疫测定两类：①液相酶免疫测定：其测定灵敏度与放射免疫方法相近，近年有取代放射免疫方法的趋势；②固相酶免疫测定：

如常用的酶联免疫吸附试验（ELISA）。

262. BCE 镧系元素标记抗原或抗体作为示踪物的优点是有荧光寿命长，stokes 位移大，荧光强度高等。

263. ADE BAS 在分子生物学领域中的应用主要集中在：①以生物素标记核酸探针进行的定位检测；②用 BAS 制备的亲和吸附剂进行基因的分离纯化；③将免疫测定技术与 PCR 结合建立免疫 - PCR，用于抗原的检测。

264. ABE 流式细胞仪是对细胞进行自动分析和分选的装置。它可以快速测量、贮存、显示悬浮在液体中的分散细胞的一系列重要的生物物理、生物化学方面的特征参量，并可以根据预选的参量范围把指定的细胞亚群从中分选出来。多数流式细胞计是一种零分辨率的仪器，它只能测量一个细胞的诸如总核酸量，总蛋白量等指标，而不能鉴别和测出某一特定部位的核酸或蛋白的多少。也就是说，它的细节分辨率为零。在流式细胞术测量中，常用的是两种散射方向的散射光测量：①前向角（即 0 角）散射（FSC）；②侧向散射（SSC），又称 90 角散射。荧光信号主要包括两部分：自发荧光，即不经荧光染色细胞内部的荧光分子经光照射后所发出的荧光；特征荧光，即由细胞经染色结合上的荧光染料受光照而发出的荧光，其荧光强度较弱，波长也与照射激光不同。

265. ABD MHC Ⅰ类分子是由一条 MHC Ⅰ类基因编码的重链（α 链）和一条非 MHC Ⅰ类基因编码的轻链（β_2 - 微球蛋白）通过二硫键形成的异源二聚体分子，可以表达于树突细胞，巨噬细胞，胆管上皮细胞等。

266. AB 反向溶血空斑试验的原理是选用绵羊红细胞免疫的家兔或小鼠，取家兔淋巴结或小鼠脾细胞制成细胞悬液，与高浓度绵羊红细胞混合后加入琼脂糖凝胶中，其中每个释放溶血性抗体的 B 淋巴细胞在补体的参与下可溶解周围的绵羊红细胞，在周围形成一个可见的空斑，一个空斑代表一个抗体形成细胞，空斑的数量反映机体的体液免疫功能。酶联免疫斑点试验就是 ELISPOT 检测。原理：用抗体捕获培养细胞分泌的细胞因子，并以酶联斑点显色的方式将其表现出来。优点：灵敏度高，比传统的 ELISA 高 100～1000 倍；单细胞水平，活细胞功能检测；操作方便经济，可进行高通量筛选。ELISPOT 按照标准化的实验操作，一个实验者可以同时处理数百个样品，效率远远高于其他检测方法。

267. AD 根据 sIgE 含量可确定患者变应原种类，皮肤点刺试验的异常结果导致局部毛细血管扩张（红斑），毛细血管通透性增强（水肿、风团），阳性者表示对该抗原过敏。

268. ABCDE 慢性淋巴细胞白血病简称慢淋，是一种起病缓慢的淋巴细胞系中某些免疫功能不全的淋巴细胞恶性增生性疾病。B 淋巴细胞型多见，T 淋巴细胞型少见。本病在我国少见，仅占白血病的 3.4%，在欧美白种人中较常见，占 25%～30%。发病年龄大多在 50 岁以上、30 岁以下者很少见，男性比女性多。本病的主要表现是全身淋巴结肿大，脾大，贫血及外周血中淋巴细胞异常增多。本病的病程长短悬殊，短者 1～2 年，长者 10 年以上，平均 4～6 年，主要死亡原因为感染，尤其是以肺炎多见。其他死亡原因有全身衰竭，骨髓造血功能衰竭引起的严重贫血或出血。慢淋的淋巴细胞非常有特征性，细胞除了表达 B 细胞常见的 CD19、CD20 之外，还表达 CD5，也就是说，这是一种 CD19、CD5 双阳性的细胞，可以通过做免疫分型来帮助鉴别。

269. ABC 血清（血浆）肿瘤标志物分胚胎性蛋白，糖蛋白抗原，蛋白质抗原，酶类，激素类。常见的有 AFP，CEA，CA50，CA15 - 3，PSA，NSE，PACP，hCG，生长激素等。

270. ABC 免疫系统的功能有：①识别和清除外来入侵的抗原，如病原微生物等。这种防止外界病原体入侵和清除已入侵病原体及其他有害物质的功能被称为免疫防御；②识别和清除体内发生突变的肿瘤细胞、衰老细胞、死亡细胞或其他有害的成分。这种随时发现和清除体内出现的“非己”成分的功能被称为免疫监视；③通过自身免疫耐受和免疫调节使免疫系统内环境保持稳定。这种功能被称为免疫自稳。

271. ACE ①具备免疫原性的佐剂，如卡介苗、枯草芽孢杆菌、短小棒状杆菌、百日咳杆菌、脂多糖、细胞因子等；②不具备免疫原性的佐剂，如氢氧化铝佐剂、磷酸铝、磷酸钙、液状石蜡、羊毛脂、表面活性剂、藻酸钙、多聚核苷酸、胞壁肽以及人工合成的多聚肌苷胞苷酸（polyI：C）、脂质体、MF59 等。

272. BDE 细胞融合是在自发或人工诱导下，两个不同基因型的细胞或原生质体融合形成一个杂种细胞。其关键性因素有次黄嘌呤，氨基蝶呤，胸腺嘧啶核苷等。

273. AE 木瓜蛋白酶（Papain），又称木瓜酶，是一种蛋白水解酶。木瓜蛋白酶属巯基蛋白酶，可水解蛋白质和多肽中精氨酸和赖氨酸的羧基端，并能优先水解那些在肽键的 N - 端具有二个羧基的氨基酸或芳香 L - 氨基酸的肽键。水解片段包括两个 Fab 片段和一个 Fc 片段。

274. ABCDE 免疫球蛋白 G（Immunoglobulin G，IgG）是血清主要的抗体成分，约占血清 Ig 的 75%。其中 40%～50% 分布于血清中，是血清中含量最高的 Ig，其余分布在组织中。IgG 是唯一可以通过胎盘的免疫球蛋白。IgG 的功能主要是在机体免疫中起保护作用，是再次免疫应答产生的主要抗体，可引起Ⅱ、Ⅲ型超敏反应，可以抗菌、抗病毒；能介导 ADCC 作用，主要应对麻疹、甲型肝炎等，能有效地预防相应的感染性疾病。

275. ABC 免疫血清制备的过程包括：实验动物的选择，抗原的制备方法，免疫方法的选择，血清的分离保存，结果分析。

276. BC 抗原抗体的结合力有：静电引力，范德华力，氢键结合力，疏水作用力。

277. ABCDE 粗糙型细菌在生理盐水中易自凝；IgG是四链单体，占血清Ig总量的75%，是血清中含量最高的Ig，包含四个亚类，不能直接与红细胞发生凝集反应；单价抗原与相应抗体结合不出现沉淀；可溶性抗原与相应抗体结合会形成沉淀；颗粒性抗原主要是指细胞抗原或细菌抗原，与相应抗体结合会出现凝集。

278. ABCDE 免疫电泳是将琼脂电泳和双向琼脂扩散结合起来，用于分析抗原组成的一种定性方法。常用的免疫电泳技术包括：交叉免疫电泳、火箭免疫电泳、免疫电泳、免疫固定电泳、对流免疫电泳等。

279. ABCD 凝胶支持物的种类有琼脂、琼脂糖、葡聚糖或聚丙烯酰胺等。因不同分子量的物质在凝胶中的扩散速度不同，可用以识别不同待测物分子量的差别。

280. ABCD 免疫沉淀反应主要用于抗原或者抗体的定性检测。其原理是指可溶性抗原与相应抗体在有电解质存在的情况下，按适当比例所形成的可见沉淀物现象。其中属于沉淀反应的有：单向免疫扩散、双向免疫扩散、免疫电泳、免疫比浊等。

281. BCE PEG6000在医药工业中作为赋形剂，用作栓剂、膏剂的制备以及实验方法中的辅助用剂；NaF用途：光电比色法测定磷、点滴分析测定钪、血液检验、掩蔽剂、助熔剂、增浊剂；吐温20是一种表面活性剂，它是一类大分子，分子上既有亲水的部分，又有亲油的部分，所以能促进植物吸收在水中不能溶解的大分子，也能帮助水分透过一些含脂高的生物膜。主要用作抗静电剂和医用分析增浊剂。

282. ABCD HRP（辣根过氧化物酶）的底物有TMB，OPD，ABTS，5－ASA，DBA等。

283. CE 免疫荧光技术将免疫学方法（抗原抗体特异结合）与荧光标记技术结合起来研究特异蛋白抗原在细胞内的分布。由于荧光素所发的荧光可在荧光显微镜下检出，从而可对抗原进行细胞定位。时间分辨荧光免疫测定和流式细胞仪都是利用此原理测定。

284. ADE 用放射性核素取代化合物分子的一种或几种原子而使它能被识别并可用作示踪剂的化合物。其与未标记的相应化合物具有相同的化学及生物学性质，不同的只是它带有放射性，因而可利用放射性探测技术来追踪。因此用于放射性标记的抗原需要抗原纯度高，有完整的免疫活性，且分子结构不能掩盖抗原－抗体决定簇。

285. BCD 干扰素（IFN）是最早发现的细胞因子，因其具有干扰病毒感染和复制的能力故称干扰素。IL－12和IL－15是属于白介素中的具有抗病毒作用的细胞因子。

286. ABCDE 可溶性E－选择素的增高可见于2型糖尿病、恶性肿瘤、自身免疫病、败血症、结节性多动脉炎，急性胰腺炎，急性冠状动脉综合征等多种疾病。

287. ABD CTLL－2对IL－2的依赖性最强，表现为在单独培养时3H－TdR的掺入量低，而在IL－2存在时掺入值高，故为首选的靶细胞株，其次依赖性稍低的为CTB6和F12。

288. ABC 巨噬细胞富含溶酶体酶，如酸性磷酸酶、非特异性酯酶、溶菌酶等，测定这些酶的活性可以衡量巨噬细胞的功能。

289. BE E－选择素即CD62E，主要表达于活化的内皮细胞，可介导多形核白细胞，记忆T细胞，内皮细胞等的起始黏附。VCAM－1是血管内皮细胞的黏附分子，该分子的表达主要与记忆T细胞等相关。

290. ABCDE B细胞表面标志主要分两类：表面受体：膜表面Ig（SmIg），IgG Fc受体（FcrR），补体受体（CR）如CRⅠ（CD35）和CRⅡ（CD21），有丝分裂原受体如LPS－R、SPA－R、PWM－R，白细胞介素受体（IL－R）等。表面抗原：MHC抗原，CD19、CD20抗原（B细胞特有标志），CD21分子，CD40分子，CD80分子（B7），CD86分子，CD79a，CD79b等。

291. ACD ITAM是免疫受体酪氨酸激活基序的英文缩写，基本组成是：YXXL/V，活化受体与相应配体结合后，在细胞膜相连的一类蛋白酪氨酸激酶PTK的作用下，其酪氨酸被磷酸化，进一步招募胞内游离的其他蛋白激酶或衔接蛋白，向细胞内传导活化信号。肽链胞浆区具有ITAM结构的有：CD3，FcεRⅠ，Igα/Igβ等，CD154和D80/CD86都不在肽链胞浆区内。

292. ACD FcγRⅠ（CD64）为Mr70000的糖蛋白，存在于单核细胞和巨噬细胞膜表面。FcγRⅠ有两个重要的结构特征：即受体的α链胞膜外区有3个免疫球蛋白样结构域，和1个与α链同源的γ链，两者以非共价键结合。FcγRⅠ的α链只有一段很短的胞质区，γ链胞质区有免疫受体酪氨酸激活基序（ITAM），可传导活化信号。FcγRⅡ（CD32）是40000的糖蛋白，广泛表达于几乎所有的骨髓细胞表面。FcγRⅡ不同异型的功能有所不同，FcγRⅡA通过胞内信号传导引起细胞兴奋，而FcγRⅡB则主要传导抑制性信号。FcγRⅢ（CD16）是40～80000的糖蛋白。FcγRⅢA表达于巨噬细胞、肥大细胞及自然杀伤（NK）细胞，而FcγRⅢB则只在中性粒细胞表达。FcγRⅢ胞膜外区含有2个免疫球蛋白结构域，与IgG的结合是低亲和力的。

293. ABCD 细胞黏附分子基因的多态性测定方法有：PCR－SSCP、PCR－RFLP、实时荧光PCR方法、PCR－直接测序法等。时间分辨荧光免疫测定（TRFIA）是一种非同位素免疫分析技术，它用镧系元素标记抗原或抗体，根据镧系元素螯合物的发光特点，用时间分辨技术测量荧光，同时检测波长和时间两个参数进行信号分辨，适用于①激素：甲状腺激素、甾体类激素；②病毒性肝炎标志物；③肿瘤相关抗原；④药物；⑤多肽类。

294. ACD　人类的吞噬细胞有大、小两种。小吞噬细胞是外周血中的中性粒细胞。大吞噬细胞是血中的单核细胞和多种器官、组织中的巨噬细胞，两者构成单核－吞噬细胞系统。

295. ABCDE　Southern 印迹杂交是进行基因组 DNA 特定序列定位的通用方法。一般利用琼脂糖凝胶电泳分离经限制性内切酶消化的 DNA 片段，将胶上的 DNA 变性并在原位将单链 DNA 片段转移至尼龙膜或其他固相支持物上，经干烤或者紫外线照射固定，再与相对应结构的标记探针进行杂交，用放射自显影或酶反应显色，从而检测特定 DNA 分子的含量。斑点印迹，一种定性检测 DNA 或蛋白质的技术。即将待测 DNA 或蛋白点样于固相载体上，以同位素或非同位素标记探针与之杂交，通过显影或显色而进行检测。RT－PCR 即逆转录 PCR，RT－PCR 技术灵敏而且用途广泛，可用于检测细胞组织中的基因表达水平、细胞中 RNA 病毒的含量和直接克隆特定基因的 cDNA 序列等。原位杂交是指将特定标记的已知顺序 DNA 为探针与细胞或组织切片中的 DNA 进行杂交，从而对特定 DNA 顺序进行精确定量定位的过程。原位 PCR 是保持细胞或组织的完整性，使 PCR 反应体系渗透到组织和细胞中，在细胞的靶 DNA 所在的位置上进行基因扩增，不但可以检测到靶 DNA，而且还可以了解靶 DNA 存在于何种细胞中，更有利于探讨靶 DNA 与细胞之间的关系。

296. ABDE　抗 C3－CIC－ELISA 检测属于双特异性循环免疫复合物的检测方法，所以只能检测出部分的 CIC。

297. BCD　C1q 为各种补体分子中分子量最大（410kD）的γ－球蛋白。其分子结构较特殊和复杂，由 6 个亚单位组成，由 A、B、C 三种不同类型的肽链所组成。C1q 对人 4 种 IgG 亚类的结合亲和力依次为：$IgG_3>IgG_1>IgG_2>IgG_4$，可结合 IgM 分子和 IgG 1～3 亚类分子的补体结合点。Reid 等已对 C1q 分子的 A、B 链做了部分氨基酸分析，并完成了 A、B 链的 cDNA 克隆及序列分析。

298. ABCD　补体系统发现一些新的血清因子参与补体活化，但它们不是经过抗原抗体复合物的活化途径。而是通过旁路活化途径。这些因子包括 B 因子、D 因子、P 因子，以及参与 MBL 途径的 MBL，它们构成补体的第二固有组分。

299. ABCDE　补体系统的第一组分由 9 种补体成分组成，分别命名为 C1、C2、C3、C4、C5、C6、C7、C8、C9。发现一些新的血清因子参与补体活化，但它们不是经过抗原抗体复合物的活化途径。而是通过旁路活化途径。这些因子包括 B 因子、D 因子、P 因子，以及参与 MBL 途径的 MBL、丝氨酸蛋白酶、C－反应蛋白，它们构成补体的第二组分。其后又发现多种参与控制补体活化的抑制因子或灭活因子，如 CI 抑制物、I 因子、H 因子、C4 结合蛋白、过敏毒素灭活因子等。这些因子可控制补体分子的活化，对维持补体在体内的平衡起调节作用，它们构成了补体的第三组分。还存在有 CR1、CR2、CR3 等补体受体。

300. BCD　抗体依赖的细胞介导的细胞毒作用是指表达 IgG Fc 受体的 NK 细胞、巨噬细胞和中性粒细胞等，通过与已结合在病毒感染细胞和肿瘤细胞等靶细胞表面的 IgG 抗体的 Fc 段结合，而杀伤这些靶细胞，但对靶细胞的杀伤作用是非特异性的。IgG 抗体可介导这些细胞发挥 ADCC 作用，其中 NK 细胞是能发挥 ADCC 作用的主要细胞。在抗体介导的 ADCC 作用的发生过程中，抗体只能与靶细胞上的相应抗原表位特异性结合，而 NK 细胞等效应细胞可杀伤任何已与抗体结合的靶细胞，故抗体与靶细胞上的抗原结合是特异性的，NK 细胞等对靶细胞的杀伤作用是非特异性的。

301. ABCE　①2% PEG 只能沉淀较大分子的循环免疫复合物，4% PEG 能沉淀较小分子的循环免疫复合物，超过 5% PEG 选择性沉淀循环免疫复合物的特性消失；②当温度为 4℃时，循环免疫复合物沉淀最佳，室温每升高 1℃，A 值就下降 0.02；③低密度脂蛋白可引起浊度增加，应空腹采血，高γ－球蛋白血症和标本反复冻融也可引起浊度增加；④应严格掌握离心速度和时间。

302. ABCE　免疫固定电泳技术（IFE）是一种包括琼脂凝胶蛋白电泳和免疫沉淀两个过程的操作，表明其周期较短。检测标本可以是血清、尿液、脑脊液或其他体液，表明它敏感性高；由于费用昂贵，所以通常较大疾病的诊断才会用此种方法，且由于敏感性高，设备先进，所以分辨清晰，结果易于分析。

303. ABCD　甘露糖结合凝集素（MBL）的结构与 C1q 相似，是一种钙依赖性糖结合蛋白，在病原微生物感染早期，由肝细胞合成和分泌，是急性期蛋白的一种。可直接识别多种病原生物表面的 N 氨基半乳糖或甘露糖，能与细菌表面的甘露糖残基结合，进而可依次活化 MASP1，MASP2，C4，C2，C3，形成一系列酶促反应。其构成的途径称为 MBL 激活途径。

304. ABCDE　根据补体系统各成分的生物学功能，可将其分为补体固有成分、补体调控成分和补体受体（CR）。其中补体受体包括：CR1、CR2、CR3、C3aR、C4aR。

305. AB　自然被动免疫：母体的特异性抗体通过胎盘或初乳进入胎儿体内或婴儿体内，使胎儿或婴儿被动的获得母体抗体的方式。母体血清中五类免疫球蛋白中，仅有IgG能够通过胎盘，故胎儿通过胎盘获得的抗体均为IgG。而初生婴儿从初乳中获得的抗体是分泌型的IgA，婴儿在出生后6个月内很少得传染病，是从母体获得被动免疫的结果。

306. ABCDE 补体结合试验的方法是利用竞争来实现的，即其中的反应系统（抗原与抗体）与指示系统（绵羊红细胞与溶血素）争夺补体系统。就是说当待测的标本中有相应的目标抗原（或抗体）时，抗原抗体发生反应后可以结合补体，再加入指示系统（SRBL与相应溶血素），由于体系中没有游离的补体，就不能与指示系统发生反应也就不出现溶血现象了。即阳性试验无溶血现象。其中需要设立的对照组有血清对照、补体对照、抗原对照、溶血素对照、SRBC对照等。

307. BDE C5a是趋化因子，C3a是过敏毒素和趋化因子，C4b，C3b，iC3b都具有调理和免疫黏附作用，与细菌或细胞结合使之易被吞噬，与抗原抗体复合物结合后，黏附于红细胞或血小板，使复合物易被吞噬。

308. ABCDE 在补体测定中，标本采集与保存极为重要，即待检标本要新鲜。一般静脉取血后，静置室温1小时使血液凝固，分离血清后最好2小时之内检测完毕，否则应尽快置于-20℃保存，避免反复冻融，以防补体活性降低；补体活性不甚稳定，56℃ 30min、反应温度、缓冲液的pH、剧烈振荡、酸碱、乙醇、乙醚、肥皂、蛋白酶等均可使其灭活，因此检测所用器皿要洁净并呈中性；该实验影响因素较多，操作要严格，溶血素、绵羊红细胞、钙、镁离子的浓度、试验中反应体积等配制要准确。

309. BCD 同种限制因子（HRF），又称为C8结合蛋白（C8bp），广泛分布于正常人各种血细胞表面，能与C8结合，可抑制C9分子对C8的聚合，抑制MAC形成，阻止膜攻击复合物（C5b6789）形成，以保证补体激活时周围正常自身组织细胞不被无辜溶解破坏。CD59是反应性溶血膜抑制物，能抑制MAC形成。

310. AC 补体结合试验是一种传统的免疫学技术，能够沿用至今说明它本身有一定的优点：灵敏度高。补体活化过程有放大作用，比沉淀反应和凝集反应的灵敏度高得多，能测定0.05μg/ml的抗体，如IgG和IgM，可与间接凝集法的灵敏度相当。

311. ABCDE IgM占血清免疫球蛋白总量的5%～10%，血清浓度约1mg/ml。单体IgM以膜结合型（mIgM）表达于细胞表面，无铰链区构成B细胞抗原受体（BCR）。分泌型IgM为五聚体，是分子量最大的Ig，沉降系数为19S，称为巨球蛋白，一般不能通过血管壁，主要存在于血液中发挥抗感染作用。五聚体IgM含10个Fab段，有很强的抗原结合能力；含5个Fc段，比IgG更易激活补体。IgM是个体发育过程中最早合成和分泌的抗体，在胚胎发育晚期的胎儿即能产生IgM，故脐带血IgM升高提示胎儿有宫内感染（如风疹病毒或巨细胞病毒等感染）。

312. ABCD IgE为单体结构，分子量大于IgG和单体IgA，含糖量较高，ε链有6个低聚糖侧链。正常人血清中IgE水平在5类Ig中最低，仅为0.1～0.9mg/L。IgE水平与个体遗传性和抗原质量密切相关，因而其血清含量在人群中波动很大。在特应性过敏症，类风湿关节炎（RA），系统性红斑狼疮（SLE）和寄生虫感染者的血清中IgE水平升高；IgE不能激活补体及穿过胎盘，但它的Fc段能与肥大细胞和嗜碱性粒细胞表面的受体结合，介导Ⅰ型变态反应的发生，因此又称亲细胞抗体。

313. ABCDE 抗核抗体（ANA）泛指抗各种细胞核成分的抗体，是一种广泛存在的自身抗体，常见类型有IgG、IgA、IgM、IgD、IgE。抗核抗体又称抗核酸抗原抗体，是一组将自身真核细胞的各种成分脱氧核糖核蛋白（DNP）、DNA、可提取的核抗原（ENA）和RNA等作为靶抗原的自身抗体的总称，能与所有动物的细胞核发生反应，主要存在于血清中，也可存在于胸腔积液、关节滑膜液和尿液中。

314. ABCE MHCⅠ类分子可广泛地表达于各种组织的有核细胞上，以淋巴细胞、白细胞表面的表达密度最高，肝、肾、皮肤、主动脉、血小板、网织红细胞和肌细胞次之，成熟的红细胞、神经细胞及滋养层细胞不表达。在血清与其他体液中少量存在。

315. ABCDE 主要组织相容性抗原系统：编码这一组抗原的是一组连锁基因，称为主要组织相容性复合体，或主要组织相容性系统。其中有：HLA、DLA、H-2、AgBH-1、RLA。在同种异体移植时，决定组织相容性的同种抗原种类很多，其中起主要作用的称为主要组织相容性抗原；人的MHC称为HLA复合体，小鼠的主要组织相容性抗原称为H-2抗原，小鼠的MHC称为H-2复合体。HLA分子分3类，其中MHCⅠ类和Ⅱ类分子与移植免疫的关系较为密切；目前认为HLA-DR位点的抗原对移植最为重要，其次为HLA-A、HLA-B、HLA-DQ和HLA-DP，HLA-C在移植免疫过程中没有明显作用。

316. ACDE FITC：该品是生化试剂，也是医学诊断药物，主要用于荧光抗体技术中的荧光染料，能和各种抗体蛋白结合，结合后的抗体不丧失与一定抗原结合的特异性，并在碱性溶液中具有强烈的绿色荧光。所以对pH要求严格。

317. ABDE 人眼无法通过仪器观察到白色的荧光色。

318. ABCDE 与散射光信号强弱有关的是细胞的大小、形态、光学同性、胞内颗粒折射以及接收散射光的方向。

319. ABCDE 准确度是指在一定实验条件下多次测定的平均值与真值相符合的程度，以误差来表示。诊断的特异性是将实际无病者正确地判断为阴性（真阴性）的百分率。阳性预测值指筛检试验检出的全部阳性例数中，真正“有病”的例数（真阳性）所占的比例。诊断的敏感性是指将实际患病者正确地判断为阳性的百分率。阴性预测值指检验结果为阴性的受试者中真正未患病的比例。

320. ABCDE 自身免疫病即以自身免疫反应为直接或间接原因引起的疾病。特点：①患者血液中可以检出高滴度的自身抗体和（或）与自身免疫组织成分起反应的致敏淋巴细胞；②患者组织器官的病理特征为免疫炎症，并且损伤的范围与自身抗体或致敏淋巴细胞所针对的抗原分布相对应；③用相同抗原在某些实验动物中可复制出相似的疾病模型，并能通过自身抗体或相应致敏淋巴细胞使疾病在同系动物间转移；④多数病因不明，常呈自发性或特发性，有些与病毒感染或服用某类药物有关；⑤病程一般较长，多呈反复发作和慢性行迁延的过程，病情的严重程度与自身免疫应答呈平行关系；⑥有遗传倾向，但多非单一基因作用的结果；HLA 基因在某些自身免疫病中有肯定的作用；⑦发病的性别和年龄倾向为女性多于男性，老年多于青少年；⑧多数患者血清中可查到抗核抗体；⑨易伴发免疫缺陷病或恶性肿瘤；⑩用免疫抑制剂治疗有效。免疫球蛋白三项（IgG、IgA、IgM）可有效反映血清中免疫球蛋白水平，当这三项同时升高时，多见于自身免疫病。

321. BDE 肥大细胞和嗜碱性粒细胞是参与Ⅰ型超敏反应的主要细胞，胞浆内含有嗜碱性颗粒，能释放或介导合成大致相同的活性介质，如组织胺、白三烯、血小板活化因子、缓激肽等。一般认为嗜酸性粒细胞在Ⅰ型超敏反应中具有负反馈调节作用。

322. ABCDE 呼吸道包括口、鼻、咽喉，过敏是一种免疫系统失调的疾病。临床上常见的呼吸道过敏症主要有花粉症、变应性鼻炎、过敏性咳嗽、过敏性哮喘等。引起呼吸道过敏的主要有：花粉、尘螨、真菌、毛屑、某些呼吸道病原菌等。

323. DE 全身免疫复合物病：①血清病；②链球菌感染后的肾小球肾炎；③慢性免疫复合物病；④过敏性休克样反应；⑤类风湿关节炎；⑥系统性红斑狼疮。

324. ABDE

325. ABCDE 受者进行同种异体组织或器官移植后，外来的组织或器官等移植物作为一种“异己成分”被受者免疫系统识别，后者发起针对移植物的攻击、破坏和清除，这种免疫学反应就是移植排斥反应。移植排斥反应按发病机制和病理变化不同，可分为超急性排斥反应，急性排斥反应和慢性排斥反应，其中可能涉及细胞免疫、体液免疫、补体依赖的细胞毒作用、Ⅲ型超敏反应、ADCC 等反应。

326. ABDE 同种异体组织器官移植时，供体和受体间 HLA 抗原的差异大小决定着排斥反应的严重程度。在排斥反应中，细胞介导的免疫反应及抗体介导的免疫反应均起重要作用。其中能用来抑制排斥反应的包括：糖皮质激素、硫唑嘌呤、FK506、环孢菌素 A 等物质。血管活性剂是通过调节血管舒缩状态，改变血管功能和改善微循环血流灌注而达到抗休克目的的药物。包括血管收缩剂和血管扩张剂。

327. AC 免疫系统的三大重要功能：（1）免疫防御功能：防止外界病原体的入侵及清除已入侵的病原体及有害的生物性分子；（2）免疫自稳功能：清除体内衰老的细胞，防止自身免疫病发生；（3）免疫监视功能：监督机体内出现的突变细胞及早期肿瘤，并予以清除，防止病毒的持续感染。

328. ABCDE 免疫细胞是指参与免疫应答或与免疫应答相关的细胞。包括：淋巴细胞、树突状细胞、单核-吞噬细胞、嗜碱性粒细胞、嗜酸性粒细胞、肥大细胞等。免疫细胞可以分为多种，在人体中免疫细胞担任着重要的角色。

329. AE HAT 选择性培养基是根据次黄嘌呤核苷酸和嘧啶核苷酸生物合成途径设计的。缺失这两种酶的细胞，在 HAT 培养基中，应该不能生存，只有在发生融合或者其他情况下，才能使细胞重新获得用 旁路途径进行 DNA 合成的能力。所以正常培养细胞和杂交瘤细胞能生长繁殖。

330. ACDE 提取蛋白质免疫原的技术包括：选择性沉淀、凝胶过滤、离子交换层析、亲和层析等，超速离心会破坏蛋白质的结构，无法提取蛋白质免疫原。

331. ABCD 蛋白质免疫原所用的沉淀法包括：盐析法、高分子聚合物沉淀法、有机溶剂沉淀法、核酸沉淀法等。醋酸会与蛋白质中的成分发生反应，改变蛋白质中的结构，所以无法提取到免疫原。

332. ABCDE 建立杂交瘤技术的目的是制备对抗原特异的单克隆抗体，所以融合细胞一方必须选择经过抗原免疫的 B 细胞，通常来源于免疫动物的脾细胞。脾是 B 细胞聚集的重要场所，无论以何种免疫方式刺激，脾内皆会出现明显的抗体应答反应，但融合用的瘤细胞不能分泌淋巴因子和具有杀伤功能。融合细胞的另一方则是为了保持细胞融合后细胞的不断增殖，只有肿瘤细胞才具备这种特性。选择同一体系的细胞可增加融合的成功率。淋巴瘤细胞系的选择：融合用的瘤细胞需要缺乏某一特性的 T 细胞表面抗原或受体且是 HGPRT 缺陷株。

333. ABCD 同种型：同一种属内所有个体共有的 Ig

抗原特异性，可在异种体内诱导产生相应抗体。同种型抗原特异性主要位于 Ig 的 C 区，包括类和亚类，型和亚型。

334. ABCE Fv 是抗体的最小单位，为完整抗体的 1/6，由 VH 和 VL 组成，具有单一抗原结合位点。“生物导弹”是免疫导向药物的形象称呼，它由单克隆抗体与药物、酶或放射性同位素配合而成，因带有单克隆抗体而能自动导向，在生物体内与特定目标细胞或组织结合，并由其携带的药物产生治疗作用。

335. AE 因为共同抗原的存在，由甲乙两种细胞刺激机体产生的抗体不仅可分别与其自身表面的相应抗原表位结合，而且由甲菌刺激机体产生的抗体还能与乙菌表面的相同表位结合；同样，乙菌刺激机体产生的抗体亦可与甲菌表面的相同表位结合，但反应程度较弱，这种抗原、抗体反应即称为交叉反应（cross reaction）。

336. ABCD 小分子物质不具有免疫原性，不能诱导产生免疫应答，但当它们与大分子物质（载体）连接后，就能诱导机体产生免疫应答，并能与相应的抗体结合，所以血清白蛋白、甲状腺球蛋白、多聚赖氨酸、卵清蛋白都能做载体。

337. ABC 电荷引力（库伦引力或静电引力）是抗原抗体分子带有相反电荷的氨基和羧基基团之间相互吸引的力。例如，一方在赖氨酸离解层带阳离子化的氨基残基，另一方在天门冬氨酸电离后带有阴离子化的羧基时，即可产生静电引力，两者相互吸引，可促进结合。这种引力和两电荷间的距离的平方成反比。两个电荷越接近，静电引力越强。反之，这种引力便很微弱。其中环境因素中的 pH 过高、环境因素中的 pH 过低、增加环境因素中的离子强度都会破坏抗原抗体复合物中的静电引力。

338. ABC 协同凝集试验的载体：协同凝集试验与反向间接凝集反应的原理相类似，但所用的载体为金黄色葡萄球菌。这种细菌的细胞壁中含有 A 蛋白（SPA），SPA 能与特异性抗体 IgG 的 Fc 段结合（IgG_3 除外）。

339. ABDE 依据双向免疫扩散试验可做如下分析：①抗原、抗体是否存在及其相对含量。一般沉淀线靠近抗原孔，提示抗体量大，沉淀线靠近抗体孔，提示抗原量大。②抗原、抗体相对分子量的分析；抗原或抗体在琼脂内自由扩散，其速度受分子量影响。分子量小者，扩散快，反之较慢。由于慢者扩散圈小，局部浓度较大，形成沉淀线弯向分子量大的一方。如若两者分子量相等，则形成直线。③抗原性质的分析，受检的抗原性质可能完全相同、部分相同、完全不同，沉淀弧可分别出现完全融合、部分融合、不融合三种情况；④抗体效价的滴定。抗体效价是抗原、抗体经过自由扩散形成沉淀线，出现沉淀线的最高抗体稀释度为该抗体的效价。

340. ACE 直接 Coombs 试验：将洗涤过的红细胞 2% 混悬液加入到 Coombs 试剂中，混合后离心 1 分钟促进凝集。如果肉眼或显微镜下能见到红细胞凝集，即为阳性，说明红细胞表面有不完全抗体或补体。阳性结果可见于自身免疫性溶血性贫血、输血反应、某些药物或疾病引起的免疫性溶血性贫血。可用于自身免疫性溶血性贫血的检测，新生儿溶血的检测和定性检测。

341. ABCD 将可溶性抗原（或抗体）先吸附于适当大小的颗粒载体表面，然后与相应抗体（或抗原）作用，在适宜电解质存在的条件下，出现特异性凝集现象，称间接凝集反应。间接凝集反应适用于各种抗体和可溶性抗原的检测。以载体来分，常用的为红细胞、活性炭、胶乳颗粒及明胶颗粒等。

342. ABCDE Mancini 曲线：抗原浓度与沉淀环直径（d）的平方呈线性关系，即。$C = kd^2$，式中 k 为常数。适用于大分子抗原和长时间扩散（>48h）的结果处理，使用普通坐标纸作图，用于 IgM 测定。

343. ABCD 核酸探针：化学及生物学意义上的探针（probe）是指与特定的靶分子发生特异性相互作用，并可被特殊方法探知的分子。可用于制备生物素标记的核酸探针的方法有缺口移位法、化学偶联法、光化学法、末端标记法等。生物素又名维生素 H，在常温下不易被酸、碱、光及空气破坏，对热稳定，可进行高温消毒，但强碱，电击和氧化剂可使其分解失活。

344. ABCE 放射免疫分析是利用放射性核素可探测的灵敏性、精确性和抗原抗体反应特异性相结合的一种免疫技术。此技术灵敏度高（可检测到 ng、pg 水平）、保持抗原在标记前的免疫活性、特异性强、高比放射性、重复性好、同位素的半衰期应较长、样品及试剂用量、简便、经济是其优点，但核素的放射性，对工作人员和环境易造成危害或污染，是其缺点。

345. ABC 直接标记法适用于肽类、蛋白质、酶等物质，间接标记法适用于环核苷酸、甾体类化合物等。

346. BCDE

347. ABCDE 荧光显微技术主要靠观察切片标本上荧光抗体的染色结果作为抗原的鉴定和定位。因此标本制作的好坏直接影响到检测的结果。在制作标本过程中应力求保持抗原的完整性，用丙酮或乙醇固定，并在染色、洗涤和封埋过程中不发生溶解和变性，也不扩散至邻近细胞或组织间隙中去。标本切片要求尽量薄些，制好的标本尽快染色，制好的标本无法及时染色时，就置于 -10℃ 下低温干燥保存。标本中干扰抗原抗体反应的物质要充分洗去，有传染性的标本要注意安全。

348. ACDE 高纯度的酶 RZ 值应在 3.0 左右（最高可达 3.4）。RZ 值越小，非酶蛋白就越多。值得注意的是，纯度并不表示酶活性，如当酶变性后，RZ 值仍可不变。所以与 RZ 值有关的是：酶含量、酶的组成、酶的理化性质、酶的底物。

349. ABCD　生物素－亲和素系统是以生物素和亲和素具有的独特结合特性为基础，结合二者即可偶联抗原抗体等大分子生物活性物质，它们的结合迅速、专一、稳定，并具有多级放大效应。自 20 世纪 70 年代，BAS 开始应用于免疫化学领域以来，利用 BAS 可被荧光素、酶、放射性核素等材料标记的特点而发展和建立了许多新的检测方法和技术，尤其是与免疫标记技术的有机结合，极大地提高了测定的灵敏度和适用范围。

350. ABCD　活体组织标本是用尚存活的生命体制作的标本，比如用健那绿染色的细胞就是活体标本。活体组织标本对采集处理的要求较高：取材可取病变处，也可以为病变与正常组织交界处，除了位置要求外，大小也应该适中，太大不便观察，太小观察不清楚，采集时应正确处理标本，减少对组织标本的损伤与挤压，保持最大的还原性。

351. ABCD　斑点免疫渗滤试验的基本原理：以硝酸纤维素膜为载体，利用微孔滤膜的可滤过性，使抗原抗体反应和洗涤在一特殊的渗滤装置上以液体渗滤过膜的方式迅速完成，符合“床边检验”项目的要求。斑点免疫金渗滤试验最初是从斑点 ELISA 基础上发展起来建立的，应用的结合物是酶标记的，称为斑点酶免疫渗滤试验。90 年代初发展了以胶体金为标记物的斑点免疫金渗滤试验，又名滴金免疫测定法（简称滴金法）。在滴金法中不需酶对底物的反应，试剂稳定、易于保存，操作人员不需技术培训，无需特殊仪器设备，操作简便、快捷，在临床检验中应用日渐广泛。

352. BDE　酶免疫组化技术是在一定条件下，应用酶标抗体（抗原）与组织或细胞标本中的抗原（抗体）发生反应，催化底物产生显色反应，通过显微镜识别标本中抗原（抗体）的分布位置和性质，也可通过图像分析技术达到定量的目的。酶免疫组化技术可分为酶标记抗体免疫组化技术和非标记抗体酶免疫组化技术两种类型。最常用的酶有：碱性磷酸酶，辣根过氧化物酶，葡萄糖氧化酶等。

353. ABDE　冰冻切片的操作方法及步骤：①取材，未能固定的组织取材，不能太大、太厚，厚者冰冻费时，大者难以切完整，取新鲜组织块迅速冷冻（－70℃）。②取出组织支承器，放平摆好组织，周边滴上包埋剂，迅速放于冷冻台上，冰冻。小组织的应先取一支承器，滴上包埋剂让其冷冻，形成一个小台后，再放上细小组织，滴上包埋剂。③将冷冻好的组织块夹紧于切片机持承器上，启动粗进退键，转动旋钮，将组织修平。④调好欲切的厚度，根据不同的组织而定，原则上是细胞密集的薄切，纤维多细胞稀的可稍为厚切，一般在 5～10um 间。⑤调好防卷板。制作冰冻切片，关键在于防卷板的调节上。切片时，切出的切片能在第一时间顺利地通过刀防卷板间的通道，平整地躺在持刀器的铁板上。这时便可掀起防卷板，取一载玻片，将其附贴上即可。⑥应视不同的组织选择不同的冷冻度。冷冻箱中冷冻度的高低，主要根据不同的组织而定，不能一概而论。

354. AC　非特异性刺激物引起淋巴细胞转化与机体是否被某种抗原致敏无关，因为非特异性刺激还不到抗原致敏的程度；特异性刺激物引起淋巴细胞转化与机体是否被某种抗原致敏有关，因为特异性刺激需要抗原的参与。

355. ABE　按黏附分子的结构特点将其分为整合素家族、选择素家族、免疫球蛋白超家族和钙黏蛋白家族等四大家族，尚有少数未归类的黏附分子。这些未归类的黏附分子有：外周淋巴结地址素（PNAd）、皮肤淋巴细胞相关抗原（CLA），CD44 等。

356. BCDE　淋巴细胞功能测定可分为体内试验和体外试验，是免疫缺陷病诊断的主要依据。体内试验主要是进行迟发型超敏反应，借此间接了解淋巴细胞对抗原、半抗原或有丝分裂原的应答反应；体外试验主要包括淋巴细胞对抗原或有丝分裂原刺激后的增殖反应、细胞毒性试验及淋巴细胞分泌产物的测定。

357. AB　人类干扰素有 α、β 和 γ 三种，其中 HuIFN－γ 由 T 细胞产生，三种 HuIFN 都有抗病毒作用，因此可利用病毒的各种生物学特性建立相应的检测方法，其中适合检测人干扰素的细胞株有：Wish 细胞株、Hep2/c 细胞株。

358. ABC　IL－2 原称 T 细胞生长因子，是最为重要的淋巴因子之一，在机体复杂免疫网络中起中心调节作用，它能诱导和激活机体多种免疫细胞发挥效应。因此，IL－2 在机体免疫应答、免疫调节和抗肿瘤免疫中具有重要作用。其中常用的 IL－2 检测反应细胞有：IL－2 依赖细胞株、丝裂原活化的 T 细胞、小鼠胸腺细胞等。

359. ABCD　可溶性 E－选择素促进循环中单核细胞、中性粒细胞、T 淋巴细胞及血小板黏附于血管内皮，通过释放蛋白酶及氧自由基直接损伤血管内皮细胞，抑制白细胞对内皮细胞黏附的功能，引起炎症反应、血栓形成，在 AS，AIDS 和 CHD 的发生、发展中起重要作用。P－选择素是相对分子质量为 140000 的糖蛋白，存在于血管内皮细胞的 Weibel－Palade 小体膜上及血小板 α－颗粒膜上，在受到组织胺、凝血酶、佛波酯和钙离子载体的刺激后，迅速在质膜上表达，缺氧/再氧化或氧自由基也可诱导表达，增高可见于 ITP 患者。

360. ABCD　细胞因子均为蛋白或多肽，具有较强的抗原性。随着重组细胞因子的出现，可较方便地获得细胞因子的特异性抗血清或单克隆抗体，因此可利用抗原抗体特异性反应的特性，用免疫学技术定量检测细胞因子。尽管细胞因子种类繁多，只要获得了针对某一因子的特异性抗体（包括多克隆抗体或单克隆抗体）均可采用相似的技术开展工作，特异性高，操作步骤简便。常用的方法包括 ELISA、RIA 及免疫印迹法。目前，几乎所有常见细胞因子的检测试剂盒均有商品供应。此外还可利用酶标或荧光标记的抗细胞因子单克隆抗体原位检测因子在细胞内的合成及分布情况。免疫学检测法可直接测定样品中特定细胞因子的含量（用 ng/ml 表示），为大规模检测临床患者血清中细胞因子的含量提供了方便。本法仅测定细胞因子的抗原性，与该因子活性不一定相平行，因此要了解细胞因子的生物学效应，必须结合生物学检测法。

361. ABDE 硝基四氮唑蓝（NBT）还原试验：本法用以检测中性粒细胞的胞内杀菌能力，由于中性粒细胞在杀菌过程中能量消耗剧增，耗氧量亦随之相应增加，磷酸己糖旁路代谢活力增强，葡萄糖－6－磷酸氧化脱氢，此时加入 NBT 可接受所脱的氢，使原先呈淡黄色的 NBT 还原成点状或块状甲臜颗粒并沉积在胞浆内。该试验的临床意义：①NBT 还原试验可检测中性粒细胞的胞内杀菌能力；②为疾病的鉴别指标，如全身性细菌性感染时，NBT 阳性率明显升高；而病毒感染时，NBT 阳性率反而下降。正常人外周血中性粒细胞 NBT 阳性率约为 10%。器官移植术后细菌感染并发热，NBT 试验阳性率升高；器官移植术后排斥反应伴发热，NBT 试验阳性率正常。

362. ABCDE 中性粒细胞趋化性降低，主要提示血中缺乏补体 C3，可发生于正常新生儿，常见于反复感染、烧伤、齿龈炎、糖尿病、中耳炎及外周血中中性粒细胞减少症等。中性粒细胞趋化功能缺陷还见于 chediak－Higashi 综合征、Lasy 白细胞综合征、肌动蛋白功能不全症、膜糖蛋白缺陷症、高 IgE 综合征等。

363. ABCDE 细胞因子（CK）是免疫原、丝裂原或其他刺激剂诱导多种细胞产生的低分子量可溶性蛋白质，具有调节固有免疫和适应性免疫、血细胞生成、细胞生长、APSC 多能细胞以及损伤组织修复等多种功能。所以细胞因子及其相关制剂可对许多疾病有治疗和预防意义，如：感染性疾病、肿瘤、血小板减少症、超敏反应、自身免疫性疾病等。

364. ABCD 巨噬细胞的主要功能是以固定细胞或游离细胞的形式对细胞残片及病原体进行噬菌作用（即吞噬及消化），并激活淋巴细胞或其他免疫细胞，令其对病原体作出反应。其中懒惰白细胞综合征、Chediak－Higashi 综合征、反复细菌性感染、Job 综合征都是由于巨噬细胞的趋化功能减弱，无法激活其他免疫细胞而导致的病症。葡萄糖－6－磷酸脱氢酶（G－6－PD）缺陷症俗称“蚕豆病”，是一种以黄疸、贫血、血红蛋白尿为主要特征的溶血性反应性疾病。

365. BCE 巨噬细胞具有较强的吞噬功能，实验室常用比细菌大的细胞性抗原作为被吞噬颗粒，如鸡红细胞。其检测原理为：将受检细胞与适量的颗粒抗原混合后，置于37℃保温 0.5～1 小时，其间振摇，最后离心取测定细胞制成涂片，染色镜检，分别计数出吞噬百分比和吞噬指数，用巨噬细胞吞噬 CRBC 的百分率和吞噬指数判断其吞噬功能，观察 CRBC 的消化程度来反映巨噬细胞的消化功能。各实验室应根据自己的条件建立正常参考值。吞噬指数＝（100 个吞噬细胞吞噬的细菌总数）/100；吞噬率＝吞噬细菌的细胞/计数的细胞数×100%。

366. ABCE 黏附分子在正常组织中仅少量表达或不表达，而在器官移植排斥反应中则大量表达，并随免疫排斥反应的好转而降低，所以其抗体有抑制作用。表达可在不同细胞进行，如内皮细胞，肾小管细胞，浸润白细胞等。

367. ABD LFA 是指淋巴细胞功能相关分子。LFA－1 局限在白细胞上表达，分布广泛，可参与细胞毒 T 细胞，自然杀伤细胞和淋巴细胞激活的杀伤细胞的杀伤效应；辅助性 T 淋巴细胞对外来抗原和丝裂原的增生反应；粒细胞及单核细胞介导的抗体依赖性细胞介导的细胞毒作用；白细胞的定位、渗出和迁移、淋巴细胞向外周淋巴结的归巢等。它的配体有：ICAM－1、ICAM－2、ICAM－3。

368. ABD 选择素分子为穿膜的糖蛋白、可分为胞膜外区、穿膜区和胞浆区。选择素家族各成员胞膜外部分有较高的同源性，结构类似，均由三个功能区构成：①外侧氨基端（约 120 个氨基酸残基）均为钙离子依赖的外源凝集素功能区，可以结合碳水化合物基团，是选择素分子的配体结合部位；②紧邻外源凝集素功能区的表皮生长因子样功能区，约含 35 个氨基酸残基，EGF 样功能区虽不直接参加与配体的结合，但对维持选择素分子的适当构型是必需的；③靠近膜部分是数个由约 60 个氨基酸残基构成的补体结合蛋白重复序列。各种选择素分子的穿膜区和胞浆没有同源性。选择素分子的胞浆区与细胞内骨架相连。

369. ABCDE CD21 分子别名 EB 病毒受体，属 CR2 类，配体性有 IC3b、C3dg、C3d、EB 病毒、IFN－α 等，分布在 B 细胞和树突状细胞上，是 B 细胞的重要标志，参与 B 细胞活化辅助受体的构成，能增强 B 细胞对抗原的应答。

370. ABCE 可溶性黏附分子的测定多采用双抗体夹心 ELISA，研究最多的选择素家族和免疫球蛋白超家族。还可用放射免疫试验（RIA），化学发光免疫测定方法，时间分辨荧光免疫测定法检测。

371. ABCD　整合素是由 α（120～185kD）和 β（90～110kD）两个亚单位形成的异二聚体。整合素（integrin）大多为亲异性细胞黏附分子，其作用依赖于 Ca^{2+}。介导细胞与细胞间的相互作用及细胞与细胞外基质间的相互作用，表达水平可随细胞分化和生长状态发生改变。几乎所有动植物细胞均表达整合素。含 β_1 亚单位的整合素主要介导细胞与细胞外基质成分之间的黏附，以细胞外基质为配体。

372. ABCD　在临床上可用淋巴细胞亚群测定了解机体的免疫状态、探讨免疫调节功能的状况、是自身免疫疾病和肿瘤发生发展的监控指标、诊断免疫缺陷或免疫增生病。体液免疫检测法是检测体液免疫功能的技术。分为体外检测和体内检测。体外检测包括抗原抗体反应、体液中各种可溶性免疫因素的测定；体内检测为体液免疫测定技术。

373. ABCDE　目前细胞因子的主要检测方法包括三大类：①生物活性检测法；②免疫学检测法；③分子生物学检测法。其免疫学检测法包括：酶联免疫吸附法（ELISA）、流式细胞分析法（FCM）以及酶联免疫斑点法（ELISPOT）、放射免疫法（RIA）及蛋白免疫印迹法（Western Blot）等。

374. ABCDE　T 细胞介导的细胞毒性是细胞毒性 T 细胞（CTL）的特性，CTL 主要通过细胞裂解和细胞凋亡机制来杀伤靶细胞，凡致敏的 T 细胞再次遇到相应靶细胞抗原，可表现出对靶细胞的破坏和溶解作用，它是评价机体细胞免疫水平的一种常用指标，特别是测定肿瘤患者 CTL 杀伤肿瘤细胞的能力，常作为判断预后和观察疗效的指标之一。该试验的原则是选用适当的靶细胞，常用可传代的已建株的人肿瘤细胞如人肝癌、食管癌、胃癌等细胞株，经培养后制成单个细胞悬液，按一定比例与受检的淋巴细胞混合，共温一定时间，观察肿瘤细胞被杀伤的情况，常用方法如下：形态学检查法，同位素法，以及 ^{51}Cr 释放法和细胞凋亡检查法，采用细胞凋亡检查法时，若行琼脂糖电泳可呈现出“DNA 梯状图谱”。

375. ABCE　PPD 是脲酶抑制剂的一种。脲酶抑制剂：在一段时间内通过抑制土壤脲酶的活性，从而减缓尿素水解的一类物质。所以不属于非特异性刺激物。

376. ABCD　磁性高分子微球的核心一般以金属小颗粒作为药物载体，被注射到动物体内，表面为高分子材料，可结合不同的生物大分子物质，在外加磁场下，通过纳米粒子的导航，移向病变区，这就是磁性纳米粒子在药物中应用的基本原理。用磁性高分子微球作为药物载体可以提高药效，降低药物对正常细胞的伤害，成为磁控导弹。后来人们发现将化疗药物和磁性材料一起包封于载体材料中，进入体内后在外磁场作用下使微球聚集于病变部位，可提高靶区内的药物浓度，从而提高疗效，减少用药剂量，降低全身毒副作用。Morimoto Y 等通过动物实验发现，在没有磁场的作用下，药物主要集中在肝脏，而在磁场作用下，静脉注射磁性微球达到外界放有磁场的肺部，磁性微球可与特异性抗体交联成免疫磁珠，免疫磁珠具有免疫配基的性质和磁响应的性质。Guph P K 等通过实验发现磁性微球载有 1/3 剂量的药物时在靶区的浓度是自由药物的 8 倍，而且在非靶向区域（肝、心脏）的药物浓度明显降低。Iannotti J P 等人发现在外界磁场的作用下，50%～80% 的微球定向到病变区，而无外界磁场时只有 20% 的微球可到达病变区。

377. ABDE　Raji 细胞即淋巴瘤细胞，Raji 细胞表面除了有 C3b 受体，Fc 受体，还有 C1q 和 C3d 受体等，没有 SmIg，利用这些受体与结合补体的循环免疫复合物结合，再加入放射性核素标记的抗人 IgG，可检测循环免疫复合物。所以用 Raji 细胞技术检测非抗原特异性 CIC 时，Raji 细胞表面有 Fc 受体，需封闭；补体受体与结合补体的循环免疫复合物结合；本法敏感性较高，实用性强；但是培养 Raji 细胞，操作较为繁琐。

378. BCD　判定免疫复合物为发病机制的证据有：①病变局部有 IC 沉积；②CIC 水平显著升高；③明确 IC 中的抗原性质。第三条证据有时很难查到，但至少要具备前两条，单独 CIC 的测定不足为凭。

379. ACDE　补体是存在于人和动物血清及组织液中的一组经活化后具有酶活性的由多种细胞产生的蛋白质，具有酶活性。早在 19 世纪末 Bordet 即证实，新鲜血液中含有一种不耐热的成分，对热敏感，可辅助和补充特异性抗体，介导免疫溶菌、溶血作用，可抗感染和免疫调节，故称为补体。补体三条激活途径有共同的末端效应。补体是由 30 余种可溶性蛋白、膜结合性蛋白和补体受体组成的多分子系统，故称为补体系统。根据补体系统各成分的生物学功能，可将其分为补体固有成分、补体调控成分和补体受体（CR）。

380. ABCD　sIgA 主要分布于唾液、泪液、肠胃液、乳汁以及呼吸道分泌液等外分泌液中，是人类黏膜免疫当中的主要抗体。

381. ABCDE　机体的免疫功能或反应的异常是引起各种肾脏疾病的重要原因，在循环中特异性的抗体抗原结合形成免疫复合物。沉积在肾小球基底膜并激活补体而造成肾组织损害。基底膜细胞间缝隙的孔径大小对 IgG、IgA、IgM 滤过起着主要的屏障作用，感染、肾中毒、血管病变和免疫损伤等均可导致基底膜孔径变大，单纯性膜孔径轻度增大时，尿液中以 IgG 滤出增多为主，形成部分选择性肾小球性蛋白尿；当滤过膜损伤加重时，尿液中除 IgG 排出率增加外，分子量较大的 IgM 也开始滤出增多，形成非选择性肾小球性蛋白尿。此外，IgA 肾病患者虽无血清免疫球蛋白浓度的特异性改变，但40%～50%的IgA肾病患者的血清IgA明显高于正常。尿液中游离轻链的检测对诊断轻链病是不可缺少的步骤，并对多发性骨髓瘤等疾病的分型鉴定及预后判断均有重要意义。

382. ABCD IgG的特性和功能：血清和细胞外液中含量最高。是再次免疫应答产生的主要抗体，是抗感染的主力军。可以通过胎盘，在新生儿抗感染免疫中起到重要作用。可以激活补体，介导胞饮抗原，发挥调理吞噬作用，抗体依赖的细胞毒作用和ADCC作用。

383. ABCDE 与免疫复合物有关的疾病有：急性肾小球肾炎、活动性肝炎、RA、SLE、Ⅲ型超敏反应、血清病、类风湿关节炎等。

384. ABCDE 优点：①灵敏度高；②特异性强；③应用面广；④易于普及，试验结果显而易见；试验条件要求低，适用于不同物理状态的抗原，不需要特殊仪器或只用光电比色计即可。缺点：操作麻烦。

385. ABD 替代途径或称旁路途径，与经典途径的不同之处主要是越过C1、C4和C2，直接激活补体C3，然后完成C5～C9的激活过程；参与此途径的血清成分尚有B、D、P、H、I等因子。替代途径的激活物主要是细胞壁成分，如脂多糖、肽糖苷及酵母多糖等。

386. ABCDE 补体旁路途径活化，参与的成分为补体C3、C5～C9、P因子、D因子、B因子等，其中任何成分的异常都可引起旁路途径溶血活性的改变。

387. ABCDE C3F与肾小球毛细血管性肾炎和部分脂质性营养不良有关。C3遗传性缺陷少见，但如发生缺陷，则易引起反复化脓性和革兰阴性菌的感染。C1是经典激活途径中的起始成分，C1抑制物缺陷与遗传性血管性水肿有关。PNH主要是细胞膜上的衰变加速因子（DAF）和同种限制因子（HRF）缺陷，以红细胞更明显。If、Hf缺陷导致肾小球肾炎。系统性红斑狼疮（SLE）的细胞表面有CR1缺陷。

388. ABCDE 补体结合试验（CFT）是用免疫溶血机制作指示系统来检测另一反应系统抗原或抗体的试验。因此参与补体结合试验（CFT）的成分有抗原、抗体、补体、红细胞、溶血素。

389. BD 免疫和调理：补体裂解产物（C3b、C4b）与病原性微生物结合后，可促进吞噬细胞对其吞噬。

390. ABCDE M蛋白是浆细胞或B淋巴细胞单克隆大量增殖时所产生的一种异常免疫球蛋白。单克隆蛋白M蛋白增高多见于多发性骨髓瘤、巨球蛋白血症、重链病、良性单株丙球血症、Solomen－Konkel病、轻链病、半分子病及不完全骨髓瘤蛋白病（C端基因缺陷）等。

391. ABCDE 单向免疫扩散法：（1）原理：待测抗原从局部含有定量抗体的凝胶内自由向周围扩散，抗原抗体特异性结合，在两者比例合适的部位，形成白色沉淀环，沉淀环的大小与抗原的浓度呈正相关。（2）技术要点：将抗体和热融化琼脂（约50%）混合，倾注成平板。待凝固后在琼脂板上打孔，孔中加入已稀释的抗原液和不同浓度的抗原标准品，置于温箱中，24～48h后观察孔周围沉淀环。量取沉淀环直径，要求准确度达0.1mm，通过抗原标准品，计算待测抗原的浓度。绘制曲线时用半对数纸绘制标准曲线，以纵轴代表抗原浓度，以横轴代表沉淀环直径。

392. BCDE 胃蛋白酶水解IgG片段：获得一个F（ab′）2片段，该片段为双价，具有双价抗体活性，与抗原结合可发生凝集反应和沉淀反应。Ig的Fc段被胃蛋白酶裂解为若干小分子片段，被称为pFc′，失去生物学活性。胃蛋白酶水解IgG后的F（ab′）2片段，降低Ig分子的免疫原性，既保存了结合抗原的生物学活性，又避免了Fc段抗原性可能引起的不良反应。

393. BE 补体结合试验（CFT）是用免疫溶血机制作指示系统，来检测另一反应系统抗原或抗体的试验。若指示系统发生溶血，说明抗原抗体未发生特异性结合，CFT阴性；若指示系统未发生溶血，说明抗原抗体发生特异性结合，CFT阳性。

394. ABCE 类风湿因子（RF）是一种抗人或动物IgG分子Fc片段抗原决定簇的抗体，是以变性IgG为靶抗原的自身抗体。常见的RF有IgM型、IgG型、IgA型和IgE型。

395. ABCE 类风湿因子（RF）是存在于RA患者中的一种以变性IgG为靶抗原的自身抗体，无种属特异性。RF与天然IgG结合能力较差，但易与免疫复合物中的IgG或聚合IgG反应。RF有IgG、IgA、IgM、IgD、IgE 5种类型，检测RF对类风湿关节炎（RA）的诊断、分型和疗效观察有重要意义，但RF阴性并不能排除RA的诊断。临床中RA患者中，RF的滴度与患者的临床表现呈正相关。

396. ABCDE 所谓ENA是指在盐水中可溶解的一部分核抗原。主要包括抗核糖核蛋白抗体（RNP）和酸性核蛋白（Sm）抗体，以及Jo－1、Scl－70、SSA和SSB。

397. ABC 目前临床上常规检测的抗磷脂抗体仅为抗心磷脂抗体和狼疮抗凝物。抗心磷脂抗体（ACL）是一组特性不同的非均一性抗体，目前多采用最敏感的ELISA方法检测，由于它较其他APL的阳性率高，易检测、重复性好，故它是APL中研究最多的。APL主要有IgG、IgM、IgA 3种类型，其中高水平的IgG型对原发性抗磷脂综合征（APS）的诊断最为特异。

398. BCE 斑点型：是由抗ENA抗体所引起，其中有：抗SSB/La抗体，抗Ru1RNP抗体，抗Sm抗体。主要见于SLE、混合性结缔组织病、PSS、SS等。高滴度的斑点型常见于混合性结缔组织病。

399. ABE　白细胞抗原是具有高度多态性的同种异体抗原，其化学本质为一类糖蛋白，由一条 α 重链（被糖基化的）和一条 β 轻链非共价结合而成。其肽链的氨基端向外（约占整个分子的 3/4），羧基端穿入细胞质，中间疏水部分在胞膜中。按其分布和功能分为Ⅰ类抗原和Ⅱ类抗原。HLA，DLA，RLA 都属于白细胞抗原。

400. BD　人类 MHC－Ⅱ类分子是由两条非共价键结合的多肽链组成的异二聚体。α 链和 β 链均系 HLA 基因表达的产物。包括抗原多肽结合区和 Ig 样区，由 α_1、α_2、β_1、β_2四个结构域组成。MHC－Ⅱ类分子的分布较窄，主要存在于 B 细胞、单核－巨噬细胞、DC 等细胞上，血清、精液及乳汁等体液中也可检测到。胰岛 β 细胞和甲状腺细胞在病理情况下亦能表达。胰岛素、甲状腺素、雄激素、TNF－α、IFN－γ、IL－1、IL－2、IL－6、GM－CSF 等可促进Ⅱ类分子的表达；而前列腺素、糖皮质激素等则可抑制其表达。

401. ABC　HLA 复合体的分类：根据结构和功能，组成 MHC 的基因传统上分为Ⅰ类、Ⅱ类和Ⅲ类。经典的 MHC Ⅰ类和Ⅱ类基因，它们的产物具有抗原提呈功能，并显示极为丰富的多态性，直接参与 T 细胞的激活和分化，调控特异性免疫应答。Ⅲ类基因以及除经典的Ⅰ类和Ⅱ类基因之外的新近确认的多种基因，主要参与调控固有免疫应答，不显示或仅显示有限的多态性。属于 HLA 复合体的非经典Ⅱ类基因的有：HLA－DM、HLA－DN、HLA－DO。

402. ABCDE　血清学分型的方法：补体依赖的微量细胞毒试验（CDC）。分型抗原：SD 抗原，包括 HLA－A、B、C、DR、DQ。（一）原理：标准血清＋B 淋巴细胞，形成抗原抗体复合物，加入补体，在补体的作用下，细胞被溶解。溶解的细胞可被加入的染料（台盼蓝、伊红）着染，即为阳性反应，计数死细胞数，作出结果判断。（二）技术要点：①CDC 试验的关键在于获得标准抗血清，与 ABO 血型抗体不同，主要获自经产妇。②抗血清种类应覆盖本民族、本地区 80% 以上的抗原。③Ⅱ类抗原，仅分布于 B 细胞或巨噬细胞表面，故检测Ⅱ类抗原应分纯 B 细胞，HLA－DQ、HLA－DR 抗原分型所用的抗血清须经血小板吸收以除去针对Ⅰ类抗原的抗体。④注意下列假象：粒细胞和单核细胞能够非特异性地吞噬染料而造成着染假象，应注意细胞形态的区别。血小板与淋巴细胞竞争，结合 HLA 抗体而导致假阴性结果，可用玻璃珠脱纤维抗凝。红细胞沾染易致假阳性。单克隆抗体复合物不能激活补体，不能用于 CDC，可改用 ELISA、FCM。优点：操作简便易行、结果可靠，重复性好；缺点：需花大量时间去筛选抗血清。

403. ABCDE　HLA 的分型方法有 SBT，PCR－SSO，PCR－SSP，RFLP，PCR－SSCP，淋巴细胞毒试验，混合淋巴细胞培养试验（mixedlymphocyteculture，MLC）等。

404. AC　阴性分型法：又称为纯合子分型细胞试验（HTC）。纯合子是指细胞内一对同源染色体上的两个 HLA 单倍型完全相同，只表达一种抗原，可从近亲婚配的子代中寻找。阴性反应指不发生或仅出现轻微的增殖反应，DNV 小于 30%，表示待分型细胞的 LD 抗原与 HTC 相同。

405. DE　线性放大器是输出信号幅度与输入信号幅度成正比的放大器。线性放大器用于测量信号强度变化范围较小的信号或具有生物学线性过程的信号。

406. ABC　流式细胞术（flowcytometry，FCM）是一种综合应用光学、光电转换、测试、机械学、流体力学、电子计算机、细胞生物学、分子免疫学等学科技术，使被测溶液流经测量区域，并逐一检测其中每一个细胞的物理和化学特性，从而对高速流动的细胞或亚细胞进行快速定量测定和分析的方法。

407. ABCDE　激光光源：利用激发态粒子在受激辐射作用下发光的电光源。激光器又以氩离子激光器为普遍，也有配合氦离子激光器或染料激光器。氩离子激光器的发射光谱中，绿光 514nm 和蓝光 488nm 15mW 的谱线最强，约占总光强的 80%；为使细胞得到均匀照射，并提高分辨率，照射到细胞上的激光光斑直径应和细胞直径相近。因此需将激光光束经透镜会聚且不散焦，但激光很容易聚焦成有高斯能量分布的光斑。

408. ABCDE　散射比浊法：散射比浊法是根据待验样品在凝固过程中散射光的变化来确定检测终点的，散射光的强度与复合物的含量成正比。在该方法中检测通道的单色光源与光探测器呈 90°直角，当向样品中加入凝血激活剂后，随样品中纤维蛋白凝块的形成过程，样品的散射光强度逐步增加。当样品完全凝固以后，散射光的强度不再变化，通常是把凝固的起始点作为 0%，凝固终点作为 100%，把 50% 作为凝固时间。测定的散射信号值是在散射信号响应值曲线的上升臂部分，光探测器接收这一光学的变化，将其转化为电信号，经过放大再被传送到监测器上进行处理，描出凝固曲线。得出结论：抗体量恒定时，形成免疫复合物的反应速率与散射信号响应值的上升呈正比。注意：一定要保持抗体过量以维持抗原抗体复合物的相对不溶解性。透射比浊分析是测定入射光强度由于溶液中粒子的散射而降低的程度，它并不直接测定散射的光强。这一点与分光光度测定法极为类似。用这种方法时，多用聚乙二醇（PEG）作为反应增强剂。这种非离子型聚合物可以降低抗原抗体复合物的溶解度。

409. ABC　散射光信号主要由细胞的致密性以及粒度折射产生，所以侧向散射光（SS）信号的强弱主要与细胞或其他颗粒的大小、粒度、形状有关。

410. ABCDE 流式细胞仪是集单克隆抗体、荧光化学、流体喷射、激光、计算机、显微荧光光度测定等高技术发展起来的一种先进仪器，已广泛应用于免疫学、生物化学、生物学、肿瘤学以及血液学等方面的研究和临床常规工作。

411. ABCD 免疫学检验的室内质量控制主要包括标本采集、接收、保存，确定系统的有效性，结果的审核、发出和解释。

412. ABCD 当临界质控物检测为阴性时，应该检查是否是仪器或样品等非客观因素发生了改变，如试剂的损坏，仪器设备的故障，操作过程中的失误，质控品的效用。

413. ABDE 质控品的来源同校准品大致相同，具有含量已知或特性（阴、阳性）明确的特点；检测系统只有在检测新鲜血清时得出的结果才具有溯源性。标准品即标准物品，是中药标准对照品研究中心代理的作为一种衡量标准；用做药物方面，则为含量测定中的标准含量。标准品包括化学计量标准品、冶金标准品和药检标准品，可以分为一级标准，二级标准和三级标准，理想的标准品应该是纯的。但无论是质控品还是标准品，其基质应该与实际标本相同。

414. BCDE Ⅰ型超敏反应是指机体受到某些抗原刺激时，引起的由特异性 IgE 抗体介导产生的一种发生快消退亦快的免疫应答，表现为局部或全身的生理功能紊乱。具有明显个体差异和遗传倾向。（1）先形成储备的介质；包括：①组胺（histamine），引起速发相症状的主要介质，可使小血管扩张、毛细血管通透性增强、平滑肌收缩、黏膜腺体分泌增强，其作用短暂，很快被组胺酶灭活；②激肽原酶（kininogenase），可将血浆中激肽原转变为缓激肽等，后者是参与迟发相反应的重要介质，可引起平滑肌缓慢收缩、强烈扩张血管、增加局部毛细血管通透性、吸引嗜酸性粒细胞和中性粒细胞；③嗜酸性粒细胞趋化因子（eosinophil chemotactic factor of anaphylaxis，ECF－A），能趋化嗜酸性粒细胞。（2）新合成介质，包括：①前列腺素 D_2（PGD_2），是花生四烯酸代谢环氧合酶途径产物，其与平滑肌细胞表面相应受体结合，可使血管扩张、支气管收缩，并趋化中性粒细胞；②白三烯（LTS），是花生四烯酸代谢脂氧合酶途径产物；③血小板活化因子，是细胞膜磷脂的分解产物，但血小板活化因子不会引起平滑肌收缩；④细胞因子。

415. ACDE Ⅳ型或迟发型超敏反应是由特异性致敏效应 T 细胞介导的细胞免疫应答的一种类型，其过程与细胞免疫过程一致。在豚鼠、大鼠和小鼠中，对绝大多数蛋白质抗原的 DTH 反应均可经 $CD4^+$ T 细胞被动转移。但最近证明，$CD8^+$ T 细胞也可被动转移 DTH 样反应。如抗病毒的 DTH 反应主要是由 $CD8^+$ T 细胞介导的。而对注射入体内的蛋白质或细胞外的抗原主要由 $CD4^+$ T 细胞介导，抗原主要是某些胞内寄生菌。DTH 反应中的最终效应细胞是活化的单个核吞噬细胞。DTH 的转移需要淋巴样细胞，特别是 T 细胞。对人类而言，活的外周白细胞以及从中提取的低分子量的转移因子均已使 DTH 转移成功。转移因子可能含有多能刺激已致敏 T 细胞介导 DTH 的物质，所以局部损伤是以单核细胞、淋巴细胞浸润为主的炎症。

416. ABCE 当 IgG 和 IgM 类抗体与靶细胞表面抗原结合时，通过募集和激活炎症细胞及补体系统而引起靶细胞损伤，所以此型超敏反应也称抗体依赖的细胞毒超敏反应、溶细胞型或细胞毒型超敏反应。这些抗体能与自身抗原或与自身抗原有交叉反应的外来抗原特异性结合。这些自身抗体可以与靶抗原结合或以游离形式存在于血循环中。抗体、中性粒细胞、补体、巨噬细胞和 NK 细胞均参与该型反应。该型反应中的靶细胞主要是血细胞和某些组织成分。

417. ABC 肥大细胞和嗜碱性粒细胞是参与Ⅰ型超敏反应的主要细胞，胞浆含有嗜碱性颗粒，能释放或介导合成大致相同的活性介质，如组织胺、白三烯、血小板活化因子、缓激肽等。嗜酸性粒细胞 一般认为嗜酸性粒细胞在Ⅰ型超敏反应中具有负反馈调节作用。所以相关细胞的测定有：外周血嗜酸性粒细胞计数、嗜碱性粒细胞脱颗粒试验、外周血嗜碱性粒细胞计数等。

418. BCDE Ⅲ型超敏反应的抗体虽与Ⅱ型超敏反应中的抗体相似，主要也是 IgG 和 IgM 类抗体，但所不同之处是这些抗体与相应持续性存在的可溶性抗原异性结合形成抗原抗体复合物（免疫复合物），并在一定条件下沉积在肾小球基底膜、血管壁、皮肤或滑膜等组织中。免疫复合物激活性补体系统产生过敏毒素和吸引中性粒细胞在局部浸润；使血小板聚合，释放出血管活性胺或形成血栓；激活巨噬细胞释放出 IL－1 等细胞因子，引起以充血水肿、局部坏死和中性粒细胞浸润为特征的炎症性反应和组织损伤，此型超敏反应亦称免疫复合物介导的超敏反应。

419. ACDE 多发性骨髓瘤（MM）的临床表现除贫血、反复感染、出血等外，可有骨痛（重者骨折）、骨质疏松、蛋白尿（甚至尿毒症）、异常免疫球蛋白增多、高凝状态或静脉血栓等其他临床表现。

420. BCDE M 蛋白是浆细胞或 B 淋巴细胞单克隆大量增殖时所产生的一种无免疫活性的异常免疫球蛋白，其氨基酸组成及排列顺序十分均一，空间构象、电泳特征也完全相同，本质为免疫球蛋白或其片段（轻链、重链等），是常见的单克隆免疫球蛋白增殖病的标志。可分为不同类、不同型或亚类和亚型。M 蛋白的检测方法主要有琼脂或琼脂糖电泳、免疫电泳、免疫固定电泳、选择免疫电泳等，M 蛋白在免疫固定电泳中也可能出现假阳性。

421. ABCDE 细胞免疫是抗肿瘤免疫的重要机制，参与抗肿瘤免疫的细胞主要有：T细胞、细胞毒性T细胞（CTL）、NK细胞、巨噬细胞、树突状细胞（DC）等。

422. BCE 移植物抗宿主反应（GVHR）是由移植物中的抗原特异性淋巴细胞识别受者组织抗原所致的排斥反应。GVHR主要见于骨髓移植。GVHR发生的主要因素有：①供受者的HLA型别不合；②移植物中含有足够数量的免疫活性细胞；③受者免疫功能低下。

423. ABCDE 巨噬细胞本身杀伤肿瘤细胞不具有特异性，但巨噬细胞为一种APC，能处理和提呈抗原，激活T细胞，产生特异性抗肿瘤细胞免疫应答，也可通过ADCC效应，分泌溶酶体酶和TNF、NO等细胞毒性因子杀伤肿瘤细胞。

424. ABCDE 细胞因子受体家族又称造血细胞因子受体超家族，可分为红细胞生成素受体超家族和干扰素受体家族。还能分为Ⅰ型细胞因子受体家族、Ⅱ细胞因子受体家族、Ⅲ细胞因子受体家族、免疫球蛋白基因超家族、趋化性细胞因子受体家族。

425. ABD 亲和层析是利用生物分子间所具有的专一性亲和力而设计的层析技术。如抗原和抗体、酶和酶抑制物、酶蛋白和辅酶、激素和受体、DNA和RNA等之间有特殊亲和力，一定条件下，两者可紧密结合成复合物，如将复合物的一方固定于固相载体上，则可从溶液中分离和提纯另一方。①亲和层析支持物的选择：常用的有琼脂糖珠、琼脂糖、丙乙烯酰胺、多孔玻璃球等。②配体的选择：配体指具有亲和力的双方，或与受体特异性结合的结构物，良好配体必须具备抗原和抗体单一特异性；抗原和抗体间有较强亲和力；配体有一适宜的化学基团。③抗原或抗体与支持物的结合：结合的方法很多，可归纳为载体结合法、物理吸附法、交联法、网络法。

426. ABCDE sIgA由两个单体、α链、κ或λ链、SC、一条J链、一个分泌片和糖基链接而成。

427. ABDE 超抗原是指能在极低浓度下不需要APC加工处理即可非特异地刺激多数T细胞在TCRVβ区结合、克隆、活化、增殖，一端与MHCⅡ类分子抗原结合槽外侧结合，产生极强免疫应答的物质，以完整蛋白质分子发挥作用。超抗原的生物学意义是：①参与某些病理过程，如细菌性食物中毒、某些类型的休克、AIDS；②诱导自身免疫应答，引起某些自身免疫病；③诱导免疫抑制，即T细胞因过度激活而消耗，导致T细胞功能或数量失调；④诱导抗瘤效应，即大量T细胞活化并分泌大量细胞因子，从而增强对瘤细胞的杀伤活性。

428. ABD Ig高变区是Ig分子独特型决定簇主要存在部位，与抗原决定簇互补，Ig高变区的氨基酸序列和构型决定抗原的特异性，氨基酸组成与排列顺序具有更高的变化程度。

429. ABCD 佐剂增强免疫应答的机理：①改变抗原物理性状，使抗原在体内缓慢释放，延长抗原与免疫细胞的作用时间。②抗原在佐剂的辅佐作用下，更易被巨噬细胞吞噬和有效加工处理及呈递。③刺激单核-巨噬细胞活化，释放细胞因子调节和增强淋巴细胞的免疫应答能力。④刺激淋巴细胞增生、分化，从而增强和扩大免疫应答能力。⑤增加抗原的表面积和改变抗原构型。

430. ABCD 当入射光通过时，如果颗粒直径比入射光的波长小很多，则散射光越强，称为Rayleigh散射。根据Rayleigh方程可知散射光强度与IC的浓度呈正比，散射光的强度与IC的体积呈正比，散射光强度随焦点至检测器距离的平方和而下降。

431. ABDE 免疫浊度测定的基本原理：抗原抗体在特殊缓冲液中快速形成抗原抗体复合物，使反应液出现浊度，适量的PEG600可以缩短终点法的反应时间，增加速率法的反应峰值。当反应液中保持抗体过量时，形成的复合物随抗原量增加而增加，反应液的浊度亦随之增加，与一系列的标准品对照，即可计算出受检物的含量。目前全自动免疫浊度测定仪一般具有抗原过量的自动监测功能，并能对含过量抗原的待测样品进行自动稀释、重新监测。

432. ACDE 间接血凝试验：其原理是将抗原（或）抗体包被于红细胞表面，成为致敏载体，然后与相应的抗体（或抗原）结合，从而使红细胞被动地凝聚在一起，出现可见的凝集现象。先将可溶性抗原（或抗体）与相应的抗体（或抗原）混合然后再加入抗原（或抗体）致敏的红细胞，则能抑制原先的血凝现象，称为正向（或反向）间接血凝抑制试验，不出现凝集时为阳性。

433. BDE 试管凝集试验为半定量试验方法，在微生物学检验中常用已知细菌作为抗原液与一系列稀释的受检血清混合，保温后观察每管内抗原凝集程度，通常以产生明显凝集现象的最高稀释度作为血清中抗体的效价，亦称为滴度。临床上常用的直接试管凝集试验为肥达试验（Widaltest）和外斐试验（Weil-Felixtest）。在输血时也常用于受体和供体两者的红细胞和血清的交互配血试验。可用于诊断伤寒或副伤寒，布鲁菌病，恙虫病等。

434. ABCE ①标记物，在RIA中核素标记抗原，在IRMA中核素标记抗体。抗原有不同种类，根据其化学结构，标记时需用不同的核素和不同的方法。抗体为蛋白质，有利于碘化标记，不同抗体标记方法基本相同。标记抗体的比活度高，提高了分析的灵敏度。②反应速率、反应速度与反应物的浓度呈正比，在IRMA中标记抗体是过量的，而且不存在竞争性结合复杂的反应，所以反应速度较 RIA 快。在 RIA 中抗体量是微量的，所以一定要用高亲和力的多克隆抗体，而在 IRMA 中应用亲和力较低的单克隆体也能得到满意的结果。③反应模式 RIA 为竞争抑制，测得放射性的量与受检抗原呈反比。IRMA 为非竞争结合，剂量反应曲线为正相关的直线关系。④特异性，在 IRMA 中，一般均应用针对不同位点的单克隆抗体，其交叉反应率低于应用多克隆抗体的 RIA。⑤标准曲线的工作浓度，通常 RIA 的工作范围为 2~3 个数量级，而 RIMA 可达 3 个数量级以上。⑥分析误差，RIA 中加入的抗体和标记抗原都是定量的，加样误差可严重影响测定结果。IRMA 中标记和固相抗体在反应中都是过量的，只有受检标本的加样误差才会影响分析结果。因此，IRMA 的批内和批间变异均比较小。⑦其他，RIA 可以测定大分子量与小分子量的物质，双位点 IRMA 只能测定在分子上具有 2 个以上抗原表位的物质。⑧在 RIA 中应用的多为克隆抗体，亲和力和特异性要求较高，但用量很少。IRMA 中标记抗体和固相抗体用量较多，一般均用来源丰富、特异性较高的单克隆抗体。

435. ABCE 放射免疫分析（RIA）的基本原理：其原理为标记抗原（Ag＊）和非标记抗原（Ag）以放射性核素作为标记物对有限量特异性抗体竞争性结合，是一种定量检测技术。Ag＊是试剂成分，而 Ag 是待测抗原，Ab 也是试剂中成分。Ag＊和 Ab 的量是固定微量的，而待测的 Ag 量是不固定的，定量分析时需同时作标准管。如果将 Ag＊-Ab 复合物与游离（剩余的）Ag＊分开，分别测定它们的放射性，就可算出结合态的标记抗原（B：Ag＊-Ab 复合物中的 Ag＊）与游离态的标记抗原（F：单独、剩余的 Ag＊）的比值（B/F），或算出结合率［B/(B+F)］，它们与待测 Ag 量呈函数关系（反比关系）。

436. BDE 双位点一步法在双抗体夹心法测定抗原时，如应用针对抗原分子上两个不同抗原决定簇的单克隆抗体分别作为固相抗体和酶标抗体，则在测定时可使标本的加入和酶标抗体的加入两步并作一步。这种双位点一步简化了操作，缩短了反应时间，如应用高亲和力的单克隆抗体，测定的敏感性和特异性也显著提高。单克隆抗体的应用使测定抗原的 ELISA 提高到新水平。在一步法测定中，标本中抗原过高时，应注意钩状效应(hookeffect)，类同于沉淀反应中抗原过剩的后带现象。当标本中待测抗原浓度相当高时，过量抗原分别和固相抗体及酶标抗体结合，而不再形成夹心复合物，所得结果将低于实际含量。钩状效应严重时甚至可出现假阴性结果。

437. ABCDE 固相载体的质量常不统一，主要是原料及制备工艺不一致，致使不同批号的固相载体有时本底值较高，有时吸附性能很差，影响试验结果。因此 ELISA 法对于固相载体的要求包括：①应与抗体（抗原）有较高的结合容量，且结合稳定极少脱落；②可结合抗原或抗体免疫反应物；③对亲和素或链霉亲和素等大分子蛋白可发生结合；④生物分子固相化后仍保持活性，为有利于反应充分进行，最好其活性基团朝向反应溶液；⑤方法应简单易行、快速经济。

438. ABCDE 酶标记物包括酶标记抗原、酶标记抗体和酶标记 SPA 等。酶标记物质量的好坏直接关系到免疫酶技术的成功与否，因此被称为关键的试剂。所以制备过程应该不影响酶、抗体（抗原）的活性，避免酶、抗体（抗原）、酶标记物各自形成聚合物，易于控制，重复性好，技术不复杂，方法简单等。

439. ABCD 生物学检测又称生物活性检测，是根据细胞因子特定的生物活性而设计的检测法。由于各种细胞因子具有不同的活性，例如 IL-2 促进淋巴细胞增殖，TNF 杀伤肿瘤细胞，CSF 刺激造血细胞集落形成，IFN 保护细胞免受病毒攻击，因此选择某一细胞因子独特的生物活性，即可对其进行检测。但检测过程特异性差、易受干扰、操作繁琐。

440. ABCE NK 细胞参与免疫应答，特别是肿瘤免疫应答，与 T 细胞、B 细胞相比，NK 细胞表面标志的特异性是相对的。NK 细胞表面少有受体，部分 NK 细胞 CD2、CD3 和 CD8 阳性。目前常用检测 NK 细胞的标记有 CD16、CD56、CD57、CD59、CD11b、CD94 和 LAK-1。过去主要检测 NK 细胞的活性来了解 NK 细胞的功能，目前临床上常采用流式细胞技术来计数分析 NK 细胞。

441. ABCDE CD 分子：白血病、淋巴瘤的免疫学分型；机体免疫功能的检测；移植排斥反应的防治。黏附分子：阐明某些疾病的发生机制。单克隆抗体：免疫毒素用于治疗肿瘤。

442. ABCD M 区带可因 Ig 的不同而出现在 $\gamma \sim \alpha_2$ 的任何区域。IgG 多分布于 α 区至慢 γ 区；IgA 多分布于快 γ 区至 β 区；IgM 多分布于 β_2 区或 γ 区；IgD 多分布于 β 区或 γ 区。

443. ABCE 经典途径是以结合抗原后的 IgG 或 IgM 类抗体为主要激活剂，补体 C1~C9 全部参与的激活途径。识别阶段在抗体结合抗原形成复合物后，与 C1q 结合。IgG_1、IgG_2、IgG_3 的补体结合位点在 CH2 区内，而 IgM 补体结合位点在 CH3 区内，IgG_4、IgA、IgD 和 IgE 不能结合补体。

444. ACD 免疫浊度测定的基本原理：抗原抗体在特殊缓冲液中快速形成抗原抗体复合物，使反应液出现浊度。当反应液中保持抗体过量时，形成的复合物随抗原量增加而增加，反应液的浊度亦随之增加，在进行抗原过剩检测时，加入已知校正样品时浊度峰出现再次上升表示抗体仍有过剩，待检抗原的含量在系统检测的线性范围内，与一系列的标准品对照，即可计算出受检物的含量。免疫浊度测定法按照仪器设计的不同可以分为两种，即比浊仪测定（turbidimetermeasure）和散射比浊仪测定（nephelomitermeasure）。速率散射比浊法精密度优于单向免疫扩散法和终点散射比浊法。比浊仪测定是测量由于反射、吸收或散射引起的入射光衰减，其读数以吸光度A表示。A反映了入射光与透射光的比率（A = 2 - log10T，T代表浊度百分比）。散射比浊仪测定是测量入射光遇到质点（复合物）后呈一定角度散射的光量，该散射光经放大后以散射值表示，在进行免疫比浊法自动化检测分析时必须启动抗原过量的自动检测程序。

445. BD 抗SSA抗体和抗SSB抗体是干燥综合征（SS）最常见的自身抗体，抗SSB抗体特异性较抗SSA抗体高。

446. ABCDE 几乎所有的抗原都能刺激机体组织产生自身抗体，隔绝的体内自身成分因无外在因素的参与，也会产生自身抗体。

447. ABCD 根据细胞内各分子的理化特性和分布部位，将ANA分为四大类：①抗DNA抗体；②抗组蛋白抗体；③抗非组蛋白抗体；④抗核仁抗体。

448. BCD 根据结构和功能，组成MHC的基因传统上分为Ⅰ类、Ⅱ类和Ⅲ类。经典的MHC Ⅰ类和Ⅱ类基因，它们的产物具有抗原提呈功能，并显示极为丰富的多态性，直接参与T细胞的激活和分化，调控特异性免疫应答。Ⅲ类基因以及除经典的Ⅰ类和Ⅱ类基因之外的新近确认的多种基因，主要参与调控固有免疫应答，不显示或仅显示有限的多态性。其中经典Ⅰ类基因有HLA - A、HLA - C、HLA - B。

449. ACDE 前向散射光信号是激光束照射细胞时，光以相对轴较小的角度向前方散射的讯号，前向散射又被称为小角散射，在激光束正前方检测。一般说来，前向散射光的强度与细胞的大小有关，对同种细胞群体而言，随着细胞截面积的增大而增大；对球形活细胞而言，经实验表明在小立体角范围内基本上和截面积大小呈线性关系；对于形状复杂具有取向性的细胞而言，则可能差异很大，尤其需要注意。其信号强弱与细胞的体积大小成正比。是用于检测细胞或其他粒子物体的表面属性。

450. ABCDE 流式细胞术（flowcytometry，FCM）是一种综合应用光学、机械学、流体力学、电子计算机、细胞生物学、分子免疫学等学科技术，使被测溶液流经测量区域，并逐一检测其中每一个细胞的物理和化学特性，从而对高速流动的细胞或亚细胞进行快速定量测定和分析的方法。在临床上可应用于免疫功能检测，血液系统疾病，器官及骨髓移植，肿瘤，其他疾病，病例分析。所以上述答案都有所涉及。

451. ABDE 理想标准品和质控品的条件有：①人血清基质，因它的基质效应小。②无传染性。③添加剂和调制物的数量尽可能少。④瓶间变异小，基质对测定结果无影响，酶类项目一般瓶间CV%应小于2%；其他分析物CV%应小于1%。⑤冻干品复溶后稳定。⑥到实验室后的有效期应在1年以上，购买时，应一次购足同一批号在有效期内所需要的量。⑦室内质控品的浓度有特殊要求。⑧靶值或预期结果已确定。

452. ABCD

453. ABCDE

454. ABCD 免疫缺陷病的治疗原则：①保护性隔离患者，减少接触感染源；②伴有免疫缺陷的患者，禁止接种活疫苗，以防发生严重疫苗性感染；③一般不做扁桃体切除术和淋巴结切除术，禁忌做脾切除术，免疫抑制类药物应慎用；④使用抗生素以清除细菌、真菌感染；⑤根据免疫缺陷类型给予替代疗法，基因治疗或免疫重建。

455. ABCDE ①就肿瘤本身而言，肿瘤所表达的抗原发生突变或者不表达，这样就使CTL失去了瘤细胞的识别和杀伤，从而逃避了机体的免疫监视，此外还表现于肿瘤相关抗原的丢失，如癌胚抗原从瘤细胞上脱落进入血液而免疫活性细胞无法识别；②肿瘤细胞表面的组织相容性抗原（MHC）分子往往表达低下或不表达。由于肿瘤抗原只有在和MHC分子结合才能被免疫细胞所识别，因此丢失MHC分子的肿瘤亦可逃避免疫监视而生存；③肿瘤诱发的免疫抑制被认为是肿瘤免疫监视的主要因素之一。已知肿瘤可诱发产生抑制性淋巴细胞、抑制性巨噬细胞以及抑制性自然杀伤细胞等。同时还产生PGE2、FasL、B - 7、CD28、TGF - β等多种免疫抑制因子，使免疫系统的功能受到抑制。

456. AB IgM是个体发育过程中最早合成和分泌的抗体，胚胎发育晚期的胎儿即能产生IgM。胎儿出生前可从母体获得IgG，在孕前期22～28周间，胎儿血IgG浓度与母体血IgG浓度相等，出生后母体IgG逐渐减少，到第3、4个月，胎儿血IgG降至最低，随后胎儿逐渐开始合成IgG，血清IgG逐渐增加，到16岁前达到成人水平。

457. ABDE 多发性骨髓瘤的实验室数据一般为IgG降低，lgA降低，lgM增高。一般为IgG < 50g/L，IgA < 30g/L，尿轻链 < 4g/24h。

458. ABDE B细胞接受抗原信息刺激后，最初形成体积较大的浆母细胞。在浆母细胞的细胞质内有许多平行排列的扁平状的粗面内质网。而在由浆母细胞进一步分化增殖而成的浆细胞的粗面内质网内，充满细小的絮状物质，即罗氏小体，是由免疫球蛋白分子组成。故浆细胞可合成及分泌抗体。目前认为，由单个B细胞增殖分化成的浆细胞系，仅能合成一种类型的免疫球蛋白分子。正常机体中有许多不同的免疫活性细胞克隆，故可发展成不同的浆细胞系，并合成针对各种抗原的抗体。

459. ACE 细胞因子（cytokine，CK）是免疫原、丝裂原或其他刺激剂诱导多种细胞产生的低分子量可溶性蛋白质，具有调节固有免疫和适应性免疫、血细胞生成、细胞生长以及损伤组织修复等多种功能。细胞因子可被分为白细胞介素、干扰素、肿瘤坏死因子超家族、集落刺激因子、趋化因子、生长因子等。众多细胞因子在体内通过旁分泌、自分泌或内分泌等方式发挥作用，具有多效性、重叠性、拮抗性、协同性等多种生理特性，形成了十分复杂的细胞因子调节网络，参与人体多种重要的生理功能。主要特征：①细胞因子以网络形式发挥相互作用；②通常以自分泌或旁分泌的形式作用于自身及附近细胞；③一种细胞因子可以对多种类型细胞发挥多效作用。

460. ABDE 白细胞、血管内皮细胞或其他细胞表面的黏附分子可以被内吞而进入细胞，也可以脱落下来进入血液。进入血液的黏附分子就成为可溶性黏附分子，目前已发现的可溶性黏附分子有可溶性 E－selectin、p－selectin、L－selectin、VCAM－1、ICAM－1、CD44 和 NCAM 分子等。

461. ABCDE 黏附分子的检测方法：①细胞黏附分子基因的多态性测定；②酶免疫组织化学测定；③细胞黏附分子基因表达的测定；④放射免疫测定法；⑤流式细胞仪测定。

462. ABE 引起人类性传播疾病的病毒：①单纯疱疹病毒；②人巨细胞病毒；③人乳头瘤病毒。

463. ABDE 血清学试验的方法：①间接血凝试验（IHA）；②染色试验（DT）；③间接免疫荧光抗体试验（IFA）；④ELISA。

464. ABCD 成人急性丙型肝炎的症状相对较轻，多数为急性无黄疸型肝炎，以 ALT 升高为主，少数为急性黄疸型肝炎，黄疸为轻度或中度升高。黄疸型肝炎患者仅占 25%。可出现恶心、食欲下降、全身无力、尿黄、眼黄等表现。单纯丙肝病毒感染极少引起肝功能衰竭。在自然状态下，HCV 感染主要通过输血传播，其中仅有 15% 的患者能够自发清除 HCV 达到痊愈，在不进行抗病毒治疗干预的情况下，85% 的患者则发展为慢性丙型肝炎；儿童感染急性丙型肝炎病毒后，50% 可自发性清除 HCV。

465. ABCE 乙型肝炎病毒（HBV）是嗜肝 DNA 病毒，完整的 HBV 颗粒又称 Dane 颗粒，球形，直径约 42um。HBV 核心抗原（Hepatitis B Coreantigen，HBcAg）存在于 Dane 颗粒的核心，是 HBV 的结构蛋白，即病毒核壳蛋白，主要存在于受感染的肝细胞核内，它反映血清中 Dane 颗粒的存在及肝内 HBV 的复制。具有较强抗原性，因此，血清和肝组织 HBcAg 检测具有多种实用价值。由于极少有游离的 HBcAg，在血清中使用常规方法不能直接检出 HBcAg，需加开壳剂，使 HBcAg 释放于溶液中然后进行测定。可在感染肝细胞膜上表达，目前检测 HBcAg 多采用间接的方法，即先裂解 Dane 颗粒外壳，使 HBcAg 暴露游离，采用 EIA 检测，应用于临床，与乙型肝炎病毒标记物同步检测。

466. ABDE 该病毒属单股正链 RNA 病毒，HAV 的单股 RNA，其长度相当于 7400 个核苷酸。基因组编码病毒衣壳蛋白，含 VP1、VP2、VP3，无或可能存在小分子量的 VP4 多肽，HAV 培养试验表明其在组织细胞培养时增殖一代需 3 周以上，且很少释放到细胞外。初步实验证明，HAV 对乙醚、60℃加热 1 小时有相对的抵抗力（在 4℃可存活数月）。非离子型去垢剂不破坏病毒的传染性。

467. ACE 测定 sIgE 常用的方法：酶免疫斑点印迹试验，荧光酶免疫试验（CAP），放射变应原吸附试验。

468. ABCD 大部分患者以上呼吸道病变为首发症状。通常表现是持续地流鼻涕，而且不断加重。流鼻涕可来源于鼻窦的分泌，并导致上呼吸道的阻塞和疼痛。伴有鼻黏膜溃疡和结痂，鼻出血、唾液中带血丝，鼻窦炎可以是缓和的，严重的 GPA 鼻中隔穿孔，鼻骨破坏，出现鞍鼻。咽鼓管的阻塞能引发中耳炎，导致听力丧失。而后者常是患者的第一主诉。部分患者可因声门下狭窄出现声音嘶哑及呼吸喘鸣。肺部受累是本病基本特征之一，约 50% 的患者在起病时有肺部表现，总计 80% 以上的患者将在整个病程中出现肺部病变。很少有 GPA 患者以神经系统病变为首发症状，但仍有约 1/3 的患者在病程中出现神经系统病变。患者以外周神经病变最常见，多发性单神经炎是主要的病变类型，临床表现为对称性的末梢神经病变。肌电图以及神经传导检查有助于外周神经病变的诊断。大部分病例有肾脏病变，出现蛋白尿，红、白细胞及管型尿，严重者伴有高血压和肾病综合征，终可导致肾功能衰竭，是 GPA 的重要死因之一。无肾脏受累者称为局限型 GPA，应警惕部分患者在起病时无肾脏病变，但随病情进展可逐渐发展至肾小球肾炎。常出现抗 PR3 抗体阳性。

469. ABCDE 可累及全身多个器官的疾病：① SLE；②干燥综合征；③类风湿关节炎；④硬皮病；⑤皮肌炎。

470. ABCDE 巨球蛋白血症是一种源于能分化为成熟浆细胞的 B 淋巴细胞的恶性增生性疾病，有其独特的临床病理特点，主要表现为骨髓中有浆细胞样淋巴细胞浸润，并合成单克隆 IgM。本症有原发和继发之分，原因不明的单克隆 IgM 增多称之为原发性巨球蛋白血症，继发于其他疾病的单克隆或多克隆 IgM 增多称之为继发性巨球蛋白血症。原发性巨球蛋白血症的临床特征是老年发病、贫血、出血倾向及高黏滞综合征。容易反复感染，发病率为男性多于女性。

471. ABCDE 单克隆免疫球蛋白血症本身并不引起

任何临床症状或体征。患者多因体检或患其他无关疾病进行检查时发现单克隆免疫球蛋白增多。有些患者因红细胞沉降率增快而作进一步检查发现本症。本症的单克隆免疫球蛋白增高水平有限且保持多年基本不变。免疫球蛋白分型以IgG最多见，约占2/3，其余为IgA、IgM或轻链型。冷凝集反应可为阳性。可检测单克隆免疫球蛋白血症的方法：①血清蛋白电泳；②血清免疫电泳；③血清免疫固定电泳；④血清免疫球蛋白定量；⑤流式细胞分析技术。

472. ABCDE 肿瘤标志物是一类反映肿瘤存在的物质，其存在和量变可以提示肿瘤的性质，只需取患者的一滴血液，检测血液中肿瘤标志物的含量，就可以监测病情和治疗效果。所以应具备高度诊断敏感性，特异性好，器官特异性的特点，能用于肿瘤患者的预后判断，能用于监测肿瘤患者的治疗效果、复发和转移。

473. ABCD 癌胚抗原是一种具有人胚胎抗原决定簇的酸性糖蛋白，胚胎期主要在胃肠道、肝脏和胰腺等器官，出生后含量很低，是一种广谱的肿瘤标志物。其血清浓度与多种肿瘤，特别是消化道肿瘤相关，检出阳性率依次为结肠癌、直肠癌、胃癌、胰腺癌、胆管癌等，肺、乳腺及泌尿生殖系统的恶性肿瘤也升高。

474. ABCDE 会引起血清AFP水平升高的有：①原发性肝细胞癌；②胃癌、胰腺癌；③睾丸癌、畸胎瘤、生殖腺胚胎癌、卵巢内胚窦癌等生殖腺肿瘤；④急性病毒性肝炎、慢性肝炎活动期、肝硬化及药物诱导性肝病；⑤妊娠妇女。

475. ABCDE PSA升高：①前列腺癌；②前列腺肥大、前列腺炎；③肾脏和泌尿生殖系统疾病；④前列腺按摩后；⑤粪便硬结。

476. AE 癌胚抗原是大肠癌组织产生的一种糖蛋白，作为抗原可引起患者的免疫反应。存在于内胚层细胞分化而来的癌症细胞表面。癌胚抗原属于胚胎性抗原肿瘤标志物，它能向人们反映出多种肿瘤的存在，对胎儿大肠癌、乳腺癌和肺癌的疗效判断、病情发展、监测和预后而言是一个较好的肿瘤标志物，但其特异性不强，灵敏度不高，对肿瘤早期诊断作用不明显。甲胎蛋白是一种糖蛋白，正常情况下，这种蛋白主要来自胚胎的肝细胞，能反应胎儿肝的发育情况，也属于胚胎性抗原肿瘤标志物。

477. ABC 比较常用的是甲胎蛋白（AFP）和AFP异质体，但是有部分患者即使得了肝癌，AFP也不升高，因此还要结合是否有乙肝病史，影像学表现。对原发性肝癌早期诊断有价值的指标为：①AFP；②γ - GT - Ⅱ；③DCP。

478. ABE 肿瘤标志物（Tumor Marker）是反映肿瘤存在的化学类物质。它们或不存在于正常成人组织而仅见于胚胎组织，或在肿瘤组织中的含量大大超过在正常组织里的含量，它们的存在或量变可以提示肿瘤的性质，借以了解肿瘤的组织发生，细胞分化，细胞功能，以帮助肿瘤的诊断，分类，预后判断以及治疗指导。已知的影响因素不包括体重和饮食习惯。

479. BD 酶类和激素类肿瘤标志物在体内极易作用于正常细胞，半衰期短，易降解，降解完之后不会被检测出，所以应及时测定。

480. ACD 因为共同抗原的存在，由甲乙两种细胞刺激机体产生的抗体不仅可分别与其自身表面的相应抗原表位结合，而且由甲菌刺激机体产生的抗体还能与乙菌表面的相同表位结合；同样，乙菌刺激机体产生的抗体亦可与甲菌表面的相同表位结合，但反应程度较弱，这种抗原、抗体反应即称为交叉反应。携带污染指由测量系统将一个检测样品反应携带到另一个检测样品反应的分析物不连续的量，由此错误地影响了另一个检测样品的表现量。嗜异性抗体（Id）是由低纯度抗原引起的，又称之为对非特异性抗原产生的抗体应答。因为是用免疫学技术测定，所以容易导致假阳性。

481. BCDE

482. ABCE 黏膜细胞是人呼吸道和消化道的表面一层细胞，有纤毛或可分泌黏液，属于免疫系统第一道防线。不会引起排斥反应。

483. ABDE 免疫耐受是指对抗原特异性应答的T细胞与B细胞，在抗原刺激下，不能被激活，不能产生特异性免疫效应细胞及特异性抗体，从而不能执行免疫应答的现象。卡介苗是用于预防结核病的疫苗，由活的减毒牛型结核分枝杆菌制成。接种人体后通过引起轻微感染而产生对人型结核分枝杆菌的免疫力。

484. BCDE p53是抑癌基因。

485. ABC 抗毒素免疫指抗外毒素的免疫，是以抗体为主的免疫反应。见于白喉、破伤风、气性坏疽等以外毒素致病的病原菌感染。

486. ABC 胶体金免疫测定技术具有操作简便、快捷以及操作人员不需技术培训，无需特殊仪器设备，试剂稳定，全球保存等特点，是“床边检验”的主要方法之一。

487. ABE 在酶免疫技术中，对标记酶的要求主要有：酶活性高，具有抗原抗体共价结合的基团，标记后不影响酶活性及抗原抗体的免疫反应性，催化底物后产生的信号易于判定或测量，酶活性不受样品中其他成分影响，酶、辅助因子及其底物对人体无危害。

488. AB 亲子鉴定的基本原理有以下两点：在肯定孩子的某个等位基因是来自生父，而被控父亲并不带有这个基因的情况下，可以排除他是孩子的生父。检查的遗传标记越多，非生物学父亲被排除的概率就越大；在肯定孩子的某个等位基因是来自生父，而被控父亲也带有这个等位基因的情况下，不能排除他是孩子的生父。

489. BD CD8 细胞分为细胞毒性或杀伤性 T 细胞（Ts）和细胞毒性 T 辅助细胞（Tc）。

三、共用题干单选题

490. B IgM 占血清免疫球蛋白总量的 5% ~10%，血清浓度约 1mg/ml。单体 IgM 以膜结合型表达于细胞表面，构成 B 细胞抗原受体（BCR）。分泌型 IgM 为五聚体，是分子量最大的 Ig，沉降系数为 19S，称为巨球蛋白，一般不能通过血管壁，主要存在于血液中。五聚体 IgM 含 10 个 Fab 段，有很强的抗原结合能力；含 5 个 Fc 段，比 IgG 更易激活补体。天然的血型抗体为 IgM，血型不符的输血可致严重溶血反应。IgM 是个体发育过程中最早合成和分泌的抗体，胚胎发育晚期的胎儿即能产生 IgM，故脐带血 IgM 升高提示胎儿有宫内感染（如风疹病毒或巨细胞病毒等感染）。IgM 也是初次体液免疫应答中最早出现的抗体，是机体抗感染的“先头部队”；血清中检出 IgM 提示新近发生感染，可用于感染的早期诊断。膜表面 IgM 是 B 细胞抗原受体的主要成分。

491. A 免疫学实验中最常用的二抗是 IgG。

492. C IgA 在正常人血清中的含量仅次于 IgG，占血清免疫球蛋白含量的 10% ~20%。从结构来看，IgA 有单体、双体、三体及多聚体之分。按其免疫功能又分为血清型及分泌型两种。血清型 IgA 存在于血清中，其含量占总 IgA 的 85% 左右。血清型 IgA 虽有 IgG 和 IgM 的某些功能，但在血清中并不显示重要的免疫功能。分泌型 IgA 存在于分泌液中，如唾液、泪液、初乳、鼻和支气管分泌液、胃肠液、尿液、汗液等。分泌型 IgA 是机体黏膜局部抗感染免疫的主要抗体，故又称黏膜局部抗体。IgA 不能通过胎盘。新生儿血清中无 IgA 抗体，但可从母乳中获得分泌型 IgA。新生儿出生 4 ~6 个月后，血中可出现 IgA，以后逐渐升高，到青少年期达到高峰。

493. E IgE 是免疫球蛋白的一种，IgE 增高主要见于寄生虫疾病，比如肝吸虫、肺吸虫等；另外，很多过敏性疾病表现为 IgE 升高。

494. C 生物素化酶与亲和素标抗原结合后，酶活性降低。

495. E 在分子生物学领域中，BAS 的应用主要集中在以生物素化探针进行定位检测，用于目的基因的分离纯化，免疫 PCR 的检测灵敏性可达 10 ~21mol，建立免疫 PCR 并与 ELISA 相结合，用于检测 PCR 扩增产物。

496. B HRP 在 ABC 法中被生物素化。

497. B

498. E 免疫球蛋白 IgE 是正常人血清中含量最少的 Ig，可以引起 I 型超敏反应。

499. A IgG 是唯一可以通过胎盘的免疫球蛋白。来自母体的 IgG 在出生后数月对防御白喉、麻疹、脊髓灰质炎等感染起着重要作用，母体传递给胎儿的 IgG 于生后 6 个月几乎全部消失，而婴儿自身产生的 IgG 从 3 个月时才逐渐增多，故 6 个月后易患感染。3 ~5 岁时渐接近成人水平。

500. C

501. A 硬皮病：存在体液免疫和细胞免疫异常，在患者血清中可查到特异性抗 SCL -70 自身抗体。说明本病的发生与免疫紊乱密切相关。免疫检查：ANA 阳性率 >90%，主要为斑点型和核仁型，约 20% 有抗 RNP 抗体阳性，50% ~90% CREST 患者有抗着丝点抗体（ACA）阳性，（标记性抗体），20% ~40% 患者血清中 SCL -70 抗体阳性，（标记性抗体），30% 病例 RF 阳性，周围血 T 细胞总数正常或稍低，其中 T 辅助细胞增多，T 抑制细胞减少。

502. E ANCA 是一种以中性粒细胞和单核细胞胞浆成分为靶抗原的自身抗体，对系统性血管炎、炎症性肠病等多种疾病的诊断和鉴别诊断具有重要的意义，已成为自身免疫性疾病的一项非常重要的常规检测项目。

503. E 抗心磷脂抗体（ACLA）是一种以血小板和内皮细胞膜上带负电荷的心磷脂作为靶抗原的自身抗体。常见于系统性红斑狼疮及其他自身免疫性疾病。该抗体与血栓形成、血小板减少、自然流产或宫内死胎关系密切。

504. A 肿瘤标志物 CA125 是一种可以被单克隆抗体 OC125 识别的上皮性卵巢癌的抗原，是检测上皮性卵巢癌比较敏感的肿瘤标志物。

505. B

506. C CA19 -9 是胰腺癌和结、直肠癌的标志物。血清 CA19 -9 阳性的临界值为 37kU/L。

507. E 升高：卵巢癌（特异性升高）、胃癌、结肠癌、胰腺癌、肺癌。

508. D HLA 的识别功能是指在免疫反应中特有的协同作用。抗体在 B 细胞中生成，但在多数情况下，需要巨噬细胞和 T 淋巴细胞参与。其过程是：抗原经巨噬细胞处理后，抗原信息传递给 T 辅助细胞，后者再将信息传给 B 细胞，使 B 细胞进而分化生成专一抗体。在这个过程中，T 辅助细胞不仅识别致敏巨噬细胞上的抗原，同时也要识别巨噬细胞是否与其本身的 Ⅱ 类抗原相一致。就是说，只有巨噬细胞的单体型和 T 辅助细胞的单体型相一致时，T 辅助细胞才被激活，从而使免疫反应在严密的遗传控制下进行。所以，若 HLA 不匹配则会出现排斥反应。

509. E 供体和受体 HLA 位点必须一致，否则会引起排斥反应。

510. C　药物引起的免疫性溶血性贫血系指某些药物通过免疫机制对红细胞产生免疫性损伤，按照发病机制，药物性溶血性贫血可以归纳为3类：①药物性免疫，导致抗体介导的溶血反应；②药物作用于遗传性酶缺陷的红细胞；③药物对异常血红蛋白所致的溶血反应，不同药物引起自身免疫性溶血性贫血的机制不同，按照免疫原理可以分为4类即半抗原型，免疫复合物型，自身抗体型，非免疫型蛋白吸附型。因为患者此前服用过药物，所以可推测为药物性溶血性贫血。

511. B　药物引起的免疫性溶血性贫血系指某些药物通过免疫机制对红细胞产生免疫性损伤，按照发病机制，大致跟Ⅱ型超敏反应类似。

512. C　Coombs直接试验：将洗涤过的红细胞2%混悬液加入Coombs试剂，混合后离心1分钟促进凝集。如果肉眼或显微镜下能见到红细胞凝集，即为阳性，说明红细胞表面有不完全抗体或补体。阳性结果可见于自体免疫溶血性贫血、输血反应、某些药物或疾病引起的免疫溶血性贫血。Coombs间接试验：先将受试的血清加入等量5%适当的正常红细胞（Rh阳性的O型红细胞），在37℃温育30～60分钟，以促使血清中的半抗体结合于红细胞上（致敏），将红细胞充分洗涤，以后同直接试验。如果红细胞发生凝集而正常对照（未经与受检血清温育的正常红细胞）不凝集，即为阳性，表明受试的血清中存在不完全抗体。

513. B　系统性红斑狼疮（SLE）是一种病因不明，可以侵犯全身多系统的慢性弥漫性结缔组织病。任何一个有关节痛，多系统受累的患者均应怀疑是否有SLE。诊断标准为：①蝶形红斑或盘形红斑；②光过敏；③口腔溃疡；④非畸形关节炎或关节痛；⑤浆膜炎（胸膜炎或心包炎）；⑥肾炎（蛋白尿，管形尿或血尿）；⑦神经系统损伤（抽搐和精神症状）；⑧血常规异常（WBC < 4000/mm^3）或血小板 < 8万/mm^3（或溶血性贫血）；⑨狼疮细胞或抗dsDNA抗体阳性；⑩抗Sm抗体阳性、ANA阳性、狼疮带试验阳性、C3补体低于正常。结合该患者的表现，最可能诊断为SLE。

514. E　抗核抗体增高见于系统性红斑狼疮、混合性结缔组织病、硬皮病、类风湿关节炎、干燥综合征、药物性狼疮（如抗心律失常药物普鲁卡因胺、降压药肼屈嗪、治癫痫药物、抗甲状腺药物硫脲嘧啶等）等。

515. B　抗dsDNA抗体对SLE有很高的诊断特异性，这些抗dsDNA抗体沉积在各脏器的微血管基底膜，与器官原位抗原型DNA发生反应，形成免疫复合物，激活炎症系统，导致组织损伤，如狼疮肾炎，自身免疫性肝炎等。动物模型证实了大分子DNA参与了SLE的致病过程。抗dsDNA抗体在SLE活动期患者血清中有很高的滴度，当疾病活动期得到控制时，抗dsDNA抗体滴度下降或消失。

516. D　任何疾病都会引发自身抗体的生成，所以将自身抗体作为判断疗效的指标无诊断意义。

517. A　胸腺（thymus）为机体的重要淋巴器官。其功能与免疫紧密相关，是T细胞分化、发育、成熟的场所。其还可以分泌胸腺激素及激素类物质。

518. B　骨髓位于较大骨骼的腔中，占人体体重的4%～6%，含有造血干细胞以及多种其他干细胞。骨髓是重要的造血及免疫器官。血液的所有细胞成分都来源于造血干细胞，其中髓系细胞（红细胞系、粒细胞系、单核细胞系与巨核细胞－血小板系）是完全在骨髓内分化生成的；淋巴系细胞（T细胞与B细胞）的发育前期是在骨髓内完成；另外B细胞分化为浆细胞后，也回到骨髓，发生再次免疫应答并在这里大量产生抗体。

519. C　脾是最重要且最大的淋巴器官，具有造血、滤血、清除衰老血细胞及参与免疫反应等功能。

520. A　经典途径是以结合抗原后的IgG或IgM类抗体为主要激活剂，补体C1～C9全部参与的激活途径。现发现除抗原抗体复合物外，还有许多因子可激活此途径，如非特异性凝集的Ig、细菌脂多糖、一些RNA肿瘤病毒、双链DNA、胰蛋白酶、纤溶酶、尿酸盐结晶、C－反应蛋白等。经典活化途径可人为地分成识别、活化和膜攻击3个阶段。

521. C　补体灭活的最佳条件是56℃ 30分钟，时间过多则浪费成本，过少则无法达到效果；温度过高则浪费成本，过低无法达到效果。

522. C　C3是补体各成分中含量最高的一种，且是补体激活途径中最重要的环节，故其含量的测定非常重要。C3增多与减少与总补体活性基本相符，但更为敏感。70%～80%急性肾小球肾炎、狼疮肾炎患者的血清C3含量减少，病情缓解后可恢复正常，故C3的测定不仅有助于诊断，还可以观察疗效和监测预后。C3降低还可见于自身免疫性疾病、新生儿呼吸窘迫综合征、菌血症、组织损害和慢性肝炎。

523. A　均相酶免疫测定是将半抗原或小分子抗原如药物、激素、毒品、兴奋剂等与酶结合制成酶标记物，酶与抗原（半抗原）结合后仍保留酶和抗原（半抗原）的活性。测定时将待测样品、酶标记物、特异性抗体和底物溶液加在一起，待抗原—抗体和酶底物反应平衡后，即可直接测定结果，无需分离步骤，整个检测过程都在均匀的液相内进行。可分为酶增强免疫测定技术和克隆酶供体免疫测定技术。

524. D　克隆酶供体免疫测定技术：利用DNA重组技术制备β－半乳糖苷酶的两个片段，大片段为酶受体（enzyme acceptorEA），小片段为酶供体（enzymedonorED)，单独的两个片段均无活性，在一定条件下结合后可显示酶的活性。

525. E 放射性核素是具有放射性的核素。如 3H，14C 等。辐照燃料中因中子活化产生的放射性核素，由燃料组分及杂质与中子反应生成。生成的主要放射性核素是 14C。由于具有放射性，所以影响结果的主要原因是标记物的化学损伤和自身辐射损伤。

526. C 放射性核素标记物的鉴定内容有：放射化学纯度、比放射性和免疫活性。

527. B 免疫浊度分析法本质上属于液体内沉淀反应，其特点是将现代光学测量仪器、自动化检测系统和免疫沉淀反应相结合，可进行液体中微量抗原、补体、蛋白质、抗体及小分子半抗原定量检测。人绒毛膜促性腺激素 hCG 一般由试纸测定。

528. A 吖啶酯是一类可用作化学发光标记物的化学物质。发光机理：在碱性 H_2O_2 溶液中，分子受到过氧化氢离子进攻时，生成不稳定的二氧乙烷，二氧乙烷分解为 CO_2 和电子激发态的 N－甲基吖啶酮，当其回到基态时发出最大发射波长为 430nm 的光子。

529. A 无论是进口试剂还是国产试剂，只要质量过关即可，进口试剂质量不过关则检测结果也不能保证。

530. A 免疫荧光组织化学分直接法、夹心法、间接法和补体法。直接法是常用于病原体检测和肾炎活检、皮肤活检的免疫病理检查最经典的方法。

531. B 在免疫荧光组织化学中，间接法是常用于血液和体液中自身抗体检测的方法。

532. C 用荧光抗体示踪或检查相应抗原的方法称荧光抗体法，常用双标法来检测，用 FITC 及罗丹明分别标记不同的抗体，而对同一标本作荧光染色。在有两种相应抗原存在时，可同时见到橙红和黄绿两种荧光色泽。

533. E HLA－B27 是人体白细胞抗原，属于 HLA－B 位点之一。属于分子水平，不属于细胞水平，所以不是临床常用细胞免疫学监测的指标。

534. B 流式细胞术（flowcytometry，FCM）是一种综合应用光学、机械学、流体力学、电子计算机、细胞生物学、分子免疫学等学科技术，使被测溶液流经测量区域，并逐一检测其中每一个细胞的物理和化学特性，从而对高速流动的细胞、抗原或亚细胞进行快速定量测定和分析的方法。

535. A 双参数散点图是一种细胞数与双测量参数的图形，横、纵坐标多采用对数，所以不是线性关系。

536. C 单参数直方图是一维数据用得最多的图形显示形式，既可用于定性分析，又可用于定量分析，形同一般 X－Y 平面描图仪给出的曲线。根据选择放大器类型的不同，横坐标可以是线性标度或对数标度。用“信道”来表示，实质上是所测的荧光或散射光的强度。纵坐标一般表示的是细胞的相对数。只能显示一个参数与细胞之间的关系是它的局限性。

537. C 流式细胞仪的光照分为前向散射光和侧向散射光，总的来说他们信号的强弱受细胞的大小、形态、光学同性、胞内颗粒折射等因素的影响。

538. C 标本固定的意义：要保存组织细胞的抗原性，在染色和反复清洗的过程中使抗原不致释放，固定组织时应注意：①应力求保持组织新鲜，勿使其干燥，尽快固定处理；②组织块不易过大过厚，必须小于 2cm×1.5cm×0.3cm，尤其是组织块厚度必须控制在 0.3cm 以内；③固定液必须有足够的量，在体积上一般大于组织 20 倍以上，否则因组织中心固定不良而影响效果；④组织固定后应充分水洗，去除固定液造成的人为假象。

539. B 免疫组化切片的方法有冰冻切片，石蜡切片，振动切片，塑料切片；但无论是什么方法，造成背景过深的原因有：未用酶消化切片，切片或涂片过厚，漂洗不充分，底物显色时间过长等。

540. C 常用的抗原修复方法有微波修复法，高压加热法，酶消化法，水煮加热法等，常用的修复液是 pH 6.0 的 0.01mmol/L 的柠檬酸盐缓冲液。酶消化法只适用于对酶作用敏感的抗原。

541. A 替代途径或称旁路途径，与经典途径的不同之处主要是越过 C1、C4 和 C2，直接激活补体 C3，然后完成 C5～C9 的激活过程；参与此途径的血清成分尚有 B、D、P、H、I 等因子。替代途径的激活物主要是细胞壁成分，如脂多糖、肽糖苷及酵母多糖等。

542. E CH50 增高见于急性炎症感染、组织损伤、风湿热急性期、结节性动脉周围炎、皮肌炎、心肌梗死、伤寒、多发性关节炎、肝癌、癌肿等。CH50 降低见于急性肾小球肾炎、膜增殖性肾小球肾炎、系统性红斑狼疮（SLE）活动期、类风湿关节炎、病毒性肝炎、慢性肝病、亚急性细菌性心内膜炎、遗传性血管神经性水肿等。

543. A 经典途径是以结合抗原后的 IgG 或 IgM 类抗体为主要激活剂，补体 C1～C9 全部参与激活途径。现发现除抗原抗体复合物外，还有许多因子可激活此途径，如非特异性凝集的 Ig、细菌脂多糖、一些 RNA 肿瘤病毒、双链 DNA、胰蛋白酶、纤溶酶、尿酸盐结晶、C－反应蛋白等。经典活化途径可被人为地分成识别、活化和膜攻击 3 个阶段。替代途径或称旁路途径，与经典途径的不同之处主要是越过 C1、C4 和 C2，直接激活补体 C3，然后完成 C5～C9 的激活过程；参与此途径的血清成分尚有 B、D、P、H、I 等因子。替代途径的激活物主要是细胞壁成分，如脂多糖、肽糖苷及酵母多糖等。所以参与补体激活的经典途径和旁路途径的共同成分是 C3、C5～C9。

544. C　G－6－PD缺乏症，俗称蚕豆病，是遗传性葡萄糖－6－磷酸脱氢酶（G－6－PD）缺乏症。吞噬细胞功能不足的病因多为遗传性疾病。缺乏G－6－PD不能杀伤过氧化氢酶阳性细菌；所以G－6－PD缺乏症可引起吞噬细胞功能缺陷病。

545. B　DiGeorge综合征即先天性无胸腺症。本症是胚胎期第1至第6对咽囊发育异常引起的先天性免疫缺陷，属于T淋巴细胞免疫缺陷病。

546. D　遗传性血管性水肿系常染色体遗传性疾病，可发生于任何年龄，而多见于成年早期。其病因是患者血清中C1脂酶抑制因子（一种α_2－球蛋白）减少或功能缺损，以致C1过度活化，C4及C2的裂解失控，所生成的补体激肽增多，以致微血管通透性增高，引起水肿，所以属于补体系统缺陷病。

547. D　严重联合免疫缺陷病指一组兼有抗体免疫缺陷和细胞免疫缺陷的临床表现的疾病。又可分为严重联合免疫缺陷病和部分性联合免疫缺陷病，病情严重程度变化较大。严重联合免疫缺陷病包括一组先天性疾病如常染色体隐性遗传性SCID，有ADA缺乏的SCID，X连锁隐性遗传性SCID伴有白细胞减少的SCID等，是一种重型免疫缺陷病，其特点是先天性和遗传性B细胞和T细胞系统异常。

548. C　多发性骨髓瘤出现一定比例的异常浆细胞（骨髓瘤细胞主要为原始浆细胞或幼稚浆细胞）增殖或组织活检证实为骨髓瘤细胞。

549. D　急性单核细胞白血病，属法美英协作组分类法中的M_5型，由Scirllling氏等于1913年首先描述，故又称急性单核细胞白血病Schilling型。是一种单核细胞异常增殖的疾病。

550. E　非霍奇金淋巴瘤（Non－Hodgkin lymphoma，NHL）是一组起源于淋巴结和其他淋巴组织的恶性肿瘤，是淋巴瘤的一大类型，NHL不仅是淋巴细胞的恶性肿瘤，而且来自T和B细胞。

551. E　黏膜相关淋巴组织（MALT）淋巴瘤是起源于黏膜相关淋巴组织的B细胞淋巴瘤，属非霍奇金淋巴瘤的一种独立类型，约占非霍奇金淋巴瘤的8%，是淋巴细胞异常的一种疾病。

552. A　在1型糖尿病患者的血液中可查出多种自身免疫抗体，如谷氨酸脱羧酶抗体（GAD抗体）、胰岛细胞抗体（ICA抗体）等。这些异常的自身抗体可以损伤分泌胰岛素的β细胞，使之不能正常分泌胰岛素，同时导致中性粒细胞趋化能力降低。

553. E　白细胞计数因感染而可能增高；但可能由于烟酰胺腺嘌呤二核苷酸磷酸（NADP）氧化酶活性缺乏，而不能产生过氧化氢、超氧化物和其他活性氧；其他粒细胞蛋白（如细胞色素b245）可能也缺乏。粒细胞四唑氮盐（NBT）还原试验缺失和杀菌试验异常等均有助于诊断。另常有贫血，骨髓涂片可见深蓝色组织细胞。

554. E　抗体介导的免疫缺陷病是发病率最高的原发性免疫缺陷病，是最早发现的免疫缺陷病，首例见于1952年称Bruton病，中性粒细胞吞噬功能降低。

555. A　中性粒细胞趋化能力降低可见于糖尿病、Lasy白细胞综合征、烧伤、Chediak－Higashi综合征、正常新生儿等。

556. D　细菌脂多糖（Lipopolysaccharides，LPS）是革兰阴性杆菌细胞壁的主要组分之一，是一类脂多糖类物质。有些LPS带有毒性，感染后会产生毒性反应。这种物质对于人的免疫反应极其重要，在人体免疫系统对抗细菌入侵时，LPS作为重要的抗原分子被抗原递呈细胞（APC）捕获，从而引起机体的免疫反应。不能刺激T淋巴细胞增殖分化。

557. A　结核分枝杆菌纯蛋白衍生物（PPD）可用于结核病的临床诊断、卡介苗接种对象的选择及卡介苗接种后机体免疫反应的监测和刺激T淋巴细胞增殖的刺激物，且为特异性刺激物。

558. B　脂多糖位于革兰阴性细菌细胞壁的外壁层，主要是一类脂多糖类物质，能刺激B淋巴细胞增殖。

559. E　T淋巴细胞表面标志的检测方法：（1）抗体致敏细胞花环法。（2）免疫细胞化学法。（3）免疫荧光法。（4）特异性受体的检测。（5）流式细胞术免疫分析方法。目前检测T淋巴细最简便的方法是用流式细胞免疫学技术测定其表面标志物。

560. E　胸腺（thymus）为机体的重要淋巴器官。其功能与免疫紧密相关，是T细胞分化、发育、成熟的场所。若先天性胸腺发育不全，则T细胞数量会下降。

561. A　器官移植排斥反应：移植器官内，大量淋巴细胞、单核细胞浸润，CD4/CD8比值上升。

562. A　生物学活性测定方法的优点是该方法测定的是细胞因子的生物活性，但是细胞因子的前体分子通常无生物学活性，故不能用生物学活性测定方法检测。

563. C　ELISA是指将可溶性的抗原或抗体结合到聚苯乙烯等固相载体上，利用抗原抗体结合专一性进行免疫反应的定性和定量检测方法。

564. E　酶联免疫斑点试验是一种酶联免疫技术。用于测定分泌特异性抗体或分泌细胞因子的单个细胞对特异性抗原的应答能力及产生应答的细胞数量。

565. B　目前检测细胞因子的方法主要有生物学测定、免疫学测定、分子生物学技术和流式细胞仪等。生物学测定也叫生物活性测定，主要根据各种细胞因子的不同生物活性检测。免疫学测定是目前使用最为广泛的方法，主要利用细胞因子蛋白或多肽的抗原性，获得特异性抗血清或单克隆抗体，利用抗原抗体特异性反应的特性，用免疫学技术定量检测细胞因子。其中常用的有酶联免疫吸附试验（ELISA）、放射免疫试验（RIA）和免疫印迹等，尤以ELISA最为常用。流式细胞仪检测的基本原理是用荧光标记的抗细胞因子抗体标记细胞，在流式细胞仪上观察胞内的细胞因子，荧光染色细胞的数量、比例和荧光强度等。分子生物学法可用于检测细胞因子基因的缺失和突变。

566. C IL－4的作用：①促进T、B细胞增殖分化；②诱导Ig类别转换，促进肥IgE或IgG类抗体生成；③抑制Th1细胞分泌IFN－γ、TNF－β、IL－2等细胞因子，下调细胞免疫应答；④诱导活化CD_4^+T细胞分化为Th2细胞。

567. E IL－5的作用：①促进B细胞增殖分化，诱导Ig类别转换，产生IgA类抗体；②促进嗜酸性粒细胞增殖分化。

568. D IL－10的作用：①抑制巨噬细胞功能，降低抗原递呈作用，减少单核因子生成；②抑制Th1细胞分泌IL－2、IFN－γ、TNF－β等细胞因子，下调细胞免疫应答；③促进B细胞增殖和抗体生成，上调体液免疫应答。

569. B 细胞因子检测是判断机体免疫功能的一个重要指标，因而具有重要的实验室研究价值，同时在临床上还有诸多实用价值，包括病程观察、疗效判断及细胞因子治疗、监测等。

570. D 人体的促红细胞生成素（EPO）由肝脏和肾合成分泌。婴幼儿时期主要由肝脏合成，成年后主要由肾脏合成。医疗用途：增加红细胞的数目；用于贫血、组织断离、早产儿；用在癌学和血液学方面；用于治疗慢性肾衰患者的贫血症。

571. A IL－1的作用：①促进T、B淋巴细胞活化、增生；②增强NK细胞和单核－巨噬细胞活性；③刺激下丘脑体温调节中枢，引起发热；④介导炎症反应。IL－6的作用：①促进B细胞增殖分化，合成分泌Ig；②促进T细胞增殖分泌；③参与炎症反应，引起发热。IL－8的作用：①吸引中性粒细胞，嗜碱性粒细胞和T细胞作定向趋势运动；②激活中性粒细胞、嗜碱性粒细胞，使之脱颗粒释放生物活性介质，增强炎症和过敏反应。

572. E HSV－1型原发感染多发生在无HSV特异抗体的婴幼儿和学龄前儿童，其中大多数为隐性感染（inapparent）。HSV－1型原发感染常局限在口咽部，尤以龈口炎（gingivostomatitis）最为多见。临床表现为牙龈和咽颊部成群疱疹、发热、咽喉痛，破溃后形成溃疡。此外还可引起脑炎、皮肤疱疹性湿疹。成人可引起咽炎和扁桃体炎。病毒潜伏在三叉神经节（trigeminalganglia）和颈上神经节。HSV－2原发感染主要引起生殖器疱疹，男性表现为阴茎的水泡性溃疡损伤，女性为宫颈、外阴、阴道的水泡性溃疡（vesiculoulcerative）损伤，并发症包括生殖器外损伤和无菌性脑膜炎。病程约3周。病毒潜伏在骶神经节（sacralganglia）。

573. B

574. C

575. D gpG是HSV－1独有的特异性抗原，其他答案都是跟HSV－2共有的抗原。

576. E 血型糖蛋白（gpH）是跨越人红细胞膜的一类主要糖蛋白，常用于研制亚单位疫苗。

577. E 巨细胞病毒（Cytomegaoviyns，CMV）是一种疱疹病毒组DNA病毒，亦称细胞包涵体病毒，由于感染的细胞肿大，并具有巨大的核内包涵体，也称人疱疹病毒5型。

578. D CMV不耐酸、不耐热，乙醚及紫外线照射可灭活，具有典型的疱疹病毒形态，其DNA结构也与HSV相似，但比HSV大5%，在－60℃以下较稳定。本病毒对宿主或培养细胞有高度的种特异性，人巨细胞病毒（HCMV）只能感染人，及在人纤维细胞中增殖。病毒在细胞培养中增殖缓慢，复制周期长，初次分离培养需30～40天才出现细胞病变，其特点是细胞肿大变圆，核变大，核内出现周围绕有一轮“晕”的大型嗜酸性包涵体。

579. A 抗－HBs就是乙肝表面抗体；是乙肝的保护性抗体，也就是说：抗－HBs阳性说明机体对乙肝病毒有了免疫力。

580. A 乙肝疫苗的主要成分是HBsAg；保护性抗体是抗－HBs；乙肝病毒复制指标是HBeAg；表示有传染性的指标是HBeAg；提示曾经感染乙肝病毒的指标是抗－HBe。

581. D 丁型肝炎是由丁型肝炎病毒（HDV）侵入人体而引起的，但是，HDV是一种“缺陷病毒”，其自身没有能力独自侵入人体，必须和乙肝病毒（HBV）一起或者HBV先侵入而后它才能侵入人体。

582. C 丙型病毒性肝炎，简称丙型肝炎、丙肝，是一种由丙型肝炎病毒（Hepatitis C virus，HCV）感染引起的疾病，主要通过输血，针刺，吸毒等途径传播。

583. B 我国的乙肝病毒感染率为60%～70%；乙肝表面抗原携带率约占总人口的7.18%，以此计算，全国约有9300万人携带乙肝病毒，其中乙肝患者大约有3000万，是我国主要的肝炎病毒类型。

584. A HIV检测使用特殊的策略，即先用敏感性高的方法进行初筛，初筛阳性的标本再用特异性强的方法进行确认。HIV抗体初筛检查目前使用最多的方法是ELISA法。第四代试剂在第三代的基础上进一步增加了P24抗原的检测，把HIV抗原和抗P24的抗体同时包被反应板，可同时检测血清中的HIV抗体和P24抗原。

585. E 常用的HIV－1抗体确认实验方法是免疫印

迹法（WB）和条带免疫印迹法（StripImmunoblotAssay，SIA 或 LinearImmunoblotAssay，LIA），其中以 WB 法最常用。

586. B　HBsAg（-）表明无乙肝表明抗原，证明已无乙肝病毒。

587. E　HBsAg（+），抗-HBs（+），抗-HBc（+），抗原、抗体同时存在，则证明病毒发生变异。

588. C　窗口期，是指病毒感染人体后，尚未引起人体免疫系统的“重视”，尚未产生抗体的时期。血中既检测不出 HBsAg 也检测不出 HBsAb，仅能检测出乙型肝炎核心抗体，这段时间称为急性乙型肝炎的窗口期。

589. B　根据临床症状：患者近期出现低热、全身疲乏无力、食欲减退，伴有恶心、呕吐、厌油腻、肝区不适及尿黄等症状，休息后不见好转。抗-HBs 阳性，抗-HBc 阳性，抗-HAV 阴性，IgM 阳性，抗-HEV IgG 阴性。所以可推测为急性重症肝炎。

590. A　甲型肝炎：IgM 型抗体（抗-HAV IgM）有早期诊断价值，可用免疫电镜检测粪便中甲型肝炎病毒（HAV）颗粒，聚合酶链式反应（PCR）检查血及粪便的病毒 RNA（HAV-RNA）。患者抗-HAV 阴性，IgM 阳性，所以可能原因为甲型病毒性肝炎。

591. D　凝血酶原是血液凝固因子之一，凝血酶原是由肝脏合成的维生素 K 依赖因子之一，故在肝功能检查中检测凝血酶原的活动度是非常有必要的。凝血酶原活动度（简称 PTA）是判断肝细胞坏死的严重程度及预后的敏感指标。

592. C　丙型病毒性肝炎，简称丙型肝炎、丙肝，是一种由丙型肝炎病毒（Hepatitis C virus，HCV）感染引起的疾病，主要经输血，针刺，吸毒等传播。患者近期输过血且血清 ALT 120 U/L 较高，所以首先考虑诊断为丙型病毒性肝炎。

593. C　抗-HCV 阴性，抗-HBc IgM 阴性，抗-HCV 阴性，有可能处于窗口期，是指病毒感染人体后，尚未引起人体免疫系统的“重视”，尚未产生抗体的时期。

594. D　丙型肝炎病毒是一种 RNA 病毒（HCV-RNA），检测 HCV-RNA 可确诊是否为丙型肝炎。

595. C　若患者感染艾滋病，则体内会存在血清抗-HIV，所以检查血清抗-HIV 比较有意义。

596. A　若气管镜活检中检测出病原体，则可确定为艾滋病。

597. A　（1）HIV 检测包括病毒分离培养、抗体检测、抗原检测、病毒核酸检测、病毒载量检测。我国现阶段 HIV 实验室检查主要为 HIV 抗体检测，在 HIV 抗体初筛试验阳性后再做确证试验，确证试验阳性者才能确定为 HIV 感染。HIV 抗体初筛试验包括酶联免疫吸附试验、凝胶颗粒凝集试验、免疫荧光法等，HIV 抗体确证试验采用蛋白印迹法。（2）免疫缺陷的实验室检查：①外周血淋巴细胞计数：作为 HIV 感染病情进展的衡量标志之一，并按计数结果分为 3 组。$\geq 2\times10^9/L$；$(1\sim2)\times10^9/L$；$<1\times10^9/L$。②$CD4^+$ T 淋巴细胞计数：血液中 $CD4^+$ 细胞测定是衡量机体免疫功能的一个重要指标，根据 $CD4^+$ 细胞数目将 HIV 感染分为 3 组。$\geq 0.5\times10^9/L$；$(0.2\sim0.5)\times10^9/L$；$<0.2\times10^9/L$。③$CD4^+/CD8^+$ T 淋巴细胞比值 <1，主要由 $CD4^+$ T 淋巴细胞减少所致。④β_2-微球蛋白测定：艾滋病患者明显增高。

598. E　Ⅰ型超敏反应皮内试验：皮肤消毒后，用注射器将变应原提取液（如青霉素、花粉、尘螨、动物皮屑、血清、食物等）注入皮内。注入量一般为 0.01～0.02ml，使皮肤形成直径为 2～3mm 的皮丘。一般多选择受试者前臂内侧为注射部位，操作时应注意勿使注入部位出血或将液体注入皮下。如同时作数种变应原皮试时，两种皮试变应原的间距应为 2.5～5.0cm（高度可疑敏感的变应原应选择 5cm），并于注射后 15～25 分钟观察结果。Ⅰ型超敏反应皮内试验的阳性结果以风团为主，若出现红晕，结果判定可向下调一级。

599. A　免疫球蛋白 IgE 是指人体的一种抗体，存在于血液中。是正常人血清中含量最少的 Ig，总 IgE 升高可以引起Ⅰ型超敏反应。

600. B　测定血清或血浆 sIgE 含量，可用于寻找和确定变应原。

601. B　聚乙二醇（PEG）是乙二醇聚合而成的无电荷形多糖分子，分子量变化范围较大，常用的分子量是 6000，用 3%～4% 浓度的 PEG 可以选择性地将大分子免疫复合物沉淀下来，其作用机制尚不甚清楚。将 PEG 溶液与待检血清混合，置 4℃冰箱过夜后离心，将沉淀物用 PEG 溶液充分洗涤，重新溶解于 0.01mol/L 的 NaOH 中，在波长 280nm 下测量溶液的吸光度；也可利用散射比浊法直接测定 PEG 沉淀的免疫复合物；以不同浓度的热聚合 IgG 作为参考标准来计算 CIC 的含量。聚乙二醇法简单易行，是临床实验室常用的方法。但此法易受多种大分子蛋白和温度的干扰，特异性稍差。PEG 法还特别适用于沉淀获得 CIC，再进行解离分析其中的抗原与抗体。

602. A　C1q 固相法：先将 C1q 吸附于固相载体表面，加入待检血清使 CIC 与 C1q 结合，再加入同位标记的或酶标记的抗人 IgG 或 SPA，最后检测其放射活性或酶活性。此法特异性及敏感性较好，且操作简单。

603. C　抑制补体活性法的原理类似溶血反应。将一定量的补体（多为混合豚鼠血清）与灭活的待检血清混合温育，反应后加入致敏绵羊红细胞。如出现溶血表示血清中没有 CIC 存在；不溶血说明标本中有 CIC 存在。将血清标本做不同稀释，并与已知的热聚合 IgG 作对照，可以计算出 CIC 的含量。本方法的灵敏度较高，且易于在一般实验室开展，不足之处是特异性较差。

604. A 测定血清 IgE 时常用双抗体夹心 ELISA 法，操作方便，敏感性也很高，在临床上经常应用。

605. C 酶免疫印迹试验综合了 SDS - PAGE 的高分辨力和 ELISA 法的高特异性和敏感性，是一个有效的分析手段，不仅广泛应用于分析抗原组分及其免疫活性，并可用于疾病的诊断，还可同时检测多种 sIgE。

606. C 皮肤试验（skintest）简称皮试。当试验抗原进入致敏者皮肤时，皮肤中结合有 IgE 的肥大细胞或致敏 T 细胞就会与试验抗原结合，引发即刻型或迟发型的皮肤超敏反应。试验抗原也可从注射部位进入微血管，与循环中的相应抗体结合，形成的免疫复合物可在局部沉积，激活补体引起炎症。能够预防药物或疫苗过敏，对患者首次注射某批号的青霉素、链霉素或其他易过敏药物之前，必须做过敏试验；如果患者呈阳性反应（即使是可疑阳性），就应更换其他抗生素。

607. B 血清皮试试验能预防药物或疫苗过敏，对患者首次注射某批号的青霉素、链霉素或其他易过敏的药物之前，必须做过敏试验；如果患者呈阳性反应（即使是可疑阳性），就应更换其他抗生素。注射某种抗血清（例如抗破伤风血清和抗狂犬病血清）前也必须做过敏试验，如果呈阳性反应就需要换用精制抗体；或进行脱敏治疗（少量多次注射，使抗原逐渐中和血液中的抗体）。

608. C Ⅲ型变态反应又称免疫复合物型变态反应。参加反应的抗体多数是 IgG（免疫球蛋白 G），有补体参加，因此常可引起严重的组织损伤，如发热、关节疼痛、皮疹、蛋白尿及淋巴结肿大等。

609. A Ⅰ型变态反应的发生与血清中的 IgE 有直接关系。在抗原的刺激下，B 细胞转化为浆细胞而产生 IgE。IgE 可与外周血中的嗜碱性粒细胞及分布于呼吸道、消化道黏膜、皮下疏松结缔组织、血管周围的肥大细胞上的 IgE 受体结合，使机体处于致敏阶段（致敏阶段可维持半年至数年，若无同样抗原刺激，以后逐渐消失）。当相同抗原再次进入机体，便与吸附在靶细胞表面的 IgE 结合，激发了细胞内一系列酶反应，使细胞释放出嗜碱性颗粒。该颗粒脱出后，在一定条件下，可释放出组织胺、5 - 羟色胺等生物活性物质，它们具有相似的生物活性，可作用于皮肤、血管、呼吸道、消化道等效应器官，引起平滑肌痉挛、毛细血管扩张、血管通透性增加、腺体分泌增加等。血清变应性休克就有上述症状。

610. E 接触性皮炎是指皮肤黏膜接触外界某些物质后，主要在接触部位发生的炎症反应性皮肤病，变应原多数为半抗原。主要为Ⅳ型变态反应，是细胞介导的迟发型变态反应。当初次接触变应原后不立即发病，经过 4 ~ 20 天（平均 7 ~ 8 天）潜伏期，使机体先致敏，再次接触变应原后在 12 ~ 48h 即发生皮炎，严重者导致剥脱性皮炎。

611. A 斑贴试验是测定机体变态反应的一种辅助诊断方法。斑贴试验是目前临床用于检测Ⅳ型超敏反应的主要方法。适应证：接触性皮炎，职业性皮炎，手部湿疹，化妆品皮炎等。

612. E 系统性红斑狼疮（systemic lupus erythematosus，SLE）是一种累及多系统、多器官并有多种自身抗体出现的自身免疫性疾病。由于体内有大量致病性自身抗体和免疫复合物而造成组织损伤，临床上可出现各个系统和脏器损伤的表现，如皮肤、关节，浆膜、心脏、肾脏，中枢神经系统、血液系统等等。SLE 的诊断标准为：①蝶形红斑或盘形红斑；②光过敏；③口腔溃疡；④非畸形关节炎或关节痛；⑤浆膜炎（胸膜炎或心包炎）；⑥肾炎（蛋白尿，管形尿或血尿）；⑦神经系统损伤（抽搐和精神症状）；⑧血常规异常（白细胞 $<4\times10^9/L$ 或血小板 $<80\times10^9/L$ 或溶血性贫血）；⑨狼疮细胞或抗 dsDNA 抗体阳性；⑩抗 Sm 抗体阳性；ANA 阳性；狼疮带试验阳性；C3 补体低于正常。

613. D 抗 Sm 抗体：Sm 系一患者 Smith 的简称。1966 年 Tan&Kunkel 首先在患者 Smith 体内发现。抗原来源于小牛、兔胸腺、人脾等组织的一种酸性糖蛋白。抗 Sm 抗体可见于 1/3 或以上的 SLE 患者，不出现于其他疾病中，对 SLE 诊断有特异性，成为很有价值的 SLE 诊断标志，但无此抗体不能排除诊断。

614. E 抗 SCL - 70 抗体常出现在原因不明的器官纤维化的患者中。在 SLE 患者中出现频率最低。

615. B AMA：抗心肌抗体，结缔组织病（类风湿关节炎、全身性红斑狼疮）、肝病（原发性胆汁性肝硬化）患者的血清可产生心肌、骨骼肌的弥散性肌原纤维间免疫荧光，重症肌无力患者血清可使骨骼肌横纹（A 带）着染荧光。在原发性胆汁性肝硬化患者血清中的抗线粒体抗体，也可使心肌出现强的肌原纤维间荧光。

616. D ASMA 抗体：阳性见于狼疮性肝炎、自身免疫性肝炎、原发性胆汁性肝硬化、慢性活动性肝炎等。

617. C 抗中性粒细胞胞浆抗体（ANCA）是一种以中性粒细胞和单核细胞胞浆成分为靶抗原的自身抗体，对系统性血管炎、炎症性肠病、原发性硬化性胆管炎等多种疾病的诊断和鉴别诊断具有重要的意义，已成为自身免疫性疾病的一项非常重要的常规检测项目。

618. E 人类 B 细胞表面有膜表面免疫球蛋白，每一个 B 细胞表面带有不同类的 Ig，即 IgM、IgD、IgG、IgA 或 IgE。如用荧光法标记的抗人 IgM、IgD、IgG、IgA 及 IgE 抗体，分别同标记的荧光抗体染色，则荧光抗体与 B 细胞表面相应的膜表面免疫球蛋白（SmIg）结合，在荧光显微镜下观察，凡与荧光标记抗体结合的细胞则细胞膜呈现荧光，为 SmIg 阳性细胞，同时用普通光源照明，计数该视野的淋巴细胞总数，根据发荧光和不发荧光细胞的计数，可求得带各类 SmIg 细胞的百分数，把这些数相加为血液中 B 细胞的百分数，可以用来判断 B 淋巴细胞的成熟情况。

619. A　CD19 分布于除浆细胞外的不同发育阶段的 B 细胞表面，是鉴定 B 细胞的重要标志之一，也是 B 细胞活化的辅助受体，能加强跨膜信号转导，促进 B 细胞活化。B 细胞表面有 CD19、CD20、CD21、CD22 和 CD10 等分化抗原，其中有些系全部 B 细胞所共有，而有些仅活化 B 细胞所特有，据此可用相应的 CD 系列单克隆抗体，通过间接荧光免疫法、酶免疫组化或 ABC 法加以检测。

620. E　原发性 T 淋巴细胞免疫缺陷病是由于 T 细胞的遗传性缺陷，涉及 T 细胞前体和 T 细胞的发生、发育、分化和功能障碍。对 IgG、IgA、IgM 的检测，是为了检测 B 细胞的功能，因为抗体的形成是由 B 细胞分化而来的浆细胞形成的，与 T 细胞无关。

621. A　AFP 是诊断原发性肝癌较敏感和特异的肿瘤标志物，当发生原发性肝癌时，约 80% 的患者血清中 AFP 水平升高，AFP 水平在一定程度上反应肿瘤的大小，其动态变化与病情有一定的关系。丙氨酸氨基转移酶（ALT）升高在临床上是很常见的现象。肝脏是人体最大的解毒器官，该脏器是否正常，对人体来说是非常重要的。ALT 升高是肝脏功能出现问题的一个重要指标。在常见的因素里，各类肝炎都可以引起 ALT 升高。

622. B　α－L－岩藻糖苷酶（AFU）是一种溶酶体酸性水解酶，1980 年法国学者 Deugnier 等研究发现，AFU 在诊断肝细胞癌中敏感性好，阳性率高，是 AFP 阳性率的 3 倍以上，对 AFP 阴性病例及小细胞肝癌的诊断价值极大，是早期原发性肝癌诊断的有效指标。

623. A　AFP 是原发性肝癌（HCC）相对特异的肿瘤标志物，AFP 持续升高是发生 HCC 的危险因素。丙氨酸氨基转移酶升高在临床是很常见的现象。肝脏是人体最大的解毒器官，该脏器是否正常，对人体来说是非常重要的。在常见的因素里，各类肝炎都可以引起 ALT 升高，当患者患有肝癌时，常出现 AFP 与 ALT 曲线分离。

624. A　甲胎蛋白是一种糖蛋白，英文缩写为 AFP。正常情况下，这种蛋白主要来自胚胎的肝细胞，胎儿出生约 2 周后甲胎蛋白从血液中消失，因此正常人血清中甲胎蛋白的含量尚不到 20μg/L。

625. D　新生儿脐带血清 AFP 从浓度 70mg/L 水平开始生理性下降。出生后 2～3 周达到 500～4000μg/L，出生后大约 10 个月达正常成年人水平。

626. D　癌胚抗原可广泛存在于内胚叶起源的消化系统癌，也存在于正常胚胎的消化管组织中，在正常人血清中也可有微量存在。癌胚抗原是一个广谱性肿瘤标志物，它能向人们反映出多种肿瘤的存在，对大肠癌、乳腺癌和肺癌的疗效判断、病情发展、监测和预后估计而言是一个较好的肿瘤标志物，一般术后 6 周 CEA 会恢复正常水平。

627. C　CEA 最初发现于结肠癌和胎儿肠组织中，故名癌胚抗原。CEA 升高常见于大肠癌、胰腺癌、胃癌、小细胞肺癌、乳腺癌、甲状腺髓样癌等。但在吸烟、妊娠期和心血管疾病、糖尿病、非特异性结肠炎等疾病中，15%～53% 患者血清 CEA 也会升高，所以 CEA 不是恶性肿瘤的特异性标志，在诊断上只有辅助价值。当正常人吸烟时，肺会对吸入的物质产生反应，从而导致血清 CEA 浓度升高，因此有时会误诊为肺癌。

628. A　CEA 最初发现于结肠癌和胎儿肠组织中，故名癌胚抗原。CEA 升高常见于大肠癌、胰腺癌、胃癌、小细胞肺癌、乳腺癌、甲状腺髓样癌等，对腺癌肿瘤最敏感。

629. D　CEA 的检测方法：ELISA、RIA、荧光偏振免疫测定、化学免疫发光技术、自动化免疫分析等。其中最常用且敏感、重复性均较优的检测方法是化学免疫发光技术。

630. E　CEA 是存在于胎儿消化管组织的酸性多糖蛋白，不存在与消化道上皮细胞内。

631. A　癌抗原 15－3 是乳腺癌的辅助诊断指标，但在乳腺癌早期敏感性不高。早期阳性率为 60%，转移性乳腺癌的阳性率为 80%。癌抗原 15－3 也是术后随访，监测肿瘤复发、转移的指标。CA15－3 增高：见于乳腺癌、肺癌、结肠癌、宫颈癌等。乳腺、卵巢等非恶性肿瘤阳性率一般低于 10%。

632. C　使用变性胶长期贮存的标本是属于标本收集的原因，长期存储存在变性的可能，不属于患者本身的原因。

633. A　CA15－3 是乳腺癌的最重要的特异性标志物。但 CA549 并不如 CA15－3 那么有特异性，并不能通过单独的检测确诊，需要结合其他指标的检测，所以它不能作为乳腺癌普查的指标。

634. C　CA27－29 是由乳腺癌转移至腹腔积液中的细胞作为抗原所诱导的抗体所识别的糖类黏蛋白，在分子水平上看，其与 CA15－3 抗原具有同源性，CA27－29 的临床应用与 CA15－3 一样，但其诊断转移性乳腺癌的特异性和敏感性略有差别，二者都可用于健康人群的普查。

635. A　CEA 升高常见于大肠癌、胰腺癌、胃癌、小细胞肺癌、乳腺癌、甲状腺髓样癌等。

636. D　血清神经元特异性烯醇化酶（NSE）是神经元和神经内分泌细胞所特有的一种酸性蛋白酶，是神经内分泌肿瘤的特异性标志，如神经母细胞瘤、甲状腺髓质癌和小细胞肺癌（70%升高），可用于鉴别诊断、病情监测、疗效评价和复发预报。

637. C 肺癌病理分为非小细胞肺癌和小细胞肺癌两大类，Cyfra21－1是细胞角蛋白19的可溶性片段，目前主要用做肿瘤标志物，对非小细胞肺癌的诊断有较大意义。小细胞肺癌诊断用NSE。

638. E 若在临床上检测到ACTH减少，CEA升高，则基本可以确诊为支气管肺癌。

639. C Cyfra21－1的血清水平与年龄、性别、吸烟与否和妊娠等无关，若有气管插管，则会有大量的游离上皮细胞存在，会对Cyfra21－1检测造成影响。

640. D 从免疫组织化学研究看，瘤细胞对NSE、5－HT、CgA呈阳性，另有部分病例（10%）对Sy呈阳性反应，证明小细胞癌具有神经内分泌的功能。最近研究发现胃泌素前体释放肽也是存在于细胞上的标志物，可用来检测小细胞肺癌。

641. A CA72－4升高：卵巢癌（特异性升高）、胃癌、结肠癌、胰腺癌、肺癌。

642. D 胃的癌前病变是指一类容易发生癌变的胃黏膜病理组织学变化，即胃黏膜的异型增生和肠上皮化生，主要伴存于慢性萎缩性胃炎。当患者PGⅠ及PGⅠ/PGⅡ比值均明显降低时，可基本预测为胃癌的前期病变。

643. B 胃癌患者血清中甘氨酰脯氨酰二肽氨基肽酶（GPDA）明显降低，与正常人及胃肠良性病变相比，差异显著，而发生肝转移时，GPDA则升高。因此，GPDA可用于胃癌的鉴别诊断及肝转移的监测。

644. D DCA72－4水平与胃癌的分期有明显的相关性，一般在胃癌的Ⅲ～Ⅳ期增高，对伴有转移的胃癌病人，CA72－4的阳性率更远远高于非转移者。

645. E 近年有关端粒酶与肿瘤关系的研究进展表明，在肿瘤细胞中端粒酶还参与了对肿瘤细胞的凋亡和基因组稳定的调控过程。与端粒酶的多重生物学活性相对应，肿瘤细胞中也存在复杂的端粒酶调控网络，端粒酶的活性在真核细胞中通过端粒重复扩增法可检测到。通过蛋白质－蛋白质相互作用在翻译后水平对端粒酶活性及功能进行调控，则是目前研究端粒酶调控机制的热点之一。

646. B NMP22是一种核基质蛋白，是潜在的膀胱上皮特异性癌标志物。定量试验最初是用来预测肿瘤复发的。某人在研究中对231例有膀胱癌病史的患者进行特征分析，得出检测膀胱癌的NMP22最佳临界值为6.4U/ml，以此作为参考值，其敏感性和特异性分别为68%和80%。

647. E 病理状态下，机体发生凝血时，凝血酶作用于纤维蛋白，转变为交联纤维蛋白，同时纤溶系统被激活，降解形成各种FDP碎片。FDP升高，表示纤溶活性增强，提示体内存在着频繁的纤维蛋白降解过程。由于患有膀胱肿瘤，所以FDP会随着尿液排出。

648. B NMP22是一种核基质蛋白，是潜在的膀胱上皮特异性癌标志物。在细胞的凋亡过程中从细胞核中释放出来。

649. C BTA是膀胱肿瘤生长过程中释放进入膀胱中的复合物，与肿瘤的阶段和分级有关。

650. A TPA是一种组织多肽抗原，可当作肿瘤标志物，预后TPA会逐渐下降，若TPA持续升高，则表示预后不良。

651. A ras癌基因参与人类肿瘤的发生发展，最初是在急性转化性逆转录病毒实验中从Harvey、Kirsten两株大鼠肉瘤病毒中克隆出来的转化基因，自1982年Weinberg等人发现人的膀胱癌细胞中有活化的H－ras基因后，引起了人们对ras癌基因在人类肿瘤发生发展过程中所起的作用的极大关注，是人类实体瘤中常被识别的癌基因。

652. E Rb基因是一种肿瘤抑制基因，是最早发现的抑癌基因，是具有DNA结合活性的细胞生长调节因子。这种基因的蛋白质（protein）产物是一种转录（transcription）因子，其可控制驱使细胞进入分裂过程的重要基因表达，在细胞内具有抑制细胞增殖和控制细胞分化等功能。

653. C p53基因突变后，由于其空间构象发生改变，失去了对细胞生长、凋亡和DNA修复的调控作用，p53基因由抑癌基因转变为癌基因。

654. D PCA3可从癌变前列腺细胞中测定，准确度接近100%。此外，在前列腺外组织（良性和恶性）中尚未检测到PCA3转录，证明PCA3是目前已知前列腺癌最具特异性的标志物。不像血清PSA，PCA3不受年龄，前列腺体积或其他前列腺病（前列腺炎）的影响。

655. C C－erbB－2基因又称为neu或HER－2基因，定位于17号染色体q21区带上，是一种细胞来源癌基因，在多种肿瘤中其癌基因及其蛋白产物（P185）均有过度表达和扩增。对C－erbB－2癌基因蛋白产物P185的病理研究首先多见于乳腺癌，其作用也较为明确。目前普遍认为，C－erbB－2蛋白产物的阳性表达可作为判断乳腺癌预后的一个独立指标。

656. C HLA是具有高度多态性的同种异体抗原，HLA受控于称作人类主要组织相容性复合体（MHC）的基因簇。其化学本质为一类糖蛋白，由一条α重链（被糖基化的）和一条β轻链非共价结合而成。其肽链的氨基端向外（约占整个分子的3/4），羧基端穿入细胞质，中间疏水部分在胞膜中。HLA的识别功能是指在免疫反应中特有的协同作用，能引起不同个体间在移植时发生排斥反应。

657. E　20世纪发现，在不同种属或同种不同系别的个体间进行组织移植时，会出现排斥反应，其本质是细胞表面的同种异型抗原诱导的一种免疫应答。这种代表个体特异性的同种异型抗原称移植抗原或组织相容性抗原，其中能引起强而迅速排斥反应的抗原称主要组织相容性抗原，引起较弱排斥反应的抗原称次要组织相容性抗原。

658. B　HLAⅡ类抗原受控于HLA－D区（包含5个亚区），由HLA－DR、DQ、DP座位基因所编码，由其中的A基因和B基因分别为α重链和β轻链编码，抗原多态性取决于β轻链。HLA－Ⅱ类分子：主要为外源性抗原的递呈分子的免疫应答及免疫调节。

659. A　HLA－DR是MHC－Ⅱ类分子，含有2个分子量分别为36kD和27kD的亚基（α亚基和β亚基）。HLA－DR表达于B淋巴细胞、单核细胞、巨噬细胞、活化T淋巴细胞、活化NK淋巴细胞和人祖细胞上。它也表达于胸腺上皮细胞、脾和淋巴结的B淋巴细胞依赖区及B淋巴细胞淋巴瘤，所以是器官移植中HLA配型最重要的位点。

四、案例分析题

660. ABCDEF　该患者可能被患有肝炎的女友传染，患有HBV，IgG为既往感染，患者正处于感染阶段，故阴性。

661. B　患者现处于大三阳阶段，传染性强。

662. E　IgG阳性说明既往感染，患者痊愈并有免疫力，因为表面抗体阳性。

663. B　根据患者的临床表现可判断为类风湿关节炎，类风湿关节炎是一种炎症性、进行性、对称性和破坏性的关节性疾病，以关节晨僵、疼痛肿胀及功能障碍为主要临床表现。

664. ABCDEF　实验室检查主要有：血常规，红细胞沉降率，瓜氨酸相关抗体群，免疫蛋白泳，关节腔穿刺以及各种X线。

665. CDE　关节腔穿刺可穿刺出不透明草黄色渗出液，其中中性粒细胞可达10 000 ～50 000/ mm^3或更高，细菌培养呈阴性。疾病活动可见白细胞浆中含有RF和IgG补体复合物形成包涵体吞噬细胞，称类风湿细胞。渗出液中抗体的相对浓度（与蛋白质含量相比较）降低，RF阳性。其中有诊断意义的为：中性粒细胞可达10 000～50 000/mm^3或更高，细胞因子检测可发现TNF－α和IL－6等炎症因子升高，滑膜液中可发现由中性白细胞摄入聚集的IgG、IgM、RF、纤维蛋白、免疫复合物、DNA颗粒形成的一类细胞。

666. BCEF　治疗类风湿关节炎的生物制剂主要包括肿瘤坏死因子（TNF）－α拮抗剂、白细胞介素（IL）－1和IL－6拮抗剂、抗IL－2受体单抗、抗细胞黏附分子单抗、抗CD20单抗以及T细胞共刺激信号抑制剂等。

667. BC　患者肝脾肿大，胸骨压痛，粒系增多，可能是类白血病反应或慢性粒细胞白血病。

668. ACDEF　由于推测为血液病，所以无需腹部B超检查；由于非细菌、病毒等一系列外在因素导致的疾病，所以无需免疫球蛋白测定。

669. E　对于慢性粒细胞白血病，传统的抗慢粒药物治疗无效。慢粒的治疗可分为化疗、干扰素治疗和骨髓移植。

670. BCF　集落刺激因子（CSF）是指能够刺激多能造血干细胞和不同发育分化阶段的造血祖细胞增殖分化，在半固体培养基中形成相应细胞集落的细胞因子。目前发现的集落刺激因子有粒细胞－巨噬细胞集落刺激因子（GM－CSF）、粒细胞集落刺激因子（G－CSF）、红细胞生成素（EPO）、干细胞生长因子（SCF）、血小板生成素（TPO）和IL－11。

671. BCDE　由于皮肤上无明显的疱疹，所以无需疱疹病毒抗体检测；由于患者无乙肝、丙肝的明显症状，所以无需检测抗HCV抗体，HBsAg。

672. ABCEG　推测患者为由于外来生物导致的疾病，而非分子水平上的细菌或病毒等，所以无需血清免疫球蛋白检测。

673. ABCD　HIV的主要靶细胞是$CD4^+$的T细胞和单核－巨噬细胞，Langerhans细胞、淋巴结的树突状细胞、脑小胶质细胞等亦可被感染。细胞表面的CD4分子是HIV的主要受体，次要受体有Fc受体和半乳糖神经酰胺受体。当HIV与靶细胞接触时，病毒体的包膜糖蛋白刺突gp120与细胞上的特异受体CD4分子的V1区结合，引起gp41分子构型的改变，其疏水性N末端伸入靶细胞膜，使病毒包膜与细胞膜发生融合。另外HIV还需要一些辅助受体才能导致病毒包膜与靶细胞膜形成有效融合作用。如趋化因子受体CXCR4和CCR5。

674. ABCDEFG　艾滋病患者有发热、腹泻、体重下降、全身浅表淋巴结肿大，常合并各种条件性感染（如肺军团菌感染、口腔念珠菌感染、卡氏肺囊虫肺炎、巨细胞病毒感染、疱疹病毒感染、弓形体病、隐孢子虫感染、隐球菌脑膜炎、肺结核）和肿瘤（如卡波西肉瘤、淋巴瘤等），部分中青年患者可出现痴呆。

675. AEF　艾滋病治疗监测指标有：$CD4^+$T淋巴细胞绝对计数，$CD4^+$/$CD8^+$比值，HIV－RNA水平。

676. CE　优生四项（TORCH）是医院对人体进行检查的方式，包括风疹病毒、巨细胞病毒、弓形体和单纯疱疹病毒；血培养，是一种将新鲜离体的血液标本接种于营养培养基上，在一定温度、湿度等条件下，使对营养要求较高的细菌生长繁殖并对其进行鉴别，从而确定病原菌的一种人工培养法。

677. B TORCH综合征是指可导致先天性宫内感染及围产期感染而引起围产儿畸形的症状。风疹病毒抗体及弓形虫抗体均（+），表明患者受风疹病毒和弓形虫同时入侵。

678. BEF 婴儿肝炎综合征简称婴肝征，它不是一种独立的疾病。而是指一组1岁以内（包括新生儿期）起病，伴有血清胆红素升高，肝脏肿大（或肝脾肿大）和肝功能损害的临床症候群。支气管肺炎伴心力衰竭：阵发性咳嗽，呼吸困难，X线胸片示两侧肺斑片状阴影，脉搏190次/分。TORCH综合征：风疹病毒抗体及弓形虫抗体均（+）。

679. ABCEF 供肾首先要验型，ABO血型完全相同者为好，在器官无法选择的情况下，不强调HLA配型，但预存的细胞毒抗体必须阴性，若交叉淋巴毒试验阳性则无法供肾，"可允许的不相容匹配法则"规定必须匹配位点包括10个Ⅰ类和5个Ⅱ类HLA位点，选择最佳HLA配型的供者器官。

680. ABCDE 对于肾移植术后的存活，个体差异非常大。因个人体质不同，术后恢复不同，影响移植肾存活的主要因素很多，如供受体的年龄、体重，受者的免疫状态、肾脏的冷热缺血时间、抗排斥用药的选择、用药浓度的调整、受体对排斥药物的反应，受者有无高血压、高血脂、糖尿病等都可影响移植肾的存活时间。亲属肾移植存活优于尸体肾移植，存活最长的近30年，但也有几个月或几年的。另外术后感染也是影响术后患者存活的一个主要因素。手术消除淋巴细胞无意义，因为受体自身还会产生淋巴细胞。

681. ADEF 血细胞和病毒微生物的监测数据对肾移植的影响不大，因为肾移植导致不成功主要是免疫系统的排斥，所以监测免疫的相关数据才有意义。

682. AE 患儿发热时间较长，同时伴有心动过速、心脏瓣膜受损体征，应考虑与感染有关的疾病如风湿热、病毒性心肌炎，因否认先心病病史，可不考虑此诊断，患儿只有心脏单个器官功能受损，无关节及其他器官功能改变，故先不考虑SLE和类风湿关节炎。

683. ABCDEFG 该患儿考虑为风湿热，故应检查血常规、CRP、ASO、红细胞沉降率等；患儿有长期发热应排除特殊病原体感染故检查PPD试验、细菌培养；柯萨奇病毒为心肌炎的常见致病病原体，故应予以检测。

684. AB 患儿上述实验室检查均为阳性，且ASO阳性，支持A群乙型溶血性链球菌感染。对青霉素治疗敏感，考虑诊断为风湿热。

685. ACD WBC、CRP和ESR为监测风湿热病情活动性的指标，其他项目均不是反映病情活动性的指标。

686. ADE 风湿性心脏病为A群乙型溶血性链球菌感染后，具有与心瓣膜相同的抗原导致的自身免疫耐受被打破，非致病菌的直接感染损伤，ASO只能反映经历过链球菌感染，不能反映病情活动性。ASO阳性是链球菌感染的重要依据。风湿热多有家族多发和遗传倾向。

687. AC A群乙型溶血性链球菌感染引起的心瓣膜疾病属于Ⅱ型超敏反应性疾病，其特点为：①抗原或抗原抗体复合物存在于细胞膜上；②介导的抗体是IgG和IgM；③有补体、吞噬细胞和NK细胞参与；④后果是靶细胞被破坏。

第三章　临床化学专业

一、单选题：每道试题由1个题干和5个备选答案组成，题干在前，选项在后。选项A、B、C、D、E中只有1个为正确答案，其余均为干扰选项。

1. 1型糖尿病占所有糖尿病的

A. 1%～2%　B. 10%～15%
C. 30%～40%　D. 50%～65%
E. 40%～50%

2. 下列方法中用于检测基因转录水平的是

A. 反转录PCR　B. 单链构象多态性
C. 限制性内切酶图谱　D. 限制性片段长度多态性
E. DNA序列分析

3. 用于评价SLE活动性的细胞因子是

A. IL－2　B. IFN
C. IL－12R　D. IL－4
E. IL－12

4. 最早建立的HLA分型技术是

A. 限制性片段长度多态性（RFLP）
B. 基因芯片法
C. SBT分型法
D. FCM－SSO
E. PCR－SSP

5. 若在耐甲氧西林的金黄色葡萄球菌（MRSA）中检测出mecA基因，临床上应首选的抗生素是

A. 青霉素　B. 万古霉素
C. 红霉素　D. 氯霉素
E. 头孢他啶

6. 形成DNA指纹图的特征片段是

A. cDNA　B. ASO
C. MRNA　D. VNTR
E. RRNA

7. PCR扩增人类牙釉质蛋白基因可用于

A. 组织配型　B. 疾病诊断
C. 亲子鉴定　D. 性别鉴定
E. 治疗效果判断

8. 在天然蛋白质的组成中，不含有的氨基酸是

A. 精氨酸　B. 瓜氨酸
C. 半胱氨酸　D. 脯氨酸
E. 胱氨酸

9. 不使蛋白质变性的因素是

A. 重金属盐　B. 强酸、强碱
C. 有机溶剂　D. 加热、震荡
E. 盐析

10. 拓扑异构酶可改变超螺旋结构的

A. 数量和结构　B. 数量和功能
C. 类型和结构　D. 类型和功能
E. 数量和类型

11. DNA的变性是指

A. DNA分子进一步形成超螺旋
B. DNA双链形成左手螺旋
C. 断开互补碱基之间的氢键，双链解离为单链
D. 断开碱基与脱氧核糖之间的糖苷键
E. 3′，5′－磷酸二酯键断裂

12. 肝中含量最多的LDH同工酶是

A. LDH1　B. LDH2
C. LDH3　D. LDH4
E. LDH5

13. 成熟红细胞仅靠糖无氧氧化供给能量是因为

A. 无ATP　B. 无CoA
C. 无线粒体　D. 无氧
E. 无微粒体

14. 下列物质中，能够在底物水平上生成GTP的是

A. 乙酰CoA　B. 琥珀酰CoA
C. 脂肪酰CoA　D. 丙二酸单酰CoA
E. HMG－CoA

15. 不能氧化利用脂肪酸的组织是

A. 脑　B. 心肌
C. 肝脏　D. 肾脏
E. 肌肉

16. 在肝肾中存在一种L－氨基酸氧化酶，属黄素酶类，其辅基是

A. 维生素B_6　B. 维生素B_{12}
C. 生物素　D. FMN或FAD
E. TPP

17. $N^5-CH_3-FH_4$的$-CH_3$可用于合成

A. N^5，$N^{10}=CH-FH_4$　B. N^5，$N^{10}-CH_2-FH_4$
C. 甲硫氨酸　D. 嘧啶
E. 嘌呤

18. 下列核苷酸经核糖核苷酸还原酶催化，能转变生成脱氧核苷酸的是

A. NMP　B. NDP
C. NTP　D. dNTP
E. dNMP

19. 5-FU 抑制

A. CDP 生成 dCDP　B. dUDP 生成 dUMP
C. dUMP 生成 dTMP　D. UDP 生成 dUDP
E. UTP 生成 CTP

20. 生物转化中最主要的第一相反应是

A. 水解反应　B. 合成反应
C. 还原反应　D. 脱羧反应
E. 氧化反应

21. 胆汁中含量最多的固体成分是

A. 无机盐　B. 胆盐
C. 黏蛋白　D. 胆固醇
E. 胆色素

22. 影响血红素合成的物质是

A. Fe^{2+}　B. Ca^{2+}
C. 铅　D. 氨基酸
E. 葡萄糖

23. 下列对游离胆红素的叙述，正确的是

A. 胆红素与葡萄糖醛酸结合
B. 水溶性较大
C. 不易透过生物膜
D. 可通过肾脏随尿排泄
E. 与重氮试剂间接反应阳性

24. 关于肝脏代谢特点的叙述，错误的是

A. 能将氨基酸脱下的氨合成尿素
B. 是脂肪酸氧化的重要部位
C. 将糖原最终分解成葡萄糖
D. 能进行糖原合成及储存
E. 是体内唯一进行糖异生的器官

25. 在肝脏能转变成 NAD^+ 或 $NADP^+$ 的维生素是

A. 维生素 PP　B. 维生素 B_1
C. 维生素 C　D. 维生素 B_2
E. 维生素 B_{12}

26. 细胞水平的调节机制不包括

A. 别构调节　B. 酶含量调节
C. 激素调节　D. 化学修饰
E. 隔离分布

27. 最常见的化学修饰是

A. 酶蛋白的合成与降解
B. 磷酸化与去磷酸化
C. 聚合与解聚
D. 甲基化与去甲基化
E. 乙酰化与去乙酰化

28. 底物对酶含量的影响，通常的方式是

A. 抑制酶蛋白降解　B. 阻碍酶蛋白合成
C. 诱导酶蛋白合成　D. 促进酶蛋白降解
E. 使酶蛋白磷酸化

29. 短期饥饿时，维持血糖浓度正常的主要因素是

A. 肝脏糖异生作用　B. 肌糖原分解
C. 组织蛋白质分解　D. 肾脏糖异生作用
E. 减少组织葡萄糖消耗

30. 外显子通常代表

A. 一段可转录的 DNA 序列
B. 一段转录调节序列
C. 一段编码的 DNA 序列
D. 一段非编码的 DNA 序列
E. 一段可复制的 DNA 序列

31. 顺式作用元件包括

A. 转录因子　B. 启动子
C. 结构基因　D. RNA 聚合酶
E. 外显子

32. 线粒体 DNA 是

A. 线状 DNA，其遗传密码与核 DNA 的遗传密码完全相同
B. 线状 DNA，其遗传密码与核 DNA 的遗传密码不完全相同
C. 环状 DNA，其遗传密码与核 DNA 的遗传密码完全相同
D. 环状 DNA，其遗传密码与核 DNA 的遗传密码不完全相同
E. 环状 DNA，其遗传密码与核 DNA 的遗传密码完全不同

33. DNA 的生物合成方向是

A. 3′→5′　B. C→N
C. 5′→3′　D. N→C
E. 从两侧向中心

34. 在复制起始相关蛋白质中，具有合成 RNA 引物作用的是

A. Dna A　B. Dna B
C. Dna C　D. Dna G
E. SSB

35. 下列关于真核生物 DNA 复制特点的描述，错误的是

A. RNA 引物较小
B. 冈崎片段较短
C. 片段连接时由 ATP 供给能量
D. 在复制单位中，DNA 链的延长速度较慢
E. 仅有一个复制起点

36. 线粒体 DNA 的复制是
A. 采用滚环式复制
B. 采用 D 环复制模式
C. 两条亲代双链同时复制
D. 两条亲代双链在同一起点复制
E. 前导链与后随链同时合成

37. 遗传性着色性干皮病的发病机制是
A. 细胞膜通透性升高引起失水
B. 温度敏感性转移酶类失活
C. 紫外线照射诱导有毒力的前病毒
D. DNA 修复系统缺陷
E. 细胞不能合成类胡萝卜素

38. 转录与 DNA 复制的不同点是
A. 遗传信息储存于碱基序列中
B. 新生链的合成遵守碱基配对原则
C. RNA 聚合酶缺乏校正功能
D. 合成方向为 5′→3′
E. 需要消耗能量

39. 能辅助真核生物 RNA 聚合酶结合启动子的是
A. 起始因子　B. 延长因子
C. 转录因子　D. σ 因子
E. 增强子

40. 真核生物 RNA 聚合酶Ⅱ催化转录后的产物是
A. tRNA　B. hnRNA
C. 5.8SrRNA　D. 5SrRNA
E. 45SrRNA

41. 下列关于 ribozyme 的叙述，正确的是
A. 即核酸酶
B. 本质是蛋白质
C. 本质是核糖核酸
D. 其辅酶是辅酶 A
E. 即核酸外切酶

42. 遗传密码的简并性是指
A. 甲硫氨酸密码可作起始密码
B. 一个密码子可代表多个氨基酸
C. 多个密码子可代表同一氨基酸
D. 密码子与反密码子之间不严格配对
E. 所有生物可使用同一套密码

43. 生物体利用氨基酸合成蛋白质时，其活化方式为
A. 磷酸化
B. 与甲硫氨酸相结合
C. 生成氨基酰辅酶 A
D. 生成氨基酰 - tRNA
E. 与起始因子相结合

44. 关于原核生物核糖体上的转位，下列叙述正确的是
A. 空载 tRNA 的脱落发生在 A 位
B. 肽酰 - tRNA 的转位要求 EF - G 和 GTP
C. 核糖体沿 mRNA 3′→5′方向相对移动
D. 核糖体与 mRNA 相对移动距离相当于 1 个核苷酸的长度
E. 肽酰 - tRNA 由 P 位转向 A 位

45. 氯霉素的抑菌机制是
A. 特异地抑制 eEF - 2 的活性
B. 活化蛋白激酶，从而影响 IF 磷酸化
C. 与细菌核糖体的大亚基结合，抑制转肽酶活性，从而阻断肽链延长
D. 使 mRNA 降解
E. 阻碍氨基酰 - tRNA 与核糖体小亚基结合

46. 下列选项中，属于蛋白质生物合成抑制剂的是
A. 5 - 氟尿嘧啶　B. 卡那霉素
C. 甲氨蝶呤　D. 别嘌呤醇
E. 鱼藤酮

47. 人类染色体总 DNA 是
A. 3×10^9bp
B. 50 000 ~ 100 000bp
C. 1.72×10^6bp
D. 全部核苷酸序列已测出
E. 不同种族不同个体差别很大

48. 在乳糖操纵子中，CAP 的正性调节发生在
A. 葡萄糖浓度较高，cAMP 浓度较低时
B. 葡萄糖浓度较低，cAMP 浓度较高时
C. 无葡萄糖，cAMP 浓度较低时
D. 无葡萄糖，cAMP 浓度较高时
E. 葡萄糖浓度较高，cAMP 浓度较高

49. Lac 阻遏蛋白结合乳糖操纵子的
A. P 序列　B. O 序列
C. CAP 结合位点　D. I 基因
E. Z 基因

50. 一个操纵子通常含有下列的
A. 一个启动序列和一个编码基因
B. 一个启动序列和数个编码基因
C. 数个启动序列和一个编码基因

D. 数个启动序列和数个编码基因
E. 两个启动序列和数个编码基因

51. 下列与 CAP 位点结合的物质是
A. RNA 聚合酶
B. 操纵子
C. 分解代谢物基因激活蛋白
D. 阻遏蛋白
E. cGMP

52. 下列哪种物质不是细胞间信息分子
A. 乙酰胆碱　B. 白细胞介素
C. NO　D. 胰岛素
E. 葡萄糖

53. 下列哪种酶激活后会直接引起 cAMP 浓度降低
A. 蛋白激酶 A　B. 蛋白激酶 C
C. 磷酸二酯酶　D. 磷脂酶 C
E. 蛋白激酶 G

54. 第二信使 DAG 的来源是
A. 三酰甘油水解而成　B. PIP_2水解生成
C. 卵磷脂水解产生　D. 在体内合成
E. 由胆固醇转化而来

55. 活化 G 蛋白的核苷酸是
A. CTP　B. ATP
C. GTP　D. UTP
E. TTP

56. 下列涉及 G 蛋白耦联受体信号的主要途径是
A. cAMP - PKA 信号途径
B. 酪氨酸激酶受体信号途径
C. 雌激素 - 核受体信号途径
D. 丝/苏氨酸激酶受体信号途径
E. MAPK 通路

57. 表皮生长因子的受体本身是哪一种酶
A. 蛋白酪氨酸激酶　B. 蛋白水解酶
C. 蛋白丝/苏氨酸激酶　D. 磷酸化酶
E. 磷脂酶

58. DNA 探针必须
A. 是双链分子　B. 在杂交前变性
C. 在杂交后变性　D. 加入引物
E. 加入 poly（A）

59. 下列可用于蛋白质定量和定性分析的方法是
A. 基因组 PCR　B. Northernblotting
C. RNA 酶保护实验　D. RT - PCR
E. 免疫印迹

60. PCR 实验不需要下列哪种物质
A. 引物　B. 4 种 dNTP
C. 模板　D. TaqDNA 聚合酶
E. RNA 聚合酶

61. 有关 RT - PCR 实验的叙述，正确的是
A. 需要先进行 PCR，再进行逆转录
B. 该反应的最初起始模板不是 DNA
C. 合成的终产物是基因组 DNA
D. 在进行 PCR 时，模板不是 cDNA
E. 逆转录合成的产物是 RNA

62. 在下列各项中，影响 PCR 反应特异性的因素不包括
A. Mg^{2+}浓度　B. 模板纯度
C. 引物长度　D. 退火温度
E. 变性时间

63. 在下列选项中，不属于重组 DNA 技术常用工具酶的是
A. 拓扑异构酶　B. DNA 连接酶
C. 逆转录酶　D. 限制性核酸内切酶
E. TaqDNA 聚合酶

64. 下列 DNA 中，一般不用作克隆载体的是
A. 质粒 DNA　B. 大肠埃希菌 DNA
C. 病毒 DNA　D. 噬菌体 DNA
E. 酵母人工染色体

65. 无荚膜肺炎链球菌与有荚膜肺炎链球菌的 DNA 混合培养，产生有荚膜菌的过程为
A. 转导　B. 重组
C. 转化　D. 突变
E. 转座

66. 用同一种限制酶切割载体和目的基因后进行连接，连接产物会含大量自身环化载体，采用下列哪种酶处理，可防止载体自身环化
A. 核酸内切酶　B. 核苷酸激酶
C. 核酸外切酶　D. 末端转移酶
E. 碱性磷酸酶

67. 在已知部分序列的情况下，获得目的 DNA 最常用的方法是
A. 化学合成法　B. 聚合酶链式反应
C. 筛选 cDNA 文库　D. 筛选基因组文库
E. DNA 合成仪合成

68. 蛋白质的体外表达系统大体上可分为
A. 细菌表达系统与病毒表达系统
B. 昆虫表达系统与酵母表达系统
C. 酵母表达系统与病毒表达系统
D. 原核表达系统与真核表达系统

E. 哺乳动物表达系统与细菌表达系统

69. 由插入序列和转座子介导的基因移位或重排称

A. 转座　　B. 转导

C. 转染　　D. 转化

E. 接合

70. 酵母双杂交技术被用来研究

A. 哺乳动物功能基因的表型分析

B. 酵母细胞的功能基因

C. 蛋白质的相互作用

D. 基因的表达调控

E. 核酸 - 蛋白质的相互作用

71. 双脱氧法测序时，为了获得鸟苷酸残基为末端的一组大小不同的 DNA 片段，应该选择哪种物质

A. ddTTP　　B. ddCTP

C. ddGTP　　D. ddATP

E. ddUTP

72. 下列关于 PTEN 的叙述，正确的是

A. 细胞内受体

B. 为肿瘤抑制基因

C. 作为第二信使

D. 具有丝氨酸/苏氨酸激酶活性

E. 具有 GTP 酶活性

73. 下列关于致癌病毒的描述，正确的是

A. 可以将正常细胞转化为癌细胞

B. 能直接引起肿瘤

C. 以 DNA 为遗传物质

D. 以 RNA 为模板合成 mRNA

E. 含有转化酶

74. 下列哪项不是原癌基因的特点

A. 广泛存在于生物界

B. 基因序列呈高度保守

C. 表达产物有正调控作用

D. 一旦激活易致癌

E. 表达产物呈负调控作用

75. 下列可以导致原癌基因激活的机制是

A. 获得启动子

B. 转录因子与 RNA 的结合

C. 抑癌基因的过表达

D. p53 蛋白诱导细胞凋亡

E. 抑癌基因的扩增

76. 以下哪种方法不作为基因诊断的常用技术

A. 基因芯片　　B. 核酸分子杂交

C. PCR　　D. 基因测序

E. 基因失活

77. 用正常的基因通过体内基因同源重组，原位替换致病基因，完全恢复正常基因功能的基因治疗方法是

A. 基因置换　　B. 基因失活

C. 基因增补　　D. 基因矫正

E. 基因沉默

78. 在基因治疗时，目前下列哪一种细胞不允许作为靶细胞

A. 淋巴细胞　　B. 肿瘤细胞

C. 生殖细胞　　D. 肝细胞

E. 造血细胞

79. 下列各项中不属于功能基因组学研究内容的是

A. 蛋白质组学　　B. 鉴定（注释）基因

C. 转录组学　　D. 描述基因表达模式

E. 分析基因序列之间的差异与相似性

80. 限制性片段长度多态性（RFLP）是由于

A. 碱基改变发生在内含子上

B. 碱基改变发生在外显子上

C. 碱基改变发生在增强子上

D. 碱基改变发生在微卫星上

E. 碱基改变发生在酶切位点上

81. 基因组较大的生物进行基因组测序时最常用的基因组文库载体是

A. 质粒载体　　B. 噬菌体载体

C. BAC　　D. YAC

E. 黏粒载体

82. 柠檬酸循环中底物水平磷酸化的反应是

A. 琥珀酸→延胡索酸

B. 异柠檬酸→α - 酮戊二酸

C. 柠檬酸→异柠檬酸

D. α - 酮戊二酸→琥珀酰酶 A

E. 琥珀酰 CoA→琥珀酸

83. 在生物转化第二相反应中，最常见的一种结合物是

A. 硫酸　　B. 磷酸

C. 氨基酸　　D. 葡萄糖醛酸

E. 甲基

84. 体内脂肪分解的限速酶是

A. 胰脂肪酶　　B. 肝脂肪酶

C. 甘油单酯脂肪酶　　D. 蛋白激酶

E. 激素敏感性脂肪酶

85. 真核生物基因组的非编码序列所占比例为

A. 90% 以上　　B. 大约 50%

C. 5%　　D. 90% 以下

E. 10%

86. 转基因动物时，整合到动物细胞基因组内的是

A. 病毒 DNA
B. 细菌 DNA
C. mRNA
D. 目的基因
E. rRNA

87. hCG 的主要清除器官是

A. 肝脏
B. 肾脏
C. 胎盘
D. 肝脏和肾脏
E. 胎盘和肾脏

88. 不是由胰腺分泌的酶是

A. 羧基肽酶
B. 胆固醇酯酶
C. 脂肪酶
D. 核糖核酸酶
E. 肠激酶

89. hCG 是一种糖蛋白，其分子量为

A. 93.7kD
B. 37.9kD
C. 39.7kD
D. 79.3kD
E. 73.9kD

90. 被称为“好胆固醇”的是

A. HDL－C
B. VLDL－C
C. CM－C
D. LDL－C
E. IDL－C

91. 不属于骨形成标志物的是

A. C－端前肽
B. N－端前肽
C. 骨碱性磷酸酶
D. 骨钙素
E. 耐酒石酸酸性磷酸酶

92. 不参与酸碱平衡调节的是

A. 细胞外液的缓冲体系
B. 细胞内液的缓冲体系
C. 肺
D. 肾
E. 肝胆系统

93. 在γ－GT 测定中，下列何种底物由于有较好的溶解度而可显著增加酶的最大反应速度

A. 双甘肽
B. 对硝基苯胺
C. γ－谷氨酰对硝基苯胺
D. γ－谷氨酰－3－羧基－对硝基苯胺
E. γ－谷氨酰－α－萘胺

94. CK 是由 2 个亚单位组成的二聚体，产生的同工酶有

A. 2 种
B. 3 种
C. 4 种
D. 5 种
E. 6 种

95. 通过基因水平的操纵而达到治疗或预防疾病的疗法是

A. 体细胞治疗
B. 细胞治疗
C. 基因治疗
D. 光量子治疗
E. 分子学治疗

96. 积液 LD 与血清 LD 的比值大于多少时，符合渗出液的特点

A. 0.1
B. 0.2
C. 0.3
D. 0.4
E. 0.6

97. 有关氨基苷类抗生素治疗药物浓度监测的叙述，错误的是

A. 可检测稳态谷浓度
B. 可检测稳态峰浓度
C. 多检测血清药物浓度
D. 可采用肝素抗凝血浆
E. 特别适用于免疫学方法检测

98. 关于血清蛋白电泳的论述，错误的是

A. 在 pH 8.6 的缓冲液中，血清蛋白均带有负电荷
B. 电压越高，蛋白质移动越快
C. 离子强度越大，蛋白移动越快
D. 热效应可使电泳区带分离不清
E. 蛋白质在滤纸上向阴极移动

99. 发生肝细胞性黄疸时，下列哪种结果是正确的

A. 血中结合胆红素和未结合胆红素均增高，尿胆素原正常或升高，尿胆红素阳性
B. 血中结合胆红素正常，未结合胆红素增多，尿胆素原正常或升高，尿胆红素阳性
C. 血中结合胆红素高度增加，未结合胆红素增加，尿胆素原减少，尿胆红素强阳性
D. 血中结合胆红素正常，未结合胆红素高度增加，尿胆素原增多，尿胆红素阴性
E. 血中结合胆红素增加，未结合胆红素正常，尿胆素原增多，尿胆红素阴性

100. 可用自动生化分析仪进行批量标本血清 K^+ 测定的方法为

A. 火焰光度法
B. 化学测定法
C. 离子色谱法
D. 滴定法
E. 电量分析法

101. 关于前清蛋白的说法，不正确的是

A. 是运载蛋白
B. 是营养不良的敏感指标
C. 是肝功能不全的敏感指标
D. 不是急性时相反应蛋白

E. 分子量比清蛋白小

102. 急性心肌梗死发作后，血中哪项指标增高幅度最大

A. 乳酸脱氢酶（LD）

B. 天门冬氨酸氨基转移酶（AST）

C. 肌酸激酶同工酶（CK－MB）

D. 肌钙蛋白

E. LD_1/LD_2

103. 发射光谱分析法是下列哪类测定法的原理

A. 火焰光度法　　B. 离子选择电极法

C. 化学比色法　　D. 免疫比浊法

E. 放射免疫法

104. 代谢性酸中毒失代偿期可出现

A. 血浆 pH 和 HCO_3^- ↓，PCO_2 ↑

B. 血浆 PCO_2 和 HCO_3^- ↓，pH ↑

C. 血浆 pH、PCO_2、HCO_3^- 均↓

D. 血浆 pH 和 PCO_2 ↑，HCO_3^- ↓

E. 血浆 pH、PCO_2 和 HCO_3^- 均↑

105. 与肝硬化代谢改变不符的是

A. 低清蛋白血症

B. 严重黄疸

C. 蛋白电泳可见 γ－球蛋白增加

D. 凝血功能障碍

E. A/G 比值降低

106. 肝细胞坏死时，下列血中指标描述正确的是

A. 亮氨酸升高

B. 缬氨酸升高

C. 苯丙氨酸下降

D. 酪氨酸下降

E. 氨基酸的支/芳比值下降

107. 乙醇性肝炎在病理组织学上以肝细胞坏死为主要变化，以下机制不正确的是

A. 乙醇性肝损伤时蛋白潴留

B. 蛋白分泌障碍

C. 乙醇和乙醛造成线粒体损伤

D. 乙醇引起代谢亢进状态造成耗氧量增加

E. 肝中还原型谷胱甘肽增加和过氧化脂质减少

108. 蛋白电泳测定过程中，白蛋白区带染色出现空泡主要是

A. 染色液浓度过大

B. 白蛋白浓度偏高或加样量较大

C. 电泳速度较快

D. 洗脱时间较长

E. 电泳缓冲离子浓度偏高

109. 肝硬化时血浆蛋白质的变化除外

A. IgG 和 IgA 升高

B. α_1－抗胰蛋白酶升高

C. 前清蛋白降低

D. IgM 下降

E. 可出现抗核抗体

110. 尿液渗透压测定与尿中溶质的哪项指标有关

A. 分子大小

B. 离子大小

C. 分子（离子）数量

D. 分子（离子）所带正电荷

E. 分子（离子）所带负电荷

111. 采用碱性苦味酸两点动力学法测定血肌酐时，应准确地读取反应后哪两个时间点的吸光度

A. 10 秒和 20 秒　　B. 20 秒和 100 秒

C. 20 秒和 80 秒　　D. 60 秒和 100 秒

E. 60 秒和 120 秒

112. 胰岛素的作用机制是

A. 与细胞膜上特异性受体结合，进入细胞对糖代谢发挥作用

B. 直接渗透到细胞内对糖代谢发挥作用

C. 直接渗透到细胞内与核内蛋白结合而发挥作用

D. 与细胞膜上特异性受体结合，经过第二信使传递直接参与糖代谢的调节

E. 与细胞膜上特异性受体结合，改变膜成分的排列结构，再通过第二信使引起细胞内生物学反应

113. 关于糖化血红蛋白（GHB），下列叙述不正确的是

A. 糖尿病病情控制后 GHB 浓度缓慢下降，此时血糖水平虽然正常，但 GHB 仍较高

B. GHB 形成多少取决于血糖浓度和作用时间

C. GHB 可作为糖尿病长期控制的指标

D. 用于早期糖尿病的诊断

E. GHB 是 HbA 与己糖缓慢并连续的非酶促反应产物

114. 下列哪项在胸痛发作后 6～12 小时不升高，是排除急性心肌梗死很好的指标

A. CK　　B. CK－MB

C. Mb　　D. cTnT

E. cTnI

115. 血清三酰甘油升高主要见于各种高三酰甘油血症，如 TG ＞11.3mmol/L 时，极易发生的并发症是

A. 甲亢　　B. 脑梗死

C. 急性胰腺炎　　D. 营养不良

E. 肾病综合征

116. 患者近2年来身体明显虚弱无力，食欲减退，消瘦，皮肤黏膜均有色素沉着，身体抵抗力下降。实验室检查结果为：血糖降低，血钠降低，血钾、血钙升高，血皮质醇降低，尿17－羟皮质类固醇、17－酮皮质类固醇降低，血浆ACTH升高，ACTH兴奋试验无反应。则该患者患何种疾病的可能性最大

A. 原发性肾上腺皮质功能减退症

B. 肾上腺皮质腺瘤

C. 肾上腺皮质腺癌

D. 异源性ACTH综合征

E. 继发性肾上腺皮质功能减退症

117. 尿β_2－微球蛋白测定，主要反映的病变部位是

A. 肾小球　B. 肾小管

C. 尿道　D. 膀胱

E. 肾盂

118. 糖尿病多尿的原因是

A. 高血糖引起的渗透性利尿

B. 饮水过多

C. 体内产生水过多

D. 水中毒

E. 抗利尿激素减少

119. 全自动生化分析仪比色杯的材料多用

A. 光学玻璃

B. 隔热玻璃

C. 不吸收紫外线的石英玻璃

D. 防爆玻璃

E. 含特殊金属的玻璃

120. AST测定的基质是

A. 丙氨酸和α－酮戊二酸

B. 丙酮酸和谷氨酸

C. 天门冬氨酸和α－酮戊二酸

D. 草酰乙酸和谷氨酸

E. 谷胱甘肽和丙氨酸

121. 称取KCl 0.447g和NaCl 9.36g，溶于蒸馏水倒入1000ml容量瓶中，稀释至刻度，此时溶液中Na^+、K^+浓度相当于（原子量K＝39，Na＝23，Cl＝35.5）

A. Na^+140mmol/L，K^+5.5mmol/L

B. Na^+145mmol/L，K^+6.0mmol/L

C. Na^+150mmol/L，K^+5.5mmol/L

D. Na^+155mmol/L，K^+5.0mmol/L

E. Na^+160mmol/L，K^+6.0mmol/L

122. 胆固醇系结石胆汁中胆汁酸组成发生何种改变

A. 胆酸比例减低

B. 脱氧胆酸比例减低

C. 鹅脱氧胆酸比例减低

D. 鹅脱氧胆酸比例升高

E. 胆汁酸组成基本无改变

123. 肾小球滤过膜阻止蛋白质通过的分子量范围是

A. ＞70000　B. 30001～60000

C. 20001～30000　D. 10000～20000

E. ＞100000

124. 表示尿蛋白选择性指数的常用公式是

A.（尿IgG/血Tf）／（尿Tf/血IgG）

B.（尿IgG/血IgG）／（尿Tf/血Tf）

C.（血IgG/尿IgG）／（血Tf/尿Tf）

D.（尿Tf/尿IgG）／（血Tf/血IgG）

E.（尿IgG/血IgG）／（血Tf/尿Tf）

125. 维持体液正常渗透压的主要电解质是

A. Cl^-　B. Na^+

C. Ca^{2+}　D. K^+

E. PO_4^{3+}

126. 哪种方法一般不用于血Cl^-的测定

A. 汞滴定法　B. 分光光度法

C. 库仑电量分析法　D. 离子选择性电极法

E. 火焰光度法

127. 以下哪种蛋白质不在α_1区带

A. AAG　B. AFP

C. HDL　D. Cp

E. AAT

128. 下列哪一项检查不符合类风湿关节炎的诊断

A. 抗核抗体阳性　B. 类风湿因子阳性

C. 狼疮细胞阳性　D. 出现脂类结晶

E. 蛋白质含量减低

129. 试管凝集试验常用于

A. 抗原定性　B. 抗体定性

C. 抗原定量　D. 抗体半定量

E. 抗体定量

130. 导致高血钾的因素有

A. 静脉输入大量葡萄糖

B. 碱中毒

C. 慢性消耗性疾病

D. 大面积烧伤

E. 呕吐

131. 下列关于影响肠道内钙吸收的因素，不包括的是

A. 肠道内pH

B. 体内维生素D含量

C. 食物中钙磷比例
D. 降钙素
E. 甲状腺素水平

132. 干扰试验中加入干扰物形成的误差是
A. 随机误差 B. 操作误差
C. 方法误差 D. 偶然误差
E. 恒定系统误差

133. 室内质控主要是控制
A. 准确度 B. 误差
C. 敏感度 D. 精密度
E. 相关性

134. 疾病鉴别诊断时宜选用下列哪种类型的试验
A. 特异性高的试验 B. 特异性低的试验
C. 敏感性高的试验 D. 敏感性低的试验
E. 准确率高的试验

135. 在使用 PCR－ELISA 方法检测扩增产物时，洗板机废液必须收集至
A. 5g/L 有效氯 B. 1g/L 有效氯
C. 1mol/L HCl D. 5mol/L HCl
E. 533 原液

136. 具有 mRNA 模板活性的病毒基因组是
A. 正链 DNA 病毒
B. 负链 DNA 病毒
C. 负链 RNA 病毒
D. 反转录科的正链 RNA 病毒
E. 正链 RNA 病毒（反转录科的正链 RNA 病毒除外）

137. 80%的患者存在特异性 HLA 型的疾病是
A. 原发性高血压 B. 继发性高血压
C. 1 型糖尿病 D. 2 型糖尿病
E. 冠心病

二、多选题：每道试题由 1 个题干和 5 个备选答案组成，题干在前，选项在后。选项 A、B、C、D、E 中至少有 2 个正确答案。

138. 会引起分配系数改变的参数改变是
A. 柱长缩短 B. 固定相改变
C. 流动相流速增加 D. 相比减少
E. 柱温改变

139. 为表示色谱柱效率，可以用
A. 理论塔板数 B. 分配系数
C. 保留值 D. 塔板高度
E. 载气流速

140. 影响电泳迁移率的因素有
A. 溶液的离子强度
B. 支持介质的筛孔
C. 电渗
D. 电场强度
E. 溶液的 pH 值

141. 全自动生化分析仪保持恒温的方式有
A. 水浴式循环直接加热
B. 微波恒温加热
C. 光照加热
D. 干式恒温加热
E. 恒温液循环间接加热

142. 自动生化分析仪常用的分析方法主要有
A. 电泳法 B. 连续监测法
C. 比浊测定法 D. 离子选择电极法
E. 终点分析法

143. 理想的诊断试验应具有绝对的
A. 临床敏感度 B. 临床特异度
C. 检测精密度 D. 检测灵敏度
E. 检测准确度

144. 胰腺可分泌下列哪些激素
A. 胰岛素 B. 生长激素
C. 胰高血糖素 D. 生长激素释放抑制素
E. 胰酶

145. 糖尿病酮症酸中毒的患者可表现为
A. 昏迷 B. 食欲下降
C. 皮肤黏膜干燥 D. 呼气有烂苹果味
E. 二氧化碳结合力上升

146. 维生素 D 缺乏可引起
A. 坏血病 B. 骨软化病
C. 佝偻病 D. 脚气病
E. 骨质疏松症

147. 在糖尿病伴发高渗性昏迷的诊断指标中，“三高”主要是指
A. 高血糖 B. 高血钾
C. 高血钠 D. 高渗透压
E. 高 H^+ 浓度

148. B 族维生素包括
A. 叶酸 B. 泛酸
C. 抗坏血酸 D. 维生素 B_{12}
E. 维生素 B_2

149. 血红素合成过程包括以下哪些步骤
A. ALA 的生成
B. 卟胆原的生成

C. 尿卟啉原和粪卟啉原的生成
D. 血红素的生成
E. 血红素生成后与珠蛋白结合而成为血红蛋白

150. 血气分析标本如果接触空气则会产生下列哪些后果
A. pH↓　　B. pH↑
C. PCO_2↓　　D. PCO_2↑
E. PCO_2和 pH 不变

151. 作为冠心病辅助诊断的常用指标是
A. 天门冬氨酸氨基转移酶（AST）
B. 血清总胆固醇（TC）
C. 高密度脂蛋白胆固醇（HDL－C）
D. 甲状腺球蛋白（TG）
E. 乳酸脱氢酶（LD）

152. 临床上测定尿酸的方法主要有
A. 紫外分光法　　B. 酶联比色法
C. 酶联－紫外分光法　　D. 脲酶法
E. 层析法

153. 神经组织中糖代谢的方式主要有
A. 有氧氧化　　B. 无氧酵解
C. 糖异生　　D. 磷酸戊糖途径
E. 山梨醇途径

154. 进行新生儿甲状腺功能筛查时，正确的采血时间应为
A. 新生儿出生后的前 5 天
B. 分娩时取脐血
C. 出生后的 4～6 天
D. 出生后立即采血
E. 出生 7 天后

155. 神经组织由哪几部分细胞构成
A. 干细胞　　B. 胶质细胞
C. 间质细胞　　D. 感觉细胞
E. 神经元

156. 脑脊液的功能包括
A. 运送营养物质，并带走其代谢产物
B. 似脑的“水垫”起保护作用
C. 感受内环境变化的窗口
D. 调整颅内的压力
E. 分泌激素的运输通道

157. 关于神经组织糖代谢的特点，不正确的描述是
A. 神经组织中葡萄糖的浓度高于血浆
B. 葡萄糖是神经组织最重要和实际上唯一有效的能量来源
C. 血中葡萄糖的正常水平和通过扩散进入神经组织的少量磷酸己糖，是维持脑的日常功能运转所必需的
D. 糖代谢方式主要为磷酸戊糖途径
E. 缺氧时，丙酮酸、乳酸堆积可危害大脑功能

158. 嗜铬细胞瘤好发于肾上腺髓质，患者以高血压为主要症状，其常用的诊断指标是
A. 皮质醇　　B. 肾上腺素
C. 去甲肾上腺素　　D. ACTH
E. VMA

159. 与酶法（CHOD－PAP 法）测定血清胆固醇无关的酶是
A. 甘油激酶　　B. 胆固醇酯酶
C. 胆固醇氧化酶　　D. 甘油氧化酶
E. 过氧化物酶

160. 下面关于 2 型糖尿病的叙述，不正确的有
A. 血浆胰岛素及 C 肽含量低，糖耐量曲线呈低平状态
B. 起病较慢
C. 遗传因素在发病中起重要作用
D. 患者的生存不需要依赖胰岛素治疗
E. 典型病例常见于肥胖的中年人

161. 脂蛋白颗粒内部组成成分有
A. 游离胆固醇　　B. 胆固醇酯
C. 三酰甘油　　D. 游离脂肪酸
E. 磷脂

162. C 肽测定的主要用途有
A. 评估胰岛素分泌
B. 评估空腹低血糖
C. 评估空腹高血糖
D. 监测糖尿病治疗的疗效
E. 监测胰腺手术效果

163. 成人糖尿病可有下列哪些临床表现
A. 视力障碍
B. 肥胖
C. 多尿、烦渴
D. 感染后突然发病伴体力衰退
E. 非酮症高渗性昏迷

164. 下列有关维生素 A 的叙述，不正确的是
A. 维生素 A 是脂溶性维生素
B. 能转变成维生素 A 的 β－胡萝卜素称维生素 A 原
C. 分子 α－胡萝卜素可形成两分子维生素 A
D. 维生素 A 可促进视觉细胞内感光物质的合成与再生，维持正常视觉
E. 维生素 A 有两种形式即 A_1 和 A_2，二者仅来源不同，但化学结构相同

165. 高浓度胆红素对酶法测定血清总胆固醇结果的影响不包括

A. 对结果无影响
B. 降低反应色泽
C. 干扰比色使结果偏高
D. 胆红素的干扰小于化学法
E. 干扰比色使结果偏低

166. 锰是下列哪些酶的组成成分

A. 碱性磷酸酶　B. 超氧化物歧化酶
C. 精氨酸酶　D. 脯氨酸酶
E. 丙酮酸羧化酶

167. 下列哪项是致动脉粥样硬化的脂蛋白

A. 脂蛋白残粒　B. 小而密的 LDL
C. HDL　D. Lp（a）
E. ox－LDL

168. 人体内重要的含锌酶有

A. 碳酸酐酶　B. 丙酮酸氧化酶
C. 碱性磷酸酶　D. 酪氨酸氧化酶
E. 乳酸脱氢酶

169. 含有维生素 B_2 的辅基或辅酶是

A. TPP　B. FAD
C. FMN　D. NAD^+
E. $NADP^+$

170. 下列关于维生素 K 的描述，正确的是

A. 肠道微生物不可合成
B. 维持体内Ⅶ、Ⅷ凝血因子在正常水平
C. 在植物中存在
D. 缺乏时凝血时间延长
E. 缺乏时血液凝固发生障碍

171. 关于血清载脂蛋白 AⅠ、B 测定，下列叙述正确的是

A. 免疫透射比浊法是目前最常用的方法
B. 应用 5～7 个不同浓度的定值血清，采用曲线拟合方式制备校准曲线
C. 对所用抗血清的要求是特异性好、高亲和力与高效价
D. 目前已有 ApoAⅠ、ApoB 测定的决定性方法和参考方法
E. 多用兔抗人或羊抗人多克隆抗体制备合适的抗血清

172. 镉化合物的抑制作用主要体现于

A. 可激活脱氢酶
B. 可抑制脱羧酶
C. 易与丙酮酸氧化酶的巯基结合
D. 可抑制肝细胞线粒体氧化磷酸化过程
E. 可抑制组氨酸酶

173. 醋酸纤维薄膜电泳时，位于 α_2 区带的血浆蛋白质有

A. Hp　B. α_2－MG
C. Cp　D. AFP
E. TRF

174. 导致血清总蛋白浓度降低的原因是

A. 血浆中水分增加，血液被稀释
B. 营养不良
C. 消耗增加
D. 合成障碍，主要是肝功能障碍
E. 体内蛋白质分解增多

175. 肝硬化患者进行血清蛋白醋酸纤维素薄膜电泳染色后可见

A. ALB 降低
B. α_1－球蛋白降低
C. α_2－球蛋白升高
D. β－球蛋白升高
E. β－γ 桥

176. 醋酸纤维薄膜电泳时，位于 β 区带的血浆蛋白质有

A. TRF　B. LDL
C. β－MG　D. C3
E. IgG

177. 血清蛋白电泳后，一般不用下列哪种染料进行染色

A. 丽春红 S　B. 考马斯亮蓝
C. 氨基黑　D. 苏丹黑 B
E. 油红 O

178. 糖尿病可诱发哪些急性并发症

A. 酮症酸中毒　B. 乳酸酸中毒
C. 低血糖昏迷　D. 呼吸性酸中毒
E. 高渗性非酮症高血糖昏迷

179. 与碘缺乏有关的是

A. 食海产品过少　B. 地方性克汀病
C. 地方性甲状腺肿　D. 高碘性甲状腺肿
E. 碘性甲状腺功能亢进症

180. 根据临床表现的不同，原发性卟啉病可分为

A. 神经型　B. 溶血型
C. 混合型　D. 皮肤型
E. 无症群型

181. 对酶活性浓度测定的描述，正确的是

A. 可测定产物生成量　B. 不可测定底物消耗量
C. 与底物浓度有关　D. 需最适温度
E. 需最适酸碱度

182. 连续监测法测定酶活性浓度常见的干扰因素有

A. 其他酶和物质干扰　B. 酶的污染
C. 非酶反应　D. 分析容器的污染
E. 沉淀形成

183. 能直接用血气分析仪测定的指标有

A. HCO_3^-　B. pH
C. BE　D. PCO_2
E. PO_2

184. 下列哪些情况可引起呼吸性酸中毒

A. 感染　B. 贫血
C. 发热　D. 肺水肿
E. 肺气肿

185. 一般不作为观察溶栓疗效的指标是

A. LD　B. CK - MB
C. cTn　D. CK
E. AST

186. 众多冠心病危险因素中，目前认为最有价值的可及早预防和治疗的指标是

A. C - 反应蛋白　B. 高血脂
C. 吸烟　D. 凝血因子Ⅷ异常
E. 高纤维蛋白原

187. 肝硬化时，下列哪些指标是正确的

A. 血清白蛋白减低，A/G 比值降低或倒置
B. 肝细胞坏死严重时，AST 活力常低于 ALT
C. 血浆凝血酶原时间延长
D. 单胺氧化酶活性往往升高
E. 血 ALT 轻至中度升高

188. 可引起高未结合胆红素血症的是

A. 脾功能亢进　B. 血型不合输血
C. 胆管癌　D. 恶性贫血
E. 新生儿生理性黄疸

189. 引起低磷血症的常见病因是

A. 磷向细胞外转移
B. PTH 过度分泌
C. 肠道磷酸盐的吸收减少
D. 细胞外磷酸盐丢失
E. 肾磷酸盐阈值降低

190. 影响血浆钙离子浓度的原因是

A. 血钙总量　B. 血液 pH 值
C. 血浆蛋白质含量　D. 血浆胆红素浓度
E. 血浆 K^+ 浓度

191. 骨质软化症的原因是

A. 甲状旁腺功能减退　B. 维生素 D 缺乏
C. 磷酸盐缺乏　D. 高磷血症
E. 低钙血症

192. 苯巴比妥类药物降低血清未结合胆红素的机制是

A. 诱导葡萄糖醛酸基转移酶的生成
B. 减低血浆白蛋白，使运输形式的游离胆红素减少
C. 刺激肝细胞合成更多的 Y 蛋白和 Z 蛋白
D. 使 UDP - 葡萄糖醛酸供应增加
E. 改变未结合胆红素的分子构型

193. 下列关于急性胰腺炎病理机制的说法，不正确的是

A. 胰蛋白酶本身可引起严重的组织破坏
B. 某些情况导致胰酶在进入十二指肠后被激活
C. 胰腺自我消化
D. 胰蛋白酶可引起组织的出血性坏死
E. 胰蛋白酶可激活血管舒缓素 - 激肽释放酶系统

194. 可引起淀粉酶升高的疾病是

A. 胃炎　B. 腹部疾患
C. 腮腺炎　D. 肾功能不全
E. 肝炎

195. 血钙测定的血液标本可用

A. 草酸盐抗凝血浆　B. 肝素抗凝血浆
C. EDTA 抗凝血浆　D. 枸橼酸钠抗凝血浆
E. 血清

196. 肾小球滤过功能的评价指标包括

A. HCO_3^- 排泄分数　B. 尿酶
C. 尿蛋白选择指数　D. 滤过分数
E. 肾小球滤过率

197. 常用于 GFR 测定的物质有

A. 肌酐　B. 白蛋白
C. ^{51}Cr - EDTA　D. 菊粉
E. 葡萄糖

198. 直接胆红素是指

A. 与白蛋白结合的胆红素
B. 与葡萄糖醛酸结合的胆红素
C. 与重氮试剂直接反应的胆红素
D. 用加速剂催化后发生重氮反应的胆红素
E. 与肝细胞内 Y 或 Z 蛋白结合的胆红素

199. 酚红排泄试验（PSP）的意义是

A. 酚红排泄率是临床常规判断近端小管排泌功能的指标
B. 正常人静脉注射后，120min 的排出率 >80%
C. 40% ~50% 为肾小管排泌功能轻度损害
D. 25% ~36% 为中度损害
E. <24% 为严重损害

200. 下列关于 β_2 - 微球蛋白（MG）的叙述，正确的是
A. 分子量仅 11800，主要由淋巴细胞产生
B. 肾小球滤过后，在远端小管重吸收降解
C. 正常尿液 β_2 - MG 含量较高
D. 尿液 β_2 - MG 降低是反映近端小管受损的非常灵敏和特异的指标
E. β_2 - MG 清除率是鉴别轻度肾小管损伤的良好指标

201. 药物所致溶血性黄疸时，实验室检查可见
A. 尿中胆红素阳性
B. 血清未结合胆红素剧增
C. 血清结合胆红素微增
D. 粪便呈棕黄色
E. 尿胆素原显著增加

202. 血清碱性磷酸酶和胆红素明显升高，而氨基转移酶仅轻度高可见于
A. 原发性肝癌
B. 原发性胆汁性肝硬化
C. 黄疸性肝炎
D. 肝脓肿
E. 胰头癌

203. 神经垂体激素包括
A. 促甲状腺激素　　B. 催乳素
C. 血管升压素　　D. 缩宫素
E. 黑色细胞刺激素

204. 下列指标在脑肿瘤中增高的是
A. LDH 及同工酶　　B. AST
C. 核糖核酸酶　　D. 酸性磷酸酶
E. β - 葡萄糖苷酶

205. 属长反馈调节的作用组合是
A. T_3、T_4→TSH　　B. T_3、T_4→TRH
C. TRH→TSH　　D. TSH→TRH
E. TSH→T_3、T_4

206. NGF 的生理功能包括
A. 对神经细胞的早期发育具有神经营养效应
B. 与多肽生长因子作用于非分裂细胞的效应有所不同
C. 促进神经细胞的分化
D. 是神经元受损害或病变中保护其存活和促进其再生的必需因子
E. 对神经细胞突起分支的方向性影响

207. 胎盘可合成以下哪些激素
A. hCG　　B. 胎盘催乳素
C. 甲状腺素　　D. 孕酮
E. 雌激素

208. 孕妇血压正常而仅有下肢凹陷性水肿的现象说明
A. 属生理现象
B. 属病理现象
C. 与雌激素的分泌改变有关
D. 围产儿死亡率较高
E. 围产儿死亡率较低

209. 妊娠时母体内哪些激素浓度增加
A. 孕酮　　B. 皮质醇
C. 甲状旁腺素　　D. 甲状腺素
E. 催乳素

210. 下列哪些激素没有甾体结构
A. 卵泡刺激素　　B. 生长激素
C. 睾酮　　D. 甲状腺素
E. 雌三醇

211. 理想的用于评估肿瘤标志物的临床实验设计包括
A. 设立健康人群组，非肿瘤患者组，不同分期的患者组
B. 结合临床治疗观察作前瞻性研究
C. 每亚组病例应在 100 人左右
D. 结论要用 Meta 分析
E. 每亚组病例应 >200 人

212. 在肿瘤的早期诊断中不够敏感，但在肿瘤的预后判断中有较高应用价值的肿瘤标志物有
A. 甲胎蛋白
B. 雌激素受体和孕激素受体
C. 癌胚抗原
D. 前列腺特异抗原
E. 癌基因 erbB - 2 编码蛋白

213. 酶类肿瘤标志物因其特异性低和测定方法的影响限制了临床应用，目前人们通过何种改良方法来提高其临床应用价值
A. 测定同工酶　　B. 测定总酶
C. 测定酶质量　　D. 测定酶活性
E. 测定总酶活性

214. 下列有关稳态血药浓度的含义和临床意义，正确的有
A. 药物吸收速度与消除速度达到平衡
B. 可作为调整给药剂量的依据
C. 在静脉恒速滴注时，稳态浓度无波动
D. 可作为制定理想给药方案的依据
E. 可作为确定负荷剂量的依据

215. 有关药物分布的描述，正确的是

A. 指药物吸收后随血液循环到各组织间液和细胞内液的过程
B. 受体液 pH 差异的影响
C. 受药物本身理化性质的影响
D. 受药物与血浆蛋白结合率大小的影响
E. 药物在体内的分布可达到均匀分布

216. 红细胞膜上的糖蛋白糖链的相关功能是
A. 膜稳定性 B. 受体反应
C. 信息传递 D. 抗原性
E. 红细胞形态

217. 需要锰参与激活的酶是
A. 氨基转移酶 B. 脱羧酶
C. 精氨酸酶 D. 碱性磷酸酶
E. 氧化酶

218. 关于异常血红蛋白和血红蛋白病，下列说法正确的是
A. 不同的异常血红蛋白可引起相应的血红蛋白病
B. 通常血红蛋白病可分为异常血红蛋白病和地中海贫血
C. 异常血红蛋白病是指珠蛋白链上氨基酸顺序发生改变
D. 地中海贫血则是指珠蛋白链合成速率降低
E. 地中海贫血是最少见的单基因病

219. 胆红素的代谢与肝细胞密切相关，原因包括
A. 肝细胞摄取未结合胆红素
B. 肝细胞摄取结合胆红素
C. 肝细胞将未结合胆红素转化为结合胆红素
D. 结合胆红素在肝细胞内运行至胆汁分泌装置
E. 结合胆红素最后从胆道排出肝外

220. 红细胞膜脂质具有的特点是
A. 为液晶态
B. 能在膜平面上进行快速侧向运动
C. 不能作翻转运动
D. 内外两层的流动性和密度相同
E. 内外两层的脂质组成和分布不均一

221. 患者无高钾的临床症状，但血清标本测钾值为 8.0mmol/L，可能是下述哪些原因引起的假性增高
A. 患者正静脉滴注 KCl
B. 标本分离血清后置冰箱
C. 患者口服了钾钠合剂
D. 溶血不明显
E. 标本未分离血清放置室温过夜

222. 高血钾可导致酸中毒，因为
A. 引起乳酸酸中毒
B. 肾小管细胞 H^+ 与 Na^+ 的交换减少
C. 抑制肾的糖异生，间接减少铵盐生成
D. K^+ 可促进葡萄糖酵解成乳酸
E. 血浆 K^+ 与细胞内 H^+ 交换，使血浆 H^+ 升高

223. 可作为诊断 AMI 的早期标志物是
A. 超敏 C－反应蛋白
B. 肌红蛋白
C. 免疫球蛋白重链和轻链
D. 糖原磷酸化酶
E. 脂肪酸结合蛋白

224. 下列标志物中哪项对诊断心衰有较好的敏感性
A. D－二聚体 B. 脂肪酸结合蛋白
C. 心钠肽 D. P－选择素
E. 钠尿钛

225. 心肌梗死发病 4～6h 后在血中可检测到的标志物有
A. AST B. CK－MB
C. Mb D. cTn
E. FABP

226. 评价骨吸收时，脱氧吡啶酚表现出更高特异性和灵敏度，其原因是
A. 由胶原自然形成 B. 排出前不被代谢
C. 骨是主要来源 D. 不受饮食的影响
E. 便于分离、纯化

227. 有关胃肠激素的说法，正确的是
A. 为胃肠道黏膜分泌激素的统称
B. 胃肠道被认为是机体最重要的内分泌器官
C. 最重要的胃肠激素是血管活性肠肽
D. 胃肠道黏膜中的内分泌细胞数量多
E. 最主要的胃肠激素是胰高血糖素

228. 有关胃酸分泌功能测定，正确的说法是
A. 在纯胃液中，绝大部分胃酸是结合酸
B. 总酸＝游离酸＋结合酸
C. 胃酸即壁细胞分泌的 HCl
D. 结合酸指硫酸蛋白盐
E. 参考值仅为基础胃酸分泌量

229. 常用于尿蛋白选择性检测的尿蛋白有
A. 尿 IgG B. 尿 Tf
C. C3 D. γ－球蛋白
E. A1b

230. 一般血液中的溶质通过屏障具有规律性，以下说法错误的是
A. 被动性扩散取决于分子的大小、静水压、脂溶性和电离程度

B. 载体运输是顺浓度梯度转运，但仍需消耗能量
C. 主动转运是逆浓度梯度运输，需消耗能量
D. 主动转运的运输方向只能是单向的
E. 大分子及带负电荷较多的水溶性物质则较易通过

231. 下列疾病中 DA 及 HVA 下降的是
A. 帕金森病
B. 精神分裂症
C. Alzheimer 型老年性痴呆
D. 急性颅脑损伤
E. 癫痫病

232. 母体血清甲胎蛋白、hCG、游离 E_3 检测主要用于哪些胎儿先天性缺陷的诊断
A. 苯丙酮尿症
B. 先天性甲状腺功能减退症
C. 18 - 三体综合征
D. Down 综合征
E. 神经管缺陷

233. 下列关于神经细胞凋亡的论述，不正确的是
A. 又称为细胞程序性死亡
B. Huntington 病为凋亡紊乱疾病
C. 脑缺血引起的迟发性死亡以凋亡为主
D. 主动的耗能的自杀过程
E. 一般由细胞内因子作用于受体并通过第二信使将信号在内启动凋亡程序

234. 妊娠期血浆水平增加的是
A. 游离型 T_3、T_4
B. 结合型 T_3、T_4
C. 醛固酮
D. 促性腺激素
E. 生长激素

235. 改善 PSA 早期诊断能力的办法有
A. f - PSA/t - PSA 比例
B. PSA 增长速率
C. PSA 密度，即 PSA 浓度/超声测量的前列腺体积
D. 制定统一的参考值范围
E. 年龄调整参考值范围上限

236. 苯妥英钠需要进行治疗药物监测（TDM）的原因是
A. 剂量和血药浓度关系个体差异小
B. 在治疗浓度范围内呈非线性消除
C. 有效药浓度范围小，安全范围小
D. 毒性反应和癫痫发作不易区别
E. 需长期预防性用药

237. 关于酶活性中心，叙述正确的是
A. 是由一条多肽链中若干相邻的氨基酸残基以线状排列而成
B. 对于整个酶分子来说，只是酶的一小部分
C. 仅通过共价键与底物结合
D. 多具三维结构
E. 辅酶或辅基参与酶活性中心的组成

238. 根据米 - 曼方程式，有关［S］与 Km 之间的关系，描述正确的是
A. 当［S］< < Km 时，υ 与［S］呈正比，反应呈一级反应
B. 当［S］= Km 时，υ = Vmax /2
C. 当［S］> > Km 时，反应速度与底物浓度无关，呈零级反应
D. 当［S］= 1/3Km 时，υ = 25% Vmax
E. 当［S］= Km 时，υ = Vmax /3

239. 酶活性浓度测定时控制干扰因素最主要的方法是
A. 做试验空白
B. 采用单试剂
C. 调节仪器参数
D. 单试剂改为双试剂
E. 调节仪器温度

240. 生物传感器的共同特点有
A. 一般不需进行样品的预处理
B. 体积小、响应快、样品用量少
C. 操作系统比较简单，容易实现自动分析
D. 准确性高
E. 敏感材料不能反复使用

241. 在应用 Trinder 反应作为呈色原理的质量较好的试剂盒中，为减少干扰物对待测成分造成的负干扰，试剂中常加入的成分是
A. 4 - AAP　　B. 醌亚胺
C. 维生素 C 氧化酶　　D. POD
E. 胆红素氧化酶

242. 会消耗标本中葡萄糖的是
A. 血液标本中的红细胞
B. 血液标本中白细胞增多时
C. 血液标本中的细菌污染
D. 尿液标本中的细菌污染
E. 胸、腹腔积液标本中的细菌污染

243. 脂类的生理功能为
A. 储能和供给机体能量
B. 机体的重要构成成分
C. 参与代谢调节
D. 缓冲作用
E. 隔热

244. 血清（血浆）TC 测定是脂类分析中常用的试验，临床检验中主要检测脂蛋白中的胆固醇，这些脂蛋白包括

A. CM　B. VLDL
C. LDL　D. HDL
E. LP（a）

245. 影响血浆 TC 水平的因素有

A. 年龄　B. 性别
C. 饮食　D. 遗传因素
E. 其他因素，如缺少运动

246. 关于精密度，叙述正确的是

A. 精密度是表示测定结果中随机误差大小程度的指标
B. 可用变异系数来描述不精密度，从而度量精密度大小
C. 重复性试验是评价精密度的常用方法
D. 两个方法进行精密度比较，变异系数较大者，其精密度不一定较差
E. 当两个方法的度量单位不同时，不能用标准差进行精密度的比较

247. 关于室间质量评价，叙述正确的是

A. 对于定量的分析项目，计划必须通过结果偏离靶值的程度来确定每一分析项目的结果
B. 计划需将每一分析项目实验室结果与 10 个或更多仲裁实验室 80% 一致或所有参加实验室 80% 一致性得出的结果进行比较，以确定定量测定项目实验室结果的准确度
C. 定性的实验项目的可接受的性能准则是阳性或阴性
D. 对于细菌学则考虑鉴定是否正确和药敏结果是否正确
E. 计划应提供每次活动至少 5 个样本，最好每年组织 3 次活动

248. 下列关于限制性核酸内切酶的叙述，正确的是

A. 切割后可产生黏性末端或平末端
B. 可分为Ⅰ、Ⅱ、Ⅲ 3 型
C. 识别单链 DNA
D. 识别序列一般具有回文结构
E. 识别的核苷酸序列个数多为 6 个或 8 个

249. 常用的基因工程载体有

A. 质粒载体　B. 噬菌体载体
C. 人工染色体载体　D. 黏粒载体
E. 脂质体

250. 根据探针来源和性质的不同，分子探针可分为

A. DNA 探针　B. cDNA 探针
C. RNA 探针　D. 寡核苷酸探针
E. 蛋白质探针

251. 酶促法是目前实验室最常用的核酸探针标记方法，主要可以分为

A. 缺口平移法　B. 随机引物法
C. 末端标记法　D. PCR 标记法
E. 反转录酶、RNA 聚合酶标记法

252. 与平台效应的产生有关的因素包括

A. Mg^{2+} 浓度
B. 引物二聚体
C. 焦磷酸等亚产物的增加
D. 反应产物与模板的竞争性杂交
E. 反应时间

253. DNA 测序技术中的链末端终止法又称为

A. 经典法　B. 传统法
C. 酶法　D. Sanger 法
E. 自显影法

254. Sanger 法的测序体系包括

A. 待测模板　B. 测序引物
C. RNA 聚合酶　D. 标记的 dNTP
E. 凝胶电泳

255. 蛋白质芯片的应用包括

A. 基因表达的筛选
B. 特异性抗原抗体的检测
C. 蛋白质与核酸反应的检测
D. 基因突变的检测
E. 药物筛选及新药的研制开发

256. 生物信息学的出现和发展依赖于

A. 物理学的发展
B. 计算机的出现
C. 大规模测序方法的完善
D. Internet 的出现
E. 荧光原位杂交技术的出现

257. 关于蛋白质结构的预测，叙述正确的是

A. 不同的氨基酸残基对于形成不同的二级结构组件具有不同的倾向性
B. 现在已经可以很容易通过软件得到蛋白质序列的多重比对
C. 应用从头预测法时必须与已知的蛋白质结构进行比较
D. 三级结构预测是蛋白质结构预测时最复杂和最困难的
E. 当目标与模板的序列相似度较高时，应用比较－

同源模建法相当有效

258. 国际著名的生物信息中心有

A. NCBI　B. EMBL 和 EBI
C. ExPASy　D. RCSB
E. DDBJ

259. 可以抑制 DNA 酶活性的措施是

A. 使用 EDTA 抗凝剂
B. 使用枸橼酸盐抗凝剂
C. 尽量缩短提取时间
D. 尽量简化分离纯化步骤
E. 低温下操作

260. 核酸扩增抑制物主要来源于

A. 血清中的血红素
B. 核酸提取过程中的残留有机溶剂
C. 抗凝剂 EDTA
D. 尿液标本中的尿素
E. 抗凝剂肝素

261. 胰岛素对物质代谢的作用包括

A. 促进葡萄糖利用
B. 促进糖原合成
C. 促进脂肪合成
D. 促进蛋白质合成
E. 促进核酸合成

262. 糖耐量损害需要满足

A. FPG 6.1 ~ 7.0mmol/L
B. FPG < 6.1mmol/L
C. FPG > 7.0mmol/L
D. OGTT - 2hPG < 7.8mmol/L
E. OGTT - 2hPG 7.8 ~ 11.1mmol/L

263. 糖化血红蛋白（HbA1）包括

A. HbA1a　B. HbA1b
C. HbA1c　D. HbA1d
E. HbA2

264. 1 型糖尿病的自身抗体包括

A. 胰岛细胞抗体
B. 胰岛素自身抗体
C. 谷氨酸脱羧酶抗体
D. 胰岛瘤相关抗原 - 2 抗体
E. 胰岛瘤相关抗原 - 2β 抗体

265. Ⅰ型高脂血症患者血脂和脂蛋白表现为

A. CM 升高　B. TG 升高
C. TC 升高　D. LDL 升高
E. VLDL 升高

266. Ⅱb 型高脂血症患者血脂和脂蛋白表现为

A. CM 升高　B. TG 升高
C. TC 升高　D. LDL 升高
E. VLDL 升高

267. Ⅴ型高脂血症患者血脂和脂蛋白表现为

A. CM 升高　B. TG 升高
C. TC 升高　D. LDL 升高
E. VLDL 升高

268. 糖尿病患者常出现的脂质三联症是指

A. 高三酰甘油血症
B. 高胆固醇血症
C. 低高密度脂蛋白 - 胆固醇血症
D. 高 CM 血症
E. 小而密的低密度脂蛋白增多

269. 下列属于急性时相反应蛋白的是

A. C - 反应蛋白
B. β_2 - 微球蛋白
C. 甲胎蛋白
D. α_1 - 抗胰蛋白酶
E. α_1 - 酸性糖蛋白酶

270. 清蛋白作为血浆载体蛋白，其主要特征有

A. 在体液环境中带负电荷，能结合 Ca^{2+}、Mg^{2+}、Cu^{2+} 等正离子
B. 能维持血浆胶体渗透压
C. 具有缓冲酸碱的能力
D. 能运载水溶性好的物质
E. 能运载胆汁酸、类固醇激素、长链脂肪酸等

271. 浆细胞病患者血清蛋白电泳可见 M 蛋白带，此区带较多出现在

A. A1b 区　B. α_1 区
C. α_2 区　D. β 区
E. γ 区

272. 血浆蛋白的功能包括

A. 维持胶体渗透压
B. 运输作用
C. 参与凝血和抗凝作用
D. 营养作用
E. 免疫功能

273. 火焰光度法的特点有

A. 是一种吸收光谱分析法
B. 适用于对钠、钾等金属元素的测定
C. 对含硫、含磷化合物具有高选择性
D. 具有电解质排斥效应
E. 精密度高、特异性好、成本低廉

274. 关于血气分析标本要求和说明，正确的是

A. 标本久置，可导致 pH 值升高

B. 采集标本时患者的体位、呼吸等对检测结果有影响

C. 可从任何部位采集动、静脉血，但理想部位是桡动脉

D. 为使糖原分解降低到最低程度，可将标本放置于冰水（0℃）再运输

E. 实施 Allen 试验时，采血者放松尺动脉压迫，受检者手掌在 15s 内未重新变红，方可在桡动脉采血

275. 下列指标受呼吸和代谢因素双重影响的是

A. 血 pH　　B. BE

C. AB　　D. SB

E. BB

276. 三重酸碱平衡紊乱的类型有

A. 高 AG 型代谢性酸中毒伴代谢性碱中毒伴呼吸性酸中毒

B. 高 AG 型代谢性酸中毒伴代谢性碱中毒伴呼吸性碱中毒

C. 呼吸性酸中毒伴代谢性碱中毒伴呼吸性碱中毒

D. 呼吸性酸中毒伴代谢性酸中毒伴呼吸性碱中毒

E. 正常 AG 型代谢性酸中毒伴代谢性碱中毒伴呼吸性碱中毒

277. 某患者检查结果为 pH 7.16，PCO_2 50mmHg，$cHCO_3^-$ 18mmol/L，Na^+ 138mmol/L，Cl^- 84mmol/L，K^+ 2.88mmol/L，则该患者

A. 诊断为代谢性酸中毒

B. 诊断为呼吸性酸中毒

C. 诊断为低钾血症

D. AG 为 39

E. pH 降低是引起血清钾降低的原因之一

278. 骨形成标志物包括

A. 胶原交联

B. 骨钙素

C. 前胶原肽

D. 碱性磷酸酶

E. 耐酒石酸酸性磷酸酶

279. 钙在血浆中的存在形式有

A. 游离

B. 与蛋白结合

C. 与阴离子形成复合物

D. 与钙调蛋白结合

E. 与钙结合蛋白结合

280. 肝纤维化标志物包括

A. LN　　B. LCAT

C. HA　　D. Ⅳ - C

E. PCⅢ

281. 目前可用于 PHC 诊断的标志物主要有

A. CA125　　B. DCP

C. AFU　　D. AFP 异质体

E. CA15 - 3

282. 用于诊断肝实质细胞损伤的酶主要有

A. ALT　　B. AST

C. LD　　D. ADA

E. ALP

283. 胰腺疾病的实验室检查项目主要有

A. 胰多肽　　B. 胆囊收缩素

C. 甲状腺激素　　D. 脂肪酶

E. 血、尿淀粉酶

284. 属于胰腺外分泌功能间接试验的是

A. 促胰酶素 - 促胰液素试验

B. Lundh 试验

C. 胰多肽试验

D. 促胰液素 - 胆囊收缩素试验

E. BT - PABA 试验

285. 消化性溃疡的攻击因子包括

A. 胃酸　　B. 内源性前列腺素

C. 幽门螺杆菌　　D. 生长抑素

E. 非甾体消炎药

286. 诊断肾病综合征必须具备

A. 尿蛋白 $>$3.5g/d　　B. 血尿

C. 水肿　　D. 血浆清蛋白 $<$30g/L

E. 血脂升高

287. 急性肾损伤患者可出现

A. 氮质血症　　B. 代谢性酸中毒

C. 低钠血症　　D. 高钾血症

E. 高磷血症和低钙血症

288. 关于选择性蛋白尿的检测，正确的是

A. 可作为判断肾小球损伤严重程度的指标

B. 可通过测定尿中蛋白质总量来确定

C. 非选择性蛋白尿即尿中大分子量及中分子量蛋白质同时存在

D. SPI $<$0.1 时选择性差

E. 尿中的白蛋白/球蛋白 $<$5 者为选择性蛋白尿

289. 可作为观察溶栓疗效的心肌标志物是

A. LD　　B. CK - MB

C. cTnT　　D. AST
E. Mb

290. 心肌血流量的改变主要受局部代谢产物调节，包括
A. ADP、AMP 分解的腺苷
B. 乳酸
C. CO_2
D. H^+
E. CO

291. 应激状态时激素释放明显增加，故采血时应尽量避免各种刺激，以减少分析前的干扰，这类激素包括
A. 肾上腺素　　B. 睾酮
C. 催乳素　　D. 甲状腺激素
E. 皮质醇

292. 有关嗜铬细胞瘤检测的实验室特点，错误的是
A. 血浆醛固酮和尿醛固酮增加
B. 尿儿茶酚胺超过正常值的 2 倍
C. 尿 VMA 明显增高
D. 尿皮质醇升高，高于正常 2 ~ 3 倍
E. 尿 HVA 明显增高

293. 下列器官或组织能产生激素的有
A. 性腺　　B. 胃肠道
C. 下丘脑　　D. 肾
E. 腺垂体

294. TDM 中样品预处理的措施有
A. 灰化　　B. 去蛋白
C. 提取　　D. 化学衍生物化学反应
E. 离子化

295. 地高辛的药动学模型是
A. 单室模型　　B. 二室模型
C. 零级消除动力学　　D. 一级消除动力学
E. 非线性消除动力学

296. 下列有关房室模型的叙述，正确的是
A. 药代动力学房室模型是按药物分布速度以数学方法划分的概念
B. 多数药物按单房室模型转运
C. 房室模型为药物固有的药代动力学指标
D. 用同一药物试验，在某些人呈二室模型，而在某些人可呈单室模型
E. 同一药物口服时呈二室模型而静脉注射则可呈单一房室模型

297. 经胎盘被动运输的物质包括
A. 分子量 < 5 kD、脂溶性的物质
B. 母体 IgM、IgA
C. 钠、氯
D. CO_2、O_2
E. 尿素、乙醇

298. 临床诊断妊娠主要依靠
A. 月经变化　　B. 体检
C. 首次心音　　D. 超声检查
E. 血清 hCG 检测

299. 母体血清 hCG 的测定可用于
A. 筛查 Down 综合征和 18 - 三体综合征
B. 诊断正常妊娠
C. 监测某些生殖道肿瘤的进程
D. 诊断垂体肿瘤
E. 诊断异常妊娠

300. HCV - RNA 检测的临床意义包括
A. 作为是否感染 HCV 的可靠依据
B. 有利于丙型肝炎的早期诊断和治疗
C. 定量检测 HCV - RNA 可判断 HCV 的传染性及病毒复制情况，进行病情评估、判断患者预后等
D. HCV - RNA 检测阴性或定量检测低于检测水平可排除 HCV 感染
E. 动态监测 HCV - RNA 量可评价抗病毒药物的疗效

301. 诊断感染性疾病的常用分子诊断技术包括
A. PCR 及其衍生技术
B. 核酸杂交技术
C. DNA 测序
D. 基因芯片
E. Western blot

302. 感染性疾病的分子诊断常采用的目的物包括
A. 蛋白质　　B. DNA
C. RNA　　D. 抗原
E. 抗体

303. 检测 HBV YMDD 突变常用的方法是
A. FQ - PCR　　B. 流式细胞术
C. 核酸杂交　　D. 脉冲场凝胶电泳
E. 基因芯片

304. PCR 扩增 CT DNA 常用的靶序列主要有
A. 主要外膜蛋白（MOMP）基因
B. CT 特有质粒 DNA
C. CT rRNA 基因序列
D. GroEL 基因
E. GroES 基因

305. HBV preC 基因变异的后果包括
A. 使血清学试验出现 HBsAg 假阳性反应

B. 使病毒易发生整合感染，与肝癌的发病有关
C. 使病毒获得逃逸机体免疫攻击的能力，导致病毒不能被有效清除
D. 截短的前C蛋白具有反式激活作用，使细胞癌基因激活
E. 体内HBV大量复制而HBeAg检测阴性

306. 下列属于DNA多态性标记的是
A. RFLP　　B. VNTR
C. SSCP　　D. SNP
E. STR

307. 对于G-6-PD缺乏症，叙述正确的有
A. 我国区域分布呈北高南低的特点
B. 属X连锁隐性遗传性疾病
C. G-6-PD缺乏症是新生儿病理性黄疸的主要原因
D. 女性杂合子患者，平时无自觉症状，部分患者可表现为慢性溶血性贫血症状
E. 临床表现与一般溶血性贫血大致相同

308. 有关单核苷酸多态性（SNP）的表述，正确的是
A. 几乎遍布整个人类基因组
B. 多态性要少于STR的多态性
C. 平均1000 bp就有1个SNP
D. 继STR后新一代的遗传标记
E. 总数可达100万个

309. 微小残留病（MRD）的检测主要应用于
A. 监测肿瘤患者对治疗的反应，提示复发的可能性
B. 通过检测MRD比较不同治疗方案的疗效
C. 通过检测MRD评价药物对患者的不良反应
D. 通过检测MRD选择再次化疗的时间
E. 在自身造血干细胞移植中，通过检测移植物中MRD有无评价骨髓或外周血净化的程度

310. 检测致病基因结构异常的方法有
A. 斑点杂交
B. 等位基因特异的寡核苷酸探针杂交
C. 单链构象多态性
D. 限制性内切酶图谱分析
E. 限制性片段长度多态性

311. 血浆DNA定量检测方法包括
A. 放射免疫法
B. 实时荧光定量PCR法
C. 溴化乙锭法
D. 对流免疫电泳法
E. RNA-DNA杂交法

312. 关于循环DNA，叙述正确的是
A. 循环DNA量的改变是反映细胞死亡现象的一个敏感而特异的指标
B. 人类基因组循环DNA主要来源于细胞死亡后释放的DNA片段
C. 病毒性循环DNA不属于循环DNA范畴
D. 循环DNA由长度不等的单链或双链DNA及其混合物组成
E. 循环DNA主要与系统性红斑狼疮（SLE）、类风湿关节炎（RF）等自身免疫性疾病有关

313. 肿瘤耐药检测存在的问题是
A. 肿瘤耐药机制复杂
B. 检测技术手段仍有待改进
C. 患者不配合
D. 药物作用在体内和体外存在差别
E. 费用昂贵

314. 器官移植前需做的实验室检查是
A. 血型和交叉配血
B. 混合淋巴细胞培养
C. HLA配型
D. 群体反应性抗体检测
E. 淋巴细胞毒性试验

315. 分子诊断技术除可用于感染性疾病、肿瘤的分子诊断外，还可用于
A. 器官移植组织配型　　B. 产前诊断
C. 亲子鉴定　　D. 个人识别
E. 软组织挫伤诊断

316. 移植配型的理论基础包括
A. HLA的单倍型遗传
B. HLA的共显性遗传
C. HLA编码的蛋白质的多态性
D. HLA编码的氨基酸的多态性
E. HLA的连锁不平衡

317. 常用的检测细菌耐药基因的分子诊断方法有
A. PCR　　B. 核酸杂交
C. 核酸测序　　D. 基因芯片
E. FCM

318. 遗传多态性是指基因组中任何位点上的相对差异以及所体现出来的遗传性状上的差异，主要包括
A. 多糖遗传标记
B. 形态学遗传标记
C. 蛋白质遗传标记
D. 脂质遗传标记
E. DNA遗传标记

319. 对线粒体DNA进行PCR扩增和测序可用于

A. 性别鉴定 B. 个人识别
C. 亲子鉴定 D. 物种鉴定
E. 人类多样性研究

320. 关于性激素代谢，正确的是
A. 血浆中的性激素90%以上都和血浆蛋白形成可逆结合
B. 在肝中代谢，并由尿和胆汁排泄
C. 睾酮的主要代谢产物为雄酮，是17-KS的主要来源
D. 雌二醇和雌酮的主要代谢产物为雌三醇
E. 孕酮的主要代谢产物为孕烷二醇

321. 细菌的生化检测试验及方法包括
A. VP试验 B. 硫化氢试验
C. 气液相色谱法 D. 多聚酶链式反应
E. 细菌药敏试验

322. 属先天性代谢病的是
A. 苯丙酮酸尿症
B. 酪氨酸血症
C. 同型半胱氨酸尿症
D. 糖原累积病
E. 脚气病

323. 除肝外哪些组织具有生物转化功能
A. 心脏 B. 肺
C. 皮肤 D. 肠道
E. 肾脏

324. 决定肾小球滤过作用的因素包括
A. 滤过膜的通透性 B. 有效滤过压
C. 肾小管长度 D. 肾血浆流量
E. 肾脏的分泌功能

325. 胰岛细胞产生的主要内分泌激素是
A. 胃泌素 B. 生长抑素
C. 胰岛素 D. 胰高血糖素
E. 乙酰胆碱

326. 关于乳酸脱氢酶（LD）的说法，正确的是
A. 测定LD的实验，从L→P比P→L反应慢
B. LD有冷变性的特点
C. 该酶有组织特异性，只存在于心脏、肝脏
D. 有五种同工酶
E. 同工酶的最适反应条件相同

327. 转铁蛋白的测定方法不推荐
A. 电泳法 B. 酶免疫分析法
C. 免疫比浊法 D. 连续监测法
E. 紫外分光光度法

328. 淀粉酶的特性包括
A. 最适反应pH为6.9
B. 是正常时能在尿中出现的血浆酶
C. 作用于淀粉α-1,4-糖苷键，对α-1,6-糖苷键无作用
D. 仅由胰腺分泌
E. 分子量5.5~6.0 kD

329. 关于高质量标本采集时间的选择，下列说法正确的是
A. 最具“代表性”的时间
B. 检出阳性率最高的时间
C. 诊断最有价值的时间
D. 症状最稳定的时间
E. 为减少饮食等影响，多选择清晨空腹

330. TDM所监测的药物有
A. 毒性大的药物
B. 半衰期短的药物
C. 治疗范围窄的药物
D. 非线性代谢动力学的药物
E. 血药浓度与药效无相关关系的药物

331. 可出现血清Ⅳ胶原增高的疾病是
A. 原发性肝癌 B. 肝硬化活动期
C. 妊娠妇女 D. 慢性肝炎活动期
E. 急性肝炎

332. 关于止血带的使用，正确的是
A. 止血带的绑缚时间最好在1分钟以内
B. 见到回血后立即解开止血带
C. 止血带压迫时间过长可影响部分血液成分
D. 血管充盈较好时可以不用止血带
E. 患者应反复握拳以配合

333. 天冬氨酸氨基转移酶存在于肝细胞的哪些部位
A. 线粒体 B. 溶酶体
C. 细胞核 D. 高尔基体
E. 细胞质

334. 在建立全球检验医学质量技术要求的策略会议上提出的“一致性声明（草案）”中所描述的分析质量目标设定策略包括
A. 依据特定临床情况下分析性能对临床决策的影响设定质量目标
B. 依据一般临床情况下分析性能对临床决策的影响设定质量目标
C. 根据已经出版的推荐性文件设定质量目标
D. 利用政府机构或室间质量评价计划组织者确定的质量目标

E. 基于当前技术水平设定质量目标

335. 下列哪些选项可作为管理评审的输入

A. 内部审核

B. 外部机构的评审

C. 参加实验室间比对计划的结果

D. 供应商的表现

E. 投诉的监控和解决

336. 引起淋巴细胞减少的因素有

A. 风疹　　B. 结核病

C. 接触放射线　　D. 流行性腮腺炎

E. 应用促肾上腺皮质激素

337. 关于尿 hCG 的叙述，正确的是

A. 不完全流产，hCG 可呈阳性

B. 滋养细胞肿瘤患者手术后，hCG 应减低或呈阴性

C. 完全流产时，hCG 由阳性转阴性

D. 男性尿 hCG 增高，一般要考虑精原细胞癌等

E. 作尿 hCG 检测时，不能稀释尿液后再测定

338. 定量试验的方法学评价包括

A. 准确度　　B. 精密度

C. 灵敏度　　D. 特异度

E. 线性范围

339. 血液标本采集后，哪些因素可影响标本质量

A. 血细胞的代谢活动

B. 蒸发作用

C. 微生物降解

D. 光学作用

E. 气体扩散

340. 对于危急值检验结果的报告，以下说法正确的是

A. 应立即报告检验结果

B. 如为急诊检验项目应立即报告检验结果，其他检验按常规报告

C. 记录报告时间、报告人及结果接收者

D. 可采用电话、LIS、手机短信等多种方式报告临床

E. 如为患者首次检验时，应对结果进行复核

341. 下列哪些属于诊断试验临床效能评价指标

A. 诊断敏感度　　B. 诊断特异度

C. 预测值　　D. 似然比

E. 线性范围

342. 实验室应建立与用户沟通的机制，主要包括

A. 为检验项目的选择和使用服务提供建议

B. 为临床病例提供建议

C. 为检验结果解释提供专业判断

D. 推动实验室服务的有效利用

E. 咨询服务

343. 对实验室员工的能力进行评估，可采取以下哪些措施

A. 直接观察常规工作过程和程序，包括所有适用的安全操作

B. 直接观察设备维护和功能检查

C. 监控检验结果的记录和报告过程

D. 核查工作记录

E. 评估解决问题的技能

344. 实验室应对以下哪些来源的检验程序进行确认

A. 厂商提供的标准方法

B. 非标准方法

C. 实验室设计或制定的方法

D. 超出预定范围使用的标准方法

E. 修改过的确认方法

345. 自配试剂记录包括

A. 试剂名称或成分　　B. 储存要求

C. 制备或复溶的日期　　D. 有效期

E. 配制人

346. 实验室管理过程通常由计划、组织、领导和控制四个阶段组成。其中组织是有意识地协调两个或两个以上的人的活动或力量的协作系统。在进行组织活动时应注意以下原则

A. 目标性　　B. 权威性

C. 责任性　　D. 多重领导

E. 协调性

347. 临床基因扩增检验实验室设计的原则主要包括

A. 分区设置

B. 使用的商品化试剂盒必须获得国家食品药品监督管理总局颁发的产品注册登记证

C. 不能使用过期试剂

D. 应对试剂盒进行检测性能评价

E. 控制空气流向

348. 临床分子生物学检验中阳性质控样本失控的原因可能为

A. 试剂问题

B. 仪器问题

C. 扩增产物污染

D. 核酸提取过程中的随机误差

E. 标本交叉污染

349. 关于乙型肝炎病毒，说法正确的是

A. 属嗜肝 DNA 病毒科

B. 基因组为不完全双链环状 DNA

C. 基因组为完全双链环状 DNA

D. 基因组为单股负链 RNA
E. 我国以 B 型和 C 型为主

350. 关于人乳头瘤病毒，下列说法正确的是
A. 根据与肿瘤的相关性分为高危型和低危型
B. 为无包膜的小 DNA 病毒
C. 为无包膜的小 RNA 病毒
D. 为有包膜的小 DNA 病毒
E. 为有包膜的小 RNA 病毒

351. 下列关于 X 连锁显性遗传疾病的遗传特征，描述正确的是
A. 非连续性传递
B. 女性患者比男性患者多 1 倍
C. 男性患者的女儿全是患者
D. 男性患者的儿子全是患者
E. 患者双亲必有 1 名患者

352. 关于癌基因的说法，正确的是
A. 能引起细胞恶性转化的基因
B. 激活的结果是其数目增多或功能增强
C. 不存在于正常细胞中
D. 正常情况下不表现致癌性
E. 可通过点突变活化

353. 线粒体分析可用于
A. 父亲不能参加鉴定的母子间的单亲鉴定
B. 母亲不能参加鉴定的父子间的单亲鉴定
C. 父母不能参加鉴定的兄弟姐妹间的鉴定
D. 个体的种族来源鉴定
E. 母系成员之间的血缘关系鉴定

三、共用题干单选题：叙述 1 个以单一患者或家庭为中心的临床情景，提出 2～6 个相互独立的问题，问题可随病情的发展逐步增加部分新信息，每个问题只有 1 个正确答案，以考查临床综合能力。答题过程是不可逆的，即进入下一问后不能再返回修改所有前面的答案。

（354～355 共用题干）

患者女，58 岁，近几天口渴，多尿，随机血糖值为 18.25mmol/L。

354. 如果想了解之前 2～3 个月的血糖值，应查
A. OGTT 试验　　B. 果糖胺
C. 糖化血红蛋白　　D. 胰岛素
E. C 肽

355. 有关糖化血红蛋白的叙述，错误的是
A. 糖化血红蛋白的形成是不可逆的
B. 是最长期的糖尿病控制指标
C. 可分为 HbA1a，HbA1b，HbA1c，HbA1d
D. 用胰岛素治疗的糖尿病患者，应将糖化血红蛋白作为常规监测指标
E. 反映过去 6～8 周的平均血糖水平

（356～359 共用题干）

某研究单位为了观察静脉营养对胃大部切除的狗的治疗效果，其采集了动物血浆准备探讨双组的血浆中蛋白质总量的差异。

356. 应选择的检测方法是
A. 凯氏定氮法　　B. 双缩脲法
C. 酚试剂法　　D. 紫外分光光度法
E. 比浊法

357. 该方法测定蛋白质是利用肽键与离子结合产生有色物质的原理，该离子是
A. Fe　　B. Cu
C. Mg　　D. Zn
E. Co

358. 该方法测定蛋白质时反应产生有色物质的颜色为
A. 黄色　　B. 蓝色
C. 绿色　　D. 棕色
E. 紫红色

359. 该方法应选择的波长为
A. 260nm　　B. 340nm
C. 410nm　　D. 546nm
E. 630nm

（360～361 共用题干）

患者男，62 岁，骨折入院。血红蛋白 63g/L，血清蛋白电泳呈现 M 蛋白带，血清 IgG 5.3g/L，IgA 32.6g/L，IgM 0.37g/L。X 线检查显示骨质疏松，有溶骨性改变。

360. 该患者最可能的临床诊断为
A. 原发性巨球蛋白血症
B. 多发性骨髓瘤
C. 淀粉样变性
D. 冷球蛋白血症
E. 一过性的单克隆丙种球蛋白病

361. 为证实该诊断，还应进行的实验室检查是
A. ELISA　　B. 免疫扩散试验
C. 对流免疫电泳　　D. 免疫固定电泳
E. 免疫比浊试验

（362～364 共用题干）

患者因急性肾功能衰竭入院，医生为其采血化验做离子检查。

362. 该患者 K^+ 和 Na^+ 的变化可能是
A. 低 Na^+　　B. 高 Na^+

C. K^+正常　　D. 均无变化
E. Na^+正常

363. 以下对检验结果影响最大的是
A. 吸氧　　B. 输血
C. 患者饮水　　D. 患者嗜睡
E. 标本溶血

364. 对于离子检测，临床中常用的方法是
A. 滴定法　　B. 酶免法
C. 酶法　　D. 离子选择电极法（ISE）
E. 火焰光度法

（365～366 共用题干）

患者女，胸痛 10 天后来院就诊，心电图检查正常，怀疑为急性心肌梗死，遂检查一系列生化指标。

365. 如果确诊为急性心肌梗死，下列哪一种 LDH 同工酶显著升高
A. LD_2　　B. LD_1
C. LD_4　　D. LD_5
E. LD_3

366. 肌酸肌酶在急性心肌梗死几小时可见升高
A. 24～36 小时　　B. 10～12 小时
C. 3～8 小时　　D. 15～20 小时
E. 1～1.5 小时

（367～368 共用题干）

患者男，54 岁，压榨性中心性胸痛发作后 3 小时就诊，查体：面色苍白、出汗，血压 110/90mmHg，脉搏 78 次/分，心音正常，心电图 ST 段抬高。实验室检查：K^+ 3.2mmol/L，Na^+ 138mmol/L，尿素氮 9.2mmol/L，CK 90U/L。

367. 该患者首先应确诊的疾病是
A. 肺心病　　B. 肾衰竭
C. 骨坏死　　D. 急性心肌梗死
E. 营养不良

368. 首次进行生化检查时，增加何种项目是绝对必要的
A. Mb　　B. cTnI
C. CK　　D. AST
E. CK－MB

（369～370 共用题干）

患者男，55 岁，1 周前心前区剧烈疼痛，随后心悸、气促，当时未就诊，现疑诊急性心肌梗死。

369. 为确诊，目前最有帮助的酶学检查是
A. CK 同工酶　　B. AST
C. CK　　D. ALT
E. LD

370. 急性心肌梗死时，最先恢复正常的心肌酶是
A. ALT　　B. LD
C. AST　　D. α－HBDH
E. CK

（371～372 共用题干）

患者男，53 岁，因肝硬化抽腹水 1.2L 后出现意识障碍、精神恍惚，有错觉，嗜睡，扑击样震颤明显，查脑电图，节律变慢。

371. 该患者可能诊断的疾病是
A. 尿毒症　　B. 精神病
C. 精神分裂症　　D. 脑出血
E. 肝性脑病

372. 为进一步确诊，以下哪一项检查价值大
A. 血糖　　B. 血脂
C. 血氨　　D. 肝功能
E. 电解质

（373～374 共用题干）

患者男，在剧烈运动后感觉踝关节疼痛，1 个月后发生阵发性左下腹绞痛而就医。实验室检查：血常规正常，肝功能和血清淀粉酶正常，血清尿素和肌酐正常，泌尿系统影像学检查发现有肾结石。

373. 关于患者踝关节疼痛，以下不正确的描述是
A. 其踝关节疼痛与运动有关
B. 可能由尿酸钠结晶沉积于关节腔内引起
C. 踝关节和跟关节依次受累
D. 最易受累部位是跖趾关节
E. 急性关节炎是痛风的首发症状

374. 进一步测定血清尿酸为 650μmol/L，则患者可能患有
A. 高血压　　B. 痛风
C. 肾结石　　D. 急性肾炎
E. 风湿性关节炎

（375～376 共用题干）

患者男，60 岁，腰痛入院，血红蛋白 60g/L，尿蛋白 2g/L，本－周蛋白（+）。

375. 其蛋白尿类型为
A. 肾小球性蛋白尿　　B. 肾小管性蛋白尿
C. 组织性蛋白尿　　D. 溢出性蛋白尿
E. 分泌性蛋白尿

376. 这种尿蛋白常出现在
A. 多发性骨髓瘤　　B. 慢性肾衰竭
C. 重链病　　D. 骨髓增生异常综合征
E. 急性肾小球肾炎

（377～378 共用题干）

患者女，22 岁，新婚后 5 天出现寒战、高热、尿频，尿意不尽。尿常规：WBC（+），RBC 10 个/HP，尿蛋白（++）。查体示肾区叩击痛。血常规：12.6×10^9/L，N 75%。

377. 该患者最可能的诊断是

A. 败血症　　B. 菌血症
C. 上呼吸道感染　　D. 急性肾盂肾炎
E. 急性腹膜炎

378. 治疗上应采取的原则是

A. 先观察体温热型，找出病因后再使用抗生素
B. 暂不用抗生素，待细菌培养及药敏结果出来后再用
C. 留取尿标本送检后立即进行抗生素治疗
D. 用广谱抗生素
E. 用抗生素治疗期间不宜大量饮水，以免稀释体内药物浓度

（379～380 共用题干）

患者女，52 岁，10 年前患乳腺癌，做过乳房切除和放射治疗，现因背部疼痛就诊，实验室检查血钙浓度显著升高，有重度高钙血症。

379. 引起该患者高钙血症的原因最可能为

A. 原发性甲状旁腺功能亢进
B. 甲状腺功能亢进
C. 维生素 D 摄入过量
D. 异位恶性肿瘤
E. 维生素 A 摄入过量

380. 维持血钙正常水平的最重要的调节因素是

A. 甲状腺素　　B. PTH
C. 降钙素　　D. 维生素 D
E. 活性维生素 D

（381～383 共用题干）

检验科生化室采用日立 7600 型全自动生化仪，2 个反应模块设置，反应速度离子 800 项/小时，比色部分 1600 项/小时。

381. 仪器的标准化发展方向不包括以下哪个方面

A. 校准　　B. 双试剂
C. 测定方法　　D. 可比性
E. 通用性能

382. 此分析仪属于

A. 干片式分析仪　　B. 离心式分析仪
C. 管道式分析仪　　D. 血细胞分析仪
E. 分立式分析仪

383. 关于此分析仪的分析方法，不可能的是

A. 终点分析法　　B. 比浊测定法
C. 层析法　　D. 连续监测法
E. 离子选择电极法

（384～385 共用题干）

患者男，38 岁，间歇性水肿 6 年，近 1 周水肿加重。尿蛋白（++++），尿比重 1.010～1.012。血生化检查：总蛋白 51.2g/L，清蛋白 20.5g/L。

384. 最可能的诊断是

A. 肝炎后肝硬化　　B. 原发性高血压
C. 慢性肾盂肾炎　　D. 慢性肾小球肾炎
E. 肾病综合征

385. 肾病综合征有四大特征，下述描述错误的是

A. 大量蛋白尿　　B. 低蛋白血症
C. 高胆固醇血症　　D. 高氮质血症
E. 高度水肿

（386～389 共用题干）

患者女，47 岁，因腰骶部疼痛就诊，贫血貌。血液细胞学检查示正细胞正色素性贫血，尿本－周蛋白阳性，疑为多发性骨髓瘤。

386. 本－周蛋白尿属于

A. 肾小球性蛋白尿　　B. 肾小管性蛋白尿
C. 混合性蛋白尿　　D. 组织性蛋白尿
E. 溢出性蛋白尿

387. 尿本－周蛋白最灵敏的筛选试验是

A. 热沉淀－溶解法　　B. 对甲苯磺酸法
C. 免疫固定电泳　　D. 免疫电泳
E. SDS－PAGE 电泳法

388. 本－周蛋白尿不出现于

A. 巨球蛋白血症　　B. 原发性淀粉样变
C. 肾病综合征　　D. 恶性淋巴瘤
E. 多发性骨髓瘤

389. 本－周蛋白的本质是

A. 免疫球蛋白 G　　B. 免疫球蛋白 A
C. 免疫球蛋白 M　　D. 免疫球蛋白轻链
E. 免疫球蛋白重链

（390～392 共用题干）

患者男，48 岁，因严重胸痛发作 3h 就诊，有心绞痛史 1 年，心电图无异常。

390. 如此时仍不能确诊，6h 后最有意义的检查是

A. Mb　　B. cTn
C. CK　　D. LD
E. AST

391. 此患者最有可能的诊断是

A. 急性冠状动脉综合征　B. 高血压

C. 心肌炎　　D. 急性肝炎
E. 心力衰竭

392. 此时首选的生化检查是
A. Mb + CK – MB　　B. cTn + CK – MB
C. CK + CK – MB　　D. LD + CK – MB
E. AST + CK – MB

(393～395 共用题干)

患者女，怀孕 10 周，因心悸、双手震颤就医，查体心率 95 次/分，双甲状腺闻及轻度血管杂音。

393. 该患者实验室检查可见
A. FT_3降低　　B. FT_4降低
C. rT_3降低　　D. TSH 降低
E. TT_4降低

394. 该患者最可能的诊断为
A. 甲状旁腺功能亢进　　B. 甲状腺炎
C. 甲状腺功能亢进　　D. 甲状腺髓样癌
E. 单纯性甲状腺肿

395. 引起病症的主要原因为患者血中
A. 雌二醇升高　　B. 睾酮升高
C. 催产素升高　　D. 催乳素升高
E. 多巴胺升高

(396～398 共用题干)

色谱法可分为气相色谱法（GC）和液相色谱法（LC）。GC 根据固定相的不同又可分为气固色谱法（GSC）和气液色谱法（GLC），其中以 GLC 应用最广。按原理还可分为吸附色谱法、分配色谱法、离子交换色谱法、排阻色谱法和亲和色谱法。

396. 气相色谱法（GC）和液相色谱法（LC）的分类是按照
A. 固定相的聚集状态　　B. 流动相的聚集状态
C. 固定相的几何形状　　D. 分离原理
E. 流动相的化学性质

397. 分离挥发性化合物通常采用
A. 气相色谱法　　B. 液相色谱法
C. 吸附色谱法　　D. 分配色谱法
E. 离子交换色谱法

398. 分离低挥发性或非挥发性、热稳定性差的物质通常采用
A. 气相色谱法　　B. 液相色谱法
C. 吸附色谱法　　D. 分配色谱法
E. 离子交换色谱法

(399～401 共用题干)

色谱法最早是由俄国植物学家茨维特（Tswett）在 1906 年研究用碳酸钙分离植物色素时发现的，目前色谱法在医学检验领域中的应用日益广泛。

399. 俄国植物学家茨维特研究植物色素成分时，所采用的色谱方法是
A. 液 – 液色谱法　　B. 液 – 固色谱法
C. 空间排阻色谱法　　D. 离子交换色谱法
E. 气相色谱法

400. 检验领域中药物监测、微量元素分析经常选用
A. 薄层色谱法　　B. 高效液相色谱法
C. 气 – 固色谱法　　D. 气 – 液色谱法
E. 毛细管电泳法

401. 挥发性化合物的分析经常选用
A. 薄层色谱法　　B. 高效液相色谱法
C. 气相色谱法　　D. 柱色谱法
E. 毛细管电泳法

(402～404 共用题干)

色谱方法的种类很多，并且各类方法的原理、操作也不尽相同，但由不同方法检测得到的色谱图却是大同小异。色谱图的纵坐标为检测器的相应信号，横坐标通常为流出物流出时间。

402. 欲使色谱峰宽减小，可以采取
A. 降低柱温　　B. 减少固定液含量
C. 增加柱长　　D. 增加载体粒度
E. 增加流动相体积

403. 定量分析通常采用色谱图中的参数是
A. 色谱峰　　B. 区域宽度
C. 面积　　D. 基线
E. 保留值

404. 通常用作定性分析的参数是
A. 色谱峰　　B. 区域宽度
C. 峰面积　　D. 基线
E. 保留值

(405～407 共用题干)

某检验科欲购进一台质谱仪用于肿瘤新标志物的研究。

405. 最适合研究要求的质量分析器是
A. 单聚焦分析器　　B. 双聚焦分析器
C. 四极杆分析器　　D. 离子阱质量分析器
E. 飞行时间质量分析器

406. 质量分析器的主要技术参数是
A. 质荷比　　B. 质量数
C. 丰度　　D. 质量范围
E. 质量范围与分辨率

407. 最适合本研究的离子源是

A. EBI　　B. FAB

C. MALDI　　D. APCI

E. ESI

(408～409 共用题干)

欲分析血液中肿瘤细胞蛋白质类标志物。

408. 应选用的较合适的质谱仪是

A. GC－MS　　B. MALDI－TOF

C. SIMS　　D. ICP－MS

E. 放射性核素质谱仪

409. 关于丰度的叙述，错误的是

A. 质谱离子的多少用丰度（abundance）表示

B. 丰度是指具有某质荷比离子的数量

C. 由于某个具体离子的“数量”无法测定，故一般用相对丰度表示其强度

D. 相对丰度是指最强的峰称基峰（basepeak），其他离子的丰度用相对于基峰的百分数表示

E. 离子的质荷比指的是丰度

(410～412 共用题干)

掌握质谱解析的相关知识对质谱结果的分析是重要的。

410. 关于分子离子的叙述，错误的是

A. 在电子轰击下，有机物分子失去一个电子所形成的离子称分子离子

B. 环状化合物比较稳定，分子离子峰较强

C. 支链较易碎裂，分子离子峰就弱

D. 化合物分子稳定性差，键长，分子离子峰强

E. 芳香化合物往往都有较强的分子离子峰

411. 关于碎片离子的叙述，错误的是

A. 碎片离子是分子碎裂产生的

B. 游离基引发的断裂（α 断裂）可产生碎片离子

C. 正电荷引发的断裂（诱导断裂或 i 断裂）可产生碎片离子

D. σ 断裂可产生碎片离子

E. 环烯的断裂——逆狄尔斯－阿德尔反应可产生碎片离子

412. 下列叙述正确的是

A. 有些离子不是由简单断裂产生的，而是发生了原子或基团的重排，这样产生的离子称为碎片离子

B. 一个分子只有一个质谱峰

C. 分子离子是碎片离子碎裂产生的

D. 游离基引发的断裂（α 断裂）可产生分子离子

E. 由同位素形成的离子峰称同位素离子峰

(413～415 共用题干)

某医院检验科细菌室从一位泌尿系统感染的患者尿液中分离出一株罕见的耐药金黄色葡萄球菌。科室科研人员准备对该细菌的耐药现象进行系列研究。

413. 现欲探讨该细菌膜蛋白是否与标准金黄色葡萄球菌株膜蛋白存在差异，最有利于此项研究的电泳技术是

A. 琼脂糖凝胶电泳

B. 醋酸纤维素薄膜电泳

C. 双向电泳

D. 变性梯度凝胶电泳

E. 毛细管区带电泳

414. 现发现该细菌的膜蛋白中有 2 种膜蛋白是该耐药株特有的，欲对其性质进行研究，最合适的电泳技术是

A. 琼脂糖凝胶电泳

B. 等电聚焦电泳

C. 醋酸纤维素薄膜电泳

D. 变性梯度凝胶电泳

E. 等速电泳

415. 现发现该细菌的膜蛋白中有 2 种膜蛋白是该耐药株特有，推测该细菌可能存在未知的突变基因，欲对其进行研究，最合适的电泳技术是

A. 双向电泳

B. 等电聚焦电泳

C. 醋酸纤维素薄膜电泳

D. 变性梯度凝胶电泳

E. 芯片自由电泳

(416～419 共用题干)

某基层医院检验科生化室的一位年轻技术人员在进行血清蛋白醋酸纤维素薄膜电泳时，经常因结果不理想而产生困扰。

416. 实验按标准操作规程进行，但血清蛋白电泳后条带宽、厚实，且未分开，导致结果难以发出。可能的原因是

A. 染色液有问题　　B. 加样量过多

C. 透明液有问题　　D. 薄膜水分供应充足

E. 加样量过少

417. 电泳速度过慢的原因不包括

A. 电流过少　　B. 缓冲液离子强度过大

C. 加样量过多　　D. 薄膜水分供应不足

E. 温度过低

418. 电泳图谱不整齐的原因较多，但不包括

A. 加样品不匀

B. 薄膜没有完全浸透或温度过高，膜表面水分蒸发干燥
C. 加样量过多
D. 薄膜和盐桥间没有完全贴紧，造成局部接触不良
E. 温度过低

419. 有关薄膜透明问题，叙述错误的是
A. 薄膜不能完全透明的原因是薄膜尚未完全干燥就进行透明处理
B. 透明液中醋酸浓度过低导致薄膜透明不完全
C. 薄膜在透明液中溶解的原因是透明液中醋酸浓度过大
D. 薄膜透明后出现皱缩的原因是透明后未经完全干燥就从玻片上取下
E. 透明问题与膜质量无关

（420～422 共用题干）

某老年患者因心绞痛入院检查 LDH 同工酶，发现其中 LDH1 显著增高。

420. 该患者最可能的病变脏器是
A. 肾　B. 心
C. 肝　D. 肺
E. 胰

421. 正常人血清中 LDH 同工酶含量由高到低顺序为
A. LDH1 > LDH2 > LDH3 > LDH4 > LDH5
B. LDH2 > LDH1 > LDH3 > LDH4 > LDH5
C. LDH1 > LDH3 > LDH2 > LDH4 > LDH5
D. LDH1 > LDH2 > LDH3 > LDH5 > LDH4
E. LDH5 > LDH4 > LDH3 > LDH2 > LDH1

422. 电泳条带从负极到正极顺序为
A. LDH5、LDH4、LDH3、LDH2、LDH1
B. LDH1、LDH2、LDH3、LDH4、LDH5
C. LDH2、LDH1、LDH3、LDH4、LDH5
D. LDH5、LDH2、LDH3、LDH4、LDH1
E. LDH1、LDH3、LDH2、LDH4、LDH5

（423～425 共用题干）

电化学生物传感器是发展最早，也是在临床上应用最成功的一种传感器类型。应熟练掌握其检测原理和特点。

423. 根据敏感元件所用生物材料来分类，属于电化学生物传感器的是
A. 离子选择电极传感器
B. 场效应管传感器
C. 压电生物传感器
D. 电子鼻
E. 光电传感器

424. 根据电化学免疫传感器的结构可将其分为
A. 结合型和分离型　B. 结合型和间接型
C. 直接型和分离型　D. 直接型和间接型
E. 亲和型和间接型

425. 关于微生物电化学传感器，作为敏感材料固定在电极表面的是
A. 细菌和酵母菌　B. 病毒
C. 真菌　D. 支原体
E. 衣原体

（426～428 共用题干）

生物反应基本特性之一就是吸热和散热。热生物传感器就是利用了生物反应这一特性发展而来的。

426. 量热器件最早的模型是
A. 电子温度计　B. 水银温度计
C. 玻璃温度计　D. 纸板温度计
E. 金属套温度计

427. 热生物传感器反应时，产生的热量通过换能器转换为
A. 电信号　B. 光信号
C. 温度变化信号　D. 声信号
E. 频率变化信号

428. 热生物传感器的换能器必须能将热能转换为其他可识别的信号，且具有较高的敏感性。可以达到这种要求的是
A. 气敏电阻　B. 湿敏电阻
C. 热敏电阻　D. 压敏电阻
E. 光敏电阻

（429～430 共用题干）

纳米技术的介入为生物传感器的发展提供了无穷的想象空间。纳米颗粒可以广泛地应用于敏感分子的固定，信号的检测和放大以及待测物质的富集和浓缩。纳米技术的应用是生物传感器发展的新方向。

429. 纳米技术主要针对的物质的尺寸为
A. 1～10 nm　B. 1～20 nm
C. 1～50 nm　D. 5～50 nm
E. 1～100 nm

430. 与传统的生物传感器相比，纳米生物传感器表现出的独特特点是
A. 小型便携　B. 分析速度慢
C. 所需样品量大　D. 性能价格比低
E. 污染比较大

（431～433 共用题干）

用 GOD－POD 法测定血糖，是卫生部临检中心推荐的常规方法，以下是有关该方法的原理和方法性能问题。

431. 试剂中的成分不包括

A. GOD　B. POD

C. H_2O_2　D. 4 - AAP

E. 酚

432. 反应原理的第 2 步称为 Trinder 反应，可采用此反应原理来测定的生化指标较多，但不包括

A. TG　B. TC

C. UA　D. CR

E. CK

433. 对 Trinder 反应有负干扰，从而导致以上生化指标测定结果偏低的干扰物较多，但不包括

A. 胆红素　B. 维生素 C

C. 尿酸　D. 谷胱甘肽

E. 尿素

（434～435 共用题干）

HbA1c（糖化血红蛋白）：是人体血液中红细胞内的血红蛋白与血糖结合的产物。血糖和血红蛋白的结合生成糖化血红蛋白是不可逆反应，并与血糖浓度成正比，随红细胞消亡而消失（红细胞的生命期 120 天左右），且因为该实验不受临时血糖浓度波动的影响，所以可反映取血前 2～3 月血糖的平均水平。下列是关于 HbA1c 测定方法的问题。

434. 目前认为最好的方法是

A. 化学比色法　B. 离子交换层析法

C. 亲和层析法　D. 免疫化学法

E. 十二烷基磺酸钠 - 聚丙烯酰胺凝胶电泳法

435. 该法的检测原理是

A. 试剂可特异性地结合 HbA1c 分子上葡萄糖的顺位二醇基

B. HbA1c 与其他 Hb 带电荷量的差异

C. 特异性抗体可识别并检测 HbA1c

D. HbA1c 与其他 Hb 的分子量差异

E. HbA1c 与其他 Hb 化学结构的差异

（436～437 共用题干）

血液乳酸和丙酮酸测定的标本要求和方法原理有相同之处。

436. 下列关于两者对标本的要求，不正确的是

A. 需在空腹及休息状态下抽血

B. 采血时可使用止血带

C. 血液离体后标本中的含量不稳定

D. 全血标本的处理是在采血后立即加入蛋白沉淀剂

E. 蛋白沉淀剂最好使用偏磷酸

437. 两者均可采用的酶法测定是

A. 乳酸氧化酶　B. 乳酸脱氢酶

C. 丙酮酸氧化酶　D. 丙酮酸脱氢酶

E. 丙酮酸激酶

（438～441 共用题干）

脂类在血液中是与载脂蛋白结合成脂蛋白的形式运输的，血浆脂蛋白按照密度梯度离心法分为 CM、VLDL、LDL、HDL，还有密度介于 LDL 与 VLDL 之间的 IDL。每类脂蛋白发挥着不同的生理功能。

438. 转运外源性三酰甘油的脂蛋白是

A. CM　B. VLDL

C. LDL　D. IDL

E. HDL

439. 转运内源性三酰甘油的脂蛋白是

A. CM　B. VLDL

C. LDL　D. IDL

E. HDL

440. 转运内源性胆固醇酯的脂蛋白是

A. CM　B. VLDL

C. LDL　D. IDL

E. HDL

441. 逆向转运胆固醇酯的脂蛋白是

A. CM　B. VLDL

C. LDL　D. IDL

E. HDL

（442～444 共用题干）

某一实验室在血糖测定进行室内质控时，采用两个浓度水平质控物，正常浓度水平质控物测定结果的均数为 5.5mmol/L，标准差为 0.5mmol/L，病理浓度水平测定结果的均值为 8.25mmol/L，标准差为 0.25mmol/L。

442. 该实验室两个浓度水平的变异系数分别为

A. 9.09% 和 3.03%　B. 0.50% 和 0.25%

C. 5.0% 和 8.0%　D. 2.75% 和 2.06%

E. 3.25% 和 4.75%

443. 某日该实验室室内质控结果为：正常浓度水平 6.5mmol/L，病理浓度水平 8.75mmol/L。该结果应判断为

A. 违背 22s 失控　B. 违背 13s 失控

C. 违背 R4s 失控　D. 在控

E. 无法判断

444. 该结果所反映出的误差类型为

A. 系统误差

B. 随机误差

C. 系统误差和随机误差

D. 回收误差

E. 不能反映

（445～447 共用题干）

在常规实验室中，血糖正常浓度水平质控品测定均值为 5.5mmol/L，SD1 为 0.220mmol/L；其病理浓度水平质控品测定的均值为 8.25mmol/L，SD2 为 0.275mmol/L。以此数据来绘制质控图。

445. 两个浓度水平质控品的中心线分别为

A. 5.50 和 8.25mmol/L
B. 5.06 和 7.70mmol/L
C. 5.280 和 7.975mmol/L
D. 5.720 和 8.525mmol/L
E. 5.94 和 8.80mmol/L

446. 病理浓度水平质控品的控制线为

A. 4.84～6.16mmol/L
B. 5.06～5.94mmol/L
C. 7.975～8.525mmol/L
D. 7.70～8.80mmol/L
E. 7.425～9.075mmol/L

447. 正常浓度水平质控品的"警告"线为

A. 5.28～5.72mmol/L　B. 5.06～5.94mmol/L
C. 4.84～6.12mmol/L　D. 5.00～6.00mmol/L
E. 7.425～9.075mmol/L

（448～450 共用题干）

准确性和精密度是实验室质量控制的重要内容，能否对其评价方法进行正确运用，是判断实验室质量控制能力的关键。

448. 关于精密度评价方法，叙述正确的是

A. 回收试验是精密度评价的常用方法
B. 方法比较试验和重复性试验均是精密度评价的常用方法
C. 批内精密度就是指日内精密度
D. 可用 CLSI EP－6 进行精密度评价
E. 根据 CLSI EP－15，批内精密度可能比总精密度还大

449. 下列 CLSI EP 文件中，仅能用于精密度评价的是

A. CLSI EP－5　B. CLSI EP－6
C. CLSI EP－9　D. CLSI EP－15
E. CLSI EP－2

450. 下列 CLSI EP 文件中，同时可用于精密度和准确性评价的是

A. CLSI EP－5　B. CLSI EP－6
C. CLSI EP－9　D. CLSI EP－15
E. CLSI EP－2

（451～453 共用题干）

室间质量评价也称能力验证，它是为确定某个实验室进行某项特定检测或校准能力以及监控其持续能力而进行的一种实验室间比对，可以帮助实验室提高检验质量。

451. 关于室间质量评价，叙述错误的是

A. 每次活动计划应提供至少 5 个样本，每年在大概相同的时间间隔内，最好组织 3 次质评活动
B. 质评样本的浓度应包括临床上相关的值，即患者样本的浓度范围
C. 样本只能通过邮寄方式向参与实验室提供，尤其是我国实验室参与的 CAP 室间质评
D. 组织者必须指明每个样本所需评价的项目，因为常常有一个样本需测定几个项目
E. 为了确定定量测定项目实验室结果的准确性，计划必须将每一分析项目实验室结果与 10 个或更多仲裁实验室 90% 一致或所有参加实验室 90% 一致性得出的结果进行比较

452. 对于每次的 EQA 调查，针对某一项目的得分计算公式为

A.（该项目的可接受结果数/该项目的不可接受结果数）×100%
B.（该项目的可接受结果数/该项目的总的测定样本数）×100%
C.（该项目的可接受结果数/该次活动的不可接受结果数）×100%
D.（该项目的可接受结果数/该次活动的总的测定样本数）×100%
E.（该项目的不可接受结果数/该项目的总的测定样本数）×100%

453. 某实验室参加了卫生部临检中心 2007 年的 3 次室间质评活动，其中第 1、3 次成绩均为不满意，则该实验室的成绩为

A. 不可接受　B. 不满意
C. 不成功　D. 警告
E. 失败

（454～457 共用题干）

实验室质量管理中涉及较多的图形，如方法决定图、质控图、差异图等，灵活掌握这些图形的使用条件和规则，将大大提高实验室质量管理的能力。

454. 以控制结果为 Y 轴，检测时间为 X 轴的是

A. 方法决定图　B. 质控图
C. ROC 曲线图　D. 功效函数图
E. 差异图

455. 以比较方法结果为 Y 轴，参考方法结果为 X 轴的是

A. 方法决定图　B. 质控图

C. ROC 曲线图　　D. 功效函数图
E. 差异图

456. 以不准确度为 Y 轴，不精密度为 X 轴的是
A. 方法决定图　　B. 质控图
C. ROC 曲线图　　D. 功效函数图
E. 差异图

457. 以控制规则的误差检查率为 Y 轴，误差大小为 X 轴的是
A. 方法决定图　　B. 质控图
C. ROC 曲线图　　D. 功效函数图
E. 差异图

（458～459 共用题干）

DNA 重组技术是将目的 DNA 在体外重组于载体 DNA 分子上，构建成重组 DNA 分子，然后将重组 DNA 导入宿主细胞中进行大量扩增，最终获得大量同一目的 DNA 片段。

458. DNA 重组技术又称
A. 基因工程　　B. 蛋白质工程
C. 细胞工程　　D. 酶工程
E. 分子工程

459. DNA 重组技术的应用不包括
A. 基因诊断
B. 基因治疗
C. 转基因和基因敲除
D. 单克隆抗体制备
E. 基因工程药物、疫苗和抗体

（460～461 共用题干）

限制性核酸内切酶，简称限制酶，是一类能识别双链 DNA 分子中特定的核苷酸序列，并在识别序列内或附近切割 DNA 双链结构的核酸酶。

460. 限制性核酸内切酶可分为多种类型，其中应用最广的是
A. Ⅰ型　　B. Ⅱ型
C. Ⅲ型　　D. Ⅳ型
E. Ⅴ型

461. 限制性核酸内切酶切割 DNA 后不会产生
A. 黏性末端　　B. 5′黏性末端
C. 3′黏性末端　　D. 平末端
E. 单链缺口

（462～463 共用题干）

载体是能携带目的基因进入宿主细胞，实现外源 DNA 的无性繁殖，或表达有意义的蛋白质的一类 DNA 分子，是重组 DNA 技术中一个重要的工具。

462. 下列关于载体必须具备的特性，不包括的是
A. 具备自我复制的能力，有较高的拷贝数
B. 载体必须具有一个或多个筛选标志
C. 能容纳外源性的 DNA 分子
D. 具备一个或多个限制性内切酶的单一识别和切割点
E. 必须能够表达外源基因

463. 人工构建的含有噬菌体 DNA cos 序列和质粒载体复制子序列的特殊类型的载体称为
A. 黏粒载体　　B. 人工染色体
C. 质粒载体　　D. 噬菌体载体
E. 病毒载体

（464～465 共用题干）

不同来源的核酸（DNA 或 RNA）混合物经变性后进行复性时，若这些异源的 DNA 或 RNA 之间存在碱基互补的区域，在退火条件下则可形成杂合核酸双链。这种不同来源的单链核酸分子在合适的条件下，通过碱基互补形成双链杂交体的过程称为核酸分子杂交。

464. DNA 双链发生热变性时，A260 的变化是
A. 升高　　B. 降低
C. 先升高后降低　　D. 先降低后升高
E. 不变

465. 关于核酸分子杂交，叙述错误的是
A. 可以发生在 DNA 与 DNA 之间
B. 可以发生在 RNA 与 RNA 之间
C. 可以发生在 RNA 与 DNA 之间
D. 要求两条单链的碱基完全互补
E. 杂交的严格度由反应体系中的盐浓度、温度等决定

（466～467 共用题干）

核酸探针指由人工标有特定标志物的单链核酸（DNA 或 RNA）片段，它能以碱基配对互补的方式与具有对应碱基序列的单链核酸结合，用来检测样品中的核酸与探针是否具有同源性，以及同源片段的大小。

466. 关于核酸探针，下列与 cDNA 探针的特点不相符的是
A. 标记方法成熟，有多种标记方法可供选择
B. 可以克隆到质粒载体中进行无限繁殖，制备方法简便
C. 适用于基因表达的检测
D. 相对于 RNA 而言，cDNA 探针不易降解
E. 不含有基因的内含子序列，用于检测基因表达时杂交效率要明显低于 DNA 探针

467. 关于寡核苷酸探针，叙述正确的是
A. 序列短，对碱基组成和探针结构要求不高

B. 杂交时间长，杂交信号强

C. 灵敏性和特异性都很高

D. 可以用于点突变的检测

E. 制备方法复杂，价格较高

(468～469 共用题干)

根据探针标记时的反应方式不同，核酸探针的标记方法可分为化学法和酶促法两种。其中酶促法是目前实验室最常用的核酸探针标记方法。

468. 主要用于寡核苷酸探针或序列较短的 RNA 和 DNA 探针的标记方法是

A. 随机引物法

B. 缺口平移法

C. T4 多核苷酸激酶标记 DNA 的 5′末端

D. Klenow 片段标记 DNA 的 3′末端

E. PCR 标记法

469. 缺口平移法中利用的工具酶是

A. 大肠埃希菌 DNA 聚合酶Ⅰ

B. 大肠埃希菌 DNA 聚合酶Ⅱ

C. 大肠埃希菌 DNA 聚合酶Ⅲ

D. Klenow 片段

E. Taq 酶

(470～471 共用题干)

原位杂交是一种将核酸分子杂交技术与组织细胞化学和免疫组织化学结合起来的杂交方法，可以在不改变核酸位置的情况下直接在“原位”进行分子杂交。

470. 关于原位杂交技术，叙述错误的是

A. 能对复杂组织中的单一细胞进行研究

B. 对于数量少且散在分布的细胞内 DNA 或 RNA 的研究更为方便

C. 可以从少量细胞中提取核酸，有利于检测微量的靶序列

D. 可完整地保持组织和细胞的形态

E. 可以对基因在细胞或染色体上的位置进行定位，还可以检测细菌或病毒感染并定位

471. 菌落原位杂交的基本步骤是

A. 裂解－影印－变性和中和－杂交－检测

B. 裂解－影印－杂交－变性和中和－检测

C. 影印－裂解－变性和中和－杂交－检测

D. 影印－裂解－杂交－变性和中和－检测

E. 影印－变性和中和－裂解－杂交－检测

(472～475 共用题干)

荧光定量 PCR 检测因为具有自动化程度高、易于标准化、产物闭管检测减少污染、定量报告检测结果等诸多优点，现在临床检验中应用越来越广泛，它与常规 PCR 相比在很多方面都有其特点。

472. 荧光定量 PCR 方法中不是基于 FRET 原理设计的是

A. 双链 DNA 染料结合法

B. 水解探针法

C. 分子信标法

D. 杂交探针法

E. 荧光标记引物法

473. 检测原理利用了 Taq 酶 5′→3′外切酶活性的是

A. 双链 DNA 染料结合法

B. 水解探针法

C. 分子信标法

D. 杂交探针法

E. 荧光标记引物法

474. 荧光定量 PCR 方法中最容易出现假阳性的是

A. 双链 DNA 染料结合法

B. 水解探针法

C. 分子信标法

D. 杂交探针法

E. 荧光标记引物法

475. 与常规 PCR 相比，荧光定量 PCR 的缺陷是

A. 定量仅根据指数扩增期

B. 灵敏性太高

C. 降低了携带污染

D. 无法检测扩增子大小

E. 增加了实验室污染的概率

(476～478 共用题干)

随着现代分析技术的发展和应用，出现了多种从根本原理上创新的测序方法和序列分析技术，为 DNA 分子的序列分析提供了多种新的选择。

476. 焦磷酸测序技术是一种

A. 无须酶促反应的测序技术

B. 4 种酶的级联反应测序技术

C. 3 种酶的级联反应测序技术

D. 2 种酶的级联反应测序技术

E. 1 种酶的级联反应测序技术

477. 单分子测序技术需要对单链 DNA 分子荧光标记的碱基是

A. A　　B. T

C. C　　D. G

E. 所有碱基

478. 发展这些测序新技术的目的主要在于

A. 提高测序效率和准确性

B. 降低成本，提高准确性

C. 满足全基因组测序的需要

D. 满足临床个体诊断的需要

E. 促进技术本身的进步

（479～480 共用题干）

宫颈癌 HPV 病毒分型膜芯片的检测结果提示背景信号很强。

479. 可能原因不包括

A. 杂交反应温度高

B. 洗涤不严谨

C. 预杂交时间短

D. 杂交时间过长

E. 未及时终止显色反应

480. 与玻璃基因芯片相比，膜芯片最大的优势为

A. 检测耗时短　　B. 高通量

C. 成本低　　D. 需要化学基团修饰

E. 制备流程简单

（481～482 共用题干）

生物芯片技术作为一种新型分子生物学技术，在生物学、医学研究等领域得到了广泛的应用。

481. 生物芯片用于指导临床用药，主要体现在

A. 疾病相关基因的诊断

B. 基因表达差异分析

C. 核酸的测序分析

D. 外源微生物感染鉴定

E. 个体化治疗

482. 基因芯片技术在临床上的应用不包括

A. 遗传性疾病的诊断

B. 产前筛查和诊断

C. 感染性疾病的诊断

D. 对药物进行大规模的筛选

E. 肿瘤等疾病的协助诊断

（483～484 共用题干）

DNA 芯片的种类依分类标准的不同而不同。

483. 属于按应用分类的 DNA 芯片为

A. 表达谱芯片　　B. cDNA 芯片

C. 缩微芯片　　D. 寡核苷酸芯片

E. 基因组芯片

484. 属于按结构分类的 DNA 芯片为

A. cDNA 芯片　　B. 诊断芯片

C. 膜芯片　　D. 醛基芯片

E. 检测芯片

（485～486 共用题干）

蛋白质芯片技术能够同时分析上千种蛋白质的变化情况，使得在全基因组水平研究蛋白质的功能成为可能，在基础医学研究和临床医学应用方面具有广泛的应用前景。

485. 蛋白质芯片技术不能用于研究

A. 酶活性

B. 抗体的特异性

C. 配体－受体交互作用

D. 蛋白质与蛋白质相互作用

E. 单碱基突变筛查

486. 蛋白质芯片在药物方面的临床应用研究主要为

A. 寻找具有新的药学活性的小分子或蛋白质药物

B. 寻找新的药物靶位

C. 进一步确定已有药物和新药的靶位

D. 药物疗效评价

E. 在蛋白组学水平了解药物与蛋白质的结合

（487～489 共用题干）

NCBI 的主要工作是开发数据库，进行计算生物学研究，开发用于分析基因组数据的软件工具，发布生物医学信息。网站上方的导航条有 7 个大类：PubMed、All Databases、BLAST、OMIM、Books、Taxbrowser 和 Structure。应熟练掌握其使用功能。

487. 用于检索生物医学文献的是

A. PubMed　　B. BLAST

C. Entrez　　D. Taxbrowser

E. OMIM

488. 分析核酸和蛋白质数据库而设计的序列相似性搜索工具是

A. PubMed　　B. BLAST

C. Entrez　　D. Taxbrowser

E. OMIM

489. 一个全面的人类基因和遗传疾病的数据库是

A. PubMed　　B. BLAST

C. Entrez　　D. Taxbrowser

E. OMIM

（490～491 共用题干）

蛋白质三级结构预测的主要方法有实验方法、同源模建和从头预测 3 种。

490. 快速预测出一个蛋白质序列的结构，对目标序列进行 BLAST 和 PSI－BLAST 后，发现在已知结构的蛋白质中，最高的序列相似度为 17%，你将选择的方法是

A. 二维凝胶电泳

B. X 射线晶体衍射技术

C. 磁共振谱技术

D. 将序列提交到蛋白质结构预测服务器进行同源模建

E. 将序列提交到蛋白质结构预测服务器进行从头预测

491. 用从头预测方法来获得蛋白质结构模型的特点是

A. 不能做小分子预测，计算量大

B. 适于对蛋白质核心结构进行预测，计算量小

C. 对序列相似度高的序列模拟比较有效，是最常用的一种方法

D. 基于分子动力学原理，寻找能量最低的构象

E. 基于同源比对原理，寻找能量最高的构象

（492～495 共用题干）

用生物信息学来研究、预测蛋白质结构已成为目前最重要的研究手段。蛋白质结构有不同层次上的定义。

492. 蛋白质初级结构指的是

A. 多肽链中线性的氨基酸残基序列

B. 蛋白质分子中某一段肽链的局部空间结构

C. 结构域在三维空间按一定的方式排列形成

D. 由几条具有三级结构的肽链组成

E. 某一段肽链的局部空间结构和结构域

493. 蛋白质二级结构指的是

A. 多肽链中线性的氨基酸残基序列

B. 蛋白质分子中某一段肽链的局部空间结构

C. 结构域在三维空间按一定的方式排列形成

D. 由几条具有三级结构的肽链组成

E. 某一段肽链的局部空间结构和结构域

494. 蛋白质三级结构指的是

A. 多肽链中线性的氨基酸残基序列

B. 蛋白质分子中某一段肽链的局部空间结构

C. 结构域在三维空间按一定的方式排列形成

D. 由几条具有三级结构的肽链组成

E. 某一段肽链的局部空间结构和结构域

495. 蛋白质四级结构指的是

A. 多肽链中线性的氨基酸残基序列

B. 蛋白质分子中某一段肽链的局部空间结构

C. 结构域在三维空间按一定的方式排列形成

D. 由几条具有三级结构的肽链组成

E. 某一段肽链的局部空间结构和结构域

（496～497 共用题干）

一般在获得一个新基因序列后，都需要对其进行生物信息学分析，从中尽量发掘信息，从而指导进一步的实验研究。

496. 核酸序列的基础分析包括

A. 限制性酶切分析　　B. 开放阅读框分析

C. 双序列比对分析　　D. 多序列比对分析

E. 重复序列分析

497. 能够进行开放式读码框分析的软件是

A. Sequin　　B. ORF Finder

C. ProfileScan　　D. FASTA

E. Primer Premier 5. 0

（498～501 共用题干）

临床基因扩增实验室严格分区在减少实验室污染、保证结果准确性方面起到重要作用。

498. 应用荧光定量 PCR 技术后可以合并的分区为

A. 试剂准备区与标本制备区

B. 标本制备区与扩增区

C. 试剂准备区与扩增区

D. 扩增区与产物分析区

E. 标本制备区与产物分析区

499. 在临床基因扩增检验实验室各分区中，希望设置为负压的是

A. 标本接收区　　B. 试剂准备区

C. 标本制备区　　D. 扩增区

E. 产物分析区

500. 基因扩增检验实验室“可移动紫外灯”的作用是

A. 实验室空气消毒　　B. 实验室空气照射

C. 实验室地面照射　　D. 实验室台面杀菌

E. 实验室台面照射

501. 关于基因扩增检验实验室设计，错误的是

A. 各区之间应有缓冲区

B. 各分区应集中设置，绝对不应该间隔有其他实验室

C. 应考虑到实际工作方便

D. 应考虑到气流的方向

E. 应杜绝两个分区之间相互直接进入的情况

（502～504 共用题干）

葡萄糖耐量试验常用于 DM 的诊断。

502. 关于葡萄糖耐量试验的原理，错误的是

A. 是为观察机体对葡萄糖负荷的反应

B. 健康者给予葡萄糖后出现胰岛素分泌增加

C. 增加的胰岛素能调节体内葡萄糖代谢，使血浆葡萄糖恢复到正常水平

D. 该试验能反映机体对葡萄糖的耐受能力，故称葡萄糖耐量试验

E. IGTT 比 OGTT 更好

503. 下列关于 OGTT 的做法，错误的是

A. 成人口服 75g 葡萄糖

B. 妊娠者可口服 100g 葡萄糖

C. 儿童服糖量按 0. 75g/kg 体重计算

D. 将葡萄糖用 300ml 水溶解后在 5min 内口服

E. 分别在服糖后0.5 h、1 h、1.5 h和2 h采血并测定葡萄糖

504. 下列关于不同情况下 OGTT 的结果，错误的是

A. 健康者0.5 h或1 h血糖达到高峰
B. 健康者峰值血糖 <11.1mmol/L
C. 健康者2 h血糖 >7.0mmol/L
D. 糖耐量异常者2 h血糖 >7.8mmol/L
E. 糖尿病者2 h血糖 >11.1mmol/L

（505～506 共用题干）

胰岛β细胞能分泌胰岛素和C肽，所以胰岛素与C肽的血浆浓度相关，测定两者的临床意义也相似，但又有所不同。

505. 关于胰岛素和C肽的代谢及其血浆浓度，错误的是

A. 肝对胰岛素的摄取比C肽多
B. 经肝处理后胰岛素分泌入血的量比C肽少
C. 外周组织对胰岛素的清除比C肽快
D. 胰岛素的半衰期较C肽的短
E. 胰岛素的血浆浓度高于C肽

506. 两者共同的临床应用不包括

A. DM分型
B. 确认DM患者是否需胰岛素治疗
C. 判断是否存在胰岛素抵抗
D. 评估胰岛素治疗后的β细胞功能
E. 诊断胰岛β细胞瘤

（507～508 共用题干）

1型和2型糖尿病的临床特征不同。

507. 关于1型糖尿病，下列叙述错误的是

A. 由胰岛β细胞自身免疫性损害引起
B. 胰岛素分泌绝对不足
C. 存在胰岛素抵抗
D. 是多基因遗传病
E. 血浆中可出现自身抗体

508. 关于2型糖尿病，下列叙述错误的是

A. 常见于中年以后发病
B. 患者多数肥胖
C. 可存在胰岛素抵抗
D. 不存在胰岛β细胞功能减退
E. 起病较慢

（509～510 共用题干）

糖尿病酮症酸中毒昏迷和糖尿病性高渗性非酮症昏迷是糖尿病急性并发症，两者临床表现有较多相似之处，需要进行鉴别诊断。

509. 关于糖尿病酮症酸中毒昏迷，下列叙述错误的是

A. 多见于2型糖尿病患者
B. 当存在感染、应激等诱因时容易发生
C. 血糖多数为16.7～33.3mmol/L
D. 血酮体和尿酮体升高
E. 有代谢性酸中毒

510. 关于糖尿病性高渗性非酮症昏迷，下列叙述错误的是

A. 多见于老年2型糖尿病患者
B. 最常见诱因为感染
C. 血糖一般达33.3～66.6mmol/L
D. 多有代谢性酸中毒
E. 血浆渗透压显著增高

（511～513 共用题干）

下列是关于低血糖症的类型和诊断。

511. 造成空腹低血糖症的原因不包括

A. 使用胰岛素过量
B. 慢性酒精中毒
C. 肝功能衰竭
D. 特发性功能性低血糖症
E. 胰岛β细胞瘤

512. 诊断低血糖症的依据不包括

A. 有交感神经兴奋症状
B. 有脑功能障碍表现
C. 胰岛素 <10 mU/L
D. 血浆葡萄糖 <2.8mmol/L
E. 服糖后症状很快减轻或消失

513. 关于胰岛β细胞瘤所致的低血糖症，下列叙述错误的是

A. 胰岛β细胞合成胰岛素过量
B. 血浆中胰岛素原水平不变
C. 只有不到50%的患者会发生低血糖
D. 其诊断标准是：血糖≤2.8mmol/L + 胰岛素 >10 mU/L
E. 其诊断标准也可用：胰岛素（mU/L）/血糖（mmol/L）>3

（514～516 共用题干）

肥胖、代谢综合征、2型糖尿病及其并发症之间存在着逐渐发展的关系。

514. 与肥胖有关的因素不包括

A. 肥胖者机体组织对胰岛素的敏感性下降
B. 脂肪细胞可分泌大量炎症因子
C. 炎症因子可能使胰岛素在靶细胞中的信号传导功能下降
D. 肥胖是2型糖尿病的危险因素
E. 运动减肥后组织胰岛素敏感性不增加

515. 胰岛素抵抗个体可出现许多代谢异常而发生MS，错误的是

A. 肝将脂肪组织中的脂肪产物脂肪酸合成TG并以VLDL运输至血液

B. MS时还出现HDL－C下降和sdLDL增多

C. 高胰岛素血症可导致高血压

D. 高胰岛素程度与纤溶酶原激活抑制剂－1呈负相关

E. 高胰岛素血症可能会引起凝血因子Ⅶc增加

516. 糖尿病肾病的发生因素不包括

A. 高血糖　　B. 蛋白质糖基化

C. 高血压　　D. 高脂血症

E. 代谢性酸中毒

（517～519共用题干）

OGTT结合FPG可诊断糖尿病及其相关状态，当0、30、60、90、120min血糖值在以下情况时分别属于哪种状态。

517. 符合糖尿病的诊断的是

A. 5.0、8.3、10.1、9.5、7.0mmol/L

B. 6.5、9.5、10.8、10.1、9.5mmol/L

C. 6.8、8.6、10.7、10.2、7.5mmol/L

D. 7.8、13.8、17.5、16.8、16.7mmol/L

E. 4.8、8.5、10.3、10.1、7.0mmol/L

518. 可诊断为空腹血糖损害的是

A. 5.0、8.3、10.1、9.5、7.0mmol/L

B. 6.5、9.5、10.8、10.1、9.5mmol/L

C. 6.8、8.6、10.7、10.2、7.5mmol/L

D. 7.8、13.8、17.5、16.8、16.7mmol/L

E. 4.8、8.5、10.3、10.1、7.0mmol/L

519. 可诊断为糖耐量损害的是

A. 5.0、8.3、10.1、9.5、7.0mmol/L

B. 6.5、9.5、10.8、10.1、9.5mmol/L

C. 6.8、8.6、10.7、10.2、7.5mmol/L

D. 7.8、13.8、17.5、16.8、16.7mmol/L

E. 4.8、8.5、10.3、10.1、7.0mmol/L

（520～524共用题干）

血浆脂质是与载脂蛋白结合成脂蛋白的形式运输，故高脂血症又称为高脂蛋白血症，根据血浆脂蛋白和血脂变化，高脂血症可分为6型，不同的类型可表现出乳糜颗粒（CM）升高，低密度脂蛋白（LDL）升高，LDL及极低密度脂蛋白（VLDL）同时升高，LDL升高，VLDL升高，VLDL及CM同时升高，三酰甘油（TG）升高，总胆固醇（TC）升高等。

520. CM、TG和TC均升高的高脂血症类型是

A. Ⅰ型高脂血症　　B. Ⅱa型高脂血症

C. Ⅱb型高脂血症　　D. Ⅲ型高脂血症

E. Ⅳ型高脂血症

521. CM及VLDL同时升高，TG、TC均升高的高脂血症类型是

A. Ⅰ型高脂血症　　B. Ⅱa型高脂血症

C. Ⅲ型高脂血症　　D. Ⅳ型高脂血症

E. Ⅴ型高脂血症

522. LDL和TC均升高的高脂血症类型是

A. Ⅰ型高脂血症　　B. Ⅱa型高脂血症

C. Ⅲ型高脂血症　　D. Ⅳ型高脂血症

E. Ⅴ型高脂血症

523. LDL及VLDL同时升高，TG、TC均升高的高脂血症类型是

A. Ⅰ型高脂血症　　B. Ⅱa型高脂血症

C. Ⅱb型高脂血症　　D. Ⅲ型高脂血症

E. Ⅳ型高脂血症

524. VLDL和TG均升高的高脂血症类型是

A. Ⅰ型高脂血症　　B. Ⅱa型高脂血症

C. Ⅲ型高脂血症　　D. Ⅳ型高脂血症

E. Ⅴ型高脂血症

（525～527共用题干）

患者男，15岁，长期患腹部疾病，数次剧烈腹痛，血浆呈乳白色，经15 000 r/min离心30min，血浆清亮，且样本表层浮有一厚层“乳脂”。

525. 该患者最有可能的诊断是

A. Ⅰ型高脂血症　　B. Ⅱa型高脂血症

C. Ⅲ型高脂血症　　D. Ⅳ型高脂血症

E. Ⅴ型高脂血症

526. 该型高脂血症的空腹表现为

A. CM↑　　B. VLDL↑

C. LDL↑　　D. LDL↑

E. HDL↑

527. 该患者血浆中脂类成分显著升高的是

A. 内源性三酰甘油

B. 外源性三酰甘油

C. 内源性胆固醇

D. 外源性胆固醇

E. 内源性三酰甘油和胆固醇

（528～529共用题干）

体液中的蛋白质来源于与其密切接触组织或者细胞的分泌或渗漏。体液蛋白质组成及含量的变化能反映这些组织的生理或病理改变。

528. 用于分离不同分子大小蛋白质的方法是

A. 琼脂糖凝胶电泳　　B. 凝胶过滤
C. 速率免疫比浊法　　D. 免疫固定电泳
E. Western Blot

529. 用于鉴别多发性骨髓瘤中克隆免疫球蛋白重链和轻链类型的方法是

A. 琼脂糖凝胶电泳　　B. 凝胶过滤
C. 速率免疫比浊法　　D. 免疫固定电泳
E. Western Blot

(530～531 共用题干)

目前临床上血浆蛋白质的电泳分类主要采用乙酸纤维素膜电泳或琼脂糖凝胶电泳进行分类，可将血浆蛋白质分为清蛋白、α_1－球蛋白、α_2－球蛋白、β－球蛋白和γ－球蛋白，每个区带中还包括多种蛋白质。

530. 血清蛋白电泳时，纤维蛋白原位于

A. α区　　B. β区
C. 清蛋白区　　D. γ区
E. 通常位于β区和γ区之间，但也可以位于其他位置

531. 血清蛋白电泳时，免疫球蛋白位于

A. α区　　B. β区
C. 清蛋白区　　D. γ区
E. 通常位于β区和γ区之间，但也可以位于其他位置

(532～534 共用题干)

目前，分析氨基酸的常用的方法有自动分析法、化学分析法、酶法测定、纸层析和薄层色谱等。

532. 用于蛋白质中氨基酸组分的分析方法是

A. 凝胶层析　　B. 离子交换层析
C. 亲和层析　　D. 圆二色性技术
E. 免疫比浊法

533. 可用于蛋白质分子量测定的是

A. 凝胶层析　　B. 离子交换层析
C. 亲和层析　　D. 圆二色性技术
E. 免疫比浊法

534. 蛋白质经浓盐酸水解后，可测定其氨基酸顺序的方法是

A. 凝胶层析　　B. 离子交换层析
C. 亲和层析　　D. 圆二色性技术
E. 免疫比浊法

(535～537 共用题干)

核酸是生物体在生命活动过程中起着极重要作用的一种基本物质。核苷酸是组成核酸的基本结构单位，核苷酸由碱基（嘌呤或嘧啶）、磷酸及核糖（或脱氧核糖）组成。嘌呤核苷酸合成和代谢中最常见的代谢紊乱是高尿酸血症，并由此导致痛风。

535. 使从头合成途径生成嘌呤核苷酸过多而致高尿酸血症的原因是

A. PRPP 合成酶亢进　　B. HGPRT 缺乏
C. 嘌呤分解增加　　D. 糖尿病肾病
E. 葡萄糖－6－磷酸酶缺乏或不足

536. 使补救合成途径生成嘌呤核苷酸减少而致高尿酸血症的原因是

A. PRPP 合成酶亢进　　B. HGPRT 缺乏
C. 嘌呤分解增加　　D. 糖尿病肾病
E. 葡萄糖－6－磷酸酶缺乏或不足

537. 使肾小球滤过尿酸减少而致高尿酸血症的原因是

A. PRPP 合成酶亢进　　B. HGPRT 缺乏
C. 嘌呤分解增加　　D. 糖尿病肾病
E. 葡萄糖－6－磷酸酶缺乏或不足

(538～539 共用题干)

血浆蛋白质功能复杂，不同的血浆蛋白具有不同的功能，但营养修补、运输载体、维持胶体渗透压和 pH 缓冲系统成分是许多血浆蛋白均具有的功能。

538. 前清蛋白可参与

A. 运输游离脂肪酸　　B. 运输铁
C. 运输甲状腺素　　D. 运输胆固醇
E. 运输内源性三酰甘油

539. 清蛋白可参与

A. 运输游离脂肪酸　　B. 运输铁
C. 运输甲状腺激素　　D. 运输胆固醇
E. 运输内源性三酰甘油

(540～543 共用题干)

蛋白质电泳的速度及位置与蛋白质的理化性质有关，蛋白质电泳图谱条带的深浅与体内蛋白质含量成正比。

540. 在正常人血清蛋白质醋酸纤维素薄膜电泳图谱中泳动最快的是

A. 清蛋白　　B. α_1－球蛋白
C. α_2－球蛋白　　D. β－球蛋白
E. γ－球蛋白

541. 在正常人血清蛋白质醋酸纤维素薄膜电泳图谱中泳动最慢的是

A. 清蛋白　　B. α_1－球蛋白
C. α_2－球蛋白　　D. β－球蛋白
E. γ－球蛋白

542. 在正常人血清蛋白质醋酸纤维素薄膜电泳图谱中染色最深的是

A. 清蛋白　　B. α_1－球蛋白
C. α_2－球蛋白　　D. β－球蛋白
E. γ－球蛋白

543. 在正常人血清蛋白质醋酸纤维素薄膜电泳图谱中染色最浅的是
A. 清蛋白　　B. α_1－球蛋白
C. α_2－球蛋白　　D. β－球蛋白
E. γ－球蛋白

（544～547 共用题干）

单纯性酸碱平衡紊乱传统分为4型：代谢性酸中毒、代谢性碱中毒、呼吸性酸中毒及呼吸性碱中毒。

544. pH <7.4，$cHCO_3^-$ × PCO_2 >1000，考虑为
A. 代谢性酸中毒　　B. 代谢性碱中毒
C. 呼吸性酸中毒　　D. 呼吸性碱中毒
E. 无酸碱平衡紊乱

545. pH <7.4，$cHCO_3^-$ ×PCO_2 <1000，考虑
A. 代谢性酸中毒　　B. 代谢性碱中毒
C. 呼吸性酸中毒　　D. 呼吸性碱中毒
E. 无酸碱平衡紊乱

546. pH >7.4，$cHCO_3^-$ － ×PCO_2 <1000，考虑为
A. 代谢性酸中毒　　B. 代谢性碱中毒
C. 呼吸性酸中毒　　D. 呼吸性碱中毒
E. 无酸碱平衡紊乱

547. pH >7.4，$cHCO_3^-$ ×PCO_2 >1000，考虑为
A. 代谢性酸中毒　　B. 代谢性碱中毒
C. 呼吸性酸中毒　　D. 呼吸性碱中毒
E. 无酸碱平衡紊乱

（548～550 共用题干）

双重酸碱平衡紊乱可分为呼吸性酸中毒合并代谢性酸中毒、呼吸性碱中毒合并代谢性酸中毒、呼吸性酸中毒合并代谢性碱中毒、呼吸性碱中毒合并代谢性碱中毒、代谢性酸中毒合并代谢性碱中毒等。

548. 水杨酸盐中毒刺激呼吸中枢过度通气，易引发
A. 呼吸性酸中毒合并代谢性酸中毒
B. 呼吸性碱中毒合并代谢性酸中毒
C. 呼吸性酸中毒合并代谢性碱中毒
D. 呼吸性碱中毒合并代谢性碱中毒
E. 代谢性酸中毒合并代谢性碱中毒

549. 慢性气道阻塞性疾病伴随长期使用噻嗪类利尿剂，易引发
A. 呼吸性酸中毒合并代谢性酸中毒
B. 呼吸性碱中毒合并代谢性酸中毒
C. 呼吸性酸中毒合并代谢性碱中毒
D. 呼吸性碱中毒合并代谢性碱中毒
E. 代谢性酸中毒合并代谢性碱中毒

550. 长期使用鼻胃吸引的患者过度通气，易引发
A. 呼吸性酸中毒合并代谢性酸中毒
B. 呼吸性碱中毒合并代谢性酸中毒
C. 呼吸性酸中毒合并代谢性碱中毒
D. 呼吸性碱中毒合并代谢性碱中毒
E. 代谢性酸中毒合并代谢性碱中毒

（551～553 共用题干）

pH、$cHCO_3^-$、PCO_2、BE是重要的血气分析参数。

551. 代谢性酸中毒无代偿形成的糖尿病患者的血气分析结果为
A. pH、$cHCO_3^-$、BE均明显降低，PCO_2明显降低
B. pH、$cHCO_3^-$、BE均明显降低，PCO_2明显升高
C. pH、$cHCO_3^-$、BE均明显降低，PCO_2降低不明显
D. pH正常，$cHCO_3^-$及BE均明显降低，PCO_2明显降低
E. pH降低，$cHCO_3^-$及BE正常，PCO_2升高

552. 代谢性酸中毒部分代偿的糖尿病患者的血气分析结果为
A. pH、$cHCO_3^-$、BE均明显降低，PCO_2明显降低
B. pH、$cHCO_3^-$、BE均明显降低，PCO_2明显升高
C. pH、$cHCO_3^-$、BE均明显降低，PCO_2降低不明显
D. pH正常，$cHCO_3^-$及BE均明显降低，PCO_2明显降低
E. pH降低，$cHCO_3^-$及BE正常，PCO_2升高

553. 代谢性酸中毒完全代偿的糖尿病患者的血气分析结果为
A. pH、$cHCO_3^-$、BE均明显降低，PCO_2明显降低
B. pH、$cHCO_3^-$、BE均明显降低，PCO_2明显升高
C. pH、$cHCO_3^-$、BE均明显降低，PCO_2降低不明显
D. pH正常，$cHCO_3^-$及BE均明显降低，PCO_2明显降低
E. pH降低，$cHCO_3^-$及BE正常，PCO_2升高

（554～555 共用题干）

水平衡紊乱可分为脱水、水肿、分布明显异常。

554. 患者出现体重减轻、口渴、尿少、体温升高，血钠160mmol/L，最可能的诊断是
A. 高渗性脱水　　B. 高渗性水肿
C. 等渗性脱水　　D. 等渗性水肿
E. 低渗性脱水

555. 外科患者常见的缺水类型为
A. 高渗性脱水　　B. 高渗性水肿
C. 等渗性脱水　　D. 等渗性水肿

E. 低渗性脱水

(556～558 共用题干)

钾、钠、氯是机体重要的电解质，临床因素可影响电解质平衡。

556. 静脉输入过多葡萄糖及胰岛素时，最易引起

A. 高钾血症　B. 低钾血症
C. 高钠血症　D. 低钠血症
E. 无法确定

557. 患者出现血浆渗透压降低、脑水肿症状，可能是因为

A. 高钾血症　B. 低钾血症
C. 高钠血症　D. 低钠血症
E. 无法确定

558. 代谢性酸中毒患者易出现

A. 高钾血症　B. 低钾血症
C. 高钠血症　D. 低钠血症
E. 无法确定

(559～561 共用题干)

pH、$cHCO_3^-$、PCO_2是血气分析的最基本指标。

559. 单纯性代谢性酸中毒的表现是

A. 原发性 $cHCO_3^-$ 上升，继发性 PCO_2上升
B. 原发性 $cHCO_3^-$ 下降，继发性 PCO_2下降
C. 继发性 $cHCO_3^-$ 上升，原发性 PCO_2上升
D. 继发性 $cHCO_3^-$ 下降，原发性 PCO_2下降
E. 原发性 $cHCO_3^-$ 上升，继发性 PCO_2下降

560. 单纯性代谢性碱中毒的表现是

A. 原发性 $cHCO_3^-$ 上升，继发性 PCO_2上升
B. 原发性 $cHCO_3^-$ 下降，继发性 PCO_2下降
C. 继发性 $cHCO_3^-$ 上升，原发性 PCO_2上升
D. 继发性 $cHCO_3^-$ 下降，原发性 PCO_2下降
E. 原发性 $cHCO_3^-$ 上升，继发性 PCO_2下降

561. 单纯性呼吸性碱中毒的表现是

A. 原发性 $cHCO_3^-$ 上升，继发性 PCO_2上升
B. 原发性 $cHCO_3^-$ 下降，继发性 PCO_2下降
C. 继发性 $cHCO_3^-$ 上升，原发性 PCO_2上升
D. 继发性 $cHCO_3^-$ 下降，原发性 PCO_2下降
E. 原发性 $cHCO_3^-$ 上升，继发性 PCO_2下降

(562～564 共用题干)

引起低钙血症的原因很多，包括 PTH 缺乏、维生素 D 缺乏、低白蛋白血症等，判断低钙血症需要掌握患者的代谢情况。

562. 肾病综合征引起低钙血症的原因是

A. PTH 缺乏　B. 维生素 D 缺乏
C. 慢性肾功能减退　D. 低白蛋白血症
E. 高磷血症

563. 吸收不良或不适当饮食引起低钙血症的原因是

A. PTH 缺乏　B. 维生素 D 缺乏
C. 慢性肾功能减退　D. 低白蛋白血症
E. 高磷血症

564. 颈部手术引起低钙血症的原因是

A. PTH 缺乏　B. 维生素 D 缺乏
C. 慢性肾功能减退　D. 低白蛋白血症
E. 高磷血症

(565～568 共用题干)

维生素 D 在体内的代谢、调节及生物功能都非常重要，掌握维生素 D 的代谢，对钙、磷和骨代谢疾病的诊断和治疗有重要意义。

565. 维生素 D 的主要循环形式是

A. $1,25-(OH)_2D$　B. 维生素 D
C. $25-(OH)D$　D. $24,25-(OH)_2D$
E. 7－脱氢胆固醇

566. 维生素 D 代谢物中半衰期最长的是

A. $1,25-(OH)_2D$　B. 维生素 D
C. $25-(OH)D$　D. $24,25-(OH)_2D$
E. 7－脱氢胆固醇

567. 维生素 D 代谢物中半衰期最短的是

A. $1,25-(OH)_2D$　B. 维生素 D
C. $25-(OH)D$　D. $24,25-(OH)_2D$
E. 7－脱氢胆固醇

568. 皮肤中存在的维生素 D 的最早形式是

A. $1,25-(OH)_2D$　B. 维生素 D
C. $25-(OH)D$　D. $24,25-(OH)_2D$
E. 7－脱氢胆固醇

(569～570 共用题干)

临床上钙、磷、镁代谢紊乱很常见，各种紊乱的临床表现和症状不同，掌握这些体征对诊断和治疗很有帮助。

569. 临床上发生手足搐搦，应考虑诊断为

A. 高钙血症　B. 低钙血症
C. 高磷血症　D. 低磷血症
E. 高镁血症

570. 癌症患者中，10%～20%会发生

A. 高钙血症　B. 低钙血症
C. 高磷血症　D. 低磷血症
E. 高镁血症

（571～573 共用题干）

了解骨代谢标志物的代谢过程有利于骨疾病的诊断，掌握标志物在血液中的形式和停留时间对标志物的检测很有帮助。

571. 骨性碱性磷酸酶的半衰期为

A. 5min　　B. 1～2min
C. 1～2 d　　D. < 5 d
E. < 5min

572. 骨钙素的半衰期为

A. 5min　　B. 1～2min
C. 1～2 d　　D. <5 d
E. <5min

573. 完整 PTH 的半衰期为

A. 5min　　B. 1～2min
C. 1～2 d　　D. <5 d
E. <5min

（574～576 共用题干）

骨代谢性疾病的临床表现多种多样，掌握这些临床表现有利于骨疾病的诊断和治疗。

574. 临床表现为肌肉无力和肌张力减退的是

A. 骨质疏松症　　B. 骨质软化症
C. Paget 病　　D. 肾性骨营养不良
E. 淀粉样骨炎

575. 临床表现为相关骨发生变形并发关节炎综合征的是

A. 骨质疏松症　　B. 骨质软化症
C. 畸形性骨炎　　D. 肾性骨营养不良
E. 淀粉样骨炎

576. 临床表现为脊柱体压缩性骨折的是

A. 骨质疏松症　　B. 骨质软化症
C. Paget 病　　D. 肾性骨营养不良
E. 淀粉样骨炎

（577～579 共用题干）

总钙测定的方法很多，掌握这些方法的适用性和条件有助于实验室钙的测定。

577. 总钙测定的决定性方法是

A. 光度法
B. 火焰光度法
C. 离子选择电极法
D. 放射性核素稀释质谱法
E. 原子吸收分光光度法

578. 总钙测定的参考方法是

A. 光度法
B. 火焰光度法
C. 离子选择电极法
D. 放射性核素稀释质谱法
E. 原子吸收分光光度法

579. 总钙测定的常规方法是

A. 光度法
B. 火焰光度法
C. 离子选择电极法
D. 放射性核素稀释质谱法
E. 原子吸收分光光度法

（580～584 共用题干）

临床上肝功能实验指标很多，为肝胆疾病诊断、鉴别诊断、预后判断、病程监测提供有价值的信息，特别是血清酶活性的测定，如 ALT、AST、GGT、ALP、5′－NT、ADA、GLDH、MAO、CHE、β－PH 等。但它们各有不同的作用。

580. 反映肝实质细胞损伤最为灵敏的酶是

A. ALT　　B. LD
C. GGT　　D. GLDH
E. CHE

581. 反应胆汁淤积最为灵敏的酶是

A. LCAT　　B. MAO
C. ALP　　D. LD
E. ALT

582. 判断肝脏合成能力的酶是

A. AST　　B. CHE
C. ALT　　D. LD
E. LAP

583. 用于诊断肝纤维化的酶是

A. AST　　B. GGT
C. LD　　D. LAP
E. MAO

584. 可用于辅助诊断原发性肝癌（PHC）的酶是

A. AST　　B. GLDH
C. ALT　　D. CHE
E. AFU

（585～587 共用题干）

可用于诊断肝细胞损伤的酶较多，如 ALT、AST、GGT、ALP、5′－NT、ADA、GLDH 、MAO、CHE、β－PH 等，但它们在肝细胞内分布有区别，如细胞核、细胞质、线粒体、微粒体、内质网等，了解其在细胞内定位有助于了解肝损伤的程度。

585. 肝细胞中大部分存在于线粒体的酶是

A. ALT　　B. LD
C. AST　　D. GLDH
E. ALP

586. 肝细胞中大部分存在于细胞质的酶是

A. AST　　B. ALT
C. ALP　　D. GLDH
E. GGT

587. 肝细胞中几乎全部存在于线粒体的酶是

A. ALT　　B. LD
C. AST　　D. GGT
E. GLDH

（588～591 共用题干）

临床用于肝功能检测的项目很多，如胆红素、凝血因子、球蛋白、胆固醇、胆汁酸、半乳糖清除率等，它们可以反映肝脏的分泌、排泄以及代谢功能。

588. 反映肝脏内源性物质清除率的检测项目是

A. 胆固醇　　B. 胆红素
C. 半乳糖清除率　　D. AST
E. 球蛋白

589. 反映外源性肝脏清除率的检查项目是

A. 半乳糖清除率　　B. 胆汁酸
C. 胆固醇　　D. 球蛋白
E. AST

590. 反映肝脏合成功能的相关检测是

A. AST　　B. 胆汁酸
C. γ－球蛋白　　D. 凝血因子
E. 球蛋白

591. 反映肝脏代谢功能相关的检测项目是

A. AST　　B. 凝血因子
C. 球蛋白　　D. γ－球蛋白
E. 胆固醇

（592～594 共用题干）

查找黄疸原因时，检测项目包括血、尿、粪中的许多指标，充分了解这些项目的特点，便于对黄疸的性质加以判断。

592. 溶血性黄疸实验室检测的特点为

A. 血清胆红素增加，尿胆红素阴性，尿胆原增加，粪胆原增加
B. 血清结合胆红素显著增加，尿胆红素阴性，尿胆原增加，粪胆原增加
C. 血清胆红素增加，尿胆红素阳性，尿胆原增加，粪胆原增加
D. 血清结合胆红素增加，尿胆红素阳性，尿胆原增加，粪胆原显著增加
E. 血清未结合胆红素显著增加，尿胆红素阴性，尿胆原减少，粪胆原减少

593. 肝细胞性黄疸实验室检测的特点为

A. 血清胆红素增加，尿胆红素阴性，尿胆原增加，粪胆原增加
B. 血清未结合胆红素显著增加，尿胆红素阳性，尿胆原增加，粪胆原减少
C. 血清结合胆红素增加，尿胆红素阳性，尿胆原阳性，粪胆原减少
D. 血清胆红素增加，尿胆红素阳性，尿胆原增加，粪胆原增加
E. 血清未结合胆红素显著增加，尿胆红素阴性，尿胆原增加，粪胆原增加

594. 梗阻性黄疸实验室检测的特点为

A. 血清结合胆红素增加，尿胆红素阳性，尿胆原增加，粪胆原增加
B. 血清胆红素增加，尿胆红素阳性，尿胆原增加，粪胆原减少
C. 血清胆红素增加，尿胆红素阳性，尿胆原减少，粪胆原增加
D. 血清结合胆红素增加，尿胆红素阳性，尿胆原减少，粪胆原减少
E. 血清胆红素增加，尿胆红素阴性，尿胆原增加，粪胆原增加

（595～598 共用题干）

血清胆汁酸测定可以了解肝对内源物质的代谢功能，目前可以通过各种检测技术对血清 TBA 及各组分测定，如 CA、CDCA、DCA、LCA 和 UDCA 等，应了解各方法的优势及用途。

595. 目前测定血清 TBA 灵敏性最高的方法是

A. 色谱法　　B. 酶循环法
C. RIA 法　　D. 气相色谱法
E. 高效液相色谱法

596. 用于测定血清 TBA 各成分的方法是

A. 色谱法　　B. 酶循环法
C. 工具酶法　　D. 速率法
E. 分光光度法

597. 属于免疫学测定胆汁酸的方法是

A. 色谱法　　B. 酶循环法
C. 工具酶法　　D. 速率法
E. RIA 法

598. 属于生物化学测定总胆汁酸的方法是

A. 色谱法　　B. 比色法
C. 高效液相色谱法　　D. 酶循环法
E. RIA 法

（599～602 共用题干）

胆汁酸是存在于胆汁中的一大类胆烷酸的总称，成

分较为复杂。按来源化分有初级胆汁酸和次级胆汁酸，另按结构化分又有结合型和游离型。

599. 属于初级胆汁酸的是

A. 甘氨胆酸　　B. 脱氧胆酸
C. 熊脱氧胆酸　　D. 石胆酸
E. 甘氨脱氧胆酸

600. 属于次级胆汁酸的是

A. 甘氨胆酸　　B. 脱氧胆酸
C. 胆酸　　D. 熊脱氧胆酸
E. 牛磺熊脱氧胆酸

601. 属于游离胆汁酸的是

A. 甘氨胆酸　　B. 牛磺脱氧胆酸
C. 胆酸　　D. 甘氨熊脱氧胆酸
E. 牛磺熊脱氧胆酸

602. 属于结合胆汁酸的是

A. 胆酸　　B. 脱氧胆酸
C. 石胆酸　　D. 熊脱氧胆酸
E. 甘氨胆酸

（603～605 共用题干）

血液乙醇检测方法通常有酶法、呼气法、干化学法和气相层析法，这些方法由于原理、应用技术不同，其用途不同。

603. 适合于自动分析仪检测的方法是

A. 酶法　　B. 呼气法
C. 干化学法　　D. 气相层析法
E. 高效液相色谱法

604. 检测方法准确可靠的是

A. 氧化酶法　　B. 脱氢酶法
C. 呼气法　　D. 干化学法
E. 气相层析法

605. 应用于交通违规现场检测的是

A. 氧化酶法　　B. 脱氢酶法
C. 呼气法　　D. 干化学法
E. 气相层析法

（606～607 共用题干）

可用于肝癌辅助诊断的实验室指标较多，如 AFP 和异质体、GGTⅡ、DCP、AFU、α_1－AT、5′－NPD、ALD－A 等，但其灵敏性、特异性均不满意，所以要注意合理应用。

606. 对肝癌有肯定诊断价值的是

A. CA19－9　　B. AFU
C. α_1－AT　　D. ALD－A
E. AFP

607. 鉴别良恶性肝病可用

A. AFU
B. LCA 凝集素 AFP 异质体结合实验
C. α_1－AT
D. ALD－A
E. ConA 凝集素 AFP 异质体结合实验

（608～612 共用题干）

用于胰疾病的生物化学检查项目较多，如淀粉酶、脂肪酶、蛋白酶等，应掌握各自在胰腺炎辅助诊断中的价值，结合临床综合分析。

608. 提示急性胰腺炎预后不良的指标是

A. 血钙低于 1.5mmol/L
B. 血清淀粉酶超过 500 U（Somogyi 法，参考区间 30～110U/dl）
C. 淀粉酶与肌酐清除率比值超过正常的 3 倍
D. 血清淀粉酶升高持续不降超过 5 d
E. 血钾、血镁同时降低

609. 有关胰腺炎的说法，错误的是

A. 腹痛程度与血清淀粉酶升高程度相平行
B. 血清淀粉酶活性愈高，诊断的正确率愈高
C. 脂肪酶活性升高与淀粉酶基本平行，但特异性大于淀粉酶
D. 慢性胰腺炎早期淀粉酶活性可一过性增高，后期可不增高或增高不明显
E. 淀粉酶与肌酐清除率比值（Cam/Ccr）测定可提高急性胰腺炎诊断的特异性

610. 有关胰腺炎生物化学检验的描述，错误的是

A. 持久的空腹血糖高于 10mmol/L 反映胰腺坏死，提示预后不良
B. 高胆红素血症可见于少数患者，多于发病后 4～7d 恢复正常
C. 血清 AST、LDH 可增加
D. 低血钙程度与临床严重程度平行
E. 急性胰腺炎时不可能出现高三酰甘油血症

611. 急性胰腺炎治疗后期最有价值的实验室指标是

A. 血淀粉酶　　B. 尿淀粉酶
C. 肌酐清除率　　D. 血 ALT
E. 血糖

612. 目前临床上诊断胰腺癌最有价值的糖蛋白类抗原标志物是

A. CA50　　B. CA72－4
C. CA15－3　　D. CA19－9
E. CA242

（613～614 共用题干）

肾小管功能受到损害，远端肾小管管腔与管周液间 H^+ 梯度建立障碍，和（或）近端肾小管对 HCO_3^- 重吸收障碍导致酸中毒，即为肾小管酸中毒。

613. 关于Ⅱ型肾小管酸中毒，正确的是

A. 泌氢及铵生成减少
B. 重吸收碳酸氢盐降低
C. 远曲及近曲小管功能均有障碍
D. 代谢性酸中毒合并高血钾
E. 氢离子吸收减少

614. 关于Ⅰ型肾小管酸中毒，正确的是

A. 泌氢及铵生成减少
B. 重吸收碳酸氢盐降低
C. 远曲及近曲小管功能均有障碍
D. 代谢性酸中毒合并高血钾
E. 氢离子吸收减少

（615～617 共用题干）

肾的生理功能是排泄代谢产物，调节水、电解质和酸碱平衡，维持机体内环境稳定，主要通过肾小球滤过、肾小管和集合管的重吸收及分泌（排泌）而完成。

615. 反映肾浓缩与稀释功能的指标是

A. 尿钠与滤过钠排泄分数（FENa）测定
B. 酚红排泄试验（PSP）
C. 自由水清除率（CH_2O）
D. 内生肌酐清除率
E. 氯化铵负荷试验

616. 反映肾小管排泌功能的指标是

A. 尿钠与滤过钠排泄分数（FENa）测定
B. 酚红排泄试验（PSP）
C. 自由水清除率（CH_2O）
D. 内生肌酐清除率
E. 氯化铵负荷试验

617. 反映肾小管重吸收功能的指标是

A. 尿钠与滤过钠排泄分数（FENa）测定
B. 酚红排泄试验（PSP）
C. 自由水清除率（CH_2O）
D. 内生肌酐清除率
E. 氯化铵负荷试验

（618～619 共用题干）

急进性肾小球肾炎为肾小球肾炎中最严重的类型，以急性肾炎综合征、肾功能急剧恶化、早期出现少尿性急性肾衰竭为临床特征。

618. IgG、C3 在Ⅰ型急进性肾炎的沉积表现为

A. 线性　　B. 环形
C. 点状　　D. 颗粒状
E. 无沉积

619. IgG、C3 在Ⅱ型急进性肾炎的沉积表现为

A. 线性　　B. 环形
C. 点状　　D. 颗粒状
E. 无沉积

（620～621 共用题干）

肾小球对血浆蛋白的滤过具有选择性，发挥作用的主要是孔径屏障和电荷屏障，可用尿蛋白选择性指数（SPI）判断。

620. 肾小球滤膜电荷屏障正常时，SPI

A. <1　　B. <2
C. <3　　D. <4
E. <5

621. 肾小球滤膜电荷屏障受损时，SPI

A. $\geqslant 1$　　B. $\geqslant 2$
C. $\geqslant 3$　　D. $\geqslant 4$
E. $\geqslant 5$

（622～623 共用题干）

急性肾小球肾炎简称急性肾炎，是一组由不同病因致感染后免疫反应引起的急性弥漫性肾小球病变。

622. 抗链球菌溶血素“O”（ASO）阳性率为

A. 40%～50%　　B. 50%～60%
C. 70%～80%　　D. 80%～90%
E. 80%～95%

623. 抗链球菌溶血素“O”（ASO）达到高峰的时间为

A. 1～2 周　　B. 3～5 周
C. 5～6 周　　D. 7～8 周
E. 6～8 周

（624～625 共用题干）

当前用于心肌梗死的标志物有多种，如 AST、LD 及其同工酶、CK 及其同工酶 CK－MB、Mb、cTnT、cTnI、FABP 等，应掌握各自生物学特性及其在血液中的变化规律，合理选择应用。

624. 心肌梗死发生后最早可检测到升高的是

A. Mb　　B. cTnT
C. LD　　D. CK－MB
E. AST

625. 心肌梗死发生后血液中持续升高时间最长的是

A. Mb　　B. cTnT
C. GPBB　　D. CK－MB
E. LD

（626～627 共用题干）

T_3、T_4、TSH、TRH 兴奋试验是甲状腺功能紊乱疾病中常用的生化检验指标，掌握这些指标的变化对临床疾病的诊断非常重要。

626. 垂体腺瘤性甲状腺功能亢进症的生化检测符合

A. T_3、T_4升高，TSH 降低，TRH 兴奋试验（－）
B. T_3、T_4升高，TSH 升高，TRH 兴奋试验（－）
C. T_3、T_4升高，TSH 升高，TRH 兴奋试验（＋）
D. T_3、T_4升高，TSH 降低，TRH 兴奋试验（＋）
E. T_3、T_4降低，TSH 降低，TRH 兴奋试验（－）

627. 异源性 TSH 综合征的生化检测符合

A. T_3、T_4升高，TSH 降低，TRH 兴奋试验（－）
B. T_3、T_4升高，TSH 升高，TRH 兴奋试验（－）
C. T_3、T_4升高，TSH 升高，TRH 兴奋试验（＋）
D. T_3、T_4升高，TSH 降低，TRH 兴奋试验（＋）
E. T_3、T_4降低，TSH 降低，TRH 兴奋试验（－）

（628～630 共用题干）

内分泌调控障碍导致激素分泌过多或过少，是内分泌疾病的共同病理改变。激素水平的改变会引起相应的内分泌功能紊乱疾病。

628. 生长激素过度分泌可致

A. 呆小症
B. 慢性原发性肾上腺功能不足
C. 肢端肥大症
D. 侏儒症
E. Graves 病

629. 甲状腺激素分泌不足可致

A. 呆小症
B. 慢性原发性肾上腺功能不足
C. 肢端肥大症
D. 侏儒症
E. Graves 病

630. 甲状腺激素过度分泌可致

A. 呆小症
B. 慢性原发性肾上腺功能不足
C. 肢端肥大症
D. 侏儒症
E. Graves 病

（631～633 共用题干）

肾上腺是由中心部的髓质和周边部的皮质两部分的内分泌器官组成，而后者又由外向内分为三带：球状带、束状带及网状带。不同的组成部位可分泌特异的激素。

631. 脱氢异雄酮分泌于

A. 肾上腺髓质　B. 肾上腺皮质球状带
C. 肾上腺皮质束状带　D. 肾上腺皮质网状带
E. 垂体

632. 促肾上腺皮质激素分泌于

A. 肾上腺髓质　B. 肾上腺皮质球状带
C. 肾上腺皮质束状带　D. 肾上腺皮质网状带
E. 垂体

633. 去甲肾上腺素分泌于

A. 肾上腺髓质　B. 肾上腺皮质球状带
C. 肾上腺皮质束状带　D. 肾上腺皮质网状带
E. 垂体

（634～636 共用题干）

动态功能试验根据作用物不同，可分为兴奋试验与抑制试验，其对确定内分泌疾病的病变部位及性质很有价值。

634. 诊断垂体性侏儒时，可选取的试验为

A. 运动刺激试验　B. 高血糖抑制试验
C. TRH 兴奋试验　D. ACTH 兴奋试验
E. 地塞米松抑制试验

635. 诊断和鉴别库欣综合征时，可选取的试验为

A. 运动刺激试验　B. 高血糖抑制试验
C. TRH 兴奋试验　D. ACTH 兴奋试验
E. 地塞米松抑制试验

636. 判断甲状腺功能亢进病变部位时，可选取的试验为

A. 运动刺激试验　B. 高血糖抑制试验
C. TRH 兴奋试验　D. ACTH 兴奋试验
E. 地塞米松抑制试验

（637～638 共用题干）

生长激素功能紊乱可导致侏儒症、肢端肥大症、巨人症等内分泌疾病，掌握这些疾病的实验室检测方法有利于疾病的诊断和治疗观察。

637. 下列有关侏儒症生化诊断的叙述，不正确的是

A. 清晨空腹血浆（清）GH 水平检测常低于正常参考区间
B. 血浆（清）IGFBP－3 水平常显著降低
C. 血浆（清）IGF－1 水平常显著降低
D. 药物刺激试验可用于诊断
E. 高血糖抑制试验可用于诊断

638. 下列有关肢端肥大症的叙述，不正确的是

A. 清晨空腹血浆（清）GH 水平检测常低于正常参考区间
B. 血浆（清）IGFBP－3 水平常显著降低
C. 血浆（清）IGF－1 水平常显著降低
D. 药物刺激试验可用于诊断
E. 高血糖抑制试验可用于诊断

（639～640 共用题干）

TRH 兴奋试验可反映垂体 TSH 合成及贮备能力，在甲状腺功能紊乱，特别是病变部位和诊断方面有较大价值。

639. TRH 兴奋试验出现延迟反应，表明

A. 垂体功能明显受损

B. 下丘脑和垂体功能均低下

C. 垂体功能亢进

D. 垂体本身无病变，下丘脑功能障碍

E. 下丘脑功能亢进

640. 下列疾病状态下 TRH 兴奋试验常为阴性，除外

A. Graves 病

B. 甲状腺腺样瘤

C. 垂体腺瘤

D. 异源性 TSH 综合征

E. 垂体性甲状腺功能减退

（641～643 共用题干）

肾上腺皮质功能紊乱的临床表现往往非特异，且单次测定皮质醇水平的临床诊断价值不高，应结合一定的特殊项目和功能试验进行系统的评价。

641. 血浆皮质醇、尿游离皮质醇、尿 17－羟皮质类固醇和 17－酮皮质类固醇浓度均降低，而血浆 ACTH 浓度升高，且 ACTH 兴奋试验无反应见于

A. 原发性肾上腺皮质功能减退

B. 继发性肾上腺皮质功能减退

C. 下丘脑－垂体性皮质醇增多症

D. 肾上腺皮质腺癌

E. 异源性 ACTH 综合征

642. 下列实验室指标可以代表血浆游离皮质醇浓度的是

A. 血浆皮质醇

B. 唾液游离皮质醇

C. 随机尿游离皮质醇

D. 尿 17－羟皮质类固醇

E. 尿 17－酮皮质类固醇

643. 尿 17－羟皮质类固醇及游离皮质醇显著升高、血浆 ACTH 显著降低、地塞米松抑制试验无反应见于

A. 下丘脑－垂体性皮质醇增多症

B. 原发性肾上腺皮质功能减退

C. 继发性肾上腺皮质功能减退

D. 肾上腺皮质腺癌

E. 异源性 ACTH 综合征

（644～645 共用题干）

药物通过口服、肌内注射、静脉滴注等方式进入人体，进入人体的药物以不同方式进入血液循环，包括主动转运、被动扩散、滤过、易化扩散、胞饮 5 种方式，而不同的方式直接影响药物的药代动力学。

644. 口服药物通过胃肠道黏膜上皮细胞吸收的主要方式是

A. 主动转运　　B. 被动转动

C. 滤过　　D. 易化扩散

E. 胞饮

645. 血管外注射给药时，药物通过毛细血管吸收的主要方式是

A. 主动转运　　B. 被动转动

C. 滤过　　D. 易化扩散

E. 胞饮

（646～650 共用题干）

通过不同方式进入人体的药物，在体内有不同的代谢方式和代谢途径，多数药物经过肝的生化转化后，其活性和水溶性发生变化，同时可经过胆管或肾排出体外。

646. 全部代谢产物均无活性的是

A. 地高辛　　B. 苯妥英钠

C. 环孢素 A　　D. 阿米卡星

E. 阿米替林

647. 全部以原药形式从肾排泄的是

A. 地高辛　　B. 苯妥英钠

C. 环孢素 A　　D. 阿米卡星

E. 阿米替林

648. 口服及肌内注射均吸收慢、不完全且不规则，剂量与血药浓度间无可靠相关性的是

A. 地高辛　　B. 苯妥英钠

C. 环孢素 A　　D. 阿米卡星

E. 阿米替林

649. 与血浆蛋白结合率约为 25% 的是

A. 地高辛　　B. 苯妥英钠

C. 环孢素 A　　D. 阿米卡星

E. 阿米替林

650. 存在“治疗窗”，且“首过消除”强的是

A. 地高辛　　B. 苯妥英钠

C. 环孢素 A　　D. 阿米卡星

E. 阿米替林

（651～653 共用题干）

临床药物监测所用的方法不同于常规实验室检查的方式，因为药物在体内的含量低，检查标本一般需要浓缩，而且实验方法要求有较高的灵敏性。

651. TDM 的推荐方法是

A. 高效液相色谱法（HPLC）

B. 免疫化学法

C. 毛细管电泳技术（CE）
D. 光谱法
E. 离子选择电极

652. 现阶段 TDM 最常采用的方法是
A. 高效液相色谱法（HPLC）
B. 免疫化学法
C. 毛细管电泳技术（CE）
D. 光谱法
E. 离子选择电极

653. 分离效率和灵敏性最高的方法是
A. 高效液相色谱法（HPLC）
B. 免疫化学法
C. 毛细管电泳技术（CE）
D. 光谱法
E. 离子选择电极

（654 ~ 656 共用题干）

TDM 工作中，除少数方法可直接使用收集的标本外，大多需对样品进行必要的预处理。预处理的目的是在不破坏待测定成分的前提下，用适当的方法浓缩纯化待测组分，以减少干扰，提高检测灵敏性、特异性。预处理包括去蛋白、提取和化学衍生化反应。

654. TDM 工作中，若需单独测定游离药物浓度，则样品去蛋白预处理时不能采用
A. 超速离心法　　B. 沉淀离心法
C. 层析法　　D. 超滤法
E. 电泳法

655. 在 TDM 样品预处理中，要选择性地浓集待测组分，所采取的方法是
A. 去蛋白　　B. 提取
C. 衍生化　　D. 甲基化
E. 灰化

656. 在 TDM 中，提取的目的是
A. 酸化样品
B. 碱化样品
C. 使待测组分以脂溶性高的分子态存在
D. 使待测组分以水溶性高的离子态存在
E. 为了尽可能地浓缩待检组分

（657 ~ 658 共用题干）

药物的应用具有双重性，一方面药物具有治疗作用，另一方面药物具有不良反应，严重时危及生命，因此药物的监测显得异常重要。但是并非所有药物或在任何情况下都需要进行 TDM。进行 TDM 的药物必须符合相关的条件，临床上常需要进行 TDM 的药物有：强心苷、抗癫痫药、免疫抑制剂、治疗情感性精神障碍药等。

657. 治疗癫痫大发作的首选药是
A. 苯巴比妥　　B. 扑米酮
C. 苯妥英钠　　D. 卡马西平
E. 氯硝西泮

658. 下列关于苯妥英钠的叙述，错误的是
A. 刺激性大，不宜肌内注射
B. 对神经元细胞膜具有稳定作用
C. 治疗某些心律失常有效
D. 常用量时血浆浓度个体差异较小
E. 可用于治疗三叉神经痛

（659 ~ 661 共用题干）

为确定胎儿先天畸形的危险性，应在不同妊娠期筛查母体血清二联（AFP 和 hCG）或三联试验（AFP、hCG 和 uE_3）。

659. 胎儿先天性缺陷常用筛查指标是
A. 母体血清 AFP、hCG 和游离 E_3 含量
B. 母体血清 AFP、游离 E_3 和尿 hCG 含量
C. 羊水 AFP、hCG 和游离 E_3 含量
D. 母体血清 hCG α 和 hCG β 亚基含量
E. 母体血清中 β_1 – 糖蛋白和二聚抑制素 A 含量

660. 妊娠 24 ~ 28 周时，应进行的检查是
A. 胎儿神经管缺陷和 Doen 综合征的筛查试验
B. 葡萄糖耐量试验
C. 筛查患者早产的风险
D. HIV 抗体检查、尿液分析、乙肝 sAg 检测等
E. 粪常规

661. 妊娠 16 ~ 18 周时，应进行的检查是
A. 胎儿神经管缺陷和 Doen 综合征的筛查试验
B. 葡萄糖耐量试验
C. 筛查患者早产的风险
D. HIV 抗体检查、尿液分析、乙肝 sAg 检测等
E. 粪常规

（662 ~ 665 共用题干）

孕妇在妊娠期可出现肝功能异常、胆汁淤积及妊娠性脂肪肝、妊娠期病毒性肝炎等，其预后与非妊娠女性也一样。

662. 妊娠中可有某些与肝脏有关的物质发生显著变化，表现为
A. 血清蛋白下降和胎盘碱性磷酸酶下降
B. 血清蛋白下降和胎盘碱性磷酸酶升高
C. 总胆红素升高
D. GGT、ALT 明显升高
E. ALT、AST 和血清蛋白基本不变

663. 关于妊娠性脂肪肝，下列叙述错误的是

A. 通常发生在妊娠35～36周
B. 氨基转移酶浓度轻度上升，ALT的上升幅度明显高于AST
C. 可发生严重的低血糖，同时血尿酸过多
D. 肝组织学检查显示有急性脂肪浸润
E. 治疗措施是立即终止妊娠

664. HELLP综合征大多发生于妊娠
A. 10～20周　　B. 20～26周
C. 27～36周　　D. 36～38周
E. 36～40周

665. 关于妊娠期病毒性肝炎，下列叙述不正确的是
A. 发病率与相应年龄段的人群相同
B. 主要临床表现为恶心、呕吐、深黄尿和低热
C. 典型的实验室检查改变为轻度胆红素血症和氨基转移酶明显升高
D. 其预后与非妊娠女性一样
E. 孕妇在晚期妊娠感染乙型肝炎病毒或慢性带毒者时，病毒通常不会通过垂直传播感染胎儿

（666～667共用题干）
胎儿肺成熟度能帮助判断围生期胎儿是否能获得最佳生存条件。

666. 评价胎儿肺成熟度最有价值的指标是
A. 测定羊水肌酐浓度
B. 检测羊水中与妊娠进程有关的脂类染色细胞
C. 检测羊水中尿素含量
D. 直接或间接检测表面活性物质含量
E. 检测羊水中AFP含量

667. 测定羊水中胎儿肺表面活性物质的方法有多种，除外
A. 测定卵磷脂/鞘磷脂的比值
B. 泡沫稳定性试验
C. 荧光偏振法
D. 薄层小体计数
E. ELISA双抗体夹心法

（668～669共用题干）
妊娠期母体血容量和红细胞均增加，同时许多凝血因子浓度也增加，红细胞沉降率加快，虽凝血酶原时间和部分活化凝血活酶时间仅有轻度缩短，但妊娠女性血栓栓塞危险性增加5倍多。

668. 不属于妊娠时母体血液学变化的是
A. 血浆容量的增加多于红细胞的增加
B. 许多凝血因子浓度增加
C. 血小板计数可基本保持不变
D. PT和APTT轻度缩短
E. PT和APTT增加

669. 妊娠期许多凝血因子含量发生变化，除外
A. 血浆纤维蛋白原增加约65%
B. 凝血因子Ⅱ、Ⅶ、Ⅷ、Ⅸ、Ⅹ增加
C. 凝血因子Ⅱ、Ⅴ、Ⅻ水平基本保持不变
D. 凝血因子Ⅺ、XⅢ轻度增加
E. 凝血因子Ⅺ、XⅢ轻度下降

（670～672共用题干）
羊水是胎儿在子宫内生活的环境，其体积和化学组成维持在一个动态范围内。早期妊娠的羊水组成类似母体血清的透析液，随着胎儿生长，羊水在多方面发生变化，羊水中出现从羊膜、胎儿皮肤、呼吸道支气管树脱落的细胞，在产前诊断方面有重要用途。

670. 关于羊水，下列叙述错误的是
A. 在妊娠早期，几乎不存在有形成分
B. 妊娠16周时，出现大量胎儿脱落细胞，在产前诊断方面有重要用途
C. 薄层小体明显增加其浊度
D. 妊娠的全过程均含有大量有形成分
E. 其中的胎儿皮脂主要由脂肪和胎儿皮肤脱落的上皮细胞构成

671. 正常足月妊娠时，羊水量约为
A. 600ml　　B. 700ml
C. 800ml　　D. 900ml
E. 1000ml

672. 羊水可作为产前诊断的常用标本，通常取羊水的时间应为
A. 妊娠4周时　　B. 妊娠8周时
C. 妊娠12周时　　D. 妊娠16周时
E. 妊娠25周时

（673～674共用题干）
胎盘由羊膜、叶状绒毛膜和底蜕膜构成，具有多种生理功能。随着胎儿逐渐成熟，胎儿-胎盘复合体可合成并分泌许多激素、妊娠相关蛋白及一些酶类，影响母体的代谢。

673. 由胎盘制造的类固醇激素包括
A. 孕酮和雌酮
B. 雌二醇和雌三醇
C. 孕酮、雌酮、雌二醇和雌三醇
D. 孕酮、雌二醇和雌三醇
E. 糖皮质激素

674. 经胎盘受体介导的细胞摄取的物质是
A. 母体IgG　　B. 母体IgM、IgA
C. 多种氨基酸　　D. 低密度脂蛋白

E. 葡萄糖

（675～678 共用题干）

病毒是引起机体感染性疾病的一大类病原体，常见的病毒包括 HAV、HBC、HCV、CMV、RV 等，它们各有特点。

675. 属于黄病毒科的病毒是

A. CMV　　B. HBV
C. HCV　　D. HSV
E. RV

676. 双链 DNA 病毒是

A. HAV　　B. HBV
C. HCV　　D. HDV
E. HEV

677. 具有反转录病毒特性的病毒是

A. RV　　B. HBV
C. HCV　　D. CMV
E. HPV

678. 决定病毒生物学性状和感染致病特性的是

A. 病毒早期蛋白　　B. 病毒晚期蛋白
C. 病毒包膜脂质　　D. 病毒核酸
E. 病毒表面糖蛋白

（679～680 共用题干）

临床上常用 FQ－PCR、bDNA 技术、基因芯片、杂交捕获系统和核酸杂交等技术进行感染性疾病的分子诊断，这些方法各有特点，实际应用中应根据需要灵活选择。

679. 在常用的感染性疾病分子诊断的方法中，灵敏性最高的方法是

A. 杂交捕获系统　　B. FQ－PCR
C. bDNA 技术　　D. 基因芯片
E. 核酸杂交

680. 在常用的感染性疾病分子诊断的方法中，可以进行高通量检测的方法是

A. 杂交捕获系统　　B. FQ－PCR
C. bDNA 技术　　D. 基因芯片
E. 核酸杂交

（681～682 共用题干）

诊断感染性疾病的方法包括传统的微生物学方法、免疫学方法、血液学方法和新发展的分子诊断方法，这些方法各有利弊，在实际工作中应注重将分子诊断技术与其他诊断技术结合应用，以利于疾病快速、准确地诊断。

681. 能早期、快速地诊断感染性疾病的方法是

A. 微生物学方法　　B. 免疫学方法
C. 血液学方法　　D. 分子诊断方法
E. 生物化学方法

682. 除了分子诊断方法，还可进行感染性疾病病因学诊断的方法有

A. 免疫学方法　　B. 血液学方法
C. 微生物学方法　　D. 临床检验学方法
E. 生物化学方法

（683～686 共用题干）

遗传性疾病的基因诊断不能离开对遗传标记的合理运用。

683. 下列不属于遗传性标记的是

A. RFLP　　B. STR
C. SNP　　D. VNTR
E. SSCP

684. 单核苷酸多态性是

A. 指在基因组水平上由单个核苷酸的变异所引起的 DNA 序列多态性
B. 是第 2 代 DNA 多态性
C. 它占所有已知多态性的 50% 以上
D. 它主要有替换和缺失两种形式
E. 它主要是 3 个或 4 个等位多态性

685. 以下属于杂交方法的是

A. SSCP　　B. 基因芯片技术
C. DHPLC　　D. PCR－RFLP
E. Taqman 技术

686. 以下哪项不属于 STR 多态性检测最常用的方法

A. PCR 扩增、电泳分离
B. 银染或荧光分析等位基因片段大小、分型
C. 利用 DNA 测序仪直接进行序列分析
D. Taqman 技术
E. STR 复合扩增技术

（687～690 共用题干）

对于由未知的新基因所引发的单基因遗传性疾病，可以通过基因定位的方式来克隆疾病的致病基因。

687. 人类疾病基因定位最常用的技术是

A. Taqman 技术　　B. STR 复合扩增技术
C. 基因组扫描技术　　D. 基因芯片技术
E. 直接测序技术

688. 在某一群体中，不同座位上某两个等位基因出现在同一条单元型上的频率与预期的随机频率之间存在明显差异的现象称为

A. 连锁平衡　　B. 连锁不平衡
C. 肯定连锁　　D. 否定连锁
E. 无法确定

689. LOD 法对连锁判断能力强，不仅能确定连锁程度，而且可确定遗传距离。当 Z 值等于 -1 时表示

A. 支持连锁　　B. 肯定连锁
C. 可能不连锁　　D. 否定连锁
E. 需继续调查积累家系资料

690. 生殖细胞减数分裂时，如果同一染色体上两个基因座位的等位基因（A，a）和（B，b）中的等位基因 A 与等位基因 b 一起传递给子细胞，称为

A. 连锁平衡　　B. 连锁不平衡
C. 交换　　D. 重组
E. 共分离

（691～694 共用题干）

当前用于肿瘤细胞定量的 mRNA 标志有多种，有些标志物可用于多种肿瘤细胞的定量检测，如 CK19、CK20 等，有些标志物的肿瘤特异性较强，如 PSA、AFP 等，应在掌握各标志物与不同肿瘤相关性的基础上，合理选择应用。

691. 用于前列腺癌细胞定量的常用 mRNA 标志物是

A. CEA　　B. PSA
C. CK19　　D. CK20
E. AFP

692. 用于肝细胞癌细胞定量的常用 mRNA 标志物是

A. CEA　　B. PSA
C. CK19　　D. CK20
E. AFP

693. 肠癌细胞定量常用的 mRNA 标志物不包括

A. 酪氨酸酶　　B. CEA
C. CK19　　D. CK20
E. 黏蛋白 -1

694. CK20 可用于多种肿瘤细胞的定量检测，但除外

A. 肠癌　　B. 甲状腺癌
C. 食管癌　　D. 胃癌
E. 乳腺癌

（695～696 共用题干）

患者男，12 岁，在健康体检中发现其血型为 A 型，而其父母血型分别为 B 型和 O 型，因此怀疑其不是父母亲生。

695. 为证明该男孩是否为父母亲生，可做的实验室检测为

A. STR 分型
B. DNA 指纹分析
C. 线粒体 DNA 分析
D. STR 分型 + DNA 指纹分析 + 线粒体 DNA 分析
E. STR 分型 + DNA 指纹分析

696. 亲子鉴定的最主要依据是

A. 妊娠期限　　B. 生殖能力
C. 营养状态　　D. 遗传性状
E. 生活环境

（697～698 共用题干）

患者男，72 岁，发热伴寒战，白细胞计数 25×10^9/L，血液培养出金黄色葡萄球菌，药物敏感试验发现该菌耐甲氧西林。

697. 该患者感染了耐甲氧西林的金黄色葡萄球菌（MRSA），不适用的抗生素是

A. 万古霉素　　B. 替考拉宁
C. 头孢菌素　　D. 去甲万古霉素
E. 利奈唑胺

698. 为指导临床用药，可检测该菌的耐药基因是

A. vanA　　B. mecA
C. folH　　D. rpoB
E. gyrA

（699～701 共用题干）

患者女，30 岁，尿频、尿急、尿痛 3 天，尿检：白细胞 6～10 个/HP，偶见白细胞管型，体检：38.5℃，肾区叩痛，双下肢无水肿。

699. 最可能的诊断为

A. 急性膀胱炎　　B. 急性肾盂肾炎
C. 急性肾小球肾炎　　D. 肾病综合征
E. 慢性肾炎

700. 下列关于抗菌药物敏感试验的说法，错误的是

A. 可预测抗菌治疗的效果
B. 指导医生选择使用抗生素
C. 提供所选择药物的依据
D. 监测耐药性
E. 其结果总与体内用药结果相一致

701. 在常规药敏试验中，下列细菌及其所选抗菌药物组合错误的是

A. 葡萄球菌和青霉素　　B. 肠球菌和万古霉素
C. 肠杆菌和三代头孢　　D. 葡萄球菌和呋喃妥因
E. 肺炎链球菌和红霉素

（702～704 共用题干）

患者男，49 岁，因呕吐、腹痛、困倦就诊，既往有糖尿病病史。查体：呼吸深快，并有特殊气味。

702. 最可能的诊断为

A. 乳酸酸中毒　　B. 呼吸性酸中毒
C. 酮症酸中毒　　D. 丙酮酸酸中毒
E. 丙氨酸酸中毒

703. 在确定诊断时，不恰当的试验是

A. 血糖浓度　　B. 尿酮体定性检查
C. 血气和电解质　　D. 口服糖耐量试验
E. 血酮体测定

704. 尿酮体检查的筛选试验是
A. Rothera 法　　B. Gerhardt 法
C. 试带法　　D. Harrison 法
E. Ehrlieh 法

(705～706 共用题干)

患者男，71 岁，因 2 个月来软弱无力、食欲不振、体重下降 6kg、上腹部疼痛、大便量多就医。该患者有 30 余年饮酒史。实验室检查：Hct 0.32，WBC 4×10^9/L，血清 ALP 高于正常值 3 倍，空腹血葡萄糖为 8mmol/L，胰腺激发试验（静脉注射胰液泌素 1U/kg 体重）显示胰液量 5ml/10min（正常大于 16ml/10min）；碳酸氢盐 26mmol/L（正常小于 24mmol/L）；胰酶未见异常。

705. 首先考虑选择的检查是
A. 胆红素　　B. CEA
C. 腹部 B 型超声检查　　D. 腹部 X 线检查
E. 血、尿淀粉酶

706. 最有可能的诊断是
A. 胰腺癌
B. 胰腺蜂窝组织炎或假性囊肿
C. 慢性胰腺炎伴胰腺外分泌功能不全
D. 肝细胞性肝癌
E. 胆石症

(707～708 共用题干)

患者女，48 岁，反复发作胸痛 2 年。心电图检查示心肌缺血。实验室检查结果为：TG 4.98mmol/L，TC 4.91mmol/L，LDL－C 2.35mmol/L。琼脂糖凝胶电泳发现前 β－脂蛋白增高，β－脂蛋白正常。血清外观浑浊。

707. 按 WHO 高脂蛋白血症分型标准，该患者可能的分型为
A. Ⅰ型高脂蛋白血症
B. Ⅱa 型高脂蛋白血症
C. Ⅲ型高脂蛋白血症
D. Ⅳ型高脂蛋白血症
E. Ⅱb 型高脂蛋白血症

708. 此型高脂血症的遗传方式为
A. 常染色体显性遗传
B. 常染色体隐性遗传
C. 性染色体显性遗传
D. 性染色体隐性遗传
E. 伴性遗传

(709～712 共用题干)

患者男，46 岁，5 小时前曾大量饮酒，出现上腹剧烈持续疼痛 1 小时，弯腰时腹痛可减轻，体温 36.6℃，疑为急性胰腺炎（血淀粉酶的参考值小于 200U/L）。

709. 诊断急性胰腺炎最需检查的生化指标是
A. 血淀粉酶　　B. 尿淀粉酶
C. 血、尿淀粉酶　　D. 血钾、肌酐清除率
E. 血钾、钠、氯

710. 有诊断价值的血淀粉酶值应超过
A. 200U/L　　B. 350U/L
C. 400U/L　　D. 500U/T
E. 1000U/L

711. 治疗后期更有价值的指标是
A. 血淀粉酶　　B. 尿淀粉酶
C. 血、尿淀粉酶　　D. 肌酐清除率
E. 淀粉酶与肌酐清除率的比值

712. 还有哪种疾病可引起血淀粉酶升高
A. 胃炎　　B. 急性肝炎
C. 腮腺炎　　D. 心肌炎
E. 肾炎

(713～715 共用题干)

患者男，72 岁，进行性排尿困难 2 年。直肠指诊触及前列腺侧叶增大、中间沟平，左侧叶有 2cm 大小的硬结，诊断为前列腺癌。

713. 此时首选最适宜的检查项目是
A. ACP　　B. ALP
C. GGT　　D. PSA
E. ALT

714. 应在前列腺检查多久以后取血进行实验室测定
A. 6 小时　　B. 12 小时
C. 24 小时　　D. 48 小时
E. 72 小时

715. 酸性磷酸酶最主要的化学性质是
A. 在 pH 为碱性的条件下极不稳定
B. 男、女差异极大
C. 随年龄而增加
D. 妊娠时高
E. 运动后增加

(716～717 共用题干)

患者男，60 岁，急性胸痛发作 2h 来院就诊。面色苍白，出汗，血压 110/90mmHg，脉搏 78 次/分，心音正常。心电图示 ST 段抬高。

716. 此患者不能排除哪种疾病
A. 急性心肌梗死　　B. 肺心病

C. 肺栓塞 D. 心力衰竭
E. 营养不良

717. 如怀疑心肌梗死，首次进行生化检查时，应优先选择下列何项
A. LD_1 B. CK
C. Mb D. cTnI
E. AST

（718～720 共用题干）
患者男，43 岁，因肝硬化抽腹水 1L 后出现意识障碍，精神恍惚，有错觉，嗜睡，扑击样震颤明显，查脑电图：节律变慢，出现每秒 4 次 θ 波。

718. 该患者可能的诊断是
A. 精神病 B. 尿毒症
C. 精神分裂症 D. 肝性脑病
E. 脑出血

719. 为进一步确诊此病，以下哪项检查价值最大
A. 血氨 B. 血电解质
C. 血糖 D. CT
E. 肝功能

720. 上述疾病最常见的诱因是
A. 大量排钾利尿后 B. 流行性感冒
C. 感染 D. 外科手术
E. 上消化道出血

（721～722 共用题干）
患者男，56 岁，因不断加重的腰骶部疼痛就诊，贫血貌；CBC 检查示正细胞正色素性贫血；X 线摄片示弥漫性骨质疏松；尿液本－周蛋白阳性；血尿酸升高，血清蛋白电泳显示在 β 与 γ 区带之间有一浓集的窄带。

721. 该患者出现的蛋白尿属于
A. 体位性蛋白尿 B. 偶然性蛋白尿
C. 溢出性蛋白尿 D. 非选择性蛋白尿
E. 混合性蛋白尿

722. 该患者最可能的诊断是
A. 骨质疏松 B. 多发性骨髓瘤
C. 巨球蛋白血症 D. 肾小管肾炎
E. 痛风

（723～725 共用题干）
患者女，18 岁，3 周前因急性化脓性扁桃体炎致发热，治疗后好转，近日出现眼睑水肿，血压增高，尿少，呼吸困难，不能平卧而就诊。

723. 该患者首选检查项目是
A. 血常规、尿常规、便常规
B. 血常规、尿常规 C3、C4 测定
C. 肾脏 B 超、超声心动图检查
D. 心电图、血脂分析
E. 血浆蛋白、眼底检查

724. 该患者最可能的诊断是
A. 急性肾小球肾炎合并左心衰竭
B. 急性上呼吸道感染
C. 急性心肌炎合并左心衰竭
D. 急进性高血压
E. 急进性肾小球肾炎

725. 对急性肾小球肾炎诊断最有价值的试验是
A. 红细胞沉降率增快
B. 抗链 O 增高
C. 尿沉渣可见红细胞管型
D. 肾功能损害
E. 蛋白尿

（726～730 共用题干）
患者女，60 岁，伴多饮、多食、多尿和消瘦等症状。

726. 首先考虑的疾病是
A. Fanconi 综合征 B. 库欣综合征
C. 糖尿病 D. 肾病综合征
E. 肾盂肾炎

727. 首选的检查项目是
A. 肝功能检查 B. 肾功能检查
C. 两对半检查 D. 血常规检查
E. 血糖、尿糖检查

728. 最适宜检查的尿液标本类型是
A. 随机尿 B. 3 小时尿
C. 24 小时尿 D. 晨尿
E. 导尿标本

729. 如血糖正常、尿糖阳性，应考虑与哪种疾病相鉴别
A. Fanconi 综合征 B. 库欣综合征
C. 肾病综合征 D. 嗜铬细胞瘤
E. 垂体前叶功能亢进

730. 若血糖正常，尿糖阳性，做进一步检查的最佳试验是
A. 微量清蛋白 B. 糖耐量
C. 血清蛋白电泳 D. α_1－微球蛋白
E. β_2－微球蛋白

（731～732 共用题干）
糖尿病患者急诊入院，呕吐、腹痛 2d，有困倦，呼吸深快并有特殊气味。血钾、血浆 $cHCO_3^-$ 和 Cl^- 降低，β－羟丁酸增高。

731. 该患者最可能的诊断为
A. 乳酸酸中毒 B. 呼吸性酸中毒

C. 丙氨酸酸中毒　　D. 酮症酸中毒
E. 代谢性碱中毒

732. 已确诊的糖尿病患者不需进行的实验室检查是
A. 尿素
B. 血糖浓度
C. 口服葡萄糖耐量试验
D. 血气和电解质
E. 尿酮体定性检测

（733～735 共用题干）

患者男，28 岁，自感乏力，厌油，食欲减退，畏寒高热 3 天，体温 39℃，巩膜黄染，诊断为急性病毒性肝炎。

733. 反映急性肝细胞损伤最敏感的指标是
A. ALT　　B. AST
C. LDH　　D. GGT
E. ALP

734. 在恢复期内，下列哪项指标仍唯一升高时指示肝炎未愈
A. ALT　　B. AST
C. LDH　　D. GGT
E. ALP

735. 最有利于了解肝病严重程度的指标是
A. ALT/AST　　B. ALT/c－AST
C. c－AST/m－AST　　D. m－AST/c－AST
E. m－AST/ALT

（736～737 共用题干）

患者女，49 岁，因厌食、恶心和感冒症状 8 天就诊，2 天前见尿液呈浓茶色。TBIL 63μmol/L，AST 936U/L，ALT 1700U/L，ALP 410U/L，A/G 比例 1：50。

736. 该患者最有可能的诊断是
A. 急性病毒性肝炎　　B. 流感
C. 胃炎　　D. 慢性迁延性肝炎
E. 肝硬化

737. 为进一步了解肝细胞损伤程度及预后，应选择检查的项目是
A. ACP　　B. 血清总蛋白
C. IgG　　D. γ－CT
E. 线粒体 AST

（738～739 共用题干）

患者女，58 岁，患糖尿病数年，近来呕吐 1 天，感困倦、呼吸深而快并有特殊气味急诊入院，疑为糖尿病酮症酸中毒。

738. 如需确诊首选的实验室检查指标是
A. 血糖浓度　　B. 血、尿酮体检测
C. 血气和电解质　　D. 口服葡萄糖耐量试验
E. 尿素

739. 该患者血气分析结果最可能为
A. pH 7.50，$PaCO_2$ 7.92kPa，PO_2 6.7kPa
B. pH 7.136，$PaCO_2$ 4.06kPa，PO_2 9.91kPa
C. pH 7.47，$PaCO_2$ 7.0kPa，PO_2 11.2kPa
D. pH 7.24，$PaCO_2$ 8.6kPa，PO_2 6.0kPa
E. pH 7.52，$PaCO_2$ 4.0kPa，PO_2 7.6kPa

（740～741 共用题干）

患者女，65 岁，冠心病心绞痛病史 8 年，有高血压史，夜间突发心前区疼痛 8 小时入院。入院时血压为 150/90mmHg（20/12kPa），经心电图检查，诊断为急性前壁心肌梗死。

740. 心电图检查不能显示下列哪项
A. 异常 Q 波　　B. ST 段弓背向上抬高
C. 出现 T 波改变　　D. 心脏传导异常
E. 泵血功能异常

741. 此时最具特征性的实验室改变是
A. 血清 LDH 水平增高
B. 血清 AST 水平增高
C. 血清 ALT 水平增高
D. 血清 CK－MB 水平增高
E. 血清 CK－MB 水平降低

（742～743 共用题干）

患者男，68 岁，因严重胸痛发作 4 小时而到急诊科就诊。有胸痛史 2 年，心电图检查示 ST 段抬高。

742. 此患者最可能的原因是
A. 急性心肌梗死　　B. 高血压
C. 心肌炎　　D. 急性肝炎
E. 心力衰竭

743. 应首选下列哪项生化检查来确诊
A. Mb　　B. cTn
C. CK　　D. CK－MB
E. AST

四、案例分析题：每道案例分析题有 3～12 问。每问的备选答案若干个，正确答案及错误答案的个数不定。考生每选对一个正确答案给 1 个得分点，选错一个扣 1 个得分点，直至扣至本问得分为 0，即不含得负分。案例分析题的答题过程是不可逆的，即进入下一问后不能再返回修改所有前面的答案。

（744～746 共用题干）

患者女，73 岁，间断性便秘 2 年，加重伴发作性腹痛 4 个月。患者 2 年来无明显原因出现粪便干结，排粪困难，约每日 1 次，一直未引起重视，亦未正规治疗。近 4

个月来上述症状加重，排粪约每3日1次，同时伴左下腹痛，呈持续性钝痛，疼痛有时难忍，有时伴全身出汗，持续时间10~30min不等，伴心悸、气短，坐卧不安、乏力。查体：T 36.4℃，P 76次/分，R 19次/分，BP 120/75mmHg，意识清楚，体态肥胖，腹壁平坦、柔软，无压痛，未触及包块。

744. 根据上述信息，当前诊断应考虑的疾病是

A. 慢性胃炎　B. 神经症
C. 冠心病　D. 心绞痛
E. 高脂血症　F. 心肌梗死
G. 慢性阑尾炎　H. 腹膜炎

745. 为明确诊断应紧急检查的项目是

A. 血清LDH　B. 血清HBDH
C. 血清ALT　D. 血清TG
E. 血清TC　F. 血清CK-MB
G. 血清cTnI　H. 血清AST

746. 若需了解患者是否有血脂异常，还应检测

A. 血清TBI　B. 血清CBI
C. 血清GGT　D. 血清ApoB
E. 血清HDL-C　F. 血清LDL-C
G. 血清ApoA　H. 血清Lp（a）
I. 血清TG　J. 血清TC

（747~749共用题干）

1型糖尿病患者的生化检测结果如下：Na^+115mmol/L（132~144mmol/L）；K^+6mmol/L（3.5~5.5mmol/L）；$cHCO_3^-$5mmol/L（22~27mmol/L）；Creatinine 0.50mmol/L（0.06~0.12mmol/L）；AG 36mmol/L（10~17mmol/L）；β-羟丁酸17.5mmol/L（0.02~0.20mmol/L）；乙酰乙酸4.5mmol/L（0.01~0.15mmol/L）；Glu 38mmol/L（3.89~6.11mmol/L）；尿pH 4.0（5.0~7.0mmol/L）。

747. 根据上述信息，患者必定存在的酸碱平衡紊乱类型是

A. 代谢性酸中毒　B. 代谢性碱中毒
C. 呼吸性碱中毒　D. 呼吸性酸中毒
E. 无酸碱失衡存在　F. 数据不足，无法判断

748. 导致患者出现上述生化检测结果的根源是

A. 高血糖　B. 肾功能异常
C. 胰岛素缺乏　D. 酸碱失衡
E. 高血钾　F. 低血钠
G. 胰岛素抵抗

749. 该患者出现高血钾的原因是

A. 肾脏排泄功能下降　B. 肾脏重吸收功能下降
C. 酸碱失衡　D. 钾从细胞内移出
E. 胰岛素缺乏　F. 胰岛素抵抗
G. 高血糖　H. 血钠降低

（750~751共用题干）

对不同质谱仪性能的了解，有助于质谱技术的合理应用。

750. 下列叙述正确的是

A. EI主要适用于易挥发有机样品的电离
B. CI是一种软电离方式
C. FAB适合于分析大分子量、难气化、热稳定性差的样品
D. ESI可以测量分子量在300 000Da以上的蛋白质
E. APCI主要用来分析中等极性的化合物

751. 无须加热汽化的电离源是

A. FAB　B. EI
C. CI　D. ESI
E. APCI

（752~754共用题干）

患者男，70岁，频繁性呕吐5 d；严重充血性心力衰竭；中等程度肾衰竭。实验室检查结果：pH 7.58（7.35~7.45）；PCO_2 21mmHg（35~45mmHg）；PO_2 50mmHg（80~110mmHg）；$cHCO_3^-$ 20mmol/L（22~27mmol/L）；Na^+ 127mmol/L（132~144mmol/L）；K^+ 5.2mmol/L（3.5~5.5mmol/L）；Cl^- 79mmol/L（98~108mmol/L）；Creat 0.38mmol/L（0.06~0.12mmol/L）。

752. 根据上述信息，患者AG和真实$cHCO_3^-$分别为

A. AG=28mmol/L，真实$cHCO_3^-$=20mmol/L
B. AG=33mmol/L，真实$cHCO_3^-$=20mmol/L
C. AG=48mmol/L，真实$cHCO_3^-$=20mmol/L
D. AG=53mmol/L，真实$cHCO_3^-$=20mmol/L
E. AG=28mmol/L，真实$cHCO_3^-$=36mmol/L
F. AG=33mmol/L，真实$cHCO_3^-$=41mmol/L
G. AG=48mmol/L，真实$cHCO_3^-$=56mmol/L
H. AG=53mmol/L，真实$cHCO_3^-$=61mmol/L
I. AG=28mmol/L，真实$cHCO_3^-$=48mmol/L
J. AG=33mmol/L，真实$cHCO_3^-$=53mmol/L

753. 患者AG升高的原因是

A. 缺氧　B. 呕吐
C. 肾功能障碍　D. 高血钾
E. 低血钠　F. 脱水

754. 根据病史及实验室检查结果，下列叙述正确的是

A. 肾功能障碍导致代谢性酸中毒
B. 肾功能障碍导致代谢性碱中毒
C. 充血性心力衰竭导致呼吸性酸中毒
D. 充血性心力衰竭导致呼吸性碱中毒

E. 脱水导致代谢性碱中毒
F. 脱水导致代谢性酸中毒
G. 呕吐导致代谢性酸中毒
H. 呕吐导致代谢性碱中毒
I. 高血钾导致代谢性酸中毒
J. 高血钾导致代谢性碱中毒

(755～757 共用题干)

某医院新生儿科 8 名新生儿 1 周内相继出现发热，心率加快，肝、脾肿大等临床症状，其中 7 名新生儿发生弥散性血管内凝血，相继死亡。

755. 根据上述信息，该科新生儿出现的情况是

A. 先天不足　B. 医院内感染
C. 社区获得性感染　D. 遗传性疾病
E. 感染性疾病　F. 流行性出血热

756. 为明确诊断应紧急检查的项目是

A. 微生物培养、鉴定及药物敏感试验
B. 涂片找细菌、真菌和抗酸菌等
C. 各类微生物抗体检测
D. 血细胞计数
E. 凝血功能检测
F. 血清 HBV－DNA 检测
G. 血清 ALT 检测
H. 血清 ALP 检测

757. 为控制病情蔓延，应积极采取的措施是

A. 查找传染源
B. 切断传播途径
C. 隔离患儿
D. 采取切实有效的治疗措施
E. 采取切实有效的消毒、灭菌措施
F. 补充热量
G. 补充蛋白质

(758～760 共用题干)

患者男，58 岁，有糖尿病病史 10 年，一直采用口服降糖药治疗，但对药物的依从性不佳，饮食控制不严格。2 周前测定空腹血糖为 10.8mmol/L，现测定空腹血糖和餐后 2 h 血糖分别为 12.6mmol/L 和 19.2mmol/L。

758. 要更好地了解患者近期 2～3 个月来的药效，最好测定

A. 血浆 GSP
B. 血液 HbA1c
C. 尿蛋白排泄率（UAER）
D. 血液 pH
E. 血液 AG
F. 血酮体

759. 若要确定是否需要胰岛素治疗，可测定的指标是

A. 血浆胰岛素　B. 血浆 C 肽
C. 血浆胰岛素原　D. 血浆胰高血糖素
E. 血浆 ICA　F. 血浆 IAA
G. 血浆 GADA　H. UAER

760. 为了解患者是否已发生糖尿病肾病，应测定的指标是

A. 血浆胰岛素　B. 血浆 C 肽
C. 血浆胰岛素原　D. 血浆胰高血糖素
E. 血浆 ICA　F. 血浆 IAA
G. 血浆 GADA　H. UAER

(761～766 共用题干)

患者男，30 岁，因尿频、尿急、尿痛 2 天就诊。体检：体温 39℃，左肾区有叩击痛。尿常规检查：PRO（＋＋），尿白细胞（＋＋＋＋），红细胞 10～15 个/HP。

761. 该患者最可能的诊断是

A. 急性肾盂肾炎　B. 急性肾小球肾炎
C. 急性尿道炎　D. 慢性肾盂肾炎
E. 急性间质性肾炎

762. 尿液生成过程包括

A. 肾小球滤过　B. 肾小管与集合管重吸收
C. 肾小管分泌　D. 膀胱贮存
E. 肾脏浓缩与酸化

763. 鉴别肾小球性血尿和非肾小球性血尿采用下列哪些试验

A. 尿三杯试验　B. 尿红细胞体积分布曲线
C. 转铁蛋白测定　D. 尿液含铁血红素检查
E. 显微镜观察尿细胞形态

764. 血尿的特点是

A. 隐血试验阳性
B. 淡红色云雾状、洗肉水样色或混有血凝块
C. 显微镜检查有大量的红细胞
D. 尿蛋白质定性呈强阳性
E. 离心后上清液为酱红色

765. 引起血尿的原因有

A. 肾小球疾病　B. 前列腺炎
C. 肾结核　D. 血友病
E. 免疫性溶血性贫血

766. 引起血红蛋白尿的原因有

A. 血友病
B. 蚕豆病
C. 行军性血红蛋白尿
D. 阵发性夜间血红蛋白病
E. 血小板减少性紫癜

(767～774 共用题干)

患者女，75 岁，肥胖，下肢浮肿；检查结果：尿糖（＋＋＋＋）、酮体（＋＋）、ERY（＋）、PRO（＋＋）、WBC（＋）；镜下可见大量红细胞和结晶。

767. 关于试带检查酮体的叙述，正确的是

A. 为目前常用的尿酮体筛选方法
B. 试带 Chemstrip 对丙酮的灵敏度为 700mg/L
C. 试带 Chemstrip 与 β－羟丁酸不反应
D. 片剂 Acetest 对丙酮的灵敏度为 250～500mg/L
E. 试带 multistix 与乙酰乙酸不反应

768. 尿酮体包括

A. 丙酮　B. 乙酸
C. β－羟丁酸　D. 乙酰乙酸
E. 丙酮酸

769. 一般情况下，影响尿量的主要因素为

A. 精神因素
B. 年龄
C. 肾小管浓缩稀释功能
D. 肾小球滤过率
E. 肾小管重吸收功能

770. 因生理性或外源性因素引起多尿的情况是

A. 糖尿病　B. 饮水过多
C. 输注葡萄糖　D. 尿崩症
E. 输注生理盐水

771. 因肾浓缩稀释功能减低导致多尿的疾病为

A. 糖尿病　B. 慢性肾炎后期
C. 原发性醛固酮增多症　D. 急性尿路感染
E. 失钾性肾病

772. 引起肾前性少尿的情况为

A. 严重脱水　B. 大面积烧伤
C. 肝硬化腹腔积液　D. 膀胱功能障碍
E. 急性肾小管坏死

773. 关于尿液 N－乙酰－β－D－葡萄糖苷酶（NAG）测定的叙述，正确的是

A. 尿 NAG 主要来源于肾近端小管上皮细胞溶酶体
B. 防腐剂对 NAG 无影响
C. NAG 是早期肾损伤的指标之一
D. NAG 在近端肾小管上皮细胞中含量高
E. NAG 相对分子质量较大，一般不能通过肾小球滤过膜

774. 关于本－周蛋白特征的叙述，正确的是

A. 又称凝溶蛋白
B. 为免疫球蛋白重链
C. 不能被肾小管重吸收
D. 不能与抗重链或 Ig 的抗血清发生反应
E. 浓度超过近曲小管重吸收的极限时，可自尿中排出

(775～780 共用题干)

患者男，35 岁，肥胖。近 3 个月消瘦明显。体检：白蛋白 35g/L、球蛋白 30g/L、血糖 12.5mmol/L、AST 67U/L、ALT 56U/L。

775. 可能影响血液生化成分的非病理因素有

A. 采血体位　B. 运动
C. 年龄　D. 性别
E. 食物

776. 下列电泳属于区带电泳的是

A. 滤纸电泳　B. 琼脂糖电泳
C. PAGE 电泳　D. 琼脂电泳
E. 醋酸纤维素薄膜电泳

777. 影响酶活性测定的因素有

A. 底物　B. 样品存放时间
C. 温度　D. pH 值
E. 缓冲液的浓度

778. 关于白蛋白的叙述，正确的是

A. 参与调节激素和药物的代谢
B. 维持血浆胶体渗透压，具有缓冲酸与碱的能力
C. 是血液中主要的载体
D. 占血浆蛋白的 40%～60%
E. 维持血浆晶体渗透压

779. 关于 1 型糖尿病，叙述正确的是

A. 好发于 20 岁以下的个体
B. 胰岛素受体数目缺少或缺陷
C. 易发生酮症酸中毒
D. 对胰岛素治疗敏感
E. 有胰岛素抗性

780. 患胰岛细胞瘤时血中发生的变化有

A. 胰岛素增高　B. C 肽增加
C. C 肽降低　D. C 肽正常
E. 胰岛素正常

(781～786 共用题干)

患儿女，8 岁，半月前曾因发热，扁桃体发炎住院。昨天突发肉眼血尿，眼睑和下肢水肿，血压 136/90mmHg，尿常规：RBC 满视野，WBC 20 个/HP，蛋白（＋＋）。

781. 该患儿的诊断考虑

A. 急性肾小球肾炎　B. 肾病综合征
C. 急进性肾炎　D. 慢性肾炎
E. 肾盂肾炎　F. 尿路感染

782. 为进一步进行诊断，需要做的实验室检查有

A. 血常规　　B. 红细胞沉降率
C. ASO　　D. 肾功能检查
E. 血培养　　F. 抗核抗体
G. 补体 C3 测定

783. 提示：抗“O”800U，红细胞沉降率 82mm/h，血清补体 C3 降低，临床诊断为急性肾小球肾炎。与急性肾小球肾炎发病相关的病原菌是

A. 金黄色葡萄球菌　　B. A 群链球菌
C. B 群链球菌　　D. 肺炎链球菌
E. 肠球菌　　F. 大肠埃希菌

784. 该病的发病机制最有可能是

A. Ⅰ型超敏反应
B. Ⅱ型超敏反应
C. Ⅲ型超敏反应
D. Ⅳ型超敏反应
E. 迟发型超敏反应
F. 链球菌溶血毒性对肾小球的损伤

785. 有关该病发生的特点，正确的是

A. 产生了抗链球菌抗体
B. 抗原抗体形成小分子免疫复合物
C. 免疫复合物沉积于肾小球毛细血管基底膜
D. 链球菌损伤肾小球毛细血管基底膜
E. 病理损害是以淋巴细胞浸润为主
F. 嗜酸性粒细胞释放活性物质

786. 该患者尿中蛋白质可包括

A. 清蛋白　　B. 补体 C3
C. IgG　　D. IgM
E. β_2 - 微球蛋白　　F. 本 - 周蛋白

（787～791 共用题干）

患者男，55 岁，工人。因胸骨后持续性疼痛 3 小时急诊入院，疼痛呈压榨性，向左肩部放射，有濒死感，休息与口含硝酸甘油均不能缓解，伴大汗，无心悸、气短，二便正常。既往无高血压和冠心病病史，无药物过敏史。吸烟 20 余年，每天 1 包，不嗜酒。体检：T 36.8℃，P 100 次/分，R 18 次/分，BP 130/70mmHg，急性痛苦面容，平卧位，无皮疹和发绀，浅表淋巴结未触及肿大。

787. 根据患者的临床表现，考虑可能的疾病有

A. 心绞痛　　B. 心肌梗死
C. 急性心包炎　　D. 急性心肌炎
E. 急性肺动脉栓塞　　F. 反流性食管炎
G. 主动脉夹层

788. 为明确诊断应做的检查有

A. 血清心肌酶谱　　B. 血清肌钙蛋白
C. 心电图　　D. 胸片
E. 血气分析　　F. 血糖和血脂
G. 急诊胃镜

789. 检查结果提示：心电图示 ST 段呈弓背向上抬高，$V_{1\sim6}$、Ⅰ及 aVF 导联 QRS 呈 Qr 型，T 波倒置和室性期前收缩，心肌肌钙蛋白 83.1ng/ml（正常 < 0.04ng/ml），考虑诊断为广泛前壁心肌梗死，室性期前收缩。凝血功能检查无异常。应对患者进行的紧急处理有

A. 静脉溶栓治疗　　B. 吸氧
C. 心电监护　　D. 卧床休息
E. 静脉滴注硝酸甘油　　F. 静脉滴注抗生素
G. 控制心律失常

790. 提示：患者进行了紧急溶栓治疗。为判断溶栓治疗是否成功，以下最适当的血清学指标是

A. CK　　B. CK - MB
C. AST　　D. LD
E. cTnT/cTnI　　F. Myo

791. 提示：当日夜间，患者突发胸闷、呼吸困难，心率 120 次/分，心律不齐，室性期前收缩 5 次/分，心尖部闻及第四心音奔马律，初步考虑可能并发急性左心衰。以下措施正确的是

A. 静脉滴注硝普钠
B. 静脉使用洋地黄药物
C. 气管切开使用呼吸机辅助呼吸
D. 吸氧
E. 静脉使用利尿剂
F. 使用吗啡

（792～796 共用题干）

患者女，28 岁，近 2 天出现口周麻木、手足抽搐如助产士手或鹰爪状。查体：身高 152cm，体重 51kg，BP 110/70mmHg，甲状腺不大，心、肺无异常。实验室检查提示血钙降低。

792. 初步诊断应考虑的疾病有

A. 严重低镁血症　　B. 代谢性碱中毒
C. VitD 缺乏　　D. 肾功能不全
E. 慢性腹泻　　F. 甲状旁腺功能减退症

793. 为明确诊断需要进行的实验室检查有

A. 血游离钙、尿游离钙　　B. 血磷、尿磷
C. 肾功能　　D. 血电解质
E. 血 PTH　　F. 血白蛋白测定
G. 肝功能　　H. 血碱性磷酸酶

794. 提示：实验室检查示血 PTH 10ng/L（正常 15～

65ng/L)，血钙 1.75mmol/L，尿钙 6.0mmol/24h，血 Bun 7.3mmol/L，Cr 110μmol/L，考虑诊断为原发性甲状旁腺功能减退症。该患者应当监测下列哪些电解质，以防止电解质紊乱造成患者症状加重

A. 血钙　B. 血磷
C. 血钾　D. 血铁
E. 血镁　F. 血钠

795. 下列实验室检查结果与上述诊断不相符的有

A. 血磷降低　B. 血钙增高
C. 血钙降低　D. 血磷增高
E. 尿钙排出增加　F. 尿磷排出增加

796. 该患者应采取的治疗措施有

A. 补充维生素 D
B. 补充甲状旁腺素
C. 补充钙剂
D. 补磷
E. 补镁（必要时）
F. 必要时进行甲状旁腺移植

(797～801 共用题干)

患者男，53 岁，头痛、头晕半年，1 周来视物不清，伴恶心、呕吐。查体：T 36.9℃，P 90 次/分，R 24 次/分，BP 195/120mmHg，重病容，精神差，眼睑水肿，结膜稍苍白，巩膜无黄染。心肺无异常。腹稍膨隆，无压痛及反跳痛，肝脾肋下未及，移动性浊音（－），肠鸣音存在。双下肢凹陷性水肿（＋）。实验室检查：尿蛋白（＋），BUN 32mmol/L，Cr 854μmol/L，Ccr 10ml/min。

797. 由上述结果可知，患者肾功能属于

A. 肾功能正常期
B. 肾功能不全代偿期
C. 肾储备能力下降期
D. 氮质血症期
E. 肾衰竭期
F. 肾功能不全尿毒症期

798. 为明确病因及了解病情，患者应进行的检查有

A. 双肾及肾动脉 B 超　B. 纤维胃镜
C. 颅脑 CT　D. 血电解质
E. 血糖　F. 血常规
G. 血肝功能　H. 血气分析
I. 眼底检查

799. 提示：患者自述有高血压病史 30 余年，未坚持服用降压药物治疗，眼底检查发现视网膜动脉硬化，视神经乳头水肿，考虑高血压肾病，肾功能不全。患者血常规检查示 Hb 76g/L，血生化检查示血钾 6.8mmol/L，氯 100mmol/L，CO_2CP 18，血气分析示 pH 6.9。患者应采取的治疗措施有

A. 口服透析
B. 血液透析
C. 胃肠透析
D. 静脉补充碱性药，纠正代谢性酸中毒
E. 必要时肾移植
F. 积极控制血压

800. 提示：患者在降压、纠正酸中毒及降钾治疗过程中，突发四肢抽搐，但神志清楚，无二便失禁。最可能的原因是

A. 尿毒症脑病　B. 高血压脑病
C. 阿－斯综合征　D. 低钙血症
E. 低钠血症　F. 低钾血症

801. 在该患者的监护过程中，应注意可能出现的电解质紊乱有

A. 低钠血症　B. 高钠血症
C. 低钙血症　D. 高钙血症
E. 低磷血症　F. 高磷血症
G. 高镁血症

(802～805 共用题干)

患者男，55 岁，因食欲亢进易饥，伴心慌、多汗 2 月余就诊。体检：明显肥胖，情绪较急躁、皮肤略潮湿，甲状腺不明显。心率 124 次/分，血压 140/70mmHg，双手无震颤。

802. 为了进一步明确诊断，应考虑的实验室检查有

A. 糖化血红蛋白
B. 胰岛素及 C 肽水平测定
C. 24 小时尿 VMA 测定
D. OGTT
E. 甲状腺功能测定
F. 尿糖测定
G. 24 小时 17－羟皮质类固醇、17－酮皮质类固醇测定

803. 提示：经进一步检查发现，甲状腺功能正常，空腹血糖 13.6mmol/L，空腹胰岛素水平 12μIU/ml（正常 5～20μIU/ml），诊断为 2 型糖尿病。此时其糖化血红蛋白为 8.7%。推测患者血糖水平持续增高至少多长时间

A. 2～3 周　B. 4～6 周
C. 6～8 周　D. 2～3 天
E. 6 个月　F. 6 个月至 1 年

804. 提示：出院后，患者一直采取皮下注射胰岛素治疗糖尿病。半年后，因进食不洁食物出现呕吐、腹泻，伴发热 38℃、嗜睡 1 天就诊。此时考虑有哪些可能

A. 胃肠道感染加糖尿病酮症酸中毒
B. 乳酸酸中毒
C. 中毒性菌痢
D. 糖尿病非酮症性高渗性昏迷
E. 低血糖昏迷
F. 尿毒症昏迷
G. 脑卒中

805. 为了进一步确诊，需要急查的项目有

A. 血浆渗透压　　B. 血糖
C. 血酮　　D. 血气分析
E. 血尿素氮、肌酐　　F. 血浆胰岛素水平
G. 肝功能

（806～810 共用题干）

患者女，40 岁，因发热、食欲减退、恶心、右上腹隐痛 2 周，皮肤黄染 1 周就诊。曾按上感和胃病治疗无好转。尿色较黄，无皮肤瘙痒，大便正常，体重无明显变化。既往体健，病毒性肝炎病史不详。查体：T 37.8℃，P 80 次/分，R 20 次/分，BP 120/75mmHg，皮肤略黄，无出血点，浅表淋巴结未触及，巩膜黄染，心肺（－），腹平软，肝肋下 2.5cm，质软，轻压痛和叩击痛，脾侧位刚触及，腹水征（－），下肢不肿。

806. 为明确诊断，患者应进行的检查有

A. 骨髓检查
B. 肝胆 B 超
C. 逆行性胰胆管造影
D. 肝功能检查（包括胆红素）
E. 肾功能检查
F. 大便常规
G. 尿常规
H. 血常规及网织红细胞

807. 提示：实验室检查示 Hb 126g/L，WBC 5.2×10^9/L，N 65%，L 30%，M 5%，PLT 200×10^9/L，网织红细胞 1.0%，血清 ALT 325IU/L，AST 100IU/L，血清总胆红素 83.2μmol/L，直接胆红素 40.3μmol/L，尿蛋白（－），尿胆红素（＋），尿胆原（＋），大便颜色加深，隐血（－）。根据上述检查结果，初步考虑的诊断有

A. 溶血性贫血　　B. 甲型病毒性肝炎
C. 乙型病毒性肝炎　　D. 丙型病毒性肝炎
E. 戊型病毒性肝炎　　F. 胰头癌
G. 药物性肝损害

808. 提示：患者自述发病前及发病期间无特殊用药史。为了进一步明确诊断，患者还应当进行的检查有

A. 肝穿刺活检
B. 血清 AFP、CEA
C. 血清 PT、APTT
D. 血清抗 HAV 抗体
E. 血清 HBsAg
F. 血清抗 HCV 抗体、抗 HEV 抗体
G. 巨细胞病毒和 EB 病毒检查

809. 提示：血清 HBsAg 阳性，其余检查结果均阴性，考虑为急性乙型病毒性肝炎。下列实验室检查结果提示该患者可能具有传染性的有

A. 血清 HBV－DNA 阳性
B. 血清 HBeAg 阳性
C. 血清抗 HBcAb 阳性
D. 血清 DNA 聚合酶阳性
E. 血清抗 HBsAb 阳性
F. 血清 HBcAg 阳性

810. 提示：检查结果为 HBV－DNA 阳性、HBeAg 阳性、抗 HBcAb 阳性。患者应采取的治疗措施有

A. 严格卧床休息
B. 低脂肪清淡饮食
C. 静脉输注新鲜血浆
D. 应用促肝细胞生长因子
E. 干扰素抗病毒
F. 应用保肝退黄及降酶药物

（811～812 共用题干）

患者男，65 岁，食欲减退伴右上腹不适 1 个月余。体检：体温 37.0℃，巩膜黄染，心肺（－），肝肋下 2cm，质地稍硬，叩诊移动性浊音可疑。实验室检查：WBC 5.2×10^9/L，RBC 3.8×10^{12}/L，ESR 36mm/h。该患者家住湖边。

811. 为进一步明确诊断，应选择的检查有

A. 乙肝三系　　B. 血吸虫抗体
C. 腹部 B 超　　D. 肝脏 CT 扫描
E. AFP 定量　　F. 血脂全套
G. 肝功能　　H. 肾功能

812. 提示：如患者肝活检病理检查有“假小叶形成”，提示肝硬化。实验室检查往往升高的指标是

A. 纤维蛋白原　　B. 透明质酸
C. 层黏蛋白　　D. Ⅲ型胶原前肽
E. Ⅳ型胶原　　F. 前清蛋白

（813～814 共用题干）

实验室应向临床提供纸质或电子化的标本采集手册，对采集前活动和采集活动予以指导。

813. 实验室对采集前活动的指导应包含

A. 申请单的正确填写

B. 患者准备
C. 原始样品采集的类型和量
D. 原始样品所用容器及必需添加物
E. 特殊采集时机
F. 影响样品采集、检验的相关资料

814. 实验室对采集活动的指导应包括
A. 患者身份的确认
B. 确认患者状态符合检测要求，如空腹、用药等
C. 各类标本的采集说明、容器使用要求、运输条件说明
D. 标本正确标记
E. 实验室接收标本前标本正确储存条件说明
F. 采集物品使用后的安全处理

（815～816 共用题干）

某实验室为了提高临床采集样本的合格率，印制了大量的现行有效版本并经授权人员审核及批准的样本采集手册，供临床医护人员学习。在发放样本采集手册过程中，未登记领用者姓名及所在部门。

815. 实验室应对下列哪些文件进行控制
A. 政策说明
B. 使用说明
C. 流程图
D. 生物参考区间及其来源
E. 操作程序
F. 提供检验程序的教科书

816. 下列哪些选项属于文件的唯一标识内容
A. 标题
B. 当前版本的版本号
C. 当前版本的发布日期
D. 页码和总页数
E. 文件发布部门
F. 文件印刷部门

（817～819 共用题干）

某实验室以病理活检为诊断胰腺癌的金标准，胰腺癌病例组与对照组各 100 例，采用检测血清 CA19－9 的方法得到下列诊断结果。

血清 CA19－9	病理活检		计
	病理组（100 人）	对照组（100 人）	
+	64	10	74
－	36	90	126

817. 血清 CA19－9 诊断胰腺癌的敏感度为
A. 77%　　B. 90%
C. 86.5%　　D. 64%
E. 71.4%　　F. 80%

818. 血清 CA19－9 诊断胰腺癌的阳性预测值为
A. 77%　　B. 90%
C. 86.5%　　D. 64%
E. 71.4%　　F. 80%

819. 诊断性试验中常用的评价指标包括
A. 敏感度　　B. 线性范围
C. 参考区间　　D. 特异度
E. 阳性似然比　　F. 阳性预测值

（820～822 共用题干）

分析前过程是指临床医生提出检验申请医嘱开始，到实验室收到标本这一阶段。分析前过程大部分在实验室外由临床医护人员及受检者本人等完成，检验人员很难控制，所以分析前质量管理是最易出现问题、潜在因素最多的环节。

820. 可引起体内部分物质含量发生变化的生物学因素包括
A. 生物钟周期　　B. 情绪
C. 妊娠　　D. 年龄
E. 性别　　F. 种族

821. 不合格标本的拒收标准包括
A. 标本标签信息与检验申请单信息不一致
B. 未按规定要求留取标本
C. 标本容器破损污染
D. 抗凝标本凝固
E. 严重溶血或脂血标本
F. 标本采集时间与接收时间间隔超出规定时间

822. 脂血对体内部分物质含量测定产生的影响包括
A. 无影响
B. 使被分析物分布非均一
C. 血清或血浆中水分被取代
D. 对吸光度的干扰
E. 物理化学机制的干扰
F. 促进物质的释放

（823～824 共用题干）

某临床化学实验室为了保证标本的质量，不仅为每一个护理站发放了标本采集手册，还坚持定期为护士进行有关标本采集方面的培训。

823. 关于静脉采血的叙述，下列哪些选项是正确的
A. 除卧床患者，一般采血时取坐位
B. 静脉采血用止血带应一人一用一消毒
C. 使用止血带的时间不应超过 1 分钟
D. 静脉采血时，止血带可一直绑着，直到采血结束

E. 正在静脉输液者采血前应停止输液 3 分钟，从未输液的另一侧或输液部位以下的静脉采血

F. 静脉采血可用于血气分析

824. 如果一次采血要采取①无添加剂管；②枸橼酸盐管；③肝素管；④EDTA 管；⑤血培养管等几个标本时，正确的采血顺序是

A. ①→②→③→④→⑤

B. ①→③→②→④→⑤

C. ⑤→①→②→③→④

D. ①→②→④→③→⑤

E. ⑤→②→③→④→①

F. ⑤→②→①→④→③

（825～827 共用题干）

某医学实验室应临床的要求，用国家食品药品监督管理总局批准的商品定量试剂盒开展某一项目的检测。为了保证检验结果的准确，该实验室验证新商品定量试剂盒相关分析性能以证实在该实验室能达到厂家声称的分析性能指标。

825. 临床实验室在正式使用商品定量试剂盒前，可只对厂家声称的下列哪些分析性能指标进行验证

A. 干扰　　B. 灵敏度

C. 正确度　　D. 精密度

E. 线性　　F. 参考区间

826. 商品定量试剂盒的主要分析性能指标的提供方为

A. 各级临床检验中心

B. 国家食品药品监督管理总局

C. 商品定量试剂盒设计和开发的生产厂家

D. 商品定量试剂盒的使用单位

E. 独立实验室

F. 卫生主管部门

827. 商品定量试剂盒的分析性能验证技术方案内容包含

A. 更改试剂盒参数　　B. 准备工作

C. 验证试验　　D. 数据收集与处理

E. 结果判读　　F. 了解试剂盒成本

（828～830 共用题干）

某临床化学实验室设置培训主管，专门负责对员工的培训和考核工作。

828. 当员工离岗几个月，又重新再上岗时，员工应接受再培训和再评估，合格后方可继续上岗

A. 1 个月　　B. 2 个月

C. 3 个月　　D. 4 个月

E. 5 个月　　F. 6 个月

829. 实验室应为所有员工提供培训，培训内容包括

A. 质量管理体系

B. 所分派的工作过程和程序

C. 适用的实验室信息系统

D. 健康与安全，包括防止或控制不良事件的影响

E. 伦理

F. 患者信息的保密

830. 在与日常工作环境相同的条件下，可以采用下列哪些方法对实验室员工的能力进行评估

A. 直接观察常规工作过程和程序，包括所有适用的安全操作

B. 直接观察设备维护和功能检查

C. 监控检验结果的记录和报告过程

D. 核查工作记录

E. 评估解决问题的技能

F. 检验特定样品，如先前已检验的样品、实验室间比对的物质或分割样品

（831～833 共用题干）

某临床实验室为了使出具的检验报告能够得到国际社会的承认，决定参加医学实验室认可。

831. 由国家认证认可监督管理委员会批准设立并授权的国家认可机构是

A. CAP　　B. ISO

C. IEC　　D. CNAS

E. ILAC　　F. APLAC

832. 我国的实验室认可原则包括

A. 无偿收费　　B. 自愿申请

C. 非歧视原则　　D. 专家评审

E. 抽样原则　　F. 国家认可原则

833. 实验室申请认可应满足的条件是

A. 申请方具有明确的法律地位

B. 按 CNAS－CL02《医学实验室质量和能力认可准则》及相关政策建立质量管理体系并至少运行 6 个月

C. 至少进行一次完整的管理评审和内部审核

D. 截止申请日的 1 年内至少参加过两次 CNAS 承认的能力验证活动或实验室间比对，且对不满意结果已进行了有效整改

E. 具备 3 个月内接受现场评审的条件

F. 按要求提交全部认可申请相关的资料并缴纳费用

（834～836 共用题干）

某临床实验室为了保证检验结果的质量，严格执行试剂和耗材的接收、储存、验收及库存管理。

834. 化学试剂的管理应注意

A. 保存化学试剂的环境应空气流通

B. 室内严禁明火

C. 见光分解的试剂应贮存在棕色瓶内
D. 危险品应单独贮存于专柜中，由专人负责
E. 应按固体、液体和气体分开存放
F. 灭火方法相互抵触的化学危险物品，不得在同一柜或同一储存室内存放

835. 试剂和耗材验收时，应保存影响检验性能的每一试剂和耗材的记录，包括

A. 制造商名称　B. 批号或货号
C. 接收日期　D. 失效期
E. 接收时的状态　F. 制造商说明书

836. 自配试剂的记录包括

A. 试剂名称或成分　B. 储存要求
C. 有效期　D. 配制人
E. 所用的溶剂　F. 成本

（837～839 共用题干）

为了迅速获得可靠的检验结果，提高患者的临床医疗效果，某医院的急诊室开展床旁检测（POCT）。

837. POCT 仪的主要技术包括

A. 免疫金标记技术
B. 免疫荧光技术
C. 生物芯片技术
D. 生物传感器技术
E. 多层涂膜（干化学法测定）技术
F. 湿化学测定技术

838. 血糖仪检测结果与本机构实验室生化方法检测结果的比对和评估应相隔多长时间进行一次

A. 每 6 个月　B. 每 7 个月
C. 每 8 个月　D. 每 9 个月
E. 每 10 个月　F. 每 12 个月

839. 医疗机构编写的本机构血糖仪管理规程应包括

A. 标本采集规程
B. 血糖仪检测规程
C. 质控规程
D. 收费规程
E. 废弃物处理规程
F. 维护和保养规程

（840～842 共用题干）

为保证医疗质量安全，当检验结果处于规定的“警示”或“危急”区间内时，应立即通知医师或其他授权医务人员。

840. 危急值是指

A. 显示患者病情有重大转变的检验结果
B. 显示患者患有急性疾病的检验结果
C. 显示患者患有慢性疾病的检验结果
D. 显示患者需要住院治疗的检验结果
E. 显示危及患者生命的检验结果
F. 显示患者患有严重疾病的检验结果

841. 对于危急值检验结果的报告，医生应采取的措施是

A. 应立即报告检验结果
B. 如是急诊方立即报告检验结果
C. 按常规报告时间报告结果
D. 医师询问时报告检验结果
E. 班内时间立即报告，班外时间按常规报告
F. 不一定，按实验室具体情况而定

842. 关于危急值的叙述，正确的是

A. 也称警告值
B. 提示患者患有严重疾病的检验数值
C. 提示可能危及患者生命的检验数值
D. 一旦出现危急值，须迅速将结果报告临床
E. 向临床报告危急值时，应记录报告时间、报告人及结果接收者
F. 所有的项目都属于有危急值的项目

（843～845 共用题干）

患者女，35 岁，乏力，食欲缺乏，面黄，右上腹部不适 1 周。经询问，无酗酒、服药、高脂血症等病史。实验室检查：ALT 150U/L（0～40U/L），AST 101U/L（8～40U/L），总胆红素 45.2μmol/L（3.4～17.1μmol/L），直接胆红素 32.6μmol/L（0～5.13μmol/L）；乙肝两对半结果：HBsAg（－），HBsAb（－），HBeAg（－），HBeAb（－），HBcAb（－）；丙型肝炎抗体：Anti－HCV（＋）。

843. 该患者最可能的初步诊断是

A. 乙型肝炎病毒感染
B. 丙型肝炎病毒感染
C. 酒精性肝炎
D. 脂肪性肝病
E. 自身免疫性肝病
F. 药物性肝炎

844. 为进一步排除或明确诊断，可进行哪些检测

A. HBV－DNA
B. HCV－RNA
C. Anti－HCV 确认试验
D. 肝病自身抗体检测
E. 肝脏超声检测
F. 血常规检测

845. 如果患者诊断为丙型肝炎病毒感染，可进行哪些检测以助于判断疾病的治疗效果和预后

A. 血常规检测
B. 凝血因子检测

C. HCV-RNA
D. HCV 基因分型
E. IL-28B 基因多态性分析
F. 尿常规检测
G. 肝脏病理组织学检查

(846~848 共用题干)

患者女，25 岁，近 1 个月来外阴瘙痒，曾有不洁性生活史。外阴部检查可见阴唇上有散在的微小乳头状疣，柔软，呈白色。临床实验室检查：阴道分泌物检查示清洁度Ⅲ度；HPV-DNA（+）。

846. 该患者最可能感染哪一类病原体

A. 白色念珠菌
B. 人类免疫缺陷病毒
C. 单纯疱疹病毒
D. 人乳头状病毒
E. 巨细胞病毒
F. 沙眼衣原体

847. 为进一步排除或明确诊断，可继续进行哪些检测

A. 分泌物微生物培养
B. 血清 HSV IgM/IgG 抗体检测
C. 血清 CMV IgM/IgG 抗体检测
D. 血清 Anti-HIV 检测
E. 阴道脱落细胞学检查
F. HPV 基因分型
G. 尿常规检测

848. 如果 HPV 基因分型检测示 16 型阳性，其最有可能导致的疾病为

A. 尖锐湿疣　B. 扁平疣
C. 宫颈癌　D. 子宫肌瘤
E. 淋病　F. 梅毒

(849~850 共用题干)

检验项目有时进行"组合"，合理、科学的"组合"对于向临床医师提供较全面的信息是必要的，同时也使申请检验的步骤简化。

849. 几种试验组合时，提高灵敏度，降低特异度的方法是

A. 平行试验　B. 序列试验
C. ROC 曲线　D. 回收试验
E. 筛查试验　F. 诊断试验

850. 几种试验组合时，提高特异度，降低灵敏度的方法是

A. 平行试验　B. 序列试验
C. ROC 曲线　D. 回收试验
E. 筛查试验　F. 诊断试验

(851~853 共用题干)

实验室某项目的精密度和正确度结果如图所示。

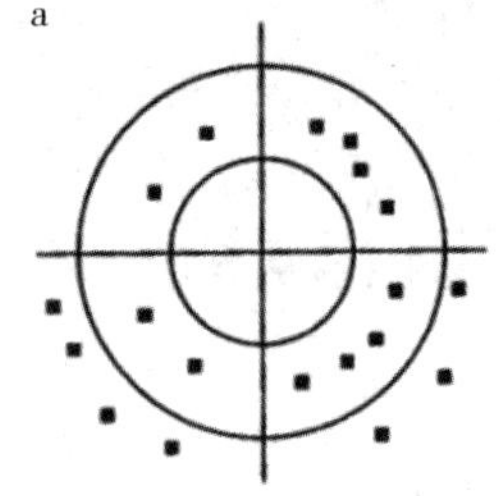

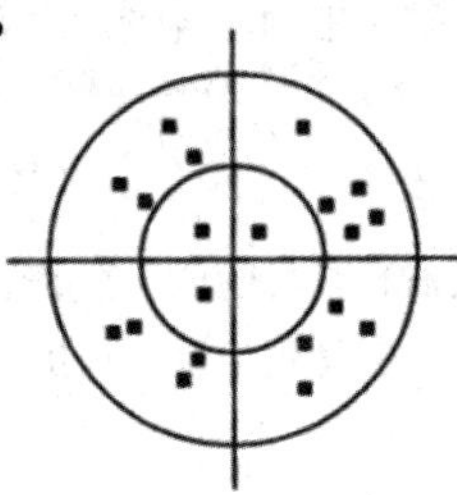

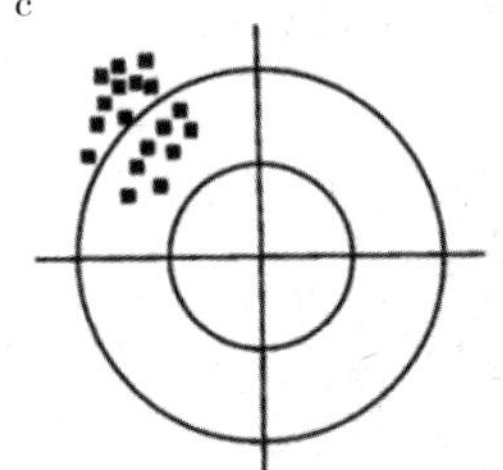

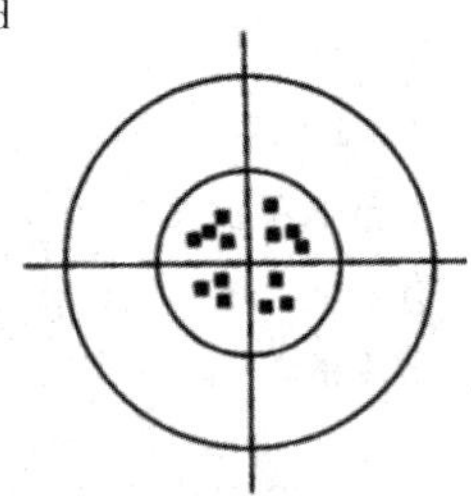

851. 图中关于精密度和正确度的说法，正确的是

A. a 精密度差，正确度差；b 精密度差，正确度好
B. a 精密度差，正确度好；b 精密度差，正确度好
C. a 精密度差，正确度差；b 精密度好，正确度好
D. c 精密度差，正确度差；d 精密度好，正确度好
E. c 精密度好，正确度差；d 精密度好，正确度好
F. c 精密度差，正确度好；d 精密度好，正确度好

852. 实验室室内质控和室间质评结果分别反映

A. 精密度，正确度　B. 正确度，精密度
C. 精密度，准确度　D. 准确度，精密度
E. 正确度，准确度　F. 准确度，正确度

853. 精密度、正确度和准确度与误差的关系是

A. 精密度表示测量结果中随机误差大小的程度
B. 精密度表示测量结果中系统误差大小的程度
C. 正确度表示测量结果中系统误差大小的程度
D. 正确度表示测量结果中随机和系统误差的综合
E. 准确度表示测量结果中系统误差大小的程度
F. 准确度表示测量结果中随机和系统误差的综合

(854~856 共用题干)

实验室间检测计划是由组织者选择质控品，同时分发给参加计划的实验室进行检测，完成检测后将结果返回室间质量评价组织者，与靶值或公议值比对，以确定本实验室该项检测与其他实验室的异同。

854. 对于室间质评样本的检测，以下做法正确的是

A. 实验室必须在最佳条件下检测室间质评样本
B. 实验室必须与其测试患者样本一样的方式来检测室间质评样本
C. 实验室必须在重新维护仪器后检测室间质评样本
D. 实验室必须在重新校准后检测室间质评样本

E. 实验室必须固定专门的员工检测室间质评样本
F. 实验室必须在常规仪器上进行多次测定室间质评样本

855. 室间质评计划的成绩要求
A. 每次活动每一分析项目，未能达到至少 80% 可接受成绩，称为本次成绩不满意
B. 每次活动每一分析项目，未能达到至少 80% 可接受成绩，称为本次成绩不成功
C. 对同一分析项目，连续两次或连续三次中的两次活动未能达到满意的成绩则称为不成功
D. 对同一分析项目，连续两次或连续三次中的两次活动未能达到成功的成绩则称为不满意
E. 未参加室间质评活动定为不满意的 EQA 成绩
F. 未参加室间质评活动定为不成功的 EQA 成绩

856. 室间质量评价未能通过的原因有
A. 室间质评样本处理不当
B. 室内质量控制失控
C. 结果的评价、计算和抄写错误
D. 校准和系统维护计划失败
E. 实验人员的能力欠缺
F. 室间质评组织者公议值或靶值定值不准

（857～859 共用题干）

检验后过程又称分析后阶段，指的是检验后所有过程，包括授权者应系统性地评审检验结果，评价其与可利用的患者有关临床信息的符合程度，并授权发布；结果、原始样品及其他实验室样品的保存应符合经批准的政策；不再用于检验的样品的安全处置应符合当地关于医疗废物处置法规和有关废物管理的建议。

857. 以下属于检验后过程的是
A. 标本准备
B. 标本检测
C. 标本保存
D. 结果报告
E. 规范报告格式
F. 报告解释

858. 检验后过程的质量管理包括
A. 室内质量控制
B. 检验结果的审核和发送
C. 检验标本的保存及处理
D. 咨询服务
E. 临床沟通
F. 室间质量评价

859. 检验报告规范化管理要求
A. 检验报告内容必须完整
B. 须有检验结果能否发出的审核标准
C. 须有检验报告签发和复核人员资格认定的规定和有检验报告签发和复核程序
D. 能在规定时间内发出报告，保证临床医师能及时获得检验信息
E. 原始标本的质和量，如有缺陷应注明
F. 应有适宜的实验室信息管理系统进行检验数据管理

（860～862 共用题干）

POCT（pointofcaretesting）又称床旁检测或即时检验，是常规检验的有益补充，可快速地为患者提供检验结果，在危重患者的救治中起重要作用。

860. POCT 技术包括
A. 湿化学检测技术
B. 免疫金标记技术
C. 生物传感器技术
D. 免疫荧光抗体技术
E. 生物芯片技术
F. 干化学测定技术

861. POCT 的操作者可以是
A. 实验室人员　　B. 护士
C. 医生　　D. 患者
E. 护工　　F. 患者家属

862. POCT 的检验质量难以保证的主要原因包括
A. 未开展室内质控
B. 没有统一的室间质评
C. 使用热敏打印纸直接发送报告
D. 非检验操作人员缺乏适当的培训
E. 各种 POCT 分析仪的准确度和精密度各不相同
F. 试剂价格无统一标准

（863～864 共用题干）

室间质评的结果会以多种形式出现，并涵盖了很宽范围的数据类型，是统计分布的基础。用于分析结果的统计技术应适用于每种情况，但由于其种类太多而无法给出规定。

863. 室间质评组织者确定质评物靶值的途径包括
A. 由专门的检测物品配方决定的已知值
B. 有证参考值
C. 参考值
D. 从专家实验室得到公议值
E. 一个预定的多数百分比的公议值
F. 对适当比对组的“平均值”

864. 当采用以下参考值作为室间质评物的靶值时，其中不确定度最小的是

A. 由专门的检测物品配方决定的已知值
B. 由定义法确定的有证参考值
C. 与一个可溯源到国家或国际标准的物质或标准进行分析测量或比对检测物品所确定的参考值
D. 从专家实验室得到公议值
E. 一个预定的多数百分比的公议值
F. 对适当比对组的“平均值”

（865～867 共用题干）

合格的分子生物学检验标本对于获得准确的检验结果很重要。

865. 用于分子生物学检验的抗凝血液标本，其抗凝剂不能用

A. EDTA－Na_2　　B. 肝素锂
C. 枸橼酸钠　　D. EDTA－K_2
E. 草酸钾　　F. 草酸钠

866. 若待测核酸是 RNA，为了避免被 RNase 降解，所用耗材应预先进行以下哪些处理

A. 玻璃器皿应高压灭菌，250℃烘烤 4 小时以上
B. EP 管用 0.1% DEPC 水处理后高压灭菌
C. 带滤芯的枪头用 0.1% DEPC 水处理后高压灭菌
D. 不必处理
E. 用 75% 乙醇浸泡过夜
F. 用紫外线照射 30 分钟

867. 若待测标本用于检测 RNA，应注意以下哪些方面

A. 标本采集后尽快送检
B. 尽快分离血清或血浆
C. 使用一次性密闭容器，如真空采血管
D. 标本如需邮寄，不必做任何处理
E. 标本如需邮寄，应进行稳定化处理，如加入 4mol/L 异硫氰酸胍盐和 β－巯基乙醇
F. 若不立即进行检测，应冷冻保存于－70℃～－20℃，并避免反复冻融

（868～870 共用题干）

某三级甲等医院拟开展临床基因扩增检验，应具备一定的条件。

868. 需具备以下哪些条件

A. 建立规范的临床基因扩增检验实验室，并通过省级临床检验中心或省级卫生行政部门指定机构组织的技术审核
B. 从事临床基因扩增检验的技术人员应参加国家或地方临床检验中心或有资质单位组织的临床基因扩增检验理论知识和技能培训，并获得培训合格证书
C. 当使用的试剂、质控品、校准品和耗材等外部供应品超过其有效期时，还可继续使用
D. 使用商品化试剂盒时，该试剂盒必须获得生产许可证和国家食品药品监督管理总局颁发的产品注册登记证
E. 不同工作区域内的设备和办公用品可以混用
F. 不同批号试剂盒中的相同试剂成分可以互换

869. 下列哪些区域不是临床基因扩增检验实验室必须包括的区域

A. 标本制备区
B. 扩增区
C. 隔离区
D. 产物分析区
E. 试剂储存和准备区
F. 休息区

870. 在临床基因扩增检验实验室工作，应遵循以下哪些工作原则

A. 各工作区域有明确标识
B. 不同工作区域内的设备和办公用品可以混用
C. 不同工作区域内的设备和办公用品不能混用
D. 进入各工作区域应严格按单一方向进行，即从试剂储存和准备区→标本制备区→扩增区→产物分析区
E. 实验结束后立即清洁工作台面，用 10% 次氯酸钠溶液消毒后，立即用 70% 乙醇去除残留的次氯酸钠
F. 实验结束后用可移动紫外线灯（254nm 波长）近距离（60～90cm）照射工作台面 1 小时以上

（871～873 共用题干）

分析前阶段是影响临床分子生物学检验质量的关键环节。

871. 临床分子生物学检验分析前质量控制的内容包括以下哪些方面

A. 临床医生根据检验目的和要求合理选择检验项目，正确开出检验申请单
B. 实验室工作人员具有从事临床基因扩增检验工作的资质
C. 实验室环境条件控制在要求范围内，实验室应严格分区，空气流向符合要求，有良好的照明等
D. 定期进行仪器设备的功能检查、维护和校准，仪器处于良好的工作状态
E. 临床标本的采集、运送和保存符合要求
F. 进行核酸提取的纯度和有效性评价

872. 进行临床标本采集时，有以下哪些注意事项

A. 在采集局部分泌物前，对采集部位进行适度的清

洁消毒

B. 根据检验目的采集恰当的标本类型

C. 在病程的不同阶段采集不同的标本类型

D. 使用一次性、密闭的容器采集标本

E. 若临床采集的血标本量不够，可从该患者的生化标本中分出

F. 在恰当的时间采集恰当的标本类型

873. 某患者疑似 SARS 冠状病毒（SARS－CoV）感染引起的非典型肺炎，在发病的第 3～4 天，应采集何种标本类型进行 SARS－CoV RNA 检测

A. 咽拭子　　B. 痰

C. 肺泡灌洗液　　D. 血液

E. 尿液　　F. 粪便

（874～876 共用题干）

某实验室拟开展 HBV－DNA 定量检测，经综合了解可供选择的商品化试剂盒后，拟选用某试剂厂生产的实时荧光定量 PCR 试剂盒。

874. 在进行临床检测前，该实验室应从以下哪些方面评价试剂盒的检测性能

A. 精密度　　B. 准确度

C. 检测限　　D. 灵敏度

E. 特异性　　F. 有效期

875. 若 HBV－DNA 定量检测结果低于检测方法的下限，结果报

A. 小于检测下限　　B. 阴性

C. 阳性　　D. 0

E. 大于检测下限　　F. 正常

876. 若检测某患者血清，HBV－DNA 结果为 7.5×10^8 U/ml，提示

A. 该患者体内 HBV 复制缓慢，传染性很弱

B. 该患者体内 HBV 复制不活跃，传染性不强

C. 该患者体内 HBV 复制活跃，传染性不强

D. 该患者体内 HBV 复制不活跃，传染性强

E. 该患者体内 HBV 复制活跃，传染性强

F. 该患者体内 HBV 复制中等活跃，传染性较强

（877～878 共用题干）

进行 HBV－DNA 定量检测时，应做好室内质量控制工作。

877. 理想的室内质控品应具备以下哪些条件

A. 基质与待测样本一致

B. 阳性质控样品所含待测物浓度应接近试验的决定性水平

C. 稳定

D. 无已知的生物传染危险性

E. 同一批次可大量获得

F. 昂贵

878. 若阴性质控品检测结果为阳性，提示实验室污染，可能的原因包括

A. 试剂污染　　B. 扩增产物污染

C. 放射性污染　　D. 标本交叉污染

E. 基因组 DNA 污染　　F. 质粒污染

（879～881 共用题干）

临床分子生物学检验中常用到标准品和质控品。

879. 标准品是临床分子生物学检验标准化的前提，标准品可分为

A. 一级标准品即国际标准品

B. 二级标准品即国家或地区标准品

C. 三级标准品即实验室使用的标准品

D. 四级标准品即实验室自制的标准品

E. 五级标准品即冻干标准品

F. 六级标准品即质控品

880. 质控品是用于质量控制目的的标本，根据其用途分为

A. 患者血清　　B. 室内质控品

C. 阴性血清　　D. 阳性血清

E. 室间质量评价样本　　F. 质控血清盘

881. 质控血清盘的样本包括

A. 原血清阴性样本

B. 室内质控品

C. 原血清阳性样本

D. 标准品

E. 原血清弱阳性样本

F. 3～5 份系列稀释的阳性样本

（882～884 共用题干）

内标荧光定量 PCR 方法将已知浓度的标准品与样品在同一管中进行扩增，已在临床上广泛应用。

882. 根据所用内标品的不同，内标荧光定量 PCR 法分为

A. 巢式 PCR

B. 非竞争内标定量 PCR

C. 竞争定量 PCR

D. 反转录 PCR

E. 原位 PCR

F. 数字 PCR

883. 内标法的优点包括

A. 排除了 PCR 管间扩增效率不同所致的差异

B. 重复性不好

C. 定量准确

D. 可用于监测试剂失效或 Taq DNA 聚合酶活性降低

所致的假阴性

E. 可用于监测仪器故障如扩增仪孔间温度差异所致的假阴性

F. 可用于监测标本中抑制物或干扰物所致的假阴性

884. 常用的构建竞争性内标的方法有

A. 靶基因扩增产物的突变，保留引物部位序列不变

B. 定点突变靶基因扩增产物的引物部位序列

C. 基因敲除靶基因扩增产物的引物部位序列

D. 将靶序列克隆人质粒载体，对其进行插入或缺失修饰

E. 用引物扩增含靶基因引物结合位点的非同源性DNA 序列

F. 用引物扩增不含靶基因引物结合位点的同源性DNA 序列

（885～887 共用题干）

室间质量评价（EQA）是实验室质量管理体系的重要组成部分。

885. 用于病原体核酸检测的 EQA 样本组合通常为 5～8 份质评样本，包括

A. 1～2 份阴性样本

B. 全为阳性样本

C. 1～2 份弱阳性样本

D. 2～3 份中等阳性样本

E. 1～2 份强阳性样本

F. 全为阴性样本

886. 检测阴性 EQA 样本的主要目的是

A. 评价参评实验室因扩增产物或检测操作所致的污染情况

B. 评价参评实验室检测的重复性

C. 评价检测仪器的系统误差

D. 评价检测仪器的随机误差

E. 评价检测系统的稳定性

F. 评价操作人员的熟练程度

887. 检测弱阳性 EQA 样本的主要目的是

A. 评价参评实验室检测的重复性

B. 评价参评实验室因扩增产物或检测操作所致的污染情况

C. 定性检测时评价参评实验室由于标本中病原体浓度低所致假阴性的情况

D. 评价检测系统的随机误差

E. 评价检测方法与分析系统的稳定性

F. 定量检测时评价所用检测方法和检测操作对接近方法检测下限的样本检测的准确性

（888～890 共用题干）

对于感染性疾病的分子诊断而言，应制定恰当的分子诊断策略。

888. 感染性疾病的分子诊断策略包括

A. 早期诊断策略

B. 一般性检出策略

C. 关联分析

D. 连锁分析

E. 完整性检测策略

F. 基因定位

889. 分子诊断的完整检出策略包括

A. 检测病原体蛋白质

B. 检测病原体核酸，从分子水平诊断感染性疾病

C. 检测病原体刺激机体产生的抗原、抗体

D. 对标本涂片染色后在显微镜下检测病原体形态

E. 对感染病原体进行基因型和亚型检测

F. 检测病原体耐药基因

890. 感染性疾病分子诊断的临床意义包括

A. 病原体感染的早期诊断

B. 检测不能培养或生长缓慢的病原微生物

C. 治疗监测

D. 鉴定细菌新种

E. 检测病原体耐药基因

F. 疾病易感性分析

（891～893 共用题干）

人乳头瘤病毒（HPV）是一组无包膜的 DNA 病毒，属乳多空病毒科的乳头瘤病毒属，广泛分布，已发现 150 多种不同的型别，其中超过 40 种可感染人类的生殖器官，约 30 种与肿瘤有关。

891. HPV 感染具有以下哪些特性

A. 种属特异性　　B. 人畜共患

C. 组织特异性　　D. 感染人的皮肤

E. 感染人的组织　　F. 感染人的黏膜

892. 根据与肿瘤发生的相关性，将 HPV 分为

A. 皮肤型　　B. 高危型

C. 黏膜型　　D. 黏液型

E. 低危型　　F. 组织型

893. 检测 HPV－DNA 及其型别的临床意义包括

A. 早期诊断 HPV 感染

B. 对宫颈癌的危险度进行评估

C. 检测耐药性

D. 筛查宫颈癌

E. 治疗监测

F. 进行分子流行病学调查

（894～896 共用题干）

患者女，55 岁，外阴瘙痒，阴道分泌物不多。妇科检查：外阴充血，阴道黏膜充血水肿，内见大量豆腐渣样分泌物。

894. 患者最可能的临床诊断为

A. 细菌性阴道病　B. 念珠菌阴道炎
C. 沙眼衣原体阴道炎　D. 滴虫性阴道炎
E. 淋菌性阴道炎　F. 萎缩性阴道炎

895. 为明确病因，可进行以下哪些实验室检查

A. 分泌物涂片找假丝酵母菌
B. 真菌培养
C. 细菌培养
D. 取分泌物检测假丝酵母菌 DNA
E. 厌氧菌培养
F. 分泌物涂片找淋病奈瑟菌

896. 检测假丝酵母菌 DNA 常用的方法包括

A. PCR
B. 核酸杂交
C. 随机引物扩增多态性 DNA 分析
D. PCR－RFLP
E. PCR－SSCP
F. NASBA

（897～899 共用题干）

患者女，33 岁，有不洁性接触史。外阴瘙痒，行走时疼痛，下腹坠胀、腰酸背痛、白带增多。妇科检查：外阴充血，阴道内见大量黏液脓性分泌物，子宫颈水肿，充血，表面糜烂。

897. 患者拟诊为宫颈炎，可能的病原体是

A. 滴虫　B. 淋病奈瑟菌
C. 假丝酵母菌　D. 梅毒螺旋体
E. 沙眼衣原体　F. 解脲脲原体

898. 为了明确诊断，可进行下列哪些实验室检查

A. 暗视野显微镜找组织或分泌物中的螺旋体
B. 宫颈分泌物培养
C. 宫颈分泌物涂片染色法
D. 梅毒螺旋体颗粒凝集试验
E. 分子生物学方法检测病原体核酸
F. 悬滴法找滴虫

899. 该患者的宫颈分泌物经培养鉴定出淋病奈瑟菌，PCR 法检测结果示淋病奈瑟菌 DNA 阳性，下列说法正确的是

A. 培养法准确，快速
B. 培养法准确，耗时
C. PCR 法敏感，特异
D. PCR 法敏感，特异性差
E. PCR 法简单，快速
F. PCR 法简单，重复性差

（900～902 共用题干）

解脲脲原体是泌尿生殖道感染常见的病原体之一，是支原体中的一属，因生长需要尿素而得名。

900. 解脲脲原体常引起哪些疾病

A. 非淋菌性尿道炎
B. 尖锐湿疣
C. 阴道炎
D. 子宫颈炎
E. 淋病
F. 前列腺炎

901. 可采用哪些实验室方法检测解脲脲原体

A. 免疫法检测抗原
B. 免疫法检测抗体
C. 动物实验
D. 培养法
E. 直接染色检查法
F. 分子生物学方法

902. PCR 法检测解脲脲原体常扩增的靶序列是

A. 主要外膜蛋白基因
B. 核糖体蛋白基因
C. 16S rRNA 基因中的高度保守区域
D. 核糖体蛋白基因内转录间隔区
E. 热休克蛋白基因
F. 尿素酶基因

（903～907 共用题干）

患者男，32 岁，临床表现为血浆 TC 和 LDL－C 水平增高、黄色瘤、角膜弓和早发型冠心病等症状，家属表现为类似症状，被诊断为“家族性高胆固醇血症”，家系图如下。

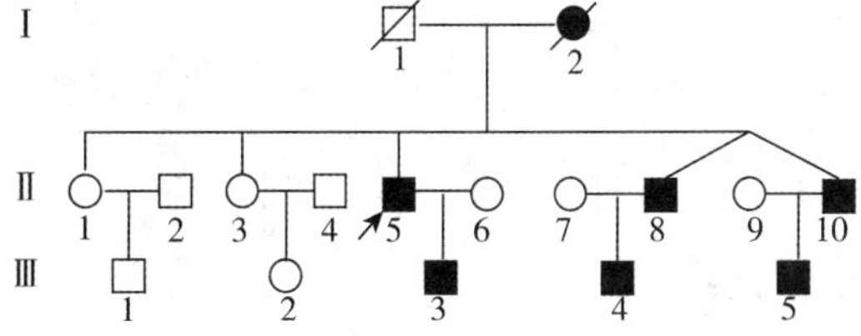

903. 此遗传病的遗传方式是

A. 常染色体显性遗传
B. 常染色体隐性遗传
C. X 染色体连锁显性遗传
D. X 染色体连锁隐性遗传
E. Y 染色体连锁遗传
F. Y 染色体隐性遗传

904. 若为常染色体显性遗传，则其遗传特点是
A. 男性患者比女性患者少
B. 男性患者比女性患者多
C. 患者父母可以表型正常
D. 患者父母必有一名是患者
E. 疾病在家系中的传递是连续的
F. 患者同胞中有1/2的患病风险

905. 如果需用外周血提取DNA进行基因检测，应选用哪种类型的采血管
A. 不含任何抗凝剂
B. 含有促凝剂
C. 含枸橼酸钠抗凝剂
D. 含EDTA抗凝剂
E. 含肝素抗凝剂
F. 含枸橼酸钾抗凝剂

906. 若进行家系基因突变筛查，可适用哪些方法
A. 候选基因筛查　B. 连锁分析
C. DNA芯片　D. 测序技术
E. 表达谱芯片　F. 蛋白免疫印迹

907. 本家系最常见的致病基因是
A. 低密度脂蛋白受体（LDLR）
B. ApoB－100
C. 枯草溶菌素9（PCSK9）基因
D. 衔接子蛋白（ARH）基因
E. 胆固醇7a－羟化酶（CYP7A1）基因
F. 高密度脂蛋白受体（HDLR）

（908～910共用题干）

患儿男，12岁，有自发的、轻微损伤、手术后长时间的出血倾向，常常发生关节积血，他的外祖父也有同样的症状并死于颅内出血，经基因诊断后，绘制遗传家系图如下。

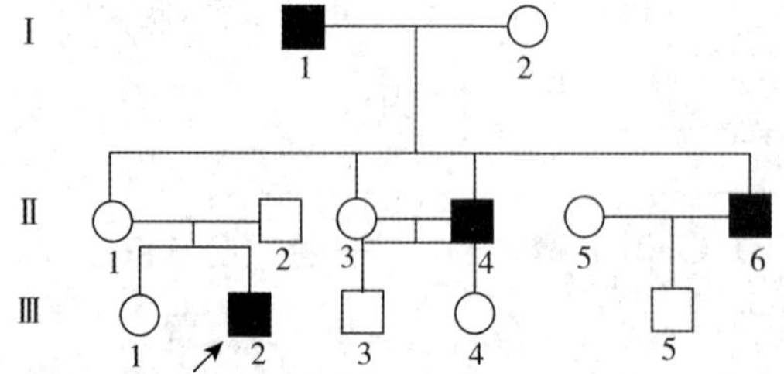

908. 抽取基因检测所需的外周血时，下列哪些是正确的
A. 空腹8小时
B. 正常饮食即可
C. 空腹12小时
D. 若患者服用药物，则需采血前3日禁用该药
E. 抽血前3天不要吃过于油腻、高蛋白食物，避免大量饮酒
F. 避免激烈运动后抽血

909. 该病是由什么基因突变导致的
A. 凝血因子Ⅰ
B. 葡萄糖－6－磷酸脱氢酶
C. 凝血因子Ⅷ
D. 凝血因子Ⅴ
E. 纤维蛋白原
F. 组织因子

910. 此遗传病家系是什么遗传方式
A. 常染色体显性遗传
B. 常染色体隐性遗传
C. X染色体连锁显性遗传
D. X染色体连锁隐性遗传
E. Y染色体连锁遗传
F. Y染色体隐性遗传

（911～913共用题干）

患儿男，5岁，智力低下、常有兴奋不安、多动和异常行为，并有湿疹、皮肤抓痕征及色素脱失和鼠气味等特征，临床诊断为苯丙酮尿症。家系图如下。

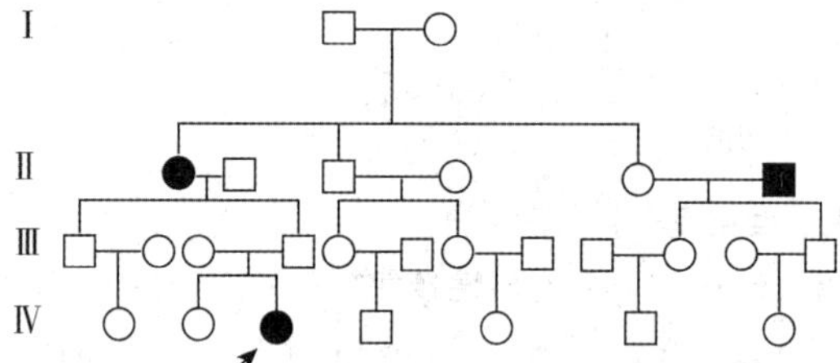

911. 此遗传病的遗传方式是
A. 常染色体显性遗传
B. 常染色体隐性遗传
C. X染色体连锁显性遗传
D. X染色体连锁隐性遗传
E. Y染色体连锁遗传
F. Y染色体隐性遗传

912. 下列对常染色体隐性遗传的遗传特点的描述，正确的是
A. 患者分布呈散发
B. 疾病在家族成员传递是不连续的
C. 疾病在家族成员传递是连续的
D. 患者父母仅有一名是患者
E. 患者兄弟姐妹中有1/4的患病可能性
F. 患者父母可以表型正常

913. 它的致病基因是
A. 苯丙氨酸氨基转移酶
B. 苯丙氨酸激酶
C. 苯丙氨酸羟化酶

D. 苯丙氨酸羧化酶

E. 苯丙氨酸解氨酶

F. 苯丙氨酸脱氢酶

（914～916 共用题干）

遗传性疾病不能离开对遗传标记的合理运用。

914. 下面哪种是第一代遗传标记

A. SNP

B. 单链构象多态性

C. 限制性片段长度多态性（RFLP）

D. 短串联重复序列

E. 单体型

915. 下列对微卫星 DNA 的描述，正确的是

A. 广泛分布于真核生物基因组中的简单重复序列

B. 存在于基因组非编码区及染色体近端粒区

C. 遵循孟德尔共显性遗传规律

D. 每个重复单元的长度为 20～50bp

E. 具有高度多态性、高杂合度、高信息含量等优点

F. STR 重复单位的重复次数在不同个体间是相同的

916. 对 SNP 描述正确的是

A. 占所有已知多态性的 90% 以上

B. 在单个基因或整个基因组的分布均匀

C. 在染色体基因组水平上单个核苷酸的变异引起的 DNA 序列多态性

D. 可为基因编码区的功能性突变

E. SNP 是二等位多态性

F. 包含单个碱基的插入、颠换和缺失等

（917～920 共用题干）

肿瘤的发生与发展存在一定的遗传学基础，可通过特异和灵敏的分子生物学方法检测。在肿瘤的发生过程中，基因变异是其重要的发病机制。

917. 目前拟应用于非遗传性实体瘤早期诊断的胞外 DNA 标本是

A. 全血 DNA　　B. 血浆 DNA

C. 基因组 DNA　　D. 组织 DNA

E. 毛发 DNA　　F. 红细胞 DNA

918. 关于癌基因的说法，正确的是

A. 不存在于正常细胞中

B. 由原癌基因转变

C. 是能引起细胞恶性转化的基因

D. 正常情况下不表现致癌性

E. 可通过点突变活化

F. p53 是癌基因

919. 原癌基因在结构和表达水平上会发生相应的改变，转变为具有致癌作用的癌基因，下面哪种机制在不改变 DNA 序列的情况下，可引起癌基因的活化

A. 易位　　B. 点突变

C. DNA 甲基化　　D. 转导

E. 插入突变　　F. 基因扩增

920. 与视网膜母细胞瘤发生相关的抑癌基因是下面哪一种

A. Rb　　B. P53

C. APC　　D. K－ras

E. N－ras　　F. 血管紧张素原（ATG）

（921～924 共用题干）

原发性高血压、糖尿病、系统性红斑狼疮作为常见病，是遗传和环境相互作用而引起的复杂性疾病，复杂性疾病的基因诊断有其自身特点。

921. 与原发性高血压发病相关的基因是

A. 肾素基因（rennin）

B. 血管紧张素原（ATG）

C. 血管紧张素转换酶基因（ACE）

D. 心钠素基因（ANP）

E. 葡萄糖激酶（GCK）

F. K－ras

922. 对上述基因进行突变检测的作用是

A. 诊断高血压疾病

B. 筛查危险人群，防治高血压

C. 揭示不同个体发病的遗传背景

D. 排除罹患高血压疾病

E. 高血压疾病的早期诊断

F. 监测治疗效果

923. 对糖尿病的易感性决定了糖尿病是否遗传，而且必须有环境与饮食因素的作用，才能诱导糖尿病。1 型糖尿病的易感基因有

A. 葡萄糖激酶（GCK）

B. MOD Y1

C. MOD Y2

D. HLA－DQ

E. HLA－D3

F. HLA－D4

924. 哪些是系统性红斑狼疮的基因诊断项目

A. IL－12 受体检测

B. cDNA 表达谱芯片

C. SNP 芯片

D. 抗核抗体

E. γ－多克隆球蛋白

F. 抗双链 DNA 抗体

（925～927 共用题干）

患者男，12 岁，随父母移民澳大利亚，需做移民亲子鉴定。

925. 亲子鉴定的基本原理是

A. 肯定某个等位基因来自生母，拟母具有这个等位基因的情况下，不能排除其亲子关系

B. 肯定某个等位基因来自生父，拟父并不具有这个等位基因的情况下，排除其亲子关系

C. 肯定某个等位基因来自生母，拟母并不具有这个等位基因的情况下，排除其亲子关系

D. 肯定某个等位基因来自生母，拟母并不具有这个等位基因的情况下，不能排除其亲子关系

E. 肯定某个等位基因来自生父，拟父并不具有这个等位基因的情况下，不能排除其亲子关系

F. 肯定某个等位基因来自生父，拟父具有这个等位基因的情况下，不能排除其亲子关系

926. 关于 STR 分型技术，说法错误的是

A. 不需要杂交

B. 只需要设计出 STR 两侧 DNA 引物，对待测样本 DNA 进行 PCR

C. 可分析部分降解的 DNA

D. 不能对几个 STR 位点进行同步扩增

E. 该法肯定亲权关系概率高

F. 可实现 STR 多重 PCR 技术

927. 亲子鉴定可用于

A. 怀疑医院产房调错婴儿的诉讼案

B. 杀婴、拐骗儿童等案件中孩子身源的认定

C. 移民涉外公证

D. 失散亲人亲缘关系的认定

E. 血痕的个体识别

F. 计划外生育责任人的确认

（928～931 共用题干）

患者男，35 岁，体检时发现夫妻与儿子的血型不吻合，怀疑医院产房调错婴儿，欲做亲子鉴定后决定是否对医院提出诉讼。

928. 如果夫妻的血型分别为 A 型血和 AB 型血，则儿子可能为哪种血型

A. A 型　　B. B 型

C. AB 型　　D. O 型

E. Rh 阳性　　F. Rh 阴性

929. 亲子鉴定的最主要依据是

A. 形态学遗传标记

B. 妊娠期限

C. 生殖能力

D. DNA 遗传标记

E. 肤色

F. 蛋白质遗传标记

930. 经鉴定，儿子非亲生，追踪至发现同龄女孩可能存在医院内的混淆，如果此时男性本人不能参加亲子鉴定，则应该如何确定母女的关系

A. 性染色体分析

B. 线粒体 DNA 分析

C. DNA 遗传标记

D. 血型分析

E. 形态学遗传特征分析

F. 蛋白质遗传标记

931. 线粒体分析可用于

A. 父亲不能参加鉴定的母子间的单亲鉴定

B. 母亲不能参加鉴定的父子间的单亲鉴定

C. 父母不能参加鉴定的兄弟姐妹间的鉴定

D. 个体的种族来源鉴定

E. 线粒体遗传性疾病的诊断

F. 性别鉴定

（932～934 共用题干）

分子诊断也可以应用于医院感染控制方面。

932. 医院感染指的是哪些感染

A. 来自医院或医疗机构

B. 入院时尚未发生但处于潜伏期

C. 出院后发生的感染

D. 一般是入院 48 小时后发生的感染

E. 不同于入院原因的感染

F. 对象包括患者、医院工作人员、探视者和患者家属等

933. 医院感染的易感人群有

A. 婴幼儿和老人

B. 长期使用广谱抗生素者

C. 机体免疫功能低下

D. 患者家属

E. 接受各种介入性操作的患者

F. 护士

934. 对多位点测序分型技术的描述，正确的是

A. 可对所有菌株进行分型

B. 为蛋白水平

C. 通过对多个看家基因进行测序，比较不同样本的等位基因多样性，并将每一个组不同的等位基因的排列组合作为一个基因型

D. 可实现自动化水平检测

E. 耗时少、费用较低

F. 不需要参考菌株对实验室间和实验室内的结果进行标准化

(935～937 共用题干)

患者男，45 岁，近 1 周出现尿频、尿急、尿痛，尿道口有脓性分泌物等急性尿道炎症状，问诊得知有不洁性交史，疑似淋病奈瑟菌（NG）感染。

935. 下面哪种方法能快速、准确地检测是否有淋病奈瑟菌感染

A. 涂片染色法　　B. 细菌分离培养法
C. 荧光抗体法　　D. 酶学抗体法
E. 分子诊断法

936. 分子诊断所需的标本类型最好选择

A. 尿道分泌物　　B. 血浆
C. 血清　　D. 尿液
E. 咽拭子　　F. 宫颈分泌物

937. NG 分子诊断可应用于

A. 抗生素治疗的疗效观察和监控
B. 判断体内 NG 感染的活动性程度
C. 诊断和鉴别疑为 NG 引起的疾病
D. 对分离培养的菌株进行鉴定和分析
E. 对 NG 菌株进行分子流行病学分析
F. 耐药性分析并指导临床用药

答案和精选解析

一、单选题

1. B　1 型糖尿病占所有糖尿病的 10% ～15%，临床特点是高血糖，易出现酮症酸中毒。胰腺分泌胰岛素很少或不分泌。

2. A　反转录 PCR（RT－PCR）是一种检测基因表达产物 mRNA 灵敏的方法，若与荧光定量 PCR 技术结合则可对原始 mRNA 的拷贝数进行准确定量测定。

3. C　血清中可溶性 IL－12R（sIL－12R）浓度升高可见于 SLE，sIL－12R 水平与 SLE 的活动性存在正相关。因此可用 IL－12R 评价 SLE 活动性的细胞因子。

4. A　限制性片段长度多态性（RFLP）技术的原理是检测 DNA 在限制性内切酶酶切后形成的特定 DNA 片段的大小。此技术是最早建立的 HLA 分型技术。

5. B　在耐甲氧西林的金黄色葡萄球菌（MRSA）中检测出 mecA 基因，临床上应首选万古霉素进行治疗。在 MRSA 中检测出高水平的 β－内酰胺酶而无 mecA 基因，则临床上可用半合成青霉素代替万古霉素。

6. D　1984 年英国莱斯特大学的遗传学家 Jefferys 及其合作者首次将分离的人源小卫星 DNA 用作基因探针，同人体核 DNA 的酶切片段杂交，获得了由多个位点上的等位基因组成的长度不等的杂交带图纹，这种图纹极少有两个人完全相同，故称为“DNA 指纹”，意思是它同人的指纹一样是每个人所特有的。形成 DNA 指纹图的特征片段是数目可变串联重复序列（VNTR）。

7. D　人类牙釉质蛋白的基因为 X 和 Y 染色体共有，X 染色体上牙釉质蛋白基因（Amel－X）位于 Xp22，而 Y 染色体上牙釉质蛋白基因（Amel－Y）位于 Y11p22. 2。由于 X、Y 染色体碱基缺失不同，PCR 扩增的 X、Y 特异性片段长度不同，据此可进行性别鉴定。

8. B　瓜氨酸是尿素合成时鸟氨酸循环过程的中间产物，同型半胱氨酸是甲硫氨酸代谢的中间产物，这两种氨基酸不是基本氨基酸，在体内作为中间代谢物游离存在，在天然蛋白质中没有。

9. E　变性作用是蛋白质受物理或化学因素的影响，改变其分子内部结构和性质的作用。一般认为蛋白质的二级结构和三级结构有了改变或遭到破坏，都是变性的结果。能使蛋白质变性的化学方法有强酸、强碱、重金属盐、尿素、丙酮等；能使蛋白质变性的物理方法有加热（高温）、紫外线及 X 射线照射、超声波、剧烈振荡或搅拌等。盐析是使蛋白质发生沉淀的方法。

10. E　拓扑异构酶是指通过切断 DNA 的一条或两条链中的磷酸二酯键，然后重新缠绕和封口来更正 DNA 连环数的酶。使用拓扑异构酶后，会使超螺旋结构的数量和类型都发生变化。

11. C　DNA 变性是指核酸双螺旋碱基对的氢键断裂，碱基间的堆积力遭到破坏，双链变成单链，使核酸的天然构象和性质发生改变，但不涉及其一级结构的改变。

12. E　乳酸脱氢酶（lactate dehydrogenase，LDH）是一类 NAD 依赖性激酶，有 LDHA、LDHB、LDHC 三种亚基，可构成 6 种四聚体同工酶。人血清中含有 5 种同工酶，按其组织来源来说，LDH1 和 LDH2 主要来源于心肌；LDH3 主要来源于肺、脾；LDH4 和 LDH5（特别是 LDH5）主要来源于肝和骨骼肌。

13. C　由于成熟红细胞没有线粒体，完全依赖糖酵解供给能量。

14. B　琥珀酰辅酶 A 含有高能键，其转变为琥珀酸反应实际如下：琥珀酰辅酶 A＋GDP＋Pi→琥珀酸＋GTP＋CoASH，这是一底物水平磷酸化反应。

15. A　除脑组织外，大多数组织均能氧化脂肪酸，但以肝和肌肉最为活跃。

16. D　L－氨基酸氧化酶，存在于肾脏、肝脏、霉菌、蛇毒、细菌等中，为直接氧化 L－氨基酸的需氧性脱氢酶。如果不存在过氧化氢酶，则以 H_2O_2 脱羧形成酮酸。其辅基是 FMN 或 FAD。底物专一性广泛，能很好地氧化亮氨酸、甲硫氨酸等，但不作用于天冬氨酸、谷氨酸、甘氨酸等。

17. C 甲硫氨酸是构成人体的必需氨基酸之一，参与蛋白质合成。因其不能在体内自身生成，所以必须由外部获得。如果甲硫氨酸缺乏就会导致体内蛋白质合成受阻，造成机体损害。甲硫氨酸含有 $-CH_3$，因此 $N^5-CH_3-FH_4$可用来合成甲硫氨酸。

18. B 脱氧核苷酸的生成是在二磷酸核苷水平上进行的，嘌呤、嘧啶的二磷酸核苷（NDP）经核糖核苷酸还原酶催化，其分子中核糖部分的 C2 上的羟基被氢取代，而转变为相应的脱氧二磷酸核苷（dNDP），这里 N 代表 A、G、U、C 碱基。而脱氧胸苷酸的生成是在一磷酸水平进行的，是由 dUMP 在 TMP 合酶（胸苷酸合酶）催化下转变为 dTMP 的。

19. C

20. E

21. B 胆汁成分：主要含胆盐、胆固醇、磷脂和胆色素等，不含消化酶。其中固体成分为胆盐。

22. C 铅的毒性作用主要表现在以下方面：（1）血液毒性，铅能干扰卟啉代谢，影响血红素合成，这也是铅中毒早期的主要改变；（2）神经毒性，可以导致神经系统的功能紊乱和病理改变，表现为大脑皮层兴奋和抑制功能紊乱，皮层－内脏的调节障碍，神经纤维节段性脱髓鞘所致周围神经感觉和运动障碍，脑血管痉挛所致脑水肿或弥漫性病变等；（3）消化系统功能紊乱，损害肾小管及肾间质引起肾功能异常。

23. E

24. E 肝脏是机体代谢的重要器官，是三大物质代谢的主要部位，是合成酮体、尿素的唯一器官，糖异生时在肝与肾中均可进行。

25. A

26. C

27. B

28. C

29. A

30. C 外显子是真核生物基因的一部分，它在剪接后仍会被保存下来，并可在蛋白质生物合成过程中被表达为蛋白质。所以外显子本质是一段编码的 DNA 序列。

31. B

32. D 线粒体 DNA（mtDNA）是唯一存在于人类细胞质中的 DNA 分子，独立于细胞核染色体外的基因组，具有自我复制、转录和编码功能。人 mtDNA 由 16569 碱基对（bp）组成，双链闭合环状。mtDNA 所携带的遗传密码与真核细胞的通用密码不完全相同。

33. C

34. D

35. E

36. B 真核生物线粒体 DNA 按 D 环方式复制。D 环复制的特点是复制起点不在双链 DNA 同一位点，内、外环复制有时序差别。

37. D

38. C

39. C 与原核生物不同的是，真核生物转录起始和延长过程都需要相关的蛋白质因子参与，这些因子被称为转录因子；转录起始阶段需要在转录因子的帮助下，RNA 聚合酶才能定位结合在启动子区。

40. B

41. C

42. C

43. D

44. B

45. C

46. B

47. A

48. B

49. B 乳糖操纵子由三个结构基因（Z、Y、A），一个操纵序列 O（O 序列），一个启动序列 P（P 序列），一个调节基因 I 组成。O 序列与 P 序列毗邻或接近，它是原核阻遏蛋白的结合位点。

50. B 操纵子通常由启动序列、操纵序列和 2 个以上的编码序列以及其他调节序列在基因组中成簇串联组成。

51. C 分解代谢物基因激活蛋白（catabolite gene activator protein，CAP），CAP 能以二聚体的方式与 CAP 结合位点结合，增强 RNA 聚合酶的转录活性，正性调控糖类利用酶类基因的表达。

52. E

53. C

54. B

55. C

56. A

57. A

58. B

59. E

60. E 参加 PCR 反应的物质主要有 5 种：引物（PCR 引物为 DNA 片段）、TaqDNA 聚合酶、dNTP、模板和缓冲液（其中需要 Mg^{2+}）。

61. B RT－PCR 技术是将 RNA 的反转录（RT）和 cDNA 的聚合酶链式扩增（PCR）相结合的技术。首先经反转录酶的作用，从 RNA 合成 cDNA，再以 cDNA 为模板，在 DNA 聚合酶作用下扩增合成目的片段。

62. E 影响 PCR 反应特异性的因素包括：①Mg^{2+}浓度，Mg^{2+}浓度过高会降低特异性；②模板纯度，模板含有较多蛋白或其他杂质时，会降低 PCR 反应特异性；

③引物长度，引物的长度需要在效率和特异性间获得优化。④退火温度，退火温度低，效率会高，但特异性降低；退火温度高，效率降低，但特异性会提高。变性时间与 PCR 反应特异性无关。

63. A

64. B 通常采用从病毒、质粒或高等生物细胞中获取的 DNA 作为克隆载体，在载体上插入合适大小的外源 DNA 片段，并注意不能破坏载体的自我复制性质。将重组后的载体引入到宿主细胞中，并在宿主细胞中大量繁殖。常见的载体有质粒，噬菌粒，酵母人工染色体。

65. C

66. E 碱性磷酸酶能催化核酸分子脱掉 5′磷酸基团，从而使 DNA 或 RNA 片段的 5′－P 末端转换成5′－OH 末端，因此具有阻止基因发生自身环化的作用。

67. B 获取目的基因的常用方法：基因组文库、cDNA 文库、反转录法、人工合成法等。本题为在已知部分序列的情况下获得目的基因，常用的方法为聚合酶链式反应（PCR），属于人工合成法。

68. D 蛋白表达是指利用基因重组技术表达蛋白质的过程。利用如细菌、酵母、动物细胞等表达外源基因蛋白的一种分子生物学技术。可分为原核表达系统与真核表达系统，包括大肠埃希菌表达系统、酵母表达系统、昆虫表达系统和哺乳动物表达系统等。

69. A DNA 的转座，亦称移位；是由可移动因子介导的遗传物质移位或重排现象。

70. C

71. C 双脱氧测序法又名 Sanger 双脱氧链终止法，是用以确定核酸中核苷酸序列的一个方法，所需核苷酸为双脱氧核苷酸（ddNTPs）。为获得鸟苷酸残基为末端的 DNA 片段，所以应选择双脱氧鸟苷酸（ddGTP）为合成物质。

72. B PTEN 基因，又称为 MMAC1 和 TEP1，具有磷酸酯酶活性。PTEN 蛋白可通过拮抗酪氨酸激酶等磷酸化酶的活性而抑制肿瘤的发生发展，属于抑癌基因。

73. A

74. E

75. A 原癌基因激活的 4 种机制：基因突变、基因扩增、染色体易位和获得启动子或增强子。

76. E 基因诊断的常用技术包括：核酸分子杂交技术、聚合酶链式反应（PCR）、基因测序、基因芯片等方法。基因失活是指利用反义技术，使非正常基因或有害基因不表达或降低表达活性，以达到治疗某些特定疾病的目的。

77. A 基因置换：用正常的基因原位替换病变细胞内的致病基因，使细胞内的 DNA 完全恢复正常状态。这种治疗方法最为理想，但目前由于技术原因很难达到。

78. C

79. E

80. E

81. C

82. E 琥珀酰辅酶 A 含有高能键，其转变为琥珀酸的反应如下：琥珀酰辅酶 A＋GDP＋Pi→琥珀酸＋GTP＋CoASH，这是一底物水平磷酸化反应。

83. D 生物转化第二相反应为结合反应，是体内最重要的生物转化方式。常见的结合物或基团包括：葡萄糖醛酸，硫酸，乙酰基，甲基，谷胱苷肽，甘氨酸等，尤以葡萄糖醛酸的结合最为普遍。

84. E 激素敏感性脂肪酶（HSL），在脂肪分解过程中催化限速步骤，受多种激素的调控。

85. A 在真核生物基因组中，编码序列在整个基因中所占的比例很小，一般不超过全部碱基对总数的 10%，其余部分为非编码序列。

86. D 将改建后的目的基因（或基因组片段）用显微注射等方法注入实验动物的受精卵（或着床前的胚胎细胞），然后将此受精卵（或着床前的胚胎细胞）再植入受体动物的输卵管（或子宫）中，使其发育成携带有外源基因的转基因动物。

87. D 人绒毛膜促性腺激素（hCG）是由胎盘的滋养层细胞分泌的一种糖蛋白。hCG 的检查对早期妊娠诊断有重要意义，对与妊娠相关疾病、滋养细胞肿瘤等疾病的诊断、鉴别和病程观察等有一定价值。hCG 的主要清除器官是肝脏和肾脏。

88. E 肠激酶存在于高等动物的十二指肠黏膜中，是使胰蛋白酶原水解而成为活性胰蛋白酶的肽链内切酶。

89. B 人绒毛膜促性腺激素（hCG）是由胎盘的滋养层细胞分泌的一种糖蛋白，分子量为 37.9kD。

90. A 一般认为 HDL－C 与心血管疾病的发病率和病变程度呈负相关，HDL－C 能更好地预测心脑动脉粥样硬化的危险性，被称为“好胆固醇”。

91. E 骨形成标志物包括骨碱性磷酸酶、C－端前肽、骨钙素和 N－端前肽等，其中骨碱性磷酸酶和骨钙素是最常测定的标志物。耐酒石酸酸性磷酸酶不属于骨形成标志物。

92. E 机体通过酸碱平衡调节机制调节体内酸碱物质含量及比例，维持血液 pH 在正常范围内的过程，称为酸碱平衡。机体酸碱平衡调节包括肺调节、肾调节、细胞外液的缓冲体系调节和细胞内液的缓冲体系。肝胆系统不参与酸碱平衡调节。

93. D γ－谷氨酰转肽酶（γ－GT）广泛分布于人体组织中，肾内最多，其次为胰和肝，胚胎期则以肝内最多，在肝内主要分布于肝细胞浆和肝内胆管上皮中，正常人血清中 γ－GT 主要来自肝脏。在 γ－GT 测定中，

γ－谷氨酰－3－羧基－对硝基苯胺由于有较好的溶解度而可显著增加酶的最大反应速度。

94. B CK又称为心肌酶肌酸激酶，主要存在于心肌细胞、骨骼肌细胞中。因此，肌酸激酶数值升高多是由于心肌或者骨骼肌病变引起，在生理状态下可见于剧烈运动者，如马拉松比赛时，病理状态下可见于急性心肌梗死，此时需要和其他酶学指标相结合，对诊断心肌梗死有指导意义。CK是由M亚基和B亚基组成的二聚体，产生的同工酶有3种，分别为CK－MM、CK－MB和CK－BB。

95. C 基因治疗（genetherapy）是指向靶细胞中引入具有正常功能的基因，以补偿或纠正基因的缺失或缺陷，或通过引入外源治疗性基因来杀死体内的病原体或恶性细胞，通过基因水平的操纵治疗或预防疾病，从而达到治疗疾病的目的。

96. E 渗出液LD的活性与血清中的活性相近，积液LD与血清LD的比值大于0.6时，可判断为渗出液。各种渗出液的鉴别按照LD的活性升高比较：化脓性积液>癌性积液>结核性积液。

97. D 为避免抗凝剂与药物间可能发生的化学反应及对测定过程的干扰，药物浓度监测工作中通常以血清为检测标本，因此在氨基苷类抗生素治疗药物浓度监测过程中，不可采用肝素抗凝血浆。

98. E 蛋白质是由氨基酸组成的，其分子中除两端的游离氨基和羧基外，侧链中尚有一些解离基，作为带电颗粒，其可以在电场中移动，移动方向取决于蛋白质分子所带的电荷。蛋白质颗粒在溶液中所带的电荷既取决于其分子组成中碱性和酸性氨基酸的含量，又受所处溶液的pH影响。当蛋白质溶液处于某一pH市时，蛋白质游离成正、负离子的趋势相等，即成为兼性离子，此时溶液的pH值称为蛋白质的等电点。处于等电点的蛋白质颗粒，在电场中并不移动。蛋白质溶液的pH大于等电点，该蛋白质颗粒带负电荷，反之带正电荷。血清中含有白蛋白、α－球蛋白、β－球蛋白、γ－球蛋白，各种蛋白质由于氨基酸组成、立体构象、相对分子质量、等电点及形状不同，在电场中迁移速度不同。（白蛋白：等电点为4.88，相对分子量为69000；α_1－球蛋白：等电点为5.06，相对分子量为200000；α_{2-}球蛋白：等电点为5.06，相对分子量为300000；β－球蛋白：等电点为5.12，相对分子量为90000～150000；γ－球蛋白：等电点为6.85～7.50，相对分子量为156000～300000。）由此可以血清中5种蛋白质的等电点大部分低于pH值7.0，所以在pH＝8.6的缓冲液中，它们都电离成负离子，在电场中向阳极移动。

99. A 肝细胞性的黄疸指的是肝细胞受到破坏以后，尤其是一些严重的破坏，引起胆红素的释放增加，造成血液中胆红素的浓度升高，主要表现为直接胆红素和间接胆红素同时升高，尿胆素原正常或升高，尿胆红素阳性。

100. B

101. D 急性时相反应蛋白是在机体发生炎症、感染、心肌梗死及肿瘤等情况下，血浆浓度发生显著变化的一类蛋白质。包括：α_1－抗胰蛋白酶（α_1－AT）、α_1－酸性糖蛋白（α_1－AG）、结合珠蛋白（Hp）、铜蓝蛋白（CER）、C4、C3、纤维蛋白原（FIB）、C－反应蛋白（CRP）等等。其血浆浓度在炎症、创伤、心肌梗死、感染、肿瘤等情况下显著上升。另外有3种蛋白质：前白蛋白、白蛋白及转铁蛋白出现相应的低下。

102. D 肌钙蛋白是心肌损伤坏死的标志物，对急性心肌梗死的诊断和危险分层有重要的临床意义，其诊断敏感性100%，特异性91%，且持续时间长。在急性心肌梗死患者中，3～6小时开始释放，10～24小时达到高峰，增高幅度为心肌酶谱中最为显著的。

103. A 发射光谱法是以火焰作为激发光源的原子发射光谱分析法，也称火焰分光光度法（FES）。

104. C 失代偿性代谢性酸中毒是由于体内代谢产酸增多以及碱性物质丢失过多所引起的。如果病情比较轻的时候，人体的机体代偿能力在正常范围。血的pH值仍在7.35～7.45之间，这时属于代偿期代谢性酸中毒。如果pH小于7.35，则属于失代偿期的代谢性酸中毒。一般引起代谢性酸中毒的原因有乳酸酸中毒和酮症酸中毒。代谢性酸中毒失代偿期可出现血浆pH、PCO_2、HCO_3^-均下降。

105. B 肝硬化只有在代偿期会出现轻度黄疸，肝掌、蜘蛛痣等特征性特点，并不会出现选项中的严重黄疸。

106. E 支链氨基酸与芳香氨基酸的比值测定，对临床诊断肝炎和肝硬化，了解肝功能损伤等具有重要意义。比值降低见于肝硬化、重症肝炎、肝细胞损害。

107. E 乙醇性肝炎在病理组织学上以肝细胞坏死为主要变化，伴有透明小体形成。此种肝细胞坏死的机制可能如下：①乙醇性肝损伤时的蛋白潴留和蛋白的分泌障碍：乙醇性肝损伤时不仅肝内脂肪量增加，且肝细胞液中有蛋白（白蛋白、运铁蛋白等）潴留；②线粒体与内质网的损伤：乙醇及乙醛均作用于线粒体，造成线粒体损伤，后者与肝细胞坏死有关，长期摄入乙醇后MEOS这一代谢体系由平时占总代谢量的1/4升至1/2，所以内质网内乙醛的产生增加，也造成内质网的损伤；③乙醇在微粒体氧化时，氧自由基使脂质过氧化，导致肝中还原型谷胱甘肽的减少和过氧化脂质的增加；④乙醇引起的代谢亢进状态造成耗氧量的增加。⑤乙醇性肝损伤时，会出现IgA增多、白细胞黏着能力降低等免疫功能异常。

108. B 蛋白电泳测定过程中白蛋白区带染色出现空泡主要是白蛋白浓度偏高或加样量较大。

109. D 发生肝硬化时，免疫球蛋白 IgA、IgG、IgM 可升高。

110. C 尿液渗透压是反映尿中具有渗透活性分子或者离子数量的一种指标，与尿中溶质的分子（离子）数量有关，可以用来评价肾脏浓缩功能，目前是最理想的指标。

111. C 采用碱性苦味酸两点动力学法测定血肌酐时，肌酐与苦味酸在 20 秒和 80 秒之间显色，假肌酐中乙酰乙酸在 20 秒内显色，其他大部分在 80 秒后显色，因此应准确读取 20 秒和 80 秒的吸光度。

112. E 胰岛素的作用机制是与细胞膜上特异性受体结合，改变膜成分的排列结构，再通过第二信使引起细胞内生物学反应。

113. D 正常情况下体内糖化血红蛋白占血红蛋白总量的 6%～8%，无性别、年龄、种族的差别。当发生糖尿病时，糖化血红蛋白较正常人高 2～3 倍。且与过去的 2～3 个月间的空腹血糖水平密切相关。血糖浓度越高，糖化血红蛋白的相对百分率越高。糖化血红蛋白在糖尿病病程中下降缓慢。在糖尿病被控制和血糖浓度下降的患者，糖化血红蛋白仍升高，故测定糖化血红蛋白能反映出患者过去 2～3 个月的血糖平均水平，但不能反映近期的血糖水平。糖化血红蛋白测定用于评价糖尿病的治疗控制程度，不可用于早期糖尿病的诊断。

114. C 肌红蛋白（Mb）在 AMI 发病后 1～3 小时迅速上升，6～7 小时达峰值，12 小时内几乎所有 AMI 患者 Mb 都升高，升高幅度大于各心肌酶。由于其半衰期短，胸痛发作 6～12 小时不升高，有助于排除 AMI 的诊断。

115. C 急性胰腺炎高危状态时，TG > 11.3mmol/L（>1000mg/dl）。

116. A 原发性肾上腺皮质功能减退症是由肾上腺皮质功能低下引起的一种全身性疾病，表现为血压低，全身乏力，皮肤及黏膜色素沉着，17 - 酮皮质类固醇降低，ACTH 兴奋试验无反应等。

117. B 尿 β_2 - 微球蛋白、尿葡萄糖和尿钠测定是反映近曲小管的重吸收功能。

118. A 由于糖尿病患者血中溶质增多，主要是葡萄糖，可有溶质性利尿，排出多量液体而导致严重脱水。

119. C 比色杯又称为吸收池或比色皿。比色杯常用无色透明、耐腐蚀和耐酸碱的玻璃或石英材料制成，用于盛放待比色溶液。玻璃比色杯用于可见光区，而石英比色杯用于紫外线区，比色杯的光径为 0.1～10cm，一般为 1cm。同一台分光光度计上的比色杯，其透光度应一致，在同一波长和相同溶液下，比色杯间的透光度误差应小于 0.5%，使用时应对比色杯进行校准。全自动生化分析仪比色杯的材料多用不吸收紫外线的石英玻璃。

120. C AST 测定原理：在 AST 催化下，从天门冬氨酸转移 2 个氨基到 α - 酮戊二酸上，生成产物 L - 谷氨酸和草酰乙酸盐。后者在苹果酸脱氢酶催化下转变成苹果酸，在 340nm 处检测 NADH 下降的速率，它与 AST 活性成比例。此过程中天门冬氨酸和 α - 酮戊二酸为 AST 测定的基质。

121. E 计算过程为：KCl = 74.5mol/L；NaCl = 58.5mol/L。由此可得 KCl = 0.006mol；NaCl = 0.16mol/L。此时溶液中 Na^+、K^+ 浓度相当于 Na^+ = 160mmol/L、K^+ = 6.0mmol/L。

122. D 胆固醇结石是胆囊结石的一种，胆囊结石包括胆固醇结石、胆色素结石及混合性结石。胆固醇结石形成的原因可能和遗传、女性激素、肥胖、高脂血症、高胆固醇饮食有着一定的关系。胆固醇结石形成的原因包括：胆汁中胆固醇含量增高、δ 电位的降低、胆汁中胆汁酸盐减少、胆汁中葡萄糖二酸 - 1,4 - 内酯含量升高和胆汁中磷脂降低。

123. A 肾小球滤过膜阻止蛋白质通过的分子量范围是 >70000。血液中的物质能否通过肾小球滤过膜取决于分子大小和所带电荷。

124. B 选择性指数（SPI）即测定 IgG 清除率与转铁蛋白清除率的比值，为（尿 IgG/血 IgG）/（尿 Tf/血 Tf）。

125. B 血浆中以钠离子含量最高，占阳离子总量的 90% 以上，对维持细胞外液的渗透压、体液分布和转移起着决定性作用。

126. E 火焰光度法可以用于钾、钠的测定，不用于氯的测定。

127. D 血浆蛋白质醋酸纤维素薄膜电泳分为 5 条区带，分别是清蛋白、α_1 区带、α_2 区带、β 区带和 γ 区带。血浆蛋白质由于分子大小不同、所带电荷不同会泳在不同的区带上。Cp 是在 α_2 区带上的血浆蛋白质。

128. C 40%～70% 活动性系统性红斑狼疮患者的狼疮细胞检查呈阳性。在其他疾病如硬皮病，类风湿关节炎等疾病中，约 10% 病例可查见该细胞。所以狼疮细胞阳性时不能诊断为类风湿关节炎。

129. D 试管凝集是将待检抗血清进行稀释，与一定量的已知抗原反应，以出现明显凝集所需抗血清的量（稀释度），判断待检抗体的效价。

130. D 导致高血钾的原因有：输入钾过多，排泄障碍，细胞内钾向外转移，如大面积烧伤。

131. E 影响肠道内钙吸收的因素：①肠管的 pH 可明显影响钙的吸收，偏碱时减少钙的吸收，偏酸时促进钙的吸收；②甲状旁腺激素是维持血钙正常水平最重要的调节因素，有升高血钙、降低血磷和酸化血液等作用；

③维生素 D 有促进小肠对钙、磷吸收和运转的双重作用；④降钙素：由甲状腺滤泡旁细胞合成、分泌，其主要功能是降低血钙和血磷；⑤食物中钙磷比例也会直接影响体内钙磷的吸收。

132. E 干扰试验用于测定某物质加到样品中产生的系统误差，干扰物的浓度一定时，产生的是恒定量的误差，误差的实际大小，随干扰物的浓度而异。

133. D 室内质控的目的是监测测定过程中出现误差时，能有适当的质控方法警告检验人员。故主要控制精密度。

134. A 敏感度是指实际为阳性的样本中，判断为阳性的比例。特异度是指实际为阴性的样本中，判断为阴性的比例。灵敏度可以作为避免假阴性的量化指标，而特异度可以作为避免假阳性的量化指标。故进行鉴别诊断时宜选用特异度高的实验。

135. C 在使用 PCR－ELISA 方法检测扩增产物时，必须使用洗板机洗板，废液必须收集至 1mol/L HCL 中，并且不能在实验室内倾倒，而应至远离 PCR 实验室的地方弃掉。用过的吸头也必须放至 1mol/L HCL 中浸泡后再放到垃圾袋中按程序处理，如焚烧。

136. E

137. C 大约 80% 1 型糖尿病患者存在特异性 HLA 型，并可检出血清胰岛细胞表面抗体和胞质抗体（如谷氨酸脱羧酶抗体和胰岛素抗体）。

二、多选题

138. BE 分配系数反映了溶质在两相中的迁移能力及分离效能，是描述物质在两相中行为的重要物理化学特征参数。分配系数与组分、流动相和固定相的热力学性质有关，也与温度、压力有关。

139. AD 理论塔板数和塔板高度都是描述色谱柱效率的单位。

140. ABCDE 带电粒子在单位时间内移动的距离称为电泳迁移率。（1）电场强度：电场强度是指每 1cm 的电位降，亦即电势梯度。电场强度愈高，带电质点移动速度也愈快。（2）溶液的 pH 值：溶液的 pH 值决定了化合物解离的程度，也决定了质点所带的净电荷。对蛋白质氨基酸等两性电解质，其溶液 pH 离等电点愈远，质点所带净电荷愈多，向相反电极的电泳速度也愈快。因此选择适宜的 pH 电极液。将有利于各种蛋白质的分离。为了使溶液 pH 值在电泳过程中保持恒定，必须使用缓冲溶液。（3）溶液的离子强度：溶液的离子强度越高，质点的泳动速度愈慢，但区带分离度却较清晰；反之则越快，区带分离度亦较差。所以电极溶液的离子强度必须选择最佳数值。（4）电渗：在电场作用下对于固体支持物的相对移动称为电渗。由于固体支持物多孔，常吸附溶液中的正离子或负离子，使溶液相对带负电或正电，在电场中，溶液就向正极或负极移动。为此，在选择支持物时应尽量避免选用具有高电渗作用的物质。

141. ADE

142. BCDE 分析方法主要有终点法、动力学法、二点法、双波长法、免疫比浊法、双试剂法、血清空白法、多标准连续监测法、比浊测定法、离子选择电极法、终点分析法等方法。

143. AB

144. ACD 胰腺为混合性分泌腺体，主要有外分泌和内分泌两大功能。它的外分泌主要成分是胰液，内含碱性的碳酸氢盐和各种消化酶，其功能是中和胃酸，消化糖、蛋白质和脂肪。内分泌主要成分是胰岛素、胰高血糖素，其次是生长激素释放抑制激素、肠血管活性肽、胃泌素等。

145. ABCD 较重的酮症酸中毒的临床表现包括以下方面：①糖尿病症状加重，如多饮、多尿、体力及体重下降的症状加重；②胃肠道症状包括食欲下降、恶心、呕吐；③呼吸改变，部分患者呼吸中可有类似烂苹果气味的酮臭味；④脱水与休克症状，中、重度酮症酸中毒患者常有脱水症状，脱水达 5% 者可有脱水表现，如尿量减少、皮肤干燥、眼球下陷等。脱水超过体重 15% 时可有循环衰竭，症状包括心率加快、脉搏细弱、血压及体温下降等，严重者可危及生命；⑤神志改变，该临床表现个体差异较大，早期有头痛、头晕、萎靡，继而烦躁、嗜睡、昏迷，造成昏迷的原因包括乙酰乙酸过多，脑缺氧，脱水，血浆渗透压升高，循环衰竭。

146. BCE 维生素 D（vitamin D）为固醇类衍生物，具有抗佝偻病作用，又称抗佝偻病维生素。维生素 D 缺乏会导致小儿佝偻病和成年人的软骨病。

147. ACD 糖尿病高渗性昏迷是糖尿病的急性并发症之一，实验室诊断标准：血糖≥33.3mmol/L，有效血浆渗透压≥320mmol/L，血钠多＞150mmol/L，尿糖强阳性，尿酮体阴性或弱阳性。糖尿病高渗昏迷多发生于老年 2 型糖尿病患者，以严重失水、高血糖、高渗透压、伴有不同程度的神经系统异常症状为特征，治疗难度大，加之患者多为老年，合并症较多，死亡率高。治疗上以补液、胰岛素降糖为主，需积极纠正诱发因素。

148. ABDE 维生素 B 包括维生素 B_1、维生素 B_2、维生素 B_6、维生素 B_{12}、烟酸、泛酸、叶酸等。B 族维生素推动体内代谢，是把糖、脂肪、蛋白质等转化成热量时不可缺少的物质。

149. ABCDE 血红素的合成过程：（1）δ－氨基－γ－酮戊酸（ALA）的生成：在线粒体内，甘氨酸和琥珀酰 CoA 在 ALA 合成酶催化下，缩合生成 ALA。此反应需要磷酸吡哆醛作为辅酶，ALA 合成酶是血红素合成的限速酶。（2）卟胆原的生成：ALA 生成后扩散到胞浆，两分子ALA在ALA脱水酶作用下，脱水缩合生成一分子卟胆原（PBG）。（3）尿卟啉原Ⅲ及粪卟啉原Ⅲ的生成：在胞浆四分子卟胆原在卟胆原脱氨酶和尿卟啉原Ⅲ同合酶协同催化下，脱氨缩合成尿卟啉原Ⅲ，再经尿卟啉原脱羧酶作用生成粪卟啉原Ⅲ。（4）血红素的生成：粪卟啉原Ⅲ经扩散重新进入线粒体。在粪卟啉原氧化脱羧酶催化下，生成原卟啉原Ⅸ，再经氧化酶作用，生成原卟啉Ⅸ。后者在亚铁螯合酶催化下，与Fe^{2+}螯合生成血红素。血红素生成后由线粒体转入胞浆，在骨髓的有核红细胞及网状红细胞中与珠蛋白结合成血红蛋白。

150. BC　血气分析标本接触空气后会与空气中的成分发生反应，造成pH升高，PCO下降，从而造成实验结果的不真实性。

151. BCD　血清总胆固醇是指血液中所有脂蛋白所含胆固醇之总和，其血清浓度可作为脂代谢的指标。HDL主要在肝脏中合成，是血清中颗粒数最多的脂蛋白。高密度脂蛋白是一种抗动脉粥样硬化的脂蛋白，是冠心病的保护因子。甲状腺球蛋白（TG）是由甲状腺滤泡上皮细胞合成的一种大分子糖蛋白，是甲状腺滤泡内胶质的主要成分，合成的甲状腺激素以球蛋白形式储存在滤泡腔中。在正常情况下，只有极微量的TG进入血液循环。这三者都是诊断冠心病的常用指标。

152. ABC　在人体内，嘌呤核苷酸分解生成嘌呤核苷及嘌呤后，经水解脱氨和氧化，最后生成尿酸（UA）。UA随尿排出，血中UA全部通过肾小球滤出，在近端肾小管几乎被完全重吸收，故UA的清除率极低（$<10\%$）。由肾排出的UA占一日总排出量的$2/3\sim3/4$，其余在胃肠道内被微生物的酶分解。肾小球滤过率（GFR）减低时UA不能正常排泄，血中UA浓度升高。一些药物也影响UA排泄，如噻嗪类利尿药和羧苯磺胺可促进UA排出。测定方法包括：①酶联－紫外分光法；②紫外分光法；③酶联比色法。

153. ABD　食物中的糖是机体中糖的主要来源，被人体摄入经消化成单糖吸收后，经血液运输到各组织细胞进行合成代谢和分解代谢。机体内糖的代谢途径主要有葡萄糖的无氧酵解、有氧氧化、磷酸戊糖途径、糖醛酸途径、多元醇途径、糖原合成与糖原分解、糖异生以及其他己糖代谢等。神经组织中糖代谢的主要方式：①有氧氧化；②无氧酵解；③磷酸戊糖途径。

154. BE　进行新生儿甲状腺功能筛查时，正确的采血时间是分娩时取脐血或者出生后7天采血。

155. ABCE　神经组织是人和高等动物的基本组织之一。是神经系统的主要构成成分。神经组织由神经元（即神经细胞）和神经胶质组成。神经元是神经组织中的主要成分，具有接受刺激和传导兴奋的功能，也是神经活动的基本功能单位。神经胶质在神经组织中起着支持、保护和营养作用。神经组织还由干细胞和间质细胞组成。

156. ABCDE　脑脊液不断产生又不断被吸收回流至静脉，在中枢神经系统起着淋巴液的作用，它供应脑细胞一定的营养，运走脑组织的代谢产物，调节着中枢神经系统的酸碱平衡。并缓冲脑和脊髓的压力，对脑和脊髓具有保护和支持作用。脑脊液的功能：①运送营养物质，并带走其代谢产物；②似脑的“水垫”，起保护作用；③感受内环境变化的窗口；④调整颅内的压力；⑤分泌激素的运输通道。

157. AD　神经组织中葡萄糖的浓度应低于血浆，故A错误。神经系统对血糖浓度的调节主要通过下丘脑和自主神经系统调节相关激素的分泌。激素对血糖浓度的调节，主要是通过胰岛素、胰高血糖素、肾上腺素、糖皮质激素、生长激素及甲状腺激素之间相互协同、相互拮抗以维持血糖浓度的恒定。糖代谢有三大代谢途径，分别是无氧氧化、有氧氧化、磷酸戊糖途径，故D错误。

158. BCE　嗜铬细胞瘤为起源于神经外胚层嗜铬组织的肿瘤，主要分泌儿茶酚胺，根据肿瘤是来自交感神经或副交感神经将副神经节瘤分为副交感神经副神经节瘤（包括化学感受器瘤、颈动脉体瘤等）及交感神经副神经节瘤（包括腹膜后、盆腔及纵隔后的副神经节瘤）。某些患者可因长期高血压致严重的心、脑、肾损害或因突发严重高血压而导致危象，危及生命，但如能及时、早期获得诊断和治疗，是一种可治愈的继发性高血压病。常用的诊断指标：①肾上腺素；②去甲肾上腺素；③VMA。

159. AD　酶法在生物药物分析中的应用主要有两个方面：第一，以酶为分析对象，根据需要对生物药物生产过程中所使用的酶和生物药物样品所含的酶进行酶的含量或酶活力的测定，称为酶分析法；第二，利用酶的特点，以酶作为分析工具或分析试剂，用于测定生物药物样品中用一般化学方法难于检测的物质，如底物、辅酶、抑制剂和激动剂（活化剂）或辅助因子含量的方法称为酶法分析。与酶法（CHOD－PAP法）测定血清胆固醇无关的酶：①甘油激酶；②甘油氧化酶。

160. AC　2型糖尿病多在$35\sim40$岁之后发病，占糖尿病患者90%以上。2型糖尿病患者体内产生胰岛素的能力并非完全丧失，有的患者体内胰岛素甚至产生过多，但胰岛素的作用效果较差，因此患者体内的胰岛素是一种相对缺乏，可以通过某些口服药物刺激体内胰岛素的分泌。但到后期仍有一些患者需要使用胰岛素治疗。血浆胰岛素及C肽含量低，糖耐量曲线呈上升状态，遗传因素在发病中影响不大。

161. BC　脂蛋白（lipoprotein）是一类由富含固醇脂、三酰甘油的疏水性内核和由蛋白质、磷脂、胆固醇等组成的外壳构成的球状微粒。脂蛋白对于昆虫和哺乳动物细胞外脂质的包装、储存、运输和代谢起着重要作用，脂蛋白代谢异常（通常伴随脂质组分和蛋白质组分的改变）与动脉硬化症、糖尿病、肥胖症以及肿瘤发生密切相关。脂蛋白颗粒内部组成成分：①胆固醇酯；②三酰甘油。

162. ABE 胰岛β细胞分泌胰岛素入血后，很快在肝、肾等组织内被胰岛素酶灭活，迅速代谢，其半衰期仅4.8分钟。C－肽与胰岛素系从胰岛素原分裂而成的等分子肽类，不被肝脏酶灭活，其半衰期为10～11分钟，故其血中浓度可更好地反映胰岛β细胞的储备功能。C－肽测定还有不受外来胰岛素影响的优点。C肽测定的主要用途：①评估胰岛素分泌；②评估空腹低血糖；③监测胰腺手术效果。

163. ABCE 糖尿病是以高血糖为特征的代谢性疾病，临床上可表现为多饮、多尿、多食和消瘦，2型糖尿病还可表现为疲乏无力，肥胖，糖尿病并发症可引起眼底病变，或在诱因作用下血糖急骤上升，促进糖代谢紊乱加重，致细胞外液呈高渗状态，发生低血容量高渗性脱水，即引发非酮症高渗性昏迷。

164. CE 维生素A是脂溶性的醇类物质，有多种分子形式。其中VA_1主要存在于动物肝脏、血液和眼球的视网膜中，又称视黄醇，熔点64℃。VA_2主要在淡水鱼中存在，熔点只有17℃～19℃。维生素A是构成视觉细胞中感受弱光的视紫红质的组成成分，视紫红质是由视蛋白和11－顺－视黄醛组成，与暗视觉有关。人体过量摄入维生素A将出现皮肤干燥、脱屑和脱发等症状。植物来源的β－胡萝卜素及其他胡萝卜素可在人体内合成维生素A维生素A有两种形式即A_1和A_2，二者来源不同，化学结构不相同。

165. AC 胆红素是胆色素的一种，是人胆汁中的主要色素，呈橙黄色。胆红素是体内铁卟啉化合物的主要代谢产物，有毒性，可对大脑和神经系统引起不可逆的损害，但也有抗氧化剂功能，可以抑制亚油酸和磷脂的氧化。高浓度胆红素对酶法测定血清总胆固醇结果产生影响，干扰比色使结果偏低。

166. BCDE 锰摄入量差别很大，主要取决于是否食入含量丰富的食品如非精制的谷类食物，绿叶蔬菜和茶，此微量元素的摄入量通常为每天2～5mg，吸收率为5%～10%，由锰组成的酶：①超氧化物歧化酶；②精氨酸酶；③脯氨酸酶；④丙酮酸羧化酶。

167. ABDE 动脉粥样硬化（atherosclerosis，AS）是冠心病、脑梗死、外周血管病的主要原因。脂质代谢障碍为动脉粥样硬化的病变基础，其特点是受累动脉病变从内膜开始，一般先有脂质和复合糖类积聚、出血及血栓形成，进而纤维组织增生及钙质沉着，并有动脉中层的逐渐蜕变和钙化，导致动脉壁增厚变硬、血管腔狭窄。病变常累及大中肌性动脉，一旦发展到足以阻塞动脉腔，则该动脉所供应的组织或器官将缺血或坏死。由于在动脉内膜积聚的脂质外观呈黄色粥样，因此称为动脉粥样硬化。致动脉粥样硬化的脂蛋白：①脂蛋白残粒；②小而密的LDL；③Lp（a）；④ox－LDL。

168. ABCE 酪氨酸氧化酶是一种含铜酶，来源于胚胎神经鞘细胞，是黑色素代谢和儿茶酚胺的关键酶，并且是白癜风自身免疫的重要抗原。最近发现部分白癜风患者血清中有酪氨酸酶抗体，且与白癜风临床类型和分期密切相关。

169. BC 维生素B族有12种以上，世界公认的人体必需维生素有9种，全是水溶性维生素，在体内滞留的时间只有数小时，必须每天补充。B族是所有人体组织必不可少的营养素，是食物释放能量的关键。含有维生素B的辅基或辅酶：①FAD；②FMN。

170. CDE 维生素K又称凝血维生素，是维生素的一种，天然的维生素K已经发现有2种：一种是在苜蓿中提出的油状物，称为维生素K_1；另一种是在腐败鱼肉中获得的结晶体，称为维生素K_2。K_1为黄色油状物，熔点－20℃，K_2为黄色晶体，熔点53.5℃～54.℃，不溶于水，能溶于醚等有机溶剂。丹麦化学家达姆于1929年从动物肝和麻子油中发现并提取。具有防止新生婴儿出血疾病、预防内出血及痔疮、减少生理期大量出血、促进血液正常凝固的作用。绿色蔬菜含量较多。维生素K是具有叶绿醌生物活性的一类物质。有K_1、K_2、K_3、K_4等几种形式，其中K_1、K_2是天然存在的，是脂溶性维生素，即从绿色植物中提取的维生素K1和肠道细菌（如大肠埃希菌）合成的维生素K_2。而K_3、K_4是通过人工合成的，是水溶性的维生素。

171. ABCE 血清载脂蛋白AⅠ、B测定常用免疫透射比浊法测定，测定步骤：用兔抗人或羊抗人多克隆抗体制备合适的抗血清，随后分为5～7个不同浓度的定值血清，测出数据后采用曲线拟合方式制备校准曲线，最后进行结果数据的分析。对所用抗血清的要求是特异性好、高亲和力与高效价，所以多用兔抗人或羊抗人多克隆抗体制备合适的抗血清。目前已有ApoAⅠ、ApoB测定的参考方法，无决定性方法。

172. BDE 镉及其化合物主要经呼吸道和消化道吸收。可通过肺泡进入血液，血液中镉90%～95%存在于红细胞内，并与血红蛋白结合。进入组织细胞的镉，主要分布于肾、肝、肺。镉可通过胎盘屏障进入胎儿组织。慢性镉中毒主要引起以肾小管病变为主的肾脏损害。严重时，可出现慢性肾功能衰竭和骨质软化与疏松。镉化合物的抑制作用：①可抑制脱羧酶；②可抑制肝细胞线粒体氧化磷酸化过程；③可抑制组氨酸酶。

173. ABC 醋酸纤维薄膜电泳（cellulose acetate

membrane electrophoresis）以醋酸纤维薄膜为支持物。它是纤维素的醋酸酯，由纤维素的羟基经乙酰化而制成。它溶于丙酮等有机溶液中，即可涂布成均一细密的微孔薄膜，厚度以0.1mm～0.15mm为宜。太厚吸水性差，分离效果不好；太薄则膜片缺少应有的机械强度则易碎。位于α_2区带的血浆蛋白质包括：①Hp；②α_2－MG；③Cp。

174. ABCDE　血清蛋白质是各种蛋白的复杂混合物。可利用不同的方法将其分离。血浆中的白蛋白、α_1－球蛋白、α_2－球蛋白、β－球蛋白，纤维蛋白原，凝血酶原和其他凝血因子等均由肝细胞合成。γ－球蛋白主要来自浆细胞。当肝脏发生病变时，肝细胞合成蛋白质的功能减退，血浆中蛋白质即会发生质和量的变化。导致血清总蛋白浓度降低的原因：①血浆中水分增加，血液被稀释；②营养不良；③消耗增加；④合成障碍，主要是肝功能障碍；⑤体内蛋白质分解增多。

175. AE　肝硬化是临床常见的慢性进行性肝病，由一种或多种病因长期或反复作用形成的弥漫性肝损害。在我国大多数为肝炎后肝硬化，少部分为酒精性肝硬化和血吸虫性肝硬化。病理组织学上有广泛的肝细胞坏死、残存肝细胞结节性再生、结缔组织增生与纤维隔形成，导致肝小叶结构破坏和假小叶形成，肝脏逐渐变形、变硬而发展为肝硬化。早期由于肝脏代偿功能较强可无明显症状，后期则以肝功能损害和门脉高压为主要表现，并有多系统受累，晚期常出现上消化道出血、肝性脑病、继发感染、脾功能亢进、腹水、癌变等并发症。肝硬化患者进行血清蛋白醋酸纤维素薄膜电泳染色后出现：① ALB降低；② β－γ桥。

176. ABCD　位于β区带的血浆蛋白质：① TRF；② LDL；③ β－MG；④ C3。

177. DE　血清含有各种蛋白质，其等电点均在pH 7.5以下，若置于pH 8以上的缓冲液电泳时均游离成负离子，再向正极移动。由于其等电点，分子量和分子形状各不相同，其电泳速度就不同。故可将血清中蛋白质区分开来。分子量小，带电荷多者，泳动速度最快。按其游动速度顺序把血清蛋白粗略分为白蛋白，α_1－球蛋白、α_2－球蛋白、β－球蛋白及γ－球蛋白。临床上血清白蛋白减少与γ－球蛋白增高为肝病患者血清蛋白电泳所共有的现象，其减少与增加的程度和肝炎损伤的范围相并行。急性肝炎早期无变化，发病第2周后即有血清蛋白的改变，慢性肝炎较急性肝炎变化明显，肝硬化变化则更为明显。因此，血清蛋白的变化对疾病诊断和预后的评估具有重要的临床意义。血清蛋白电泳后进行染色一般不用苏丹黑B和油红O染色。

178. ABE　糖尿病可诱发的急性并发症：①酮症酸中毒；②乳酸酸中毒；③高渗性非酮症高血糖昏迷。

179. ABC　碘对动植物的生命是极其重要的。海水里的碘化物和碘酸盐进入大多数海生物的新陈代谢中。在高级哺乳动物中，碘以碘化氨基酸的形式集中在甲状腺内，缺乏碘会引起甲状腺肿大，患地方性甲状腺肿和地方性克汀病。约2/3的碘及化合物用来制备防腐剂、消毒剂和药物。碘酸钠作为食品添加剂补充碘摄入量不足。放射性同位素I^{131}用于放射性治疗和放射性示踪技术。碘还可用于制造染料和摄影胶片。

180. ACDE　原发性卟啉病分为：①神经型；②混合型；③皮肤型；④无症群型。

181. ACDE　对酶活性浓度的测定一般采用电化学和光物理的方法，即利用反应物或产物的吸光性，用紫外分光光度法或荧光法测定，需最适酸碱度。若酶反应过程中产物或反应物有气体，则可用测压仪（瓦氏呼吸仪）测定。若反应过程中生成酸，则可用电化学法。可测定产物生成量，用同位素标记的底物则可用放射化学法测定底物浓度变化，计算酶活性。一些性质稳定的酶，也可用高效液相色谱法检测，需最适温度。

182. ABCDE　连续监测法是指每隔一定时间（2～60s），连续多次测定酶促反应过程中某一反应产物或底物量随时间变化的数据，求出酶反应初速度，间接计算酶活性浓度的方法。连续监测法测定酶活性浓度常见的干扰因素：①其他酶和物质干扰；②酶的污染；③非酶反应；④分析容器的污染；⑤沉淀形成。

183. BDE　血气分析仪是指利用电极在较短时间内对动脉中的酸碱度（pH）、二氧化碳分压（PCO_2）和氧分压（PO_2）等相关指标进行测定的仪器。因此能直接用血气分析仪测定的指标：① pH；② PCO_2；③ PO_2。

184. DE　呼吸性酸中毒（呼酸）常因CO_2潴留所致，急性期肾脏的代偿作用不大，碳酸氢盐缓冲系统又不起作用，故酸中毒进展快，十几分钟内即可达到严重程度；且潴留的CO_2极易进入细胞，导致细胞内酸中毒，若不及时纠正，病死率很高。其主要特征是血浆$PaCO_2$升高，慢性期HCO_3^-水平代偿性增加。肺水肿和肺气肿可导致呼吸性酸中毒。

185. ADE

186. ABE　冠状动脉粥样硬化性心脏病是冠状动脉血管发生动脉粥样硬化病变而引起血管腔狭窄或阻塞，造成心肌缺血、缺氧或坏死而导致的心脏病，常常被称为"冠心病"。但是冠心病的范围可能更广泛，还包括炎症、栓塞等导致管腔狭窄或闭塞的情况。世界卫生组织将冠心病分为5大类：无症状心肌缺血（隐匿性冠心病）、心绞痛、心肌梗死、缺血性心力衰竭（缺血性心脏病）和猝死。临床中常常分为稳定性冠心病和急性冠状动脉综合征。最有价值的预防和治疗指标：①C－反应蛋白；②高血脂；③高纤维蛋白原。

187. ACDE 肝硬化是临床常见的慢性进行性肝病，由一种或多种病因长期或反复作用形成的弥漫性肝损害。在我国大多数为肝炎后肝硬化，少部分为酒精性肝硬化和血吸虫性肝硬化。病理组织学上有广泛的肝细胞坏死、残存肝细胞结节性再生、结缔组织增生与纤维隔形成，导致肝小叶结构破坏和假小叶形成，肝脏逐渐变形、变硬而发展为肝硬化。早期由于肝脏代偿功能较强可无明显症状，后期则以肝功能损害和门脉高压为主要表现，并有多系统受累，晚期常出现上消化道出血、肝性脑病、继发感染、脾功能亢进、腹水、癌变等并发症。肝硬化可出现的指标变化：①血清白蛋白减低，A/G 比值降低或倒置；②血浆凝血酶原时间延长；③单胺氧化酶活性往往升高；④血 ALT 轻至中度升高。

188. ABDE 人的红细胞的寿命一般为 120 天。红细胞死亡后变成间接胆红素，经肝脏转化为直接胆红素，组成胆汁，排入胆道，最后经大便排出。间接胆红素与直接胆红素之和就是总胆红素。上述的任何一个环节出现障碍，均可使人发生黄疸。如果红细胞破坏过多，产生的间接胆红素过多，肝脏不能完全把它转化为直接胆红素，就可以发生溶血性黄疸；当肝细胞发生病变时，因胆红素不能正常地转化成胆汁，或者因肝细胞肿胀，使肝内的胆管受压，排泄胆汁受阻，使血中的胆红素升高，这时就发生了肝细胞性黄疸；一旦肝外的胆道系统发生肿瘤或出现结石，将胆道阻塞，胆汁不能顺利排泄，就发生阻塞性黄疸。肝炎患者的黄疸一般为肝细胞性黄疸，直接胆红素与间接胆红素均升高，而淤胆型肝炎的患者以直接胆红素升高为主。引起高未结合胆红素血症的原因：①脾功能亢进；②血型不合输血；③恶性贫血；④新生儿生理性黄疸。

189. BCDE 低磷酸盐血症（hypophosphatemia）是因循环血液中磷酸盐浓度低于正常而引起的磷代谢紊乱，又称低磷血症。临床表现有溶血、倦怠、软弱及惊厥。引起低磷血症的常见病因：①PTH 过度分泌；②肠道磷酸盐的吸收减少；③细胞外磷酸盐丢失；④肾磷酸盐阈值降低。

190. ABC 钙离子是机体各项生理活动不可缺少的离子。它对于维持细胞膜两侧的生物电位，维持正常的神经传导功能，维持正常的肌肉伸缩与舒张功能以及神经－肌肉传导功能等有着重要作用。影响血浆钙离子浓度的原因：①血钙总量；②血液 pH；③血浆蛋白质含量。

191. BC 骨质软化症（ricketsandosteomalacia）是以新近形成的骨基质矿化障碍为特点的一种骨骼疾病。其结果导致非矿化的骨样组织（类骨质）堆积，骨质软化，而产生骨痛、骨畸形、骨折等一系列临床症状和体征。该病的病因多种多样，主要分为四类：①维生素 D 营养性缺乏。②维生素 D 的代谢活性缺陷。③骨矿化部位的矿物质缺乏，磷酸盐缺乏。④骨细胞、骨基质紊乱。

192. BC

193. ABD 急性胰腺炎是多种病因导致胰酶在胰腺内被激活后引起胰腺组织自身消化、水肿、出血甚至坏死的炎症反应，胰蛋白酶本身不会引起严重的组织破坏。临床以急性上腹痛、恶心、呕吐、发热和血胰酶增高等为特点。病变程度轻重不等，轻者以胰腺水肿为主，临床多见，病情常呈自限性，预后良好，又称为轻症急性胰腺炎。胰酶在进入十二指肠时不会被激活。胰蛋白酶不会引起组织的出血性坏死，少数重者的胰腺出血坏死，常继发感染、腹膜炎和休克等，病死率高，称为重症急性胰腺炎。临床病理常把急性胰腺炎分为水肿型和出血坏死型 2 种。

194. BCD 淀粉酶升高见于胰腺肿瘤引起的胰腺导管阻塞、胰腺脓肿、胰腺损伤、肠梗阻、胃溃疡穿孔、流行性腮腺炎、腹膜炎、胆道疾病、急性阑尾炎、胆囊炎、消化性溃疡穿孔、肾功能衰竭或肾功能不全、输卵管炎、创伤性休克、大手术后、肺炎、肺癌、急性酒精中毒、吗啡注射后，以及口服避孕药、磺胺、噻嗪类利尿剂、鸦片类药物（可待因、吗啡）等。

195. BE 人体中 99% 以上的钙都以磷酸钙或碳酸钙的形式存在于骨骼中，余下的约 1% 存在于软组织和细胞外液中。血液中的钙含量非常少，主要以蛋白结合钙、复合钙（与阴离子结合的钙）和游离钙的形式存在。钙主要是通过饮食摄入，食物中的钙在小肠上段被吸收入血液。含碱性过多的食物不利于钙的吸收，而维生素 D 可促进钙在小肠内的吸收。血清钙主要受甲状旁腺激素和活性维生素 D 的调节。此外，还需要肠道吸收、骨代谢、肾小管再吸收等各阶段的调节作用。血钙测定的血液标本：①肝素抗凝血浆；②血清。

196. CDE 肾小球（glomerulus）是血液过滤器，肾小球毛细血管壁构成过滤膜。循环血液经过肾小球毛细血管时，血浆中的水和小分子溶质，包括少量分子量较小的血浆蛋白，可以滤入肾小囊的囊腔而形成滤过液，用微穿刺法实验证明，肾小球的滤过液就是血浆中的超滤液。肾小球滤过功能的评价指标：①尿蛋白选择指数；②滤过分数；③肾小球滤过率。

197. ACD 肾小球滤过率（GFR，glomerular filtration rate）是指单位时间（通常为 1min）内两肾生成滤液的量，正常成人为 80～120ml/min。肾小球滤过率与肾血浆流量的比值称为滤过分数。每分钟肾血浆流量约 660ml，故滤过分数为 $125/660 \times 100\% \approx 19\%$。这一结果表明，流经肾的血浆约有 1/5 由肾小球滤入囊腔生成原尿。肾小球滤过率和滤过分数是衡量肾功能的指标。用于 GFR 测定的物质：①肌酐；②Cr－EDTA；③菊粉。

198. BC　直接胆红素（英文缩写 DBIL）又称结合胆红素。未结合胆红素在肝细胞内转化，与葡萄糖醛酸结合形成结合胆红素。测定直接胆红素主要用于鉴别黄疸的类型。血清结合胆红素的升高，说明经肝细胞处理和处理后胆红素从胆道的排泄发生障碍。

199. ACD　酚红排泄试验（PSP）是一项用于检查尿液是否正常的辅助检查方法。当肾小管功能损害 >50% 时，开始有 PSP 排泄率的下降。降低 2 小时内，酚红总排出量 <50%，提示肾小管分泌功能减低。见于慢性肾小球肾炎、肾盂肾炎、肾小动脉硬化症、肾淤血等。尿毒症时其排出量可能接近 0。发生阻塞性黄疸时肝脏排泄途径出现障碍，因此经尿液排出的酚红总量会有所增加。甲亢患者因血循环加快也会使酚红排泄量增加。酚红排泄试验（PSP）的意义：①酚红排泄率是临床常规判断近端小管排泌功能的指标；②40% ~50% 为肾小管排泌功能轻度损害；③25% ~39% 为中度损害。

200. AE　β_2 - 微球蛋白是一种内源性低分子量血清蛋白质，由淋巴细胞和其他大多数的有核细胞分泌。它存在于尿、血浆、脑脊液及淋巴细胞、多核中性粒细胞及血小板的表面，量极微。血清 β_2 - 微球蛋白极易通过肾小球滤过膜，滤过的 β_2 - 微球蛋白 99.9% 被近曲小管细胞重吸收和降解，不再返流入血。β_2 - 微球蛋白清除率是鉴别轻度肾小管损伤的良好指标。正常人 β_2 - 微球蛋白的合成速度和细胞膜释放的量是非常恒定的，从而使 β_2 - 微球蛋白含量保持稳定水平。而许多疾病，如肝炎、肾炎、类风湿关节炎，以及恶性肿瘤、免疫性疾病等，均可使血 β_2 - 微球蛋白升高。

201. BCE　凡能引起溶血的疾病均可产生溶血性黄疸，包括先天性溶血性贫血和后天性获得性溶血性贫血。前者有海洋性贫血（地中海贫血）、遗传性球形红细胞增多症等；后者有自身免疫性溶血性贫血、新生儿溶血病、不同血型输血后的溶血及蚕豆病、阵发性睡眠性血红蛋白尿等。药物所致溶血性黄疸时，实验室检查可见：①血清未结合胆红素剧增；②血清结合胆红素微增；③尿胆素原显著增加。

202. BE　原发性胆汁性肝硬化中血脂、血清胆酸，结合胆红素，血清碱性磷酸酶及 γ-GT 升高，氨基转移酶正常或轻、中度增高。血中抗线粒体抗体阳性，IgM 升高，凝血酶原时间延长。尿胆红素阳性，尿胆原正常或减少。发生胰头癌时可有血、尿淀粉酶的一过性升高，空腹或餐后血糖升高，糖耐量试验有异常曲线。胆道梗阻时，血清总胆红素和直接胆红素升高，碱性磷酸酶升高，氨基转移酶也可轻度升高，尿胆红素阳性。

203. CD　神经垂体激素是指下丘脑视上核和室旁核细胞产生而储存于垂体的激素，包括抗利尿激素（又称血管升压素）和缩宫素。

204. ABCDE　颅内肿瘤又称脑肿瘤、颅脑肿瘤，是指发生于颅腔内的神经系统肿瘤，包括起源于神经上皮、外周神经、脑膜和生殖细胞的肿瘤，淋巴和造血组织肿瘤，蝶鞍区的颅咽管瘤与颗粒细胞瘤，以及转移性肿瘤。脑肿瘤中增高的指标：① LDH 及同工酶；②AST；③核糖核酸酶；④酸性磷酸酶；⑤β - 葡萄糖苷酶。

205. AB　在一个系统中，系统本身的工作效果，反过来又作为信息调节该系统的工作，这种调节方式称为反馈调节（生物学）。在生物化学中也指一个代谢反应的终产物（或某些中间产物）对生化反应关键酶的影响。属长反馈调节的作用组合可包括：①T_3、T_4→TSH；②T_3、T_4→TRH。

206. ACE　神经生长因子（NGF，Nerve growth factor）是一种蛋白质。神经生长因子可以调节周围和中枢神经元的生长发育，维持神经元的存活。NGF 的生理功能：①对神经细胞的早期发育具有神经营养效应；②促进神经细胞的分化；③对神经细胞突起分支的方向性影响。

207. ABDE　胎盘激素（placental hormone）是由胎盘分泌的激素。胎盘可合成的激素包括：①hCG；②胎盘催乳素；③孕酮；④雌激素等。

208. ACE　孕期轻度水肿是正常的，属生理现象，与雌激素的分泌改变有关，但如果伴随高血压及蛋白尿，那就有罹患妊娠高血压的危险。另外围产儿死亡率较低。

209. ABCDE　在妊娠早期（停经 6 周左右）孕妇体内绒毛膜促性腺激素（hCG）增多，胃酸分泌减少及胃排空时间延长，导致头晕、乏力、食欲不振、喜酸食物或厌恶油腻、恶心、晨起呕吐等一系列反应，统称为妊娠反应。妊娠时母体内增加的激素：①孕酮；②皮质醇；③甲状旁腺素；④甲状腺素；⑤催乳素。

210. ABD　没有甾体结构的激素：①卵泡刺激素；②生长激素；③甲状腺素。

211. ABDE　肿瘤标志物又称肿瘤标记物，是指特征性存在于恶性肿瘤细胞，或由恶性肿瘤细胞异常产生的物质，或是宿主对肿瘤的刺激反应而产生的物质，并能反映肿瘤发生、发展，监测肿瘤对治疗反应的一类物质。肿瘤标志物存在于肿瘤患者的组织、体液和排泄物中，能够用免疫学、生物学及化学的方法检测到。理想的用于评估肿瘤标志物的临床实验设计：①设立健康人群组，非肿瘤患者组，不同分期的患者组；②结合临床治疗观察作前瞻性研究；③结论要用 Meta 分析；④每亚组病例应 >200 人。

212. BE　在肿瘤的预后判断中有较高应用价值的肿瘤标志物：①雌激素受体和孕激素受体；②癌基因 erbB - 2 编码蛋白。

213. AD　酶类肿瘤标志物的检测包括前列腺酸性磷

酸酶（PAP）、神经元特异性烯醇化酶（NSE）、异常凝血酶原（APT）、α－L－岩藻糖苷酶（AFU）等。PAP对前列腺癌的疗效观察、有无复发、转移及预后判断有重要意义。NSE是神经母细胞瘤和小细胞肺癌的标志物。APT和AFU在肝癌中水平明显升高。人们通过测定同工酶和测定酶活性来提高其临床应用价值。

214. ABCDE 药物在连续恒速给药（如静脉输注）或分次恒量给药的过程中，血药浓度会逐渐增高，经4～5个半衰期可达稳定而有效的血药浓度，此时药物吸收速度与消除速度达到平衡，血药浓度相对稳定在一定水平，这时的血药浓度称为稳态血药浓度，也称坪值。临床意义：①调整给药剂量的依据：当治疗效果不满意时或发生不良反应时，可通过测定稳态血药浓度对给药剂量加以调整；②确定负荷剂量的依据：病情危重需要立即达到有效血药浓度时应给负荷量，即首次剂量就能达到稳态血药浓度的剂量。当每隔1个半衰期给药1次时，可采用首次加倍剂量给药；当静脉滴注时，可采用第1个半衰期滴注常用剂量的1.44倍静脉注射给药；③制定理想给药方案的依据：理想的维持剂量应使稳态血药浓度维持在最小中毒浓度与最小有效浓度之间。因此，除恒速消除药物、治疗指数太小及半衰期特长或特短的药物外，快速、有效、安全的给药方法是每隔1个半衰期给半个有效剂量，并把首次剂量加倍。

215. ABCD 药物分布（distribution）是指药物吸收后随血液循环到各组织间液（interstitial fluid）和细胞内液（intracellular fluid）的过程。影响因素：受体液pH差异的影响、受药物本身理化性质的影响和受药物与血浆蛋白结合率大小的影响。

216. BCD 红细胞膜上的糖蛋白糖链的相关功能：①受体反应；②信息传递；③抗原性。

217. BDE

218. ABCD 血红蛋白病是由于遗传缺陷（常染色体显性遗传）致珠蛋白肽链结构异常或合成障碍，一种或一种以上结构异常的血红蛋白，部分或完全替代了正常的血红蛋白而引起的一组疾病，不同的异常血红蛋白可引起相应的血红蛋白病。通常血红蛋白病可分为异常血红蛋白病和地中海贫血，至今已发现400多种结构异常性血红蛋白病和100多种珠蛋白生成障碍性贫血，但仅有少数出现明显病态表现。异常血红蛋白病是指珠蛋白链上氨基酸顺序发生改变。地中海贫血则是指珠蛋白链合成速率降低。

219. ACDE

220. ABE 红细胞膜脂质具有的特点：①为液晶态；②能在膜平面上进行快速侧向运动；③内外两层的脂质组成和分布不均一。

221. AE 人体内的钾主要来源于食物，食物中的钾90%以上短时间内在肠道被吸收，吸收入血液的钾在4h内即有90%从肾排出体外。钾离子大部分（98%）存在于细胞内，少量存在于细胞外液，且浓度恒定。组织细胞中平均含K^+ 150mmol/L，红细胞内含K^+约105mmol/L，血清中含K^+ 4～5mmol/L。体内的钾离子经常不断地在细胞内与体液之间相互交换，以保持动态平衡。钾是维持细胞生理活动的主要阳离子，在保持机体的正常渗透压及酸碱平衡、参与糖及蛋白代谢、保证神经肌肉的正常功能等方面具有重要作用。若患者正静脉滴注KCl和标本未分离血清放置室温过夜可会引起钾假性增高。

222. BE 摄入过多如输入含钾溶液太快、太多、输入贮存过久的血液或大量使用青霉素钾盐等，可引起血钾过高。肾排钾减少见于肾功能衰竭的少尿期和无尿期、肾上腺皮质功能减退等。细胞内钾外移见于输入不相合的血液或其他原因引起的严重溶血、缺氧、酸中毒以及外伤所致的挤压综合征等。细胞外液容量减少见于脱水、失血或休克所致的血液浓缩。血清钾高于5.5mmol/L称为高钾血症。高血钾最常见的原因是肾衰，主要表现为乏力、心律失常等。肾小管细胞H^+与Na^+的交换减少，血浆K^+与细胞内H^+交换，使血浆H^+升高导致酸中毒。

223. ABDE 诊断AMI的早期标志物：超敏C－反应蛋白；肌红蛋白；糖原磷酸化酶；脂肪酸结合蛋白。

224. CE 对诊断心衰有较好的敏感性的标志物：心钠肽；钠尿钛。

225. BCDE

226. ABCD

227. AD 在胃肠道的黏膜内存在数十种内分泌细胞，它们分泌的激素统称为胃肠激素。胃肠激素的化学成分为多肽，可作为循环激素起作用，也可作为旁分泌物在局部起作用或者分泌入肠腔发挥作用。由于胃肠道黏膜面积大，所含内分泌细胞数量大，故胃肠道是体内最大的内分泌器官。

228. BC 影响胃酸分泌的因素很多，尽管采集标本、试验方法满意，此检测仍可受患者性别、精神、年龄、食欲、烟酒等影响。故胃酸分泌量测定对诊断疾病的特异性较差，仅在十二指肠溃疡、胃泌素瘤、胃癌等诊断中有一定意义。总酸＝游离酸＋结合酸。胃酸分泌量测定是以五肽胃泌素等做刺激物，定时留取基础胃液，测定单位时间内胃酸的分泌量，胃酸即壁细胞分泌的HCl。

229. ABDE 如尿中出现的主要是小分子量的血浆蛋白，说明肾小球滤膜的选择性好，这种蛋白尿称为选择性蛋白尿；相反，如尿中出现较多大分子量的蛋白质，说明肾小球滤膜的选择性差，这种蛋白尿称为非选择性蛋白尿。常用于尿蛋白选择性检测的尿蛋白：① 尿IgG；② 尿Tf；③ γ－球蛋白；④ Alb。

230. BDE 在载体蛋白质帮助下，逆浓度的跨膜运输称为载体运输。载体运输根据运输过程有无能量消耗分为协助运输和主动运输两种。某些物质（如钾离子、钠离子）在细胞膜特异载体蛋白携带下，通过细胞膜本身的某种耗能过程，逆浓度差或逆电位差的跨膜转运称为主动转运。主动转运的特点是：必须借助于载体、逆浓度差或电位差转运并需要能量。小分子，无机离子，水等脂溶性物质易通过。

231. AE 帕金森病（PD）是一种常见的神经系统变性疾病，老年人多见，帕金森病最主要的病理改变是中脑黑质多巴胺（dopamine，DA）能神经元的变性死亡，由此而引起纹状体DA含量显著性减少而致病。导致这一病理改变的确切病因目前仍不清楚，遗传因素、环境因素、年龄老化、氧化应激等均可能参与PD多巴胺能神经元的变性死亡过程。癫痫病是由于异常放电的起始部位和传递方式的不同，癫痫发作的临床表现复杂多样，可表现为发作性运动、感觉、自主神经、意识及精神障碍。引起癫痫的病因多种多样。癫痫患者经过正规的抗癫痫药物治疗，约70%的患者其发作是可以得到控制的，其中50%～60%的患者经2～5年的治疗可以痊愈，患者可以和正常人一样地工作和生活。神经递质对中枢神经系统功能及人的精神活动起着重要的作用，某些神经系统的疾病及精神病可表现出神经递质代谢的变化，临床上检测神经递质及其代谢物对其诊断具有一定的意义。帕金森病（Parkinsondisease，PD）患者CSF中DA的代谢产物HVA含量降低；癫痫患者CSF中DA及HVA显著降低。

232. CDE

233. ABCD 细胞凋亡是指为维持内环境稳定，由基因控制的细胞自主的有序的死亡，一般由细胞内因子作用于受体并通过第二信使将信号在内启动凋亡程序，过程中并不消耗能量。非神经细胞的细胞凋亡才称程序性死亡，Huntington病为基因病，脑缺血引起的迟发性死亡主要是细胞缺氧死亡。

234. BC 妊娠是母体承受胎儿在其体内发育成长的过程。妊娠期间的妇女称为孕妇，初次怀孕的妇女称初孕妇，分娩过1次的称初产妇，怀孕2次或2次以上的称经产妇。卵子受精为妊娠的开始，胎儿及其附属物即胎盘、胎膜自母体内排出是妊娠的终止。妊娠期血浆水平增加的物质：结合型T_3、T_4；醛固酮。

235. ABCE PSA是一种含有237个氨基酸的单链多肽，属于具有组织特异性的有糜蛋白酶样作用的丝氨酸蛋白酶族，可以分解精液中的主要胶状蛋白，有稀释精液的作用。PSA在正常和癌样上皮细胞中都可合成。最初分泌到前列腺腺管的是一种无活性的酶原（proPSA），酶原在氨基端裂解掉7个氨基酸后形成有活性的前列腺特异性抗原。进入血循环的大部分前列腺特异性抗原迅速与蛋白水解酶抑制物结合，主要与α_1－抗糜蛋白酶（ACT）和α_2－巨球蛋白结合（MG），也有一部分被蛋白水解酶灭活后以游离状态存在。PSA具有组织特异性，只存在于人前列腺腺泡及导管上皮细胞胞浆中，不表达于其他细胞。但它并无肿瘤特异性，前列腺炎、良性前列腺增生和前列腺癌均可导致总PSA水平（游离PSA加复合PSA）升高。改善PSA早期诊断能力的办法包括：①f－PSA/t－PSA比例；②PSA增长速率；③PSA密度，即PSA浓度/超声测量的前列腺体积；④年龄调整参考值范围上限。

236. BCDE 苯妥英钠需要进行TDM的原因：在治疗浓度范围内呈非线性消除；有效药浓度范围小，安全范围小；毒性反应和癫痫发作不易区别；需长期预防性用药。

237. BDE 酶分子中能够直接与底物分子结合，并催化底物化学反应的部位，称为酶的活性中心，对于整个酶分子来说，只是酶的一小部分。一般认为活性中心主要由两个功能部位组成：第一个是结合部位，酶的底物靠此部位结合到酶分子上；第二个是催化部位，底物的键在此被打断或形成新的键从而发生一定的化学变化。组成功能部位的是酶分子中在三维结构上比较靠近的少数几个氨基酸残基或是这些残基上的某些基团，它们在一级结构上可能相距甚远，甚至位于不同肽链上，而是通过肽链的盘绕、折叠在空间构象上相互靠近；对于需要辅酶的酶来说，辅酶分子或辅酶分子的某一部分结构也是功能部位的组成部分。

238. ABCD

239. AD

240. ABCD 生物传感器（biosensor）是一种对生物物质敏感并将其浓度转换为电信号进行检测的仪器，一般不需进行样品的预处理。是由固定化的生物敏感材料作识别元件（包括酶、抗体、抗原、微生物、细胞、组织、核酸等生物活性物质）、适当的理化换能器（如氧电极、光敏管、场效应管、压电晶体等等）及信号放大装置构成的分析工具或系统。体积小、响应快、样品用量少。生物传感器具有接收器与转换器的功能。操作系统比较简单，容易实现自动分析，准确性高。

241. CE 临床生化中的许多检测项目都应用了Trinder反应，如葡萄糖（GLU）、三酰甘油（TG）、胆固醇（CHOL）、尿酸（UA）、高密度脂蛋白（HDL）、低密度脂蛋白（LDL）。该反应过程受到数十种药物和胆红素等物质干扰。其中影响最大的药物为抗坏血酸（维生素C），它能还原反应过程中所产生的H_2O_2。使其生成的红色醌亚胺化合物减少，结果呈负干扰。应用抗坏血酸氧化酶使样本中的Vc干扰得以完全排除。因此常加入维生素C氧化酶和胆红素氧化酶减少干扰。

242. ABCDE

243. ABCDE 脂肪的生理功能，主要有以下几个方面：①脂肪可以储存和供给能量，脂肪是人体储存能量和供给能量的主要来源，也是空腹和饥饿时能量的主要来源。②脂肪可以提供人体的必需脂肪酸，必需脂肪酸不能靠人体自身合成，必须从食物中摄取获得，包括亚油酸和亚麻酸，是维持机体生长发育和皮肤正常代谢所必需的多不饱和脂肪酸。③可以保温，脂肪不易传热，所以能防止散热，可以维持体温的恒定，还能抵御寒冷。④脂肪可以促进脂溶性维生素和类胡萝卜素的吸收。⑤脂肪可以影响月经以及生育，脂肪是多种性激素的原料。

244. BCD

245. ABCDE

246. ABCE 精密度是表示测量的再现性，是保证准确度的先决条件，是表示测定结果中随机误差大小程度的指标，但是高的精密度不一定能保证高的准确度。可用变异系数来描述不精密度，从而度量精密度大小，好的精密度是保证获得良好准确度的先决条件，一般说来，测量精密度不好，就不可能有良好的准确度。反之，测量精密度好，准确度不一定好，这种情况表明测定中随机误差小，但系统误差较大。当两个方法的度量单位不同时，不能用标准差进行精密度的比较，重复性试验是评价精密度的常用方法。

247. ACDE 室间质量评价（EQA，external quality assessment）是多家实验室分析同一标本，并由外部独立机构收集和反馈实验室上报的结果，以此评价实验室操作的过程。定性的实验项目的可接受的性能准则是阳性或阴性。通过实验室间的比对判定实验室的校准、检测能力以及监控其持续能力。对于定量的分析项目，计划必须通过结果偏离靶值的程度来确定每一分析项目的结果。对于细菌学则考虑鉴定是否正确和药敏结果是否正确。计划应提供每次活动至少 5 个样本，最好每年组织 3 次活动。

248. ABDE 限制性核酸内切酶是可以识别特定的核苷酸序列，并在每条链中特定部位的两个核苷酸之间的磷酸二酯键进行切割的一类酶，切割后可产生黏性末端或平末端，简称限制酶。根据限制酶的结构，辅因子的需求切位与作用方式，可将限制酶分为三种类型，分别是第一型（Type Ⅰ）、第二型（Type Ⅱ）及第三型（Type Ⅲ）。Ⅰ型限制性内切酶既能催化宿主 DNA 的甲基化，又催化非甲基化的 DNA 的水解；而Ⅱ型限制性内切酶只催化非甲基化的 DNA 的水解。Ⅲ型限制性内切酶同时具有修饰及认知切割的作用。识别序列一般具有回文结构，识别的核苷酸序列个数多为 6 个或 8 个。

249. ABCD

250. ABCD

251. ABCDE 酶促法主要分为：缺口平移法；随机引物法；末端标记法；PCR 标记法；反转录酶、RNA 聚合酶标记法。

252. BCD

253. CD DNA 测序技术中的链末端终止法又称为 Sanger 法和酶法。

254. ABDE Sanger 法的测序体系包括：待测模板；测序引物；标记的 dNTP；凝胶电泳。

255. ABCE 蛋白质芯片在疾病的诊断、特异性抗原抗体的检测、基因表达的筛选、蛋白质功能研究、生化反应的检测、药品的研制与开发等多项研究方面具有广阔的应用前景。

256. BCD 生物信息学（Bioinformatics）利用应用数学、信息学、统计学和计算机科学的方法研究生物学的问题。生物信息学基本上只是分子生物学与信息技术（尤其是互联网技术）的结合体。生物信息学的研究材料和结果就是各种各样的生物学数据，其研究工具是计算机，研究方法包括对生物学数据的搜索（收集和筛选）、处理（编辑、整理、管理和显示）及利用（计算、模拟）。主要的研究方向有：序列比对、基因识别、基因重组、蛋白质结构预测、基因表达、蛋白质反应的预测，以及建立进化模型。

257. ABDE 应用从头预测法与已知蛋白质进行比较时，较浪费资源，只需比较其中一段结构而不需要从头预测。

258. ABCDE NCBI、EMBL、EBI、ExPASy、RCSB、DDBJ 都是国际著名的生物信息中心。

259. ABE 由于 DNA 酶不耐高温，高温能使之变性，因此不符合使用高温变性的聚合酶链式反应。使用抗凝剂，低温下操作可抑制酶的活性。

260. ABDE 核酸扩增抑制物主要来自血清中的血红素，核酸提取过程中的残留有机溶剂，尿液标本中的尿素，抗凝剂肝素。

261. ABCD 胰岛素是由胰脏内的胰岛 β 细胞受内源性或外源性物质如葡萄糖、乳糖、核糖、精氨酸、胰高血糖素等的刺激而分泌的一种蛋白质激素。胰岛素是机体内唯一降低血糖的激素，同时促进糖原、脂肪、蛋白质合成。

262. BE 糖耐量受损（IGT）是由正常血糖向糖尿病过渡的异常糖代谢状态，主要表现为餐后血糖升高。诊断标准为：空腹血糖 < 6.1mmol/L，口服葡萄糖耐量试验（OGTT）2 小时后血浆血糖值处于 7.8 ~ 11.1 mmol/L。如空腹血糖为 6.1 ~ 7.0mmol/L，则表示合并有空腹血糖异常。目前认为，几乎所有糖尿病患者都要经历 IGT 阶段，故又称为糖尿病前期。若病情进展，餐后血糖 > 11.1

mmol/L时，即进入糖尿病阶段。

263. ABC

264. ABCDE 在1型糖尿病患者的血液中可查出多种自身免疫抗体，如谷氨酸脱羧酶抗体（GAD抗体）、胰岛细胞抗体（ICA抗体）、胰岛素抗体、胰岛瘤相关抗原-2抗体、胰岛瘤相关抗原-2β抗体等。这些异常的自身抗体可以损伤人体胰岛β细胞，使之不能正常分泌胰岛素。

265. ABC Ⅰ型高脂血症：CM增加，TC增加，TG增加。

266. BCDE Ⅱb型高脂血症：LDL，VLDL，TC，TG都增加，因为VLDL合成旺盛，VLDL转化为LDL亢进。

267. ABCE Ⅴ型高脂血症：CM，VLDL，TC，TG都增加。

268. ACE 脂质三联症包括高三酰甘油血症，低高密度脂蛋白-胆固醇血症，小而密的低密度脂蛋白增多。

269. ADE 急性时相反应蛋白（acutephasereactants，APR）包括α_1-抗胰蛋白酶（α_1-AT）、α_1-酸性糖蛋白酶（α_1-AG）、结合珠蛋白（Hp）、铜蓝蛋白（CER）、C4、C3、纤维蛋白原（FIB）、C-反应蛋白（CRP）等等。

270. ABCE

271. DE 蛋白质等生物分子在缓冲液中带负电荷或正电荷，在电场中向阳极或阴极运动，称为电泳。由于其等电点不同，分子大小、形状和荷质比的不同，不同蛋白质分子具有不同的电泳迁移率。常用的电泳技术有醋酸纤维素薄膜电泳、琼脂糖凝胶电泳、聚丙烯酰胺凝胶电泳、免疫电泳等。另外，多发性骨髓瘤在β-球蛋白区带与γ-球蛋白区带之间常出现M球蛋白带；双白蛋白血症可见双条白蛋白区带，浆细胞病患者血清蛋白电泳在β区、γ区可见M蛋白带。

272. ABCDE 血浆蛋白的功能包括：营养功能；运输功能；保持血液pH稳定；形成胶体渗透压，调节水分分布；参与机体免疫功能；参与凝血和抗凝血功能；生理性止血功能。

273. BCE 火焰光度法是用火焰作为激发光源的原子发射光谱法。本法具有简单快速、取样量少的优点。主要用于碱金属及碱土金属的测定，特别适用于咸水和盐碱土壤中钠、钾、钙、镁等金属元素的测定。火焰光度检测器也可用作气相色谱仪检测器，对含硫、含磷化合物具有高选择性、高灵敏度，据此制成专用的硫型、磷型火焰光度检测器。

274. BCD ①抽血后立即送检，不宜存放。在存放时，血细胞，尤其是白细胞及网织红细胞继续进行代谢，产生乳酸等酸性代谢产物，使pH、碱剩余值下降。故A错误。②暂时屏气或呼吸急促都会使测量结果异常。坐位与卧位、睡眠后与清醒时、运动后与进食后及吸乳汁后都会有不同结果。故B正确。③一般桡动脉是采集动脉血的理想部位，也可用动脉化毛细血管血。静脉血也可供作血气测定。故C正确。④目前认为最可靠的办法是将标本放在冰水（0℃）或冰箱中（4℃），使糖原分解降低到最低程度，同时也适合于运输。故D正确。⑤采血者放松尺动脉压迫，观察受检者手掌能否在15s内重新变红；能在15s内变红为阳性，方可在桡动脉采血，反之不能在桡动脉采血。故E错误。

275. ABCE SB是碳酸氢钠注射液的简称，所以不会受呼吸和代谢因素双重影响。

276. ABE 正常状态下，机体有一套调节酸碱平衡的机制。疾病过程中，尽管有酸碱物质的增减变化，一般不易发生酸碱平衡紊乱，只有在严重情况下，机体内产生或丢失的酸碱过多而超过机体调节能力，或机体对酸碱调节机制出现障碍时，进而导致酸碱平衡失调。三重酸碱平衡紊乱的类型有：①高AG型代谢性酸中毒伴代谢性碱中毒伴呼吸性酸中毒；②高AG型代谢性酸中毒伴代谢性碱中毒伴呼吸性碱中毒；③正常AG型代谢性酸中毒伴代谢性碱中毒伴呼吸性碱中毒。

277. ABCD pH为7.16，PCO_2为50 mmHg，$cHCO_3^-$为18 mmol/L，可诊断为酸中毒，K^+ 2.88 mmol/L，可诊断为低钾血症，细胞外液中所测的阳离子总数和阴离子总数之差约为39。

278. BCD 骨形成的标志物包括：血清碱性磷酸酶（ALP），骨钙素（OC），骨源性碱性磷酸酶（BALP），Ⅰ型原胶原C-端前肽（PICP）和Ⅰ型原胶原N-端前肽（CINP）。

279. ABC 钙在血浆中的存在形式有：游离、与蛋白结合、与阴离子形成复合物。

280. ACDE 肝纤维化标志物包括HA（透明质酸酶），LN（层粘连蛋白），Ⅳ-C（Ⅳ型胶原），PCⅢ（Ⅲ型前胶原）。

281. BCD

282. ABCD 碱性磷酸酶（ALP）是广泛分布于人体肝脏、骨骼、肠、肾和胎盘等组织，经肝脏向胆外排出的一种酶。碱性磷酸酶主要用于阻塞性黄疸、原发性肝癌、继发性肝癌、胆汁淤积性肝炎等非肝实质细胞损伤的检查。

283. ABDE 甲状腺激素是由甲状腺合成、储存和释放的，与胰腺关系不大。

284. BCE 促胰酶素-促胰液素试验（P-S test）是利用给胰腺以刺激，引起胰腺外分泌活动、采取给刺激物前、后的十二指肠液和血液测定各项指标，和促胰液素-胆囊收缩素试验同属于直接实验。

285. ACE 消化性溃疡主要指发生于胃和十二指肠

的慢性溃疡，是一多发病、常见病。溃疡的形成有各种因素，其主要的攻击因子为：胃酸，幽门螺旋杆菌和非甾体消炎药。

286. AD 诊断肾病综合征必须具备以下两点：①大量蛋白尿，每日尿蛋白定量大于3.5g。②低蛋白血症，白蛋白必须低于30g/L。除此之外，患者多数会有高脂血症以及水肿。

287. ABCDE 急性肾损伤患者可出现氮质血症、水及电解质紊乱、代谢性酸中毒、低钠血症、高钾血症、高磷血症和低钙血症等。

288. ACE 尿蛋白选择性就是指肾小球滤过膜对血浆中各种不同分子量的蛋白质滤过的状态。典型病种是肾病综合征。选择性蛋白尿（selective proteinuria）：肾小球病变较轻时，只有中小分子量的蛋白质（以清蛋白为主，并有少量的小分子蛋白）从尿中排出，而大分子量蛋白质（如IgA，IgG等）排出较少，此种蛋白尿称为选择性蛋白尿，半定量多为（+++）~（++++），尿中的白蛋白/球蛋白<5者为选择性蛋白尿，可作为判断肾小球损伤严重程度的指标。

289. BCE 心肌损伤标志物主要有肌钙蛋白T（troponinT）、肌钙蛋白I（troponinI）、肌酸激酶同工酶（CK-MB）和肌红蛋白（myoglobin）。CK为细胞内重要的能量代谢酶，分布广泛，以肌细胞中最多，由二个亚基组成二聚体；CK-MB主要存在于心肌细胞的外浆层，一直是临床诊断心肌损伤的心肌酶谱中最具特异性的酶，但长期以来用免疫抑制法测定酶活性的干扰因素很多，检测的敏感性、特异性均大受影响，现由美国心脏病协会和欧洲心脏病协会推荐用化学发光方法测定CK-MB的质量可不受酶活性的影响，直接检测CK-MB分子的浓度，可更加敏感、特异地为临床提供帮助。肌红蛋白（Mb）主要存于横纹肌（心肌、骨骼肌）细胞中，在细胞膜的氧化功能中具有重要作用。因其为小分子物质（相对分子质量17000~18000），当心肌细胞发生损伤时，Mb是最早进入血液的生物的标志物，其扩散入血的速度比CK-MB或cTnI/cTnT更快。但因肌红蛋白在骨骼肌中也有表达，故骨骼肌损伤时也可有大量肌红蛋白释放，其不具有心肌特异性。

290. ABCD CO不是代谢产物，是代谢的中间产物。

291. ADE 应激状态是指生物体在受到刺激之后，马上作出反应，以便适应刺激。应激状态时释放增加的激素包括：肾上腺素；甲状腺激素；皮质醇。

292. AD

293. ABCDE 激素是内分泌系统分泌的，有些激素是由器官分泌的，比如甲状腺激素，由甲状腺分泌；有些激素的分泌不是器官，可以是组织，比如说胰岛素，由分布在胰腺的胰岛分泌。能产生激素的器官和组织包括：性腺；胃肠道；下丘脑；肾；腺垂体等。

294. BCD 治疗药物监测（therapeutic drug monitoring，简称TDM），是通过测定血液中或其他体液（唾液、尿液）中药物浓度，并利用药代动力学原理制定个体化给药方案，以避免或减少伤害。TDM中样品预处理的措施包括：去蛋白；提取；化学衍生物化学反应。

295. BD 地高辛是中效强心苷类药物，为白色结晶或结晶性粉末；无臭；味苦。在治疗时，对心脏的作用表现为正性肌力作用，减慢心率，抑制心脏传导。适用于低输出量型充血性心力衰竭、心房颤动、心房扑动、阵发性室上性心动过速。地高辛的药动学模型：二室模型；一级消除动力学。

296. ADE 房室模型是指将机体视为一个系统，系统内部按动力学特点分为若干个房室。药代动力学房室模型是按药物分布速度以数学方法划分的概念。室是一个假设的空间，其划分与解剖学部位或生理学功能无关，只要体内某些部位药物的转运速率相同，均视为同一室。用同一药物试验，在某些人呈二室模型，而在某些人可呈单室模型。室模型的提出是为了使复杂的生物系统简单化，从而能定量地分析药物在体内的动态过程。同一药物口服时呈二室模型而静脉注射则可呈单一房室模型。

297. ACDE 经胎盘被动运输的物质：分子量<5kD、脂溶性的物质；钠、氯；CO_2、O_2；尿素、乙醇。

298. ABCDE

299. ABCE 母体血清hCG的测定可用于：①筛查Down综合征和18-三体综合征；②诊断正常妊娠；③监测某些生殖道肿瘤的进程；④诊断异常妊娠。

300. ABCE HCV-RNA，丙型肝炎病毒（hepatitis virus C，HCV）是一小的有囊膜的单股正链RNA病毒，属黄病毒科丙型肝炎病毒属。HCV-RNA检测的临床意义：作为是否感染HCV的可靠依据；有利于丙型肝炎的早期诊断和治疗；定量检测HCV-RNA，可判断HCV的传染性及病毒复制情况，进行病情评估、判断患者预后等；动态监测HCV-RNA量可评价抗病毒药物的疗效。

301. ABCD 由各种病原生物引起的感染性疾病是临床常见的疾病。感染性疾病的诊断除了依据临床表现外，更主要的是病原学的诊断，常用分子诊断技术有：PCR及其衍生技术、核酸杂交技术、DNA测序、基因芯片等。

302. BC 分子诊断是指应用分子生物学方法检测患者体内遗传物质的结构或表达水平的变化而作出诊断的技术。分子诊断是预测诊断的主要方法，既可以进行个体遗传病的诊断，也可以进行产前诊断。分子诊断的材料包括DNA、RNA。

303. ACE YMDD是4个氨基酸的缩写，该4个氨基酸位于乙肝病毒DNA聚合酶上，是拉米夫定的主要作用位点。如果该位点发生突变，就称为YMDD变异。最常见的 YMDD 变异是 M（甲硫氨酸）被 V（缬氨酸）或 I（异亮氨酸）取代，分别称为 YVDD 或 YIDD 变异。检测的方法有：FQ－PCR，核酸杂交，基因芯片等。

304. ABC　聚合酶链式反应，简称 PCR，是一种分子生物学技术，用于放大特定的 DNA 片段。可看作生物体外的特殊 DNA 复制。扩增 CT DNA 时的靶序列有主要外膜蛋白（MOMP）基因、CT 特有质粒 DNA、CT rRNA 基因序列等。

305. CE　若 HBV preC 基因变异，则会使病毒获得逃逸机体免疫攻击的能力，导致病毒不能被有效清除和体内 HBV 大量复制而 HBeAg 检测阴性。

306. ABDE

307. BCDE　G－6－PD 缺乏症，俗称蚕豆病，是最常见的一种遗传性酶缺乏病，属 X 连锁隐性遗传性疾病。全世界约 2 亿人罹患此病。中国是该病的高发区之一，呈南高北低的分布特点，G－6－PD 缺乏症的发病原因是 G－6－PD 基因突变，导致该酶活性降低，红细胞不能抵抗氧化损伤而遭受破坏，引起溶血性贫血。G－6－PD 缺乏症的临床表现与一般溶血性贫血大致相同。G－6－PD 缺乏症是新生儿病理性黄疸的主要原因。本病临床表现的轻重程度不同，多数患者，特别是女性杂合子，平时不发病，无自觉症状，部分患者可表现为慢性溶血性贫血症状。常因食用蚕豆、服用或接触某些药物、感染等诱发血红蛋白尿、黄疸、贫血等急性溶血反应。因 G－6－PD 缺乏诱发的严重的急性溶血性贫血因红细胞破坏过多，如不及时处理，可引起肝、肾或心功能衰竭，甚至死亡。

308. ACD　单核苷酸多态性指的是由单个核苷酸—A,T，C 或 G 的改变而引起的 DNA 序列的改变，它是人类可遗传的变异中最常见的一种，占所有已知多态性的 90% 以上。SNP 在人类基因组中广泛存在，平均 1000bp 就有 1 个 SNP，是继 STR 后新一代的遗传标记。

309. ABE　白血病微小残留物，是指在白血病经诱导化疗获完全缓解后或是骨髓移植治疗后，体内仍留有少量白血病细胞的状态。该指标主要用于监测肿瘤患者对治疗的反应，提示复发的可能性；比较不同治疗方案的疗效；评价骨髓或外周血净化的程度。

310. ABCDE　基因异常是指基因组 DNA 分子发生的突然的可遗传的变异。从分子水平上看，基因异常是指基因在结构上发生碱基对组成或排列顺序的改变。检测方法有：斑点杂交、等位基因特异的寡核苷酸探针杂交、单链构象多态性、限制性内切酶图谱分析、限制性片段长度多态性等。

311. ABCDE　血浆 DNA 定量检测方法有：放射免疫法、实时荧光定量 PCR 法、溴化乙锭法、对流免疫电泳法、RNA－DNA 杂交法等。

312. AD　血中游离 DNA 简称循环核酸（circulating-nucleicacid），是指循环血中游离于细胞外的部分降解了的机体内源性 DNA，由长度不等的单链或双链 DNA 及其混合物组成。循环 DNA 量的改变是反映细胞死亡现象的一个敏感而特异的指标。

313. ABD　患者希望得到治愈所以肯定是配合的，因该检测方法简单所以费用低廉。

314. ABCDE　器官移植是将健康的器官移植到通常是另一个人体内使之迅速恢复功能的手术，目的是代偿受者相应器官因致命性疾病而丧失的功能。器官移植前需要做血型和交叉配血、混合淋巴细胞培养、HLA 配型、群体反应性抗体检测、淋巴细胞毒性试验等一系列实验。

315. ABCD　分子诊断可用于感染性疾病、肿瘤的分子诊断，器官移植组织配型、产前诊断、亲子鉴定和个人识别等。

316. ABE　移植配型的理论基础为 HLA 的单倍型和共显性遗传，以及平衡不连锁。

317. ABCD　常用的检测细菌耐药基因的分子诊断方法有：PCR、核酸杂交、核酸测序、基因芯片。

318. BCE　遗传多态性（geneticpolymorphism）是同一群体中两种或两种以上变异类型并存的现象，其中最少的一种类型也并非由于反复突变才得以维持，并且变异类型不包括连续性变异。主要包括：形态学遗传标记、蛋白质遗传标记，DNA 遗传标记。

319. ABCDE　线粒体 DNA 和核内 DNA 分子结构一样，所以 DNA 进行 PCR 扩增和测序可用于性别鉴定、个人识别、亲子鉴定、物种鉴定、人类多样性研究。

320. ABCDE　性激素可分为雄性激素和雌性激素 2 大类，除少量由肾上腺皮质产生外，男性主要在睾丸生成，女性在非妊娠期则主要由卵巢产生，妊娠期则主要由胎盘合成分泌。血浆中的性激素 90% 以上都和血浆蛋白形成可逆结合，在肝中代谢，并由尿和胆汁排泄。睾酮的主要代谢产物为雄酮，是 17－KS 的主要来源，雌二醇和雌酮的主要代谢产物为雌三醇，孕酮的主要代谢产物为孕烷二醇。

321. ABC　多聚酶链式反应是体外 DNA 扩增的方法，其与药敏试验都不是细菌生化反应。

322. ABCD　脚气病属于后天真菌感染，不属于先天性代谢病。

323. BDE　内生及外来物质主要在肝脏进行生物转化。此外，肺、肠、肾等组织也具有一定的生物转化能力。

324. ABD　决定肾小球滤过作用的因素有：①滤过膜的通透性；②有效滤过压；③肾血浆流量。

325. CD　胰岛素和胰高血糖素是由胰岛 β 和 α 细胞分泌的。

326. ABD 测定 LD 时，从 L→P 比 P→L 反应慢；LD 有冷变性的特点；每种同工酶的最适反应条件不同，分布于所有组织中；有五种同工酶。

327. ABDE 本题考查转铁蛋白的测定方法，转铁蛋白最常采用免疫比浊法。

328. ABCE 本题考查淀粉酶的特性，淀粉酶最适反应 pH 为 6.9，是正常时能在尿中出现的血浆酶，作用于淀粉 α-1,4-糖苷键，对 α-1,6-糖苷键无作用，分子量 5.5～6.0 kD，胰腺和唾液腺均可分泌。

329. ABCE 样本采集时间要根据血循环中分析物水平的变化而定，保证每天样本采集时间恒定对于消除由日内变异造成的影响很重要。选择最佳采集时间的目的是为了提高检出的阳性率。对于症状最稳定的时间，可能是疾病的病理生理表现较不具有特性的时段，因而此时选择采集样本是不明智的。

330. AD 只有符合下列条件的药物才需要进行 TDM：①血药浓度与药效关系密切的药物。②治疗指数低、毒性反应强的药物。③有效治疗浓度范围已经确定的药物。④具有非线性动力学特性的药物。

331. ABD Ⅳ型胶原是目前临床主要用于观察肝硬化的指标，血清Ⅳ型胶原浓度基本可以反映肝纤维化的程度。急性肝炎时，虽然大量肝细胞损害，但无明显结缔组织增生，故血清Ⅳ型胶原浓度无显著增加。慢性活动性肝炎、肝硬化、肝细胞癌患者血清Ⅳ型胶原浓度增加。

332. ABCD

333. AE 本题考查天冬氨酸氨基转移酶的分布，AST 主要存在于肝细胞的线粒体，少部分存在于肝细胞的细胞质。

334. ABCDE 质量目标，即在质量方面要实现的结果。质量目标的制定应与组织的质量方针保持一致，而质量方针的制定和实施，应适应组织的宗旨和环境，并且支持组织的战略方向。分析质量目标设定策略包括依据特定临床情况下分析性能对临床决策的影响设定质量目标；依据一般临床情况下分析性能对临床决策的影响设定质量目标；根据已经出版的推荐性文件设定质量目标；利用政府机构或室间质量评价计划组织者确定的质量目标；基于当前技术水平设定质量目标等。

335. ABCDE 管理评审是一项重要的质量活动，是实验室最高层次的对质量体系的全面检查。评审的输入内容应至少包括：内部审核；外部机构的评审；参加实验室间比对计划的结果；供应商的表现、投诉的监控和解决；检验周期监控；持续改进过程的结果等。

336. CE 引起淋巴细胞减少的因素在该题五个选项中只有接触放射线和应用促肾上腺皮质激素。

337. ABCD 使用单克隆免疫胶体金试带每次测定应设置阴、阳性对照，同时做原浓度和 2 倍稀释浓度尿液，两种浓度尿液均为 hCG 阳性反应，可视其为真正阳性反应。

338. ABCDE 定量项目的方法学评价包括但不限于：精密度（批内、批间）；准确度；检测低限（灵敏度）；特异度；线性范围；可报告范围；生物参考区间；检验结果量值溯源；测量不确定度等。

339. ABCDE 采血完成后，应尽量减少运输和贮存时间，尽快处理，尽快检验，时间耽搁得越少，检验结果的准确性越高。很多过程影响标本质量，如：血细胞的代谢活动，蒸发作用和升华作用，化学反应，微生物降解，渗透作用，光学作用，气体扩散等。

340. ACDE 危急值是指某项或某类检验异常结果，而当这种检验异常结果出现时，表明患者可能正处于有生命危险的边缘状态，临床医生需要及时得到检验信息，迅速给予患者有效的干预措施或治疗，就可能挽救患者生命，否则就有可能出现严重后果，失去最佳抢救机会。所以，不管是急诊检验项目还是其他检验，出现危急值都应立即报告检验结果。

341. ABCD 线性范围是临床检验仪器的性能参数，不属于诊断试验临床效能评价指标。诊断敏感度、诊断特异度、预测值及似然比等属于诊断试验临床效能评价指标。

342. ABCDE 临床实验室与用户的信息沟通在分析后的质量保证中具有重要作用。从严格意义上讲，检验报告所提供的结果绝大多数属于数据资料，而非信息，信息是经过解释的数据，即数据经过分类、整理、分析才成为信息。所以临床实验室应建立与用户沟通的机制，主要包括检验项目的选择和使用服务提供建议；为临床病例提供建议；为检验结果解释提供专业判断；推动实验室服务的有效利用；咨询服务等。

343. ABCDE 实验室员工的能力评估是临床实验室技术要求中的重要环节之一，评估内容如下：直接观察常规工作过程和程序，包括所有适用的安全操作；直接观察设备维护和功能检查；监控检验结果的记录和报告过程；核查工作记录；评估解决问题的技能等。

344. BCDE 厂商提供的标准方法一般是国际公认标准或指南中的程序，所以不需要再进行确认。非标准方法、实验室设计或制定的方法、超出预定范围使用的标准方法以及修改过的确认方法需要进行确认，以保证实验结果的准确性。

345. ABCDE 自配试剂是实验室按照相关规范自己配制的试剂，自配试剂要有配制记录，包括：试剂名称或成分、储存要求、制备或复溶的日期、有效期和配制人信息。

346. ABCE 在进行组织活动时应注意以下原则：目

标性；权威性；责任性；分等原则；命令唯一性；协调性等。

347. AE　临床基因扩增检验实验室设计的原则：①区域划分要求：原则上，临床基因扩增实验室（标本前处理区、试剂储存和准备区、标本制备区、扩增区、扩增产物分析区）有独立的通风系统、缓冲间。根据使用仪器的功能，区域可适当合并，例如使用实时荧光PCR仪时，扩增区、扩增产物分析区可合并；采用样本处理、核酸提取及扩增检测为一体的自动化分析仪时，标本制备区、扩增区、扩增产物分析区可合并。②空气流向要求：各实验区与缓冲间应有一定的通风压力差，保证合理的空气流向，防止污染。实验室空气流向可按照试剂储存和准备区→标本制备区→扩增区→扩增产物分析区进行。

348. ABD　扩增产物污染、标本交叉污染是临床分子生物学检验中阴性质控样本失控的原因。

349. ABE　乙型肝炎病毒是引起乙型肝炎（简称乙肝）的病原体，属嗜肝DNA病毒科，为不完全双链环状DNA。在基因具体分型中，A型易于转为慢性乙型肝炎，B型通常病程轻微，C型易发重症肝病，D型则表现为急性自限性乙型肝炎。我国主要为以B型、C型为主。

350. AB　人乳头瘤病毒是一种属于乳多空病毒科的乳头瘤空泡病毒A属，是无包膜的球形小DNA病毒，能引起人体皮肤黏膜的鳞状上皮增殖。乳头瘤病毒有100多种亚型，分为高危亚型和低危亚型，高危亚型可引起女性宫颈癌，而低位亚型一般引起良性病变，如尖锐湿疣。

351. BCE　一些性状或遗传病的基因位于X染色体上，其性质是显性的，这种遗传方式称为X连锁显性遗传（X－linked dominant inheritance），这种疾病称为X连锁显性遗传病。所知X连锁显性遗传病不足20种。X连锁显性遗传的典型系谱遗传方式有如下特点：①人群中女性患者比男性患者多1倍，女性患者病情常较轻；②患者的双亲中必有一名该病患者；③配偶正常的男性患者的女儿全部为患者，儿子全部正常；④配偶正常的女性患者（杂合子）的子女中各有50%的可能性为本病患者；⑤与常染色体显性遗传一致，在系谱中常可观察到连续传递的现象。

352. ABDE　基因是指携带有遗传信息的DNA序列，是控制性状的基本遗传单位。癌基因是基因的一类，指人类或其他动物细胞（以及致癌病毒）固有的基因，又称转化基因，激活后可促使正常细胞癌变、侵袭及转移。癌基因激活的方式包括点突变、基因扩增、染色体重排、病毒感染等。癌基因激活的结果是其数目增多或功能增强，使细胞过度增殖及获得其他恶性特征，从而形成恶性肿瘤。

353. ACDE　性染色体上的基因或遗传标记，因其种类不同而遗传方式也不同：Y染色体上的基因或遗传标记，按照伴性遗传方式遗传；X染色体上的基因或遗传标记，在母子间按母系遗传的规律遗传。这两类遗传标记分别适用于母亲不能参加的父子间的单亲鉴定和父亲不能参加鉴定的母子间的单亲鉴定，还可用于隔代、同胞间亲缘关系的鉴定。人类染色体外遗传物质—线粒体DNA是按照母系遗传的方式遗传，可用于父亲不能参加鉴定的母子间的单亲鉴定以及母系同胞间或隔代或旁系个体间的亲缘关系鉴定。

三、共用题干单选题

354. C　糖化血红蛋白是反映受试者前2～3个月的血糖值，是一项较长期的糖尿病控制指标。

355. B　糖化血红蛋白的形成是不可逆的，是较长期的糖尿病控制指标，用胰岛素治疗的糖尿病患者，应将糖化血红蛋白作为常规监测指标，反映过去6～8周的平均血糖水平，更长期的糖尿病控制指标是糖化终末产物。

356. B　考查蛋白质的检测。目前临床上血清（浆）总蛋白测定最常使用的方法是双缩脲法。

357. B　考查双缩脲法检测蛋白质的原理。双缩脲法检测蛋白质的原理为：在碱性环境中，利用蛋白质中的肽键与Cu^{2+}作用产生紫红色物质。

358. E

359. D　考查双缩脲法检测蛋白质的原理及分光光度法检测技术。260nm和340nm为紫外光，410nm为黄色可见光，630nm为红色可见光。

360. B　患者有骨折史，血清蛋白电泳呈现M蛋白带，血清IgA 32.6g/L，高于正常，X线检查也显示骨质疏松，有溶骨改变，上述表现和指标都支持多发性骨髓瘤的诊断，并且高度怀疑是IgA型多发性骨髓瘤。

361. D　对多发性骨髓瘤类型的诊断可以使用免疫固定电泳进行定性与分型。

362. A　低钠血症可由钠减少和水增多引起，常见原因包括肾功能损害，肾上腺功能低下及急、慢性肾功能衰竭。

363. E　红细胞中的钾比血浆中高20多倍，溶血对钾浓度影响最大。

364. D　离子选择电极法是临床所有方法中最简单准确的。

365. B　临床测定LD及其同工酶用于诊断和鉴别心、肝和骨骼肌的疾病。AMI时，LD由于分子量较大，在心肌酶中升高最迟，在8～18小时升高，增高持续时间达5～10天，此时其他酶已恢复正常，心肌梗死和心肌炎时以LD_1和LD_2升高为主，且$LD_1/LD_2>1$。

366. C　CK及其同工酶是目前临床上测定次数最多的酶，主要用于心肌、骨骼肌和脑疾患的鉴别诊断及预后判断，AMI时总CK活性显著升高，在梗死后3～8小时升高，10～24 小时达峰值，2～4 天恢复正常。

367. D AMI 患者早期没有典型临床症状，但具有很高的病死率，应尽早用心肌损伤生化标志物检测以诊断 AMI。

368. A Mb 分子量小，在 AMI 发病后 1～3 小时血中浓度迅速上升，可以作为 AMI 的早期诊断标志物。

369. E 心肌酶谱包括 AST、LD、CK 及其同工酶，其中 LD 的窗口期相对较长，其浓度升高可持续 1 周以上。

370. E CK 在梗死后 3～8 小时升高，10～24 小时达峰值，2～4 天恢复正常。AST 在 AMI 发生后 6～12 小时升高，24～48 小时达峰值，持续到第 5 天或 1 周降低。LD 和 α－HBDH 的窗口期较长，持续升高达 1 周以上。

371. E 根据患者的典型症状和脑电图可以诊断为肝性脑病。

372. C 肝性脑病的氨中毒学说认为：在肝功能不全的情况下，血氨的来源增多或去路减少，引起血氨增高。高浓度的血氨通过干扰脑组织的能量代谢，对神经细胞膜的抑制作用，以及对神经递质的影响从而引起脑功能障碍而导致昏迷。

373. A 患者踝关节疼痛是痛风的临床表现之一，与运动无关。

374. B 痛风是嘌呤代谢失调所致，血清尿酸可明显升高，所以尿酸主要用于痛风的诊断。痛风的临床表现：无症状性高尿酸血症期，急性痛风关节炎。

375. D 溢出性蛋白尿是指血液循环中出现了大量以中、小分子量为主的异常蛋白质（如游离轻链），经肾小球滤过后，原尿中的含量超过了肾小管最大重吸收能力，而大量出现在尿液中形成的蛋白尿（如本－周蛋白尿）。

376. A 本－周蛋白常见于多发性骨髓瘤。

377. D 本题要点为急性肾盂肾炎的诊断。根据病史资料，患者肾区叩击痛，尿 WBC 增高，尿蛋白阳性，首先考虑急性肾盂肾炎的诊断。

378. C 尿培养标本应在抗生素使用前留取，可提高检出率，急性肾盂肾炎一经诊断即应留取尿标本送检后积极进行治疗。

379. D 肿瘤细胞可分泌破骨细胞激活因子，这种多肽因子能激活破骨细胞，骨钙进入血液，从而导致高钙血症，根据患者的病史，异位恶性肿瘤引起高钙血症的可能性大。

380. B 维持血钙正常水平的重要的调节因素有 PTH、降钙素和活性维生素 D，而 PTH 是最重要的调节因素。

381. B 自动分析仪的发展方向之一是标准化，包括测定方法、校准、通用性能、可比性。

382. E 分立式分析仪是各种样品和试剂在各自试管中起反应，是大型生化仪的主流类型。

383. C 自动生化分析仪的分析方法有：终点分析法、连续监测法、比浊测定法，离子部分可采用离子选择电极法。

384. E 患者水肿严重，尿蛋白强阳性，血清蛋白降低，白蛋白显著降低，高度提示肾病综合征的可能。

385. D 肾病综合征有四大特征，分别是大量蛋白尿、低蛋白血症、高度水肿、高胆固醇血症。其中大量蛋白尿、低蛋白血症是诊断的必备条件。

386. E 发生多发性骨髓瘤时，血中本－周蛋白大量增多，超过了肾小管的重吸收能力而溢出，故为溢出性蛋白尿。

387. B 本－周蛋白的筛选试验为热沉淀－溶解法和对甲苯磺酸法，热沉淀－溶解法是传统的方法，其原理是基于 56℃凝固、100℃溶解的特征，但此方法灵敏度较低。对甲苯磺酸法的灵敏度相对较高，其原理是对甲苯磺酸能沉淀分子量较小的本－周蛋白，而与分子量较大的清蛋白和球蛋白不起反应，操作简便。SDS－PAGE 电泳、免疫电泳和免疫固定电泳是确诊的方法。

388. C 本－周蛋白除了多发性骨髓瘤时出现阳性外，巨球蛋白血症、原发性淀粉样变、恶性淋巴瘤也可见阳性。但肾病综合征时为阴性。

389. D 本－周蛋白的本质是免疫球蛋白轻链。

390. B cTn 被认为是目前用于诊断急性冠状动脉综合征（ACS）最特异的生化指标，具有较宽的诊断窗：cTnT（5～14d），cTnI（4～10d）。

391. A

392. A 由于 Mb 的分子量小，可以很快从破损的细胞中释放出来，因此可以作为 AMI 的早期诊断标志物。CK－MB 通常在 3～8h 出现升高，具有较高的心肌特异性。

393. D 甲状腺功能亢进时可见 TSH 降低，其余几项都升高。

394. C

395. A 由于患者在怀孕期间，因此雌二醇可能是引起病症的原因。

396. B 气相色谱法（GC）和液相色谱法（LC）是按照流动相的聚集状态分类。

397. A 气相色谱法是一种在有机化学中对易于挥发而不发生分解的化合物进行分离与分析的色谱技术。气相色谱的典型用途包括测试某一特定化合物的纯度与对混合物中的各组分进行分离（同时还可以测定各组分的相对含量）。在某些情况下，气相色谱还可能对化合物的表征有所帮助。在微型化学实验中，气相色谱可以用于从混合物中制备纯品。

398. B 液相色谱法就是用液体作为流动相的色谱

法，适用于分离低挥发性或非挥发性、热稳定性差的物质。

399. B 1906年俄国植物学家茨维特在研究植物色素时发明了柱色谱法（液－固色谱法），这种方法是把硅藻土（现在常用石英砂或氧化铝粉末）粉末置于玻璃管中，在上端倒入混合物溶液，待溶液被硅藻土粉末吸附后用待分离的溶剂淋洗，当溶剂流下时，由于不同成分的吸附能力不同而分开，若是有色物质则形成一围圈色带。库恩利用这个被埋没多年的方法，用氧化铝和碳酸钙粉末的色谱柱成功地将胡萝卜素分离成α和β两个同分异构体，此后他又发现了多种新的类胡萝卜素，并制成了纯品进行结构分析，大大丰富了人们对类胡萝卜素的认识。

400. B 高效液相色谱法（HPLC）更适宜于分离与分析高沸点、热稳定性差、有生理活性及相对分子量比较大的物质，因而广泛应用于药物、核酸、肽类、内酯、稠环芳烃、高聚物、药物、人体代谢产物、微量元素、表面活性剂、抗氧化剂、杀虫剂、除莠剂等物质的分析。

401. C 气相色谱法是一种在有机化学中对易于挥发而不发生分解的化合物进行分离与分析的色谱技术。气相色谱的典型用途包括测试某一特定化合物的纯度与对混合物中的各组分进行分离（同时还可以测定各组分的相对含量）。在某些情况下，气相色谱还可能对化合物的表征有所帮助。在微型化学实验中，气相色谱可以用于从混合物中制备纯品。

402. B 峰宽（peakwidth，W）：峰两侧拐点处所作两条切线与基线的两个交点间的距离。$W=4\sigma$。欲使色谱峰宽减小，可以减少固定液含量。

403. C 横坐标是保留时间，纵坐标是UV的吸收峰，物质浓度和对应峰面积成正比。

404. E 保留值通常用作定性分析。

405. E 质谱仪的重要组成部件位于离子源和检测器之间，依据不同方式将离子源中生成的样品离子按质荷比（m/z）的大小分开。飞行时间分析器被加速的离子按不同的时间经漂移管到达收集极上而分离；适用于肿瘤新标志物的研究。

406. E

407. C MALDI单位的样品可以得到的能量更为集中，且激光的能量更为可控，其离子化的效率更高些。

408. B MALDI－TOF（基质辅助激光解吸电离飞行时间质谱，英文名Matrix－Assisted Laser Desorption/ Ionization Time of Flight Mass Spectrometry）是近年来发展起来的一种新型的软电离生物质谱，其无论是在理论上还是在设计上都是十分简单和高效的。仪器主要由两部分组成：基质辅助激光解吸电离离子源（MALDI）和飞行时间质量分析器（TOF）。MALDI的原理是用激光照射样品与基质形成的共结晶薄膜，基质从激光中吸收能量传递给生物分子，而电离过程中将质子转移到生物分子或从生物分子得到质子，而使生物分子电离的过程。因此它是一种软电离技术，适用于混合物及生物大分子的测定。TOF的原理是离子在电场作用下加速飞过飞行管道，根据到达检测器的飞行时间不同而被检测即测定离子的质荷比（m/z）与离子的飞行时间成正比。MALDI－TOF－MS具有灵敏度高、准确度高及分辨率高等特点，可用来分析血液中肿瘤细胞蛋白质类标志物。

409. E 丰度是指具有某质荷比离子的数量。

410. D 化合物分子稳定性差，键长，分子离子峰弱。

411. A 质谱碎片离子通过分子离子或较大碎片离子的单分子裂解反应产生。一个特定碎片离子相对于分子离子和其他碎片离子的丰度，能够提供该碎片离子在分子中的结构位置以及环境等宝贵信息。碎片离子既可以以奇电子离子、又能以偶电子离子的形式存在。质谱中碎片离子的产生与裂解、光解、辐射分解以及其他高能反应极其相似，甚至与凝聚相有机反应也有许多相似之处。

412. E 质谱碎片离子通过分子离子或较大碎片离子的单分子裂解反应产生。一个分子可以有多个质谱峰。分子失去一个电子所形成的正离子称为分子离子，它的质荷比值即代表了试样分子所对应的分子量数值。有些元素具有天然存在的稳定同位素，在质谱图上出现一些M+1、M+2的峰，由这些同位素形成的离子峰称为同位素离子峰。

413. C 双向电泳是一种等电聚焦电泳与SDS－PAGE相结合，分辨率更高的蛋白质电泳检测技术。双向电泳后的凝胶经染色蛋白染色呈现二维分布图，水平方向反映出蛋白在等电点上的差异，而垂直方向反映出它们在分子量上的差别。所以双向电泳可以将分子量相同而等电点不同的蛋白质以及等电点相同而分子量不同的蛋白质分开。双向电泳是快速成长的蛋白质组学技术中最流行最通用的蛋白质分离方法。

414. B 等电聚焦电泳利用特殊的一种缓冲液（两性电解质）在凝胶（常用聚丙烯酰胺凝胶）内制造一个pH梯度，电泳时每种蛋白质将迁移到等于其等电点（pI）的pH处（此时此蛋白质不再带有净的正或负电荷），形成一个很窄的区带，可用于研究膜蛋白。

415. D 变性梯度凝胶电泳（denaturedgradientgelelectrophoresis，DGGE）最初是Lerman等人于20世纪80年代初期发明的，起初主要用来检测DNA片段中的点突变。

416. B 加样量过多可导致血清蛋白电泳后条带宽、厚实，且未分开。

417. C 加样量的多少对电泳速度的快慢无关，电泳速度的影响因素有电泳介质的 pH，缓冲液的离子强度，电场强度，电渗现象等。

418. E 电泳图谱为电泳分离后图形的记录，其形式可为电泳介质或载体本身或对其扫描等。温度的改变不会影响电泳图谱的形成。

419. E 膜的质量越差则越透明，膜的质量越好，则越不透明。

420. B 因心绞痛入院，所以病变脏器应该是心脏。

421. B 正常人血清中 LDH 同工酶含量由高到低顺序为 LDH2、LDH1、LDH3、LDH4、LDH5。

422. A 电泳条带从负极到正极顺序为 LDH5、LDH4、LDH3、LDH2、LDH1。

423. A 离子选择电极又称离子电极。离子选择电极传感器是一类利用膜电位测定溶液中离子活度或浓度的电化学传感器。

424. D 电化学免疫传感器：一旦有病原体或者其他异种蛋白（抗原）侵入某种动物体内，体内即可产生能识别这些异物并把它们从体内排除的抗体。抗原和抗体结合即发生免疫反应，其特异性很高。免疫传感器就是利用抗原（抗体）对抗体（抗原）的识别功能而研制成的生物传感器。电化学免疫传感器可分为直接型和间接型。

425. A 微生物电化学传感器由固定化微生物、换能器和信号输出装置组成，是以微生物活体（细菌和酵母菌）作为分子识别敏感材料固定于电极表面构成的一种生物传感器。

426. B 水银温度计是最早的量热模型。

427. C 用固定化生物成分或生物体作为敏感元件的传感器称为生物传感器，热生物传感器反应时，产生的热量通过换能器转换为温度变化信号。

428. C 热生物传感器的换能器必须能将热能转换为其他可识别的信号，可以达到这种要求的是热敏电阻。

429. E 纳米技术（nanotechnology）是用单个原子、分子制造物质的科学技术，研究 1 ~ 100nm 范围内材料的性质和应用。

430. A 由于研究的对象较小，传感器也相对小型便携。

431. C GOD - POD 法测定血糖：GOD 利用氧将葡萄糖氧化为葡萄糖酸，同时释放过氧化氢。POD 催化过氧化氢氧化色素原（如 4 - AAP 和苯酚），并使色素原氧化成色素。

432. E 疼痛出现后 4 小时，CK 急剧上升，在 16 ~ 36 小时达最高峰，可在正常值上限的 10 ~ 12 倍，敏感性及特异性较强，为急性心梗早期诊断指标。与 GOD - POD 法无关。

433. E 尿素对 Trinder 反应无干扰。

434. B 糖化血红蛋白可为评估血糖的控制情况提供可靠的实验室指标，通常用离子交换层析法测定。

435. B 离子交换层析（Ion Exchange Chromatography 简称为 IEC）是以离子交换剂为固定相，依据流动相中的组分离子与交换剂上的平衡离子进行可逆交换时的结合力大小的差别而进行分离，即带电荷量的差异的一种层析方法。

436. B 对丙酮酸、乳酸、血氨进行测定时，采血最好不用止血带，止血带不仅会影响检验结果，还会使局部产生疼痛。

437. B 乳酸脱氢酶是能催化乳酸脱氢生成丙酮酸的酶，几乎存在于所有组织中。所以可以用乳酸脱氢酶法测定。

438. A 乳糜微粒（CM）是最大的脂蛋白，主要功能是运输外源性三酰甘油。正常空腹 12h 后不应该有 CM。

439. B 极低密度脂蛋白（VLDL）是富含胆固醇的脂蛋白，主要作用是转运内源性三酰甘油到外周血液。是动脉粥样硬化的危险因素之一，被认为是致动脉粥样硬化的因子。参考值 0 ~ 300mg/L。

440. C 低密度脂蛋白（LDL）是富含胆固醇的脂蛋白，主要作用是将胆固醇运送到外周血液。是动脉粥样硬化的危险因素之一，被认为是致动脉粥样硬化的因子。参考值 ≤3. 12mmol/L。

441. E 高密度脂蛋白（HDL）是血清中颗粒密度最大的一组脂蛋白，亦称为 α_1 - 脂蛋白。主要作用是将肝脏以外组织中的胆固醇转运到肝脏进行分解代谢。HDL 被认为是抗动脉粥样硬化因子。HDL 主要由肝和小肠合成。肝合成的新生 HDL 以磷脂和 ApoA Ⅰ 为主。在 LCAT 作用下，游离胆固醇变成胆固醇酯，脂蛋白则变成成熟球形 HDL3，再经 LPL 作用转变成 HDL2。

442. A 变异系数（CV）=（标准偏差/平均值）× 100%。通过计算可得该实验室两个浓度水平的变异系数分别为 9. 09% 和 3. 03%。

443. D 正常浓度水平 6. 5 mmol/L，病理浓度水平 8. 75 mmol/L，在控制范围。

444. E 一次实验结果无法验证误差类型，需要多次实验观察。

445. A 血糖正常浓度水平质控品测定均值为 5. 5 mmol/L，SD1 为 0. 220 mmol/L；其病理浓度水平质控品测定的均值为 8. 25 mmol/L，SD2 为 0. 275 mmol/L。所以中心线分别为 5. 50 和 8. 25 mmol/L。

446. E 病理浓度水平质控品的控制线为 7. 425 ~ 9. 075 mmol/L。

447. B 正常浓度水平质控品的“警告”线为 5. 06 ~ 5. 94 mmol/L。

448. E CLSI是美国“临床实验室标准化协会”的英文缩写，根据CLSI EP－15，批内精密度可能比总精密度还大。

449. A EP5－A，临床化学设备精密性能的评价：批准指南（1999）。本文件为设计评估临床化学仪器精密性能试验提供了指南；将结果估计的精密度与制造商的精密要求进行比较，以及确定比较是否有效。

450. D CLSI EP－15可用于精密度和准确性评价。

451. C 样本可以通过邮寄，电子邮件等多种形式向参与实验室提供，尤其是我国实验室参与的CAP室间质评。

452. B 室间质量评价（EQA）指的是由外部机构控制实验室质量的客观过程。EQA的主要目的是建立实验室间可比性。得分计算公式为（该项目的可接受结果数/该项目的总的测定样本数）×100%。

453. C 三次检测有两次不满意判定为不成功。

454. B 质控图（quality control graphs）是对过程质量加以测定、记录从而评估和监察过程是否处于控制状态的一种统计方法设计的图。图上有中心线（CL）、上质控界限（UCL）和下质控界限（LCL）。并有按时间顺序抽取的样本统计量值的描点序列。UCL、CL与LCL统称为质控线。若质控图中的描点落在UCL与LCL之外或描点在UCL与LCL之间的排列不随机，则表明过程异常。质控图也是用于区分异常或特殊原因所引起的波动和过程固有的随机波动的一种特殊统计工具。以控制结果为Y轴，检测时间为X轴。

455. E 差异图以比较方法结果为Y轴，参考方法结果为X轴。

456. A 方法决定图以不准确度为Y轴，不精密度为X轴。

457. D 功效函数又称为势函数，是概率论和数理统计学中的一个名词，是为了在假设检验中分析两类错误的概率而引入的概念。功效函数图以控制规则的误差检查率为Y轴，误差大小为X轴。

458. A DNA重组技术是将不同来源的DNA片段共价整合到有复制功能的DNA中的技术。又称基因工程。

459. D DNA重组技术的应用包括基因诊断，基因治疗，转基因和基因敲除，基因工程药物、疫苗和抗体等。

460. B 限制性核酸内切酶是可以识别DNA的特异序列，并在识别位点或其周围切割双链DNA的一类内切酶，简称限制酶。根据限制酶的结构，辅因子的需求切位与作用方式，可将限制酶分为三种类型，分别是第一型（Type Ⅰ）、第二型（Type Ⅱ）及第三型（Type Ⅲ）。Ⅰ型限制性内切酶既能催化宿主DNA的甲基化，又催化非甲基化的DNA的水解；而Ⅱ型限制性内切酶只催化非甲基化的DNA的水解。Ⅲ型限制性内切酶同时具有修饰及认知切割的作用。其中Ⅱ型限制性内切酶应用最广泛。

461. E 限制性核酸内切酶切割DNA后会形成黏性末端、5′黏性末端、3′黏性末端、平末端。

462. E 载体（vector）是指在基因工程重组DNA技术中将DNA片段（目的基因）转移至受体细胞的一种能自我复制的DNA分子，不需要表达外源基因。

463. A 黏粒载体是指一类含有λ噬菌体的cos序列的质粒载体。

464. A

465. D

466. E

467. D 寡核苷酸探针，简称“探针”，是一段与目的基因或DNA互补的特异核苷酸序列，它可以包括整个基因，也可以仅仅是基因的一部分；可以是DNA本身，也可以是由之转录而来的RNA。常用的寡核苷酸探针有3种：①特定序列的单一寡核苷酸探针，可以用于点突变的检测；②较短的简并性较高的成套寡核苷酸探针；③较长而简并性较低的成套寡核苷酸探针。

468. C 通过T4噬菌体多核苷酸激酶催化的磷酸化反应标记合成的寡核苷酸探针，在合成寡核苷酸时期5′端缺少一个磷酸基，因而易用T4噬菌体多核苷酸激酶进行磷酸化反应，而将α－32P从［γ－32P］ATP转移至其5′端。这种磷酸化反应最多能使每一寡核苷酸分子中掺入一个32P原子。

469. A 以限量的脱氧核糖核酸酶Ⅰ在待标记的双链DNA的每一条链上产生若干个单链缺口；再利用大肠埃希菌DNA多聚酶Ⅰ的5′－3′外切酶活性和5′－3′多聚酶活性，在缺口处的5′末端每切除一个核苷酸，则在3′末端添加一个核苷酸，以修补缺口，随着缺口在DNA链上的移动，标记的核苷酸就掺入到新合成的DNA链中。

470. C 原位杂交技术的基本原理是利用核酸分子单链之间有互补的碱基序列，将有放射性或非放射性的外源核酸（即探针）与组织、细胞或染色体上待测DNA或RNA互补配对，结合成专一的核酸杂交分子，经一定的检测手段将待测核酸在组织、细胞或染色体上的位置显示出来。为显示特定的核酸序列必须具备3个重要条件：组织、细胞或染色体的固定、具有能与特定片段互补的核苷酸序列（即探针）、有与探针结合的标记物，能对复杂组织中的单一细胞进行研究，能完整地保持组织和细胞的形态且对于数量少且散在分布的细胞内DNA或RNA的研究更为方便，还可以对基因在细胞或染色体上的位置进行定位，还可以检测细菌或病毒感染并定位。

471. C 菌落原位杂交是将细菌从培养平板转移到硝酸纤维素滤膜上，然后将滤膜上的菌落裂菌以释出DNA。将DNA烘干固定于膜上与32P标记的探针杂交，放射自显影检测菌落杂交信号，并与平板上的菌落对位。步骤过程为：影印－裂解－变性和中和－杂交－检测。

472. A 双链DNA染料结合法的基础是在一些转录因子上发现的模域：一个DNA结合域（它可以结合一段特异的DNA序列）和一个转录激活域（这个转录激活域与基础转录机制相作用）。在CheckMateTM哺乳动物双杂交系统中，DNA结合域和转录激活域分别由不同质粒产生，融合于DNA结合域的一个蛋白质（“X”）与融合于转录激活域的第二个蛋白质（“Y”）相互作用时，DNA结合域就与转录激活域紧密关联。在这个系统中，蛋白X与Y的相互作用导致报告基因的转录。

473. B 行水解探针法时，Taq酶的5′端－3′端外切酶将探针酶切降解，以达到检测目的。

474. A PCR扩增时在加入一对引物的同时加入一个特异性的荧光探针，该探针为一寡核苷酸，两端分别标记一个报告荧光基团和一个淬灭荧光基团。探针完整时，报告基团发射的荧光信号被淬灭基团吸收；刚开始时，探针结合在DNA任意一条单链上；PCR扩增时，Taq酶的5′端－3′端外切酶活性将探针酶切降解，使报告荧光基团和淬灭荧光基团分离，从而荧光监测系统可接收到荧光信号，即每扩增一条DNA链，就有一个荧光分子形成，实现了荧光信号的累积与PCR产物形成完全同步。其中双链DNA染料结合法最容易出现假阳性。

475. D 荧光定量PCR的出现，极大地简化了定量检测的过程，而且真正实现了绝对定量。多种检测系统的出现，使实验的选择性更强。自动化操作提高了工作效率，反应快速、重复性好、灵敏度高、特异性强、结果清晰。但是无法检测扩增子大小。

476. B 焦磷酸测序是一种基于聚合原理和4种酶的级联反应的DNA测序（确定DNA中核苷酸的顺序）方法。

477. E 单分子测序技术利用DNA聚合酶合成与模板互补的DNA链，在三维空间中记录模板位置和核苷酸序列信息，再反向构建DNA模板的序列。除了DNA合成反应的三大要素（模板、酶、核苷酸）之外，模板所处位置和反应循环中单色荧光标记的核苷酸顺序（如A、C、G、T）也是最终DNA序列能够完成的关键要素。如果反应所用的核苷酸标记着四种不同的荧光，则每一次反应循环就需要切换不同波长的光以记录不同的碱基。

478. A 单分子测序技术极大地提高了测序的效率和准确性。

479. A 杂交反应温度高，其他的分子也会被检测进去，就会导致背景信号强。

480. C 膜芯片取材容易，操作简单，所以成本较低。

481. E 临床治疗都是基于个体化，依据具体的患者的情况来实施治疗。

482. D 基因芯片又称DNA芯片（DNA chip）或DNA微阵列（DNA microarray）。其原理是采用光导原位合成或显微印刷等方法将大量特定序列的探针分子密集、有序地固定于经过相应处理的硅片、玻片、硝酸纤维素膜等载体上，然后加入标记的待测样品，进行多元杂交，通过杂交信号的强弱及分布，来分析目的分子的有无、数量及序列，从而获得受检样品的遗传信息。其工作原理与经典的核酸分子杂交如Southern和Northern印迹杂交一致，都是应用已知核酸序列与互补的靶序列杂交，根据杂交信号进行定性与定量分析。经典杂交方法固定的是靶序列，而基因芯片技术固定的是已知探针，因此基因芯片可被理解为一种反向杂交。基因芯片能够同时平行分析数万个基因，进行高通量筛选与检测分析，解决了传统核酸印迹杂交技术操作复杂、自动化程度低、检测目的分子数量少等不足。根据所用探针类型，基因芯片可分为cDNA（comp lement DNA）芯片和寡核苷酸芯片；根据检测目的又可分为表达谱芯片和单核苷酸多态性（single nucleotide polymorphisms，SNP）芯片，但都不能对药物进行大规模的筛选。

483. A 表达谱芯片是采用cDNA或寡核苷酸片段作探针，固化在芯片上；将待测样品（处理5组）与对照样品的mRNA以两种不同的荧光分子进行标记，然后同时与芯片进行杂交，通过分析两种样品与探针杂交的荧光强度的比值，来检测基因表达水平的变化，是DNA芯片按应用分类的一种。

484. A cDNA芯片指对各种生物随机克隆和随机测序所得的cDNA片段进行归类，并把每一类cDNA片段的代表克隆（代表一个独立基因）经过体外扩增，得到大小和序列不同的片段分别经过纯化后，利用机械手高速将它们高密度有序地点样固定在玻片硅晶片或尼龙膜上，从而制备成cDNA微阵列，以此对各基因的表达情况进行同步分析，是DNA芯片按结构分类的一种。

485. E 蛋白质芯片是一种高通量的蛋白功能分析技术，可用于蛋白质表达谱分析，研究蛋白质与蛋白质的相互作用，甚至DNA－蛋白质、RNA－蛋白质的相互作用，筛选药物作用的蛋白靶点等。蛋白芯片技术的研究对象是蛋白质，单碱基的分子量太小，蛋白质芯片技术无法研究。

486. D 药物作用后人体的变化大多可通过蛋白质表现出来，所以可以用来评价药物疗效。

487. A PubMed是一个免费搜寻引擎，它提供生物医学方面的论文搜寻以及摘要，核心主题为医学，但亦包括其他与医学相关的领域，像是护理学或者其他健康学科，同时也提供对于相关生物医学资讯上相当全面的支援，如生化学与细胞生物学。

488. B BLAST是现在应用最广泛的序列相似性搜索

工具，相比 FASTA 有更多改进，速度更快，并建立在严格的统计学基础之上。

489. E　OMIM 为 “Online Mendelian Inheritance in Man” 的简称，意即 “在线《人类孟德尔遗传》” 或 “网上《人类孟德尔遗传》”。持续更新关于人类基因和遗传紊乱的数据库。主要着眼于可遗传的或遗传性的基因疾病，包括文本信息和相关参考信息、序列纪录、图谱和相关其他数据库。

490. E　快速预测出一个蛋白质序列的结构，最高的序列相似度为 17%，此时选择的方法是将序列提交到蛋白质结构预测服务器进行从头预测。

491. D　用从头预测方法来获得蛋白质结构模型的特点是基于分子动力学原理，能寻找能量最低的构象。

492. A　蛋白质初级结构是指多肽链中线性的氨基酸残基序列。蛋白质初级结构信息决定其二级、三级与四级等高级结构，这也直接影响了蛋白质的生物功能。在进行蛋白质研究中，最重要的是确定标的蛋白质的氨基酸序列与基因序列所编码转换的序列（coding sequence）相同。

493. B　蛋白质二级结构是指多肽链骨架中原子的局部空间排列，并不涉及侧链的构象。在所有已测定的蛋白质中均有二级结构的存在，主要形式包括 α－螺旋、β－折叠、β－转角和无规卷曲。

494. C　蛋白质三级结构是指一条多肽链在二级结构或者超二级结构甚至结构域的基础上，进一步盘绕，折叠，依靠次级键的维系固定所形成的特定空间结构。

495. D　在体内有许多蛋白质含有 2 条或 2 条以上多肽链，才能全面地执行功能。每一条多肽链都有其完整的三级结构，称为亚基（subunit），亚基与亚基之间呈特定的三维空间分布，并以非共价键相链接，这种蛋白质分子中各亚基的空间排布及亚基接触部位的布局和相互作用，称为蛋白质四级结构。

496. A　限制性片段长度多态性技术（RFLP）是利用限制性内切酶在特定的核苷酸序列切割双链 DNA 后凝胶电泳分离开不同大小片段，由于不同个体存在核苷酸序列差异导致限制性酶切位点变化从而使酶切片段呈现多态现象。传统的 RFLP 方法是指基因组 DNA 经限制性内切酶酶切，电泳分离后再结合 Southern 印迹杂交，构建出 DNA 指纹图，这种方法特异性和敏感性均较高，但操作繁杂。目前结合 PCR 技术产生 PCR－RFLP 方法，是检测与特定的酶切位点有关的突变的简便方法。限制性酶切分析属于核酸序列的基础分析。

497. B　ORF Finder 是一个图形的序列分析工具，分析并找到序列的 ORF 区（开放读码框架），这个工具使用标准的或其他特殊的遗传密码子列出所有可能的 ORF 区，并推导出氨基酸序列。

498. D　临床基因扩增实验室严格分区可减少实验室污染，在应用荧光定量 PCR 技术后可以合并的分区为扩增区与产物分析区。

499. D　扩增产物分析区主要进行的操作为扩增片段的测定。如使用全自动封闭分析仪器检测，此区域可不设。本区是最主要的扩增产物污染来源，因此对本区的压力梯度的要求为：相对于邻近区域为负压，以避免扩增产物从本区扩散至其他区域。

500. E　“可移动紫外灯” 主要用来照射实验室台面。

501. B　临床基因扩增检验实验室原则上分为四个单独的工作区域：试剂贮存和准备区、标本制备区、扩增反应混合物配制和扩增区、扩增产物分析区。为避免交叉污染，进入各个工作区域必须严格遵循 “按照单一方向进入” 的原则，即只能从试剂贮存和准备区→标本制备区→扩增反应混合物配制和扩增区→扩增产物分析区。各实验区之间的试剂及样品传递应通过传递窗进行。PCR 实验室并没有严格的净化要求，但是为避免各个实验区域间交叉污染的可能性，宜采用全送全排的气流组织形式。同时，要严格控制送、排风的比例以保证各实验区的压力要求。

502. E　葡萄糖耐量试验（GTT）是一种葡萄糖负荷试验，用以了解机体对葡萄糖的调节能力。胰岛β细胞反应正常时，升高的葡萄糖浓度可在 2～3h 调整到正常范围。当空腹血浆葡萄糖浓度在 6～7mmol/L 之间而怀疑为糖尿病时，需以此试验明确诊断。IGTT 没有 OGTT 好。

503. C　WHO 标准化的 OGTT：WHO 推荐成人 75g 葡萄糖，孕妇 100g，儿童每千克体重 1.75g，总量≤75g 并用 250ml 水溶解，5 分钟内口服。服糖前空腹抽血，服糖后每隔 30 分钟取血，共四次。采血同时每隔 1 小时留尿测尿糖。根据各次血糖水平绘制糖耐量曲线。试验前 3 天每日食物中糖含量应不低于 150 g，维持正常活动，影响试验的药物应在 3 天前停用。整个试验期间不可吸烟、喝咖啡、喝茶或进食。

504. C　糖耐量是指机体对血糖浓度的调节能力。正常人在进食米、面主食或服葡萄糖后，几乎全被肠道吸收，使血糖升高，刺激胰岛素分泌、肝糖原合成增加，分解受抑制，肝糖输出减少，体内组织对葡萄糖利用增加，且不管进食多少，血糖都保持在一个比较稳定的范围内。这说明正常人对葡萄糖有很强的耐受能力，即葡萄糖耐量正常。但若是胰岛素分泌不足的人，口服 75g 葡萄糖后 2 小时可超过 7.8mmol/L，可≥11.1mmol/L，说明此人对葡萄糖耐量已降低。

505. E　胰岛 β 细胞分泌的胰岛素和 C 肽呈等分子关系，也就是说，分泌几个胰岛素分子，同时必然分泌几个 C 肽分子。血 C 肽浓度可间接反映胰岛素浓度。C 肽不被肝脏酶灭活，半衰期比胰岛素长，经肾脏直接在尿中排泄，故血中C肽的浓度可更好地反映胰岛素的功能。C肽主要通过肾脏降解和排泄，C肽在尿中的浓度高于血浆中的浓度。胰岛素的血浆浓度低于C肽。

506. D 评估胰岛素治疗后的β细胞功能可用C肽，但因为有外源性的胰岛素介入，所以胰岛素不能用于评估。

507. C 在1型糖尿病患者的血液中可查出多种自身免疫抗体，如谷氨酸脱羧酶抗体（GAD抗体）、胰岛细胞抗体（ICA抗体）等。这些异常的自身抗体可以损伤分泌胰岛素的β细胞，使之不能正常分泌胰岛素，因此不存在胰岛素抵抗。

508. D 2型糖尿病是代谢性疾病。多在35～40岁之后发病，占糖尿病患者90%以上，患者多数肥胖。2型糖尿病患者体内产生胰岛素的能力并非完全丧失，有的患者胰岛β细胞功能减退，有的患者体内胰岛素甚至产生过多，但胰岛素的作用效果较差，因此患者体内的胰岛素是一种相对缺乏，可以通过某些口服药物刺激体内胰岛素的分泌。

509. A 糖尿病酮症酸中毒是指糖尿病患者在各种诱因的作用下胰岛素不明显增加，多见于1型糖尿病患者。

510. D 糖尿病酮症酸中毒才会出现代谢性酸中毒。

511. D 特发性功能性低血糖症多发生于早餐后2～4h。

512. C 低血糖症应该是胰岛素分泌过多，导致血糖浓度降低。

513. B 胰岛β细胞瘤又称胰岛素瘤，临床上以反复发作的空腹期低血糖为特征。患有胰岛β细胞瘤的患者胰岛素水平全部降低。

514. E 运动减肥后组织胰岛素敏感性不增加是正常现象。

515. D 高胰岛素程度与纤溶酶原激活抑制剂-1呈正相关。

516. E 糖尿病肾病的发生与其他慢性并发症一样，是多种因素综合作用所致。包括血糖控制不佳、生化改变、遗传因素、摄入过量的蛋白质、高血压、生长激素和胰高糖素分泌过多、脂肪代谢异常、血小板功能亢进、肾脏血流动力学异常、结构异常及吸烟等。与代谢性酸中毒无关。

517. D 糖尿病的诊断标准：空腹血糖≥7.0mmol/L，OGTT中2h血糖≥11.1mmol/L。各选项中只有D选项符合。

518. C 空腹血糖损害的诊断标准：空腹血糖6.1～7.0mmol/L，OGTT中2h血糖<7.8mmol/L。各选项中只有C选项符合。

519. B 糖耐量损害的诊断标准：空腹血糖<7.0mmol/L，OGTT中2h血糖7.8～11.1mmol/L。各选项中只有B选项符合。

520. A Ⅰ型高脂蛋白血症：主要是血浆中乳糜微粒浓度增加所致。将血浆置于4℃冰箱中过夜，见血浆外观顶层呈"奶油样"，下层澄清。测定血脂主要为三酰甘油升高，胆固醇水平正常或轻度增加，此型在临床上较为罕见。

521. E Ⅴ型高脂蛋白血症：血浆中乳糜微粒和VLDL水平均升高，血浆外观有"奶油样"顶层，下层浑浊，血浆三酰甘油和胆固醇均升高，以三酰甘油升高为主。

522. B Ⅱa型高脂蛋白血症：血浆中LDL水平单纯性增加。血浆外观澄清或轻微浑浊。测定血脂只有单纯性胆固醇水平升高，而三酰甘油水平则正常，此型临床常见。

523. C Ⅱb型高脂蛋白血症：血浆中VLDL和LDL水平增加。血浆外观澄清或轻微浑浊。测定血脂见胆固醇和三酰甘油均增加。此型临床相当常见。

524. D Ⅳ型高脂蛋白血症：血浆VLDL增加，血浆外观可以澄清也可以浑浊，主要视血浆三酰甘油升高的程度而定，一般无"奶油样"顶层，血浆三酰甘油明显升高，胆固醇水平可正常或偏高。

525. A

526. A Ⅰ型高脂蛋白血症空腹时CM上升。

527. B Ⅰ型高脂蛋白血症（外源性高三酰甘油血症；家族性脂肪诱发脂血症；高乳糜微粒血症）为一种相对较罕见的遗传性疾患，由脂蛋白脂酶或脂酶作用蛋白apo-Ⅱ功能障碍所致。所以血浆中脂类成分显著升高的是外源性三酰甘油。

528. B 凝胶过滤是利用某些凝胶对不同组分因分子大小不同而阻滞作用不同的差异而进行分离的一门层析技术，其作用机理类似于筛子，是大分子的蛋白质先被洗脱出来而后是小分子，故又称分子筛。

529. D 免疫电泳是将琼脂电泳和双向琼脂扩散结合起来，用于分析抗原组成的一种定性方法。此项技术由于既有抗原抗体反应的高度特异性，又有电泳分离技术的快速、灵敏和高分辨力，是广泛应用于生物医学领域的一项免疫学基本技术，此方法样品用量少、特异性高、分辨力强。但所分析的物质必须有抗原性，而且抗血清必须含所有的抗体组分。近年来本法主要用于血清蛋白组分的分析，如多发性骨髓瘤、肝病、全身性红斑狼疮等；抗原、抗体纯度的检测；抗体各组分的研究等。也常用于检测血清中乙型肝炎表面抗原、甲胎蛋白，各类免疫球蛋白的定性和半定量。

530. B 蛋白质等生物分子在缓冲液中带负电荷或正电荷，在场中向阳极或阴极运动，称为电泳。由于其等电点不同，分子大小、形状和荷质比的不同，使不同蛋白质分子具有不同的电泳迁移率，在一定的支持介质中可借以分离各种蛋白质。常用的电泳技术有醋酸纤维素薄膜电泳、琼脂糖凝胶电泳、聚丙烯酰胺凝胶电泳、免疫电泳等。另外，多发性骨髓瘤在β－球蛋白区带与γ－球蛋白区带之间常出现M－球蛋白带；双白蛋白血症可见双条白蛋白区带；纤维蛋白原位于β区；免疫球蛋白位于γ区。

531. D

532. B　离子交换层析是利用一些带离子基团的纤维素或凝胶，吸附交换带相反电荷的蛋白质抗原，将蛋白质抗原按带电荷不同或量的差异分成不同的组分。

533. C　亲和层析利用待分离物质和它的特异性配体间具有特异的亲和力，从而达到分离的目的。将可亲和的一对分子中的一方以共价键形式与不溶性载体相连作为固定相吸附剂，当含混合组分的样品通过此固定相时，只有和固定相分子有特异亲和力的物质，才能被固定相吸附结合，无关组分随流动相流出。改变流动相组分，可将结合的亲和物洗脱下来。亲和层析中所用的载体称为基质，与基质共价连接的化合物称配基。具有专一亲和力的生物分子对主要有：抗原与抗体，DNA与互补DNA或RNA，酶与底物、激素与受体、维生素与特异结合蛋白、糖蛋白与植物凝集素等。亲和层析可用于纯化生物大分子、稀释液的浓缩、不稳定蛋白质的贮藏、分离核酸，蛋白质分子量测定等。

534. E　免疫比浊法是指一定波长的光沿水平轴照射，通过溶液遇到抗原抗体复合物粒子时，光线被粒子颗粒折射，发生偏转，光线偏转的角度与发射光的波长和抗原抗体复合物颗粒大小和多少密切相关，可测定其氨基酸顺序。散射光的强度与复合物的含量成正比，即待测抗原越多，形成的复合物也越多，散射光也越强。散射光的强度还与各种物理因素，如加入抗原或抗体的时间、光源的强弱和波长、测量角度等密切相关。

535. A　高尿酸血症（HUA）是指在正常嘌呤饮食状态下，非同日两次空腹血尿酸水平男性高于420μmol/L，女性高于360μmol/L。尿酸是人类嘌呤化合物的终末代谢产物。嘌呤代谢紊乱导致高尿酸血症。5－磷酸核苷酸－1－焦磷酸合成酶（PRPPS）活性增加，引起5－磷酸核苷酸－1－焦磷酸合成酶合成过多，尿酸产生过多。

536. B　高尿酸血症（HUA）是指在正常嘌呤饮食状态下，非同日两次空腹血尿酸水平男性高于420μmol/L，女性高于360μmol/L，即称为高尿酸血症。尿酸是人类嘌呤化合物的终末代谢产物。嘌呤代谢紊乱导致高尿酸血症。次黄嘌呤－鸟嘌呤磷酸糖转移酶（HGPRT）部分缺少，引起5－磷酸核苷酸－1－焦磷酸合成酶浓度增加，尿酸产生过多。

537. D　尿酸是人体嘌呤代谢的产物。人体嘌呤来源有两种，内源性为自身合成或核酸降解（约600mg/d），约占体内总尿酸量的80%；外源性为摄入嘌呤饮食（大约100mg/d），约占体内总尿酸量的20%。在正常状态，体内尿酸池为1200mg，每天产生尿酸约750mg，排出800～1000mg，30%从肠道和胆道排泄，70%经肾脏排泄。肾脏是尿酸排泄的重要器官，如果肾肌酐清除率降低5%～20%，就可导致高尿酸血症。正常情况下，人体每天尿酸的产生和排泄基本上保持动态平衡，凡是影响血尿酸生成和（或）排泄的因素均可导致血尿酸水平增高，糖尿病肾病会导致尿酸的不平衡。

538. C　前清蛋白有肝细胞合成，分子量62000，比清蛋白小，在醋酸纤维膜电泳上向阳极的泳动速度快于清蛋白，在电泳图谱上位于清蛋白前方可以看到一条染色很浅的区带。前清蛋白是一种载体蛋白，能与甲状腺素结合，因此又称甲状腺素结合前清蛋白，并能运输维生素A。

539. A　血清白蛋白是血清中含量最丰富的蛋白质，占血清总蛋白量的50%以上，不含糖，在饱和硫酸铵溶液中沉淀析出。血清白蛋白在血液中有重要生理功能，和维持血液正常渗透压有关，是血液总渗透压的主要调节物质，缺少该白蛋白可能导致机体浮肿。血清白蛋白的另一作用是作为脂肪酸的载体参与运送脂肪酸。

540. A　清蛋白是血浆中很主要的载体，许多水溶性差的物质可以通过与白蛋白的结合而被运输，是正常人血清蛋白质醋酸纤维素薄膜电泳图谱中泳动最快的蛋白质。

541. E　醋酸纤维薄膜电泳操作简单、快速、廉价。已经广泛用于血清蛋白，血红蛋白，球蛋白，脂蛋白，糖蛋白，甲胎蛋白，类固醇激素及同工酶等的分离分析中，γ－球蛋白是正常人血清蛋白质醋酸纤维素薄膜电泳图谱中泳动最慢的蛋白质。

542. A　清蛋白是正常人血清蛋白质醋酸纤维素薄膜电泳图谱中泳动最快以及染色最深的蛋白质。

543. B　α_1－球蛋白（α_1－M）主要由肝细胞和淋巴细胞产生，广泛分布于体液及淋巴细胞膜表面。血浆中α_1－M以两种形式存在，游离型或与IgG、清蛋白结合型，是正常人血清蛋白质醋酸纤维素薄膜电泳图谱中染色最浅的蛋白质。结合型α_1－M不能通过肾小球滤过膜。游离型α_1－M可自由通过肾小球，但约99%被近曲小管上皮细胞以胞饮形式重吸收并分解，故仅微量α_1－M可从尿中排泄。

544. C　呼吸性酸中毒的特点是体内CO_2蓄积及pH值下降，血浆H_2CO_3原发性升高，$PaCO_2$升高，而HCO_3^-可代偿性升高。

545. A　血液pH值、二氧化碳结合力、SB、BB、BE

均降低，血清 Cl^-、K^+ 可升高。尿液检查一般呈酸性反应。

546. D 血液 pH 值增高，PCO_2 下降，HCO_3^- 下降。

547. B 血气分析有助于代谢性碱中毒的诊断。血浆 HCO_3^- 原发性增高，致使 SB、AB、BB 增高，BE 正值加大，失偿时 pH 升高。血浆 PCO_2 有一定程度的代偿性升高。代谢性碱中毒时肾泌 H^+ 减少，HCO_3^- 排出增多，尿液呈碱性。但是缺钾性碱中毒时肾小管泌 H^+ 增加，尿液呈酸性。对于代谢性碱中毒患者，检测尿液中 Cl^- 的浓度有助于分析代谢性碱中毒产生的原因。

548. B 过度通气会导致呼吸性碱中毒，水杨酸盐可导致代谢性酸中毒。

549. C 慢性气道阻塞性疾病导致呼吸性酸中毒，长期使用噻嗪类利尿剂可导致代谢性碱中毒。

550. D 过度通气导致呼吸性碱中毒，长期使用鼻胃吸引可导致代谢性碱中毒。

551. C 无代偿时 pH、$cHCO_3^-$、BE 均明显降低，PCO_2 降低不明显。

552. A 部分代偿时 pH、$cHCO_3^-$、BE 均明显降低，PCO_2 明显降低。

553. D 完全代偿时 pH 正常，$cHCO_3^-$ 及 BE 均明显降低，PCO_2 明显降低。

554. A 水和钠同时丧失，但缺水多于缺钠，故血清钠高于正常范围，细胞外液呈高渗状态。当缺水多于缺钠时，细胞外液渗透压增加，抗利尿激素分泌增多，肾小管对水的重吸收增加，尿量减少。醛固酮分泌增加，钠和水的再吸收增加，以维持血容量。如继续缺水，细胞外液渗透压进一步增高，细胞内液移向细胞外，最终是细胞内缺水的程度超过细胞外液缺水的程度。脑细胞缺水将引起脑功能障碍。

555. D 水和钠呈比例丢失。血容量减少，血清钠仍维持在正常范围，细胞外液的渗透压也维持正常，称等渗性缺水（isotonic dehydration）或混合性脱水，为外科患者常见的水钠代谢紊乱。

556. B 低钾血症（hypokalemia）是指血清钾浓度小于 3.5mmol/L。造成低钾血症的主要原因可以是机体总钾量丢失，称为钾缺乏（potassiumdepletion）；也可以是钾转移至细胞内或体液量过多而稀释，而机体总钾量不缺乏。重度低钾血症可出现严重并发症，甚至危及生命，需积极处理，静脉输入过多葡萄糖及胰岛素时则会引发。

557. D

558. A

559. B 单纯性代谢性酸中毒时原发性 $cHCO_3^-$ 下降，继发性 PCO_2 下降。

560. A 单纯性代谢性碱中毒时原发性 $cHCO_3^-$ 上升，继发性 PCO_2 上升。

561. D 单纯性呼吸性碱中毒时继发性 $cHCO_3^-$ 下降，原发性 PCO_2 下降。

562. D

563. B 在机体的钙、磷代谢中，维生素 D 起重要的调节作用，维生素 D 缺乏可引起低钙血症，对机体的影响是全身性的，其突出的表现是发生佝偻病（rickets）或骨软化症（osteomalacia）。

564. A 甲状旁腺主细胞分泌的碱性单链多肽类激素。简称 PTH。甲状旁腺激素是由 84 个氨基酸组成的，它的主要功能是调节脊椎动物体内钙和磷的代谢，促使血钙水平升高，血磷水平下降。在甲状旁腺主细胞内首先合成 PTH 的第一前身物质，称为前甲状旁腺激素原，含 115 个氨基酸，以后这一前身物质在细胞内裂解成为含 90 个氨基酸的第二前身物质甲状旁腺激素原，后者进而在细胞内裂解成为含 84 个氨基酸的多肽，即 PTH。正常人血浆中 PTH 的浓度约为 1 纳克/毫升。颈部手术会损伤甲状旁腺，影响甲状旁腺激素的释放。

565. C

566. C 25-(OH)D 是维生素 D 的主要循环形式，也是维生素 D 代谢物中半衰期最长的物质。

567. A 维生素 D 代谢物中半衰期最短的是 $1,25-(OH)_2D$。

568. E 7-脱氢胆固醇是皮肤中存在的维生素 D 的最早形式。在人体内可由胆固醇转化而成。它储存于皮下，在日光或紫外线照射下可转变为维生素 D_3，具有调节钙、磷代谢的生物活性，因此小儿多晒太阳或按计划进行紫外线照射可预防小儿佝偻病。

569. B 低钙血症的主要症状是：肌肉痉挛和心律失常。

570. A 恶性肿瘤引起高血钙的发生率仅次于原发性甲状旁腺功能亢进症。在恶性肿瘤中骨转移性肿瘤约占 70%，白血病 20%，无转移性肿瘤仅为 10%。骨转移引起血钙增高，一方面是由于骨质破坏，骨钙释放；另一方面是骨转移癌还可产生一些细胞因子，如转移生长因子、上皮生长因子、肿瘤坏死因子等，这些因子在局部皆可显示出促进骨质吸收，骨钙释放的活性。无转移性肿瘤的全身性破骨细胞性骨质溶解主要是由于产生 PTH 或 PTH 样物质、前列腺素、破骨细胞激活因子等因子。

571. C 骨性碱性磷酸酶是从骨质中分泌出来的，当骨头中钙盐沉淀不足时，该酶分泌增多，骨中钙盐充足时就分泌减少。骨碱性磷酸酶 参考值≤200U/L，半衰期为 1~2 天。

572. A 骨钙素属于 γ-羧谷氨酸包含蛋白类，此蛋白类为维生素 K 依赖性。骨钙素正常值为 4.8~10.2ug/L，半衰期为 5min。

573. E　甲状旁腺激素是甲状旁腺主细胞分泌的碱性单链多肽类激素。简称 PTH。正常人血浆中 PTH 的浓度约为 1ng/ml，半衰期 <5min。

574. B　骨质软化症是以新近形成的骨基质矿化障碍为特点的一种骨骼疾病。其结果导致非矿化的骨样组织（类骨质）堆积，骨质软化，而产生骨痛、骨畸形、骨折，肌肉无力和肌张力减退等一系列临床症状和体征。

575. C　畸形性骨炎是一种以局部骨组织破骨与成骨、骨吸收与重建、骨质疏松与钙化并存为病理特征的慢性进行性骨病。临床常表现为骨痛、骨畸形变和骨折。本病并不直接侵犯关节，但骨的畸形变可引起继发性关节病变。

576. A　骨质疏松症是一种常见的全身性代谢性骨病，以单位体积内骨量减少及骨微结构改变为特征，骨质疏松的严重后果为发生骨质疏松性骨折（脆性骨折），即在受到轻微创伤时或日常活动中即可发生的骨折，以脊柱、髋部和前臂为好发部位。疼痛、脊柱变形和发生脆性骨折是骨质疏松症最典型的临床表现。

577. D　放射性核素稀释质谱法是利用稀释原理对微量物质做定量测量或测定液体容量的一种核素示踪方法。此分析法的特点：可以对含有多种性质相近成分的混合物中某一化合物进行定量分析，基本上可完全测定总钙的含量。

578. E　原子吸收分光光度法的测量对象是呈原子状态的金属元素和部分非金属元素，是由待测元素灯发出的特征谱线通过供试品经原子化产生的原子蒸气时，被蒸气中待测元素的基态原子所吸收，通过测定辐射光强度减弱的程度，求出供试品中待测元素的含量，是总钙测定的参考方法。

579. A　用已知浓度的标准溶液作参比，调节其吸光度为零（透光率 100%），然后测量待测溶液的吸光度。这时测得的吸光度实际是这两种溶液吸光度的差值（相对吸光度）。从上式可知，所测得的吸光度差值与这两种溶液的浓度差成正比。这样便可以把空白溶液为参比的稀溶液标准曲线作为 ΔA 对应于 ΔC 的工作曲线，根据测得的找出相应的值，便可求出待测溶液的浓度，是总钙测定的常规方法。

580. A　丙氨酸氨基转移酶（ALT）升高是肝脏功能出现问题的一个重要指标。在常见的因素里，各类肝炎都可以引起 ALT 升高。

581. C　目前血清酶检测按其与肝胆病变的关系分为三类：（1）反映肝实质细胞损伤为主的酶类，主要有丙氨酸氨基转移酶（ALT），天冬氨酸氨基转移酶（AST）等；（2）反映胆汁淤积为主的酶类，主要有 γ－谷氨酰基转移酶（γ－GT），碱性磷酸酶（ALP）等；（3）反映肝纤维化为主的酶类，主要有单胺氧化酶（MAO）、β－脯氨酸羟化酶（β－PH）等。

582. B　胆碱酯酶（CHE）有两类：一类是乙酰胆碱酯酶；另一类是羟基胆碱酯酶。胆碱酯酶是一种水解酶，它的作用是水解乙酰胆碱。乙酰胆碱是胆碱能神经（如副交感神经、运动神经、交感神经节前纤维等）末梢释放的一种神经介质。当神经末梢受刺激引起兴奋时，释放乙酰胆碱，与胆碱能受体结合，发挥神经－肌肉的兴奋传递作用。随后，乙酰胆碱即被胆碱酯酶水解而失去作用。如果胆碱酯酶的作用被抑制，就会发生乙酰胆碱过剩而集聚现象，引起胆碱能神经过度兴奋、类似有机磷中毒的表现。血清胆碱酯酶是肝合成蛋白质功能的指标，临床上主要用于估计肝脏疾病的严重程度和阿米巴肝病的诊断。

583. E　（1）血清单胺氧化酶（MAO）的活性高低能反映肝纤维化的程度，是诊断肝硬化的重要指标。肝硬化患者血清单胺氧化酶活性升高的阳性率在 80% 以上，最高值可超过对照参考值的 2 倍，而且血清单胺氧化酶活性升高与肝表面结节形成的进程相平行。（2）各型肝炎急性期患者血清单胺氧化酶活性不增高，但暴发性重症肝炎或急性肝炎中有肝坏死时，由于线粒体破坏，血清单胺氧化酶活性可升高。单胺氧化酶活性升高还可见于甲亢、糖尿病合并脂肪肝、充血性心衰、肢端肥大症等疾病。（3）由于生物个体血清单胺氧化酶活性易波动，应多次测定以防偏差。

584. E　α－L－岩藻糖苷酶（AFU）是一种溶酶体酸性水解酶，1980 年法国学者 Deugnier 等研究发现，AFU 在诊断肝细胞癌中敏感性好，阳性率高，是 AFP 阳性率的 3 倍以上，对 AFP 阴性病例及小细胞肝癌的诊断价值极大，是早期原发性肝癌诊断的有用指标。

585. C　L－天门冬氨酸氨基转移酶是氨基转移酶的一种，它催化天门冬氨酸和 α－酮戊二酸的氨基转移作用，形成谷氨酸和草酰乙酸。天门冬氨酸氨基转移酶（AST）广泛分布于人体各组织，但在各组织中含量不等。AST 主要分布在心肌，其次是肝脏、肾脏和骨骼肌。它分布于细胞质和线粒体基质中，但大约 80% 的 AST 存在于线粒体内，属于细胞内功能酶。

586. B　丙氨酸氨基转移酶（ALT）主要存在于肝细胞浆内，其细胞内浓度高于血清中 1000～3000 倍。只要有 1% 的肝细胞坏死，就可以使血清酶增高 1 倍。

587. E　谷氨酸脱氢酶（GLDH 或 GDH）是线粒体酶，主要存在于肝脏、心肌及肾脏，少量存在于脑、骨骼肌及白细胞中。GDH 除催化 L－谷氨酸脱氢外，还具有催化其他氨基酸如 L－缬氨酸、L－2－氨基丁酸及L－亮氨酸脱氨。

588. B　胆红素是胆色素的一种，它是人胆汁中的主要色素，呈橙黄色。它是体内铁卟啉化合物的主要代谢产物，有毒性，可对大脑和神经系统引起不可逆的损害，但也有抗氧化剂功能，可以抑制亚油酸和磷脂的氧化。胆红素是临床上判定黄疸的重要依据，也是肝功能的重要指标，反映肝脏内源性物质清除率。

589. A 半乳糖是单糖的一种，可在奶类产品或甜菜中找到。半乳糖是一种由六个碳和一个醛基组成的单糖，归类为醛糖和己糖。半乳糖是哺乳动物乳汁中乳糖的组成成分，从蜗牛、蛙卵和牛肺中已发现由 D－半乳糖组成的多糖。它常以 D－半乳糖苷的形式存在于大脑和神经组织中，也是某些糖蛋白的重要成分，在肠道内吸收最快的单糖是半乳糖。半乳糖清除率反映了外源性肝脏清除率。

590. D 凝血因子是参与血液凝固过程的各种蛋白质组分。它的生理作用是：在血管出血时被激活，和血小板粘连在一起并且堵塞血管上的漏口。上述过程被称为凝血。它们部分由肝生成，可以反映肝脏合成功能。

591. E 胆固醇功能：形成胆酸。胆汁产于肝脏而储存于胆囊内，经释放进入小肠与被消化的脂肪混合。胆汁的功能是将大颗粒的脂肪变成小颗粒，使其易于与小肠中的酶作用。在小肠尾部，85%～95%的胆汁被重新吸收入血，肝脏重新吸收胆酸使之不断循环，剩余的胆汁（5%～15%）随粪便排出体外。肝脏需产生新的胆酸来弥补这 5%～15%的损失，此时就需要胆固醇，所以其能反映肝脏代谢功能。

592. A 溶血性黄疸：抽血化验血清中的胆红素，总胆红素浓度升高，非结合胆红素升高，结合胆红素水平基本正常或轻度升高；行尿常规检查可见尿胆原升高，尿液进行性加深；进行粪便检查可见粪胆原增加，粪便明显加深。

593. C 肝细胞性黄疸的实验室检测：血清总胆红素升高，其中以结合胆红素升高为主。尿中胆红素阳性，尿胆原常增加，粪胆原可减少。

594. D 梗阻性黄疸诊断：巩膜（白眼珠）和皮肤发黄，早期呈金黄色，中期呈黄绿色，晚期呈绿褐色甚至近于黑色。尿像浓茶样，系血中胆红素增高的原因。大便灰白色或呈白陶土样，乃因胆管受阻粪便不能被胆汁染黄造成。皮肤瘙痒，是胆盐沉积在皮下刺激末梢神经的结果。心动过缓，为胆盐刺激迷走神经所致致，血清结合胆红素增加，尿胆红素阳性，尿胆原减少，粪胆原减少。

595. B 胆汁酸是人胆汁中的主要成分，是胆固醇经肝组织代谢的最终产物。测定血清总胆汁酸（TBA）主要用于肝脏疾病的诊断，是最敏感的肝功能试验之一。当肝细胞受损害时，不能有效地摄取从肠道回吸收的胆汁酸，血中胆汁酸浓度升高。此外，胆汁淤积时，肝细胞分泌胆汁功能障碍，不能很好地排出胆汁酸，所以血中胆汁酸亦高。有人认为，在慢性肝病如肝硬化中，胆汁酸升高比白蛋白、胆固醇、胆固醇酯、胆红素的改变来得更早，因此对慢性肝病的诊断有重要意义。酶循环法是测定血清 TBA 灵敏性最高的方法：健康成人血清胆汁酸浓度 0～9.67μmol/L。>10.00μmol/L 提示升高。

596. A 色谱法利用不同物质在不同相态的选择性分配，以流动相对固定相中的混合物进行洗脱，混合物中不同的物质会以不同的速度沿固定相移动，最终达到分离的效果。

597. E RIA 法：在放射免疫分析的实验中，加入超量的标记抗原＊Ag 与未标记抗原 Ag（即：待测抗原）与较少量的抗体（Ab）竞争性结合。如果实验结果所计量到的结合物（＊Ag－Ab）放射活性较高，表示待测物的浓度较低，如果所计量到的结合物放射活性较低，则表示待测物的浓度较高。

598. D 酶循环法中运用到酶的活性，属于生物化学法。

599. A 胆汁酸是胆固醇在肝内分解以及在肠－肝循环中的一组代谢产物，包括胆酸，鹅脱氧胆酸，脱氧胆酸及石胆酸等，其中胆酸在肝内与甘氨酸结合生成甘氨胆酸，是初级胆汁酸，也是结合胆汁酸，然后随胆汁排入肠道，帮助脂肪的消化和吸收。

600. B 次级胆汁酸是由初级胆汁酸随胆汁进入肠道，在回肠、结肠上段，由肠道菌酶催化，经去结合反应，脱去羟基转化而成。包括脱氧胆酸和石胆酸，分别由鹅脱氧胆酸和胆酸转化而成，属于次级游离型胆酸。

601. C 由肝细胞合成的胆汁酸称为初级胆汁酸，包括游离型的胆酸、鹅脱氧胆酸及它们与甘氨酸和牛磺酸的结合产物。

602. E

603. A 酶法优点是灵敏度高、特异性好、反应速度快，可在多种全自动生化分析仪上进行操作。

604. E 气相层析法具有快速、准确、灵敏和微量的优点。

605. C 交通违规现场的检测方法以简便为主。可采用呼气法。

606. E

607. B 鉴别良恶性肝病可用 LCA 凝集素 AFP 异质体结合实验。

608. A 急性胰腺炎预后的血钙浓度应该高于 1.5 mmol/L。低于 1.5mmol/L 可提示急性胰腺炎预后不良。

609. A 胰腺炎（pancreatitis）是胰腺因胰蛋白酶的自身消化作用而引起的疾病。血清淀粉酶测定是广泛应用的诊断方法，慢性胰腺炎早期淀粉酶活性可一过性增高，后期可不增高或增高不明显。血清淀粉酶增高在发病后 24 小时内可被测得，血清淀粉酶值明显升高 >

500U/dl（正常值 40～180U/dl，Somogyi 法），其后 7 天内逐渐降至正常。尿淀粉酶测定也为诊断本病的一项敏感指标。尿淀粉酶升高稍迟但持续时间比血清淀粉酶长。尿淀粉酶明显升高（正常值 80～300U/dl，Somogyi 法）具有诊断意义。淀粉酶的测值愈高，诊断的正确率也越高。但淀粉酶值的高低，与病变的轻重程度并不一定成正比。

610. E　急性胰腺炎是胰酶消化胰腺及其周围组织所引起的急性炎症，主要表现为胰腺呈炎性水肿、出血及坏死，故又称急性出血性胰腺坏死，好发于中年男性，发作前多有暴饮暴食或胆道疾病史。临床表现为突然发作的上腹部剧烈疼痛并可出现休克。坏死灶是由于胰液溢出后，其中的脂酶将中性脂肪分解成甘油及脂肪酸，后者又与组织液中的钙离子结合成不溶性的钙皂而形成，可出现高三酰甘油血症。

611. E　一个多中心研究小组在美国国际胰腺病学大会上报告，3 个国际医学中心进行的前瞻性研究结果提示急性胰腺炎患者的血糖水平具有判定预后的价值。

612. D　肿瘤标志物（Tumor Marker）是反映肿瘤存在的化学类物质。它们或不存在于正常成人组织而仅见于胚胎组织，或在肿瘤组织中的含量大大超过在正常组织里的含量，它们的存在或量变可以提示肿瘤的性质，借以了解肿瘤的组织发生、细胞分化、细胞功能，以帮助肿瘤的诊断、分类、预后判断以及治疗指导。CA19－9 增高多提示胰腺癌、胆管细胞癌等肿瘤。

613. B　Ⅱ型肾小管酸中毒又称近端肾小管性酸中毒，多见于儿童。近端肾小管回吸收碳酸盐能力明显减退，致使大量碳酸盐离子进入远曲小管，超过其吸收阈，导致碳酸盐随尿排出，血碳酸盐减少，引起酸中毒。

614. A　一般认为Ⅰ型肾小管性酸中毒系远端肾小管功能缺陷，不能在肾小管腔液与管周液之间建立起有效的 pH 梯度，泌氢及生成铵减少，使氢离子滞留体内，致产生酸中毒。

615. C　自由水清除率是指单位时间内必须从尿中除去或加入多少容积的纯水（即无溶质的水或称自由水）才能使尿液与血浆等渗，它是定量肾排水能力的指标。

616. B　某些物质可经肾小管分泌排出体外，如对氨基马尿酸和酚红等。测定对这些物质的最大清除率用以衡量肾小管的分泌功能。临床常用酚红排泄试验来检查肾小管的排泌功能。

617. A　滤过钠排泄分数（FENa）可作为反映肾小管重吸收功能的指标。

618. A　IgG、C_3在Ⅰ型急进性肾炎的沉积表现为线性。

619. D　IgG、C_3在Ⅱ型急进性肾炎的沉积表现为颗粒状。

620. A

621. A

622. C　抗链球菌溶血素“O”试验简称抗“O”或 ASO 试验。链球菌溶血素是溶血性链球菌的代谢产物之一。具有溶血作用和抗原性。阳性率一般为70%～80%。

623. B　人受溶血性链球菌感染后 2～3 周，体内便产生抗链球菌溶血素 O 的抗体，达到高峰的时间一般为 3～5 周。

624. A　肌红蛋白（Mb）存在于肌肉中，心肌中含量特别丰富。从病理生理学角度讲，心脏标志物出现早晚与分子大小及在细胞中的部位有关。标志物分子量越小，越容易透过细胞间隙至血液，细胞质内高浓度物质比核内或线粒体内物质及结构蛋白更早在血中出现。因此 Mb 在心肌损伤时，出现较早，到目前为止，肌红蛋白是急性心梗（AMI）发生后最早的可测心肌损伤标志物。

625. B　cTnT 是诊断 AMI 的确定性标志物。AMI 发病后 3～6h cTnT 即升高，10～24h 达峰值；其峰值可为参考值的 30～40 倍，恢复正常需要 10～15d。

626. C　如果一个患者的 T_3、T_4、FT_3、FT_4升高，同时伴 TSH 上升，TRH 兴奋试验（+）可提示甲状腺功能亢进。

627. B　异源性 TSH 综合征分泌多量 TSH，反馈的促进 T_3、T_4升高，TRH 兴奋试验（－）。

628. C　生长激素分泌过多见于：①垂体肿瘤：肢端肥大症、脑垂体性巨人症；②非垂体肿瘤：糖尿病、部分肝病、肾功能不全、胰腺癌。

629. A　甲状腺功能不全时，躯体与智力发育均受影响，可致呆小病（克汀病），成人甲状腺功能不全时，可引起黏液性水肿。

630. E

631. D　脱氢异雄酮（DHA）是肾上腺皮质网状带分泌的主要激素，此外卵巢与睾丸也有少量产生。分泌量：成人平均每日约为 25mg。

632. E　促肾上腺皮质激素为腺垂体分泌的微量多肽激素，是肾上腺皮质活性的主要调节者。

633. A　去甲肾上腺素既是一种神经递质，主要由交感节后神经元和脑内肾上腺素能神经末梢合成和分泌，是后者释放的主要递质，也是一种激素，由肾上腺髓质合成和分泌，但含量较少。循环血液中的去甲肾上腺素主要来自肾上腺髓质。

634. A　诊断垂体性侏儒可选取运动刺激试验。

635. E

636. C　促甲状腺激素释放激素（TRH）兴奋试验可用于判断甲状腺功能亢进病变部位。

637. E　高血糖抑制试验是用来检测糖尿病等相关疾病的诊断方法。

638. D 肢端肥大症是由于成年时生长激素分泌过多，生长激素对药物的刺激不大。

639. D TRH兴奋试验：静脉注射TRH，如TSH有升高反应，但反应较弱或延迟提示病变在下丘脑，如无反应，提示腺垂体功能减退，多见于Graves病。故若TRH兴奋试验出现延迟反应，说明垂体无病变，病变在下丘脑。

640. C 垂体腺瘤的检测结果：TRH兴奋试验（+），TRH增多，则促甲状腺激素（TSH）也增多，符合其临床症状。

641. A 原发性肾上腺皮质功能减退的诊断依据：①皮肤色素沉着，全身虚弱，头晕，食欲减退，消瘦，低血压，直立性晕厥，心脏缩小，女性腋毛和阴毛稀少或脱落，结核者可有低热，盗汗；②血嗜酸性粒细胞、淋巴细胞增多，轻度正色素性贫血，少数合并恶性贫血、中性粒细胞减少；③低血钠、高血钾、低血糖、葡萄糖耐量试验呈低平曲线；④血浆皮质醇及24小时尿游离皮质醇降低；⑤24小时尿17－羟皮质类固醇，17－酮皮质类固醇含量减低；⑥血浆ACTH增高，ACTH兴奋试验无明显反应；⑦X线胸腹片可发现结核病征象，结核菌素试验阳性；⑧肾上腺CT、核磁共振检查可发现病变。

642. B 唾液游离皮质醇主要以游离形式存在，反映约70%的血清游离皮质醇水平，唾液游离皮质醇能反映同一时间血中具有生物活性的游离皮质醇水平，可作为检测血清游离皮质醇的一种方法。

643. D 肾上腺皮质腺癌患者的尿17－羟皮质类固醇及游离皮质醇显著升高，血中ACTH低或测不到，大剂量地塞米松不能抑制。

644. B 被动转运（简单扩散）：由高浓度向低浓度扩散，直至膜两侧浓度相等（动态平衡）；不需酶，不耗能；无饱和现象，也不受其他转运物质抑制；多属外源性物质的转运方式。被动转运包括膜孔扩散和脂溶扩散。膜孔扩散（滤过）：分子量<100的水溶性小分子物质均易通过膜孔扩散。脂溶扩散：即非离子扩散，细胞膜具有类脂结构，脂溶性药物可溶于类脂质透过细胞膜，药物的脂溶性越大越易扩散。扩散速度取决于膜两侧药物浓度梯度及药物在膜内的溶解度。受药物解离度的影响也很大。药物离解成阴、阳离子后，极性增加，脂溶性下降，难穿透类脂质屏障。口服药物通过胃肠道黏膜上皮细胞吸收的主要方式就是被动转运。

645. C 注射给药或称注射给药法，是指将无菌药液注入体内，注射药物分子量较少，所以药物通过毛细血管吸收的方式主要是滤过。

646. B 苯妥英钠主要在肝脏代谢，代谢物无药理活性，其中主要为羟基苯妥英（占50%～70%），此代谢存在遗传多态性和人种差异。

647. D 阿米卡星口服很少吸收。肌内注射后迅速被吸收。主要分布于细胞外液，部分药物可分布到各种组织，并可在肾脏皮质细胞和内耳液中积蓄；但在心脏心耳组织、心包液、肌肉、脂肪和间质液内的浓度很低。在支气管分泌物、胆汁及房水中浓度低。蛋白结合率低。在体内不代谢。主要经肾小球滤过排出，给药后24小时内排出90%以上。血液透析与腹膜透析可自血中清除相当量的药物。

648. C 环孢素A的体内过程随移植器官种类而变，肌内注射吸收不规则，口服吸收慢而不完全，约4h达峰浓度。生物利用度随移植物不同而有差异，大多为30%左右。该药在血液中几乎全部与蛋白结合，与血细胞（主要为红细胞）结合部分约为与血浆蛋白结合的2倍。环孢素A的分布呈多室模型，并易分布至细胞内。表观分布容积个体差异大，平均约4L/kg，其几乎全部经肝脏代谢为10余种代谢物，再由肾或胆道排泄。

649. A 地高辛口服吸收不完全，也不规则，生物利用度为75%～88%。吸收率为50%～70%，与血浆蛋白结合率约为25%，起效时间为1～2小时，最大作用时间为3～6小时，作用维持的时间为4～7天。静脉注射经10～30分钟生效，2～4小时达最大效应，3～6天后作用消失。地高辛从尿中排出，主要为原形物，少量为代谢物。

650. E 阿米替林镇静作用与抗胆碱作用比丙米嗪强。该品口服吸收完全，8～12小时血药浓度达高峰。在血中90%与血浆蛋白结合。由肾脏及肠道排出，排泄慢，24小时约排出40%，72小时排出60%。停药3周仍可在尿中检出。半衰期一般为32～40小时。口服吸收好，生物利用度为31%～61%，蛋白结合率82%～96%，半衰期为31～46小时，表观分布容积（Vd）5～10L/kg。主要在肝脏代谢，活性代谢产物为去甲替林，自肾脏排泄，可分泌入乳汁。存在“治疗窗”，且“首过消除”强。

651. A TDM是指物理样机验证设计的数据管理平台，它包括试验前准备、试验执行和试验结果反馈三个阶段。高效液相色谱法又称高压或高速液相色谱、高分离度液相色谱或近代柱色谱，以液体为流动相，采用高压输液系统，是色谱法的一个重要分支，所以是TDM推荐的方法。

652. B TDM标本和常规化验标本有很大区别，必须同时附有临床资料、用药情况、末次服药时间和取血时间。所以现阶段TDM最常采用的方法是免疫化学法。

653. C 毛细管电泳技术（CE）是一项迅速发展的分离技术，主要用于生物大分子的分离，如DNA和被十二烷基磺酸钠（SDS）饱和的蛋白质，是在一根内径25～100μm毛细管内进行的，毛细管中充入交联聚合物，聚合物起到了分子筛的作用，使质量电荷比相同的物质能够按照分子由小到大的顺序流出，从而实现了分离。分辨率高于高效液相色谱，在毛细管上开一检测窗口，直接进行柱上检测，灵敏度较高，而且样品前处理非常简便，适用于大量临床样品的分析。CE 有多种分离模式，其中毛细管凝胶电泳已越来越广泛地用于基因诊断、基因治疗等临床分子生物学领域。

654. B 沉淀离心法不能把标本中的蛋白质有效地去除。

655. B 要选择性地浓集待测组分，则从标本试剂中提取该物质即可。

656. E 在 TDM 中，提取的目的是尽可能地浓缩待检组分，使检测结果更加精确。

657. C 苯妥英钠是治疗癫痫大发作和部分性发作的一线用药。

658. D 苯妥英钠口服吸收较慢，85% ~90% 由小肠吸收，吸收率个体差异大，受食物影响。新生儿吸收甚差。口服生物利用度约为 79%，表观分布容积为 0.6L/kg。血浆蛋白结合率为 88% ~92%，主要与白蛋白结合。口服后 4 ~12 小时血药浓度达峰值。主要在肝脏代谢，代谢物无药理活性，其中主要为羟基苯妥英（占 50% ~70%），此代谢存在遗传多态性和人种差异，且差异较大。

659. A 筛查胎儿先天性缺陷的常用指标包括母体血清 AFP、hCG 和游离 E_3 含量。

660. B 妊娠期糖尿病指怀孕期间发生不同程度糖耐量异常，是孕期最常见的内科合并症之一，严重危害母婴的健康。所以妊娠 24 ~28 周时，应进行葡萄糖耐量试验。

661. A 妊娠 16 ~18 周时，应进行胎儿神经管缺陷和唐氏综合征的筛查试验。

662. B 碱性磷酸酶（ALP）广泛分布于人体的骨、肝、肠、胎盘等组织中。主要用于阻塞性黄疸、原发性肝癌、继发性肝癌、胆汁淤积性肝炎的检查。患这些疾病时，肝细胞过度制造 ALP，经淋巴道和肝窦进入血液，同时由于肝内胆道胆汁排泄障碍，反流入血而引起血清碱性磷酸酶明显升高。

663. B 妊娠性脂肪肝通常发生于妊娠 35 ~36 周，临床表现为迅速发作的恶心、呕吐和右上腹疼痛。氨基转移酶轻度上升，AST 上升的幅度明显高于 ALT（故 B 选项错误），但二者浓度都不超过正常上限的 6 倍。肝组织学检查显示：急性脂肪浸润，肝细胞中央周围堆积成小泡状。妊娠性脂肪肝的治疗措施为立即终止妊娠，患者肝功能可迅速恢复正常。

664. C HELLP 综合征以溶血、肝酶升高和血小板减少为特点，是妊娠期高血压疾病的严重并发症。多数发生在 27 ~36 周。可分为完全性和部分性。

665. E 妊娠期病毒性肝炎：发病率与相应年龄段的人群相同，主要临床表现为恶心、呕吐、深黄尿和低热，典型的实验室检查改变为轻度胆红素血症和氨基转移酶明显升高，其预后与非妊娠女性一样，孕妇在晚期妊娠感染乙型肝炎病毒或慢性带毒者时，病毒通常会通过垂直传播感染胎儿。

666. D 评价胎儿肺成熟度最有价值的指标是直接（或间接）检测表面活性物质含量。

667. E ①羊水卵磷脂/鞘磷脂（L/S）和双饱和磷脂酰胆碱（DSPC），DSPC 是肺表面活性物质的最主要活性成分，约占卵磷脂的 85%。在羊水中的浓度随妊娠期的延长而增加，并与胎儿肺成熟度相关。②测定肺成熟度组合试验，原理：同时测定 L/S、饱和卵磷脂/总卵磷脂、［磷脂酰甘油（PG）+磷脂酰肌醇（PI）］/总磷脂。将酸性磷脂 PG、PI 与卵磷脂分开，卵磷脂不会被过高估计。③泡沫稳定性指数（FSI），当羊水中肺表面活性物质（pulmonary surfactant，PS）达到足够浓度时，能形成稳定的膜支撑泡沫架构。羊水中蛋白质、胆盐、游离脂肪酸盐等也支持泡沫的稳定，但乙醇能将这些物质从膜中除去。④荧光偏振（fluorescence polarization assay，FPA）是目前最普遍使用的定量方法，比测定 L/S 更加精确。⑤薄层小体计数，用标准血细胞计数仪的血小板通道，可对羊水中薄层小体微粒直接计数测定。

668. E PT 指人为加入特殊物质激活外源性凝血途径，使血液凝固。APTT 延长（>正常值 10s 以上）：弥散性血管内凝血（DIC）、FDP 增多（纤维蛋白降解产物）、凝血因子第Ⅷ、第Ⅸ、第Ⅺ、第Ⅻ因子缺乏，第Ⅱ、第Ⅴ、第Ⅹ因子减少，应用抗凝剂（肝素、双香豆素）治疗、抗血友病球蛋白（AHG）减少，血浆凝血活酶成分（PTC）减少，血浆凝血活酶前质（PTA）减少。而妊娠期母体血液不会发生 PT 和 APTT 增加。

669. D

670. D 在妊娠的前期，羊水是比较清澈透明的水分，有形成分较少，随着妊娠的时间增加，有形成分也增加。

671. C 正常足月妊娠时，羊水量为 800 ml。

672. D 羊水的无机成分主要包括：电解质钠、钾、氯、钙、镁；随着妊娠时间的增加而增加，足月妊娠羊水 PCO_2 为 60mmHg。有机成分主要包括：蛋白质、胆红素、葡萄糖、肌酐、尿酸、尿素。羊水中的酶包括：γ-谷胺酰转移酶、肌酸激酶，胆碱酯酶、碱性磷酸酶、乳酸脱氢酶等，常用于胎儿遗传性代谢缺陷病的产前诊断。做产前诊断最佳穿刺抽取羊水时间是妊娠 16 ~20 周。因为这时胎儿小，羊水相对较多，胎儿漂在羊水中，周围有较宽的羊水带。

673. C 人类胎盘分泌的激素可分为两大类。一类为蛋白质激素，包括人绒毛膜促性腺激素（hCG）、人绒毛膜生长激素（HCS）或称人胎盘催乳激素（HPL）以及人绒毛膜促甲状腺激素（HCT）等。另一类为类固醇激素，包括孕酮、雌酮、雌二醇和雌三醇。

674. A IgG是唯一可以通过胎盘的免疫球蛋白。需要胎盘受体介导的细胞摄取。

675. C 丙型肝炎病毒，体呈球形，直径小于80nm（在肝细胞中为36～40nm，在血液中为36～62nm），为单股正链RNA病毒，在核衣壳外包绕含脂质的囊膜，囊膜上有刺突。HCV仅有Huh7，Huh7.5，Huh7.5.1三种体外细胞培养系统，黑猩猩可感染HCV，但症状较轻。由于HCV基因组在结构和表型特征上与人黄病毒和瘟病毒相类似，将其归为黄病毒科。

676. B 乙型肝炎病毒简称乙肝病毒，也称丹氏颗粒，颗粒分为外壳和核心两部分。它是一种双链DNA病毒，属于嗜肝DNA病毒科，这是一种传染性很强的病毒，可以通过血液、精液和其他体液进行传播。

677. B 乙肝病毒的基因组（DNA）是由两条螺旋的DNA链围成的一个环形结构。其中一条较长负链已经形成完整的环状；另一条长度较短的正链，呈半环状。在感染肝细胞之后，这条半环状的DNA链要以负链为模板，在催化剂——乙肝病毒DNA聚合酶的作用下延长，最终形成完整的环状。这时的乙肝病毒基因组就形成了一个完全环状的双股DNA。即形成共价闭合环状DNA（即cccDNA），具有反转录特性。

678. D 病毒核酸是决定病毒生物学性状和感染致病特性的物质。

679. B 荧光定量PCR：融汇PCR技术、DNA探针杂交技术（标记有荧光报告基团和荧光淬灭基团），结合先进的光谱检测技术发展起来的一项新技术。主要原理是在待扩增区域结合上DNA探针，PCR过程中，具有53外切酶活性的Taq酶延伸引物链到DNA探针时，将DNA探针逐个降解，释放出荧光报告基团，这样PCR体系中荧光的强度与PCR产物量之间存在正比关系，可通过测定荧光强度而对PCR产物定量。荧光定量PCR的优点：①可进行准确的定量检测。用于基因诊断。②定量范围宽。③特异性更强，灵敏性高，克服了假阳性。④操作简单快速，无须后处理和电泳检测。⑤安全，技术易于学习，易于进行电脑化数据管理。

680. D 基因芯片（genechip）（又称DNA芯片、生物芯片）可以进行高通量检测，基因芯片的测序原理是杂交测序方法，即通过与一组已知序列的核酸探针杂交而进行核酸序列测定的方法，在一块基片表面固定了序列已知的靶核苷酸的探针。当溶液中带有荧光标记的核酸序列TATGCAATCTAG与基因芯片上对应位置的核酸探针产生互补匹配时，通过确定荧光强度最强的探针位置，获得一组序列完全互补的探针序列。据此可重组出靶核苷酸的序列。

681. D 分子诊断是指应用分子生物学方法检测患者体内遗传物质的结构或表达水平的变化而作出诊断的技术。能早期、快速地诊断感染性疾病，分子诊断是预测诊断的主要方法，既可以进行个体遗传病的诊断，也可以进行产前诊断。分子诊断的材料包括DNA、RNA和蛋白质。

682. C 微生物学方法可对微生物标本作出快速、准确的检验报告，诊断感染性疾病的病因，及时满足临床需要。

683. E SSCP：单链构象多态性检测是一种基于DNA构象差别来检测点突变的方法。相同长度的单链DNA，如果碱基序列不同，形成的构象就不同，这样就形成了单链构象多态性，不属于遗传性标记。

684. A 单核苷酸多态性（singlenucleotidepolymorphism，SNP），主要是指在基因组水平上由单个核苷酸的变异所引起的DNA序列多态性。它是人类可遗传的变异中最常见的一种。占所有已知多态性的90%以上。SNP在人类基因组中广泛存在，平均每500～1000个碱基对中就有1个，估计其总数可达300万个甚至更多。

685. B 基因芯片技术是同时将大量的探针分子固定到固相支持物上，借助核酸分子杂交配对的特性对DNA样品的序列信息进行高效的解读和分析。

686. D STR多态性检测最常用的方法包括：PCR扩增、电泳分离、银染或荧光分析等位基因片段大小、分型、利用DNA测序仪直接进行序列分析、STR复合扩增技术。

687. C 基因组扫描技术是指以DNA多态性标记或消减杂交等策略，对基因组逐个点进行筛查，一般仅用于单基因性状的基因定位。

688. B HLA不同基因座位的各等位基因在人群中以一定的频率出现。在某一群体中，不同座位上某两个等位基因出现在同一条单元型上的频率与预期的随机频率之间存在明显差异的现象，称连锁不平衡。

689. E 优势对数记分法是根据遗传标志与致病基因的连锁，和在家系中的重组值（即两者之间的遗传距离），得出两者连锁的似然性比例，当Lod>1时，表示存在连锁；Lod>3时，表示肯定连锁；Lod<－2时，表示否定连锁，当Z值等于－1时表示需继续调查积累家系资料。

690. D 重组（recombination）：杂交后代的个体中出现了亲代所没有的基因组合的现象。有两种情况可使杂交后代出现新的基因组合的个体（重组体）：（1）非连锁基因的自由组合。例如纯合的非糯红米水稻品种与糯性白米水稻品种杂交，子二代有四种类型的植株，其中非糯红米和糯性白米的植株分别与两亲本的性状相同，称为亲本组合；另有非糯白米和糯性红米两种植株则是两亲本所没有的重新组合，即重组体。（2）连锁基因的交换。例如，已知玉米种子的有色对无色为显性，饱满对凹陷为显性，用纯种有色饱满玉米与无色凹陷玉米杂交，子一代种子均为有色饱满，以 F1 与双隐性（无色凹陷）亲本回交，结果也出现四种类型，其中有色饱满和无色凹陷为亲本组合，约占 96%；有色凹陷和无色饱满为新组合（重组体），约占 4%，后者就是同源染色体的非姊妹染色单体上部分基因发生了交换的结果。

691. B　PSA 是前列腺特异性抗原，是一种肿瘤标记，可用来筛检是否罹患前列腺癌。

692. E　甲胎蛋白为诊断原发性肝癌的一个特异性临床指标。

693. A　酪氨酸酶是一种含铜酶，来源于胚胎神经嵴细胞，是黑色素代谢和儿茶酚胺的关键酶，并且是白癜风自身免疫的重要抗原。与肠癌无关。

694. C　CK20 是细胞角蛋白，可用于检测肠癌，甲状腺癌，胃癌，乳腺癌等。

695. D　STR（shorttandemrepeat，短片段重复序列）广泛存在于人类及哺乳动物的基因组中，具有高度多态性，对于一个特定的个体，染色体上某个特定位置的重复序列的重复次数是固定的，而对于不同的个体在同一位置处的重复次数可能不同，这就构成了人群中这些重复序列的多态性。由于人类基因组中这种重复序列非常多，通过对这种多态性的检测，就可以明确区分个体与个体的不同，确定父母子的亲缘关系。DNA 指纹分析：DNA 指纹指具有完全个体特异的 DNA 多态性，其个体识别能力足以与手指指纹相媲美，因而得名。可用来进行个人识别及亲子鉴定。线粒体 DNA 比 DNA 存活时间长得多，而且遗传自母亲，因此用来确认家庭关系十分理想。

696. D　亲子鉴定的最主要依据是遗传性状。

697. C　万古霉素是临床常用的糖肽类抗菌药物，主要用于治疗革兰阳性球菌感染，尤其是耐甲氧西林金黄色葡萄球菌（methicillin - resistant staphylococcus aureus，MRSA）感染的一线治疗。去甲万古霉素：该药是我国自主研发的糖肽类抗菌药物，其药物结构比万古霉素少一个甲基，抗菌谱和抗菌活性与万古霉素相同，不良反应也相似，但抗感染成本明显低于万古霉素。替考拉宁与万古霉素同属糖肽类，是我国临床常用的重要的抗革兰阳性菌感染药物，广泛用于治疗耐药革兰阳性菌所致的各类感染。其分子结构与万古霉素相似，主要作用机制为特异性与细胞壁前体肽聚糖结合，阻断细胞壁合成，从而引起细菌细胞壁缺陷，导致细菌死亡。常见不良反应一般轻微且短暂，严重不良反应较罕见。利奈唑胺是噁唑烷酮类化学合成抗菌药物，在临床上主要用于治疗耐青霉素和耐多药肺炎链球菌肺炎、MRSA 所致复杂和单纯皮肤和软组织感染或耐万古霉素肠球菌感染。达托霉素是具有环状结构的脂肽类化合物，临床主要用于治疗革兰阳性球菌引起的复杂皮肤软组织感染，以及葡萄球菌引起的菌血症、心内膜炎。其杀灭细菌但不引起细菌细胞裂解，能降低由于细菌崩解时释放的毒素而引起潜在并发症和炎性反应的风险。其治疗 MRSA 药物敏感性高，可能和其在临床上的使用时间短有关。

698. B　mecA 可用来检测金黄色葡萄球菌的耐药性。

699. B　急性肾盂肾炎是细菌侵犯肾盂、肾盏及肾实质所引起的急性化脓性炎症。典型的急性肾盂肾炎起病急骤，临床表现为发作性的寒战，发热，腰背痛（肋脊角处有明显的叩击痛），通常还伴有腹部绞痛，恶心，呕吐，尿痛，尿频和夜尿增多，本病可发生于各种年龄，但以育龄妇女最多见。根据题目所述，该患者为女性，尿频、尿急、尿痛 3 天，尿检白细胞增多，偶见白细胞管型，肾区叩痛，因此最可能的诊断为急性肾盂肾炎。

700. E　药敏试验是对患者进行药物敏感度的测定，以便准确有效的利用药物进行治疗。抗菌药物敏感试验可预测抗菌治疗的效果，提供所选择药物的依据，指导医生合理选择使用抗生素，还可以检测细菌的耐药性。但是抗菌药物敏感试验其结果可出现与体内用药结果不一致的情况。

701. A　葡萄球菌对青霉素可产生耐药，一般情况下，大部分葡萄球菌可以被青霉素杀死，但是极少数葡萄球菌可以生存下来，并继续繁殖，这些细菌可适应青霉素存在的环境，从而表现出耐药性。因此不能选择葡萄球菌和青霉素做常规药敏实验。

702. C　酮症酸中毒：早期“三多一少”症状加重，酸中毒失代偿后，疲乏、食欲减退、恶心、呕吐，多尿、口干、头痛、嗜睡，呼吸深快，呼气中有烂苹果味（丙酮）。该患者有糖尿病病史，现出现呕吐、腹痛、困倦，呼吸深快，并有特殊气味，考虑酮症酸中毒。

703. D　口服糖耐量试验主要用于筛选糖尿病，题中已交代有糖尿病病史，不适用于酮症酸中毒的明确诊断。

704. C　基于传统的湿化学亚硝基铁氰化钠法（试带法）是目前临床尿酮体检查的筛选方法。

705. C　胰腺病变时，胰液分泌减少，可导致食欲不振、体重下降等症状出现。题目中患者食欲不振，体重下降，上腹部疼痛，胰腺激发试验显示胰液分泌量减少，可考虑上腹脏器病变，因此最有可能为胰腺病变，首先选择的检查是腹部 B 型超声检查。

706. A　胰腺癌的病因尚不十分清楚，其发生与吸烟、饮酒、高脂肪和高蛋白饮食、过量饮用咖啡、环境污染及遗传因素有关。胰腺癌和其他癌不同，常在初期即有消瘦、乏力。题目中患者有 30 余年饮酒史，近期患者食欲不振，体重下降，上腹部疼痛，胰腺激发试验显示胰液分泌量减少，最有可能的诊断是胰腺癌。

707. D Ⅳ型高脂蛋白血症是一种常见的疾病，常呈家族分布，以血浆三酰甘油以及低密度（前β-）脂蛋白升高为主，有动脉粥样硬化早发倾向。根据题目所述，该患者反复发作胸痛2年，心电图检查示心肌缺血。三酰甘油升高，LDL-C升高，前β-脂蛋白升高，该患者可能的分型为Ⅳ型高脂蛋白血症。

708. A Ⅳ型高脂蛋白血症是一种常见的疾患，常呈家族分布，遗传方式为常染色体显性遗传。

709. A 急性胰腺炎是指多种病因导致胰酶在胰腺组织内自我消化，引起胰腺组织水肿、坏死等炎症反应的疾病。病因与胆结石、大量饮酒、高脂血症等相关。诊断急性胰腺炎最需检查的生化指标是血淀粉酶。

710. D 血清淀粉酶的正常参考值是35~135U/L。血清淀粉酶升高可见于胰腺疾病，包括急性胰腺炎和慢性胰腺炎急性发作，胰腺囊肿，胰腺管阻塞，胰腺癌早期，另外也见于非胰腺的疾病，比如消化性溃疡穿孔、上腹部手术后、机械性肠梗阻、胆管梗阻、急性胆囊炎、服用镇静剂，以及乙醇中毒、肾功能衰竭、巨淀粉酶血症。对于急性胰腺炎，血淀粉酶值超过500U/L有诊断价值。

711. B 尿淀粉酶较血清淀粉酶增高较迟，于急性胰腺炎起病后12~24小时始可增高，下降亦较慢（多持续3~10天），因此在急性胰腺炎治疗后期更有价值。

712. C 90%的腮腺炎患者发病早期血清和尿淀粉酶有轻至中度增高，约2周恢复正常，血脂肪酶同时增高有助于胰腺炎的诊断。

713. D 前列腺特异性抗原（prostate-specific antigen，PSA）是一种由前列腺上皮细胞分泌的蛋白酶，是由240个氨基酸组成的单链糖蛋白，分子量为33kD，半衰期为2~3d。正常人血清中PSA含量极微，主要存在于精液中，精液PSA浓度约为血清中的100万倍，前列腺癌使前列腺腺管组织遭到破坏时，可见血清中的PSA含量升高。

714. C 患者若在采集血标本前进行前列腺按摩，可导致血清PSA升高，因此应在进行前列腺按摩前或按摩24小时后采血，进行PSA含量检测。

715. A 酸性磷酸酶是血清生化检查项目中的一项，酸性磷酸酶是一种在酸性条件下，催化磷酸单酯水解，生成无机磷酸的水解酶。主要存在于前列腺，肝脏，脾脏，乳汁，红细胞，血小板及骨骼中。当这些器官出现病变时，血清中的酸性磷酸酶可以升高。酸性磷酸酶在pH为碱性的条件下极不稳定。

716. A 急性心肌梗死大多是指患者原有冠状动脉（简称为冠脉）病变，冠脉血供急剧减少或中断，引发心肌严重而持久地急性缺血所致的一种可能危及生命的急性冠脉综合征，典型症状是突发且持续超过30分钟的心前区压榨性疼痛，有严重憋闷或濒死感。根据典型的临床表现，特征性的心电图改变以及实验室检查发现，即可诊断本病。根据题目所述，该患者急性胸痛发作2h，面色苍白，出汗，心电图示ST段抬高，不能排除急性心肌梗死的可能。

717. C 血清肌红蛋白（Mb）可作为急性心肌梗死（AMI）诊断的早期最灵敏的指标，但特异性差，骨骼肌损伤、创伤、肾功能衰竭等疾病 都可导致其升高。肌红蛋白阳性虽不能确诊AMI，但可用于早期排除AMI诊断的重要指标，如肌红蛋白阴性，则基本排除心肌梗死，还可用于再梗死的诊断，如肌红蛋白重新升高，再结合临床表现应考虑为再梗死或者梗死延展。

718. D 肝性脑病又称肝性昏迷，是严重肝病引起的、以代谢紊乱为基础的中枢神经系统功能失调的综合病征，其主要临床表现是意识障碍、行为失常和昏迷。有急性与慢性脑病之分。诱发肝性脑病的因素很多，如高蛋白饮食、大量排钾利尿、放腹水，使用安眠、镇静、麻醉药，便秘、尿毒症、感染或手术创伤等。根据题目所述，该患者在肝硬化抽腹水1L后出现意识障碍，精神恍惚，有错觉，嗜睡，扑击样震颤明显，最有可能为抽取腹水后诱发的肝性脑病。

719. A 约75%肝性脑病患者血氨浓度呈现不同程度增加，慢性型患者增高较多，急性型患者增高较少。血氨浓度升高，对诊断肝性脑病具有参考意义。

720. E 上消化道出血时，大量血液进入消化道，蛋白分解产物增多，经过肠道细菌酶的作用形成氨，经肠道黏膜吸收入血，也可以使血氨升高，血氨升高可以诱发肝性脑病。因此，上消化道出血是肝性脑病最常见的诱因。

721. C 血液循环中存在大量可以从肾小球自由滤过的小分子蛋白，如果超过了肾小管的重吸收极限，从而出现的蛋白尿，称为溢出性蛋白尿。溢出性蛋白尿多见于横纹肌溶解时的肌红蛋白尿以及血管内溶血时的血红蛋白尿等。本-周蛋白（BJP）是游离的免疫球蛋白轻链，能自由通过肾小球滤过膜，当浓度增高超过近曲小管重吸收的极限时，可自尿中排出，即本-周蛋白尿。该患者尿液本-周蛋白提示阳性，属于溢出性蛋白尿。

722. B 多发性骨髓瘤是一种恶性的浆细胞病，骨髓中恶性浆细胞大量的无限制的增殖，伴随有单克隆免疫球蛋白，或者是轻链过度生成，使患者正常的造血功能受到抑制，从而可以出现多发性溶骨性损害，高钙血症，贫血，肾脏损害等一系列的临床表现。多发性骨髓瘤患者尿液本-周蛋白阳性，在患者的蛋白电泳中检出M蛋白。根据题目所述，该患者因腰骶部疼痛就诊，贫血貌，弥漫性骨质疏松，尿液本-周蛋白阳性，血清蛋白电泳示在β与γ区带之间有一浓集的窄带，最可能的诊断是多发性骨髓瘤。

723. B　化脓性扁桃体炎的病原体多数为溶血性链球菌，其次为流感嗜血杆菌、肺炎链球菌、葡萄球菌等。起病急，咽痛明显、多伴有高热、畏寒，体温可达39℃以上，故应查血常规。化脓性扁桃体炎常可引起急性肾小球肾炎，此时尿常规C3、C4常增高，故应进行尿常规C3、C4测定。

724. A　急性肾小球肾炎合并左心衰竭常引起水肿和血压升高，患者近日来出现眼睑水肿，血压增高，尿少，呼吸困难，不能平卧，符合急性肾小球肾炎合并左心衰竭的表现。

725. C　急性肾小球肾炎又称急性感染后肾小球肾炎，简称为急性肾炎，在临床上一般起病急骤，以血尿、蛋白尿、水肿、少尿、高血压为主要症状。急性肾小球肾炎诊断最有价值的试验是尿沉渣可见红细胞管型。

726. C　多饮、多食、多尿和消瘦等症状是典型的“三多一少”症状，因此首先考虑的疾病是糖尿病。

727. E　糖尿病患者会出现血糖升高，尿糖阳性，首选检查为血糖、尿糖。

728. D　检查尿糖最适宜的标本为晨尿，晨尿标本检测准确性更高。

729. A　Fanconi综合征是近端肾小管功能异常导致的疾病，一般血糖正常，尿糖阳性，因此需要与其鉴别。

730. B　尿糖阳性，血糖正常多见于肾脏疾病导致肾糖阈降低，肾小管吸收葡萄糖能力下降，导致葡萄糖从尿中排出，还可以见于妊娠期的妇女。另外，不能只查空腹血糖，国人饮食以碳水化合物为主，有相当一部分糖尿病患者虽然空腹水平正常，但餐后血糖较高，所以建议进一步检查餐后2个小时血糖，或者直接做葡萄糖耐量的检查，可以明确诊断是否有血糖过高。如果排除血糖高导致的尿糖，则要考虑是否有肾脏疾病。

731. D　酮症酸中毒指的是于一定诱因下有高血糖，高血酮，水、电解质代谢紊乱的一类糖尿病急性并发症。酮症酸中毒属于代谢性酸中毒，常伴有血钾、血氯和血碳酸氢盐降低。根据题目所述，该患者为糖尿病急诊入院，呕吐、腹痛2d，有困倦，呼吸深快并有特殊气味，血钾、血氯和血碳酸氢盐降低，β－羟丁酸增高，因此最可能的诊断为酮症酸中毒。

732. C　口服葡萄糖耐量的适应证包括：①对怀疑妊娠糖尿病的患者；②对原有的糖耐量减低的人群；③有糖尿病家族遗传史的患者；④曾经有过自发性流产史、死胎和早产史的人群；⑤通过进行尿糖检查，有尿糖阳性的人；⑥因其他原因而导致血糖过高的人群。已确诊的糖尿病患者不需进行口服葡萄糖耐量试验。

733. A　ALT中文名是丙氨酸氨基转移酶，主要存在于各种细胞中，尤以肝细胞为最，整个肝脏内氨基转移酶含量约为血中含量的100倍。正常时，只要少量释放入血中，血清中其酶的活性即可明显升高，是反映急性肝细胞损伤最敏感的指标。

734. D　GGT广泛分布于人体组织中，肾内最多，其次为胰和肝，胚胎期则以肝内最多，在肝内主要分布于肝细胞浆和肝内胆管上皮中，正常人血清中GGT主要来自肝脏。GGT对各种肝胆疾病的判断均有一定的临床价值。发生慢性活动性肝炎时，GGT常常高于正常1～2倍，如长期升高，可能有肝坏死倾向。在恢复期内，GGT仍唯一升高时指示肝炎未愈。

735. E　m－AST/ALT的比值是最有利于了解肝病严重程度的指标，ALT为丙氨酸氨基转移酶，AST为天冬氨酸氨基转移酶。在正常情况下，血中是ALT大于AST，所以其比值正常要小于1。如果肝脏有损害，并且是一种慢性、持续性损害，如酒精性肝炎、肝硬化、慢性肝炎等。就会造成AST升高，高于ALT，所以该比值就会大于1。

736. A　急性病毒性肝炎发病比较急，在黄疸前期，患者会有畏寒、发热、乏力、食欲不振、恶心、厌油、腹部不适、肝区疼痛、尿色逐渐加深的表现。由于肝细胞被大量破坏，AST、ALT、ALP会大幅度升高。根据题目所述，该患者因厌食、恶心和感冒症状8天就诊，2天前见尿液呈浓茶色，AST、ALT、ALP均大幅度升高，因此最有可能患的是急性病毒性肝炎。

737. E　线粒体AST存在于肝细胞线粒体内，线粒体AST增高说明肝细胞损伤程度严重，线粒体AST水平恢复正常表明肝炎预后良好，因此为进一步了解肝细胞损伤程度及预后，应该检查线粒体AST。

738. B　如需确诊糖尿病酮症酸中毒，首选的实验室检查指标是血、尿酮体检测。但是应该注意当肾功能正常时，尿酮体常呈强阳性，肾功能明显受损时，尿酮体减少，甚至消失。尿酮体定性时，试剂亚硝酸铁氢化钠仅与乙酰乙酸起反应，与丙酮反应弱，与β－羟丁酸无反应，故当尿中以β－羟丁酸为主时易漏诊。

739. B　糖尿病酮症酸中毒为代谢性酸中毒，如果在失代偿期可出现pH低于正常值（参考值7.35～7.45。），同时二氧化碳分压（参考值4.65～5.98kPa）、氧分压（参考值10.64～13.3kPa）均低于正常值。

740. E　急性前壁心梗的心电图表现：病理性Q波，S－T段上抬，T波变化。但是ECG不能直接反映心脏的收缩功能。

741. D　肌酸激酶同工酶（CK－MB）：诊断的特异性较高，在起病后4小时内增高，16～24小时达高峰，3～4日恢复正常，其增高的程度能较准确地反映梗死的范围。

742. A 该患者严重胸痛发作4小时而到急诊科就诊。有胸痛史2年，心电图检查示ST段抬高，此为急性心肌梗死的典型症状。

743. A 在AMI发生1h后，血中Mb水平即可高于参考范围上限；4～12h达峰值，可达参考范围上限的8倍以上，AMI发生后2～4h，Mb的诊断敏感性接近90%，在疑为AMI发生后3～6h重复测定未见Mb升高者，可排除AMI。

四、案例分析题

744. CDEF 便秘，长时间腹痛，排便困难，心悸，疼痛难忍，T 36.4℃，P 76次/分，R 19次/分，BP 120/75 mmHg，与冠心病、心绞痛、高脂血症、心肌梗死症状形似。

745. ABFG 心肌梗死时血清中LDH1增多。血清HBDH结果偏高可提示小儿心肌炎、畸胎瘤、急性心肌梗死、传染性单核细胞增多症、白血病、溶血性贫血。CK－MB是诊断急性心肌梗死最有价值的生化指标。血清cTnI对小儿病毒性心肌炎的临床诊断有很大意义。

746. DEFGHIJ 血脂主要指血浆内的胆固醇和三酰甘油。血脂检查包括总胆固醇（英语缩写TC）、低密度脂蛋白胆固醇（LDL－C）、高密度脂蛋白胆固醇（HDL－C）、三酰甘油（TG）、载脂蛋白（包括Apo AⅠ、Apo B、Apo E等）、脂蛋白（a）等。高血脂一般指的是除HDL－C以外的三项升高，尤其是氧化修饰的低密度脂蛋白Ox－LDL，属于心血管疾病的危险因素。但HDL－C升高则有利于心血管病的防治，而HDL－C的下降才是心血管病的危险因素。

747. A 代谢性酸中毒是最常见的一种酸碱平衡紊乱，以原发性HCO_3^-降低（＜21mmol/L）和pH值降低（＜7.35）为特征。

748. C 1型糖尿病患者的血液中可查出多种自身免疫抗体，如谷氨酸脱羧酶抗体（GAD抗体）、胰岛细胞抗体（ICA抗体）等。这些异常的自身抗体可以损伤分泌胰岛素的β细胞，使之不能正常分泌胰岛素。所以胰岛素的缺乏是根源。

749. ACDE 高血钾最常见的原因是肾衰，酸碱失衡，胰岛素缺乏，摄入过多如输入含钾溶液太快、太多或输入贮存过久的血液或大量使用青霉素钾盐等。肾排钾减少见于肾功能衰竭的少尿期和无尿期、肾上腺皮质功能减退等。细胞内钾外移见于输入不相合的血液或其他原因引起的严重溶血、缺氧、酸中毒以及外伤所致的挤压综合征等。细胞外液容量减少见于脱水、失血或休克所致的血液浓缩。

750. ABCDE 质谱仪是分离和检测不同同位素的仪器。按应用范围分为同位素质谱仪、无机质谱仪和有机质谱仪。质谱仪以离子源、质量分析器和离子检测器为核心；能用高能电子流等轰击样品分子，使该分子失去电子变为带正电荷的分子离子和碎片离子。不同离子具有不同的质量，质量不同的离子在磁场的作用下到达检测器的时间不同，其结果为质谱图。EI主要适用于易挥发有机样品的电离，CI是一种软电离方式，FAB适合于分析大分子量、难气化、热稳定性差的样品，ESI可以测量分子量在300 000Da以上的蛋白质，APCI主要用来分析中等极性的化合物。

751. A

752. F 根据患者的检测数据可以算出AG＝33 mmol/L，真实$cHCO_3^-$＝41 mmol/L

753. AC

754. ADH 根据患者的实验室数据可知为肾功能障碍导致代谢性酸中毒，充血性心力衰竭导致呼吸性碱中毒，呕吐导致代谢性碱中毒。

755. BE 在医院内出现的疾病且非遗传性疾病为医院感染，发作较快，为感染性疾病。

756. ABCDE

757. ABCDE

758. B 糖化血红蛋白的形成是不可逆的，其浓度与红细胞寿命（平均120天）和该时期内血糖的平均浓度有关，不受每天血浆葡萄糖浓度大小波动而变化，也不受运动或食物的影响，因此糖化血红蛋白是反映过去6～8周的平均血糖浓度，这可为评估血糖的控制情况提供可靠的实验室指标。

759. AB 胰岛β细胞分泌胰岛素入血后，很快在肝、肾等组织内被胰岛素酶灭活，迅速代谢，其半衰期仅4.8分钟。C肽与胰岛素系从胰岛素原分裂而成的等分子肽类，不被肝脏酶灭活，其半衰期为10～11分钟，故其血中浓度可更好地反映胰岛β细胞的储备功能。

760. H 尿白蛋白排泄率是通过收集24小时的全部尿液来测定其中蛋白质的含量，进而计算出24小时内的蛋白总量，也称为24小时尿蛋白定量。可以准确地反映出患者一天之中蛋白质丢失的情况，正常情况下是非常低的，因为正常的人体中每天只有极少量蛋白通过尿液排出体外。如果患者到医院进行检查发现尿白蛋白排泄率明显增高，主要考虑由肾脏疾病引起的，包括肾小球疾病、糖尿病肾病、肾小管疾病，特别是糖尿病患者引起的糖尿病肾病非常常见。

761. A 急性肾盂肾炎是细菌侵犯肾盂、肾盏及肾实质所引起的急性化脓性炎症。典型的急性肾盂肾炎起病急骤，临床表现为发作性的寒战，发热，腰背痛（肋脊角处有明显的叩击痛），通常还伴有腹部绞痛，恶心，呕吐，尿痛，尿频和夜尿增多，本病可发生于各种年龄，但以育龄妇女最多见。根据题目所述，该患者尿频、尿急、尿痛3天，尿蛋白阳性，尿检白细胞、红细胞均增多，肾区叩痛，最可能的诊断为急性肾盂肾炎。

762. ABC　尿液一般在肾脏中形成，形成尿液的过程比较复杂，主要如下：①滤过，进入到肾脏中的血液，即动脉血，经过肾小球时，通过半透膜将其中的水分以及小分子物质过滤出来形成原尿。②重吸收，超滤液的量大于每天真正形成的最终尿液量，所以大部分超滤液经过肾小管和集合管的重吸收，重新回到血液中，只有真正的废物以及多余的水分，才会最终形成尿液。③分泌，部分上皮细胞将某些物质主动分泌至尿液中。经过滤过、重吸收以及分泌的过程，才能最终形成尿液。

763. ABE　肾性血尿和非肾性血尿的鉴别在临床上非常关键，它将指导体格检查的重点以及进一步检查的方向，也是判断是否需要进行肾活检的重要依据。其鉴别要点主要包括：①肾小球性血尿一定是全程血尿，而非肾小球性血尿可能表现为初始、终末或全程血尿，尿三杯试验有助于鉴别。②肾小球性血尿多数无血丝血块，而非肾小球性血尿的血丝、血块较常见。③肾小球性血尿一般无尿路刺激征，而感染、结石等所致的非肾小球性血尿可有。④肾小球性血尿可伴有肾病其他表现，如大量蛋白尿、水肿等，并且在尿沉渣中可发现红细胞管型，而非肾小球性血尿通常不会出现。⑤相差显微镜下，肾小球性血尿多为畸形红细胞，而非肾小球性血尿则为正常形态红细胞，肾小球性血尿的尿红细胞体积分布曲线变宽，非肾小球性血尿的尿红细胞体积分布曲线一般正常。

764. ABC　血尿是指尿中红细胞增多，淡红色云雾状、洗肉水样色或混有血凝块，尿沉渣显微镜检示红细胞大于3个每高倍视野，根据能否被肉眼发现，分为肉眼血尿和镜下血尿。肉眼血尿要与造成红色尿的其他原因相鉴别，肉眼血尿离心以后，上清液不红，沉渣中有大量的红细胞，而其他原因引起的红色尿离心后上清液仍然是红色，沉渣中红细胞少。血尿的隐血试验呈阳性，尿蛋白质定性一般为弱阳性或阴性。

765. ABCDE　血尿的原因有：①泌尿系统疾病，包括肾小球疾病如急、慢性肾小球肾炎、IgA肾病、遗传性肾炎和薄基底膜肾病，各种间质性肾炎、尿路感染、泌尿系统结石、结核、肿瘤、多囊肾、血管异常、尿路憩室、息肉和先天性畸形等。②全身性疾病，白血病、再生障碍性贫血、血小板减少性紫癜、过敏性紫癜和血友病。③尿路邻近器官疾病如急、慢性前列腺炎、精囊炎、急性盆腔炎或脓肿、宫颈癌、输卵管炎、阴道炎、急性阑尾炎、直肠和结肠癌等。④免疫性溶血性贫血如蚕豆病等。

766. BCD　血红蛋白尿是指尿中含有游离的血红蛋白而无红细胞，或仅有少许红细胞而含有大量游离血红蛋白的现象，它反映了血管内有超出正常的溶血。常见原因有蚕豆病、行军性血红蛋白尿、阵发性夜间血红蛋白病等。

767. ABC　试带法基于传统的湿化学亚硝基铁氰化钠法而设计，是目前临床上最常用的尿酮体筛检方法。在碱性条件下，亚硝基铁氰化钠可与尿中的乙酰乙酸、丙酮起反应呈现紫色，但不与β－羟丁酸起反应。应注意不同试带对丙酮和乙酰乙酸的灵敏度不一，试带Chemstrip对丙酮的灵敏度为700mg/L。

768. ACD　在肝脏中，脂肪酸氧化分解的中间产物乙酰乙酸、β－羟丁酸及丙酮，三者统称为酮体。

769. CDE　尿量（urine volume）是指24小时内排出体外的尿液总量。尿量的多少主要取决于肾小球的滤过率、肾小管的重吸收和稀释与浓缩功能。

770. BCE　多尿首先要考虑生理原因，如大量喝水、输注葡萄糖、输注生理盐水、吃西瓜、喝啤酒或饮用咖啡等具有利尿作用的饮料时，尿量就会随之增加，排尿次数也会增加。如果没有其他器质性病变，不需要做特别处理。

771. BCE　所谓肾浓缩功能受损就是指肾小管的功能受到了一定影响，肾脏的浓缩功能减低，肾小管的重吸收减少，患者就会出现尿比重降低甚至出现等比重尿。因肾浓缩稀释功能减低导致多尿的疾病包括慢性肾炎后期、原发性醛固酮增多症、失钾性肾病等。

772. ABC　肾前性少尿多是由于体内有效循环血量减少造成的。有效循环血液量减少造成单位时间内流经肾小球的血液量减少，使肾小球的滤过压降低，从而使原尿形成减少。严重脱水、大面积烧伤、肝硬化腹腔积液等都可造成有效循环血量减少而引起肾前性少尿。

773. ACDE　N－乙酰－β－D－葡萄糖苷酶（NAG）是溶酶体酶之一，主要来源于肾近端小管上皮细胞溶酶体，在肾脏皮质含量最多，肾近曲小管内含量最丰富。NAG是早期肾损伤的指标之一，NAG相对分子质量较大，一般不能通过肾小球滤过膜，当肾脏受到毒素、免疫活化因子等攻击时尿中NAG明显升高，所以NAG对肾小管活动性损伤有灵敏反应。引起NAG升高的因素很多，有药物毒性、糖尿病肾病、高血压肾病、尿路感染、肾移植或重金属等。防腐剂的存在对NAG测定有很大影响。

774. ADE　本－周蛋白（BJP）是游离的免疫球蛋白轻链，不能与抗重链或Ig的抗血清发生反应，能自由通过肾小球滤过膜，能被肾小管重吸收，当浓度增高超过近曲小管重吸收的极限时，可自尿中排出，即本－周蛋白尿。酸性尿加热至40℃～60℃时发生凝固，90℃～100℃时可再溶解，当温度降低至56℃左右，又可重新凝固，故又称凝溶蛋白。尿BJP阳性可见于多发性骨髓瘤、巨球蛋白血症、原发性淀粉样变性等。

775. ABCDE　影响血液生化成分的非病理因素有：

①年龄和性别，一些体液成分在不同的年龄段有所不同。性别：青春期之前，男性与女性的血液生化数据几乎无差异。青春期之后，男性血清碱性磷酸酶、氨基转移酶、肌酸激酶、酸性磷酸酶活性高于女性。②妊娠，随着孕期的延长，孕妇各系统将发生一系列的生理性变化，血清中的生化成分也将发生变化，如甲状腺激素分泌增加，肾小球滤过率增高，甲胎蛋白升高，总蛋白和白蛋白减少。③昼夜节律的变化、许多体液成分有昼夜节律的变化。④其他，影响血液生化成分的因素还有采血体位、运动、食物、紧张、日照，以及睡眠状态。如运动使呼吸加快，出汗增多，体液分布发生改变，导致血液生化成分发生改变。

776. ABCDE 区带电泳是指有支持介质的电泳，待分离物质在支持介质上分离成若干区带。区带电泳又称电色谱法或区域离子电泳，是一种应用比较广泛的电泳方法。滤纸电泳、琼脂糖电泳、PAGE 电泳、琼脂电泳、醋酸纤维素薄膜电泳都属于区带电泳。

777. ABCDE 酶活性测定法是利用酶能专一而高效地催化化学反应的性质，通过测定酶促反应速度来检知体液等生物样品中某种酶的含量和活性的分析技术。影响酶活性测定的因素有底物、样品存放时间、温度、pH值和缓冲液的浓度。

778. ABCD 白蛋白是由肝实质细胞合成，在血浆中的半衰期为 15 ~ 19 天，是血浆中含量最多的蛋白质，占血浆总蛋白的 40% ~ 60%。生理作用有：①参与调节激素和药物的代谢；②作为血液中主要的载体，血浆白蛋白能与体内许多难溶性的小分子有机物和无机离子可逆地结合形成易溶性的复合物，成为这些物质在血液循环中的运输形式；③维持血浆胶体渗透压，具有缓冲酸与碱的能力。

779. ACD 1 型糖尿病多发生在儿童和青少年，也可发生于各种年龄。起病比较急剧，体内胰岛素绝对不足，胰岛素受体数目一般正常，容易发生酮症酸中毒，对胰岛素治疗敏感，必须用胰岛素治疗才能获得满意疗效，否则将危及生命。

780. AB 胰岛细胞瘤的特点是胰岛素增高，容易低血糖，有部分患者会表现为饥饿，总是吃不饱，甚至昏迷、心跳加速，饥饿时发抖、出汗，一旦吃东西或者喝糖水之后，症状很快得到缓解。同时患胰岛细胞瘤时血中 C 肽水平增加。

781. A

782. ABCDG 患儿考虑为链球菌感染后肾小球肾炎，故应检查血常规、ASO、红细胞沉降率等；患儿有血尿、水肿，因此要了解肾功能情况；补体 C3 降低对诊断有重要价值。此时血培养一般阴性，咽拭子培养阳性率为 20% ~30%。

783. B 人类链球菌感染中 85% 以上由 A 群链球菌引起，所致疾病有三类：急性化脓性感染，如丹毒、蜂窝织炎等；猩红热；链球菌感染后变态反应性疾病，主要有风湿热和肾小球肾炎。B 群是新生儿菌血症和脑膜炎的常见菌。肺炎链球菌是大叶性肺炎和支气管炎的病原菌。大肠埃希菌、肠球菌所致感染最多见于尿路感染。金黄色葡萄球菌主要引起化脓性感染。

784. C 链球菌感染后产生的抗体在体内形成免疫复合物沉积于肾小球，导致肾小球肾炎，属Ⅲ型超敏反应。

785. ACD 链球菌感染后机体产生抗链球菌抗体，形成中等大小的免疫复合物沉积于肾小球毛细血管基底膜，激活补体释放过敏毒素，导致血小板凝集释放血管活性物质，白细胞释放酶使毛细血管壁通透性增加，红细胞、蛋白质进入尿中。

786. ABCDE 由于肾小球毛细血管基底膜通透性增加，大、中、小分子的蛋白都能通过而出现在尿中，故为非选择性蛋白尿。本 - 周蛋白只出现在多发性骨髓瘤患者的尿中。

787. ABCG 患者胸骨后持续性疼痛 3 小时，疼痛呈压榨性，向左肩部放射，有濒死感，休息与口含硝酸甘油均不能缓解，考虑心肌梗死的可能性大，但不排除心绞痛（不稳定型）、主动脉夹层、急性心包炎的可能性。急性心肌炎没有上述胸痛表现；急性肺动脉栓塞可发生胸痛、咯血、呼吸困难和休克，且有右心负荷急剧增加的表现（如发绀、颈静脉充盈、肝大、下肢水肿等）；反流性食管炎表现为胸骨后烧灼感或烧灼痛。

788. ABCDF 血清心肌酶谱、血清肌钙蛋白和心电图可帮助诊断心肌梗死；胸片可帮助排除主动脉夹层；血糖和血脂检查可帮助了解冠心病的危险因素。

789. ABCDEG 心肌梗死急性期患者除卧床休息、吸氧和心电监护等一般处理外，在发病6 小时内，无出凝血障碍及溶栓禁忌证者，应当尽早进行溶栓治疗，有条件和必要时行介入治疗。此外，还应当控制心律失常和使用血管扩张剂（如静脉滴注硝普钠或硝酸甘油）。患者无感染征象，不需抗生素治疗。

790. B 血清 CK - MB 峰值提前出现（14 小时内），可间接判断血栓溶解。

791. ADEF 心肌梗死并发急性左心衰时，治疗以应用吗啡和利尿剂为主，使用血管扩张剂可减轻左心室负荷，洋地黄在梗死发生后 24 小时内尽量避免使用；气管切开和冠状动脉旁路搭桥手术尚无适应证。

792. ABCDEF 患者有口周麻木、手足抽搐，考虑由低钙所致。严重低镁血症、代谢性碱中毒、维生素 D 缺乏、肾功能不全及慢性腹泻、甲状旁腺功能减退症均可能引起低钙，初步诊断时应考虑上述疾病。

793. ABCDEH 血和尿游离钙、血磷及尿磷测定可以帮助判断机体钙、磷代谢状况；血电解质测定可了解低钙是否与电解质紊乱有关；肾功能检查可用于了解是否由于肾功能不全导致低钙；血 PTH 测定可用于了解是否发生甲状旁腺功能减退症；血碱性磷酸酶测定可用于帮助了解低钙是否与骨骼代谢异常有关。

794. ABCE　低镁和高磷可加重低钙；血钾影响神经肌肉兴奋性，可引起患者症状加重。

795. ABF　原发性甲状旁腺功能减退症患者 PTH 合成与分泌不足，导致血钙降低，血磷增高，尿钙排出增加，尿磷排出减少。

796. ACEF　原发性甲状旁腺功能减退症患者的治疗包括补充钙剂和维生素 D（促进钙吸收）、限制磷摄入；伴有低镁血症者应立即补充镁；药物治疗无效或已发生各种并发症的患者考虑甲状旁腺移植。

797. F　患者 BUN 32mmol/L，Cr 854μmol/L，Ccr 10ml/min。属于慢性肾功能不全尿毒症期。

798. ADEFHI　双肾及肾动脉 B 超可用于了解肾脏外形，有无肾动脉狭窄；血电解质测定可用于了解是否存在电解质紊乱；血糖测定可用于了解是否存在糖尿病肾病；血常规可用于了解有无贫血，血气分析可用于了解酸碱平衡状况；患者有高血压，眼底检查可用于了解有无高血压眼底损害。

799. BDEF　尿毒症患者应进行血液透析，口服透析（胃肠透析）不适合此类患者；尿毒症患者常伴有代谢性酸中毒，可静脉补充碱性药；高血压肾病应积极治疗高血压，控制原发病；贫血应使用红细胞生成素联合铁剂治疗。

800. D　低钙血症是肾衰患者最常见的并发症之一，纠正酸中毒可降低游离钙，导致四肢抽搐。低钾和低钠并不引起四肢抽搐。

801. ACFG　尿毒症患者易发生稀释性低钠血症；由于磷、镁排泄障碍易发生高磷血症和高镁血症；活性 VitD 合成障碍易导致低钙血症。

802. ABDEF　糖化血红蛋白、胰岛素及 C 肽水平测定、OGTT 和尿糖测定可以帮助诊断糖尿病及了解患者血糖水平；甲状腺功能测定可以帮助诊断甲状腺功能亢进。

803. C　糖化血红蛋白能反映患者过去 6～8 周的平均血糖水平。

804. ADE　患者进食不洁食物，出现呕吐、腹泻、发热，考虑急性胃肠炎，感染可能诱发糖尿病并发症，如酮症酸中毒或糖尿病非酮症性高渗性昏迷，但也可能因为饮食失调，胰岛素引起低血糖反应。

805. ABCD　血浆渗透压可以帮助判断是否存在糖尿病非酮症高渗昏迷；血酮测定和血气分析可帮助诊断酮症酸中毒；测定血糖有助于了解患者目前的血糖水平，以便临床处理。

806. BDFGH　肝胆 B 超和肝功能检查有助于判断肝细胞性黄疸；血常规及网织红细胞检查有助于判断是否发生溶血性黄疸；大便常规、尿常规及血胆红素检查有助于鉴别三种类型的黄疸。

807. BCDEG　根据 ALT 325IU/L，AST 100IU/L，血清总胆红素 83.2μmol/L，直接胆红素 40.3μmol/L，尿胆红素（+），尿胆原（+），大便颜色加深，考虑肝细胞性黄疸的可能性大。肝细胞性黄疸可由病毒性肝炎、药物性肝损害引起。

808. BDEFG　患者无特殊用药史，药物引起的肝损害可能性不大；血清 AFP、CEA 检查属于肿瘤标志物检查，可以有助于早期癌症的发现。通过血清抗 HAV 抗体、HBsAg、抗 HCV 及抗 HEV 抗体检查可了解有无各型病毒性肝炎；通过血清巨细胞病毒和 EB 病毒检查了解有无其他嗜肝细胞病毒引起的肝损害。

809. ABDF　判断乙型病毒性肝炎是否存在病毒复制，患者有无传染性的指标包括血清 HBV－DNA、血清 HBeAg、血清 DNA 聚合酶和血清 HBcAg。临床上通常不检测血清 HBcAg，但血清 HBcAg 阳性表明存在乙肝病毒复制。

810. ABF　患者应采取卧床休息、低脂肪清淡饮食等一般治疗，以及护肝、退黄和降酶治疗。急性乙型病毒性肝炎为自限性疾病，无需抗病毒治疗。输注人血白蛋白、新鲜血浆及应用促肝细胞生长因子等都是用于重型肝炎的治疗，不适合该患者。

811. ABCDEG　A（乙肝三系）和 B（血吸虫抗体）检测可用于了解病原体；腹部 B 超、肝脏 CT 扫描和 AFP 定量以及肝功能可帮助诊断肝癌、胆道结石。肾功能和血脂全套对该患者明确诊断意义不大。

812. BCDE　肝硬化时纤维蛋白原、前清蛋白、α_1－酸性糖蛋白、铜蓝蛋白往往降低，而透明质酸、层黏蛋白、Ⅲ型胶原前肽、Ⅳ型胶原等纤维化指标往往升高。

813. ABCDEF　实验室对采集前活动的指导是样本采集合格的重要措施，是检验前质量控制的重要保证。实验室对采集前活动的指导应包含申请单的正确填写、患者准备、原始样品采集的类型和量、原始样品所用容器及必需添加物、特殊采集时机、影响样品采集检验的相关资料等内容。

814. ABCDEF

815. ABCDEF　实验室宜考虑对由于版本或时间而发生变化的文件进行控制，例如，政策声明、使用说明、流程图、程序、规程、表格、校准表、生物参考区间及其来源、图表、海报、公告、备忘录、软件、画图、计划书、协议和外源性文件如法规、标准和提供检验程序的教科书等。

816. ABCDE　对于文件的唯一标识，其标识内容应包括标题、版本号（如已修订，应加上修订号）、发布日期（如已修订，应加上修订号）、总页数及每页的页码、文件发布部门、来源的标识。

817. D 敏感度指经金标准诊断为“有病”的病例中，诊断试验检测为阳性例数所占的比例。敏感度 = 真阳性/（真阳性 + 假阴性）×100% = 64/（64 + 36）×100% = 64%。

818. C 阳性预测值指真阳性人数占试验结果阳性人数的百分比，表示试验结果阳性者属于真病例的概率。阳性预测值 = 真阳性/（真阳性 + 假阳性）×100% = 64/（64 + 10）×100% = 86.5%。

819. ADEF 线性范围和参考区间为定量项目的评价指标。

820. ABCDEF 可引起体内部分物质含量发生变化的生物学因素包括生物钟周期、情绪、年龄、性别、种族、妊娠、季节、海拔高度等。

821. ABCDEF 应建立严格的标本验收制度和不合格标本的拒收制度。对以下几种情况的标本应拒收：标本贴签与检验申请单填写内容不一致；标本量太少，不足以完成检验目的所需求的检测；抗凝标本出现凝固；标本容器破损；标本流失或可能受污染；未按规定要求留取标本；严重溶血或脂血标本；标本采集时间与接收时间间隔超出规定时间。

822. BCDE 脂血对体内部分物质含量测定产生的影响包括：①使被分析物分布非均一；②血清或血浆中水分被取代；③对吸光度的干扰；④物理化学机制的干扰，如标本中的脂蛋白可整合亲脂成分，降低与抗体的结合，并影响电泳和层析。

823. ABCE 静脉采血用止血带应一人一用一消毒，使用止血带的时间不应超过1分钟，穿刺成功后应立即松开止血带。血气分析应使用动脉采血。

824. C 如果一次采血要采取几个标本，推荐按以下顺序采血：①血培养管；②无添加剂管；③有添加剂管（不同添加剂管按以下顺序采血：枸橼酸盐管、肝素管、EDTA 管、草酸盐/氟化物管）。

825. CDE 临床实验室在正式使用商品定量试剂盒前，可只对厂家声称的 3 项主要分析性能指标进行验证（正确度、精密度和线性）。

826. C 商品定量试剂盒的主要分析性能指标由设计和开发的生产厂家提供，商品定量试剂盒的分析性能验证应由临床实验室进行。

827. BCDE 试剂盒参数不可随意更改，否则会引起分析结果不准确；试剂盒成本不包括在性能方面范围。

828. F 当职责变更或离岗 6 个月以上再上岗时，或政策程序技术有变更时，员工应接受再培训和再评估，合格后方可继续上岗。

829. ABCDEF 实验室工作人员的培训可包括多个方面，但质量保证以及质量管理方面的培训是必不可少的。BC 选项为操作方面的培训；D 为生物安全方面的培训；EF 为服务对象方面的培训。

830. ABCDEF 可采用以下全部或任意方法组合，在与日常工作环境相同的条件下，对实验室员工的能力进行评估：①直接观察常规工作过程和程序，包括所有适用的安全操作；②直接观察设备维护和功能检查；③ 监控检验结果的记录和报告过程；④核查工作记录；⑤评估解决问题的技能；⑥检验特定样品，如先前已检验的样品实验室间比对的物质或分割样品。

831. D 2006 年，国家认证认可监督管理委员会成立了中国合格评定国家认可委员会（CNAS），统一负责实施对认证机构、实验室和检查机构等相关机构的认可工作。

832. BCDF CNAS 制订的《实验室认可管理办法》明确规定了我国实验室认可原则为：①自愿申请；②非歧视原则；③专家评审；④国家认可原则。

833. ABCDEF 实验室认可是由实验室认可机构对实验室有能力进行规定类型的检测和（或）校准所给予的一种正式承认。申请方具有明确的法律地位，申请方应按 CNAS 秘书处的要求提供申请资料，并交纳申请费用。CNAS 秘书处审查申请人正式提交的申请资料，若申请人提交的资料齐全、填写清楚、正确，对 CNAS 的相关要求基本了解，质量管理体系正式运行超过 6 个月，且至少进行一次进行了完整的内审和管理评审，申请人的质量管理体系和技术活动运作处于稳定运行状态，聘用的工作人员符合有关法律法规的要求，则可予以正式受理，并在 3 个月内安排现场评审（申请人造成延误除外）。申请人在截止申请日的 1 年内至少参加过两次 CNAS 承认的能力验证活动或实验室间比对，且对不满意结果已进行了有效整改，具备 3 个月内接受现场评审的条件。

834. ABCDEF

835. ABCDEF 试剂台账的主要内容包括：试剂名称、规格型号、生产批号、有效期、生产厂家、入库数量、出库数量、库存、试剂说明书、接收时的状态等。

836. ABCD 自配试剂的记录应包括：试剂名称或成分、储存要求、有效期和配制人等。

837. ABCDE 除了湿化学测定技术外，其他几种技术都是 POCT 主要的应用技术。

838. A 医疗机构应定期对便携式血糖仪与本机构临床实验室检测血糖的检测结果进行比对。比对应使用新鲜样本，每半年至少开展一次。

839. ABCEF 医疗机构应编写本机构血糖仪管理规程并认真执行。规程应包括以下内容：①标本采集规程；

包括正确采集标本的详细步骤及防止交叉感染的措施；②血糖仪检测规程；③质控规程；④检测结果报告出具规程：对于过高或过低的血糖检测结果，应当提出相应的措施与建议；⑤废弃物处理规程：明确对使用过的采血器、试纸条、消毒棉球等废弃物的处理方法；⑥储存、维护和保养规程。

840. E　危急值指的是某些检验结果出现异常时（过高或过低），可能危及患者生命的检验数值。

841. A　遇到危急值时，无论常规检验还是急诊检验，均应立即将结果报告给临床医师，避免延误对患者的诊治。

842. ACDE　危急值（Critical Values）是指某项或某类检验异常结果，而当这种检验异常结果出现时，表明患者可能正处于有生命危险的边缘状态，临床医生需要及时得到检验信息，迅速给予患者有效的干预措施或治疗，就可能挽救患者生命，否则就有可能出现严重后果，失去最佳抢救机会。B 选项不符，部分项目（如定性项目）没有危急值，所以 F 选项错误。

843. B　患者氨基转移酶明显升高，胆红素异常，支持肝炎的诊断，患者无酗酒、服药、高脂血症等病史，乙肝两对半结果全阴，仅 Anti - HCV 阳性，因此最支持丙型肝炎病毒感染的诊断。

844. ABCDE　为排除隐匿性 HBV 感染，可进行 HBV - DNA 检测；Anti - HCV 初筛试验存在假阳性，因此可进行 Anti - HCV 确认试验和 HCV - RNA 检测以明确患者的感染情况；肝病自身抗体和肝脏超声检测可排除自身免疫性肝病和脂肪性肝病的可能。

845. CDEG　HCV - RNA 常作为临床抗病毒疗效评估的观察指标，不同 HCV 基因型和 IL - 28B 基因位点对干扰素等药物应答的效果不一，肝脏病理组织学检查有助于判断肝脏炎症和纤维化程度，对药物选择和预后判定都有重要的价值。

846. D　患者有阴道炎的症状和体征，实验室检查仅人乳头状病毒（HPV）阳性，因此最可能为 HPV 感染。

847. ABCDEF　分泌物微生物培养可进一步明确是否存在衣原体、细菌及真菌感染；血清 HSV IgM/IgG、CMV IgM/IgG、Anti - HIV 抗体检测可进一步排除单纯疱疹病毒、巨细胞病毒和人类免疫缺陷病毒感染的可能；阴道脱落细胞学检查和 HPV 基因分型可进一步明确 HPV 感染情况，有助于疗效及预后判断。

848. C　不同型别的 HPV 可引起不同的疾病。其中尖锐湿疣主要由 HPV - 6、HPV - 2 型引起；HPV - 3、HPV - 10 型能致扁平疣；HPV - 16、HPV - 18 型与宫颈癌密切相关。

849. A　平行试验又称并联试验，只要一种试验是阳性即判断“异常”，平行试验提高了灵敏度，降低了特异度。

850. B　序列试验又称串联试验，所有试验皆阳性时才判断为“异常”，序列试验提高了特异度，降低了灵敏度。

851. AE　正确度是无穷多次重复测量所得量值的平均值与一个参考量值间的一致程度，表征测量结果中的系统误差的程度；精密度是指在一定条件下进行多次测定时，所得测定结果之间的符合程度，表示测量结果中的随机误差大小的程度；准确度是一次测量结果与真值的一致程度，是系统误差与随机误差的综合。

852. C　室内质控主要反映检验项目在实验室内的检测稳定性，因此反映该项目的精密度水平；而室间质评通过一次检测结果来比较与真值的一致程度，因此反映该项目的准确度。

853. ACF　精密度代表多次测量结果的重复性，代表随机误差。正确度代表测量结果同真值的差距程度，代表系统误差的程度。准确度综合精密度和正确度。

854. B　只有在常规情况下检测室间质评物，才能最真实地反映实验室的检测结果。

855. ACE　EQA 的评价标准为当某个项目的正确成绩低于 80% 时判定为不满意，而对同一分析项目，连续两次活动或连续三次中的两次活动未能达到满意的成绩则为不成功，未参加室间质评活动定为不满意的 EQA 成绩，该次得分为 0。

856. ABCDEF　任何影响检验系统性能，影响室间质控物检测结果的因素都能导致室间质评未能通过。选项中 BD 属于检测系统误差，ACE 属于偶然因素引起的结果不准确或者结果上报错误。F 属于室间质评组织者的因素。

857. CDEF　检验后过程指患者标本分析后检验结果的发出直至临床应用这一阶段，包括系统评审、规范报告格式和解释、授权发布、结果报告、结果传送、标本保存等。

858. BCDE　检验后过程的质量管理包括：检验结果的审核和发送、检验标本的保存及处理、咨询服务和临床沟通。室内质量控制和室间质量评价属于检验过程的质量管理范畴。

859. ABCDEF

860. BCDEF　湿化学检测技术多需要大型仪器设备和复杂的操作，不适合用于床旁检测。

861. ABCDEF　POCT 由一组简单的实验组成，适用于急诊室、监护室、手术室、病房、家庭等随时采取标本，即时检测血糖、心肌标志物、凝血、血气、电解质、免疫、感染和药物监控等。POCT 的特点是快速、准确、便捷和经济，能即时满足临床的需求，POCT 已成为检验医学发展的潮流和热点之一。实验室人员、护士、医生、患者、护工、患者家属都可以是POCT的操作者。

862. ABDE POCT分析仪的操作者多为非检验人员，缺乏适当的培训，其室内质控和室间质评的质量意识不强，再加上各种POCT分析仪的准确度和精密度参差不齐，是造成检验质量难以保证的主要原因。

863. ABCDEF 室间质评物靶值建立的途径主要有：①已知值：由专门的检测物品配方决定的结果；②有证参考值：由定义法确定（用于定量检测）；③参考值：与一个可溯源到一个国家或国际标准的标准物质或标准并进行分析、测量或比对检测物品所确定的值；④从专家实验室得到公议值：专家实验室利用已知的具有高精密度和高准确度的并可与通常使用的方法相比较的有效方法，确定试验中的被测量值；在某些情况下，这些实验室可以是参考实验室；⑤从实验室得到公议值：利用统计量，同时考虑到极端结果的影响，经过统计分析确定的公议值，如：一个预定的多数百分比的公议值、对适当比对组的“平均值”等。

864. A 室间质评物靶值的建立有各种程序，以下程序确定的靶值，其不确定度逐渐增加：已知值、有证参考值、参考值、从专家实验室得到公议值、一个预定的多数百分比的公议值、对适当比对组的“平均值”。

865. B 肝素是Taq DNA聚合酶的强抑制剂，在核酸提取中很难去除，应尽量避免使用。

866. ABC 为了避免RNA被RNase降解，应对实验耗材进行预处理，以灭活RNase。预处理方法包括：所用的玻璃器皿应高压灭菌，250℃烘烤4小时以上，所用EP管和带滤芯枪头用0.1% DEPC水处理后高压灭菌。

867. ABCEF RNA很容易被RNase降解，因此标本采集后应尽快处理，分离血清或血浆。若需运输，可在标本中加入4mol/L，异硫氰酸胍盐和β-巯基乙醇，对标本进行稳定化处理。

868. ABD 临床开展基因扩增检验，应遵循《医疗机构临床基因扩增检验实验室管理办法》的规定，建立规范的临床基因扩增检验实验室，并通过省级临床检验中心或省级卫生行政部门指定机构组织的技术审核；从事临床基因扩增检验的技术人员应获得临床基因扩增检验理论知识和技能培训合格证书；所使用的商品化试剂盒必须获得生产许可证和国家食品药品监督管理总局颁发的产品注册登记证。

869. CF 根据卫计委《医疗机构临床基因扩增检验实验室管理办法》的规定，临床基因扩增检验实验室应严格分区，原则上分为4个独立的工作区域，包括试剂储存和准备区、标本制备区、扩增区和产物分析区。

870. ACDEF 因基因扩增检验的高度敏感性，为了控制实验室污染，应严格遵循分子诊断实验室的工作原则，包括：①进入各工作区域应严格遵循单一方向顺序，即从试剂储存和准备区→标本制备区→扩增区→产物分析区；②各工作区域有明确的标记，仪器设备和办公用品不能混用；③各工作区域有专用的工作服，可用不同的颜色区别，各区域的工作服不能带离该区域；④清洁实验室应按试剂储存和准备区→标本制备区→扩增区→产物分析区的方向进行，不同的实验区域用该区专用的清洁用具；⑤实验结束后立即清洁工作台面，用10%次氯酸钠溶液消毒后，立即用70%乙醇去除残留的次氯酸钠（次氯酸钠对金属表面有氧化作用），并用可移动紫外线灯（254nm波长）近距离（60~90cm）照射1小时以上；⑥实验室的安全工作制度和安全操作应符合《实验室生物安全通用要求》（GB19489-2008）等。

871. ABCDE 临床分子生物学检验分析前质量控制包括医生正确开出检验申请单，实验室人员具有相应资质，实验室环境符合条件，使用的仪器、试剂、耗材质量符合要求，标本正确采集、运送和保存等。

872. ABCDF 进行临床标本采集时应遵循在恰当的时间采集恰当的标本的原则，对标本采集部位适度消毒，使用一次性密闭容器采集正确的标本类型。

873. ABC SARS-CoV感染后第3~4天，在患者上/下呼吸道标本中有较高浓度的SARS-CoV，在第10~13天，病毒在患者的尿液和粪便中浓度最高。因此，在发病的第3~4天，应采集患者的上/下呼吸道标本检测SARS-CoV RNA。

874. ABCDE 在检测临床标本前，实验室必须对所选试剂的检测性能进行评价，包括准确度、精密度、灵敏度、特异性、检测限和分析范围等。

875. A HBV-DNA定量检测结果低于检测方法的下限，结果报小于检测下限，不能报“阴性”或“0”。

876. E HBV-DNA定量检测可判断病毒是否复制及传染性大小。血液中HBV含量高，其传染性强，传染性与HBV含量的大小呈正比。

877. ABCDE 理想的质控样品的基质应尽可能与待测样本相同，以避免基质效应对检测结果的影响。阳性质控样品所含待测物浓度应接近试验的决定性水平，阴性质控样品应为与临床标本基质相同且不含待测物的样本。同时，应稳定，无已知的生物传染危险性，同一批次可大量获得，价廉。

878. ABDEF 阴性质控品检测结果为阳性，室内质控失控，提示实验室污染，其原因可能为：①扩增产物污染；②标本交叉污染；③基因组DNA或质粒的污染；④试剂污染。一旦实验室发生污染，必须停止试验，找到并去除污染源。污染可能发生在检测的各个阶段，应以预防为主。

879. ABC 标准品分为国际标准品、国家或地区标准品和实验室使用的标准品三个等级。一级标准品即国际标准品，为冻干品，可使用10～20年，数量有限，可用来校准二级和三级标准品。二级标准品即国家或地区标准品。一旦确定一级标准品，二级标准品可用来维持校准。校准的二级标准品可在以国家为基础的范围内供应。实验室测定中使用的标准品为三级标准品，其值应溯源至一级标准品的值，使检测结果具有可比性。

880. BEF　质控品是用于质量控制目的的标本，根据其用途分为室内质控品、室间质量评价样本和质控血清盘3类。

881. ACEF　质控血清盘由一定数量的原血清阴性、阳性、弱阳性样本和3～5份系列稀释的阳性样本组成。阴性、阳性样本的数量最好相等，可用于试剂盒的质量评价。

882. BC　根据所用内标品的不同，内标荧光定量PCR法分为非竞争内标定量PCR和竞争定量PCR。

883. ACDEF　内标法排除了PCR管间扩增效率不同所致的差异，重复性好，定量准确，还可作为重要的室内质控措施监控标本中抑制物、干扰物、试剂失效、Taq DNA聚合酶活性降低以及仪器故障如扩增仪孔间温度差异所致的假阴性等。

884. ADE　常用的构建竞争性内标的方法有靶基因扩增产物的突变、限制性片段插入或缺失修饰、扩增含靶基因引物结合位点的非同源性DNA序列等，其中靶基因扩增产物的突变是目前应用最多、最方便的方法。

885. ACDE　用于病原体核酸检测的EQA样本为5～8份质评样本，其中1～2份阴性、1～2份弱阳性、2～3份中等阳性（可为同一样本）和1～2份强阳性样本。

886. A　检测阴性EQA样本的主要目的是评价参评实验室因扩增产物或检测操作所致的污染情况。

887. CF　检测弱阳性EQA样本的主要目的是在定性检测时评价参评实验室由于标本中病原体浓度低所致假阴性的情况，在定量检测时评价所用检测方法和检测操作对接近方法检测下限的样本检测的准确性。

888. BE　感染性疾病的分子诊断策略包括一般性检出策略和完整性检测策略。一般性检出策略只需检测是否有某种病原体感染，完整性检出策略不仅应对病原体感染作出诊断，还要进行病原体型别和耐药性检测，以提供感染病原体的完整信息，以利于临床对感染性疾病进行诊断、治疗方案的制订、预后判断和耐药监测等。

889. BEF　分子诊断的完整检出策略包括检测病原体核酸，从分子水平诊断感染性疾病；对感染病原体进行基因型和亚型检测；检测病原体耐药基因。

890. ABCDE　分子诊断技术在很大程度上改变了感染性疾病的诊断方法，可用于以下方面：适用于检测不能培养或生长缓慢的病原微生物；可通过16S rRNA基因测序在属或种水平鉴定以前未知的新菌种；可进行病原体感染的早期诊断，确定感染病原体的类型；可进行感染病原体的分子流行病学调查；可通过对病原体核酸的定量检测动态监测治疗效果、疾病进展；可检测病原体的耐药基因，为临床制订合理的治疗方案提供科学依据。

891. ACDF　HPV感染具有种属特异性和组织特异性，仅感染人体的皮肤或黏膜，引起疣、乳头状瘤和肿瘤等。

892. BE　根据与肿瘤发生的相关性，将HPV分为高危型和低危型。常见的高危型包括16、18、31、33、35、39、45、51、52、56、58、59、68等，与肿瘤如宫颈癌、肛门癌、外阴癌和喉癌等的发生、发展密切相关，HPV－DNA常整合到宿主细胞基因组中。常见的低危型包括6、11、40、42、43、44等，导致尖锐湿疣、扁平疣、寻常疣和足底疣等，以环状DNA游离体存在于宿主细胞染色质外。

893. ABDEF　检测HPV－DNA及其型别，可以早期诊断HPV感染，对宫颈癌的危险度进行评估，治疗监测，结合细胞学检测结果筛查宫颈癌和进行分子流行病学调查。

894. B　念珠菌阴道炎的分泌物特征为豆腐渣样或白色稠厚呈凝乳状，其临床表现主要为外阴瘙痒、灼痛，可伴尿频、尿痛。

895. ABD　念珠菌阴道炎的常见病原体是白假丝酵母菌，占80%～90%，其次是光滑假丝酵母菌、近平滑假丝酵母菌和热带假丝酵母菌等。可采用涂片镜检找假丝酵母菌、真菌培养或分子生物学技术检测假丝酵母菌DNA来确诊。

896. ABCDE　检测假丝酵母菌DNA常用的方法包括PCR、核酸杂交、随机引物扩增多态性DNA分析、PCR－RFLP、PCR－SSCP和DNA测序等。

897. BCEF　女性宫颈炎的常见病原体是淋病奈瑟菌、假丝酵母菌、沙眼衣原体和解脲脲原体等。女性感染滴虫后，阴道会产生黄绿色泡沫状或米糠状有恶臭的分泌物，有时会有外阴瘙痒或下腹部轻微疼痛的症状，严重者阴道奇痒无比。梅毒螺旋体感染生殖道后，可侵入皮肤黏膜，在侵入局部出现无痛性硬结及溃疡，称硬性下疳。局部组织镜检可见淋巴细胞及巨噬细胞浸润。下疳多发生于外生殖器，其溃疡渗出物含有大量梅毒螺旋体，传染性极强。

898. BCE　可采用培养法、涂片染色法检测标本中的病原体和用分子生物学方法检测病原体核酸。

899. BCE　采用培养法和分子生物学方法检测病原体，各有优缺点。培养法准确，耗时。PCR法敏感，特异，简单，快速，重复性好。

900. ACDF　解脲脲原体常引起非淋菌性尿道炎、阴道炎、子宫颈炎和前列腺炎等泌尿生殖道感染。尖锐湿疣主要由人乳头瘤病毒引起，淋病由淋病奈瑟菌引起。

901. ABDEF 临床上检测解脲脲原体的方法包括免疫学法检测抗原、抗体，培养法，直接染色检查法和分子生物学方法，这些方法各有优缺点。免疫学方法、培养法和直接染色检查法敏感性低，特异性不高，操作复杂，耗时长；分子生物学方法灵敏，特异，快速，准确。

902. CF PCR 法检测解脲脲原体常扩增的靶序列是 16S rRNA 基因中的高度保守区域和尿素酶基因。

903. A

904. DEF 常染色体遗传病的遗传特点：男女患病的概率相当，患者的父母中必有 1 名患者，且多为杂合子。患者的同胞中有 1/2 的患病风险，在家系中的传递是连续的。

905. D 要考虑是否会影响下游的试验和分析，一般选用 EDTA 抗凝剂即可；肝素抗凝对 PCR 有抑制作用。

906. ABCD

907. AB

908. B 对用于基因诊断的外周血无特殊要求，保持正常饮食即可，药物、饮食、运动都不会改变 DNA 序列。

909. C 血友病是一组由于血液中某些凝血因子的缺乏而导致患者产生严重凝血障碍的遗传性出血性疾病，分 A、B、C 三型，其中有 X 连锁隐性遗传家族史的是血友病 A、B 型，其致病基因分别是凝血因子Ⅷ和Ⅸ。

910. D 此病属于 X 染色体连锁隐性遗传。

911. B 苯丙酮尿症是常染色体隐性遗传疾病。

912. ABEF 因为是常染色体隐性遗传，即使是携带者，在与正常人婚配后，后代也是携带者，疾病的传递是不连续的；如果父母都是携带者，表型虽然正常，但可能会生下患者。

913. C 在苯丙酮尿症的病因中，90% 是由于苯丙氨酸羟化酶基因突变导致肝脏内酶活性降低或缺乏，10% 是由于苯丙氨酸羟化酶的辅酶四氢生物蝶呤缺乏，两种情况都会造成苯丙氨酸无法正常转化为酪氨酸，从而开启旁路代谢，产生大量的苯丙酮酸，并在体内异常蓄积，导致疾病发生。苯丙酮尿症是一种常见的遗传性氨基酸代谢病，未经治疗的患儿由于体内蓄积过量的苯丙氨酸及其代谢产物，对神经产生毒性作用，最终出现严重的智力障碍。

914. C 限制性片段长度多态性（RFLP）标记，短串联重复序列和 SNP 分别是第 1 代、第 2 代和第 3 代的基因多态性标记。

915. ABCE 微卫星 DNA 或称为短串联重复序列，是第 2 代基因多态性标记；每个重复单元的长度为 1 ~ 10bp；STR 重复单位的重复次数在不同个体间的差异构成了其多态性。

916. ACDF 单核苷酸多态性（SNP）主要是指在基因组水平上由单个核苷酸的变异所引起的 DNA 序列多态性；在单个基因或整个基因组的分布是不均匀的；SNP 既可能是二等位多态性，也可能是三个或四个等位多态性。

917. B 循环 DNA 即血浆 DNA，是一种无细胞状态的胞外 DNA，由长度不等的单链或双链及其混合物组成；可由肿瘤细胞凋亡或坏死后释放。

918. BCDE 癌基因是一类能引起细胞恶性转化的基因；在肿瘤发生的过程中，细胞原癌基因在结构或表达水平上会发生相应的改变，转变为具有致癌作用的癌基因；细胞癌基因存在于正常细胞中，但在正常情况下并不表现致癌性，只有在各种外因和内因作用下使细胞癌基因活化，才能导致肿瘤发生；p53 是抑癌基因。

919. C DNA 甲基化是指生物体在 DNA 甲基转移酶的催化下，以 S－腺苷甲硫氨酸为甲基供体，将甲基转移到特定的碱基上的过程。在此过程中没有改变碱基序列，其他选项中的突变形式都改变了 DNA 序列。

920. A Rb 基因是第一个被发现的抑癌基因。首先发现它与儿童视网膜母细胞瘤的发生相关，故称为视网膜母细胞瘤易感基因。

921. ABCD 肾素基因可以激活血管紧张素Ⅰ，后者是强烈缩血管物质血管紧张素Ⅱ的前体；现已证明，ATG 基因位点与高血压有相关性，血清血管紧张素水平的升高与基因变异有相关性；目前一般认为由插入所致的 ACE 基因多态性以及其他类型突变所致 ACE 表达或功能的异常是引起原发性高血压的主要原因之一；高血压时 ANP 合成和释放增加可能是一种代偿机制，防止血压进一步的升高。

922. BC 高血压的致病基因尚未明确，对上述基因的研究以及有关基因的突变检测远不能作为诊断高血压的危险指标，但是筛查这些基因的突变有助于揭示不同个体发病的遗传背景，为高血压防治提供帮助。

923. BCDEF 葡萄糖激酶（GCK）是糖代谢的第 1 个限速酶，如果 GCK 功能缺陷或表达减少，将使肝葡萄糖利用受阻及胰岛 β 细胞胰岛素分泌减少，与 2 型糖尿病有明显的相关性。

924. ABC 目前对系统性红斑狼疮的基因诊断主要包括细胞因子和基因芯片方面；细胞因子检测 IL－12 受体；表达谱芯片用于检测异常表达的基因；SNP 芯片检测基因多态性位点，协助早期诊断。

925. ABCF

926. ABCEF STR 用于法医学检测，可以对几个 STR 维度进行同步扩增；该法与传统的亲子鉴定方法相比，肯定亲权关系概率高（≥99.99%）。

927. ABCDF 亲子鉴定的应用范围很广，大体包含涉及民事纠纷的亲子鉴定、涉及刑事案件的亲子鉴定和涉及行政事务的亲子鉴定。

928. ABC　A 型血和 AB 型血不能生 O 型血的小孩；因为不了解夫妻的 Rh 血型，故不能判断 Rh 阳性或阴性。

929. ADF　亲子鉴定的依据包括遗传性状、妊娠期限和生殖能力，其中遗传性状是亲子鉴定的最主要依据，它又包括形态学遗传标记、蛋白质遗传标记和 DNA 遗传标记。

930. B　线粒体 DNA 是人类染色体遗传物质，双链环状，存在于细胞质中，按照母系遗传的方式遗传，故可用于父亲不能参加鉴定的母子间的单亲鉴定，母系同胞间或隔代或旁系个体间亲缘关系的鉴定和个人识别。

931. ACDE　线粒体 DNA 按照母系遗传的方式遗传，兄弟姐妹间的 mtDNA 顺序相同，故可用于父亲不能参加鉴定的母子间的单亲鉴定，母系同胞间或隔代或旁系个体间亲缘关系的鉴定和个人识别；也可以用来鉴定个体的种族来源问题。

932. ADEF　医院感染是指患者在医院获得不同于入院原因的感染。感染来自医院或医疗机构，入院时尚未发生，也不处于潜伏期，包括在医院获得而出院后才发生的感染；通常认为是入院 48 小时后发生的感染。

933. ABCE

934. ACDF　多位点测序分型技术是通过对多个看家基因进行测序，比较不同样本的等位基因多样性，并将每一个组不同的等位基因的排列组合作为一个基因型；可对所有菌株进行分型；基因水平上的分型技术；可实现自动化水平检测；不需要参考菌株对实验室间和实验室内的结果进行标准化，减少了工作量；但测序费用较高。

935. E　目前实验室诊断 NG 感染的方法有：①传统的涂片染色法，该法敏感性低，在女性患者中检出率仅 50% 左右，不能确诊；②分离培养法，该法对标本和培养基营养要求高，出结果慢，且阳性检出率受众多因素影响；③免疫学方法，无论是荧光法还是酶法，因分泌物标本中的非特异性反应严重以及抗体方法的稳定性欠佳和条件限制，不能快速、敏感地检测是否有 NG 感染。

936. AF　男性患者采用尿道口脓性分泌物，女性患者则采用宫颈口分泌物。

937. ACDEF　NG 的分子诊断方法操作简单、快速、敏感度高、特异性强，适用于淋病的快速诊断和流行病学调查，可用于抗生素治疗的疗效观察和监控、诊断和鉴别疑为 NG 引起的疾病、对分离培养的菌株进行鉴定和分析、对 NG 菌株进行分子流行病学分析、耐药性分析并指导临床用药，但不能判断体内 NG 感染的活动性程度。

第四章　临床微生物学专业

一、单选题：每道试题由 1 个题干和 5 个备选答案组成，题干在前，选项在后。选项 A、B、C、D、E 中只有 1 个为正确答案，其余均为干扰选项。

1. 关于肺孢子菌的描述，错误的是
A. 为条件致病真菌
B. 由呼吸道感染
C. 病死率较高
D. 为艾滋病患者常见的并发症
E. 无潜伏期

2. 保护菌体，维持细菌的固有形态的结构是
A. 细胞壁　B. 细胞膜
C. 细胞质　D. 细胞浆
E. 包膜

3. 白喉杆菌获得产生白喉毒素的能力是通过
A. 转化　B. 转导
C. 接合　D. 溶原性转换
E. 转座子

4. 一期梅毒患者，检查病原体应取的标本是
A. 血液　B. 尿液
C. 脑脊液　D. 下疳渗出液
E. 梅毒疹渗出液

5. HIV gp120 的主要功能是
A. 逆转录酶功能
B. 介导膜融合
C. 与细胞 CD4 分子结合
D. 调控蛋白
E. 介导病毒基因组整合

6. 关于顿挫感染，下列叙述正确的是
A. 因宿主细胞内有相应抑制物
B. 因宿主细胞 DNA 有关基因激活
C. 因宿主细胞缺乏有关酶
D. 因感染病毒有核酸缺失
E. 因感染病毒抗原性转变

7. 在下列无芽孢的细菌中，抵抗力最强的是
A. 乙型溶血性链球菌　B. 金黄色葡萄球菌
C. 淋病奈瑟菌　D. 肺炎链球菌
E. 脑膜炎奈瑟菌

8. 分枝杆菌属区别于其他细菌的特点是
A. 胞壁含大量脂质　B. 无特殊结构
C. 呈分枝生长　D. 一般不易着色
E. 抗盐酸乙醇脱色

9. 下述病毒中，属于缺陷病毒的是
A. HAV　B. HBV
C. HDV　D. EB
E. CHO 病毒

10. 下列哪项不是微生物的特点
A. 多数以独立生活的单细胞和细胞群体的形式存在
B. 新陈代谢能力旺盛，生长速度快
C. 变异慢，适应能力弱
D. 种类多、分布广、数量大
E. 个体微小

11. 下列哪项不属于原核细胞型微生物
A. 细菌　B. 放线菌
C. 螺旋体　D. 真菌
E. 衣原体

12. 不能用于观察细菌动力的方法是
A. 革兰染色法　B. 暗视野荧光法
C. 半固体穿刺法　D. 悬滴法
E. 压滴法

13. 革兰阳性菌和革兰阴性菌细胞壁的共同成分是
A. 磷壁酸　B. 脂多糖
C. 脂蛋白　D. 脂质
E. 肽聚糖

14. 下列哪种为革兰阳性菌细胞壁的特殊成分
A. 脂多糖　B. 脂质
C. 磷壁酸　D. 肽聚糖
E. 脂蛋白

15. 下列哪项不是细菌 L 型的特点
A. 生长迅速
B. 营养要求高
C. 对渗透压敏感
D. 普通培养基上不能生长
E. 培养时必须用高渗的含血清的培养基

16. 二氧化碳法培养细菌时，二氧化碳的浓度一般为
A. 1% ~3%　B. 3% ~5%
C. 5% ~10%　D. 10% ~12%

E. 12% ~15%

17. 下列有关细菌内毒素的特点，错误的是

A. 主要由革兰阴性杆菌产生
B. 化学成分主要是脂多糖
C. 对人体组织有选择性毒性作用
D. 可单独激活补体旁路途径
E. 可使鲎血液变形细胞溶解物凝固

18. 受体菌直接摄取供体菌提供的游离 DNA 片段整合重组，使受体菌性状发生变异的过程称

A. 转导　　B. 转化
C. 溶原性转换　　D. 结合
E. 原生质体融合

19. 关于细菌遗传物质的描述，以下不正确的是

A. 信息量大　　B. 可以微缩、双螺旋
C. 存在于染色体中　　D. 存在于核糖体中
E. 存在于质粒中

20. 耐甲氧西林表皮葡萄球菌的缩写是

A. MRS　　B. MRSA
C. MRSE　　D. MRCNS
E. SPA

21. 下列不属于细菌药敏试验常见的质控菌株是

A. ATCC25923　　B. ATCC90028
C. ATCC25922　　D. ATCC29212
E. ATCC27853

22. 以 K－B 法进行药物敏感性试验时，常采用的接种方法为

A. 连续划线法　　B. 涂布接种法
C. 倾注平板法　　D. 分区划线法
E. 棋盘格划线法

23. 能产生 SPA 的细菌是

A. 粪链球菌　　B. 乙型溶血性链球菌
C. 肺炎链球菌　　D. 金黄色葡萄球菌
E. 表皮葡萄球菌

24. 腐生葡萄球菌是下列哪种疾病的常见致病菌

A. 亚急性细菌性心内膜炎
B. 类风湿关节炎
C. 蜂窝织炎
D. 尿路感染
E. 风湿热

25. 治疗链球菌引起的感染应首选的抗生素是

A. 链霉素　　B. 青霉素
C. 灭滴灵　　D. 红霉素
E. 克林霉素

26. PYR 试验可特异性检测的细菌是

A. 金黄色葡萄球菌　　B. 甲型溶血性链球菌
C. 淋病奈瑟菌　　D. 肺炎链球菌
E. A 群链球菌

27. 风湿热的辅助诊断方法是

A. 胆汁溶菌试验　　B. OT 试验
C. 外斐反应　　D. 抗“O”试验
E. 肥达反应

28. 肠球菌区别于肺炎链球菌的生物学特点是

A. 革兰阳性球菌　　B. 触酶阴性
C. 短链状排列　　D. 无芽孢
E. 在高盐（6.5% NaCl）、40% 胆汁培养基上能生长

29. 表皮葡萄球菌与腐生葡萄球菌可用作初步表型鉴别的试验是

A. 杆菌肽敏感试验　　B. CAMP 试验
C. Op 敏感试验　　D. 新生霉素敏感试验
E. DNA 酶试验

30. 在易引起新生儿败血症的链球菌中，最多见的血清型为

A. A 群链球菌　　B. B 群链球菌
C. C 群链球菌　　D. D 群链球菌
E. F 群链球菌

31. 在急性肺炎患者血液中分离出一株细菌，血平板上灰白色，α－溶血，扁平较小菌落，革兰染色为阳性双球菌，矛头状，坦面相对，触酶试验阴性，杆菌肽试验阴性，Optochin 敏感试验阳性，胆汁溶菌试验阳性，6.5% 的 NaCl 生长试验阴性。此菌最可能是

A. 金黄色葡萄球菌　　B. D 群链球菌
C. 肺炎链球菌　　D. A 群链球菌
E. 肠球菌

32. 下列哪种抗原为沙门菌分群的依据

A. O 抗原　　B. H 抗原
C. Vi 抗原　　D. M 抗原
E. S 抗原

33. 志贺菌引起中毒性菌痢的主要致病物质是

A. 痉挛毒素　　B. 肠毒素
C. 溶血毒素　　D. 内毒素
E. 侵袭性酶

34. 下列可用来区分产气肠杆菌与阴沟肠杆菌的试验是

A. 动力试验　　B. 赖氨酸脱羧酶试验
C. 鸟氨酸脱羧酶试验　　D. V－P 试验
E. 甲基红试验

35. 变形杆菌属在普通培养基上的菌落特点为

A. 常扩散生长，出现迁徙生长现象
B. 菌落大，呈黏液状，相互融合，以接种环挑之易拉成丝
C. 中等大小、圆形、凸起、灰白色、湿润、光滑菌落
D. 圆形、隆起、光滑、湿润、不透明，菌落初呈白色，随后因种不同发展成黄色、白色或柠檬色
E. 扁平粗糙型菌落

36. 我国分离出的志贺菌最常见的是
A. 痢疾志贺菌 1 型　B. 福氏志贺菌
C. 鲍氏志贺菌 2 型　D. 宋内志贺菌
E. 痢疾志贺菌 2 型

37. 诊断伤寒沙门菌感染时，整个病程中哪一类标本分离培养该细菌的阳性率最高
A. 粪便　B. 尿液
C. 静脉血　D. 骨髓
E. 十二指肠引流液

38. 对于伤寒慢性带菌者，病原菌检出率最高的标本是
A. 血液　B. 胆汁
C. 尿液　D. 粪便
E. 骨髓

39. 对于枸橼酸杆菌属和沙门菌属，以下哪种生化反应能进一步鉴别
A. 双糖　B. 氧化酶
C. 硝酸盐　D. 过氧化氢酶
E. 赖氨酸

40. 分离脑膜炎奈瑟菌的最佳培养基是
A. 血平板
B. EMB 培养基
C. 不加抗生素的巧克力培养基
D. 卵黄平板
E. 麦康凯平板

41. 对淋病奈瑟菌描述错误的是
A. 为革兰阴性双球菌
B. 主要致病物质为菌毛
C. 初次分离需置于 5% CO_2
D. 可致新生儿脓漏眼
E. 抵抗力强，对消毒剂不敏感

42. 流行性脑脊髓膜炎的病原体是
A. 乙脑病毒　B. 脑膜炎奈瑟菌
C. 链球菌　D. 肺炎链球菌
E. 淋病奈瑟菌

43. 下列对铜绿假单胞菌特征的描述，不正确的是
A. 菌体一端有鞭毛
B. 氧化酶试验阳性
C. 可产生绿色脂溶性色素
D. 抵抗力强且对多种抗生素耐药
E. 主要通过接触引起医源性感染

44. 对铜绿假单胞菌进行鉴定时，下列说法有误的是
A. 分解尿素　B. 氧化酶试验阳性
C. 触酶试验阳性　D. 能液化明胶
E. O/F 试验为产碱型

45. 检查副溶血性弧菌致病力的试验是
A. 肥达试验　B. 锡克试验
C. OT 试验　D. 抗“O”试验
E. 神奈川试验

46. 关于弧菌的叙述，下列错误的是
A. 呈革兰阴性
B. 耐碱不耐酸
C. 一端具有单鞭毛而运动活泼
D. 菌体短小，弯曲成弧形或逗点形
E. 营养要求高，仅在含葡萄糖的培养基上生长良好

47. 可快速诊断幽门螺杆菌感染的试验是
A. 乳糖发酵试验　B. 明胶液化试验
C. 硫化氢试验　D. 胆汁溶菌试验
E. 尿素酶试验

48. 螺杆菌属是
A. 从弯曲菌属中划分出来的新菌属
B. 从埃希菌属中划分出来的新菌属
C. 从耶尔森菌属中划分出来的新菌属
D. 从枸橼酸菌属中划分出来的新菌属
E. 从沙门菌属中划分出来的新菌属

49. 幽门螺杆菌可以在胃组织里用什么染色方法鉴别
A. 革兰染色
B. Giemsa
C. 抗酸染色
D. Warthing - Starry 银染色
E. 黏蛋白卡红

50. 白喉患者死亡的主要原因是
A. 心肌炎　B. 败血症
C. 毒血症　D. 中毒性休克
E. 假膜阻塞呼吸道

51. 提高脑脊液标本中结核分枝杆菌的阳性检出率的方法是
A. 直接涂片做抗酸染色
B. 做厚涂片，做抗酸染色

C. 离心沉淀后，做抗酸染色
D. 抽取标本后立即接种分离培养
E. 置24小时后，取其表面网膜形成物做涂片或分离培养

52. 下列不是临床上常见的快生长分枝杆菌的是
A. 偶发分枝杆菌　B. 溃疡分枝杆菌
C. 龟分枝杆菌　D. 海分枝杆菌
E. 耻垢分枝杆菌

53. 对痰标本行抗酸染色检查时，如镜检结果为每视野发现1～9条抗酸菌，应报告为
A. 未找到抗酸杆菌
B. 抗酸杆菌阳性（+）
C. 抗酸杆菌阳性（++）
D. 抗酸杆菌阳性（+++）
E. 抗酸杆菌阳性（++++）

54. 结核分枝杆菌复合群包括下列哪一种菌
A. 牛分枝杆菌　B. 麻风杆菌
C. 堪萨斯分枝杆菌　D. 鸟分枝杆菌
E. 戈登分枝杆菌

55. 下述微生物中哪种不是原核细胞型
A. 钩端螺旋体　B. 沙眼衣原体
C. 衣氏放线菌　D. 肺炎支原体
E. 白色念珠菌

56. 下列对放线菌的描述，正确的是
A. 多数可致人类疾病
B. 多以裂殖方式繁殖、有菌丝
C. 形成菌丝及孢子的真核生物
D. 必须在活的细胞中才能生长繁殖
E. 感染细胞内可形成包涵体

57. 压片镜检可见到呈菊花状菌丝的是
A. 放线菌　B. 真菌
C. 诺卡菌　D. 链霉菌
E. 红斑丹毒丝菌

58. 为紧急预防和治疗破伤风，应选择
A. 注射破伤风类毒素
B. 注射破伤风抗毒素
C. 注射破伤风杆菌疫苗
D. 注射抗生素
E. 注射破伤风类毒素+抗生素

59. 血平板上能形成双溶血环的细菌是
A. 肉毒梭菌　B. 炭疽杆菌
C. 产气荚膜梭菌　D. 破伤风杆菌
E. 金黄色葡萄球菌

60. 破伤风杆菌的致病因素是
A. 内毒素　B. 干扰素
C. 外毒素　D. 溶血素
E. 分泌多种酶

61. 下列关于厌氧菌培养的操作，不正确的是
A. 标本采集应严格无菌操作，严禁接触空气
B. 中段尿可以做厌氧菌培养
C. 尽量使用新鲜培养基，应进行预还原
D. 液体培养基煮沸10分钟即可驱除溶解氧，立即接种标本
E. 怀疑厌氧菌感染时，每份标本至少接种3个血平板，分别置于有氧、无氧及5%～10% CO_2环境中培养，以判断病原菌对氧气需求如何

62. 以下属于革兰阴性厌氧球菌的是
A. 小韦荣球菌　B. 黑色消化球菌
C. 不解糖消化链球菌　D. 星座链球菌
E. 滕黄微球菌

63. 钩端螺旋体感染第1周应采集哪种标本观察螺旋体
A. 血液　B. 尿液
C. 脑脊液　D. 粪便
E. 组织

64. 梅毒的唯一传染源是
A. 猫　B. 人
C. 鼠　D. 蚤
E. 蚊

65. 以下关于螺旋体微生物学检验的描述，错误的是
A. 钩端螺旋体发病1周内血液阳性率高
B. 钩端螺旋体发病1周后尿和脑脊液的阳性率高
C. 可通过暗视野显微镜观察螺旋体的形态和运动
D. 非密螺旋体抗原试验多采用牛心类脂质作为抗原，检测患者血清中的反应素
E. 快速血浆反应素试验（RPR）可用于检测莱姆病

66. 对理化因素抵抗力最弱的病原性螺旋体是
A. 雅司螺旋体　B. 钩端螺旋体
C. 回归热螺旋体　D. 梅毒螺旋体
E. 奋森螺旋体

67. 以下关于支原体鉴定方面的描述，错误的是
A. 肺炎支原体能发酵葡萄糖发酸，不能利用精氨酸、尿素
B. 肺炎支原体氯化三苯基甲氮唑还原试验阴性
C. 解脲脲原体只分解尿素，不分解葡萄糖、精氨酸
D. 人型支原体分解精氨酸，不分解尿素和葡萄糖
E. 穿通支原体发酵葡萄糖，水解精氨酸，不分解尿素

68. 在实验室常造成细胞培养污染的微生物是

A. 真菌　　B. 支原体
C. 衣原体　　D. 立克次体
E. 螺旋体

69. 关于衣原体的描述，正确的是

A. 原体是繁殖型
B. 原体以吞饮方式进入细胞
C. 细胞质包围原体形成空泡
D. 在空泡内始体增大而发育成原体
E. 始体具有高度感染性

70. 在分类上沙眼衣原体属于

A. 真菌　　B. 病毒
C. 真核细胞型微生物　　D. 原核细胞型微生物
E. 非细胞型微生物

71. 支气管炎患者，发热咳嗽，用头孢曲松 2 周无效，改用红霉素见效。从患者痰中分离一株病原体行细胞培养、鸡胚培养和动物接种均生长，它可能是

A. 细菌　　B. 真菌
C. 支原体　　D. 立克次体
E. 衣原体

72. 立克次体的特性不包括

A. 属原核细胞型微生物
B. 光学显微镜下不可见
C. 菌体内含 2 种核酸
D. 二分裂繁殖
E. 专性活细胞内寄生

73. 关于外斐试验，错误的是

A. 是一种抗原抗体反应
B. 阳性结果呈现凝集反应
C. 检测的是立克次体抗原
D. 立克次体病的辅助诊断试验
E. 实验材料之一为变形杆菌菌体抗原

74. 真菌细胞壁中与细菌不同的成分是

A. 生酮类固醇　　B. 几丁质
C. 肽聚糖　　D. 丁酮酸
E. 类脂 A

75. 多细胞真菌的菌落类型是

A. 丝状型　　B. 酵母型
C. 类酵母型　　D. 混合型
E. 类丝状型

76. 真菌孢子的主要作用是

A. 进行繁殖　　B. 抗吞噬
C. 引起炎症反应　　D. 引起超敏反应
E. 抵抗不良环境的影响

77. 病原性真菌一般不形成

A. 分生孢子　　B. 孢子囊孢子
C. 关节孢子　　D. 有性孢子
E. 厚膜孢子

78. 某患者属于真菌感染的易感人群，G 试验检测发现其 1－3－β－D－葡聚糖数值升高，理论上不太可能是以下哪种真菌感染

A. 马尔尼菲青霉　　B. 白色念珠菌
C. 烟曲霉　　D. 毛霉
E. 镰刀菌

79. 以下能引起人类感染的表皮癣菌属是

A. 絮状表皮癣菌　　B. 红色毛癣菌
C. 许兰毛癣菌　　D. 石膏样毛癣菌
E. 疣状毛癣菌

80. 不属于小孢子菌属镜下特点的是

A. 无小分生孢子　　B. 小分生孢子卵圆形
C. 大分生孢子纺锤形　　D. 梳状菌丝
E. 球拍状菌丝

81. 申克孢子丝菌在脑心浸液葡萄糖血琼脂培养基上 37℃ 培养 3 天后的菌落特点是

A. 烟绿色霉菌相菌落
B. 深黑色霉菌相菌落
C. 乳白色酵母型菌落
D. 淡褐色绒毛样菌落
E. 初为浅白色绒毛状，以后变成淡青黄色

82. 卡氏肺孢子菌主要的传播途径是

A. 接触传播　　B. 血液传播
C. 空气传播　　D. 垂直传播
E. 性传播

83. 瑞氏染色适合检测下列哪一种真菌

A. 烟曲霉　　B. 黄曲霉
C. 荚膜组织胞浆菌　　D. 白假丝酵母菌
E. 新型隐球菌

84. 针对临床上怀疑组织胞浆菌的标本，适合的染色方法是

A. 革兰染色　　B. 吉姆萨染色
C. 墨汁染色　　D. 抗酸染色
E. 六胺银染色

85. 病毒大小的测量单位为

A. cm　　B. mm
C. μm　　D. nm
E. pm

86. 对酸稳定，不易被脂溶性溶剂灭活的病毒是

A. 柯萨奇病毒　　B. 呼吸道合胞病毒
C. 副流感病毒　　D. 疱疹病毒
E. HIV

87. 病毒的致病物质是

A. 内毒素　　B. 外毒素
C. 热原质　　D. 蛋白质和核酸
E. 侵袭性酶

88. 由单一核酸（DNA 或 RNA）和蛋白质外壳组成的微生物是

A. 支原体　　B. 衣原体
C. 立克次体　　D. 螺旋体
E. 病毒

89. 关于病毒分离物的最终鉴定步骤，以下哪个步骤是错误的

A. 中和试验　　B. 理化性质
C. 血凝抑制试验　　D. 免疫荧光试验
E. 补体结合试验

90. 关于病毒感染的标本采集与送检，下列说法中不正确的是

A. 分离病毒应采集患者急性期标本
B. 根据不同病毒感染，采集不同部位的标本
C. 运送标本应保持在 37℃ 的条件下进行
D. 早期单份血清可用于检测 IgM 型抗体
E. 血清抗体检测标本应保存在 –20℃ 中

91. 病毒标本的长时间保存应置于

A. 4℃　　B. –20℃
C. –40℃　　D. –50℃
E. –70℃

92. 流感病毒分型的依据是

A. 血凝素　　B. 神经氨酸酶
C. 核蛋白和 M 蛋白　　D. 基质蛋白
E. RNP

93. 呼吸道病毒不包括

A. 流感病毒　　B. 腮腺炎病毒
C. 风疹病毒　　D. 巨细胞病毒
E. SARS 冠状病毒

94. 流感病毒的特异性抗原为

A. 血凝素　　B. 神经氨酸酶
C. 核蛋白　　D. M 蛋白
E. 基质蛋白

95. 亚急性硬化性全脑炎（SSPE）是哪种病毒感染后的远期并发症

A. 麻疹病毒　　B. 风疹病毒
C. 腺病毒　　D. 流行性乙型脑炎
E. 森林脑炎病毒

96. 近年来国内引起重症手足口病的最常见病毒是

A. 柯萨奇病毒 B 组　　B. 埃可病毒
C. 新肠道病毒 69 型　　D. 新肠道病毒 70 型
E. 新肠道病毒 71 型

97. 下列哪组病毒都通过粪 – 口途径传播

A. 腺病毒、流感病毒、脊髓灰质炎病毒、ECHO 病毒
B. 脊髓灰质炎病毒、甲型肝炎病毒、ECHO 病毒、柯萨奇病毒
C. 柯萨奇病毒、甲型肝炎病毒、麻疹病毒、EB 病毒
D. 冠状病毒、腮腺炎病毒、ECHO 病毒、柯萨奇病毒
E. EB 病毒、ECHO 病毒、脊髓灰质炎病毒、水痘病毒

98. 脊髓灰质炎病毒属于下列哪一科的病毒

A. 弹状病毒科　　B. 呼吸孤病毒科
C. 小 RNA 病毒科　　D. 正黏病毒科
E. 副黏病毒科

99. 属于小 RNA 病毒科的病毒是

A. HAV　　B. HBV
C. HCV　　D. HDV
E. HEV

100. 关于甲型肝炎病毒生物学性状的描述，错误的是

A. 属于小 RNA 病毒科
B. 核酸为单正股 RNA 病毒
C. 有多个血清型
D. 无包膜
E. 对乙醚及 pH 3.0 环境有抵抗力

101. 所谓的 HBsAg 阴性的 HBV 感染是由于

A. C 基因发生变异
B. Pre – S1 基因发生变异
C. Pre – S2 基因发生变异
D. S 基因发生变异
E. P 基因发生变异

102. 可以作为 HBV 复制及具有强感染性指标的是

A. HBsAg　　B. HBeAg
C. HBsAb　　D. HBeAb
E. HBcAb

103. 丙型肝炎根据临床病程可划分为急性和慢性，其时间段界限为

A. 1 个月　　B. 3 个月
C. 6 个月　　D. 12 个月

E. 24 个月

104. 下列病毒中，最常引起胎儿先天感染及畸形的是

A. HIV　B. HBV
C. CMV　D. HCV
E. HAV

105. 流行性出血热主要引起下列哪个脏器的损伤

A. 肝脏　B. 脾
C. 肺　D. 肾脏
E. 心脏

106. 以下哪种病毒初次感染人体，当感染控制、症状消失后不会在人体体内形成潜伏感染

A. HIV　B. 风疹病毒
C. 巨细胞病毒　D. 单纯疱疹病毒
E. EB 病毒

107. 引起先天性和围产期感染的病毒不包括以下哪种

A. HIV　B. 麻疹病毒
C. 风疹病毒　D. 单纯疱疹病毒
E. 巨细胞病毒

108. 关于黄病毒科的描述，以下错误的是

A. 猪是流行性乙型脑炎最重要的宿主和传染源
B. 流行性乙型脑炎病毒在动物间感染的循环过程是蚊一猪一蚊
C. 人体感染乙型脑炎病毒后仅少数人最终发生脑炎
D. 登革热患者是主要传染源，即蚊一人一蚊的循环感染过程
E. 人群对森林脑炎病毒普遍易感，感染后大多数发生脑炎

109. 关于耐药菌的叙述，不正确的是

A. 可以是天然耐药
B. 亦可以是获得性耐药
C. 临床治疗其感染极为棘手
D. 获得性耐药菌特别是多重耐药菌主要因染色体突变所致
E. 易在抗生素选择压力下于医院人群中传播，甚至暴发流行

110. 下列对菌群失调的表述，不正确的是

A. 定植部位正常，细菌数量发生变化
B. 定植部位正常，细菌质量发生变化
C. 毒力强的菌株处于劣势地位
D. 耐药菌株居于优势地位
E. 菌群失调症或称菌群交替症

111. 含糖培养基灭菌常用的监测温度和时间是

A. 121℃，15～30 分钟
B. 110℃，15～30 分钟
C. 115℃，15～30 分钟
D. 100℃，15～30 分钟
E. 85℃，15～30 分钟

112. 如果金黄色葡萄球菌对头孢西丁耐药，则该菌株对亚胺培南

A. 敏感　B. 中介
C. 耐药　D. 剂量依赖性敏感
E. 不报告

113. 常污染实验室组织培养的微生物是

A. 病毒　B. 大肠埃希菌
C. 衣原体　D. 立克次体
E. 支原体

114. 对于可疑肉毒毒素中毒的患者，分离病原菌主要采集的标本是

A. 患者吃剩的食物　B. 伤口的渗出液
C. 患者的脑脊液　D. 患者的血液
E. 患者的粪便

115. 下列哪个是选择性培养基

A. SS 平板　B. 血琼脂平板
C. 肉膏汤培养基　D. 蛋白胨水
E. 巧克力平板

116. MH 培养基的厚度为

A. 3mm　B. 2mm
C. 4mm　D. 5mm
E. 6mm

117. 检查菌体的不同结构成分及抗原与特异性抗体结合形成复合物时须用

A. 普通显微镜　B. 荧光显微镜
C. 暗视野显微镜　D. 倒置显微镜
E. 照相显微镜

118. 引起肌肉麻痹的致病菌是

A. 大肠埃希菌　B. 金黄色葡萄球菌
C. 肉毒梭菌　D. 艰难梭状芽孢杆菌
E. 产气荚膜梭菌

119. 临床血液标本采集后首先应该做什么处理

A. 转种血平板　B. 增菌培养
C. 离心沉淀　D. 转种选择性平板
E. 分离培养

120. 对于怀疑化脓性脑膜炎的患者，下列对其脑脊液标本的处理，不正确的是

A. 尽快送检
B. 保持常温运输

C. 冷藏
D. 实验室收到标本应优先处理
E. 涂片应离心

121. 下列何种微生物无细胞壁结构
A. 分枝杆菌　B. 支原体
C. 衣原体　D. 军团菌
E. 幽门螺杆菌

122. 下列哪项可判断两株细菌高度同源
A. 两株细菌 DNA 的杂交百分率大于 10%
B. 两株细菌 DNA 的杂交百分率大于 30%
C. 两株细菌 DNA 的杂交百分率大于 40%
D. 两株细菌 DNA 的杂交百分率大于 50%
E. 两株细菌 DNA 的杂交百分率大于 70%

123. 阴道加特纳菌引起
A. 淋病　B. 梅毒
C. 性病淋巴肉芽肿　D. 软下疳
E. 细菌性阴道病

124. 粪便做细菌培养时应用
A. 取多个部位的粪便
B. 取黏液最多的粪便
C. 取脓液和血液交界处的粪便
D. 取脓液、血液和黏液交界处粪便
E. 无菌采便管采集的粪便

125. 感染血吸虫病的传播途径必须具备的三个条件是
A. 传染源、钉螺、易感者
B. 含虫卵的粪便入水、钉螺存在、接触疫水
C. 传染源、钉螺、疫水
D. 含虫卵的粪便入水、疫水、易感者
E. 易感者、钉螺、疫水

126. 真核细胞型微生物包括
A. 肺炎支原体、毛癣菌、荚膜组织胞浆菌
B. 假丝酵母菌、新生隐球菌、立克次体
C. 曲霉、卡氏肺孢菌、小孢子癣菌
D. 毛霉菌、絮状表皮癣菌、梅毒螺旋体
E. 申克孢子丝菌、淋病奈瑟菌、卡氏枝孢霉

127. 治疗流感嗜血杆菌肺炎的首选抗菌药物是
A. 青霉素　B. 四环素
C. 林可霉素　D. 氨苄西林
E. 氯霉素

128. 下列何种微生物培养时会产生 β-溶血环现象
A. 肺炎链球菌　B. 军团菌
C. 乙型溶血性链球菌　D. 肺炎支原体
E. 肺炎衣原体

129. 检查胃有无幽门螺杆菌的试验是
A. 胃酸分析　B. 乳酸测定
C. 隐血试验　D. 胆汁测定
E. 尿素试验

130. 地方性斑疹伤寒的潜伏期一般平均为
A. 3 日　B. 12 日
C. 20 日　D. 30 日
E. 40 日

131. SPA 是
A. 肠杆菌科细菌的抗原
B. 葡萄球菌细胞壁的蛋白成分
C. 沙门菌属表面抗原
D. 核蛋白抗原
E. 链球菌属表面抗原

132. 由疖、痈继发的败血症，其细菌多为
A. 大肠埃希菌　B. 脑膜炎奈瑟菌
C. 金黄色葡萄球菌　D. 流感嗜血杆菌
E. 肺炎克雷伯菌

133. 摄入未熟透的海产品后引起急性胃肠炎，表现为血水样便，其病原菌最可能是
A. 霍乱弧菌　B. 溶藻弧菌
C. 副溶血弧菌　D. 福氏志贺菌
E. 肺炎克雷伯菌

134. 关于细菌的描述，下列不正确的是
A. 一般具有细胞壁　B. 个体微小，结构简单
C. 有成形的细胞核　D. 无核膜，无核仁
E. 分类上属于原核生物界

135. 下列关于结核分枝杆菌的描述，正确的是
A. 类脂质为胞壁中含量最多的成分
B. 产生外毒素
C. 产生内毒素
D. 耐药性低
E. 一般采用革兰染色

136. 下列哪项不属于外毒素的特征
A. 来源于革兰阳性菌和部分革兰阴性菌
B. 甲醛液处理不形成类毒素
C. 60℃～80℃，30 分钟被破坏
D. 效应具有组织器官选择性
E. 毒性作用强

137. 以下哪种说法是错误的
A. 在甲基红试验中，呈现红色为阳性
B. 甲基红试验阳性时，培养物酸碱度为 pH 4.5 或更低

C. 大肠埃希菌的枸橼酸盐利用试验为阳性
D. 产气肠杆菌 VP 试验阳性
E. 枸橼酸盐利用试验阳性反应时呈深蓝色

138. 在耶尔森菌属的特性中，不正确的是
A. 动力 25℃阳性，37℃阴性
B. 尿素大都阳性
C. 苯丙氨酸酶阴性
D. 乳糖不发酵
E. 动力 25℃阴性，37℃阳性

139. 有关微生物的描述，错误的是
A. 病毒属于非细胞型微生物
B. 细菌属于真核细胞型微生物
C. 支原体属于原核细胞型微生物
D. 衣原体属于原核细胞型微生物
E. 立克次体属于原核细胞型微生物

140. 有关埃希菌属的特点，下列说法正确的是
A. 革兰阴性短杆菌，散在排列，大多有周鞭毛
B. 革兰阳性，菌体染色不均匀，菌体一端或两端膨大
C. 革兰阴性较粗大的杆菌，有明显的荚膜，无鞭毛
D. 革兰阴性，弧形或逗点状，细菌一端有单鞭毛
E. 革兰阴性双球菌，无鞭毛

141. 根据《伯杰系统细菌学手册》，按 rRNA 和 DNA 的同源性将假单胞菌属分为 5 个部分和几个 rRNA 群
A. 1　　B. 2
C. 3　　D. 4
E. 5

142. 下列关于肥达试验的结果判断，不正确的是
A. 若 O、H 凝集效价均超过正常值，则伤寒或副伤寒感染的可能性大
B. 若两者均低，则患伤寒的可能性小
C. 若 O 不高 H 高，有可能是预防接种或是非特异性回忆反应
D. 若 O 高 H 不高，则可能是感染晚期
E. 若 O 不高 H 不高，则可能是感染早期

143. 下列何种微生物培养生长时会产生溶血现象
A. 军团菌　　B. 支原体
C. 结核分枝杆菌　　D. 肺炎链球菌
E. 衣原体

144. 在饮用水中检出下列哪种细菌，不能推定为粪便污染
A. 大肠埃希菌　　B. 沙门菌
C. 志贺菌　　D. 产气肠杆菌
E. 弧菌属

145. 下列描述不正确的是
A. 巴氏消毒法属于干热灭菌法
B. 流动蒸汽消毒法属于湿热灭菌法
C. 间歇蒸汽灭菌法属于湿热灭菌法
D. 加压蒸汽灭菌法属于湿热灭菌法
E. 煮沸法属于湿热灭菌法

146. 在志贺菌所致疾病中，下列哪一项不正确
A. 传染源是患者和带菌者，无动物宿主
B. 人类对志贺菌较易感，10 ~ 200 个细菌就可使 10% ~ 50% 志愿者致病
C. 痢疾志贺菌感染患者病情较重
D. 福氏志贺菌感染者易转变为慢性
E. 急性中毒性菌痢以小儿多见，有明显的消化道症状

147. 结核菌素是一种
A. 蛋白　　B. 多糖
C. 溶血素　　D. 脂类
E. 蜡质 D

148. 革兰染色是重要的细菌鉴别染色之一，复染的作用是
A. 增加已着色菌颜色
B. 使脱色菌体着色
C. 减轻着色菌体颜色
D. 使革兰阳性菌的颜色改变
E. 使革兰阴性菌颜色变浅

149. 下列关于大肠埃希菌的描述，不正确的是
A. 革兰染色阴性　　B. 不能引起肺炎
C. 兼性厌氧　　D. 无荚膜
E. 营养要求低

150. 结核分枝杆菌传播的主要途径为
A. 呼吸道　　B. 消化道
C. 皮肤伤口　　D. 胎盘
E. 接种

151. 下列关于沙门菌感染肠炎型（食物中毒），描述不正确的是
A. 是最常见的沙门菌感染，由摄入大量鼠伤寒沙门菌、猪霍乱沙门菌等污染的食物引起
B. 主要症状为发热、恶心、呕吐、腹痛、腹泻，一般 3 ~ 5 天内较快恢复
C. 潜伏期 6 ~ 24 小时
D. 常为集体性食物中毒
E. 病后多见带菌者

152. 下列细菌中，鸟氨酸脱羧酶阴性的是
A. 黏质沙雷菌　　B. 肺炎克雷伯菌

C. 产气肠杆菌　　D. 阴沟肠杆菌
E. 奇异变形杆菌

153. 下列哪种抗生素可与核糖体 50S 亚基结合并抑制蛋白质的合成
A. 四环素　　B. 氨苄青霉素
C. 氯霉素　　D. 卡那霉素
E. 新霉素

154. 在麦康凯培养基上，致泻性大肠埃希菌落呈现
A. 桃红色　　B. 黑色
C. 微黄色　　D. 无色
E. 深灰色

155. 在基础琼脂培养基中不含有的营养成分是
A. 水解酪蛋白　　B. 牛肉膏
C. 蛋白胨　　D. NaCl
E. 琼脂

156. 提取细菌抗原时，破碎细菌细胞作用较差的方法是
A. 酶处理法　　B. 冻融法
C. 超声破碎法　　D. 用 SDS 处理
E. 用二乙胺十六烷基溴处理

157. 采集兔子免疫血清时，不正确的做法是
A. 血液放入干热灭菌的玻璃器皿中
B. 采血前停止喂食
C. 采集的血液立即放 4℃凝固
D. 采集的血液置室温中凝固
E. 放血速度不宜太快

158. 不产生肠毒素的细菌是
A. 霍乱弧菌　　B. 产毒性大肠埃希菌
C. 幽门螺杆菌　　D. 沙门菌
E. 金黄色葡萄球菌

159. 不属于细菌细胞质中重要成分的是
A. 核糖体　　B. 质粒
C. 核质　　D. 糖肽
E. 胞浆颗粒

160. 试管凝集法检测军团菌时，抗体的阳性标准为滴度
A. ≥1∶40　　B. ≥1∶80
C. ≥1∶160　　D. ≥1∶320
E. ≥1∶640

161. 脑脊液接种到巧克力琼脂上培养脑膜炎球菌时需要有
A. 含有 5%新鲜红细胞的培养基
B. 含有 10%小牛血清
C. 含有万古霉素和多黏菌素的培养基
D. 含卵黄的培养基
E. 5% ~10% CO_2气体环境

162. 防止或抑制细菌生长繁殖的做法称为
A. 消毒　　B. 防腐
C. 抑菌　　D. 除菌
E. 灭活

163. 在三糖铁培养基上，哪两种细菌表现相似
A. 伤寒沙门菌与痢疾志贺菌
B. 大肠埃希菌与痢疾志贺菌
C. 大肠埃希菌与伤寒沙门菌
D. 副溶血弧菌与痢疾志贺菌
E. 副溶血弧菌与伤寒沙门菌

164. 军团病的临床表现类型主要为
A. 肺炎型　　B. 发热型
C. 肺外感染型　　D. 肾衰型
E. 肾出血型

165. 碘酒是常用消毒剂，浓度为多少时适用皮肤消毒
A. 1%　　B. 2% ~2.5%
C. 3% ~4%　　D. 4% ~5%
E. 5% ~6%

166. 细菌繁殖体在干燥条件下不能生存的原因是
A. 失去水分而脂类变性
B. 失去水分而蛋白质变性
C. 失去水分而碳水化合物变性
D. 失去水分而酶类变性
E. 失去水分而生长因子失活

167. 适合于培养霍乱弧菌的培养基是
A. 牛肉膏汤　　B. 庆大霉素培养基
C. 1%溶血琼脂培养基　　D. 活性炭酵母培养基
E. 罗氏改良培养基

168. 结核分枝杆菌痰抗酸染色阳性的最低浓度为
A. 2 条/毫升　　B. 5 条/毫升
C. 10 条/毫升　　D. 15 条/毫升
E. 20 条/毫升

169. 为提高军团菌的阳性检出率，临床标本常采用酸处理法，一般使用的物质是
A. 20% HCl
B. 30% HCl
C. pH 2.0HCl 和 pH 7.3 PBS
D. 0.2NH_2SO_4
E. 1NH_2SO_4

170. 95%的乙醇溶液比 70% ~75%的乙醇溶液灭菌效果还差的原因是
A. 95%乙醇使菌体表面蛋白迅速变性凝固，妨碍乙

醇再渗入
B. 迅速抑制表面的酶活性而内部酶没失活
C. 缺少一定比例水分抑制细胞壁合成能力差
D. 灭活能力差
E. 妨碍细菌代谢能力差

171. 速冻能保持微生物活力的原因是
A. 菌体蛋白改变其性状
B. 菌体内水分形成结晶
C. 菌体内水分不形成结晶只形成玻璃状
D. 细胞壁保护
E. 原生质胶体受到干扰

172. 临床上采集胸腔积液标本时，如果不能及时送检，为防止标本凝固，应在标本中加入何种物质
A. NaOH　B. 20% HCl
C. 4g/L 柠檬酸钠　D. 0.9% NaCl
E. 灭菌蒸馏水

173. 双糖铁培养基属于
A. 基础培养基　B. 鉴别培养基
C. 营养培养基　D. 选择培养基
E. 厌氧培养基

174. 世界卫生组织（WHO）对 DHF/DSS 的诊断限定了严格的标准，有 4 种主要的临床表现：高热、出血、肝肿大和循环衰竭。WHO 根据疾病的严重程度把 DHF/DSS 又分为如下几个等级
A. 1 个　B. 2 个
C. 3 个　D. 4 个
E. 5 个

175. 类病毒只是单链共价闭合的 RNA 分子，没有外壳蛋白，依据如下哪一个特性可以判断其没有脂外膜
A. 耐酸　B. 耐碱
C. 耐腐蚀　D. 对有机溶剂有抵抗力
E. 对 RNA 酶有抵抗力

176. 某患者 ALT 显著升高，AST 轻度升高，HBsAg（+），HBeAg（+），抗 HBC（+），抗 HAV IgG（+），应考虑为
A. 急性甲型肝炎 HBsAg 携带者
B. 急性甲型肝炎合并急性乙型肝炎
C. 急性乙型肝炎并感染甲型肝炎病毒
D. 非甲非乙型肝炎
E. 非甲非乙型肝炎，HBsAg 携带

177. 测定 HIV 感染的最简便方法是
A. 测定 HIV 抗体　B. 分离 HIV 病毒
C. 测定 HIV 抗原　D. 测定 HIV 核酸
E. HIV 基因测序

178. 从自然界动物或患者中发现的狂犬病毒称之为
A. 固定毒　B. 野毒株或街毒株
C. 病毒原型　D. 减毒株
E. 强毒株

179. 抗 HDV 抗体检测可以反映下列哪一种状况
A. 是否有 HDV 血症　B. HDV 感染状况
C. HDV 复制状况　D. HDV 感染时间
E. HDV 已经消退

180. 埃博拉病毒致病性的差异主要取决于
A. 血清型的不同　B. 病毒科的不同
C. 被感染者不同　D. 性别不同
E. 人种不同

181. 流行性腮腺炎是由下列哪一个科的病毒引起的
A. 弹状病毒科　B. 布尼亚病毒科
C. 副黏病毒科　D. 正黏病毒科
E. 腺病毒科

182. 下列何种微生物在鸡胚卵黄囊中生长良好
A. 支原体　B. 军团菌
C. 沙眼衣原体　D. 肺炎链球菌
E. 流感嗜血杆菌

183. 下列关于支原体的叙述，正确的是
A. 无细胞壁　B. 有细胞壁
C. 无 DNA 核酸　D. 不能通过过滤器
E. 革兰染色阳性

184. 下列哪一项不是恙虫病的典型特征
A. 发热　B. 焦痂
C. 皮疹　D. 冬春季节是发病高峰
E. 肝脾肿大

185. 登革休克综合征的主要诊断依据不包括
A. 出血　B. 休克
C. 肾脏损伤　D. 口唇发绀
E. 血压低或测不到

186. 用吉姆尼茨染色法染色立克次体时加苯酚复红染色液一般需要
A. 1 分钟　B. 2 分钟
C. 5 分钟　D. 10 分钟
E. 15 分钟

187. 下列关于肺炎支原体肺炎的叙述，正确的是
A. 夏季多见
B. 对青霉素敏感
C. 血清中的抗体具有较好的保护性
D. 老年人发病率高
E. 儿童和青少年发病率高

188. 下列叙述正确的是

A. 螺旋体都能致病

B. 密螺旋体都可致病

C. 螺旋体中只有密螺旋体可致病

D. 密螺旋体包括致病和非致病两大类

E. 密螺旋体中只有梅毒螺旋体可致病

189. 下列说法正确的是

A. 疏螺旋体都是条件致病菌

B. 疏螺旋体中只有伯氏疏螺旋体致病

C. 伯氏疏螺旋体引起的疾病又称弓形体病

D. 伯氏疏螺旋体传播媒介是鼠

E. 伯氏疏螺旋体可通过 IFA 方法检查

190. 下列哪项不符合人乳头瘤病毒感染的变化

A. 是婴幼儿的致命性疾病

B. 上皮细胞体积明显增大

C. 胞核内为嗜酸性包涵体

D. 偶见包涵体与核边之间有狭窄空晕

E. 电镜下，病毒颗粒无膜，呈结晶状排列

191. 对于鼠疫耶尔森菌的微生物学检查，不宜采取的标本为

A. 淋巴穿刺液

B. 患者痰液

C. 患者粪便

D. 血液

E. 尸体肝、脾等组织

192. 葡萄球菌的培养特性是

A. 营养要求高，必须在血平板上才能生长

B. 均能产生金黄色色素

C. 分解菊糖产酸

D. 耐盐性强，可在含 10% ~15% NaCl 的培养基中生长

E. 专性需氧

193. 肉毒毒素的作用部位是

A. 脊髓前脚

B. 脊髓后脚

C. 外周神经 - 肌肉接头处

D. 呕吐中枢

E. 血管内皮

194. 专性需氧菌经人工液体培养基培养后，可观察到的生长现象是

A. 液体表面形成菌膜

B. 液体底部有沉淀

C. 液体变色

D. 可闻到腐败性的恶臭

E. 液体分层

195. 地方性斑疹伤寒是由以下哪种微生物感染引起的

A. 普氏立克次体　　B. 莫氏立克次体

C. 恙虫病东方体　　D. 螺旋体

E. 肺炎支原体

196. 抗酸染色脱色剂为

A. 1% 盐酸　　B. 3% 盐酸酒精

C. 95% 乙醇　　D. 99% 乙醇

E. 5% 盐酸酒精

197. 患者女，56 岁，外阴瘙痒 1 个月，白带乳块状，镜检发现真菌菌丝，合理的处理是

A. 阴道内放置咪康唑栓

B. 阴道内放置甲硝唑栓

C. 阴道内放置己烯雌酚栓

D. 外阴应用氢化可的松软膏

E. 外阴应用 0.5% 醋酸液清洗

二、多选题：每道试题由 1 个题干和 5 个备选答案组成，题干在前，选项在后。选项 A、B、C、D、E 中至少有 2 个正确答案。

198. 可引起妊娠试验阳性反应的有

A. LH　　B. VMA

C. TSH　　D. 17 - KS

E. FSH

199. 下列属于原核细胞型微生物的是

A. 真菌　　B. 细菌

C. 支原体　　D. 立克次体

E. 病毒

200. 确定病原微生物基因在感染中的作用需满足分子 Koch 假设，以下选项属于 Koch 假设的是

A. 特异性灭活可疑的毒力基因或基因群导致毒力降低

B. 基因的野生型拷贝替换突变型拷贝后，原菌的致病性完全消失

C. 能建立致病基因的动物模型

D. 质粒载体在研究的细菌中复制

E. 研究的表型或特征与致病菌株有关，与非致病菌株无关

201. 关于纸片扩散法，下列叙述正确的是

A. 操作简单，试剂费用相对较低

B. 定性试验结果易理解，但未覆盖厌氧菌、棒状杆菌属等

C. 难以准确检测万古霉素低水平耐药肠球菌

D. 难以准确检测万古霉素中介金黄色葡萄球菌

E. 难以准确检测某些苯唑西林异质性耐药葡萄球菌

202. 关于琼脂稀释法质量保证问题，下列叙述正确的是

A. 链球菌属需添加5%脱纤维羊血（磺胺类药物除外）

B. 含药平皿置密闭塑料袋，于2℃～8℃贮存5d

C. 亚胺培南、含克拉维酸复合制剂配制当天使用

D. 幽门螺杆菌置微需氧环境培养2d

E. 厌氧菌培养基为布氏血琼脂

203. 引起医院感染的危险因素包括

A. 广泛应用抗菌药物

B. 患者免疫力低下

C. 侵入性检查和治疗

D. 临床诊疗、护理操作不规范

E. 医院环境不良导致病原体在患者中传播

204. 有关正常菌群的叙述，正确的是

A. 正常菌群对人体没有任何意义

B. 正常菌群对保持人体生态平衡和内环境的稳定有重要作用

C. 正常菌群受到破坏会导致菌群失调

D. 菌群失调不会导致严重后果

E. 正常菌群在正常情况下是无害的

205. 金黄色葡萄球菌可以引起的疾病包括

A. 肺炎

B. 超敏反应性疾病

C. 食物中毒

D. 假膜性肠炎

E. 脓毒症

206. 关于细菌培养的血液标本，正确的是

A. 在发热1～2 d内或发热高峰时采集为宜

B. 尽量在抗生素应用前采集

C. 严格无菌操作

D. 采血量一般为成人10～20ml、儿童3～5ml、婴幼儿1～2ml

E. 不需要采2瓶

207. 下列对肝片吸虫的描述，正确的是

A. 成虫虫体较大，活时肉红色，呈肝片状，死后或固定后为灰白色

B. 雌雄同体，睾丸2个，高度分支，呈前后排列在虫体中部，卵巢较小，位于睾丸前侧

C. 虫卵呈椭圆形，淡黄褐色，壳薄，一端有小盖，卵内含1个卵细胞和许多卵黄细胞

D. 成虫寄生在终宿主的肝胆管内，产出的虫卵随粪便排出

E. 可导致机体肝炎、胆管炎、发热、腹痛等症状

208. 下列对猫后睾吸虫的描述，正确的是

A. 寄生于肝胆管内，可引起后睾吸虫病

B. 成虫、虫卵及生活史与华支睾吸虫相似

C. 本病最常见的症状是消化不良，肝区疼痛，常并发胆管炎，胆囊炎及胆结石等

D. 第一中间宿主是李氏豆螺

E. 第二中间宿主是一些淡水鱼

209. 血吸虫虫卵通常沉积于哪些组织中

A. 肝脏　　B. 肠壁组织

C. 大脑　　D. 肾脏

E. 皮肤

210. 下列哪些丝虫病的传播媒介为蚊子

A. 班氏丝虫病　　B. 马来丝虫病

C. 链尾丝虫病　　D. 盘尾丝虫病

E. 常现丝虫病

211. 耐格里阿米巴具有双态形滋养体，即表现为

A. 阿米巴形　　B. 鞭毛形

C. 包囊形　　D. 无囊形

E. 坚囊形

212. 下列疾病中经虱传播的疾病有

A. 回归热　　B. 战壕热

C. 地方性斑疹伤寒　　D. 流行性斑疹伤寒

E. 流行性出血热

213. 下列哪些是疥螨的防治原则

A. 注意个人卫生，避免与疥疮患者接触

B. 对患者的衣服应及时消毒处理

C. 沐浴后要用硫磺软膏涂擦患处

D. 注意饮食卫生，防止误食疥螨卵

E. 做好防鼠灭鼠工作

214. 人旋毛虫病的流行与哪些动物的关系较密切

A. 狗　　B. 牛

C. 鼠　　D. 猪

E. 羊

215. 卫氏并殖吸虫的主要致病作用有

A. 掠夺营养　　B. 移行所致机械损伤

C. 异位损害　　D. 代谢产物诱发免疫损伤

E. 成虫定居处的组织破坏

216. 卫氏并殖吸虫的致病虫期是

A. 虫卵　　B. 毛蚴

C. 尾蚴　　D. 童虫

E. 成虫

217. 寄生于人眼部的线虫有

A. 结膜吸吮线虫　　B. 马来布鲁线虫

C. 美丽筒线虫　　D. 旋盘尾丝虫

E. 罗阿丝虫

218. 阴道毛滴虫的传播途径是
A. 经胎盘　B. 直接接触
C. 经皮肤　D. 间接接触
E. 经昆虫媒介

219. 下列病不是主要通过消化道传播的是
A. 淋病奈瑟菌　B. 百日咳鲍特菌
C. 痢疾志贺菌　D. 伤寒沙门菌
E. 斑疹伤寒立克次体

220. 内源性感染的特点有
A. 多数有特殊的症状和体征
B. 病原体来自于自身
C. 病原体常多重耐药
D. 病原体多为条件致病菌
E. 宿主免疫力低下

221. 无菌操作是指
A. 无细菌的操作
B. 无活菌的操作
C. 无病原菌的操作
D. 防止病原菌进入人体及污染环境的操作
E. 防止环境细菌污染标本及实验材料的操作

222. 以下增菌液选择正确的是
A. 沙门菌属——GN 增菌液
B. 霍乱弧菌——碱性胨水
C. 厌氧菌——葡萄糖肉汤
D. 小肠结肠炎耶尔森菌——PBS
E. 结核分枝杆菌——7H 肉汤

223. 下列关于氧化－发酵试验，不正确的是
A. 开口管变黄，闭口管不变——发酵型
B. 开口管变黄，闭口管变黄——氧化型
C. 开口管不变，闭口管不变——产碱型
D. 开口管不变，闭口管变黄——氧化型
E. 铜绿假单胞菌为氧化型

224. 氧化酶试验时须注意
A. 试剂要新鲜配制
B. 不得接触铁质
C. 发酵培养基上的菌落会出现假阴性
D. 每次试验需做阳性对照
E. 需用棉签或滤纸挑取菌落

225. 细菌培养标本的采集应遵守
A. 无菌操作
B. 在抗生素使用前采集
C. 急性期采集
D. 不得接触消毒剂
E. 无菌容器盛放

226. 常用的菌种保存方法是
A. 转种保存法
B. 干燥保存法
C. 冷冻干燥保存法
D. 液氮超低温保存法
E. 培养基保存法

227. 在标本的采集与送检中应遵守的原则是
A. 采取局部病变标本时应先严格消毒
B. 严格无菌操作，避免杂菌污染
C. 尽可能采集病变明显处的标本
D. 标本采集后应立即送检
E. 标本容器上贴好标签

228. 病原菌鉴定的一般程序包括
A. 电镜观察　B. 分离培养
C. 生化鉴定　D. 血清学鉴定
E. 直接涂片

229. 能区别甲型溶血性链球菌与肺炎链球菌的试验是
A. 菊糖发酵试验　B. 荚膜肿胀试验
C. Optochin 试验　D. 胆汁溶菌试验
E. ASO 试验

230. 关于外毒素，下列叙述正确的是
A. 多由革兰阳性菌产生
B. 化学成分是蛋白质
C. 80℃，30min 被破坏
D. 经甲醛处理可以制备成类毒素
E. 可刺激机体产生抗毒素

231. 在血平板上能形成草绿色溶血环的细菌是
A. 铜绿假单胞菌
B. 甲型溶血性链球菌
C. 肺炎链球菌
D. γ 型溶血性链球菌
E. 淋病奈瑟菌

232. 巧克力血平板常用于培养的细菌是
A. 淋病奈瑟菌　B. 肺炎链球菌
C. 脑膜炎奈瑟菌　D. 甲型溶血性链球菌
E. 嗜血杆菌

233. 下列属于革兰染液成分的是
A. 稀释复红　B. 95% 酒精
C. 结晶紫　D. 5% 苯酚复红
E. 卢戈碘液

234. 属鉴别培养基的是
A. 血平板
B. 厌氧培养基

C. 克氏双糖铁（KIA）培养基
D. 麦康凯琼脂（MAC）培养基
E. 肉汤培养基

235. 下列细菌不属于小肠正常菌群组成的是
A. 双歧杆菌　B. 消化球菌
C. 大肠埃希菌　D. 奈瑟菌
E. 肠球菌

236. 葡萄球菌血浆凝固酶的作用有
A. 促进吞噬　B. 抗吞噬作用
C. 保护细菌　D. 使病灶局限
E. 杀灭细菌

237. 卡介苗的接种对象主要是
A. 新生儿
B. 结核流行区内的所有儿童和成年人
C. 严重结核病患者
D. 结核菌素试验阳性者
E. 结核菌素试验阴性者

238. 下列与结核分枝杆菌的致病性有关的物质是
A. 磷脂　B. 索状因子
C. 蜡质 D　D. 内毒素
E. 外毒素

239. 下列属于神经毒素的有
A. 产气荚膜梭菌 α 毒素
B. 破伤风痉挛毒素
C. 炭疽毒素
D. 霍乱毒素
E. 肉毒毒素

240. IMViC 试验指的是
A. 靛基质试验
B. 甲基红试验
C. 苯丙氨酸脱氨酶试验
D. 伏普（VP）试验
E. 枸橼酸盐利用试验

241. 结核痰标本用酸碱处理的目的是
A. 杀灭杂菌
B. 增加抗酸染色效果
C. 刺激结核分枝杆菌生长
D. 使标本液化
E. 缩短培养时间

242. 用于非发酵菌种属之间鉴别的主要试验是
A. 氧化酶　B. O－F 试验
C. 耐氧试验　D. 动力及鞭毛
E. 硝酸盐还原试验

243. 属于非发酵菌的是
A. 假单胞菌属　B. 不动杆菌属
C. 肠杆菌属　D. 无色杆菌属
E. 产碱杆菌属

244. 不属于非发酵菌的是
A. 奈瑟菌属　B. 伯克霍尔德菌属
C. 莫拉菌属　D. 无色杆菌属
E. 嗜血杆菌菌属

245. 对酸敏感的细菌有
A. 霍乱弧菌　B. 副溶血弧菌
C. 痢疾志贺菌　D. 大肠埃希菌
E. 幽门螺杆菌

246. 奈瑟菌属中对人不致病的细菌是
A. 金黄奈瑟菌　B. 淋病奈瑟菌
C. 干燥奈瑟菌　D. 脑膜炎奈瑟菌
E. 黏膜奈瑟菌

247. 恶臭假单胞菌与铜绿假单胞菌的区别主要在于
A. 色素产生不同　B. 氧化酶
C. 可生长温度不同　D. 糖氧化发酵试验
E. 营养要求不同

248. 临床常见需氧或兼性厌氧革兰阳性杆菌包括
A. 芽孢杆菌属　B. 棒状杆菌属
C. 丹毒丝菌属　D. 产单核李斯特菌属
E. 阴道加特纳菌属

249. 不动杆菌属中，多重耐药最多见于哪些细菌
A. 鲍曼不动杆菌　B. 醋酸钙不动杆菌
C. 鲁菲不动杆菌　D. 琼氏不动杆菌
E. 溶血不动杆菌

250. 伤寒沙门菌在双糖管中的反应是
A. 发酵葡萄糖产酸产气
B. 发酵葡萄糖产酸不产气
C. 不发酵乳糖
D. 有动力
E. 无动力

251. 厌氧标本送到实验室后，应该
A. 在 20～30 分钟内处理完毕
B. 放入冰箱，准备好一切条件后再处理
C. 最迟不超过 2 小时处理标本
D. 在室温保存，2 小时内处理完毕
E. 放入冰箱。接种前，从冰箱取出，待标本达到室温后再接种

252. 在下列选择性平板中，用于霍乱弧菌分离培养的平板是

A. TCBS 平板　　B. EMB 平板
C. 麦康凯平板　　D. SS 平板
E. 4 号平板

253. 下列关于大肠埃希菌的叙述，正确的是
A. 能分解乳糖，产酸不产气
B. 是肠道内正常菌群，不致病
C. 能引起肠道外感染
D. 大多数菌株动力试验阴性
E. 是水的卫生细菌学检查的指标菌

254. 厌氧菌广泛分布于
A. 土壤　　B. 空气
C. 沼泽　　D. 湖泊和海洋
E. 人和动物体内

255. 关于霍乱弧菌，叙述正确的是
A. O1 群有古典生物型和 E1 - Tor 生物型之分
B. 霍乱弧菌是革兰阴性菌
C. 多黏菌素 B 敏感试验可用于古典生物型和 E1 - Tor 生物型的鉴别
D. 部分对庆大霉素敏感
E. 感染途径主要是通过污染的水源或食物经口摄入

256. 下列为需氧芽孢杆菌的是
A. 炭疽芽孢杆菌　　B. 肉毒梭菌
C. 产气荚膜梭菌　　D. 破伤风梭菌
E. 蜡样芽孢杆菌

257. 弯曲菌的微生物学检查包括
A. 悬滴标本检查　　B. 抗酸染色
C. 革兰染色　　D. 分离培养
E. 鉴定

258. 与幽门螺杆菌有关的疾病是
A. 胃癌　　B. 伤寒
C. 十二指肠溃疡　　D. 胃炎
E. 痢疾

259. 弯曲菌的形态染色特点是
A. 菌体为细长、螺旋形
B. 革兰阳性
C. 菌体为竹节状排列
D. 大多为单鞭毛
E. 菌体为栅栏状排列

260. 钩体病患者的临床常见类型是
A. 黄疸出血型　　B. 肺出血型
C. 钩体血症型　　D. 脑膜脑炎型
E. 肾衰竭型

261. 钩端螺旋体感染的特点为
A. 症状及病程变化大
B. 出现的抗体仅有型特异性
C. 螺旋体可在肾小管内长期存在
D. 发病有地区性和季节性
E. 发病无地区性和季节性

262. 能经性接触传播的病原体是
A. 沙眼衣原体　　B. 解脲脲原体
C. 梅毒螺旋体　　D. 普氏立克次体
E. 白假丝酵母菌

263. 衣原体感染的传播方式主要有
A. 呼吸道传播　　B. 性接触传播
C. 垂直传播　　D. 间接接触传播
E. 粪 - 口途径传播

264. 病毒核衣壳的成分包括
A. 包膜　　B. 核酸
C. 衣壳　　D. 刺突
E. 核蛋白

265. 病毒结构的对称包括
A. α 螺旋、β 片层型
B. 三十面体对称型
C. 螺旋对称型
D. 二十面体立体对称型
E. 复合对称型

266. HIV 的结构基因包括
A. gag 基因　　B. pol 基因
C. env 基因　　D. tat 基因
E. nef 基因

267. 以下关于流感病毒生物学特点的叙述，正确的是
A. 有包膜，单股负链 RNA，不分节段
B. 包膜刺突含有血凝素和融合蛋白
C. 属正黏病毒科
D. M 蛋白决定病毒的亚型
E. 抗原漂移和转换引起流感流行

268. 病毒广泛存在于自然界，可寄生于
A. 人　　B. 细菌
C. 动物　　D. 真菌
E. 植物

269. 机体杀伤病毒感染靶细胞的机制包括
A. ADCC 效应
B. CTL 的直接杀伤作用
C. 补体介导的溶细胞作用
D. 巨噬细胞及细胞因子的作用
E. NK 细胞的杀伤作用

270. 病毒垂直传播可能导致

A. 流产　B. 死胎
C. 畸形　D. 正常
E. 宫内感染

271. 易形成慢性感染或病原携带状态的肝炎病毒是

A. HBV　B. HCV
C. HAV　D. HEV
E. HIV

272. 有关鞭毛的叙述，正确的是

A. 化学成分是蛋白质
B. 是细菌的运动器官
C. 某些细菌鞭毛与其致病性有关
D. 必须在电镜下才可见
E. 具有抗原性

273. 有关细菌毒素的说法，正确的是

A. 只有 G^- 菌产生内毒素
B. 外毒素主要由 G^+ 菌产生，其毒性作用大致相同
C. 多数外毒素均有毒性亚单位和无毒亚单位
D. 外毒素对热不稳定，60℃ 30 分钟可被破坏
E. 内毒素可用鲎试验进行检测

274. 组织培养的用途有

A. 分离病毒
B. 检测中和抗体
C. 制备病毒疫苗
D. 用蚀斑试验进行病毒分离
E. 研究病毒发病机制

275. 对糖的分解代谢试验包括

A. ONPG 试验　B. 吲哚试验
C. O/F 试验　D. VP 试验
E. 甲基红试验

276. 带菌状态的机体不具有以下哪项特点

A. 病原体在体内大量繁殖
B. 机体免疫力正常
C. 机体可间歇性向外界排毒
D. 对人群不具传染性
E. 出现一系列的临床症状和体征

277. 鸡胚的哪些部位可用于病毒的接种

A. 绒毛尿囊膜　B. 尿囊腔
C. 羊膜腔　D. 卵壳
E. 卵黄囊

278. 细菌的合成代谢产物有

A. 热原质　B. 毒素与侵袭性酶
C. 维生素　D. 色素
E. 细菌素

279. 临床上常取粪便标本作为检测材料的病毒有

A. HSV　B. 人类轮状病毒
C. HAV　D. 狂犬病病毒
E. 脊髓灰质炎病毒

280. 机体针对胞外菌的免疫机制有

A. T 细胞介导的细胞免疫
B. 单核细胞的杀灭和清除
C. 黏膜免疫
D. B 细胞介导的体液免疫
E. 中性粒细胞的杀灭和清除

281. 显性感染的特点是

A. 有明显的临床症状
B. 在机体免疫力下降时发病
C. 致病菌毒力强
D. 致病菌数量多
E. 机体的组织细胞受到不同程度的损害

282. 最常见的条件致病菌引起的内源性感染有

A. 上呼吸道感染
B. 泌尿道感染
C. 中枢神经系统感染
D. 下呼吸道感染
E. 抗生素相关性腹泻

283. 常用的传代细胞有

A. Hela　B. Hep－2
C. Vero　D. BHK21
E. FL

284. 条件致病菌感染可发生在

A. 免疫功能缺陷
B. 严重烧伤
C. 慢性消耗性疾病
D. 条件致病菌感染一定时期内大量存在
E. 细菌的寄居部位发生改变

285. 引起内源性感染的机制有

A. 长期使用抗生素破坏正常菌群
B. 严重创伤导致病原菌侵入体内增殖
C. 生理功能紊乱导致对菌群的清除速率降低
D. 条件致病菌在人体内的异常定植与增殖
E. 长期应用免疫抑制剂

286. 病毒感染所致的细胞病变包括

A. 变圆　B. 坏死
C. 融合　D. 溶解
E. 脱落

287. 分离培养病毒常接种的动物有

A. 小鼠 B. 猴
C. 家兔 D. 猩猩
E. 雪貂

288. 产生外毒素的细菌有

A. 产气荚膜梭菌 B. 肉毒梭菌
C. 白喉棒状杆菌 D. 产毒型大肠埃希菌
E. 鼠疫耶尔森菌

289. 细菌致病性的含义包括

A. 细菌致病性质
B. 细菌致病的对象（宿主）
C. 细菌致病的能力
D. 细菌致病的部位
E. 细菌致病的途径

290. 既可测病毒抗原又可测病毒抗体的方法有

A. 免疫电镜检查法 B. 免疫荧光技术
C. 酶免疫技术 D. 斑点分子杂交
E. 核酸分子杂交

291. 从可疑病例中分离病毒时，采集标本应注意的事项包括

A. 在发病早期采集
B. 采集适当部位的标本
C. 标本应保持在低温环境
D. 标本应尽快送检
E. 在疾病晚期再次采集标本

292. 可用于检测活病毒量的方法有

A. TCID50 或 ID50 B. 红细胞凝集试验
C. 蚀斑或空斑测定 D. 电镜下直接计数
E. 光镜下直接计数

293. 内毒素可引起

A. 发热反应 B. 细胞毒作用
C. 食物中毒 D. 多克隆 B 细胞激活
E. 内毒素血症

294. 下列组合正确的是

A. 麦康凯琼脂培养基——肠道菌的分离培养
B. 罗 - 琴培养基——结核分枝杆菌培养
C. 吕氏血清培养基——白喉棒状杆菌培养
D. 巧克力琼脂培养基——流感嗜血杆菌培养
E. 碱性蛋白胨水——霍乱弧菌的分离培养

295. 以葡萄糖为例，细菌的能量代谢途径主要有

A. EMP 途径 B. HMP 途径
C. ED 途径 D. 厌氧呼吸
E. 需氧呼吸

296. 以下可用于检测病毒感染者体内特异性抗体的试验有

A. 蚀斑形成试验 B. 血凝抑制试验
C. 红细胞吸附试验 D. 中和试验
E. ELISA

297. 进行细菌学检验时，采用何种接种方法取决于

A. 标本采集时间 B. 标本的性质
C. 培养的目的 D. 培养基的种类
E. 培养的温度

298. 培养基的用途包括

A. 用于研究细菌的染色特性
B. 用于菌种保存
C. 用于研究细菌的致病性
D. 用于研究细菌的生化特性
E. 用于细菌的分离培养

299. 制备所有培养基必须加入的成分不包括

A. 抑制剂 B. 营养物质
C. 生长因子 D. 水
E. 指示剂

300. 下列有关细菌感染的描述，错误的是

A. 感染源系指患者、病畜和带菌物品
B. 内源性感染菌多属体内正常菌群
C. 隐性感染者无临床表现，无传染性
D. 感染源来自宿主体表的称外源性感染
E. 只要细菌有侵袭力即可引起机体感染

301. 属于血清凝集反应的有

A. 抗“O”试验 B. Widal 试验
C. Elek 试验 D. Ascolis 试验
E. Weil - Felix 反应

302. 培养基的质量控制应包括

A. 配制好的培养基随机抽取 5% ~10% 的量做无菌试验
B. MH 平板的厚度应为 4mm，其他平板厚度一般为 3mm
C. 配制好的培养基 pH 应与规定的 pH 相差 ±0.2 以内
D. 一般平板培养基 2℃ ~8℃ 可贮存 1 ~2 周，兔血平板至多保存 1 周
E. 均应用已知性质的标准菌株进行预测，合格者方可使用

303. 用作消毒灭菌的氧化剂有

A. 1% 高锰酸钾 B. 苯酚
C. 新洁尔灭 D. 3% 过氧化氢
E. 碘伏

304. 影响纸片法药敏试验结果的因素有

A. 培养基 pH　　B. 接种菌量正确与否
C. 试验操作质量　　D. 药敏纸片的质量
E. 抑菌圈测量工具的精度

305. 下列属于血清沉淀反应的有

A. Ascolis 试验　　B. Schick 试验
C. Elek 试验　　D. OT 试验
E. Frei 反应

306. 干燥保存法常用的保存载体是

A. 砂土　　B. 磁珠
C. 硅胶　　D. 滤纸
E. 麸皮及陶器

307. 下列哪些因素可成为内源性感染的诱因

A. 单纯性肋骨骨折
B. 长期应用呼吸机
C. 留置导尿管
D. 长期应用糖皮质激素
E. 大叶性肺炎

308. 实验室分离培养病毒的方法有

A. 接种营养培养基　　B. 组织培养
C. 动物接种　　D. Korthof 培养基
E. 鸡胚接种

309. 下列哪些细菌有动力

A. 大肠埃希菌　　B. 伤寒沙门菌
C. 痢疾志贺菌　　D. 肺炎克雷伯菌
E. 阴沟肠杆菌

310. 家兔采血的方法是

A. 尾静脉采血　　B. 心脏采血
C. 耳缘静脉采血　　D. 耳中央动脉采血
E. 颈动脉放血

311. 小白鼠是细菌学研究常用的实验动物，其优点是

A. 对传染病抵抗力强
B. 易于饲养管理
C. 对多种细菌有易感性
D. 品系较多
E. 耐饥饿，耐寒冷

312. 下列关于消毒剂灭菌效果的影响因素，不正确的是

A. 同一消毒剂不同浓度，消毒效果不一样
B. 表面活性剂对革兰阴性菌的杀灭效果较革兰阳性菌好
C. 70% 乙醇可杀死细菌繁殖体和芽孢
D. 消毒剂的杀菌作用受酸碱度的影响很大
E. 须根据消毒对象选择合适的消毒剂

313. 可作为细菌鉴别依据的结构是

A. 类脂 A　　B. 鞭毛
C. 荚膜　　D. 菌毛
E. 芽孢

314. 下列哪些物质可构成病原菌的侵袭力

A. 普通菌毛　　B. 芽孢
C. 荚膜　　D. A 族链球菌 M 蛋白
E. 壁磷壁酸

315. 能产生肠毒素的细菌有

A. 伤寒沙门菌　　B. 霍乱弧菌
C. A 群链球菌　　D. 产气荚膜梭菌
E. 金黄色葡萄球菌

316. 室内质量控制的内容包括

A. 实验室手册
B. 常用仪器设备的检测
C. 培养基的质量控制
D. 试剂的质量控制
E. 全体技术人员的水平

317. 下列关于细菌密集度的说法，不正确的是

A. 细菌密集度反映人体某部位菌群的多样性
B. 细菌密集度反映人体某部位菌群总生物量的大小
C. 密集度高说明人体器官或组织对菌群的清除速率低
D. 密集度低说明机体可能受到抗生素的作用
E. 细菌密集度是反映人体某部位菌群总生物量的大小的定量指标

318. 胃内菌群过度生长的原因主要有

A. 服用质子泵抑制剂抑制胃酸分泌
B. 胃排空障碍
C. 胃大部切除术后
D. 健康人大量饮水后
E. 萎缩性胃炎

319. 使用抗生素时易使口咽部（口腔）菌群发生变化，菌群主要变化的特点为

A. 细菌总量减少
B. 细菌种类多样性增加
C. 细菌种类减少
D. 阳性球菌减少明显
E. 细菌总量增加

320. 下列关于大肠埃希菌的叙述，不正确的是

A. 天然所在地是人或动物的肠道
B. 致病型大肠埃希菌是内源性感染
C. 大肠埃希菌的抗原主要是 O、H、K 抗原
D. 致病型大肠埃希菌都产生肠毒素

E. 污染食物后常导致食物中毒，因此，常作诊断食物中毒的指标菌

321. 符合草绿色链球菌生化反应的是

A. 触酶试验阴性
B. Optochin 敏感试验耐药
C. Optochin 敏感试验敏感
D. 胆汁溶解试验阴性
E. 胆汁溶解试验阳性

322. 对人和动物均有致病性的沙门菌是

A. 伤寒沙门菌
B. 肠炎沙门菌
C. 鼠伤寒沙门菌
D. 猪霍乱沙门菌
E. 甲型副伤寒沙门菌

323. 关于肺炎链球菌，叙述正确的是

A. 致病性强
B. 为革兰染色阳性菌
C. 能形成荚膜
D. 间质性肺炎的病原体
E. 大叶性肺炎的病原体

324. 结核分枝杆菌侵入机体的方式为

A. 呼吸道　　B. 血液
C. 泌尿道　　D. 破损皮肤
E. 消化道

325. 下列关于肠杆菌科细菌的描述，正确的是

A. 均不形成芽孢
B. 均为革兰阴性菌
C. 均有鞭毛
D. 鉴别依据是生化反应和抗原结构
E. 易产生耐药性

326. 动力试验为阴性的细菌有

A. 霍乱弧菌　　B. 肺炎克雷伯菌
C. 痢疾志贺菌　　D. 伤寒沙门菌
E. 产气肠杆菌

327. 白喉棒状杆菌引起白喉，多流行于

A. 春季　　B. 夏季
C. 秋季　　D. 冬季
E. 一年四季

328. 下列疾病中可用肥达试验进行协助诊断的是

A. 伤寒
B. 甲型副伤寒沙门菌所致副伤寒
C. 斑疹伤寒
D. 乙型副伤寒沙门菌所致副伤寒
E. 丙型副伤寒沙门菌所致副伤寒

329. 产气荚膜梭菌的致病物质包括

A. 外毒素　　B. 内毒素
C. 荚膜　　D. 菌毛
E. 侵袭性酶

330. 关于结核分枝杆菌的叙述，正确的是

A. 少量铁质可促进结核分枝杆菌生长，铁质可使其产生结核分枝杆菌生长素
B. 在结核分枝杆菌选择培养基中，可适当加入抗菌药物，抑制杂菌生长
C. 触酶试验阳性
D. 结核分枝杆菌为杆菌
E. 耐热触酶试验阳性

331. 结核病的基因诊断技术包括

A. PCR　　B. BACTEC460
C. DNA 探针　　D. 高效液相色谱
E. 16SrRNA 基因序列测定

332. 可疑痢疾患者做粪便细菌培养时应注意

A. 避免被尿液污染
B. 采取带脓血或黏液的粪便
C. 采样后立即送检
D. 若不能及时送检，应将标本保存在 30% 甘油缓冲液中
E. 应立即涂片做革兰染色

333. 产碱杆菌属的生物学特征是

A. 多数无荚膜
B. 革兰阴性球菌
C. 动力实验阳性
D. 有周鞭毛
E. O－F 培养基呈碱性反应

334. 下列关于细菌遗传学分类法的描述，不包括的有

A. 核酸同源值测定
B. 菌体成分的测定
C. DNA G＋Cmol% 测定
D. 代谢途径的分析
E. 核糖体 RNA 碱基序列的测定

335. 结核分枝杆菌在液体培养基中形成表面菌膜生长，是由于

A. 专性需氧　　B. 有菌毛黏附
C. 由于鞭毛的运动　　D. 液面营养更丰富
E. 细胞壁含大量脂质

336. 白喉棒状杆菌的致病因素有

A. K 抗原　　B. 链激酶

C. 白喉毒素　　D. 凝固酶
E. 索状因子

337. 病后可获得牢固免疫力的疾病是
A. 淋病　　B. 大叶性肺炎
C. 疥　　D. 猩红热
E. 痈

338. 白喉棒状杆菌是
A. 革兰阴性杆菌　　B. 条件致病菌
C. 菌体着色均匀　　D. 生长营养要求较高
E. 菌体大小长短不一

339. 沙门菌引起的主要疾病有
A. 伤寒和副伤寒　　B. 风湿热
C. 食物中毒　　D. 败血症
E. 伪膜性肠炎

340. 快速诊断霍乱的微生物学检查方法是
A. 分离培养
B. 直接镜检：悬滴法、革兰染色
C. 生化反应
D. 免疫荧光球试验
E. PCR 测 ctx 基因

341. 关于肠杆菌科细菌，叙述正确的是
A. 为一组革兰阴性杆菌，形态染色无诊断意义
B. 均为人类肠道正常菌群，机体免疫力下降时可导致感染
C. 无芽孢，多数无鞭毛
D. 营养要求不高
E. 只引起肠道感染性疾病

342. 关于霍乱的叙述，正确的是
A. 传播途径主要是通过污染的水源或食物经口摄入
B. 只需少量细菌即可使人感染发病
C. 细菌入侵肠上皮细胞和肠腺而损伤肠壁
D. 致病是通过肠毒素作用于小肠上皮细胞受体引起剧烈腹泻和腹痛
E. 为人畜共患病

343. 属于人体上呼吸道正常菌群的是
A. 双歧菌属　　B. 丙酸杆菌
C. 消化球菌属　　D. 梭杆菌属
E. 类杆菌属

344. 临床上治疗假单胞菌属感染的抗菌药物主要有
A. 氨基糖苷类　　B. 大环内酯类
C. β-内酰胺类　　D. 磺胺类
E. 喹诺酮类

345. 沙眼衣原体可导致
A. 腹泻　　B. 泌尿生殖道感染
C. 包涵体结膜炎　　D. 不孕症
E. 霍乱

346. 衣原体的特征有
A. 以二分裂方式繁殖
B. 有核糖体
C. 含有 RNA 或 DNA 仅一种核酸
D. 无细胞壁，细胞膜为最外层
E. 有脂多糖和蛋白质组成的细胞壁

347. 立克次体的共同特点是
A. 专性细胞内寄生，以二分裂法繁殖
B. 有 DNA 和 RNA 两类核酸
C. 形态呈多形性
D. 与节肢动物关系密切
E. 大多数是人畜共患病的病原体

348. 与白假丝酵母菌相区别的新型隐球菌的特征是
A. 可形成厚膜孢子　　B. 有荚膜
C. 分解尿素　　D. 无假菌丝
E. 有芽生孢子

349. 禽流感病毒的生物学特点包括
A. 核酸为 DNA
B. 可以感染人类
C. 属于乙型流感病毒
D. 具有 NA、HA
E. 感染 H5N1 的患者病情重

350. 关于类病毒的叙述，下列哪些是正确的
A. 由 246~401 个核苷酸组成
B. 小的杆状 RNA 分子
C. 无衣壳
D. 可感染高等植物
E. 利用宿主细胞中的酶类进行自我复制

351. HIV 的感染特点有
A. 可通过性行为传播
B. 可通过垂直传播导致胎儿感染
C. 引起机体免疫功能下降
D. 易并发机会感染
E. 易发生肿瘤

352. 可引起输血后肝炎的病毒主要是
A. HBV　　B. HAV
C. HCV　　D. HEV
E. HDV

353. 病毒抗原检测技术包括
A. 细胞培养　　B. 免疫荧光

C. 酶免疫　D. 发光免疫分析
E. 免疫层析

354. 可用于检测病毒大小的方法是

A. 比色法　B. 除菌滤器
C. ELISA 法　D. 电子显微镜法
E. 光谱

355. 病毒的特征包括

A. 体积小，能通过滤菌器
B. 含有 DNA 和 RNA
C. 可以离开宿主细胞
D. 酶系统完整
E. 以复制方式增殖

356. 下列哪些抗体具有保护性

A. 抗 HBs　B. 抗 HCV
C. 抗 HEV　D. 抗 HAV
E. 抗 HDV

357. 检测 IgM 抗体可用于下列哪些经胎盘传播病毒的原发性感染的诊断

A. 巨细胞病毒　B. 风疹病毒
C. 人类免疫缺陷病毒　D. 甲型肝炎病毒
E. 乙型肝炎病毒

358. 患者王某，发热 10 天，伴有心脏杂音，怀疑心内膜炎。需做的必要检查是

A. 尿常规　B. 咽拭子培养
C. 血常规　D. 血培养
E. 类风湿因子检查

359. 可用于纸片扩散法的质控菌株是

A. 金黄色葡萄球菌　B. 大肠埃希菌
C. 铜绿假单胞菌　D. 粪肠球菌
E. 肺炎链球菌

360. 与细菌鉴定或分型有关的物质是

A. 中介体与热原质
B. 细菌 O 抗原与细菌素
C. 异染颗粒与色素
D. 鞭毛与噬菌体
E. 荚膜与外毒素

361. 目前细菌的动物试验用于

A. 分离细菌　B. 鉴定细菌
C. 测定 ID50　D. 测定 MIC
E. 测定 LD50

362. 厌氧菌须在无氧环境中生长，其主要原因为

A. 有较完善的呼吸酶系统，能进行无氧发酵
B. 能消除过氧化氢的毒性作用
C. 缺乏细胞色素酶和细胞色素氧化酶
D. 能氧化营养物质而获得能量
E. 缺乏触酶和过氧化氢酶

363. 伤寒患者可并发

A. 心律失常　B. 脑炎
C. 肾功能衰竭　D. 肠出血
E. 肠穿孔

364. 结核分枝杆菌可发生以下哪些变异

A. 形态变异　B. 菌落变异
C. 毒力变异　D. 免疫原性变异
E. 耐药性变异

365. 关于幽门螺杆菌的鉴定，正确的是

A. 典型的菌体形态为逗点状、S 形、螺旋形或海鸥展翅形
B. 微需氧菌，生长缓慢
C. 耐胆盐
D. 脲酶阳性
E. 对萘啶酸耐药，对头孢噻吩敏感

366. SPA 与 IgG 结合后的复合物具有

A. 抗吞噬　B. 促进吞噬
C. 损伤血小板　D. 促进细胞分裂
E. 引起超敏反应

367. 有关肉毒梭菌的特点，叙述正确的是

A. 革兰染色阳性，无荚膜
B. 摄入含有肉毒毒素的食物致病
C. 从粪便中检出该菌可确定诊断
D. 肉毒毒素抑制乙酰胆碱的释放
E. 形成芽孢，芽孢位于菌体中央或次极端，比菌体小

368. 历次霍乱世界性大流行的患者多为儿童，提示

A. 成人已感染过该菌而产生了牢固的免疫力
B. 儿童无特异性免疫力而易感
C. 儿童对霍乱的先天免疫机制不完善
D. 因儿童接触该菌机会多
E. 需反复感染该菌，产生了牢固的免疫力

369. 关于非典型分枝杆菌，叙述正确的是

A. 具有抗酸性，故也可被称为非结核抗酸菌
B. 近年在我国的发病率极低
C. 感染后出现的临床表现与肺结核病完全不同
D. X 线检查结果与肺结核病相似
E. 可侵犯全身脏器和组织，以肺最多见

370. 消灭霍乱的传染源很难，其原因是

A. 病菌在水中可较长期存活

B. 缺乏有效治疗药物
C. 缺乏理想消毒剂
D. 病菌对外界环境抵抗力强
E. 个别 E1 - Tor 型病例在病愈后可带菌长达数月或数年

371. 大多数支原体的生长需人或动物血清，血清可提供
A. 胆固醇　B. 长链脂肪酸
C. 生长促进因子　D. 糖
E. 必需氨基酸

372. 白假丝酵母菌可引起
A. 生殖道感染　B. 黏膜感染
C. 脏器感染　D. 皮肤感染
E. 中枢神经系统感染

373. WHO 公布的流感病毒命名原则包括
A. 病毒型别　B. 分离地点
C. 分离年份　D. 毒株序号
E. 宿主种名

374. 病毒分类的原则有
A. 核酸类型与结构　B. 病毒的致病力
C. 对脂溶剂的敏感性　D. 有无包膜
E. 衣壳的对称性

375. 在下列蛋白中，可被干扰素诱生的抗病毒蛋白有
A. 2′-5′A 合成酶　B. 蛋白激酶
C. 神经氨酸酶　D. 脱氧胸腺嘧啶激酶
E. 磷酸二酯酶

376. 细菌耐药性表型的检测方法有
A. 琼脂筛选试验　B. 头孢硝噻吩滤纸片法
C. 碘淀粉测定法　D. E 试验
E. 双相纸片试验

377. 关于医院感染暴发或流行的叙述，正确的是
A. 医院感染大多数为暴发或聚集
B. 医院感染病例远远高于本地水平，可提示院感暴发
C. 特殊的医院感染，可提示院感暴发
D. 医院感染分为散发性、流行性（含暴发）
E. 在病毒流行季节，儿科及老年患者易发生医院内感染

378. 链球菌感染引起的变态反应疾病包括
A. Ⅰ型变态反应　B. Ⅱ型变态反应
C. Ⅲ型变态反应　D. Ⅳ型变态反应
E. Ⅰ型和Ⅲ型变态反应

379. 对人类有明显致病性的肠杆菌科细菌有
A. 沙门菌属　B. 志贺菌属
C. 肠产毒型大肠埃希菌　D. 枸橼酸杆菌属
E. 鼠疫耶尔森菌

380. 与志贺菌致病性有关的物质包括
A. 菌毛　B. 鞭毛
C. 内毒素　D. Vero 毒素
E. TSST - I

381. 非发酵菌中氧化酶阴性的细菌有
A. 铜绿假单胞菌　B. 荧光假单胞菌
C. 粪产碱杆菌　D. 溶血不动杆菌
E. 嗜麦芽窄食单胞菌

382. 关于铜绿假单胞菌的致病机制，正确的是
A. 能产生外毒素　B. 能产生黏附素
C. 能产生弹性蛋白酶　D. 能产生绿脓素
E. 具有荚膜结构

383. 有关军团菌，下列叙述正确的是
A. 革兰阴性细小杆菌，着色淡，不形成芽孢
B. 初分离时需要 L - 半胱氨酸
C. 细菌培养是检测军团菌病的首选方法
D. 生长需要糖类，不需要氨基酸
E. 铁复合物能刺激生长

384. 可用于治疗脑膜炎败血性黄杆菌感染的药物有
A. 链霉素　B. 万古霉素
C. 利福平　D. 磺胺类
E. 头孢菌素

385. 卡他莫拉菌的特点是
A. 无鞭毛
B. 无芽孢
C. 菌落灰白色，较干燥，能整体推动
D. 对多种抗生素耐药
E. 营养要求不高

386. 由放线杆菌引起的牙周炎的治疗首选药物是
A. 四环素
B. 甲硝唑
C. 氨基糖苷类抗生素
D. 头孢菌素
E. 碳青霉烯类

387. 可引起创伤性感染的厌氧菌有
A. 败毒梭菌　B. 破伤风梭菌
C. 产气荚膜梭菌　D. 艰难梭状芽孢杆菌
E. 肉毒梭菌

388. 炭疽芽孢杆菌可产生炭疽毒素，其蛋白质组成为
A. 保护性抗原　B. 致死因子
C. 水肿因子　D. 不耐热肠毒素

E. 耐热肠毒素

389. 流感血清学诊断常用的方法有

A. 血凝试验　　B. 中和试验
C. ELISA 试验　　D. 血凝抑制试验
E. 荧光抗体法

390. 对乙型肝炎的叙述，正确的是

A. HBV 在肝细胞内的复制是肝细胞损伤的主要因素
B. 感染途径主要是经血液
C. 人受感染后，可表现为无症状抗原携带者
D. 转为慢性及反复迁延者多见
E. 有些可发展成为肝硬化或肝癌

391. 人类免疫缺陷病毒的传播途径有

A. 性交　　B. 血制品
C. 垂直传播　　D. 粪－口途径传播
E. 密切接触

392. HIV 感染免疫的特性是

A. 可产生抗 HIV 的多种蛋白抗体
B. 中和抗体能降低病毒量，清除体内病毒
C. 有 ADCC 效应
D. 产生特异性 CTL
E. CTL 可杀伤 HIV 感染细胞及清除 HIV 潜伏感染细胞

393. 浅部感染真菌包括

A. 表面感染真菌　　B. 皮肤癣真菌
C. 皮下组织感染真菌　　D. 毛霉菌
E. 念珠菌

394. 关于抗真菌药物的作用机制，正确的有

A. 干扰细胞壁脂质的合成
B. 破坏细胞壁肽聚糖骨架中 β－1,4 糖苷键
C. 干扰细胞膜脂质合成
D. 干扰 DNA/RNA 合成
E. 干扰真菌对大分子物质的摄取及储存

395. 关于烟曲霉菌镜下形态，叙述错误的有

A. 顶囊呈烧瓶状
B. 产孢细胞单层或双层分布在顶囊上半部分
C. 菌丝分隔透明
D. 孢子梗壁粗糙不平
E. 分生孢子球形、绿色，有小刺

396. 关于卡氏肺孢子虫的描述，正确的有

A. 健康人通常不会感染卡氏肺孢子虫
B. 卡氏肺孢子虫肺炎的潜伏期多数为 1～2 个月，临床表现主要有发热、干咳、气促和呼吸困难
C. 复方新诺明是目前治疗与预防的首选药物
D. 肺孢子虫感染通常不局限于肺组织，可向肺外扩散
E. 对常用抗真菌药物敏感

397. 蛔虫在人群中感染普遍的原因主要是

A. 雌虫产卵量大
B. 虫卵在外界抵抗力强
C. 生活史简单
D. 感染期幼虫污染外界环境严重
E. 个人卫生习惯不良

398. 关于 BSL－2 实验室的叙述，正确的是

A. 满足 BSL－3 实验室要求
B. 在实验室内应使用专门的工作服，应戴乳胶手套
C. 应在实验室内配备生物安全柜
D. 应设洗眼设施，必要时应有喷淋装置
E. 地面应防渗漏、无结缝、光洁、防滑

399. 关于革兰阳性菌细胞壁的表述，正确的是

A. 由肽聚糖组成
B. 肽聚糖可达 50 层
C. 肽聚糖含量占细胞壁干重的 50%～80%
D. 较疏松
E. 有细胞外膜层

400. 医院感染及其控制越来越成为一个被广泛关注的问题，有关医院感染的定义，叙述正确的是

A. 患者住院后 48～72 小时发病
B. 包括在院内感染出院后发病的
C. 不包括在院外已感染住院后发病的
D. 又称为医院获得性感染
E. 只包括外源性感染

401. 病原学检查卡氏肺孢子虫可采用下列哪些染色方法

A. 姬氏染色
B. 甲苯胺蓝染色
C. 六亚甲基四胺银染色
D. 墨汁染色
E. 抗酸染色

402. 实验动物按微生物学控制方法分为

A. 无菌动物
B. 悉生动物
C. 无特殊病原体动物
D. 清洁动物或最低限度疾病动物
E. 常规动物

403. 鉴定非发酵菌的重要试验为

A. 氧化酶试验
B. 氧化－发酵（O－F）试验
C. 动力与鞭毛

D. 触酶试验
E. DNA 酶试验

404. 霍乱弧菌的特性为
A. 在庆大霉素琼脂上为灰褐色菌落
B. 可在无盐环境中生长
C. 氧化酶试验阴性
D. 霍乱红反应阴性
E. 迟缓发酵乳糖

三、共用题干单选题：叙述 1 个以单一患者或家庭为中心的临床情景，提出 2～6 个相互独立的问题，问题可随病情的发展逐步增加部分新信息，每个问题只有 1 个正确答案，以考查临床综合能力。答题过程是不可逆的，即进入下一问后不能再返回修改所有前面的答案。

（405～406 共用题干）
患者男，34 岁，某日游泳时不小心右耳进水，3 天后该患者感觉右侧面颊疼痛，于门诊就诊检查，提示颈部淋巴结肿大疼痛，其右耳道有分泌物流出。将其分泌物送至微生物实验室进行细菌培养。血平皿及中国蓝平皿同时生长出扁平粗糙菌落，该菌落有金属光泽和水果清香味，血平皿有溶血现象，且氧化酶阳性。

405. 该病原菌可能是
A. 铜绿假单胞菌　　B. 产碱杆菌属
C. 无色杆菌属　　D. 鲍曼不动杆菌
E. 枸橼酸杆菌属

406. 为治疗该菌引起的感染，临床常用抗菌药物包括
A. 头孢他啶、哌拉西林、哌拉西林/他唑巴坦、头孢哌酮/舒巴坦、亚胺培南/西司他丁、美罗培南、环丙沙星
B. 哌拉西林
C. 哌拉西林/他唑巴坦
D. 环丙沙星
E. 亚胺培南

（407～410 共用题干）
患者女，32 岁，外阴瘙痒、白带增多、恶臭 1 周就诊。无不洁性交史。妇检：白带多，余未见异常。白带常规：鳞状上皮细胞间可见大量短小的杆菌和线索细胞。

407. 患者可能是哪一种微生物感染
A. 杜克雷嗜血菌　　B. 杜诺凡菌
C. 阴道加德纳菌　　D. 乳酸杆菌
E. 淋病奈瑟菌

408. 患者白带性状是
A. 泡沫状白带　　B. 黄色脓性白带
C. 豆腐渣样白带　　D. 血性白带
E. 奶油状白带

409. 白带常规：镜下见少量阴道杆菌和上皮细胞，白细胞 15～30 个/HP，其清洁度分级是
A. Ⅰ度　　B. Ⅱ度
C. Ⅲ度　　D. Ⅳ度
E. Ⅴ度

410. 下列不是诊断加德纳菌性阴道炎指标的是
A. 阴道分泌物稀薄均匀
B. 细菌革兰染色阳性
C. 分泌物 pH >4.5
D. 胺试验阳性
E. 检出线索细胞

（411～412 共用题干）
患者女，35 岁，因下腹疼痛 3 天就诊。自述 1 周前曾在当地卫生院行经阴道手术。妇检：见阴道大量黄色分泌物，经阴道后穹隆穿刺出 20ml 血性、恶臭的脓性液，厌氧培养结果为革兰阴性杆菌。

411. 导致化脓性感染的病原体可能是
A. 痤疮丙酸杆菌　　B. 铜绿假单胞菌
C. 不解糖紫单胞菌　　D. 脆弱拟杆菌
E. 大肠埃希菌

412. 有关该菌生物学特征的描述，正确的是
A. 革兰阴性杆菌染色不均，具多形性
B. 胆盐可抑制其生长
C. 不发酵葡萄糖
D. 不能分解胆汁七叶苷
E. 不耐胆盐

（413～414 共用题干）
患者女，3 日来发热、咳嗽、咳铁锈色痰。查体：T 39.1℃；胸部 X 线示左肺上叶有大片阴影，左肋膈角变钝；实验室检查：WBC 17×10^9/L，RBC 4.1×10^{12}/L，Hb 120g/L，PLT 100×10^9/L。临床诊断为大叶性肺炎。

413. 该患者最有可能感染的致病菌是
A. 肺炎链球菌　　B. 嗜肺军团菌
C. 肺炎支原体　　D. 铜绿假单胞菌
E. 结核分枝杆菌

414. 有助于早期确诊的检查是
A. 血培养　　B. 病史
C. 痰涂片　　D. 胸部 X 线
E. 肺部听诊

（415～416 共用题干）
患者男，20 岁，饮用不洁河水后 1 天突发剧烈腹泻，继而呕吐，吐泻物呈“米泔水”样，无腹痛，查体：T 36.8℃，BP 95/70mmHg，腹部无压痛，心肺无异常。

415. 请问最有可能的病原菌是

A. 副溶血弧菌　　B. 轮状病毒
C. 痢疾志贺菌　　D. 霍乱弧菌
E. 金黄色葡萄球菌

416. 该病原菌的致腹泻机制是

A. 肠毒素作用肠黏膜使毛细血管通透性增高，肠液分泌亢进
B. 肠毒素激活肠黏膜上皮细胞内 cAMP 酶，使 cAMP 大量增加，快速向细胞外分泌水和电解质
C. 肠毒素激活肠黏膜上皮细胞内 cGMP 酶，使 cGMP 大量增加，快速向细胞外分泌水和电解质
D. 直接侵入肠黏膜内增殖，引起肠炎
E. 质粒介导集聚性黏附上皮细胞，阻断液体吸收

（417～418 共用题干）

一青年男子出现高热和咳嗽1周，但无肌肉疼痛，查体：双肺无干湿啰音，仅有散在哮鸣音。X 线显示左肺叶弥散性间质性肺炎，白细胞数正常。

417. 根据上述症状，该患者最可能的临床诊断是

A. 肺炎链球菌肺炎
B. 军团菌肺炎
C. 严重急性呼吸综合征
D. 流行性感冒
E. 肺炎支原体肺炎

418. 该病例最快速的筛查试验是

A. 痰标本革兰染色镜检
B. 病毒分离培养
C. 补体结合试验
D. 冷凝集试验
E. 病原体培养

（419～420 共用题干）

某患者有丛林生活史，突发高热，伴剧烈头痛、全身酸痛、食欲减退、表情淡漠。查体：可见全身红色丘疹、水疱，腋窝可见 5mm 大小的椭圆形黑色焦痂。用变形杆菌 OXk 株作抗原与患者血清进行定量凝集试验，抗体效价为 1∶320。

419. 该患者可能是由何种病原体引起的疾病

A. 恙虫病立克次体　　B. 森林脑炎病毒
C. Q 热柯克斯体　　D. 斑疹伤寒立克次体
E. 普氏立克次体

420. 该病的传播媒介是

A. 蚊　　B. 鼠蚤
C. 蜱　　D. 螨
E. 人虱

（421～422 共用题干）

患儿，6 岁，低热、头痛、咳嗽 1 天。今天出现头面部斑疹，后变为丘疹、水疱。查体可见面部较多斑疹、丘疹、水疱，胸、腹、背部也可见散在斑丘疹。

421. 该患儿最可能感染的是

A. 单纯疱疹病毒　　B. 水痘－带状疱疹病毒
C. 麻疹病毒　　D. 风疹病毒
E. 乳头状瘤病毒

422. 该病首选

A. α 干扰素　　B. 阿昔洛韦
C. 伐昔洛韦　　D. 泛昔洛韦
E. 利巴韦林

（423～424 共用题干）

患儿起病 2 天，高热不退，呕吐、抽风，于 7 月 21 日入院。查体：T 40.5℃，R 36 次/分，P 144 次/分，神昏吐涎，双眼凝视，心脏查体（－），两肺可闻及痰鸣音，腹平软。神经系统检查：克氏征（＋），巴氏征左（＋）。脑积液常规：清亮，Pandy 试验（＋），糖 7.0mmol/L，细胞数 78×10^6/L，中性粒细胞 0.25，淋巴细胞 0.75。血常规：Hb 130g/L，WBC 9.5×10^9/L，中性粒细胞 0.78，淋巴细胞 0.22。

423. 该患儿最可能诊断为

A. 流行性脑脊髓炎　　B. 流行性乙型脑炎
C. 化脓性脑膜炎　　D. 结核性脑膜炎
E. 隐球菌性脑膜炎

424. 如以上诊断成立，下列有关叙述不正确的是

A. 传染者主要是家畜、家禽
B. 主要通过蚊虫叮咬传播
C. 10 岁以下儿童占发病总数的 80% 以上
D. 该病治愈后不留后遗症
E. 患者及隐性感染者作为传染源的意义不大

（425～426 共用题干）

一患者挤压鼻翼处脓肿后寒战、高热，临床检查无脑膜刺激征，白细胞计数显著升高。

425. 若此菌为革兰阳性球菌，触酶试验阳性，血浆凝固酶为阳性，其可能为

A. A 群链球菌　　B. 肺炎链球菌
C. 金黄色葡萄球菌　　D. 粪肠球菌
E. 表皮葡萄球菌

426. 此时首选的实验室检查应为

A. 血细菌培养　　B. 尿培养
C. 鲎试验　　D. 肝功能检查
E. 血气分析

（427～430 共用题干）

患儿女，4 岁，夏季在外乘凉睡觉时，左眼角似被一小昆虫舐吸，十天后眼部有异物感、痒感、畏光、流泪、分泌物增多，下眼睑肿大外翻，有痛感，仔细观察发现结膜处有白色线状小虫爬动而就诊。

427. 该患者应首先考虑的诊断为

A. 结膜吸吮线虫病　B. 河盲症
C. 眼裂头蚴病　D. 感染性眼炎
E. 眼囊虫病

428. 确诊的首选检查是

A. 用裂隙灯检查眼部　B. X 线检查眼部
C. 取出虫体镜检　D. 超声检查眼部
E. CT 检查眼部

429. 治疗本病的有效方法是

A. 口服吡喹酮杀死虫体
B. 用红霉素滴眼，杀死虫体
C. 用可卡因滴眼，虫体爬出
D. 口服阿苯达唑驱虫
E. 口服甲硝唑杀死虫体

430. 在预防本病的措施中，不正确的是

A. 控制家犬感染　B. 加强猫的管理
C. 消灭果蝇孳生地　D. 注意个人眼部卫生
E. 注意个人饮食卫生

（431～433 共用题干）

患者男，70 岁，长期口服氯林可霉素，诱发假膜性肠炎，诊断为艰难梭状芽孢杆菌感染。

431. 艰难梭状芽孢杆菌的生物学特征是

A. 革兰阳性粗大杆菌、无鞭毛、无芽孢
B. 革兰阳性粗大杆菌、有鞭毛、无芽孢
C. 革兰阳性粗大杆菌、无鞭毛、有芽孢
D. 革兰阳性粗大杆菌、有鞭毛、有芽孢
E. 革兰阴性粗大杆菌、有鞭毛、有芽孢

432. 艰难梭状芽孢杆菌感染患者的粪便特征是

A. 黄色成形便
B. 黄色稀便
C. 豆花汤样便
D. 水样，有斑片状假膜
E. 成形且带有血丝样便

433. 艰难梭状芽孢杆菌产生的毒素是

A. 毒素 A 为肠毒素，毒素 B 为细胞毒素
B. 产生毒素 A 为细胞毒素，毒素 B 为肠毒素
C. 毒素 A
D. 毒素 B
E. 毒素 C

（434～437 共用题干）

患者男，36 岁，有肺结核病史，现有持续性膀胱炎，经一般抗菌药物治疗后症状不缓解，怀疑为肾结核。

434. 结核分枝杆菌培养最常用的固体培养基是

A. SS 培养　B. 中国蓝培养基
C. MAC 培养基　D. 改良罗氏培养基
E. 巧克力琼脂

435. 最常引起人类肾结核的分枝杆菌是

A. 牛型分枝杆菌　B. 龟分枝杆菌
C. 鸟分枝杆菌　D. 结核分枝杆菌
E. 海分枝杆菌

436. 治疗结核的一线药物包括

A. 异烟肼、氯霉素
B. 利福平、青霉素
C. 利福平、氯霉素
D. 异烟肼、青霉素
E. 利福平、异烟肼、乙胺丁醇、链霉素

437. 诊断分枝杆菌常用的染色方法是

A. 美蓝染色法　B. 革兰染色
C. 萋－尼抗酸染色　D. 稀释复红单染色法
E. 奈瑟染色

（438～440 共用题干）

患者男，38 岁，咳嗽，咳黏稠脓性痰 3 天。体温 39℃，X 线显示右肺上叶实变，伴多发性蜂窝状肺脓肿、叶间隙下垂。WBC 为 $12.4 \times 10^9/L$。痰培养结果为肺炎克雷伯菌生长。

438. 该病经验性治疗的最佳药物是

A. 四环素　B. 氧氟沙星
C. 头孢噻肟/庆大霉素　D. 万古霉素
E. 阿米卡星

439. 与该菌耐药机制相同的是

A. 肠球菌　B. 链球菌
C. 大肠埃希菌　D. 金黄色葡萄球菌
E. 结核分枝杆菌

440. 如用接种环挑取该菌菌落于商品化头孢硝噻吩滤纸片上，纸片应在多长时间内由黄色变为红色

A. 1 分钟内　B. 3 分钟内
C. 5 分钟内　D. 10 分钟内
E. 30 分钟内

（441～448 共用题干）

患者女，36 岁，胃痛严重，食欲不振。胃镜检查发现胃部溃疡，怀疑为幽门螺杆菌感染引起的溃疡。

441. 快速诊断应做

A. 尿素酶试验　B. 触酶试验

C. DNA 酶试验　　D. 氧化酶试验
E. 凝固酶试验

442. 要确诊病原菌，微生物检查所用标本应该是
A. 患者食入的食物　　B. 胃黏膜
C. 胃液　　D. 肠液
E. 粪便

443. 镜检时，幽门螺杆菌的菌体形态应该是
A. 革兰阴性球杆菌
B. 革兰阴性短杆菌
C. 革兰阳性短杆菌
D. 革兰阳性弯曲杆菌，呈弧形、S 形或螺旋状
E. 革兰阴性弯曲杆菌，呈弧形、S 形或螺旋状

444. 分离培养时，幽门螺杆菌的培养环境要求是
A. 无氧，低湿度
B. 无氧，高湿度
C. 微需氧，低湿度
D. 微需氧，高湿度
E. 专性需氧，高或低湿度

445. 初次分离幽门螺杆菌时需培养的时间是
A. 1 ~ 2 天　　B. 2 ~ 3 天
C. 3 ~ 4 天　　D. 4 ~ 6 天
E. 1 ~ 2 周

446. 幽门螺杆菌的生长温度是
A. 16℃　　B. 25℃
C. 37℃　　D. 40℃
E. 43℃

447. 幽门螺杆菌是
A. 非自身免疫性慢性食道炎的病原菌
B. 非自身免疫性慢性胃炎的病原菌
C. 非自身免疫性慢性结肠炎的病原菌
D. 非自身免疫性慢性直肠癌的病原菌
E. 非自身免疫性慢性结肠癌的病原菌

448. 幽门螺杆菌的抵抗力是
A. 对干燥敏感，对热不敏感
B. 对热敏感，对干燥不敏感
C. 对热和干燥都不敏感
D. 对热、干燥敏感，空气中放置 3 小时即死亡
E. 空气中放置 24 小时仍可存活

(449 ~ 452 共用题干)

某患者有过不洁性交史、1 个月后因外生殖器出现丘疹状硬结就诊，检查发现其硬结呈圆形，基底清晰，边缘隆起，质硬，有无痛性溃疡。初步怀疑为梅毒螺旋体感染。

449. 如果是梅毒螺旋体感染，则该患者的临床症状应是
A. 一期梅毒　　B. 二期梅毒
C. 潜伏性梅毒　　D. 心血管梅毒
E. 神经梅毒

450. 做直接显微镜检查最适宜的标本是
A. 下疳分泌物　　B. 皮疹渗出液
C. 淋巴结穿刺液　　D. 血清
E. 血浆

451. 在暗视野显微镜下观察，不属于梅毒螺旋体运动方式的是
A. 移行　　B. 滚动
C. 曲伸　　D. 穿梭
E. 旋转

452. 属于梅毒确证试验的梅毒血清学方法是
A. VDRL　　B. RPR
C. USR　　D. TRUST
E. MHA - TP

(453 ~ 456 共用题干)

患者男，45 岁，自诉疲乏、食欲减退、低热、盗汗、咳嗽、咳痰，每日有数量不等的咯血。查体：胸部压痛明显，肝、脾未及，体温 37.5℃。实验室检查：X 线见两肺自肺尖至肺底分布均匀，大小、形态相似，密度均匀的粟粒状致密阴影。WBC 5.6×10^9/L，Hb 105g/L，PLT 105×10^9/L。

453. 初步简易诊断结核病的方法是
A. 涂片镜检　　B. 分离培养
C. PCR　　D. OT 试验
E. PPD 试验

454. 结核分枝杆菌的培养基是
A. 血培养基　　B. 巧克力培养基
C. 沙氏培养基　　D. 罗氏培养基
E. 半固体培养基

455. 结核分枝杆菌的生长特性是
A. 兼性厌氧
B. 营养要求不高
C. 生长温度为 28℃ ~ 32℃
D. 生长缓慢
E. 菌落呈光滑型

456. 有关结核分枝杆菌生化反应的叙述，正确的是
A. 不发酵糖类　　B. 不产生过氧化氢酶
C. 不合成烟酸　　D. 不还原硝酸盐
E. 中性红试验阴性

(457～461 共用题干)

一农民干农活时因被生锈的铁钉扎中足底来诊，无寒战。查体：体温36.5℃，伤处深部脓肿。实验室检查：WBC 11.6×10^9/L，分类中性粒细胞0.78，淋巴细胞0.22，Hb 135g/L，PLT 105×10^9/L。考虑为厌氧菌感染。

457. 培养厌氧菌最好的方法是

A. 厌氧罐培养法　　B. 气袋法
C. 厌氧手套箱法　　D. 生物耗氧法
E. 疱肉基法

458. 取标本进行厌氧培养，其指示剂为刃天青，能说明厌氧有效的是

A. 培养基粉红色　　B. 培养基无色
C. 培养基白色　　D. 培养基蓝色
E. 培养基绿色

459. 破伤风杆菌的微生物学特性是

A. 革兰阳性，染色性稳定
B. 兼性厌氧
C. 无鞭毛
D. 有芽孢，芽孢直径不大于菌体
E. 在普通琼脂平板上可见似羽毛状菌落

460. 破伤风杆菌的致病机制主要是

A. 产生外毒素随血流侵入中枢神经系统
B. 产生内毒素随血流侵入中枢神经系统
C. 破伤风杆菌随血流侵入中枢神经系统
D. 产生溶血毒素随血流侵入中枢神经系统
E. 产生肠毒素随血流侵入中枢神经系统

461. 破伤风的诊断主要依靠

A. 临床表现
B. 标本直接涂片
C. 细菌分离培养结果
D. 毒力试验
E. 血清学免疫检查

(462～463 共用题干)

细菌的基本检验技术包括传统检验技术和现代检验技术。

462. 下列不属于传统检验技术的是

A. 形态学检查
B. 细菌分离培养与鉴定
C. 抗生素敏感性试验
D. 血清学检查
E. 免疫荧光技术

463. 下列不属于现代检验技术的是

A. 染色标本检查　　B. 酶联免疫吸附试验
C. 核酸杂交技术　　D. 生物芯片技术
E. 免疫印迹技术

(464～465 共用题干)

细菌的致病性主要取决于3个方面：细菌的毒力、侵入的数量及侵入的途径。

464. 可以表示细菌致病性强弱程度的是

A. 侵入的途径　　B. 毒力
C. 菌量多少　　D. 宿主的免疫力
E. 细菌分解的代谢产物

465. 有关细菌的致病性，下列说法错误的是

A. 细菌的致病性有种属的特异性
B. 不同细菌所致疾病的过程大致相同
C. 细菌致病力的强弱称为细菌的毒力
D. 细菌毒力与宿主的免疫功能有关
E. 同种细菌不同型别的毒力可有差异

(466～467 共用题干)

细菌的基本结构包括细胞壁、细胞膜、细胞质及核质等。

466. 革兰阳性菌和革兰阴性菌细胞壁的共同成分是

A. 磷壁酸　　B. 脂多糖
C. 脂蛋白　　D. 脂质
E. 肽聚糖

467. 与细菌耐药性形成有关的青霉素结合蛋白存在于

A. 细胞壁　　B. 细胞膜
C. 荚膜　　D. 细胞质
E. 核质

(468～469 共用题干)

根据培养目的不同，进行真菌培养时需选择不同的培养方法，即大培养和小培养。

468. 关于大培养菌落，错误的是

A. 根据形态判断是酵母菌还是霉菌菌落
B. 一般浅部真菌生长较快，深部真菌生长慢
C. 致病性真菌常菌落大，条件致病性真菌菌落小
D. 致病性真菌菌落常颜色淡，污染真菌颜色深
E. 致病性真菌菌落下沉，污染性真菌则否

469. 关于大培养和小培养，叙述错误的是

A. 大培养主要观察菌落生长，是鉴别真菌的方法之一
B. 小培养用于观察真菌的自然形态、结构特征及生长发育过程，以鉴定菌种
C. 大培养试管法是真菌分离培养、传代和保存菌种最常用的方法
D. 大培养平皿法可观察菌落形态、色素产生，供鉴定参考
E. 大培养平皿法适用于球孢子菌、组织胞浆菌等二

相性真菌的培养

（470～472 共用题干）

临床上病毒检测最常用的是免疫学方法，病毒感染的主要免疫学测定指标为病毒蛋白抗原、病毒抗体。

470. 免疫荧光测定的英文缩写是

A. RIA　　B. EIA

C. IFA　　D. LPIA

E. RIBA

471. 抗 HIV 抗体检测的确证实验方法是

A. RIA　　B. EIA

C. WB　　D. LPIA

E. RIBA

472. 病毒免疫测定时如果血清中含有高浓度的特异抗体而固相上的抗原量有限时会产生

A. 交叉反应　　B. 钩状效应

C. 带效应　　D. RF 干扰

E. 假阳性

（473～475 共用题干）

临床上病毒学实验室诊断最为直观的是病毒分离培养与鉴定，但是由于实验室环境及培养条件的限制，很难将病毒分离培养与鉴定作为常规检测进行开展。

473. 下面有关病毒检测标本采集、运送及处理，叙述错误的是

A. 应在急性期或发病初期根据病毒感染部位采集标本

B. 标本应快速运送，立即处理和接种

C. 有些标本如粪便等成分较复杂，需经粗提、提纯和浓缩等复杂处理过程方可进行培养

D. 不能立即处理和接种的标本应置 4℃保存

E. 肝素抗凝全血、脑脊液、胸腔积液、水痘液以及尿液均可直接用于病毒培养

474. 不适于病毒分离培养的方法是

A. 细胞培养　　B. 鸡胚培养

C. 动物接种　　D. 组织块培养

E. 直接培养

475. 病毒的分离培养与鉴定是病毒诊断的金标准，但其方法繁杂，对技术、设施要求高，需时较长，目前临床实验室广泛开展存在困难，不需要选择病毒的分离与鉴定技术的情况是

A. 研究病毒生物学性状或流行病学调查

B. 常规观测临床治疗效果

C. 鉴别不同病毒所致具有相同症状的疾病，以明确病原学诊断

D. 病程长、诊断困难，疑似病毒感染

E. 监测减毒活疫苗回复毒力突变株的出现

（476～477 共用题干）

有些寄生虫侵入免疫功能正常的宿主体内后，能逃避宿主的免疫攻击而继续生存、发育、繁殖，这种现象称为免疫逃避。免疫逃避的机制包括两个方面，即源于宿主的免疫逃避和源于寄生虫的免疫逃避。

476. 封闭抗体属于的免疫逃避机制为

A. 抗原变异

B. 抗体变异

C. 抑制宿主的免疫应答

D. 抗原伪装

E. 抗体伪装

477. 非洲锥虫有顺序地更换其表面糖蛋白，其免疫逃避机制为

A. 抗原变异　　B. 抗体变异

C. 分子模拟　　D. 抗原伪装

E. 抗体伪装

（478～480 共用题干）

寄生虫病的传播途径是指寄生虫从传染源排出，在外界或中间宿主体内发育至感染期后，借助于某些途径，进入另一宿主的全过程。

478. 囊虫病的主要传播途径是

A. 经土壤传播　　B. 经食物传播

C. 经接触疫水传播　　D. 经饮用水传播

E. 经节肢动物传播

479. 丝虫病的主要传播途径是

A. 经土壤传播　　B. 经食物传播

C. 经接触疫水传播　　D. 经白蛉传播

E. 经蚊虫传播

480. 血吸虫病的主要传播途径是

A. 经土壤传播　　B. 经食物传播

C. 经接触疫水传播　　D. 经饮用水传播

E. 经节肢动物传播

（481～483 共用题干）

寄生虫的检测技术有多种，消化系统寄生虫可用肉眼或显微镜检查虫卵、包囊或成虫等。

481. 最适合采用肛门拭子检查法的是

A. 线虫卵　　B. 带绦虫卵

C. 华支睾吸虫卵　　D. 蛲虫卵

E. 钩虫卵

482. 倒置沉淀法最适合检查的是

A. 血吸虫卵　　B. 旋毛虫卵

C. 华支睾吸虫卵　　D. 蛲虫卵

E. 蛔虫卵

483. 饱和盐水浮聚法最适合检查的是

A. 血吸虫卵　　B. 带绦虫卵

C. 华支睾吸虫卵　　D. 蛔虫卵

E. 钩虫卵

（484～486 共用题干）

分子生物学技术在临床微生物检验中运用非常广泛，由于微生物的基因型常与其感染性、致病性、对治疗的反应性等有关，检测、监测致病微生物特异性基因有助于感染性疾病的诊断、治疗、预防和控制。

484. 各种 HCV 基因型的感染能力、致病性、对抗病毒治疗的反应性存在明显差异，干扰素治疗效果与 HCV 基因（亚）型有关，目前研究发现对干扰素治疗最为敏感的是

A. 3b 型　　B. 1a 型

C. 2b 型　　D. 3a 型

E. 2d 型

485. 通过对以下某种 rRNA 基因测序可以在属或种水平鉴定细菌，这种 rRNA 是

A. 28S rRNA　　B. 50S rRNA

C. 30S rRNA　　D. 16S rRNA

E. 23S rRNA

486. 分子生物学技术在微生物耐药性检测中应用广泛，但不包括

A. 可完全替代常规的药物敏感性试验

B. 发现新的耐药机制

C. 先于培养和药敏结果指导临床治疗

D. 特定耐药菌的流行病学研究

E. MIC 测定结果不定或 MIC 测定结果处于耐药折点附近，无法判定药敏结果时，可用基因方法检测耐药基因

（487～489 共用题干）

PCR 和由 PCR 衍生的技术是发展最好、应用最广泛的核酸扩增技术。

487. 在 PCR 扩增过程中抑制 RNA 和 DNA 聚合酶活性的抗凝剂是

A. 乙二胺四乙酸二钠　　B. 草酸钾

C. 乙二胺四乙酸二钾　　D. 肝素

E. 柠檬酸钠

488. 以下技术中不能用于 PCR 扩增产物分析的是

A. PCR 结合探针杂交

B. 显色微量滴定板系统

C. 化学发光技术

D. 扩增产物的直接测序

E. 免疫比浊

489. 分子生物学技术在微生物耐药性检测中的应用广泛，除外

A. 可完全替代常规的药物敏感性试验

B. 发现新的耐药机制

C. 先于培养和药敏结果指导临床治疗

D. 特定耐药菌的流行病学研究

E. MIC 测定结果不定或 MIC 测定结果处于耐药折点附近，无法判定药敏结果时，可用基因方法检测耐药基因

（490～491 共用题干）

核酸探针技术是最早运用到临床实践中的分子生物学技术，其原理是选择某一组病原体特异的基因序列，进行克隆、合成，然后用作探针，探针与临床标本中的靶 DNA 或靶 RNA 杂交，核酸探针与靶核酸互补序列的结合有高度特异性，可在种或高于或低于种的水平鉴定病原体。

490. 影响探针杂交特异性的主要因素是

A. 温度　　B. 特异性探针

C. 载体　　D. 标志物

E. 核酸片段大小

491. 在常用的核酸探针杂交方式中，反应速度最快的是

A. 固相－液相杂交　　B. 原位杂交

C. 液相－液相杂交　　D. 液相－固相杂交

E. 荧光原位杂交

（492～494 共用题干）

患者女，45 岁，因疲倦、食欲减退、恶心和感冒症状就诊，右上腹部感觉不适，有输血史。查体：心、肺（－），腹软，无腹腔积液，肝、脾肋下未及。皮肤、巩膜无明显黄染。T 36.7℃，P 75 次/分，BP 120/80mmHg。实验室检查：TBIL 63 μmol/L，AST 36U/L，ALT 70U/L，A/G 为 2.0，抗 HCV 抗体阳性。

492. 该患者最有可能患的疾病是

A. 流行性感冒　　B. 丙型肝炎

C. 胃炎　　D. 慢性乙型肝炎

E. 胆囊炎

493. HCV－RNA 定量检测标本的要求是

A. 血浆

B. 全血

C. 如不能及时检测标本应置于－20℃保存

D. 如不能及时检测标本应置于－4℃保存

E. 如不能及时检测标本应置于室温保存

494. 为进一步了解肝细胞损伤程度及预后，应选择检查的项目是

A. ACP　　B. 血清总蛋白

C. IgG　　D. GGT
E. PTA

（495～497 共用题干）

患者女，24 岁，某歌厅服务员，例行体检中被查出重度宫颈炎，伴有宫颈重度不典型增生。

495. 根据上述信息，当前首要考虑的病原学检查是
A. HPV　　B. 阴道分泌物培养
C. BV　　D. 滴虫
E. 霉菌

496. 为进行上述检测应采用的标本类型是
A. 血清　　B. 血浆
C. 全血　　D. 阴道分泌物
E. 宫颈细胞

497. 上述检测为高危阳性，预示患者的疾病风险是
A. 糜烂样改变　　B. 细菌性阴道病
C. 霉菌性阴道炎　　D. 宫颈癌
E. 滴虫性阴道炎

（498～499 共用题干）

用实时荧光定量 PCR 检测 HCV－RNA，室间质评的 5 个样本定量结果均低于靶值。

498. 根据上述信息，当前首要考虑的原因是
A. 样品的保存和处理　　B. PCR 扩增条件
C. 试剂的有效期　　D. 交叉污染
E. 实验室环境

499. 如果以上因素均已排除，首要考虑的因素是
A. 标准曲线的制定　　B. 温度
C. 标志物的活性　　D. 加样枪的校准
E. 离心机的校准

（500～501 共用题干）

由于细菌对某些药物天然耐药或存在生理屏障等原因，故有些细菌对某些药物无须进行药敏试验，或不同部位分离的细菌所检测的药物有所不同。

500. 关于肠杆菌科药物敏感性试验的药物选择，下列叙述错误的是
A. 粪便中分离的沙门菌和志贺菌株，只常规试验并报告氨苄西林、喹诺酮和 TMP/SMZ
B. 沙门菌属的肠道外感染分离株，需测试并报告氯霉素和一种三代头孢菌素
C. 对 CSF 分离株，头孢噻肟和头孢曲松将取代头孢噻吩和头孢唑啉
D. 大肠埃希菌、肺炎克雷伯菌、产酸克雷伯菌和奇异变形杆菌需常规筛选 ESBL
E. 变形杆菌可迁徙到某些抗菌药物抑菌环内生长，因此变形杆菌抑菌环内由于迁徙出现的淡淡云雾样生长可忽略不计

501. 对 CSF 分离的细菌，可作为常规检测并报告的抗菌药物是
A. 头孢唑啉　　B. 头孢呋辛
C. 克林霉素　　D. 阿奇霉素
E. 环丙沙星

（502～503 共用题干）

目前可检测万古霉素中介/耐药金黄色葡萄球菌（VISA/VRSA）的方法很多，如纸片扩散法、肉汤稀释法、琼脂稀释法等，但不同方法之间仍存在一定的差异。

502. 不能检测 8μg/ml VISA 的方法是
A. 肉汤稀释法　　B. 琼脂稀释法
C. E－test 法　　D. 自动化仪器
E. 纸片扩散法

503. 关于各种检测方法的局限性，下列叙述错误的是
A. VRSA 可通过参考肉汤稀释法、琼脂稀释法、E-test、纸片扩散法、万古霉素筛选平板及自动化仪器检测
B. VISA 检测方法主要为非自动化仪器方法
C. 自动化仪器和万古霉素筛选平板可检测 MIC 为 4μg/ml 的 VISA
D. 对于疑似 VISA/VRSA 的细菌可用 MIC 法或纸片扩散法加万古霉素筛选平板进行检测
E. 对于可能为 VISA/VRSA 的菌株首先检查纯度，确认菌株鉴定无误，用可靠的 MIC 方法重新检测

（504～505 共用题干）

在某些地区临床分离的肠杆菌科细菌中，尤其是肺炎克雷伯菌，碳青霉烯酶的检出率越来越高。

504. 关于肺炎克雷伯菌产生的碳青霉烯酶（KPC 酶），下列叙述错误的是
A. 厄他培南和美罗培南均可用于检测 KPC 酶
B. 临床常见产 KPC 酶的菌株为肺炎克雷伯菌，其他肠杆菌科细菌如产酸克雷伯菌、弗劳地枸橼酸菌、大肠埃希菌、肠杆菌属、沙门菌属、沙雷菌属亦有报道
C. 产 KPC 酶菌株通常对碳青霉烯类低水平耐药
D. KPC 酶主要由染色体介导，酶活性可受酶抑制剂抑制，可水解青霉素类、广谱头孢菌素、氨曲南及碳青霉烯类
E. 目前发现的 KPC 酶有 4 种

505. 关于 KPC 酶的检测方法，下列叙述错误的是
A. KPC 酶筛选试验为改良 Hodge 试验
B. KPC 酶确证试验为 PCR 扩增法
C. 厄他培南敏感性最好，但缺乏特异性

D. 纸片扩散法筛查 KPC 酶时，大多数菌株对厄他培南表现为"中介"或"耐药"

E. 改良 Hodge 试验的检测敏感性为 100%

（506～507 共用题干）

葡萄球菌属因携带 mecA 基因、产青霉素酶等机制而对 β－内酰胺类抗生素耐药。

506. 关于葡萄球菌属 β－内酰胺酶试验，下列叙述错误的是

A. 青霉素 MIC≤0.12μg/ml 或抑菌环直径≥29mm 时需进行 β－内酰胺酶试验

B. 刮取苯唑西林或头孢西丁纸片周围抑菌环边缘的生长物进行 β－内酰胺酶试验

C. β－内酰胺酶阳性葡萄球菌只对氨基、羧基和脲基青霉素耐药

D. 质控菌株为 ATCC29213 和 ATCC25923

E. 菌落在 M－H 培养基或血琼脂培养基上培养 18～20 h

507. 关于 MRS 菌株的检测试验结果，下列叙述正确的是

A. 头孢西丁纸片扩散法检测 MRSA：≤21mm 为 mecA 阳性；≥22mm 为 mecA 阴性

B. mecA 阳性菌株应报告对苯唑西林（非头孢西丁）耐药；其他 β－内酰胺类药物应被报告耐药或不报告

C. mecA 阴性但苯唑西林 MIC 耐药，MIC≥4μg/ml 菌株应报告对苯唑西林耐药

D. 苯唑西林平板筛选法结果判读标准为：用反射光仔细检查＞1 个菌落或存在淡的膜状生长；＞1 个菌落说明苯唑西林耐药

E. SCN（除路邓葡萄球菌外）假如培养 18 h 后即表现耐药则可以报告为 MRCNS

（508～509 共用题干）

筛选肠球菌属高浓度庆大霉素或链霉素耐药（HLAR），可预测氨苄西林、青霉素或万古霉素和一种氨基糖苷类的协同效应。

508. 关于高水平氨基糖苷类药物耐药筛选试验，下列叙述错误的是

A. 可以采用纸片扩散法、肉汤稀释法和琼脂稀释法筛选高水平氨基糖苷类药物耐药

B. 培养基为 M－H 琼脂、BHI 肉汤或 BHI 琼脂

C. 抑菌圈直径 6mm 表示耐药，与 MIC 相关性为＞500μg/ml

D. 耐药与作用细胞壁合成药物联合无协同作用；敏感表示与作用细胞壁合成药物联合有协同作用

E. 结果不确定只能行肉汤稀释法进行确证

509. 关于庆大霉素和链霉素 HLAR 肉汤稀释法，下列叙述正确的是

A. 均采用 BHI 肉汤

B. 含量分别为庆大霉素 500μg/ml 和链霉素 1000μg/ml

C. 培养时间为 24 h

D. 培养温度为（35±2）℃

E. 结果判断标准相同

（510～514 共用题干）

几乎所有病原体都可以导致医院感染。然而，医院感染病原体因医院、患者、疾病、感染部位等存在差异。诊疗常规的实施，可能导致医院感染病原谱改变。

510. 美国实施预防围生期 B 群链球菌感染，以减少新生儿经产道感染率后，20 世纪 90 年代后期，极低体重新生儿早发性细菌性脓毒症发病率减少的病原体是

A. 大肠埃希菌　　B. 金黄色葡萄球菌

C. B 群链球菌　　D. 肺炎链球菌

E. A 群链球菌

511. 医院感染最常见的病原体是

A. 真菌

B. 假丝酵母菌

C. 通过血液以及其他体液传播的病毒

D. 细菌

E. 病毒

512. 近年来，在大型、综合性医院中，越来越重要的医院感染病原体是

A. 多重耐药菌、非发酵菌、真菌

B. 正常菌群

C. 通过血液以及其他体液传播的病毒

D. 条件致病菌

E. 致病菌

513. 近年来，由于氟康唑处方量增加，感染呈上升趋势的是

A. 热带假丝酵母菌

B. 非白假丝酵母菌

C. 近平滑假丝酵母菌

D. 卡氏肺孢菌

E. 白假丝酵母菌

514. 病原体主要通过血液以及其他体液传播，或经感染的移植物传播给移植受体，不属于以上传播方式的是

A. 甲型肝炎病毒　　B. 乙型肝炎病毒

C. 丙型肝炎病毒　　D. 人类免疫缺陷病毒

E. 疟原虫、弓形虫

（515～519 共用题干）

微生物工作人员在医院感染诊断、流行病学调查中具有重要作用。医院感染实验室诊断技术包括形态学观察、分离培养技术、免疫学和分子生物学技术等，病原体分型技术包括表型分型、生物分型、特异性分型，需根据情况选择应用。

515. 良好的分型技术应具有的特点是

A. 操作简单、分辨率高、重复性好

B. 分辨率高、重复性好、分型能力强

C. 成本低、重复性好、分型能力强

D. 操作简单、分辨率高、分型能力强

E. 操作简单、成本低、分辨率高

516. 普通临床微生物学实验室可开展的项目是

A. 特异的分型技术

B. 生物分型

C. 生物分型、特异的分型技术

D. 表型分型、生物分型、特异的分型技术

E. 表型分型及简单的生物分型

517. 关于抗菌谱表型分析，下列叙述错误的是

A. 通过分析抗菌药物敏感性试验结果，能够初步判断菌株间的差异

B. 商业化药物敏感性试验系统可能不能准确检测某些细菌的耐药性

C. 不同菌株具有不相同的耐药表型

D. 不同菌株可能具有相同耐药表型，相同菌株可能具有不相同耐药表型

E. 相同菌株可能耐药表型不相同

518. 关于分型技术，下列叙述错误的是

A. 可疑菌株抗菌谱一致，各抗菌药物抑菌圈一致，判断为同一克隆，无须进一步确证

B. 可疑菌株抗菌谱一致，各抗菌药物抑菌圈一致，初步判断为同一克隆，需进一步确证

C. 生物分型技术是利用微生物的生长、代谢特性鉴定微生物。方法快速、可靠

D. 特殊分型检测病原体特异抗原结构、遗传物质及特异性噬菌体等，常用技术包括特异性抗血清反应、噬菌体分型、细菌素分型、分子分型等

E. 分子分型技术具有分辨率高、重复性好、分型能力强的特点，是理想的分型技术

519. 关于医院感染的检测和监测，下列叙述正确的是

A. 快速诊断技术准确性高，不可能导致假阳性

B. 快速诊断技术准确性高，不会出现假暴发的错误判断

C. 快速检测的阴性预测价值不高

D. 应特别注意及时发现国内鲜有报道的多重耐药细菌

E. 快速诊断技术对感染控制不具有重要意义

（520～523 共用题干）

细菌具有各自独特的酶系统，因而对底物的分解能力各异，其代谢产物不同，具此特点可鉴定细菌。

520. 用来鉴别肠杆菌科细菌和非发酵细菌的生化试验是

A. 糖（醇、苷）类发酵试验

B. 葡萄糖氧化-发酵试验

C. ONPG 试验

D. V-P 试验

E. 硝酸盐还原试验

521. 鉴别大肠埃希菌和铜绿假单胞菌的生化试验是

A. 氧化酶试验　　B. 明胶液化试验

C. ONPG 试验　　D. 硫化氢试验

E. 尿素分解试验

522. 为鉴别邻单胞菌属与气单胞菌属，可选择的试验是

A. 凝固酶试验

B. 糖（醇、苷）类发酵试验

C. 氧化-发酵试验

D. 脂酶试验

E. O/129 抑菌试验

523. 无动力的细菌是

A. 大肠埃希菌　　B. 志贺菌

C. 沙门菌　　D. 爱德华菌

E. 鼠疫耶尔森菌

（524～525 共用题干）

奈瑟菌属的共同特征：革兰阴性双球菌呈肾形或豆形，在临床标本中，多位于中性粒细胞内。专性需氧生长，初次分离培养时须供给 5% CO_2。营养要求高，需用巧克力琼脂培养基。最适生长温度为 35℃～36℃，培养 48 h后，形成凸起、圆形、光滑、透明的小菌落。易产生自溶酶，人工培养物如不及时转种，细菌常自溶死亡。

524. 关于两种奈瑟菌的鉴别，下列叙述正确的是

A. 脑膜炎奈瑟菌可分解麦芽糖，淋病奈瑟菌不能分解麦芽糖

B. 脑膜炎奈瑟菌可分解葡萄糖，淋病奈瑟菌不能分解葡萄糖

C. 脑膜炎奈瑟菌氧化酶阳性，淋病奈瑟菌氧化酶阴性

D. 脑膜炎奈瑟菌氧化酶阴性，淋病奈瑟菌氧化酶阳性

E. 脑膜炎奈瑟菌凝固酶阳性，淋病奈瑟菌凝固酶阴性

525. 淋病奈瑟菌对青霉素耐药的机制是

A. 产生β-内酰胺酶和超广谱β-内酰胺酶

B. 产生青霉素酶

C. 产生青霉素结合蛋白（PBPs）

D. 基因可编码D-丙氨酰-D-乳酸（D-Ala-D-Lac），D-丙氨酸（-Ala）和D-丙氨酰-D-丝氨酸（D-Ala-D-Ser），产生耐药基因

E. 产生氨基糖苷修饰酶

（526～527共用题干）

大肠埃希菌是人和动物肠道的正常菌群，婴儿出生后数小时就进入肠道，并终生伴随。可随粪便排出，在自然界中广泛存在，当宿主免疫力下降或细菌侵入肠外组织或器官时，可引起肠外感染。大肠埃希菌中的致病菌株能引起轻微腹泻至霍乱样严重腹泻，并能引起致死性并发症。

526. 大肠埃希菌的致病机制不包括

A. 大肠埃希菌的K抗原

B. 大肠埃希菌的菌毛

C. 内毒素

D. 大肠埃希菌的Vi抗原

E. 肠毒素

527. 大肠埃希菌对三代头孢菌素耐药的主要机制是

A. 产生超广谱β-内酰胺酶

B. 产生拓扑异构酶

C. 产生了一种青霉素结合蛋白（PBPs）

D. 产生诱导酶

E. 产生氨基糖苷修饰酶

（528～530共用题干）

人类是奈瑟菌属细菌的自然宿主，对人致病的只有脑膜炎奈瑟菌和淋病奈瑟菌。除淋病奈瑟菌寄居于泌尿生殖道黏膜外，其他奈瑟菌均存在于鼻咽腔黏膜。

528. 脑膜炎奈瑟菌的主要致病因素是

A. 肠毒素　　B. 内毒素

C. 肾毒素　　D. 神经毒素

E. 细胞毒素

529. 以下不属于奈瑟菌鉴定特征的是

A. 革兰阴性双球菌，呈肾形或豆形，在临床标本中多位于中性粒细胞内

B. 专性需氧生长，初次分离培养时须供给5% CO_2

C. 营养要求高，需用巧克力琼脂培养基。最适生长温度为35℃～36℃，培养48 h后，形成凸起、圆形、光滑、透明的小菌落

D. 易产生自溶酶，人工培养物如不及时转种，细菌常自溶死亡。氧化酶阳性，能分解葡萄糖

E. 在血平板上，有些细菌可产生溶血环

530. 治疗流行性脑膜炎的首选药物是

A. 磺胺类　　B. 头孢噻肟

C. 头孢曲松　　D. 青霉素

E. 氯霉素

（531～532共用题干）

不同细菌在羊血平板上可发生不同的溶血现象，菌落形态和溶血特性有助于细菌种属的鉴定。

531. α溶血可见于

A. A群链球菌　　B. B群链球菌

C. 肺炎链球菌　　D. 金黄色葡萄球菌

E. 粪肠球菌

532. β溶血可见于

A. 乙型溶血性链球菌　　B. 脑膜炎双球菌

C. 肺炎链球菌　　D. 草绿色链球菌

E. 粪肠球菌

（533～535共用题干）

某细菌在含有蛋白胨的肉汤培养基中产氨，使pH上升至8.6，怀疑该细菌为产碱杆菌属。

533. 产碱杆菌属最常见的分离菌为

A. 粪产碱杆菌

B. 木糖氧化无色杆菌脱硝亚种

C. 木糖氧化无色杆菌木糖氧化亚种

D. 木糖氧化无色杆菌木糖脱氧亚种

E. 皮氏无色杆菌

534. 关于产碱杆菌属的特性，下列叙述错误的是

A. 在自然界中分布广泛

B. 在皮肤和黏膜上可分离到本细菌，是医院感染的病原菌之一

C. 不是人体正常的菌群

D. 可使抵抗力低下患者发生败血症

E. 主要见于医院败血症

535. 关于产碱杆菌属的生化反应，下列叙述正确的是

A. 氧化酶阴性

B. 吲哚阳性

C. 分解蔗糖

D. 粪产碱杆菌不分解任何糖类

E. 粪产碱杆菌能还原硝酸盐，不还原亚硝酸盐

（536～540共用题干）

一儿童突发高热，头痛、呕吐、嗜睡，有颈项强直体征。脑脊液检查：颅内压增高，WBC显著增多，分类多核细胞为84%，单核细胞为16%。

536. 脑脊液培养时，标本留取应注意

A. 不能及时送检可放入冰箱

B. 在抗菌治疗前留标本
C. 尽可能使用无菌容器
D. 避免接触氧气
E. 清晨留标本

537. 进行培养时，最好选用
A. 普通环境　　B. 5% ~10% CO_2
C. 厌氧培养　　D. 微需氧培养
E. 25℃培养

538. 如果分离到革兰阴性杆菌，且与金黄色葡萄球菌共同培养时，有卫星现象，则可能为
A. 大肠埃希菌
B. 脑膜炎奈瑟菌
C. 流感嗜血杆菌
D. 产单核细胞李斯特菌
E. 无乳链球菌

539. 通过生化反应和形态特征，证实为流感嗜血杆菌，拟开展纸片扩散法药敏试验，应选择的培养基是
A. HTM　　B. M－H
C. 血平板　　D. 巧克力平板
E. 麦康凯平板

540. 通过生化反应和形态特征，证实为流感嗜血杆菌，拟开展纸片扩散法药敏试验，应选择的培养环境是
A. (35 ±2)℃，5% CO_2，16 ~18 h
B. (35 ±2)℃，普通环境，16 ~18 h
C. (35 ±2)℃，5% CO_2，20 ~24 h
D. (35 ±2)℃，普通环境，20 ~24 h
E. (35 ±2)℃，5% CO_2，48 h

（541 ~544 共用题干）

一患者因腹泻、呕吐、脱水来医院肠道科室就诊，自述腹泻物呈“米泔样”。

541. 可导致患者粪便呈“米泔样”的微生物是
A. 大肠埃希菌　　B. 志贺菌
C. 伤寒沙门菌　　D. 霍乱弧菌
E. 金黄色葡萄球菌

542. 霍乱弧菌在4号琼脂平板上的菌落颜色为
A. 绿色　　B. 黄色
C. 深蓝色　　D. 黑色
E. 红色

543. 对霍乱弧菌进行分群和分型所依据的抗原是
A. H抗原　　B. Vi抗原
C. O抗原　　D. K抗原
E. M抗原

544. 霍乱弧菌产生
A. 霍乱毒素　　B. 耐热溶血素
C. 耐热血凝素　　D. 神经毒素
E. 植物血凝素

（545 ~549 共用题干）

一患儿因发热、寒战、呕吐来医院就诊，就诊医师行脑脊液穿刺，将采集的脑脊液送检。

545. 脑脊液涂片行革兰染色呈 G^+ 小杆菌，通常成双排列，偶可见双球状，无芽孢，无荚膜，在20℃ ~25℃形成周鞭毛，有动力，在37 ℃时动力缓慢或无。符合如上叙述的细菌是
A. 双歧杆菌　　B. 结核分枝杆菌
C. 淋病奈瑟菌　　D. 产单核细胞李斯特菌
E. 福氏志贺菌

546. 脑脊液标本经培养后，在血平板上呈小而圆的菌落，有狭窄的β溶血环，为 G^+ 小杆菌，应考虑鉴定的是
A. 产单核细胞李斯特菌
B. 肺炎链球菌
C. 类白喉棒状杆菌
D. 脑膜炎奈瑟菌
E. 红斑丹毒丝菌

547. 可在4℃进行冷增菌的是
A. 斯氏假单胞菌　　B. 产单核细胞李斯特菌
C. 脑膜炎奈瑟菌　　D. 阴道加特纳菌
E. 白喉棒状杆菌

548. 在半固体培养基内可出现倒伞形生长的是
A. 大肠埃希菌
B. 铜绿假单胞菌
C. 产单核细胞李斯特菌
D. 军团菌
E. 肠球菌

549. 体外抗生素治疗产单核细胞李斯特菌，首选
A. 磺胺　　B. 多黏菌素
C. 甲硝唑　　D. 林可霉素
E. 氨苄青霉素

（550 ~551 共用题干）

一患者因在其病灶组织和瘘管流出的脓样物质中可找到肉眼可见的黄色硫磺状小颗粒，遂来医院就诊。

550. 放线菌的形态特征是
A. 有典型的细胞核　　B. 有核膜
C. 含胞壁酶　　D. 革兰染色阴性
E. 有荚膜、无芽孢

551. 对人致病性较强的放线菌是
A. 衣氏放线菌（A. israelii）
B. 牛放线菌（A. bovis）

C. 内氏放线菌（A. naeslundii）
D. 黏液放线菌（A. viscosus）
E. 龋齿放线菌（A. odontolyticus）

（552～555 共用题干）

一患者因眼睑充血、红肿、见光流泪遂来医院眼科就诊，医师考虑其患沙眼。

552. 沙眼患者进行病原学检查应采集的标本是
A. 眼脓性分泌物　B. 泪液
C. 血液　D. 睑结膜刮片采集的标本
E. 房水

553. 关于衣原体直接镜检，正确的是
A. 标本通常采用革兰染色或 Giemsa 染色
B. 原体、始体染色性相同
C. 若能见较多上皮细胞，虽无包涵体发现亦有诊断意义
D. 眼结膜等上皮细胞内发现典型包涵体对沙眼衣原体感染有诊断价值
E. 包涵体检出对急性、严重的新生儿包涵体结膜炎有重要诊断价值

554. 卢戈碘染色能鉴别
A. 沙眼衣原体与肺炎衣原体、鹦鹉热衣原体
B. 沙眼衣原体与肺炎衣原体
C. 沙眼衣原体与鹦鹉热衣原体
D. 沙眼衣原体与家畜衣原体
E. 沙眼衣原体与鹦鹉热衣原体、家畜衣原体

555. 在衣原体的生活周期中，具有感染性的是
A. 原体　B. 始体
C. 包涵体　D. 中间体
E. 拟核

（556～557 共用题干）

人类的许多疾病如艾滋病、流感、病毒性肝炎都是由病毒引起的。

556. 脊髓灰质炎病毒主要引发的疾病是
A. 急性脑膜炎　B. 腹泻
C. 重症肌无力　D. 脊髓灰质炎
E. 急性脊髓炎

557. 以肠道病毒 71 型为主要病原体的疾病是
A. 急性荨麻疹　B. 手足口病
C. 小儿秋季腹泻　D. 猩红热
E. 心包膜炎

（558～559 共用题干）

手足口病是由肠道病毒引起的一种常见多发小儿急性传染病，3 岁以下的儿童是高发人群。

558. 关于手足口病，叙述错误的是
A. 主要经粪－口途径传播
B. 不会经呼吸道飞沫传播
C. 细胞蛋白翻译“关闭”是肠道病毒细胞病变效应的主要机制
D. 特征性表现为皮肤和黏膜的皮疹、疱疹或溃疡
E. 可有发热症状

559. 引起手足口病的肠道病毒不包括
A. 肠道病毒 71 型　B. Cox A16
C. Cox A4　D. Cox B2
E. 轮状病毒

（560～561 共用题干）

人类是肠道病毒的天然宿主，流行季节主要在夏、秋季，不同的肠道病毒可能引起相同的病症，而同一种病毒也可能引起不同的病症，要判断病原体必须依靠实验室的检查与鉴定。

560. 肠道病毒感染病原体确认的主要实验室检测方法是
A. 酶联免疫吸附试验检测抗体
B. 中和试验
C. 病毒的分离培养
D. 分子生物学检测病毒核酸
E. 补体结合试验

561. 有关肠道病毒的实验室检查，叙述错误的是
A. 组织培养分离肠道病毒是目前诊断的金标准
B. 核酸检测是病原体确认的主要实验室检测方法
C. 各种抗血清交叉混合物的分组中和试验可进行病毒血清学分型
D. 评价肠道病毒检测结果时必须注意感染发生的易感部位和非易感部位
E. 患者粪便中检测到肠道病毒说明一定存在现症感染

（562～564 共用题干）

甲型流感病毒容易引起大流行的主要原因是其病毒容易发生抗原转变，出现抗原性完全不同的新亚型，变异由量变积累为质变。当新的流感病毒亚型出现时，人群普遍对其缺乏免疫力，因而容易引起大流行，甚至世界大流行。

562. 区分流感病毒亚型的依据是
A. RNA + NA　B. RNA + HA
C. NA + NP　D. HA + NP
E. HA + NA

563. 关于流感病毒 NA 的特性，下列叙述错误的是
A. 由 4 条糖基化多肽组成
B. 能凝集多种红细胞
C. 具抗原性

D. 其作用有利于病毒的释放和扩散

E. 具有酶活性

564. 甲型流感病毒抗原小幅度变异称为

A. 溶原性转换　　B. 抗原性转换

C. 抗原性漂移　　D. H－O 变异

E. W－V 变异

（565～566 共用题干）

目前已明确的肝炎病毒有 5 种，分为甲、乙、丙、丁、戊 5 种型别，引起的病毒性肝炎都具有传染性较强、传播途径复杂、发病率高的特点。其中甲型和戊型肝炎病毒的传播途径及引起的临床症状相似。

565. HEV 的传播和流行主要是通过

A. 血液和血制品

B. 性接触

C. 日常生活接触

D. 水源或食物被粪便污染

E. 垂直传播

566. HEV 与 HAV 的不同点是前者

A. 经粪－口途径传播

B. 隐性感染多

C. 一般不转为慢性

D. 潜伏期末至急性期初粪便排毒最多

E. 患者多为成人，孕妇感染病死率高

（567～568 共用题干）

人类免疫缺陷病毒，也称艾滋病病毒，属反转录病毒科慢病毒属中的灵长类免疫缺陷病毒亚属。电镜下病毒颗粒呈球形，直径 100～120 nm。典型的 HIV－1 颗粒由包膜和核心两部分组成。

567. 在 HIV 的结构中，不包括的是

A. 包膜　　B. gp120

C. 反转录酶　　D. 正链 RNA 的二聚体

E. 血凝素

568. 构成 HIV 衣壳的是

A. gp120　　B. gp41

C. gp160　　D. P7

E. P24

（569～570 共用题干）

反转录病毒科的病毒因带有以 RNA 为模板合成 DNA 的反转录酶而得名。已经发现人免疫缺陷病毒有 HIV－1 和 HIV－2，两型病毒的核苷酸序列相差超过 40%。HIV－1是引起全球艾滋病流行的病原体，HIV－2 主要局限于西部非洲，且毒力较弱，引起的艾滋病特点是症状轻、病程长。

569. 人类嗜 T 淋巴细胞病毒 1 型、2 型所侵犯的人类细胞是

A. $CD4^+$T 淋巴细胞　　B. $CD4^-$T 淋巴细胞

C. $CD8^+$T 淋巴细胞　　D. $CD8^-$T 淋巴细胞

E. B 淋巴细胞

570. AIDS 的病原体主要是

A. HTLV－1 型　　B. HTLV－2 型

C. HTLV－5 型　　D. HIV－1 型

E. HIV－2 型

（571～574 共用题干）

临床使用的抗真菌药物作用机制及适应证各有不同。

571. 下列药物中作用于真菌细胞膜的是

A. 氟胞嘧啶　　B. 两性霉素 B

C. 灰黄霉素　　D. 碘化钾

E. 卡泊芬净

572. 唑类抗真菌药物的主要作用机制是

A. 干扰细胞壁葡聚糖的合成

B. 抑制细胞色素 P450 固醇合成酶

C. 抑制角鲨烯环氧化酶

D. 干扰真菌核酸合成

E. 抑制几丁质合成酶

573. 为治疗新生隐球菌脑炎，首选的抗真菌药物是

A. 两性霉素 B　　B. 伊曲康唑

C. 氟康唑　　D. 特比萘芬

E. 酮康唑

574. 曲霉菌感染不能选用的治疗药物是

A. 氟康唑　　B. 伊曲康唑

C. 两性霉素 B　　D. 伏立康唑

E. 卡泊芬净

（575～577 共用题干）

曲霉菌种类较多，其鉴别主要依据菌落特点及镜下形态结构。

575. 烟曲霉菌落及显微镜特征是

A. 菌落呈绒毛状，表面呈深绿色、烟绿色，背面苍白色或淡黄色；分生孢子头短柱状，分生孢子梗壁光滑，顶囊呈烧瓶状，小梗双层，分布在顶囊的上半部

B. 菌落呈绒毛状，表面呈深绿色、烟绿色，背面橙色；分生孢子头短柱状，分生孢子梗壁光滑，顶囊呈烧瓶状，小梗双层，分布在顶囊的上半部

C. 菌落呈绒毛状，表面呈深绿色、烟绿色，背面苍白色或淡黄色；分生孢子头短柱状，分生孢子梗壁光滑，顶囊呈烧瓶状，小梗单层，分布在顶囊的上半部

D. 菌落呈绒毛状，表面呈深绿色、烟绿色，背面橙

色；分生孢子头短柱状，分生孢子梗壁光滑，顶囊呈球状，小梗单层，分布在顶囊的上半部

E. 菌落呈绒毛状，表面呈深绿色、烟绿色，背面苍白色或淡黄色；分生孢子头短柱状，分生孢子梗壁光滑，顶囊呈球状，小梗单层，分布在顶囊的上半部

576. 与黄曲霉菌落及显微镜特征不符合的是

A. 菌落表面有放射状沟纹，呈黄绿色，背面无色或淡黄色
B. 分生孢子梗光滑
C. 顶囊呈球形
D. 小梗单层
E. 小梗双层

577. 土曲霉的菌落及显微镜特征是

A. 表面有浅放射状沟纹，呈肉桂色或米色、米黄色，背面黄色，孢子梗无色光滑，顶囊半球形，其上1/2～2/3处有双层小梗
B. 表面有浅放射状沟纹，呈黑色，背面肉桂色，孢子梗无色光滑，顶囊半球形，其上1/2～2/3处有双层小梗
C. 表面有浅放射状沟纹，呈黑色，背面肉桂色，孢子梗壁粗糙，顶囊球形，其上1/2～2/3处有单层小梗
D. 表面有浅放射状沟纹，呈肉桂色或米色、米黄色，背面黄色，孢子梗无色光滑，顶囊球形，单层小梗，放射状排列
E. 表面有浅放射状沟纹，呈肉桂色或米色、米黄色，背面黄色，孢子梗无色光滑，顶囊半球形，双层小梗，放射状排列

(578～580 共用题干)

近年来非白色念珠菌的分离率逐渐增多，不同菌种对抗真菌药物敏感性反应不同，微生物实验室应尽可能鉴定菌种，有助于临床抗真菌药物的选择。

578. 在 CHROMagar 念珠菌显色平板中菌落呈粉红色的是

A. 白色念珠菌　　B. 热带念珠菌
C. 季也蒙念珠菌　　D. 近平滑念珠菌
E. 克柔念珠菌

579. 鉴定热带念珠菌选用

A. 厚膜孢子形成试验　　B. 尿酶试验
C. TZC 反应　　D. 芽管形成试验
E. 硝酸盐还原试验

580. 区分白色念珠菌和新生隐球菌的试验是

A. 尿酶试验　　B. 触酶试验
C. 硝酸盐还原试验　　D. 氧化酶试验
E. TZC 反应

(581～582 共用题干)

医学节肢动物是指通过骚扰、叮咬、吸血、寄生以及传播病原体等方式危害人类健康的一类节肢动物，对人体的危害方式多种多样。

581. 关于节肢动物对人体直接危害的方式，下列叙述错误的是

A. 骚扰和吸血　　B. 螫刺和毒害
C. 变态反应　　D. 寄生
E. 共生

582. 节肢动物传播疾病的方式有多种，其中按蚊传播疟疾的方式是

A. 繁殖并经卵传递式　　B. 发育式
C. 繁殖式　　D. 机械式
E. 发育繁殖式

(583～587 共用题干)

用于测定细菌各种生物学特性的试剂，须在测试同时进行阳性和阴性对照试验，常用的阳性对照菌株有金黄色葡萄球菌、A 群链球菌、肺炎链球菌、B 群链球菌、铜绿假单胞菌、大肠埃希菌、流感嗜血杆菌等，但它们用途不同。

583. 用于氧化酶试验的阳性对照菌株是

A. 金黄色葡萄球菌　　B. A 群链球菌
C. 肺炎链球菌　　D. B 群链球菌
E. 铜绿假单胞菌

584. 用于凝固酶试验的阳性对照菌株是

A. 金黄色葡萄球菌　　B. A 群链球菌
C. 肺炎链球菌　　D. B 群链球菌
E. 流感嗜血杆菌

585. 用于杆菌肽试验的阳性对照菌株是

A. 大肠埃希菌　　B. A 群链球菌
C. 肺炎链球菌　　D. B 群链球菌
E. 流感嗜血杆菌

586. 用于“X+V”因子试验的阳性对照菌株是

A. 金黄色葡萄球菌　　B. A 群链球菌
C. 肺炎链球菌　　D. B 群链球菌
E. 流感嗜血杆菌

587. 用于甲基红试验的阳性对照菌株是

A. 大肠埃希菌　　B. A 群链球菌
C. 肺炎链球菌　　D. B 群链球菌
E. 流感嗜血杆菌

（588～590 共用题干）

纸片扩散法药敏试验的影响因素很多，如培养基、含药纸片、菌悬液浓度、实验过程及结果测量等。

588. 关于 MH 培养基，不正确的是

A. 平板厚度应为 4mm
B. pH 应为 7.2～7.4
C. Mg^{2+}、Ca^{2+} 等的含量不会影响结果
D. 普通储存条件（2℃～8℃）下可使用 7 d
E. MH 培养基中的胸腺嘧啶核苷和胸腺嘧啶含量应尽可能低

589. 关于含药纸片，错误的是

A. 每张纸片的含药量一致
B. 常规保存温度为 2℃～8℃
C. 使用前应置室温平衡 1～2 h，防止纸片表面产生冷凝水
D. 纸片一旦接触琼脂表面，则不应再移动位置
E. 纸片直径、密度、吸水性、纸片本身的酸碱度应一致

590. 关于质量控制，错误的是

A. 实验室应保存有标准菌株
B. 每批新的 MH 琼脂和含药纸片必须用质控菌株进行检测
C. 新纸片每周 1 次用标准菌株检测试验结果
D. 在连续 20 个试验的结果中只能有 1 个结果超出范围，有 1 个以上的结果超出即认为是失控，需要寻找原因加以纠正
E. 只有在符合特定条件时才可减少质控测定次数

（591～595 共用题干）

患儿女，14 岁，患急性呼吸道感染，表现为咳嗽和声音嘶哑。查体：扁桃体充血、肿胀，颌下淋巴结肿大、微痛，咽、喉等处黏膜充血、肿胀并有灰白色假膜形成，体温 37.9℃。实验室检查：WBC $12.6\times10^9/L$，分类中性粒细胞 0.81，淋巴细胞 0.19，Hb 131g/L，PLT $125\times10^9/L$。

591. 直接涂片染色镜检可作初步鉴定的细菌是

A. 白喉棒状杆菌　B. 百日咳鲍特菌
C. 大肠埃希菌　D. 伤寒沙门菌
E. 军团菌

592. 白喉患者的最佳取材部位是

A. 假膜表面　B. 假膜边缘
C. 假膜深处　D. 扁桃体
E. 鼻咽部

593. 白喉棒状杆菌重要的形态学特征为

A. 呈棒状　B. 异染颗粒
C. 荚膜　D. 芽孢
E. 鞭毛

594. 白喉棒状杆菌分离培养时常用

A. TCBS　B. NYC
C. BBE　D. 高盐甘露醇平板
E. 含 0.03%～0.04% 亚碲酸钾的血平板

595. 白喉棒状杆菌的致病因子为

A. 菌毛　B. 芽孢
C. 内毒素　D. 外毒素
E. 荚膜

（596～598 共用题干）

患者女，27 岁，贵州某县人。因畏寒、低热 1 月、排米汤样尿 3 天，于 1993 年 12 月 18 日入院。患者反复间歇发热数年，血检微丝蚴阳性（++++），双下肢丝虫性淋巴水肿，尿液浑浊度（+++）。患者入院后第 2 天排乳糜尿 3400ml，第 3 天又排乳糜尿 1500ml。患者随即出现疲乏、神萎、恶心，并呕吐 2 次。面色苍白、四肢发冷，但体温不升（35℃）；脉搏：由 70 次/分增至 112 次/分，甚至扪不清；血压：60/38mmHg，双下肢时有抽搐。经给予 9 小时的抗休克处理，休克基本纠正，乳糜尿量减少，每天尿量保持在 800～1000ml，患者自己要求出院。

596. 患者可能感染哪种丝虫

A. 班氏丝虫　B. 马来丝虫
C. 盘尾丝虫　D. 帝汶丝虫
E. 罗阿丝虫

597. 患者排乳糜尿，是由于哪部分淋巴系统受阻

A. 下肢深部淋巴系统
B. 下肢浅部淋巴系统
C. 主动脉前淋巴结或肠干淋巴结
D. 精索淋巴结
E. 睾丸淋巴结

598. 下列关于乳糜尿的主要性状，描述错误的是

A. 含大量蛋白质
B. 含大量脂肪
C. 体外放置易凝结
D. 含大量 WBC
E. 沉淀物中有时可查到微丝蚴

（599～602 共用题干）

患者男，30 岁，维吾尔族，伊犁地区牧民。2001 年 4 月 3 日因上腹部饱胀、肝区有轻微疼痛、食欲减退等就诊。病程中无发热、黄疸及剧烈腹痛。CT 检查疑为肝癌，抗癌治疗无效。查体：消瘦，右肋下缘触及 9cm 大的肿块。表面光滑，有轻度压痛。无黄疸，无腹水。CT：右

肝有 1 个 8cm×9cm 大小的低密度液性区。

599. 最可能的寄生虫病是

A. 阿米巴肝脓肿
B. 棘球蚴病
C. 日本血吸虫卵引起的肝脏纤维化
D. 泡球蚴
E. 内脏利什曼病

600. 首选的检查方法是

A. 腹部核磁共振　　B. 腹部 CT
C. X 线　　D. B 型超声
E. 免疫学试验

601. 术前诊断禁忌事项为

A. IHA　　B. 询问病史
C. 流行病学资料　　D. 穿刺
E. ABC－ELISA

602. 本病首选的治疗措施是

A. 阿苯达唑药物治疗
B. 吡喹酮药物治疗
C. 病变较大首选手术治疗
D. 左旋咪唑药物治疗
E. 氯喹＋伯氨喹啉药物治疗

（603～604 共用题干）

一位男性重症外伤患者，留置导尿管 1 周，出现尿频、尿急、尿痛，尿常规检查发现有大量白细胞和少许红细胞。

603. 最可能感染的病原菌是

A. 金黄色葡萄球菌　　B. 表皮葡萄球菌
C. 链球菌　　D. 变形杆菌
E. 大肠埃希菌

604. 若细菌培养分离出表皮葡萄球菌，最适合该病例药敏试验的一组抗菌药物是

A. 青霉素、头孢他啶、环丙沙星、亚胺培南、庆大霉素、万古霉素
B. 苯唑西林、亚胺培南、环丙沙星、庆大霉素、复方新诺明、万古霉素
C. 苯唑西林、头孢他啶、环丙沙星、亚胺培南、庆大霉素、复方新诺明
D. 青霉素、苯唑西林、环丙沙星、庆大霉素、复方新诺明、万古霉素
E. 青霉素、头孢他啶、复方新诺明、亚胺培南、庆大霉素、万古霉素

（605～606 共用题干）

患者男，57 岁，因糖尿病并发酮症酸中毒入院治疗，5 天后因皮肤感染而引起败血症。

605. 最可能引起败血症的细菌是

A. MRSA　　B. ORSA
C. 表皮葡萄球菌　　D. 腐生葡萄球菌
E. 肺炎链球菌

606. 首选药物是

A. 青霉素　　B. 红霉素
C. 链霉素　　D. 万古霉素
E. 舒普深

（607～610 共用题干）

患者女，52 岁，食入面包后，腹泻。经细菌学检查，判断为蜡样芽孢杆菌感染。

607. 蜡样芽孢杆菌抗酸染色结果应该是

A. 抗酸阳性
B. 抗酸阴性
C. 18 小时以内培养物阳性
D. 24～48 小时培养物阳性
E. 72 小时以上培养物阳性

608. 下列关于蜡样芽孢杆菌的描述，正确的是

A. 营养要求不高，菌落较大，表面粗糙
B. 营养要求不高，菌落较大，表面光滑
C. 营养要求不高，菌落较小，表面光滑
D. 营养要求很高，菌落较大，表面粗糙
E. 营养要求很高，菌落较大，表面光滑

609. 除对蜡样芽孢杆菌进行分离培养外，对可疑食物应做细菌计数，可致食物中毒的细菌数是

A. 100～999/g　　B. 1000～9999/g
C. 10000～99999/g　　D. 100000～999999/g
E. 1000000～9999999/g

610. 下列对蜡样芽孢杆菌的描写，错误的是

A. 广泛分布于土壤、空气、尘埃及腐烂物中
B. 少数寄生于动物或昆虫
C. 能引起食物中毒
D. 芽孢大于菌体，菌体似鼓槌状
E. 能耐受 100℃，30min

（611～613 共用题干）

患者男，28 岁，安徽长江边某县农民，因纳差、乏力、腹痛、腹泻伴脓血便，于 1998 年 10 月底入院就诊。体检：T 38.6℃，P 87 次/分，R 18 次/分，神清，贫血面容，心律齐，两肺呼吸音清晰，腹平软，肝肋下 2.0cm，质中，轻压痛，脾肋下 2.0cm，嗜酸性粒细胞 0.38～0.46，既往史：2 个月前下塘后全身出现粟粒大小的丘疹、奇痒，1～2 天后形成斑疹、水疱，1 周后出现发热、咳嗽、咯血、胸痛。

611. 该男子最可能患的疾病是

A. 疟疾　　B. 急性血吸虫病
C. 痢疾阿米巴病　　D. 丝虫病
E. 杜氏利什曼病

612. 实验室诊断的最好方法是
A. OT 试验　　B. 生理盐水涂片
C. 厚、薄血片　　D. 水洗沉淀法
E. 肥达反应

613. 治疗首选药物是
A. 左旋咪唑　　B. 吡喹酮
C. 氯喹　　D. 硫双二氯酚
E. 灭滴灵

（614～616 共用题干）

患者男，20 岁，咳嗽，低热 2 个月，咯血 1 周，体检右上肺可闻及湿啰音。X 线胸片示右上肺有阴影，医生疑为肺结核，欲做痰培养。

614. 应选用的培养基是
A. 血琼脂平板培养基
B. 巧克力色平板培养基
C. 罗－琴培养基
D. 沙保培养基
E. 柯索夫培养基

615. 制备培养基时采用的灭菌方法为
A. 煮沸灭菌　　B. 间歇灭菌
C. 流通蒸汽灭菌　　D. 高压蒸汽灭菌
E. 干热灭菌

616. 培养基属于
A. 基础培养基　　B. 营养培养基
C. 鉴别培养基　　D. 选择培养基
E. 特殊培养基

（617～618 共用题干）

某旅行社于某年 12 月份接收一批外地游客，1 周内相继有 5 人发病，症状相似，都突发高热（39℃～40℃），并有剧烈头痛，腓肠肌痛，其中两人出现昏迷、谵妄等中枢神经系统症状。查体示肝脾轻度肿大，皮肤有散在出血点。

617. 你认为可能性最大的感染是
A. 流行性回归热
B. 地方性回归热
C. 流行性斑疹伤寒
D. 地方性斑疹伤寒
E. 钩端螺旋体病

618. 如果怀疑为斑疹伤寒，首先应做哪一项检查
A. 鸡胚接种，分离培养立克次体
B. 细胞培养，分离培养立克次体
C. 接种豚鼠，分离培养立克次体
D. 外斐反应检查血清抗体
E. ELISA 检查特异抗体

（619～622 共用题干）

夏季，患者进食后发生恶心、呕吐、腹泻。

619. 此时下列何种细菌应不予考虑
A. 宋内志贺菌
B. 伤寒沙门菌
C. 摩根菌
D. 幽门螺杆菌
E. 金黄色葡萄球菌

620. 如果在患者粪便标本中分离到一种菌，革兰染色阴性；其生化反应结果如下：氧化酶（＋），蔗糖（－），动力（＋），吲哚（＋），脲酶（－）。则该菌可能为
A. 福氏志贺菌
B. 副溶血弧菌
C. 大肠埃希菌 O157：H7
D. 霍乱弧菌
E. 蜡样芽孢杆菌

621. 该菌产生的毒素为
A. CT　　B. α 毒素
C. TDH　　D. LT
E. ST

622. 在该菌的下列生化反应中，错误的是
A. 在无氯化钠的培养基中生长良好
B. 在 10g/L 氯化钠中不生长
C. 在 3g/L、7g/L 氯化钠中生长良好
D. 神奈川现象阳性
E. 碱性蛋白胨水可做该菌的增菌培养

（623～624 共用题干）

乙型溶血性链球菌是临床化脓性感染常见致病菌，另外还可引起其他疾病。

623. 引起的变态反应性疾病是
A. 扁桃体炎　　B. 咽峡炎
C. 猩红热　　D. 风湿热
E. 类风湿关节炎

624. 哪种试验作为该病的辅助性诊断
A. 血液培养　　B. 革兰染色镜检
C. 抗“O”试验　　D. CH50 测定
E. 抗酸染色

（625～626 共用题干）

某患者送检标本为手臂感染脓汁，接科后孵育过夜，见血平板上生长柠檬黄色，中等大菌落，菌落边缘有透

明溶血环，中国蓝平板不生长，革兰染色阳性，触酶阳性。

625. 上述细菌需采用哪一种 VITEK 测试卡进行鉴定

A. GNI　　B. GPI
C. ANI　　D. YBC
E. NFC

626. 鉴定的同时选用葡萄球菌药敏测试卡进行药敏实验，结果显示该菌青霉素耐药，苯唑西林敏感，那么下列判断正确的是

A. 阿莫西林敏感　　B. 头孢克洛耐药
C. 哌拉西林耐药　　D. 头孢西丁耐药
E. 替卡西林敏感

（627～630 共用题干）

某8个月的婴儿到医院就诊，家长发现该患儿近日大便呈柏油样。一般检查；体温38℃，面色苍白，精神萎靡，脉搏96次/分，呼吸23次/分，肝脾肿大。

627. 该婴儿可能患的寄生虫病是

A. 蛔虫病　　B. 旋毛虫病
C. 疟疾　　D. 钩虫病
E. 血吸虫病

628. 体格检查还最可能发现的是

A. 胸骨柄压痛
B. 甲状腺肿大
C. 心前区可闻及舒张期杂音
D. 面黄体弱，贫血貌
E. 肺部水泡性啰音

629. 血液检查最有诊断价值的结果是

A. 血糖升高
B. 丙氨酸氨基转移酶升高
C. 血淀粉酶高
D. 全血减少
E. 红细胞小且色素浅

630. 确诊该病最合适的实验室诊断方法是

A. 骨髓穿刺法　　B. 大便培养法
C. 饱和盐水漂浮法　　D. 棉拭漂浮法
E. 透明胶纸法

（631～633 共用题干）

患者男，数日前去游泳，后出现尿急、尿频、尿痛等症状，医生疑为细菌性尿道炎，采集清洁中段尿进行细菌检查。

631. 尿细菌定量培养，常用方法为

A. 平板分区划线法　　B. 穿刺培养法
C. 倾注平板法　　D. 平板涂布法
E. 平板连续划线法

632. 常规培养条件为

A. 需氧培养　　B. 厌氧培养
C. 微需氧培养　　D. 二氧化碳培养
E. 含高浓度氢气的空气

633. 结果诊断错误的是

A. 细菌数 $<10^4$/ml 可能是污染
B. 细菌数 $10^4 \sim 10^5$/ml 可疑阳性
C. 细菌数 $\geq 10^5$/ml 为阳性
D. 可疑阳性结果应复查
E. 阳性结果的分离菌被认为是病原菌

四、案例分析题：每道案例分析题有3～12问。每问的备选答案若干个，正确答案及错误答案的个数不定。考生每选对一个正确答案给1个得分点，选错一个扣1个得分点，直至扣至本问得分为0，即不含得负分。案例分析题的答题过程是不可逆的，即进入下一问后不能再返回修改所有前面的答案。

（634～637 共用题干）

患者女，29岁，2周前出现咳嗽、少痰，伴有低热、进行性呼吸困难，口服镇咳剂无明显好转，有吸烟史（30支/天）。查体：头、颈无特殊，心血管未见异常，腹软，肺部听诊呼吸音明显减弱，未闻及干、湿啰音，肘静脉处可见明显注射痕迹。T 37.5℃，P 100次/分，R 26次/分，BP 120/80mmHg，SO_2 89%，HIV抗体阳性。胸部X线检查示两肺间质弥漫性浸润，呈“毛玻璃样”变。

634. 该患者最有可能患的疾病是

A. 肺曲霉病　　B. 流行性感冒
C. 卡氏肺孢子虫肺炎　　D. 病毒性肺炎
E. 大叶性肺炎　　F. 慢性支气管炎

635. 为明确该病诊断可进行的实验室检查是

A. 取痰液、肺泡灌洗液行革兰染色直接镜检
B. 纤维支气管镜取活检组织姬氏染色或果氏六亚甲基四胺银染色
C. PCR检测患者痰液、组织、血液中的PcDNA
D. ELISA法检测血清中卡氏肺孢子虫抗体
E. Uero细胞系培养鉴定
F. 检测卡氏肺孢子虫抗原

636. 可用于该病治疗和预防的药物是

A. 复方磺胺甲基异噁唑
B. 两性霉素B
C. 伊曲康唑
D. 克林霉素与伯氨喹
E. 氟胞嘧啶
F. 喷他脒
G. 氟康唑

637. 关于该病，叙述正确的是

A. 痰液或支气管肺泡灌洗液中发现 Pc 包囊即可确诊
B. 在免疫缺陷患者中除引起肺部感染外，还常侵犯血管引起血栓和梗死
C. Pc 生活史有 3 种主要的形态：滋养体、包囊前体和包囊
D. 可通过空气飞沫传播，对患者应予以呼吸道隔离
E. 血清抗 Pc 抗体阳性即可诊断
F. 卡氏肺孢子虫肺炎是艾滋病患者最常见的并发症，病死率高

（638～640 共用题干）

患儿男，3 岁，食欲减退，体温 38.9℃。手掌心、脚掌心均有疱疹，疱疹周围发红。口腔黏膜有溃疡，疼痛明显。

638. 该患儿诊断首先考虑

A. 急性荨麻疹　　B. 手足口病
C. 风疹　　D. 猩红热
E. 水痘　　F. 湿疹

639. 此疾病的病原体可能包括

A. 风疹病毒　　B. 肠道病毒 71 型
C. 腺病毒　　D. 埃可病毒
E. 麻疹病毒　　F. 柯萨奇病毒

640. 该病病原体的检查方法主要有

A. 细菌培养　　B. 病毒分离培养
C. 分子生物学检测　　D. 酶联免疫吸附试验
E. 中和试验　　F. 血常规检查

（641～643 共用题干）

某学校学生，吃中午饭 2 h 后，有多人出现恶心、呕吐、腹痛、腹泻。在食物中检出肠毒素。

641. 产肠毒素的致病细菌是

A. 痢疾志贺菌　　B. 金黄色葡萄球菌
C. 空肠弯曲菌　　D. 肠炎沙门菌
E. 伤寒沙门菌　　F. 变形杆菌
G. 小肠结肠炎耶尔森菌

642. 该菌还可以产生的致病性毒素包括

A. 内毒素　　B. 杀白细胞毒素
C. 链激酶　　D. 溶血素
E. M 蛋白　　F. 表皮剥脱毒素

643. 该菌常见的耐药机制为

A. 产生超广谱 β－内酰胺酶
B. 产生碳青霉烯酶
C. 产生青霉素结合蛋白 2a
D. 产生诱导酶
E. 产生青霉素酶
F. 产生 AmpC

（644～645 共用题干）

患者女，36 岁，因 SLE 合并肾衰竭而入院治疗，采用激素治疗 1 周后出现发热、咳嗽、咳痰，咳绿色痰液，临床拟诊为肺部感染。

644. 该患者可能是

A. 社区获得性草绿色链球菌感染
B. 医院获得性铜绿假单胞菌感染
C. 医院获得性荧光假单胞菌感染
D. 医院获得性草绿色链球菌感染
E. 肺部囊性纤维化合并草绿色链球菌感染
F. 肺部囊性纤维化合并铜绿假单胞菌感染

645. 病原学确证可以通过

A. 痰细菌培养　　B. 痰涂片革兰染色
C. 分子生物学检测　　D. 药敏试验
E. 血清学分型　　F. 细菌鉴定

（646～648 共用题干）

患者男，38 岁，渔民。持续畏寒、高热 5 d 入院。查体：体温 39.6℃，血压 16/11 kPa（1mmHg＝0.133kPa），精神萎靡，反应迟钝。肝未触及，脾肋下 2cm，质中等。血白细胞 3.4×10^9/L，中性粒细胞 0.67，淋巴细胞 0.33。给予氨苄西林 6.0g/d、环丙沙星 0.4g/d，治疗 1 周后热型改变，体温常于下午升高，伴畏寒，午夜汗出热退。继续原方案抗炎 1 周，发热无缓解。

646. 根据患者症状，可能的疾病是

A. 上呼吸道感染　　B. 丝虫病
C. 疟疾　　D. 血吸虫病
E. 急性扁桃体炎　　F. 急性胆囊炎
G. 败血症　　H. 伤寒

647. 若该患者改用吡喹酮治疗后痊愈，则该疾病的传播途径包括

A. 经土壤传播　　B. 经接触疫水传播
C. 经饮用水传播　　D. 经动物媒介机械性传播
E. 经生物学传播　　F. 经食物传播
G. 经输血传播

648. 该疾病的辅助检查方法有

A. 毛蚴孵化法　　B. 免疫酶染色试验
C. 间接血凝试验　　D. 间接荧光抗体试验
E. 环蚴沉淀试验　　F. 环卵沉淀试验

（649～651 共用题干）

患者男，26 岁，有不洁性交史和吸毒史，近半年来出现体重下降，腹泻，发热，反复出现口腔真菌感染，初诊为 AIDS。

649. 确诊时需要参考的主要检测指标是

A. HIV 相应的抗原

B. HIV 相应的抗体

C. AIDS 患者的补体

D. HIV 相关的 $CD8^+$ 细胞

E. HIV 关的 $CD4^+$ 细胞

F. HBV 相应的抗原及抗体

650. HIV 的感染特点有

A. 潜伏期长

B. 引起机体免疫功能下降

C. 易并发机会感染

D. 可通过垂直传播导致胎儿感染

E. 易并发肿瘤

F. 死亡多发生于临床症状出现后的 2 年之内，5 年病死率约为 90%

651. HIV 感染后，机体

A. 可产生中和抗体，清除病毒

B. 可产生中和抗体，急性期可降低血清中病毒抗原量，但不能清除体内病毒

C. 可产生细胞免疫，清除病毒

D. 最后细胞免疫降低，并发各种感染

E. 无免疫应答

F. 可产生中和抗体，清除病毒，并同时产生细胞免疫

（652～654 共用题干）

患儿女，1 岁，高热 5d 伴咳喘，嗜睡、面色苍白，左背叩诊浊音，偶闻少许中、细湿啰音。

652. 该患儿最有可能患的是（提示：左下肺大片阴影。血常规：WBC 9×10^9/L，N 0.56）

A. 肺炎链球菌肺炎

B. 腺病毒肺炎

C. 金黄色葡萄球菌肺炎

D. 呼吸道合胞病毒肺炎

E. 肺炎支原体肺炎

F. 流感病毒肺炎

653. 下列检查中能帮助快速诊断的是

A. 血常规

B. 痰液细菌培养

C. 咽拭子作病毒分离

D. 间接免疫荧光法测特异性 IgM 抗体

E. 血清 IgG 抗体滴度检查

F. 胸部 X 线片

G. PCR 技术检测病毒核酸

654. 关于此病原微生物引起的疾病，正确的是

A. 咽炎　　B. 肺炎

C. 流行性角膜炎　　D. 先天性畸形

E. 小儿腹泻　　F. 出血性膀胱炎

G. 脑炎

（655～661 共用题干）

某金黄色葡萄球菌感染患者利用克林霉素治疗 1 周后，突然出现发热、水样腹泻，便中有大量黏液和斑块状假膜。

655. 抗感染治疗的基本原则可概括为“安全、有效、经济”，其中关键因素是“有效”。具体体现为

A. 合理选药

B. 合理给药和考核疗效

C. 认真观察疾病演变情况加强综合疗法

D. 预防和避免抗微生物药物的不良反应和相互作用以及二重感染的发生

E. 预防和延迟细菌耐性产生

656. 下列有关协同凝集试验的叙述，正确的是

A. 属于间接凝集反应

B. 以金黄色葡萄球菌作为颗粒性载体

C. 菌体的细胞壁中含有 SPA，可与 IgG 特异性结合

D. IgG 通过其 Fab 段结合菌体

E. 主要应用于可溶性抗原的检出

657. 临床细菌学检验常用的细菌培养方法是

A. 微需氧培养法　　B. 需氧培养法

C. 二氧化碳培养法　　D. 细胞培养法

E. 厌氧培养法

658. 药物敏感试验的稀释法用来定量测定药物对被检菌的

A. MIC　　B. MBC

C. 抑菌浓度　　D. 杀菌浓度

E. LD_{50}

659. 苯丙氨酸脱氨酶试验阴性的细菌有

A. 奇异变形杆菌

B. 产碱普罗威登斯菌

C. 大肠埃希菌

D. 阴沟肠杆菌

E. 黏质沙雷菌

660. 质量控制的内容包括

A. 标本的收集

B. 标本正确、及时地处理

C. 患者的准备

D. 正确使用仪器及设备

E. 质控物插入常规标本中一起测定，并用统计学方法进行分析和控制

661. 在室内质控中，连续 5 次测定结果在均线的同一侧，则
A. 称为“连日定向改变”
B. 称为“连日倾向改变”
C. 在控
D. 失控
E. 无法判断

（662～665 共用题干）

患者男，23 岁，1 周前左手被铁钉刺伤，未作创面处理。近日自感头痛，咀嚼肌紧张酸痛，临床拟诊为破伤风。

662. 对该病的诊断有意义的依据是
A. 创面渗液直接涂片行革兰染色镜检
B. 脑脊液检查
C. 普通培养
D. 厌氧培养
E. 病史
F. 临床表现

663. 如果是破伤风杆菌，送检伤口分泌物培养结果可出现的特点有
A. 需氧培养 24～48 小时易出现呈薄膜状爬行物生长
B. 需氧培养不生长
C. 厌氧培养 24～48 小时出现扁平、灰白色、薄膜状边缘不齐的菌落
D. 需氧培养 24～48 小时易出现单个菌落
E. 厌氧培养 24～48 小时易出现单个菌落
F. 厌氧培养 24～48 小时可出现 β 溶血环

664. 破伤风的致病毒素为
A. B 毒素　　B. 外毒素
C. 溶血毒素　　D. 痉挛毒素
E. 侵袭性酶　　F. 肉毒毒素

665. 对患者的治疗措施主要包括
A. 注射破伤风类毒素
B. 注射破伤风抗毒素
C. 住隔离病室
D. 可间断室外活动
E. 避免光、声刺激
F. 青霉素治疗
G. 甲硝唑治疗

（666～668 共用题干）

患儿男，4 岁。因流感住院 7 天，但近 3 日又出现发热、咳嗽，伴发呼吸困难、发绀。查体：T 39℃。面色苍白，鼻翼扇动和三凹征，肺部可闻及湿啰音。胸片示肺部有片状实变影，肋膈角变钝；血常规：WBC $16 \times 10^9/L$。

666. 患儿目前可能的诊断是
A. 流感嗜血杆菌肺炎
B. 肺炎克雷伯菌肺炎
C. 肺炎支原体肺炎
D. 呼吸合胞病毒肺炎
E. 胸腔积液
F. 腺病毒肺炎

667. 若取痰液培养，流感嗜血杆菌阳性结果的特点是
A. 卫星现象　　B. β 溶血（+）
C. 发酵乳糖　　D. 发酵葡萄糖
E. 产生自溶酶

668. 对该细菌进行药物敏感试验时，需注意的是
A. 选择普通 MH 培养基
B. 选择加血 MH 培养基
C. 选择 HTM
D. 行 β－内酰胺酶检测
E. D－test
F. E－test

（669～671 共用题干）

患儿 2 岁，4 天前发热，体温 39℃，流涕、咳嗽，结膜充血，畏光，今晨发现耳后及颈部出现淡红色斑丘疹，体温 39℃，两颊黏膜充血。

669. 该病可能的诊断为
A. 风疹　　B. 幼儿急疹
C. 猩红热　　D. 肠道病毒感染
E. 麻疹　　F. 水痘

670. 提示：若患儿病情加重，咳嗽伴喘，口周发绀，鼻翼扇动，肺部出现中小水泡音，心率 180 次/分，肝肋下 3.0cm。此时患儿可能伴发
A. 心衰　　B. 肺炎
C. 肺气肿　　D. 肺脓肿
E. 心肌梗死　　F. ADRS

671. 为进一步明确诊断，需做的检查有
A. 取鼻咽分泌物进行免疫荧光检测病毒抗原
B. 取鼻咽分泌物进行核酸检测
C. 胸片
D. 心电图
E. 心脏 B 超
F. CT
G. 血常规

（672～676 共用题干）

患者男，25 岁，持续发热 6 天，腹泻 3～5 次/日，

稀便。查体：T 39.2℃，P 90 次/分，R 20 次/分，BP 120/70mmHg，双肺无异常，肝脾肋下 1cm。

672. 为明确诊断应进行的检查项目有

A. 血常规　　B. 血涂片检查疟原虫
C. 血培养　　D. 粪常规 + 培养
E. 肝活检　　F. 肥达试验

673. 肥达试验结果为：H 1∶160，O 1∶160，TA 1∶40，TB 1∶40，TC 1∶40，肥达试验结果提示

A. 患疟疾　　B. 患甲型副伤寒
C. 患乙型副伤寒　　D. 患丙型副伤寒
E. 回忆反应　　F. 伤寒沙门菌早期感染

674. 为确诊伤寒杆菌感染，此时应进行

A. 血培养　　B. 骨髓培养
C. 尿培养　　D. 粪培养
E. 胆汁培养　　F. 痰培养

675. 血培养细菌生长，下列支持伤寒沙门菌的特征有

A. 涂片革兰阴性杆菌，菌体细长
B. XLD 琼脂平板上为中央黑色菌落
C. 氧化酶阴性，发酵葡萄糖，不发酵乳糖
D. 动力（+）
E. 血清凝集反应 O_7、Hc 阳性
F. 血清凝集反应 O_9、Hd、Vi 均为阳性

676. 入院后第 7 天再次取血做肥达试验，结果为 H 1∶320，O 1∶320，TA 1∶40，TB 1∶40，TC 1∶40，下列判断正确的是

A. H、O 滴度增高，支持伤寒诊断
B. 可排除甲型副伤寒
C. 可排除乙型副伤寒
D. 可排除丙型副伤寒
E. 不能排除甲型副伤寒
F. 不能排除乙型副伤寒

（677～681 共用题干）

患者女，24 岁，因不明原因发热 2 周就诊。既往史：风湿性心脏病病史 5 年。查体：T 38.6℃，心尖区Ⅲ级收缩期杂音，双肺听诊无异常。足趾见 2 个紫红色结节，有压痛。

677. 为明确诊断应进行的检查包括

A. 血常规　　B. 血培养
C. 尿常规　　D. 粪常规
E. 纤维支气管镜检查　　F. 肺功能检查
G. 心脏 B 超

678. 为了提高血培养阳性率，以下描述正确的是

A. 未经治疗者，于第 1 天内至少间隔 1 小时采血 1 次，共 3 次
B. 如次日未见细菌生长，可再次重复采血 3 次进行培养
C. 如次日未见细菌生长，不必再进行血培养，应用抗生素积极治疗
D. 已用过抗生素治疗者，停药 2～7 天再重复采血
E. 采血前应仔细消毒皮肤
F. 每次抽取 10～20ml 静脉血液进行需氧和厌氧培养，至少应培养 3 周

679. 血培养结果阳性，鉴定为草绿色链球菌，有关该菌特性的叙述，正确的是

A. 革兰阳性链状球菌
B. 触酶阴性
C. 血平板上呈 α 溶血
D. optochin 敏感
E. 胆汁溶菌试验阳性
F. 杆菌肽敏感

680. 下列可确诊为感染性心内膜炎的特征是

A. 持续性血培养阳性，伴有新出现的反流性杂音
B. 持续性血培养阳性，具有心脏易患因素伴血管现象
C. 阴性或间歇性血培养阳性，伴有发热，新出现的反流性杂音及血管现象
D. 持续性血培养阳性，伴血管现象
E. 持续性血培养阳性，具有心脏易患因素
F. 非心脏外原因所致的草绿色链球菌阳性血培养至少 2 次，并伴发热

681. 关于感染性心内膜炎抗生素的治疗原则，正确的是

A. 早期应用，于采血培养标本后即开始治疗
B. 用大剂量，充分长疗程的杀菌性抗生素以完全消灭深藏于赘生物内高浓度的致病菌
C. 当病原微生物不明时，急性者应用针对金黄色葡萄球菌、链球菌和革兰阴性杆菌均有效的广谱抗生素治疗，亚急性者采用针对包括肠球菌在内的大多数链球菌的抗生素
D. 加用小剂量氨基糖苷类抗生素可发挥协同作用
E. 已分离出病原菌应做药敏试验作为选择抗生素的基础
F. 早期即用广谱抗生素以控制感染

（682～686 共用题干）

患者女，25 岁，3 天前淋雨受凉后感全身肌肉酸痛，发热，寒战，咳嗽、咳痰，左胸部疼痛。查体：T 40℃，P 102 次/分，BP 110/70mmHg，左肺下部叩诊浊音，呼吸音减低。

682. 为明确诊断，首先应进行的检查有

A. 血常规
B. 痰涂片 + 痰培养
C. 胸部 X 线摄片
D. 纤维支气管镜检查
E. 心电图
F. 肌电图

683. 下列关于痰标本细菌学检查的描述，正确的是
A. 以晨痰为好
B. 若痰标本低倍镜下分类 WBC > 25 个，上皮细胞 < 10 个，适合做痰培养
C. 若痰标本低倍镜下分类 WBC > 25 个，上皮细胞 < 25 个，适合做痰培养
D. 若痰标本低倍镜下分类 WBC < 10 个，上皮细胞 > 25 个，适合做痰培养
E. 若痰标本低倍镜下分类 WBC < 10 个，上皮细胞 > 25 个，不适合做痰培养
F. 若痰标本低倍镜下分类 WBC > 25 个，上皮细胞 < 25 个，不适合做痰培养

684. 痰培养结果为肺炎链球菌，关于该菌生物学特性的描述，正确的是
A. 5% CO_2环境利于其生长
B. 在血平板上形成细小、圆形、中央呈脐窝状菌落
C. 在血平板上呈草绿色溶血
D. 分解菊糖，胆汁溶菌试验阴性
E. optochin 试验敏感
F. 杆菌肽试验敏感

685. 肺炎链球菌的致病物质包括
A. 荚膜
B. 蛋白黏附素
C. 脂磷壁酸
D. 肺炎链球菌溶血素 O
E. 外毒素
F. 鞭毛

686. 提示：胸片左肺下叶大片状致密阴影，诊断肺炎链球菌肺炎。虽经抗生素治疗，但体温仍维持在 39℃，BP 90/60mmHg，四肢湿冷，口唇发绀。此时应采取的治疗措施为
A. 补充血容量
B. 应用血管活性物质
C. 停用抗生素
D. 可静脉滴注地塞米松 5 ~ 10mg
E. 加大青霉素剂量
F. 若出现心功能不全表现，应减慢输液，静脉注射毒毛花苷 K

答案和精选解析

一、单选题

1. E　肺孢子菌可以潜伏在肺内进行大量繁殖。

2. A　细菌细胞壁的功能包括：保持细胞外形，提高机械强度；抑制机械和渗透损伤；介导细胞间相互作用（侵入宿主）；防止大分子入侵；协助细胞运动和生长，分裂以及鞭毛运动等。

3. D　溶原性转换（lysogenic conversion）是指当噬菌体感染细菌时，宿主菌染色体中获得了噬菌体的 DNA 片段，使其成为溶原状态时而使细菌获得新的性状。溶原转变的典型例子是不产毒素的白喉棒状杆菌（Corynebacterium diphtheriae），菌株被噬菌体侵染而发生溶原化时，会变成产毒素的致病菌株。

4. D　一期梅毒，梅毒螺旋体侵入皮肤黏膜约 3 周后，在侵入局部出现无痛性硬结及溃疡，称硬下疳。局部组织镜检可见淋巴细胞及巨噬细胞浸润。硬下疳多发生于外生殖器，其溃疡渗出物含有大量梅毒螺旋体，传染性极强。硬下疳常可自然愈合，经历 2 ~ 3 个月无症状的隐伏期后进入二期梅毒。对于一期梅毒患者，检查病原体应取的标本是下疳渗出液。

5. C　HIV 进入靶细胞需要病毒外膜糖蛋白 gp120 与细胞表面的 CD4 糖蛋白和趋化因子受体的序列之间的相互作用。因此 HIV gp120 的主要功能是与细胞 CD4 分子结合。

6. C　病毒进入宿主细胞，若细胞缺乏病毒增殖所需的酶、能量及必要的成分，则病毒不能合成本身成分；或虽合成部分或全部成分，但不能装配和释放出有感染性的病毒颗粒，这样的病毒感染称为顿挫感染。

7. B　金黄色葡萄球菌对高温有一定的耐受能力，在 80℃以上的高温环境下 30 min 才可以将其彻底杀死，另外金黄色葡萄球菌可以存活于高盐环境，最高可以耐受 15% 浓度的 NaCl 溶液。由于细菌本身的结构特点，使用 70% 的乙醇可以在几分钟之内将其快速杀死。选项中金黄色葡萄球菌的抵抗力最强。

8. E　分枝杆菌属的主要特点是细胞壁含有大量脂质，主要是分枝菌酸。这和其染色性、生长特性、致病性、抵抗力等密切相关。一般不易着色，若经加温或延长染色时间而着色后能抵抗强脱色剂盐酸乙醇的脱色，故又称抗酸杆菌。抗盐酸乙醇脱色是分枝杆菌区别于其他细菌的特点。

9. C　HDV 属于缺陷病毒，必须在嗜肝 DNA 病毒的辅助下才能复制，故 HDV 的流行病学特点类似于 HBV，HDV 与 HBV 的感染关系决定 HDV 感染的类型与病程。

10. C　微生物多数以独立生活的单细胞和细胞群体的形式存在，新陈代谢能力旺盛，生长速度快，变异快，

适应能力强，种类多、分布广、数量大，个体微小。

11. D 原核细胞型微生物包括细菌、放线菌、螺旋体、支原体、衣原体等，真菌属于真核细胞型微生物。

12. A 革兰染色无法观察细菌的鞭毛和运动情况。

13. E 革兰阳性和革兰阴性细菌的细胞壁所共有的成分是肽聚糖，不过前者大约是由50多层的聚糖骨架、四肽侧链和五肽交联桥组成；后者由2~3层聚糖骨架和四肽侧链组成。

14. C 磷壁酸为革兰阳性菌细胞壁的特殊成分，分为壁磷壁酸和膜磷壁酸两种。

15. A 细菌L型的特点是：生长缓慢、营养要求高、对渗透压敏感、普通培养基上不能生长、培养时必须用高渗的含血清的培养基。

16. C 二氧化碳法培养细菌时，二氧化碳的浓度一般为5%~10%。

17. C 内毒素是革兰阴性菌细胞壁上的一种脂多糖和蛋白的复合物，毒性相对较弱且无选择性，可单独激活补体旁路途径，可使鲎血液变形细胞溶解物凝固。

18. B 转化是受体菌直接摄取供体菌提供的游离DNA片段整合重组，使受体菌性状发生变异的过程。

19. D 细菌的遗传物质是DNA，具有信息量大，可以微缩，双螺旋结构，存在于染色体、质粒和转位因子中。

20. C 耐甲氧西林表皮葡萄球菌（methecillin resistance staphylococcus epidermidis）的缩写是MRSE。

21. B ATCC25923金黄色葡萄球菌，ATCC25922大肠埃希菌，ATCC29212粪肠球菌，ATCC27853铜绿假单胞菌，ATCC90028白念珠菌。ATCC90028是真菌药敏试验常见的质控菌株。

22. B 以K-B法进行药物敏感试验时，常采用的方法为涂布接种法。

23. D 90%以上的金黄色葡萄球菌细胞壁上有一种很重要的组分称为SPA，SPA是一种单链多肽，与胞壁肽聚糖呈共价结合。

24. D 腐生葡萄球菌是导致尿路感染的常见致病菌之一。

25. B 青霉素为防治化脓性链球菌感染的首选药物，用青霉素预防链球菌感染，对减少肾小球肾炎及风湿热的发生有一定的效果。

26. E A群链球菌含有吡咯烷酮芳基酰胺酶，能水解吡咯烷酮-β-萘基酰胺（PYR），释放出β-萘基酰胺，与PYR试剂作用形成红色复合物。

27. D 抗“O”试验是一种传统的外毒素中和试验，常用于风湿热和肾小球肾炎的辅助诊断。

28. E 肠球菌在高盐（6.5% NaCl）、40%胆汁培养基上能生长。

29. D 表皮葡萄球菌对新生霉素敏感，腐生葡萄球菌对新生霉素耐药。

30. B 易引起新生儿败血症的链球菌中，最多见的血清型为B群链球菌。

31. C 肺炎链球菌形态呈矛头状，坦面相对；生化反应：触酶试验阴性，杆菌肽试验阴性，Optochin敏感试验阳性，胆汁溶菌试验阳性，6.5%的NaCl生长试验阴性。可引起大叶性肺炎。

32. A 沙门菌属依据O抗原分群，H抗原分型。

33. D 志贺菌可以产生内毒素，内毒素能破坏肠黏膜上皮，造成黏膜下层炎症，并有毛细血管血栓形成，以至坏死、脱落、形成溃疡、出现黏液脓血便。

34. B 赖氨酸脱羧酶试验：阴沟肠杆菌阴性，而产气肠杆菌阳性。

35. A 变形杆菌属在普通培养基上可呈迁徙扩散生长现象。

36. B 考查福氏志贺菌的致病性。在我国以福氏志贺菌感染最为常见，感染者易变为慢性，病程迁延。

37. D 沙门菌感染时，根据不同疾病时期采取不同的标本进行分离培养。肠热症的第1、2周采集血液。第2、3周采集粪便与尿液。整个病程中骨髓分离该细菌阳性率较高。

38. B 胆汁是伤寒慢性带菌者病原菌检出率最高的地方。

39. E 枸橼酸杆菌属赖氨酸阴性，沙门菌属赖氨酸阳性。

40. C 脑膜炎奈瑟菌营养要求高，属苛养菌，巧克力培养基含有V、X因子，适于脑膜炎奈瑟菌，但要注意不要选用于接种呼吸道标本带有抗生素的巧克力培养基。

41. E 淋病奈瑟菌对寒冷、干燥和热的抵抗力弱，对化学消毒剂敏感。

42. B 脑膜炎奈瑟菌是流行性脑脊髓膜炎的病原体。

43. C 铜绿假单胞菌可产生绿色水溶性色素（青脓菌素和绿脓菌素）。

44. E 铜绿假单胞菌O/F试验为氧化型。

45. E 神奈川试验常用于鉴别致病性和非致病性副溶血性弧菌。

46. E 许多致病性弧菌可在血平板或普通琼脂平板上生长，在肠道选择性培养基上许多致病性弧菌可以生长，形成糖类不发酵的菌落。

47. E 胃窦和胃体取多块标本，直接作尿素酶试验，结果为阳性时，可作为幽门螺杆菌感染的初步诊断。

48. A 螺杆菌属是从弯曲菌属中划分出来的新菌属。

49. D 对于革兰染色、Giemsa、抗酸染色方法，幽门螺杆菌不能着色。因螺杆菌嗜银，所以用Warthing-Starry银染色。黏蛋白卡红用于染隐球菌。

50. E　白喉棒状杆菌和毒素可使局部黏膜上皮发生炎症渗出并将炎性细胞坏死组织和菌体凝结在一起，形成灰白色假膜。若假膜脱落于气管内，可阻塞呼吸道而成为白喉早期致死的主要原因。

51. E　正常脑脊液放置 12 ~ 24 小时后不会形成薄膜、凝块或沉淀，脑脊液形成凝块或薄膜与其所含的蛋白质，特别是纤维蛋白原的含量有关，当脑脊液蛋白质含量超过 10g/L 时，可出现薄膜、凝块或沉淀，结核性脑膜炎的脑脊液在 12 ~ 24 小时内呈薄膜或纤细的凝块，取其表面薄膜涂片或培养可提高阳性率。

52. D　偶发分枝杆菌、溃疡分枝杆菌、龟分枝杆菌、耻垢分枝杆菌都是快生长分枝杆菌，而海分枝杆菌生长缓慢，属于慢生长分枝杆菌。

53. D　抗酸杆菌阳性（+ + +）：每视野发现 1 ~ 9 条抗酸菌。

54. A　结核分枝杆菌复合群里只有 2 种细菌，一个是结核分枝杆菌，另一个是牛分枝杆菌。

55. E　白色念珠菌是真核细胞型微生物。

56. B　放线菌是一群在生物学特性上与细菌同类的原核细胞型微生物，大多数不致病；以裂殖方式繁殖，大多数有发达的分枝菌丝。

57. A　放线菌可在病灶和脓汁中找到肉眼可见的黄色小颗粒，将其压制成片，镜检可见颗粒呈菊花状。

58. B　为紧急预防和治疗破伤风，应及时注射纯化的破伤风抗毒素。

59. C　多数产气荚膜梭菌株在血平板上可产生双层溶血环，内环完全溶血是由于 θ 毒素的作用，外环不完全溶血是由于 α 毒素的作用。

60. C　破伤风杆菌的致病因素主要是它产生的外毒素，其毒素人血引起相应的临床表现。

61. B　中段尿不可做厌氧菌培养，膀胱穿刺尿可做厌氧菌培养。

62. A　小韦荣球菌是革兰阴性厌氧球菌，黑色消化球菌和不解糖消化链球菌是革兰阳性厌氧球菌，星座链球菌和滕黄微球菌是革兰阳性需氧球菌。

63. A　于发病 1 周内的钩体血症期，在抗生素治疗前以无菌操作抽取静脉血，即刻接种进行培养或动物实验，此时的阳性检出率较高。患者于发病 1 周左右开始出现 IgM 特异性抗体，随后是 IgG，于病程 1 个月左右其效价达高峰，抗体可持续数月至数年。常于发病初期和恢复期采取双份血液，测定血清抗体滴度的消长；或采集单份血样测定 IgM 抗体，有助于早期诊断。发病第 2 周起患者尿中逐渐出现钩体，第 3 周达高峰。由于肾脏中钩体不受血液中特异性抗体的影响，故患者持续从尿液中排菌可达数周之久。留取标本前需碱化尿液。发病 1 周内患者出现脑膜炎症状，在抗生素治疗前于无菌条件下做腰穿，收集脑脊液。当疑有钩体病的患者或动物死亡后，在最短的时间内取其肝脏或肾脏组织。

64. B　梅毒螺旋体只感染人，人是梅毒的唯一传染源。

65. E　快速血浆反应素试验（RPR）用于检测梅毒。

66. D　梅毒螺旋体抵抗力极弱，对温度和干燥特别敏感；离体在外环境 1 ~ 2 小时即死亡，对常用化学消毒剂敏感。

67. B　肺炎支原体氯化三苯基甲氮唑（TTC）还原试验阳性，使无色 TTC 还原为粉红色。

68. B　支原体是实验室常造成细胞培养污染的微生物。

69. B　衣原体在宿主体内生长繁殖，有两种不同的颗粒结构原体和始体（网状体）。原体是衣原体的胞外存在形式，与易感细胞表面的特异受体吸附后，通过摄粒作用进入胞内，形成吞噬小泡，原体在泡内胞壁变软、增大形成网状体，RNA 增多。大约 8 小时后始体二分裂增殖，在细胞膜覆盖的空泡内聚集，即称为包涵体。网状体浓缩形成具有坚韧细胞壁的原体，最后细胞破裂释放原体，再感染其他细胞。网状体在胞外不能存活，无感染性。

70. D　衣原体是能通过细菌滤器的原核细胞型微生物。

71. E　衣原体能通过细胞培养、鸡胚培养和动物接种获得。

72. B　立克次体的特点是：①专性在细胞内寄生，以二分裂方式繁殖；②有 DNA 和 RNA 2 类核酸；③有多种形态，主要为球杆状，革兰染色阴性，大小介于细菌和病毒之间；④与节肢动物关系密切，寄生在吸血节肢动物体内，使其成为寄生宿主或为储存宿主或同时为传播媒介；⑤大多是人、兽共患病的病原体；⑥对多种抗生素敏感；⑦立克次体属原核细胞型微生物。

73. C　外斐试验检测的是立克次体抗体，而非抗原。

74. B　真菌细胞壁含几丁质（或）纤维素。

75. A　多细胞真菌有菌丝和孢子，菌丝伸长分支交织成团，称丝状菌。

76. A　真菌孢子是真菌的繁殖器官。

77. D　有性孢子是由同一菌体或不同菌体上的两个细胞融合经减数分裂形成，分为卵孢子、接合孢子、子囊孢子和担孢子，多见于非致病性真菌。

78. D　毛霉属于接合菌，接合菌和隐球菌的细胞壁中都不含 1 - 3 - β - D - 葡聚糖，因此 G 试验为阴性，而其他选项可以呈现 G 试验阳性。

79. A　表皮癣菌属目前只有一个种，即絮状表皮癣菌，能引起人类感染。

80. A　小孢子菌属的镜下特点包括梳状或球拍状菌

丝，大分生孢子为纺锤形，小分生孢子为卵圆形。

81. C 申克孢子丝菌属于双相真菌，在沙氏培养基上25℃培养，初为灰色、褐色至黑色，酵母型菌落，很快菌落形成有皱褶、绒毛样菌落。在胱氨酸葡萄糖血琼脂或脑心浸液葡萄糖血琼脂上37℃培养呈乳白色酵母型菌落。

82. C 卡氏肺孢子菌主要的传播途径是空气传播。

83. C 瑞氏染色适用于检测骨髓和外周血中的荚膜组织胞浆菌。

84. B 通过吉姆萨染色，可见组织胞浆菌在巨噬细胞内为卵圆形菌体，一端可有出芽。

85. D 病毒体极其微小，测其大小的单位用nm表示。

86. A 肠道病毒，包括柯萨奇病毒，对酸及乙醚稳定，对紫外线、干燥及热敏感，56℃30分钟可灭活。

87. D 病毒与细菌不同，是非细胞型微生物。病毒自身没有细胞结构，病毒只有感染细胞利用其核酸和氨基酸来复制增殖。因此，病毒的致病物质主要是核酸和蛋白质。

88. E 病毒是一种结构很简单的非细胞型微生物，仅由一种核酸类型（DNA或RNA）和蛋白质外壳组成。支原体是一类缺乏细胞壁、呈多形性、能透过细菌滤器并能在无生命培养基中生长的最小原核细胞型微生物。衣原体是一类寄生于真核细胞内生长繁殖、具有独特的发育周期、能透过细菌滤器的原核细胞型微生物。立克次体是一类细胞内寄生的原核细胞型微生物，含DNA和RNA两种核酸。螺旋体是一类细长、柔软、弯曲呈螺旋状、运动活泼的原核细胞型微生物。

89. B 在初步鉴定的基础上，选择适当的血清学方法对病毒分离物进行最后的鉴定。常用的有中和试验、补体结合试验、血凝抑制试验、免疫荧光试验等。理化性质初步判断属于初步鉴定。

90. C 病毒的抵抗力通常较弱，室温中容易灭活，标本采集后应该及时低温送检。

91. E 病毒标本的长时间保存需置于－70℃。

92. C 流感病毒的核蛋白及M蛋白抗原性稳定，具有型特异性。

93. D 巨细胞病毒属疱疹病毒。

94. C 流感病毒的核蛋白为特异性抗原，抗原性稳定，很少发生变异。

95. A 麻疹病毒还可引起较少的远期并发症即亚急性硬化性全脑炎（SSPE）。

96. E 近年来国内引起手足口病的最常见病毒是柯萨奇病毒A16型和新肠道病毒71型，但重症手足口病主要由新肠道病毒71型所致。

97. B 肠道病毒属由粪－口途径传播，流感病毒是以呼吸道飞沫传播，腺病毒主要通过粪－口传播，风疹病毒通过呼吸道传播，麻疹病毒通过飞沫直接传播，冠状病毒也通过飞沫传播，EB病毒主要通过唾液传播，水痘－带状疱疹病毒主要通过飞沫或直接接触传播。

98. C 肠道病毒中的脊髓灰质炎病毒属于小RNA病毒科肠道病毒属。

99. A HAV的基因组为线性单正链RNA，长约7500bp，形态、大小与肠道病毒相似，直径约27nm，属于小RNA病毒科的病毒。

100. C 目前世界上分离的HAV均为一个血清型。

101. D S基因发生突变，可导致HBsAg多肽氨基酸序列改变的HBV病毒株感染。

102. B HBeAg的消长与病毒体及DNA多聚酶的消长基本一致，故HBeAg已作为HBV复制及具有强感染性的一个指标。

103. C 丙型肝炎根据临床病程可划分为急性和慢性，以6个月为界限。

104. C CMV即巨细胞病毒，孕妇发生增殖性感染时病毒可以通过胎盘屏障感染胎儿，引起宫内感染，严重者可造成死胎、流产、胎儿畸形。

105. D 流行性出血热主要引起肾脏的损伤。

106. B 风疹病毒在初次感染人体后，机体产生终身免疫力，病毒在体内不形成潜伏。

107. B

108. E 人类感染森林脑炎病毒后，有相当一部分表现为隐性感染。

109. D 细菌的耐药性可分为天然耐药和获得性耐药，前者是通过染色体DNA突变而致，后者往往是由质粒、噬菌体及其他遗传物质携带外来DNA片段导致。

110. C 由于宿主、外界环境的影响，导致机体某一部位的正常菌群中各种细菌出现数量和质量的变化，原来在数量和毒力上处于劣势的细菌或耐药菌株居于优势地位，在临床上发生菌群失调症或称菌群交替症。

111. C 含糖培养基灭菌常用的温度和时间为115℃，15～30分钟。

112. C 耐甲氧西林金黄色葡萄球菌（MRSA）对β－内酰胺类药物（除外抗MRSA头孢菌素）均耐药。

113. E 支原体为目前发现的最小的、最简单的原核生物，支原体的大小为0.2～0.3μm，可通过细菌滤器，常给细胞培养工作带来污染的麻烦。

114. A 食物在生产过程中污染了肉毒梭菌芽孢，在厌氧环境下细菌发芽繁殖，产生肉毒毒素，摄入后引起中毒。一般先从患者吃剩的食物中采集标本。

115. A SS培养基是选择性培养基。

116. C MH培养基的厚度为4mm。

117. B 普通显微镜常用来观察细菌的大小、形态及细菌的荚膜、芽孢和鞭毛等。暗视野显微镜用来观察不染色活菌体的运动。倒置显微镜主要应用于生物学、医学等领域中的组织培养、细胞离体培养、浮游生物、环境保护、食品检验等。照相显微镜用于将具有研究特征的组织拍摄下来，利于长时间保存和研究。而荧光显微镜可以检查已被荧光素着色的菌体的不同结构成分及抗原与特异性抗体结合形成复合物。

118. C　在长期使用一些抗生素时，天然耐药的艰难梭状芽孢杆菌被药物选择后大量繁殖导致菌群失调，可引起抗生素相关性腹泻；肉毒梭菌在厌氧条件下可产生毒性极强的肉毒毒素，该毒素有嗜神经性，可导致肌肉麻痹。

119. B　为提高血液标本阳性率，通常先用增菌培养基培养。

120. C　脑脊液标本不应冷藏，因其会加速病原菌死亡。

121. B　支原体是一类无细胞壁，形态呈高度多形性，可通过细菌滤器，能在无生命培养基中生长繁殖的最小的原核细胞型微生物。

122. E　细菌同源指种内菌株的 DNA 同源性≥70%或16S rRNA 序列同源性达90%以上。

123. E　阴道加特纳菌为革兰阴性或染色不定的小杆菌，和某些厌氧菌共同引起的细菌性阴道病属性传播疾病之一。

124. E　对粪便做细菌培养时，盛装标本的容器应清洁无菌，不含防腐剂，不宜使用纸盒。

125. B　血吸虫病是由裂体吸虫属血吸虫引起的一种慢性寄生虫病，主要流行于亚、非、拉美的73个国家，患者数约2亿。血吸虫病主要分两种类型，一种是肠血吸虫病，主要由曼氏血吸虫和日本血吸虫引起；另一种是尿路血吸虫病，由埃及血吸虫引起。我国主要流行的是日本血吸虫病。感染血吸虫病的传播途径必须具备的三个条件是含虫卵的粪便入水、钉螺存在、接触疫水。

126. C　真核细胞型微生物主要是真菌，其中包括：假丝酵母菌、隐球菌、曲霉菌、小孢子癣菌、卡氏肺孢菌、马尔尼菲青霉、镰刀菌等真菌。另外原核细胞型微生物包括：肺炎支原体、立克次体、梅毒螺旋体、淋病奈瑟菌等。

127. D　流感嗜血杆菌肺炎的治疗应选择氨苄青霉素肌内注射或静脉注射或加用氯霉素。当细菌对氨苄青霉素耐药时可改用头孢菌素。

128. C　乙型溶血性链球菌菌落周围有2～4mm宽的透明无色溶血环，其中的红细胞完全溶解，为乙型溶血或β溶血。

129. E　尿素呼吸试验可信度很高，同时也是检测幽门螺杆菌感染的金标准。受检者只需要口服尿素酶胶囊后对着仪器吹气，就可以探测出胃内有无幽门螺杆菌感染，此方法无创、简便、快速，是临床上推行的一种检测方法。

130. B　地方性斑疹伤寒的潜伏期为6～16天，多为12天。少数患者有1～2天的前驱症状如疲乏、纳差、头痛等。

131. B　SPA 存在于葡萄球菌的表面，结合在细胞壁的黏肽部分，具有抗吞噬作用，称葡萄球菌 A 蛋白。

132. C　金黄色葡萄球菌常引起疖、痈、外科伤口、创伤的局部化脓性感染，播散入血后可引起深部组织的化脓性感染。

133. C　副溶血弧菌是一种嗜盐性弧菌，所致疾病为食物中毒及急性胃肠炎，常由被污染的海产品及盐腌制品所引起。

134. C　细菌只有原始的核质（染色体），无核膜和核仁，无成型的细胞核。

135. A　结核分枝杆菌的细胞壁含有大量脂类，耐受酸，抗酒精，一般不易着色，若经加温或延长染色时间着色后，能抗3%盐酸酒精的脱色作用，故又称为抗酸杆菌，不产生内毒素、外毒素和侵袭性酶，致病物质主要是荚膜、脂质、蛋白质，革兰染色阳性，对多种抗结核药物易产生耐药性。结核分枝杆菌常用的染色方法是抗酸染色法。

136. B　外毒素的特征：具有菌种特异性，毒性作用极强，毒性作用具有组织选择性，具有良好的免疫原性，在0.4%甲醛处理后形成类毒素；多数外毒素不耐热，60℃～80℃经10～80分钟可失去毒性；外毒素都是蛋白质，主要由革兰阳性菌和少数革兰阴性菌合成分泌的毒性蛋白产物。

137. C　枸橼酸盐利用试验的应用：用于肠杆菌科中菌属间的鉴定。在肠杆菌科中埃希菌属、志贺菌属、爱德华菌属和耶尔森菌属均为阴性，沙门菌属、克雷伯菌属通常为阳性。即大肠埃希菌的枸橼酸盐利用试验为阴性。

138. E　耶尔森菌属（除鼠疫耶尔森菌外）25℃培养时呈周鞭毛，动力阳性，37℃无动力。

139. B　真菌属于真核细胞型微生物，细菌属于原核细胞型微生物。

140. A　埃希菌属的许多菌株有荚膜和微荚膜。革兰阴性杆菌，散在排列，以周生鞭毛运动或不运动。兼性厌氧，具有呼吸和发酵两种代谢类型。

141. E　根据《伯杰系统细菌学手册》，按 rRNA 和 DNA 的同源性将假单胞菌属分为5个部分和5个 rRNA 群。

142. D　若O凝集价高于正常，而H凝集价低，可能是感染早期或其他沙门菌感染的交叉反应。

143. D 肺炎链球菌培养的营养要求较高，在含有血液或血清的培养基中才能生长，该菌属兼性厌氧菌，在血平板上的菌落细小，形成草绿色α溶血环。

144. D 目前我国饮用水的标准规定1ml水中细菌总数不超过100个。大肠埃希菌、沙门菌、志贺菌和弧菌属等为肠道菌。

145. A 巴氏消毒法属于湿热灭菌法。

146. E 急性中毒性菌痢以小儿多见，无明显的消化道症状，可发生频繁惊厥、休克、呼吸衰竭，易发生死亡。

147. A 1890年，Koch由结核分枝杆菌提取出结核菌素，现称之为旧结素（OT），其活性部分主要为蛋白质。1926年，Seibert将OT进一步提纯得到蛋白纯化衍生物PPD，继而又制备出PPD-S，PPD-Rt23。

148. B 将标本固定后，先用结晶紫染色1分钟后水洗，然后加革兰碘液媒染1分钟后用酒精脱色，再用稀释苯酚复红复染。复染的作用是使脱色菌体着色。

149. B 大肠埃希菌肺炎是由大肠埃希菌引起的肺炎。

150. A 结核病的传染源主要为排菌的结核患者。可通过呼吸道、消化道等传播，以呼吸道传播最为常见。食用被结核分枝杆菌污染的食品，饮用病牛的生奶，或使用染有结核分枝杆菌的餐（饮）具等，均可经消化道感染。

151. E 沙门菌感染肠炎型（食物中毒）的预后良好。

152. B 普罗威登斯菌属、普通变形杆菌、肺炎克雷伯菌等鸟氨酸脱羧酶为阴性。

153. C 氯霉素类抗生素包括氯霉素、甲砜霉素，其机制为作用于细菌70S核糖体和50S亚基，使肽链延长受阻而抑制蛋白质合成。

154. A 大肠埃希菌在麦康凯培养基上的菌落形态特征：鲜桃红色或微红色，菌落中心呈深桃红色，圆形，扁平，边缘整齐，表面光滑，湿润。

155. A 琼脂培养基中含有的成分有蛋白胨、牛肉膏、氯化钠、琼脂、蒸馏水。

156. B 提取细菌抗原时，使用冻融法等简单物理方法破碎细菌细胞的作用较差。

157. C 采集兔子免疫血清时，应注意：采血前停止喂食，放血速度不宜太快，血液放入干热灭菌的玻璃器皿中，采集的血液置室温中凝固。

158. C 幽门螺杆菌不产生肠毒素，霍乱弧菌、产毒性大肠埃希菌、沙门菌、金黄色葡萄球菌等会产生肠毒素而引起食物中毒。

159. D 细胞质是细菌新陈代谢的重要场所，细胞质内有核糖体，核质，质粒和胞浆颗粒。

160. D 军团菌抗体检测作为检测军团菌感染的常用手段，常用的检测方法有间接免疫荧光法、微量凝集实验、试管凝集实验和ELISA。试管凝集法检测军团菌时，抗体的阳性标准为滴度≥1∶320。

161. E 流行性脑脊髓膜炎的病原菌是脑膜炎球菌。该菌对寒冷、热、干燥的抵抗力弱，且能产生自溶酶，易自溶，故采集的标本不宜置于冰箱，应立即送检。该菌的营养要求高，应接种巧克力琼脂或EPV琼脂，置5% CO_2环境中，35℃培养。

162. B 防腐是指抑制或者防止细菌生长繁殖。

163. A 三糖铁培养基可以用于大肠埃希菌和沙门菌的鉴别，伤寒沙门菌与痢疾志贺菌的三糖铁培养基结果相似。

164. A 军团病分三种类型：肺炎型（85%以上），肺外感染型，流感样型。以肺炎型为主，以肺部感染为主要特征，常导致多器官损害，最终导致呼吸衰竭死亡。

165. B 碘酒由碘、碘化钾溶解于酒精溶液而制成，浓度一般为2%～2.5%。碘酒有强大的杀灭病原体作用，它可以使病原体的蛋白质发生变性，可以杀灭细菌、真菌、病毒、阿米巴原虫等，可用来治疗许多细菌性、真菌性、病毒性等皮肤病。

166. B 细菌和真菌的生活需要一定的条件，如水分、适宜的温度、有机物等。细菌繁殖体在干燥条件下失去水分，蛋白质变性而不能生存。

167. B 霍乱弧菌的营养要求不高，在普通琼脂上生长良好。初次分离常选用pH 8.5的碱性胨水进行选择性增菌培养，常用TCBS、4号琼脂平板、庆大霉素琼脂平板等。

168. C

169. C 为了提高军团菌的检出率，在实验前应采用加温或酸处理标本的方法。加温处理是将标本经60℃3分钟加温处理后，再行分离培养；酸处理是取标本悬液2ml加pH 2.0 HCl 2ml混匀，置室温5分钟或60℃ 3分钟，再加入18ml pH 7.3的PBS中，经3000rpm，20分钟，取沉淀物接种，分离培养。

170. A 酒精消毒的作用是凝固细菌体内的蛋白质，从而杀死细菌。但95%的酒精能将细菌表面包膜的蛋白质迅速凝固，并形成一层保护膜，阻止酒精进入细菌体内，只有70%～75%的酒精能顺利进入细菌体内，又能有效地将细菌体内的蛋白质凝固，因而可彻底杀死细菌。

171. C

172. C 由于积液极易出现凝块、细胞变性、细菌破坏和自溶等，所以留取标本后应及时送检，不能及时送检的标本可加入适量乙醇和4g/L柠檬酸钠以固定细胞成分，并防止凝固。

173. B 克氏双糖铁培养基可对细菌分解葡萄糖、分解乳糖、产硫化氢的能力予以鉴别，属于鉴别培养基。

174. D　登革热（DHF/DSS）是登革热病毒引起的一种急性传染病，感染登革热轻则突然发热、剧烈肌肉疼痛、骨关节痛，重则广泛出血。世界卫生组织（WHO）对 DHF/DSS 的诊断限定了严格的标准，有 4 种主要的临床表现：高热、出血、肝肿大和循环衰竭。WHO 根据疾病的严重程度把 DHF/DSS 又分为 4 个等级。

175. D

176. C　抗 HAV IgG（+）说明感染甲型肝炎病毒，ALT 显著升高，HBsAg（+），HBeAg（+），抗 HBC（+）提示急性乙型肝炎。

177. A　HIV 抗体检测可用于诊断，血液筛查，监测等，临床常以 HIV 抗体检测结果作为 HIV 感染诊断和术前筛查的依据。

178. B　从患者和患病动物体内分离到的病毒，称为自然病毒或街毒，其特点是毒力强，在实验动物脑内连续传代后，毒力降低，可以制作疫苗。

179. B　HDV 为缺陷病毒，依赖 HBsAg 才能复制，表现为 HDV、HBV 同时或重叠感染，其传播途径主要是生活接触，也可通过血液制品、输血、注射等途径传播。其实验室检查主要是检测抗原和抗体。抗 HDV 抗体检测可以反映 HDV 感染状况。

180. A　埃博拉病毒致病性的差异主要取决于血清型的不同，埃博拉病毒主要分为四个亚型：扎伊尔型（EBOV-Z），苏丹型（EBOV-S），科特迪瓦型（EBOV-C）及雷斯顿型（EBOV-R）。不同亚型的特性不同，其中扎伊尔型毒力最强，苏丹型次之，两者对人类和非人灵长类的致死率很高。雷斯顿型和科特迪瓦型对人的毒力较低，表现为亚临床感染，但对非人灵长类具有致命性。

181. C　腮腺炎病毒与副流感、麻疹、呼吸道合胞病毒等同属于副黏病毒，系核糖核酸（RNA）型。

182. C　衣原体专性细胞内寄生，绝大多数能在鸡胚卵黄囊中生长繁殖，也可在传代细胞中培养。

183. A　支原体是一类无细胞壁，形态呈高度多形性，可通过滤菌器，能在无生命培养基中生长繁殖的最小原核细胞型微生物，革兰染色阴性。

184. D　恙虫病由恙螨幼虫叮咬传播。临床特征为发热、虫咬溃疡或焦痂、皮疹及淋巴结肿大，血清变形杆菌 OX 凝集试验阳性。恙虫病有明显季节性，在中国南方各省夏秋季发病率最高，6~9 月为高峰，流行季节与雨季相吻合。

185. C　登革热的临床表现有：突然起病，畏寒、发热，伴全身疼痛、明显乏力、恶心、呕吐，出皮疹，皮下出血，浅表淋巴结肿大，束臂试验阳性。休克时有口唇发绀、血压低或测不到、休克等症状出现。

186. C　立克次体革兰染色阴性，但一般着染不明显，故用吉姆尼茨染色法。加苯酚复红染色液一般需要 5 分钟，除恙虫病立克次体呈暗红色外，其他立克次体均呈现鲜红色。

187. E　支原体肺炎起病缓慢，有发热、阵发性刺激性咳嗽，少量黏液性或黏液脓性痰（偶有血痰）。肺部体征多不明显，但易引起肺外多系统受累，也可威胁生命或死亡。好发于儿童或青少年。

188. D　密螺旋体包括致病和非致病两大类，对人致病的有苍白密螺旋体、细弱密螺旋体和斑点病密螺旋体 3 种。人工培养均未成功。

189. E　伯氏疏螺旋体是莱姆病的病原体，主要存在于蜱成虫，人受蜱叮咬而感染，伯氏疏螺旋体可通过 IFA 方法检查。疏螺旋体中对人致病的有伯氏疏螺旋体、回归热疏螺旋体及奋森疏螺旋体。

190. A　人乳头瘤病毒具有宿主和组织特异性，只能感染人的皮肤、黏膜的上皮细胞，在易感细胞核内增殖形成核内嗜酸性包涵体，婴幼儿可在分娩的过程中感染，或与母亲密切接触而感染，但病毒感染仅局限于皮肤和黏膜，引起该部位多种疣，不产生病毒血症。

191. C　对疑似鼠疫的患者，应在服用抗生素之前，按不同症状或体征，可采取淋巴结穿刺液、痰液、血液、咽喉分泌物等。人或动物尸体应取肝、脾、肺等，腐败尸体需取骨髓。

192. D　葡萄球菌对营养的要求并不高，在除外血平板的其他培养基上也能生长，并不是所有的葡萄球菌都能产生金黄色色素和分解菊糖，在厌氧环境中也能生长。

193. C　肉毒梭菌为一种嗜神经性毒素，从含有毒素的饲料中经肠道吸收，作用于颅脑神经核及外周神经－肌肉接头处，以及自主性神经末梢。

194. A　专性需氧菌在液体培养基中培养时，因生长代谢时需要氧气，故呈表面生长，常在液体表面形成菌膜。

195. B　地方性斑疹伤寒的病原体为莫氏立克次体，流行性斑疹伤寒的病原体为普氏立克次体。

196. B　抗酸染色法是在加热条件下使分枝菌酸与苯酚复红牢固结合成复合物，用盐酸酒精处理也不脱色。当再加碱性美蓝复染后，分枝杆菌仍然为红色，而其他细菌及背景中的物质为蓝色。所以用 3% 盐酸酒精脱色 30 秒至 1 分钟，用水冲洗。

197. A　真菌性阴道炎应用咪康唑抗真菌药物行局部治疗，效果较好。

二、多选题

198. ACE

199. BCD

200. ABE

201. ABCDE　纸片扩散法的基本原理：将含有定量

抗菌药物的纸片贴在已接种待检菌的琼脂平板上，纸片中所含的药物吸取琼脂中的水分溶解后会不断地向纸片周围区域扩散，形成递减的浓度梯度，在纸片周围抑菌浓度范围内待检菌的生长被抑制，从而产生透明的抑菌圈。抑菌圈的大小反映检测菌对测定药物的敏感程度，并与该药对待检菌的最低抑菌浓度（MIC）呈负相关，即抑菌圈愈大，MIC 愈小。

202. ADE

203. ABCDE

204. BCE 正常菌群不仅与人体保持平衡状态，而且菌群之间也相互制约，以维持相对的平衡。在这种状态下，正常菌群发挥其营养、拮抗和免疫等生理作用。某些因素破坏了人体与正常菌群之间的平衡，正常菌群中各种细菌的数量和比例发生变化时，称为菌群失调。若菌群失调没有得到有效控制，出现临床症状，引起二重感染，称菌群失调症。人体各部位的正常菌群，离开原来的寄居场所，进入身体的其他部位，或当机体有损伤和抵抗力降低时，原来为正常菌群的细菌也可引起疾病，因此称这些细菌为条件致病菌或机会致病菌。

205. ACDE 金黄色葡萄球菌的流行病学一般有如下特点：季节分布，多见于春夏季；中毒食品种类多，如奶、肉、蛋、鱼及其制品。此外，剩饭、油煎蛋、糯米糕及凉粉等引起的中毒事件也有报道。上呼吸道感染患者鼻腔带菌率 83%，所以人畜化脓性感染部位常成为污染源。金黄色葡萄球菌是人类化脓感染中最常见的病原菌，可引起局部化脓感染，也可引起肺炎、假膜性肠炎、心包炎等，甚至败血症、脓毒症等全身感染。

206. ABCD 细菌培养的血液标本在发热 1 ~ 2 d 内或发热高峰时采集为宜，尽量在抗生素应用前采集，严格无菌操作，采血量一般为成人 10 ~ 20 ml、儿童 3 ~ 5 ml、婴幼儿 1 ~ 2 ml，血液细菌培养的标本是由检验人员在严格要求下采集的。采集的标本经过孵育、移种，进行初步判断，然后再根据各种病原菌的生物学特性鉴定发出报告。

207. ABCD 肝吸虫引起的疾病为肝吸虫病，会导致肝损伤，而非肝炎。肝炎是由病毒感染引起的。肝片吸虫于幼虫期穿破肝表膜，引起肝损伤和出血。虫体的刺激使胆管壁增生，可造成胆管阻塞、肝实质变性、黄疸等。肝片吸虫虫大，虫体长为 20 ~ 40mm，宽 5 ~ 13mm。活时肉红色，呈肝片状，死后或固定后为灰白色。肝吸虫雌雄同体，睾丸 2 个，高度分支，呈前后排列在虫体中部，卵巢较小，位于睾丸前侧。虫卵呈椭圆形，淡黄褐色，壳薄，一端有小盖，卵内含 1 个卵细胞和许多卵黄细胞。成虫寄生在终宿主的肝胆管内，产出的虫卵随粪便排出。

208. ABCDE 后睾吸虫病成虫在胆管和胆囊内产卵，卵随胆汁进入肠腔随粪便排出，落入水中，孵出毛蚴；毛蚴钻入第一中间宿主李氏豆螺体内，发育为胞蚴、雷蚴和尾蚴；成熟尾蚴离开螺体，进入第二中间宿主淡水鱼体内，在其肌肉或皮层内形成囊蚴；人、猫、鸭、鹅等吃入含囊蚴的鱼而感染。本病最常见的症状是消化不良，肝区疼痛，常并发胆管炎，胆囊炎及胆结石等。

209. AB 血吸虫寄生于人和哺乳动物的肠系膜静脉血管中，雌雄异体，发育分成虫、虫卵、毛蚴、母胞蚴、子胞蚴、尾蚴及童虫 7 个阶段。虫卵随血流进入肝脏，或沉积于肠壁组织。

210. AB 丝虫病主要是由丝虫寄生于人体引起的寄生虫感染性疾病，本病主要是通过蚊虫叮咬进行传播，班氏丝虫病的传播媒介主要是淡色库蚊、致乏库蚊，马来丝虫病主要是以中华按蚊为主要媒介。

211. AB 耐格里阿米巴是一种营自生生活的阿米巴原虫，存在于淡水水体、淤泥、尘土和腐败植物中。耐格里阿米巴有滋养体和包囊 2 个生活阶段，滋养体又有阿米巴形和双鞭毛体形两种。

212. ABD 虱类叮咬人体时，分泌的唾液进入人体皮肤内使皮肤发痒，用手搔、抓可使皮肤破损，进而导致继发感染发生，并形成脓疮。虱吸血时还可以传播多种疾病，体虱和头虱被认为是传播流行性斑疹伤寒、虱传回归热的主要媒介，体虱还可以传播战壕热。当发生战争或自然灾害时，由于卫生水平下降，人群相对集中，更有利于虱类传播疾病。另外，虱传疾病冬季多发，与个人卫生状况有关。

213. ABC 预防工作主要是加强卫生宣教，注意个人卫生。避免与患者接触及使用患者的衣被。发现患者应及时治疗，患者的衣服需煮沸或蒸汽消毒处理，或撒上六六六粉剂。治疗常用药物有硫磺软膏、苯丙酸苄酯擦剂等。疥螨和老鼠无关，疥螨是通过皮肤接触感染，所以吃了疥螨的卵也是不会感染的。

214. ABCDE 旋毛虫病是旋毛形线虫引起的人畜共患病。人因生食或未煮熟含有活的狗、牛、鼠、猪、羊旋毛虫幼虫而感染。

215. BDE 卫氏并殖吸虫引起的疾病主要是童虫或成虫在人体组织与器官内移行、寄居造成的机械性损伤，及其代谢物等引起的免疫病理反应。根据病变过程可分为急性期及慢性期。

216. DE

217. ADE 马来布鲁线虫主要寄生于淋巴系统，美丽筒线虫是许多反刍动物和猪、猴、熊等口腔与食道黏膜和黏膜下层的寄生虫。

218. BD 阴道毛滴虫病主要有 2 种传播途径，第一种是直接传播，第二种是间接传播。直接传播是通过性交传染。间接传播是通过公共设施进行传播，如公用的浴巾、浴盆、游泳池、坐便器，以及共同接触被污染的衣物、器械等。

219. ABE　淋病奈瑟菌由性接触传播。百日咳鲍特菌主要通过飞沫传播。斑疹伤寒立克次体：鼠类是其主要的传染源，以恙螨幼虫（chigger）为媒介将斑疹伤寒传播给人。痢疾志贺菌和伤寒沙门菌是通过消化道传播的。

220. BCDE　内源性感染（自身感染）是指患者自身携带的病原体引起的感染。寄居在人体内的正常菌群或条件致病菌通常是不致病的，但当人体的免疫功能低下时，或正常菌群发生移位时就可引起感染。病原体常为多重耐药菌。

221. DE　无菌操作是指在无菌室或超净台中进行以防止微生物进入人体或污染供试菌的操作技术。无菌操作的要求是：操作前将操作空间中的细菌和病毒等微生物杀灭；操作过程中保证操作空间与外界隔离，避免微生物的侵入。

222. ABDE　葡萄糖肉汤用于营养苛求菌培养和肠道菌产气实验，不适用于厌氧菌培养。

223. ABD　氧化-发酵试验是将待检菌同时穿刺接种两支HL培养基，其中一支培养基滴加无菌的液状石蜡（或其他矿物油），高度不少于1cm。将培养基于35℃培养48h或更长。主要用于肠杆菌科细菌与非发酵菌的鉴别，前者均为发酵型，而后者通常为氧化型或产碱型。也可用于葡萄球菌与微球菌间的鉴别，前者是发酵型，后者是氧化型。铜绿假单胞菌为革兰染色阴性的非发酵专性需氧菌属。氧化-发酵试验结果判断如下：①产碱型：开管-（不变），封闭管-（不变）；②氧化型：开管+（黄色），封闭管-（不变）；③发酵型：开管+（黄色），封闭管+（黄色）。

224. ABCDE　氧化酶或称细胞色素氧化酶，是细胞色素呼吸酶系统的终末呼吸酶。作氧化酶试验时，此酶首先使细胞色素C氧化，然后氧化型细胞色素C再使对苯二胺氧化，产生颜色反应。①试验时应避免接触含铁物质，以免出现假阳性；②10g/L盐酸四甲基对苯二胺或10g/L盐酸四甲基对苯二胺水溶液为无色溶液，在空气中易被氧化而失效，故应经常更换新试剂；③在氧化酶试纸上滴加无菌水，以刚刚浸湿为宜。若试纸过湿则会阻碍空气与菌苔接触，从而延长了反应时间，造成假阴性；④用铁、镍铬丝等金属来挑取菌苔，会出现假阳性，需用棉签或滤纸挑取菌落；⑤每次试验需做阳性对照，便于结果的判断。

225. ABCDE　标本采集一般原则：（1）早期采集：病程早期、急性期或症状典型时，而且必须在使用抗生素或其他抗菌药物或消毒剂之前采集；（2）无菌采集：严格进行无菌操作；与外界相通的腔道，如窦道标本应由窦道底部取样；从正常菌群寄生部位（如口腔）采集的标本，采用特殊选择性培养基；盛标本的无菌容器须先经高压灭菌、煮沸、干热等物理方法灭菌，或用一次性无菌容器，而不能用化学处理；（3）根据目的菌的特性用不同的方法采集：如尿液标本，疑为厌氧菌感染时，应以无菌注射器从耻骨上缘行膀胱穿刺术抽取；若怀疑是需氧或兼性厌氧菌的感染，则可通过自然导尿获取标本；（4）采集适量标本：采集量不应过少，有些标本还要注意在不同时间采集不同部位标本。如肠热症患者，发病的第1周应采集血液，第2周应采集粪便和尿液，否则影响细菌检出率；（5）安全采集：采集标本时要注意安全，防止传播和自身感染。

226. BCDE　常用的菌种保存方法是干燥保存法、冷冻干燥保存法、液氮超低温保存法、培养基保存法。

227. BCDE　在标本的采集与送检中应遵守的原则是：采样前病灶局部应避免用抗菌药物或消毒剂，应在用药之前采取；严格无菌操作，避免杂菌污染；尽可能采集病变明显处的标本；标本采集后应立即送检；标本容器上贴好标签。

228. BCDE　病原菌鉴定的一般程序包括分离培养、直接涂片、生化鉴定、血清学鉴定。

229. ACD　肺炎链球菌可发酵菊糖，而甲型溶血性链球菌不分解菊糖；Optochin敏感试验中盐酸乙基氢化羟基奎宁对肺炎链球菌有抑制作用，对甲型溶血性链球菌无抑制作用；胆汁溶菌试验中胆汁或胆盐可溶解肺炎链球菌，不溶解甲型溶血性链球菌。因此可用菊糖发酵试验、Optochin试验、胆汁溶菌试验鉴别甲型溶血性链球菌和肺炎链球菌。

230. ABCDE　外毒素主要是由革兰阳性菌和少数革兰阴性菌合成及分泌的毒性蛋白质产物。本质是蛋白质，不耐热，80℃，30min被破坏，经甲醛处理后能制备成类毒素，可刺激机体产生抗毒素。

231. BC　α溶血：细菌在血平板上培养时，菌落周围形成狭小（1~2mm）、草绿色的溶血环。α溶血环中的红细胞未完全溶解。可形成α溶血环的细菌如甲型溶血性链球菌、肺炎链球菌。β溶血：细菌在血平板上培养时，菌落周围形成宽大（2~4mm）、界限分明、完全透明的溶血环。β溶血环中的红细胞完全溶解。可形成β溶血环的细菌如乙型溶血性链球菌、金黄色葡萄球菌等。γ溶血：菌落周围无溶血环，故这类菌又称为不溶血链球菌。

232. ACE　巧克力血平板属于分离培养基，其中含有V和X因子，适于接种疑有嗜血杆菌、奈瑟菌等的标本。

233. ABCE　革兰染色成分包括结晶紫、95%乙醇、草酸铵、卢戈碘液、碘化钾、碳酸氢钠、丙酮、稀释复红等。

234. CD 鉴别培养基是用于鉴别不同类型微生物的培养基。在培养基中加入某种特殊化学物质，鉴别培养基主要用于微生物的快速分类鉴定，以及分离和筛选产生某种代谢产物的微生物菌种。克氏双糖铁（KIA）主要用于革兰阴性杆菌的鉴别，主要是肠杆菌科细菌的鉴别。麦康凯琼脂（MAC）主要用于鉴定志贺菌。血平板属于营养培养基。厌氧培养基属于特殊培养基。肉汤培养基属于基础培养基。

235. AD 双歧杆菌是人体正常菌群但主要存在于结肠中；奈瑟菌为致病菌，可引起淋球病。

236. BCD 凝固酶与金黄色葡萄球菌的致病力密切相关，结合凝固酶使血浆纤维蛋白凝固在菌体表面形成保护层，不易被吞噬细胞吞噬，即使被吞噬也能在吞噬细胞内存活较长时间。倘若细菌迅速繁殖，产生大量凝固酶，则靠近病灶的小血管也可发生纤维蛋白的沉积，堵塞血管，导致局部组织缺血坏死。所形成的细菌血栓若受外力挤压而脱落，随血流转移至其他组织、器官，可在这些部位形成化脓性病灶。此外，病灶周围因有纤维蛋白的凝固和沉积，使细菌不易向外扩散，故葡萄球菌感染易局限化。

237. AE 卡介苗接种的主要对象是新生儿及婴幼儿，接种后可预防儿童结核病。若结合菌素试验阴性者则说明接种不成功，需要及时补种。

238. ABC 结核分枝杆菌尚未发现产生内毒素、外毒素及侵袭性酶，其致病性可能与细菌在组织细胞内大量繁殖引起的炎症、代谢物质的毒性以及菌体成分引起的免疫损伤有关。其致病物质主要是荚膜、脂质（包括索状因子、磷脂、硫酸脑苷脂和蜡质 D）和蛋白质。

239. BE 痉挛毒素是一种不耐热的神经毒素，当破伤风杆菌感染机体深部组织，在厌氧环境下，出芽繁殖，产生痉挛毒素。此毒素经血液，淋巴循环或直接通过外周神经纤维间隙上行到脊髓前角运动神经细胞，与神经细胞表面的神经节苷脂受体结合，封闭脊髓抑制性突触，阻止其末端释放介质，破坏了正常的抑制性调节功能，引起骨骼肌痉挛性收缩、强直。肉毒毒素具有嗜神经性，作用于脑神经核、外周神经－肌肉接头处和自主神经末梢，阻止神经末梢释放乙酰胆碱，导致肌肉麻痹。

240. ABDE IMViC 试验主要是指靛基质试验、甲基红试验、伏普试验、枸橼酸盐利用（C）试验。常用于鉴定肠道杆菌。尤其对形态、革兰染色反应和培养特性相同或相似的细菌更为重要（主要用于鉴别大肠埃希菌和产气肠杆菌，多用于水的细菌检验）。

241. AD 用痰标本培养结核分枝杆菌时，处理痰标本最好选用 5% 氢氧化钠作为前处理液，以使标本液化并杀灭杂菌。

242. ABDE ①氧化酶试验，除不动杆菌、嗜麦芽窄食单胞菌及个别假单胞菌外，其余菌均为阳性；②氧化－发酵（O－F）试验，观察细菌是氧化利用糖（开管）还是发酵分解糖（闭管）；③麦康凯琼脂生长情况，假单胞菌属、不动杆菌属、产碱杆菌属等生长，而莫拉菌属、黄杆菌属等不生长；④动力与鞭毛，以 30℃ 或室温 12～24h 培养物悬滴法为准；⑤硝酸盐还原试验，不发酵菌试验阴性。

243. ABDE 非发酵菌不是细菌分类学名称，是指一大群不发酵葡萄糖或仅以氧化形式利用葡萄糖的需氧或兼性厌氧、无芽孢的革兰阴性杆菌或球杆菌，多为条件致病菌。临床常见的非发酵菌主要有以下菌属：假单胞菌属、不动杆菌属、窄食单胞菌属、产碱杆菌属、伯克霍尔德菌属、金色杆菌属、莫拉菌属、无色杆菌属、土壤杆菌属、丛毛单胞菌属和食酸菌属等。

244. AE 奈瑟菌属细菌常可发酵多种糖类，产酸不产气。嗜血杆菌菌属具有呼吸和发酵代谢类型，最适生长温度 35℃～37℃。

245. ABE 霍乱弧菌对热、干燥、日光、化学消毒剂和酸均敏感，副溶血弧菌对酸较敏感，pH < 6 不能生长，普通食醋中 1～3min 死亡，幽门螺杆菌对酸敏感，在胃中定植、生长、致病的前提是克服胃酸的杀菌作用。

246. ACE 奈瑟菌属包括脑膜炎奈瑟菌、淋病奈瑟菌、干燥奈瑟菌、微黄奈瑟菌、浅黄奈瑟菌、黏液奈瑟菌等，其中脑膜炎奈瑟菌及淋病奈瑟菌对人致病，金黄奈瑟菌、干燥奈瑟菌、黏膜奈瑟菌对人不致病。

247. AC 恶臭假单胞菌只产生荧光素（青脓素），不产生绿脓素，借此可与铜绿假单胞菌相区别。恶臭假单胞菌最适生长温度为 25℃～30℃，42℃ 不生长，4℃ 生长不定。铜绿假单胞菌生长温度范围为 25℃～42℃，最适生长温度为 25℃～30℃，特别是该菌在 4℃ 不生长而在 42℃ 可以生长。

248. ABCDE 需氧或兼性厌氧革兰阳性杆菌包括：①棒状杆菌属：白喉棒状杆菌、其他棒状杆菌；②芽孢杆菌属：炭疽芽孢杆菌、蜡样芽孢杆菌；③产单核李斯特菌；④丹毒丝菌属：红斑丹毒丝菌；⑤阴道加特纳菌。

249. ABE 不动杆菌属分为 7 种，即醋酸钙不动杆菌、鲁菲不动杆菌、鲍曼不动杆菌、溶血不动杆菌、琼氏不动杆菌、约翰逊不动杆菌和抗辐射不动杆菌。本菌属细菌耐药性强，对氨苄西林、头孢菌素、氯霉素和喹诺酮类药物大多耐药，鲍曼不动杆菌、醋酸钙不动杆菌和溶血不动杆菌常见多重耐药。

250. BCD 伤寒沙门菌在双糖管中的反应是：①分解葡萄糖产酸不产气；②不发酵乳糖；③动力阳性。

251. ACD 标本送到实验室后，应在 20～30min 内处理完毕，最迟不超过 2h，以防止标本中兼性厌氧菌过度繁殖而抑制厌氧菌的生长。

252. AE TCBS琼脂培养基和4号琼脂培养基用于霍乱弧菌选择性分离培养。伊红美蓝平板培养基（EMB）用于分离肠道致病菌。麦康凯平板用于分离发酵乳糖的革兰阴性肠道杆菌。SS平板适用于临床粪便标本中沙门菌和志贺菌的分离和培养。

253. CE 大肠埃希菌能够分解乳糖，产酸产气，是人和动物肠道中的正常栖居菌。大肠埃希菌的致病物质之一是血浆凝固酶。根据致病性的不同，致泻性大肠埃希菌被分为产肠毒素性大肠埃希菌、肠道侵袭性大肠埃希菌、肠道致病性大肠埃希菌、肠集聚性黏附性大肠埃希菌和肠出血性大肠埃希菌5种。大肠埃希菌能引起肠道外感染，大多数在肠道内不致病。大多数菌株动力试验阳性。大肠埃希菌常作为水的卫生细菌学检查的指标菌。

254. ACDE 厌氧菌在自然界分布广泛，包括土壤、水源和动物等。其中，人体本身也有众多的厌氧菌，大多存在于人体和动物的皮肤、腔道的深部黏膜表面。

255. ABCE 霍乱弧菌（*Vibrio cholerae*）是革兰阴性菌，菌体短小呈逗点状，有单鞭毛、菌毛，部分有荚膜。霍乱弧菌分139个血清群，其中O1群和O139群可引起霍乱，O1群霍乱弧菌包括古典生物型和El－Tor生物型，可用鸡红细胞凝集试验、多黏菌素B敏感试验等鉴别，在自然情况下人类是霍乱弧菌的唯一易感者，主要通过污染的水源或食物经口传染。

256. AE 炭疽芽孢杆菌和蜡样芽孢杆菌是需氧菌。肉毒梭菌、产气荚膜梭菌和破伤风梭菌是专性厌氧菌。

257. ACDE 微生物学检验：（1）直接涂片：①悬滴标本检查：取新鲜粪便于载玻片上，加生理盐水混合后，上覆盖玻片置显微镜下观察有无投镖式或螺旋状运动的细菌。脑脊液经3000r/min离心沉淀15min后，制成涂片做悬滴检查；②革兰染色检查：为革兰氏阴性逗点状、S形或螺旋状小杆菌。（2）分离培养：粪便和肛拭子标本直接接种于改良弯曲菌琼脂平板，如改良的Skirrow血琼脂平板和Campy－BAP平板；血液或脑脊液标本接种布氏肉汤增菌后，转种弯曲菌分离培养基，置43℃、37℃，在微需氧环境下培养24～72小时，观察菌落特征。（3）鉴定：最常用的鉴定试验有生长温度（25℃、37℃、42℃）试验、过氧化氢试验、马尿酸盐水解试验、硝酸盐和亚硝酸盐还原试验、硫化氢试验等等。

258. ACD

259. AD 弯曲菌的形态染色特点：为革兰阴性菌，菌体为细长、螺旋形或海鸥展翅状、S形的弯曲杆菌。陈旧培养物可呈球形或长丝状。一端或两端具有单鞭毛，运动活泼，有时呈螺旋状运动。

260. ABCDE 钩体病患者的临床常见类型：①钩体血症型：为钩体病的轻型，自然过程一般是5～10天，平均约7天，钩体轻型病例体温常在38.5℃以下，体征亦不明显，基本上无出血倾向（个别可有鼻出血）；②肺出血型：本型除初期的钩体血症症状群外，可出现多少不等的血痰或咯血，胸部X线片常显示不同程度，不同范围的出血点，小片或大片融合阴影，根据胸部X线片出血病变的深度和广度，特别是有无急性呼吸，循环功能紊乱的表现，临床上可分为肺普通出血型与肺弥漫性出血型；③黄疸出血型：早期主要为钩体血症症状群，但在病程4～8天，体温开始下降时出现进行性黄疸、出血和肾功能损害，一些重病例可因尿毒症、大出血或因肝性脑病而死亡；对于一些轻病例，当黄疸出现后，全身中毒症状逐渐减轻，于短期内进入恢复期；④肾衰竭型：单纯的肾衰竭型钩体病极为少见，在钩体病急性期出现少量蛋白尿、红细胞、白细胞或管型是较普遍的现象，如蛋白尿，血尿与管型都极明显，且有氮质血症，但无黄疸者即为钩体病的肾衰竭型，可出现少尿，无尿，尿毒症，酸中毒，昏迷等临床表现；⑤脑膜脑炎型：一般在钩体病发病数日后，即出现脑膜刺激症状，如严重头痛，烦躁不安，嗜睡，神志不清，谵妄，瘫痪等脑炎症状，重症可有昏迷，抽搐，急性脑水肿，脑疝及呼吸衰竭等。

261. ABCD 钩端螺旋体是一种人畜共患传染病，鼠类和猪为主要储存宿主。动物感染钩端螺旋体后不发病，可在肾脏中长期存在，持续随尿不断排出，污染水源和土壤。人类与污染的水或土壤接触而受感染。夏秋季气温适宜钩端螺旋体繁殖，在收割谷物时（尤其是洪灾季节）接触疫水，感染后发病，因此有地区性和季节性。钩端螺旋体能穿透完整的黏膜或经皮肤破损处进入人体。钩端螺旋体感染随菌型、毒力和机体的免疫功能不同而出现不同症状，病程长短及发展变化很大。感染后出现的抗体对异型钩端螺旋体无作用，故在常年流行地区，对易感人群宜接种包含当地流行株在内的多价钩端螺旋体疫苗。抗体对侵入肾脏的钩端螺旋体作用较小，因此，钩端螺旋体能在肾小管等组织中继续繁殖和经尿排菌。

262. ABCE 沙眼衣原体的感染途径主要就是接触感染，如接触了患者眼睛的分泌物，使用了患者的毛巾或者脸盆等私人物品就有可能引起传染，如果是生殖系统的感染，则与性接触有很大关系。可导致人泌尿生殖道疾病及眼病。解脲脲原体是支原体中的一属，因生长需要尿素而得名，目前有14个血清型，是泌尿生殖道感染的常见病原体之一。对于出生后感染梅毒螺旋体的病例，其中95%是由性交直接感染，少数通过输血等间接途径感染。白假丝酵母菌是一种重要的条件致病菌，可在人的多个系统或器官与宿主共栖生存，最常见的是人的口腔和阴道，可通过性传播。

263. ABCD ①性传播，性传播是直接传播的表现途径，是衣原体感染较为常见的原因；②间接传播，衣原体感染的间接传播途径也非常的多，与患者公用毛巾、衣物等私人物品，或者使用患者使用过的器械，或者与患者共用一个游泳池等，这些情况都有可能导致衣原体感染；③母婴垂直传播，母婴沙眼衣原体感染可以通过产道接触感染、宫内感染及产褥期感染，其中产道接触感染比较多见；④呼吸传播，肺炎衣原体可经呼吸道传播引起呼吸系统疾病。

264. BC　核酸和衣壳共同组成核衣壳。

265. CDE　病毒体主要由核酸和蛋白质组成。核心为核酸，在核酸外围有蛋白质外壳，称衣壳。根据壳粒的排列不同，病毒衣壳有下列几种对称类型：螺旋对称型；二十面体立体对称型和复合对称型。

266. ABC　HIV 基因组由 2 条单链 RNA 组成，每个 RNA 基因组约为 9.7k，在 RNA5′端有一帽结构（m7G5ppp5′GmpNp），3′端有 poly（A）尾巴。HIV 的主要基因结构和组合形式与其他反转录病毒相同，均由 5′末端长重复（long terminal repeat，LTR）、结构蛋白编码区（gag）、蛋白酶编码区（pro）、具有多种酶活性的蛋白编码区（pol）、外膜蛋白（env）和 3′末端的长重复 LTR 区组成。

267. CE　流感病毒是正黏病毒科，结构自外而内可分为包膜、基质蛋白以及核心三部分。流感病毒的遗传物质是单股负链 RNA。甲型和乙型流感病毒的 RNA 由 8 个节段组成，丙型流感病毒则比它们少一个节段。包膜刺突含有血凝素和神经氨酸酶。抗原漂移和转换引起流感流行。甲型流感病毒根据血凝素及神经氨酸酶的不同分为不同的亚型。

268. ABCDE　根据寄生生物的不同，病毒分为三类：专门寄生在动物细胞里的病毒称动物病毒，如流感病毒；专门寄生在植物细胞里的病毒称植物病毒，如烟草花叶病毒；感染放线菌、藻类、真菌以及细菌等微生物的病毒称为噬菌体。

269. ABCDE　ADCC 指抗体的 Fab 段结合病毒感染的细胞或肿瘤细胞的抗原表位。细胞毒性 T 细胞（CTL）主要作用是直接杀伤病毒靶细胞。补体的溶细胞反应不仅可以抗菌，也可抵抗其他微生物及寄生虫的感染。病毒在与相应的抗体结合后，补体的参与可显著增强抗体对病毒的灭活作用，其机制可能是直接溶解有包膜的病毒，防止病毒对易感细胞的吸附。细胞因子参与效应细胞的分化成熟，增强效应细胞杀伤中的多种分子的表达，辅助杀伤病毒细胞。单核－吞噬细胞系统（MPS）具有重要的生物学作用，不仅参与非特异性免疫防御，如在抗感染中行使吞噬功能，而且在特异性免疫应答中发挥关键作用。NK 细胞可直接杀伤病毒靶细胞。

270. ABCDE　垂直传播指在围生期病原体通过胎盘、产道或哺乳由亲代传给子代的方式，病原体以病毒多见，可不发病（正常）或引起死胎、流产、早产、畸形、宫内感染等。

271. AB　病毒性肝炎是由多种肝炎病毒（甲、乙、丙、丁、戊型）引起的一组传染病，临床上以乏力、食欲不振、肝肿大和肝功能异常为主要特点，部分病例会出现黄疸表现。其中的甲、戊型肝炎为急性肝炎，乙、丙、丁型主要为慢性肝炎，且可发展为肝硬化和肝细胞癌。

272. ABCE　鞭毛是长在某些细菌菌体上细长而弯曲的具有运动功能的蛋白质附属丝状物，鞭毛与细菌致病性相关，鞭毛蛋白具有较强的抗原性，因此可进行细菌的鉴定和分型。

273. ACDE　外毒素由多种革兰阳性菌及部分革兰阴性菌产生，主要成分为蛋白质，按毒性作用不同分为细胞毒素、神经毒素和肠毒素。

274. ABCDE　组织培养是在体外模拟体内生理环境，在无菌、适当温度和一定营养条件下，使从体内取出的组织生存、生长繁殖和传代，并维持原有的结构和功能特性。可用于分离病毒、检测中和抗体、制备病毒疫苗、用蚀斑试验进行病毒分离、研究病毒发病机制。

275. ACDE　ONPG 试验又称 β－半乳糖苷酶试验，有些细菌可产生 β－半乳糖苷酶，能分解邻－硝基酚－β－D 半乳糖苷，而生成黄色的邻硝基酚，在很低浓度下也可检出。迟缓分解乳糖的细菌 ONPG 试验为阳性，不发酵乳糖的细菌为阴性。有些细菌具有色氨酸酶，能分解蛋白胨中的色氨酸产生吲哚，与对二甲基氨基苯甲醛结合生成红色的玫瑰吲哚。吲哚试验主要用于肠杆菌科细菌的鉴定。O/F 试验是氧化发酵试验，主要是检测细菌分解葡萄糖过程中是否需要氧气的参与。VP 试验是某些细菌在糖代谢过程中，分解葡萄糖产生丙酮酸，进一步分解后，与培养基中的胍基生成红色化合物。甲基红试验是某些细菌代谢过程中分解葡萄糖生成丙酮酸，使培养基 pH 降低，加入甲基红试剂后呈红色。

276. ADE　带菌状态是指病原体仅被限制于某一局部且无法大量繁殖，不出现临床症状，但仍具有传染性，成为隐性传染者。

277. ABCE　可用于病毒接种的鸡胚部位包括：①绒毛尿囊腔：痘苗病毒、人类疱疹病毒；②卵黄囊内：嗜神经病毒；③尿囊腔：流感病毒；④羊膜腔：流感病毒初次分离。

278. ABCDE　（1）热原质：大多数为革兰阴性菌合成的菌体脂多糖，注入人体或动物体内能引起发热反应；（2）毒素和侵袭性酶：细菌产生毒素，包括内毒素和外毒素；（3）色素：有水溶性色素（铜绿假单胞菌的色素）和脂溶性色素（金黄色葡萄球菌的色素）。不同细菌产生不同的色素，在鉴别细菌上有一定意义；（4）抗生素：是由某些微生物代谢过程中产生的、能抑制或杀死另一些微生物和癌细胞的微量生物活性物质；（5）细菌素：某些细菌菌株产生的一类具有抗菌作用的蛋白质，如大肠菌素、绿脓菌素、变形菌素和弧菌素等；（6）维生素。

279. BCE　轮状病毒的患者标本采集：采取急性期患者粪便标本，通过密度梯度离心等方法分离病毒。选用特殊的细胞株可分离培养标本中的 A 组和 C 组轮状病毒。甲型肝炎病毒（HAV）主要通过粪 - 口（食物、水、接触）途径传播，急性患者和隐性感染者的粪便是主要传染源，实验室采集患者粪便进行确诊实验。粪便是分离脊髓灰质炎病毒的最主要标本，由于脊髓灰质炎患者粪便排出病毒主要是在麻痹前期和麻痹后 2 周内，排毒呈间歇性，故标本的采集应在患者麻痹后 14 天内采集 2 份粪便标本，2 次采集的时间间隔为 24 ~ 48 小时，每份标本量为 5 ~ 8g。

280. BCDE　T 细胞介导的细胞免疫主要针对胞内菌。胞外菌是一种抗原异物，单核细胞和中性粒细胞的杀灭和清除作用属于针对抗原异物的固有免疫应答，黏膜免疫和 B 细胞介导的体液免疫属于针对抗原异物的适应性免疫应答。

281. ABCDE　病毒进入机体，感染靶细胞后，大量增殖造成细胞结构和功能损伤，致使机体出现临床表现的感染称为显性感染。当机体免疫力较弱，或入侵的病原菌毒力较强，数量较多时，病原微生物可在机体内生长繁殖，产生毒性物质，机体组织细胞就会受到一定程度的损害，表现出明显的临床症状。

282. ABE　内源性感染指引起感染的病原体来源于自身的体表或体内的正常菌群，多为条件致病菌或由多种原因引起的菌群失调症等。人体有四大储菌库，即皮肤、鼻咽口腔、泌尿生殖道和肠道，其中以肠道最为重要，这些微生物寄生在体内不引起疾病。当机体抵抗力下降或受外界因素影响时，条件致病菌常常会引起上呼吸道感染、泌尿道感染和抗生素相关性腹泻。

283. ABCDE　来源于肿瘤细胞或细胞株传代过程中变异的细胞系称为传代细胞，可在体外无限传代，包括海拉细胞（Hela）、人喉表皮样癌细胞（Hep - 2）、非洲绿猴肾细胞（Vero）、乳仓鼠肾细胞（BHK21）、人羊膜细胞（FL）等。

284. ABCE　①定居部位改变，某些细菌离开正常寄居部位，进入其他部位，脱离原来的制约因素而生长繁殖，进而感染致病；②慢性消耗性疾病或机体免疫功能低下，正常菌群进入组织或血液扩散；③菌群失调。

285. ACDE　内源性感染来自于患者自身。由于正常菌群迁徙至机体其他部位或组织受损，或抗菌药物的不合理使用，导致病原体过度生长，或者患者自身免疫系统低下对菌群清除速率下降，导致菌群异常增殖。

286. ABCDE　病毒感染所致的细胞病变包括：①细胞变圆、聚集、坏死、溶解或脱落等（多数病毒）；②形成多核巨细胞或称融合细胞（麻疹病毒、巨细胞病毒、呼吸道合胞病毒）。

287. AC　常用的病毒培养实验动物有小白鼠、地鼠、豚鼠、家兔、绵羊、鸡等。

288. ABCDE　产生外毒素的病原菌，主要有破伤风梭菌、肉毒梭菌、产气荚膜梭菌、白喉棒状杆菌、A 群链球菌、金黄色葡萄球菌等。痢疾志贺菌、鼠疫耶尔森菌、霍乱弧菌、肠产毒素型大肠埃希菌、铜绿假单胞菌等也能产生外毒素。

289. ABCDE　细菌的致病性是细菌能引起感染的能力。细菌的致病性是对特定宿主而言，有的细菌仅对人类有致病性，而有的只对某些动物有致病性，还有一些细菌对人和动物都有致病性。不同的细菌对宿主可引起不同程度的病理改变和导致不同的疾病，这是由细菌种属特异性所决定的，如痢疾杆菌引起细菌性痢疾，霍乱弧菌引起霍乱，鼠疫杆菌引起鼠疫等。病原菌侵入机体是否能致病与细菌的毒力、侵入细菌的数量、侵入人体的途径以及机体的免疫力等因素都有一定关系，一般来说，细菌的毒力越强，侵入数量越多以及机体免疫力越低，那么感染越严重，反之则感染程度较轻。

290. BC　免疫电镜检查法是在超微结构水平研究和观察抗原、抗体结合定位的一种方法。斑点分子杂交是用来判断是否有杂交及其杂交强度，主要用于基因缺失或拷贝数改变的检测。核酸分子杂交用于核酸靶序列检测。免疫荧光技术和酶免疫技术既可检测病毒抗原又可检测病毒抗体。

291. ABCD　分离病毒应在发病早期或在急性期，在此期最常查见病毒及其成分；采集标本时应采集可疑部位，可增大检出的可能性，例如在粪便中应采集黏液、脓血部位；分离出的病毒要低温处理，一般在 4℃ 处理，采集后的标本要尽快送往实验室，避免病毒失活。

292. AC　50% 组织细胞感染量（TCID50 或 ID50）是指能在培养板孔或试管内引起半数细胞病变或死亡所需的病毒量，用以表征病毒的滴度。病毒蚀斑（又称空斑）是指病毒在已长成的单层细胞上形成的局限性病灶，主要用于病毒的纯化或病毒悬液中感染病毒含量的测定。

293. ABDE　内毒素是革兰阴性细菌细胞壁中的一种成分，虽然内毒素紧密地嵌入细胞壁中，但也会不断地向周围环境释放内毒素，这种释放不仅仅是因为细胞的解体和死亡造成的，也会发生在正常细胞生长和分裂过程中。内毒素产生的毒性反应包括：发热反应、白细胞反应、内毒素休克、内毒素血症，诱导 B 细胞增殖并分化成分泌抗体的浆细胞。外毒素可引起食物中毒。

294. ABCDE ①麦康凯琼脂培养基利用胆盐来抑制革兰阳性细菌的生长，而对伤寒等沙门菌有促进生长的作用。利用乳糖发酵，中性红的颜色可把分解乳糖和不分解乳糖的细菌区别开。沙门菌及志贺菌呈无色菌落，大肠埃希菌呈桃红色菌落。②罗－琴培养基：分枝杆菌等痰液细菌在人工培养时，必须有足够的营养成分。谷氨酸钠为细菌生长提供氮源；鸡卵液与马铃薯淀粉不仅是良好的营养物质，而且还能降低脂肪酸的毒性；甘油和枸橼酸盐可补充碳源；钾、镁、磷、硫等无机盐也是细菌生长不可缺乏的生长元素；磷酸盐有缓冲作用；因此，此培养基能提供大多数分枝杆菌良好的生长环境。③吕氏血清培养基是含动物血清的培养基，用于培养白喉棒状杆菌。④巧克力琼脂培养基：巧克力琼脂是红细胞裂解的结果，呈巧克力棕色，主要用于分离流感嗜血杆菌。⑤碱性蛋白胨水：蛋白胨提供碳氮源，氯化钠维持均衡的渗透压，较高的pH有利于抑制大肠菌群和其他杂菌的生长，有利于霍乱弧菌的生长。

295. ABCDE 细菌可通过2－酮－3－脱氧－6－磷酸葡萄糖酸途径（ED途径）、糖酵解途径（EMP途径）、磷酸戊糖途径（HMP途径）、需氧呼吸和厌氧呼吸将葡萄糖分解并转化为能量。

296. BDE 检测病毒感染者体内特异性抗体的试验可分为：①中和试验，相应抗体与病毒结合使病毒失去感染性；②血凝抑制试验，可利用特异性抗体诊断流感病毒、乙脑病毒，鉴定流行病学调查；③特异性IgM抗体检测；④ELISA，针对病毒特异抗原利用酶联免疫试验检测相应抗体。

297. ABCD 微生物接种主要用于微生物的分离纯化，在无菌条件下，用接种环或接种针从各种杂菌落中挑取所需的微生物，转接到另一个培养基中进行培养，应根据标本采集时间、标本性质、培养目的和培养基种类选择不同接种方法，如平板划线分离法、涂布法、倾注法、斜面接种法和液体培养基接种法。

298. BDE 培养基是指供给微生物、植物或动物（或组织）生长繁殖的，由不同营养物质组合配制而成的营养基质。一般都含有碳水化合物、含氮物质、无机盐（包括微量元素）、维生素和水等几大类物质。培养基既是提供细胞营养和促使细胞增殖的基础物质，也是细胞生长和繁殖的生存环境。可以用于菌种保存、细菌的分离培养和研究细菌的生化特性。常用的细菌染色方法有革兰染色和抗酸染色。细菌的致病性与细菌的毒力、细菌侵入的数量和适当的侵入部位等有关，培养基无法用于细菌致病性研究。

299. ACE 抑制剂、生长因子、指示剂的加入是在一些特殊的培养基内，比如在鉴别培养基内可以加入这些成分用来鉴别某些细菌。但是普通培养基，例如琼脂培养基内只有琼脂、蛋白胨、牛肉膏、水这几种物质。

300. ACDE 病原体自然生存、繁殖并排出的宿主或者场所，称为感染源，也称为传染源。感染源可分很多种，患者是最重要的感染源，病原携带者、某些动物、被污染的场所和物品也是重要的感染源。隐性感染的人和动物仍向外界散布病原体，有成为传染源的可能。外源性感染是指由来自宿主体外的病原菌所引起的感染。当机体免疫力不足以抵抗细菌侵袭力时即可引起机体感染。

301. BE 肥达试验（Widal）是一种试管凝集反应，用已知的伤寒杆菌O、H抗原和甲、乙型副伤寒杆菌H抗原，与待测血清作试管或微孔板凝集实验，以测定血清中有无相应抗体存在，作为伤寒、副伤寒诊断的参考。外斐试验（Weil－Felix），斑疹伤寒立克次体和恙虫病东方体有共同抗原，故可用这些菌株的O抗原（OX19，OX2，OXk）代替立克次体抗原与患者血清进行交叉凝集反应，检测患者血清中相应抗体。

302. BCDE 培养基质量控制中微生物污染的控制方法为从制备好的培养基随机抽取至少1个（或1%）平板或试管，置于37℃或按特定标准中规定的温度培养18h，做无菌试验。

303. AD 氧化型杀菌剂一般是较强的氧化剂，利用它们所产生的次氯酸、原子态氧等，使微生物体内一些和代谢有密切关系的酶发生氧化而使微生物被杀灭。该类杀菌剂一般是无机化合物。如氯、漂白粉、氯胺、次氯酸、二氧化氯、过氧化氢、高锰酸钾、高铁酸钾、过氧醋酸和臭氧等。

304. ABCDE K－B纸片琼脂扩散法的原理：将含有定量抗菌药物的纸片贴在已接种测试菌的琼脂平板上。纸片中所含的药物吸取琼脂中的水分溶解后不断地向纸片周围区域扩散形成递减的梯度浓度。在纸片周围抑菌浓度范围内测试菌的生长被抑制，从而形成透明的抑菌圈。抑菌圈的大小反映测试菌对测定药物的敏感程度，并与该药对测试菌的最低抑菌浓度（MIC）呈负相关，即抑菌圈愈大，MIC愈小。影响纸片法药敏试验结果的因素有：①培养基的质量，如pH、深度、硬度和表面湿度等。对每批商品化或自配MH琼脂必须用标准质控菌株进行检测，合格后方能使用；②药敏纸片的质量，含药量和保存方式；③接种菌量正确与否是影响结果的重要因素之一，取决于麦氏比浊标准的配制，正确使用和保存；④试验操作质量；⑤孵育条件，温度和时间；⑥抑菌圈测量工具的精度；⑦质控标准菌株本身的药敏特性是否合格，有无变异。

305. AC 锡克（Schick）试验的原理是外毒素和抗毒素的中和反应。结核菌素（OT）试验的原理是测定机体对结核分枝杆菌的迟发型超敏反应，以此判断机体有无抗结核力。Frei 皮肤试验是一种迟发性变态反应。Ascolis 试验和 Elek 试验原理是沉淀反应。

306. ABCDE　载体保存法是将微生物吸附在适当载体上进行干燥保存的方法。常用的方法包括：①土壤保存法：主要用于能形成孢子或孢囊的微生物菌种的保藏；②砂土保存法：取清洁的砂，筛去大砂粒，并用磁铁吸去砂中铁屑，再用 NaOH 溶液、10% HCl 溶液和水交替清洗数次，干燥后，置于试管或安瓿管中保持 2 ~ 3cm 深，再经干热灭菌后，加入 1mL 菌种培养液，经充分混匀后，放入真空干燥器中，完全干燥后熔封保存；③硅胶保存法：以无色硅胶代替砂子，干热灭菌后，加入菌液。加菌液时，由于硅胶的吸附热常使温度升高，因而需设法加以冷却；④磁珠保存法：将菌液浸入素烧磁珠（或多孔玻璃珠）后再进行干燥保存的一种方法；⑤麸皮保存法：在麸皮内加入 60% 的水，经灭菌后接种培养，最后干燥保藏；⑥纸片（滤纸）保存法：将灭菌纸片浸入培养液或菌悬液中，常压或减压干燥后，置于装有干燥剂的容器内进行保存。

307. BCD　患者的免疫功能下降，比如有严重的基础疾病、粒细胞缺乏、长期应用糖皮质激素或其他的免疫抑制剂、应用化疗药物、长期应用广谱的抗菌药物，以及体内留置各种引流管或者导管，破坏局部皮肤黏膜的天然免疫屏障，长期应用呼吸机来维持呼吸等各种病因，导致机体的免疫力下降，对于病原感染失去了免疫防疫作用，容易继发感染，造成内源性感染。

308. BCE　病毒分离培养的三种方法：①动物接种，这是最原始的病毒培养方法。常用的动物有小鼠、大鼠、豚鼠、兔和猴等，接种的途径有鼻内、皮下、皮内、脑内、腹腔内、静脉等。根据病毒种类不同，选择敏感动物及适宜接种部位；②鸡胚接种，鸡胚对多种病毒敏感。根据病毒种类不同，可将标本接种于鸡胚的羊膜腔、尿囊腔、卵黄囊或绒毛尿囊膜上；③组织培养，将离体活组织块或分散的活细胞加以培养，统称为组织培养。组织培养法有三种基本类型：器官培养、移植培养和细胞培养。细胞培养最常用于培养病毒，根据细胞的来源，染色体特性及传代次数又可分为下列类型：原代和次代细胞培养，二倍体细胞株和传代细胞系。

309. ABE　大肠埃希菌发酵多种糖类产酸、产气，有动力。沙门菌，有周鞭毛，能活动，无荚膜，不产生芽孢，能分解葡萄糖，产酸不产气，抵抗力强。阴沟肠杆菌有周身鞭毛（6 ~ 8 条鞭毛），动力阳性，无芽孢、无荚膜，其最适生长温度为 30℃，兼性厌氧。

310. BCDE　家兔的采血方法有：①耳缘静脉取血：如要采集少量血液，可采用此法；②兔耳中央动脉取血；③心脏取血：兔的心脏取血法和大、小鼠的心脏取血法类似，且比较容易掌握。此外，还可以从颈动静脉、股动静脉、眼底（一般不常采用）取血。

311. BCD　小白鼠体积小，繁殖速度快，品种多，易于饲养，便于管理，小白鼠与人类基因组相似，并且对多种细菌有易感性，普遍用在生理学、医学、药学等学科的教学与研究中。

312. BC　表面活性剂均能杀灭革兰阴性菌和革兰阳性菌。乙醇对细菌繁殖体、病毒、分枝杆菌均有杀灭作用，不能杀灭细菌芽孢。

313. BCE　（1）荚膜的主要功能包括：①保护性的抗吞噬作用；②黏附促进生物膜形成；③抗原性；④鉴别细菌的依据。（2）鞭毛。根据细菌能否运动，鞭毛的数量、部位和特异的抗原性，可用于鉴定细菌和进行细菌分类。（3）菌毛与细菌的致病性、毒力和耐药性质粒的传递相关。（4）芽孢的生物学意义包括：①抵抗力强，是某些疾病的潜在传染源；②将芽孢是否被杀死而作为判断灭菌效果的指标；③具有重要鉴别价值。

314. ACD　侵袭力是指病原菌（包括条件致病菌）突破机体的防御能力，侵入机体，在体内生长繁殖、蔓延扩散的能力。主要包括菌体表面结构和侵袭性酶类。（1）菌体表面结构：主要包括荚膜及其他表面物质；（2）菌毛：多种革兰阴性菌具有菌毛，通过其与宿主细胞表面的相应受体结合而黏附定居在黏膜表面，有助于细菌侵入；（3）侵袭性酶：是某些细菌代谢过程中产生的与致病性有关的胞外酶，分泌到菌体周围，可协助细菌抗吞噬或有利于细菌在体内扩散。主要的侵袭性酶有：血浆凝固酶、透明质酸酶、链激酶、胶原酶、脱氧核糖核酸酶；（4）其他可溶性物质等。M 蛋白是 A 族链球菌主要的毒力因子。其毒性作用一方面表现为抗吞噬细胞的吞噬及抗吞噬细胞内的杀菌作用；另一方面 M 蛋白可诱发机体的变态反应。

315. ABDE　伤寒沙门菌——肠毒素（水样腹泻），霍乱弧菌——霍乱肠毒素（剧烈的呕吐与腹泻），金黄色葡萄球菌——肠毒素（食物中毒），产气荚膜梭菌——肠毒素（食物中毒）。

316. ABCDE　室内质量控制的内容包括：①人员与组织管理；②操作手册；③培养基的质量控制；④试剂、抗血清和染色液的质量控制；⑤抗生素与抗生素纸片；⑥仪器；⑦标本检验过程的质量控制；⑧室内全面质量控制；⑨标准菌株的来源和保存。

317. AE　细菌密集度是指标本中细菌分布、排列的密集程度，反映人体某部位菌群总生物量的大小，是一个半定量指标。密集度高低与机体对菌群的清除速率密切相关，密集度高说明人体器官或组织对菌群的清除速率低，密集度低说明机体可能受到抗生素的作用。

318. ABCE　正常情况下，胃内的极酸性环境可以防止细菌的大规模繁殖。当有大量服用质子泵抑制剂抑制胃酸分泌、胃排空障碍、胃大部切除术后、萎缩性胃炎时，胃酸分泌受到抑制，胃内的极酸性环境被破坏，可导致胃内菌群过度生长。

319. ACD 口腔是人体四大菌库（口腔、皮肤、结肠和阴道）之一，是一个复杂完整的生态系统。口腔与消化道、呼吸道相连，与外界相通，解剖结构复杂。成年人口腔中寄居有大量细菌，其数量之大、种属之多均居全身各部位之首。在正常情况下，这些细菌共生、竞争和拮抗，保持菌群之间的相对平衡，以及与宿主之间的动态平衡，对人一般无害，不致病，这种平衡对保持口腔健康是有益的，称之为口腔正常菌群。主要以球菌为主，最常见的是变异链球菌、牙龈卟啉单胞菌、葡萄球菌和乳酸杆菌。使用抗生素会使口腔内的菌群发生变化，细菌总量减少，细菌种类减少，同时阳性球菌减少明显。

320. BDE 致病型大肠埃希菌是外源性感染，致病型大肠埃希菌不都产生肠毒素，有的可引起呼吸系统疾病，污染食物后常导致食物中毒，但不是作为诊断食物中毒的指标菌，只有产肠毒素性大肠埃希菌是指标菌。

321. ABD 链球菌属是一群触酶试验阴性、呈链状排列的革兰阳性球菌。草绿色链球菌又称甲型（α）溶血性链球菌。菌落呈灰色针尖状，菌落周围有1~2mm宽的草绿色溶血环。对Optochin耐药，不被胆汁溶解，不分解菊糖。

322. BCD 肠炎沙门菌是人畜共患病的一种重要病原，已能从肉鸡、种鸡和商品化产蛋鸡群中予以分离，引起急性胃肠炎，感染后的典型症状包括发热、腹泻和呕吐。鼠伤寒沙门菌是一种重要的人畜共患病原菌，人及带菌者是本病的主要传染源，细菌感染的家禽、家畜、鼠类及其他野生动物也是重要传染源。可导致医院感染和暴发性食物中毒，病死率较高。猪霍乱沙门菌是一种人畜共患病，病菌繁殖时产生大量内毒素，内毒素作用于白细胞进而引起炎症、高热和腹泻。

323. BCE 肺炎链球菌为革兰染色阳性菌。常寄居于正常人的鼻咽腔中，多数不致病或致病力弱，少数菌株可引起人类大叶性肺炎。肺炎链球菌的主要致病因素是荚膜，具有抗吞噬作用。一旦失去荚膜，其毒力减弱或消失。

324. ADE 结核分枝杆菌可通过呼吸道、消化道或皮肤损伤侵入易感机体，引起多种组织器官的结核病，其中以通过呼吸道引起肺结核为最多。结核分枝杆菌可通过飞沫微滴或含菌尘埃吸入，故肺结核较为多见。

325. ABDE 肠杆菌科细菌共有的生物学特性：革兰阴性杆菌或球杆菌、无芽孢、多数有鞭毛，能运动；营养要求不高：在普通培养基和麦康凯培养基上生长良好。主要的生化特点：发酵葡萄糖产酸或产气、触酶阳性、氧化酶阴性、可将硝酸盐还原至亚硝酸盐。故鉴别肠杆菌科细菌可根据其生化反应和抗原结构。肠杆菌科细菌长期用药易产生耐药性。

326. BC 鞭毛（flagellum）是长在某些细菌菌体上细长而弯曲的具有运动功能的蛋白质附属丝状物，称为鞭毛。鞭毛是细菌的运动器官，有鞭毛的细菌能位移运动，可作为鉴别细菌的一个指标。肺炎克雷伯菌和痢疾志贺菌无鞭毛，动力实验为阴性。

327. CD 白喉棒状杆菌的传染源为患者及带菌者，好发于秋冬季，细菌可随飞沫或污染的物品传播，人群普遍有感染可能，但有年龄差异，2~4岁儿童发病率最高。

328. ABDE 肥达试验是用已知伤寒、副伤寒沙门菌的O、H抗原，检测受检血清有无相应抗体的半定量凝集试验，能辅助诊断伤寒、副伤寒A、B、C引起的伤寒。(A/B/C组包括甲型/乙型/丙型伤寒)。

329. ACE 产气荚膜梭菌（Clostridium perfringens）是临床上气性坏疽病原菌中最多见的一种梭菌，因能分解肌肉和结缔组织中的糖，产生大量气体，导致组织严重气肿，继而影响血液供应，造成组织大面积坏死，加之本菌在体内能形成荚膜，故名产气荚膜梭菌。产气荚膜梭菌既能产生强烈的外毒素，又有多种侵袭性酶，并有荚膜，构成其强大的侵袭力，引起感染致病。

330. ABCD 结核分枝杆菌营养要求高，要求培养基无杂质，可加入适当的抗菌药物抑制，必须在含血清、卵黄、马铃薯等含某些无机盐的特殊培养基中培养，结核分枝杆菌不发酵糖类，能产生触酶。少量铁质可使细菌产生分枝杆菌生长素，促进生长。耐热触酶试验阴性。

331. ACE PCR限制性片段长度多态性分析：通过PCR法扩增分枝杆菌染色体上一段DNA，将扩增产物经限制性内切酶下滑，可得到特征性限制性片段普代，对电泳图谱进行鉴定和分型。PCR-核酸探针是PCR和DNA探针技术相结合而对分枝杆菌进行鉴定的方法。16SrRNA基因序列测定对特定的核苷酸靶序列进行分析，是鉴定菌种的可靠而准确的方法。

332. ABCD 痢疾杆菌引起肠组织损伤，排出脓血样便；痢疾杆菌抵抗力弱，对酸敏感。痢疾杆菌检查应采集新鲜粪便，采集时应避免外界污染，选择脓血便或黏液便，及时送检，不能及时送检应保存于30%甘油缓冲液中。

333. ACDE 产碱杆菌为革兰阴性杆菌，常单个存在，边缘整齐，有光泽，有时呈弧形，成对或呈链状，周鞭毛，有动力，多数菌株无荚膜，氧化酶及触酶均为阳性，不分解任何糖类，O-F基础培养呈碱性。

334. BD 以细菌的核酸、蛋白质等在组成上的同源程度分类。目前较为稳定的遗传学的分类方法有下列几种：①DNA G+Cmol%测定，简称G-C比；②核酸同源值测定；③核糖体RNA碱基序列测定。

335. AE 结核分枝杆菌为专性需氧菌，在液体培养基中生长较快，多为表面生长，形成菌膜，细胞壁含有大量脂类，此种特性与菌体的疏水性有关。

336. ACE 白喉毒素是含有两个二硫键的多肽链。经蛋白酶水解后，可分为A和B两个片段，中间仍由二硫键连接。白喉毒素是白喉棒状杆菌所释放的外毒素，也是引起白喉疾病的主要致病物质。白喉棒状杆菌尚产生一些侵袭性物质，如类似于结核分枝杆菌的索状因子（Cord factor），能破坏细胞的线粒体膜，导致呼吸和氧化磷酸化作用受到抑制。白喉棒状杆菌各型菌体表面抗原有特异性，称K抗原，有抗菌免疫和过敏作用。

337. BD 多种细菌均可引起大叶性肺炎，但绝大多数为肺炎链球菌，其中以Ⅲ型致病力最强。肺炎链球菌为口腔及鼻咽部的正常寄生菌群，若呼吸道的排菌自净功能及机体的抵抗力正常，不引发肺炎。感染后机体可建立牢固的特异性免疫力，其机制是产生特异性抗体。猩红热（scarlet fever）为A群溶血性链球菌感染引起的急性呼吸道传染病。人感染A群溶血性链球菌后，血液中可出现多种抗体，其中抗M蛋白抗体一般存在1~2年，有时可长达10年以上，病后可获得牢固免疫力，保护相同抗原型链球菌的再感染。

338. DE 白喉棒状杆菌营养要求高，一般接种到吕氏血清斜面，如不能及时接种，应保存于马血清中，以保持细菌活力，镜检菌体大小长短不一。

339. ACD 沙门菌的致病因素有侵袭力、内毒素和肠毒素3种。临床上可引起：①胃肠炎（食物中毒）；②肠热症，包括伤寒沙门菌引起的伤寒及甲型副伤寒沙门菌、乙型副伤寒沙门菌、丙型副伤寒沙门菌引起的副伤寒；③菌血症或败血症等。

340. BDE 快速诊断霍乱的微生物学检查方法包括：①直接镜检：悬滴法、革兰染色镜检，观察有无革兰染色阴性呈鱼群状排列的细菌；②免疫荧光球法，将标本接种于含有霍乱弧菌荧光抗体的碱性蛋白胨水中，如有霍乱弧菌，在荧光显微镜下可见发光的菌球；③聚合酶链式反应法测ctx基因：包括普通聚合酶链式反应法、多重PCR法和荧光定量PCR法。

341. AD 肠杆菌科细菌是在人和动物肠道内的一大群形态、生物学性状相似的革兰阴性杆菌，其形态染色无诊断意义，本菌无芽孢，多数有鞭毛，能运动，营养要求不高。

342. AD 霍乱弧菌一般通过粪-口传播，可经过污染的水源和食物进去人体肠道内，且定植于肠黏膜上皮细胞表面繁殖，引起腹痛、腹泻和呕吐、发热。

343. BC 上呼吸道栖居的正常菌群有草绿色链球菌、γ-溶血性链球菌、棒杆菌、微球菌、拟杆菌、奈瑟菌、丙酸杆菌属、嗜血杆菌、消化球菌、表皮葡萄球菌、口腔黏滑球菌、罗氏菌等。

344. CDE 磺胺类是广谱抗菌剂，对革兰阳性菌和革兰阴性菌均具有良好的抗菌活性，可选择性抑制假单胞菌属感染；喹诺酮按发明先后及其抗菌性能的不同，分为一、二、三、四代。第四代喹诺酮类药物的抗菌谱是目前为止最大的，对大部分厌氧菌，革兰阳性菌及铜绿假单胞菌的抗菌活性明显提高。第三代头孢菌素中以头孢他啶、头孢哌酮的作用较强。其他β-内酰胺类药物中亚胺培南及氨曲南治疗假单胞菌属感染的效果较好。

345. BCD 沙眼衣原体可导致：①沙眼：由衣原体沙眼生物变种A、B、Ba、C血清型引起；②包涵体结膜炎：由沙眼生物变种D~K血清型引起，包括婴儿及成人两种；③泌尿生殖道感染：经性接触传播，由沙眼生物变种D~K血清型引起。男性多表现为尿道炎，不经治疗可缓解，但多数转变成慢性，周期性加重，并可合并附睾炎、直肠炎等。女性能引起尿道炎、宫颈炎等，输卵管炎是较严重的并发症。如不及时治疗，衣原体可侵入子宫和输卵管，引起盆腔炎症，最后导致输卵管瘢痕性堵塞，进而造成妇女不孕症。

346. ABE

347. ABCDE 立克次体的共同特点是：①专性在细胞内寄生，以二分裂方式繁殖；②有DNA和RNA两类核酸；③有多种形态，主要为球杆状，革兰染色阴性，大小介于细菌和病毒之间；④与节肢动物关系密切，寄生在吸血节肢动物体内，使其成为寄生宿主或为储存宿主或同时为传播媒介；⑤大多是人畜共患病的病原体；⑥对多种抗生素敏感。

348. BCD 新型隐球菌菌体周围有肥厚的荚膜，折光性强，一般染料不易着色难以发现，本菌能分解尿素，以此与酵母菌和念珠菌鉴别，菌体（直径4~8μm）呈圆形、黑色边缘、出芽。通常见不到菌丝。白假丝酵母菌为革兰染色阳性菌，以出芽方式繁殖，称芽生孢子。菌落呈类酵母型。在玉米粉培养基上可长出厚膜孢子。白假丝酵母菌的假菌丝和厚膜孢子有助于鉴定。

349. BDE 禽流感病毒（AIV）属甲型流感病毒。流感病毒属于RNA病毒的正黏病毒科，分甲、乙、丙3个型。具有NA、HA。感染人的禽流感病毒亚型主要为H5N1、H9N2、H7N7，其中感染H5N1的患者病情重，病死率高。

350. ABCDE 类病毒与病毒的不同点是类病毒没有蛋白质外壳，为共价闭合的单链RNA分子，呈棒状结构，含246~401个核苷酸，类病毒是比已知病毒都小的能在宿主细胞内自主复制的病原体之一，能感染高等植物，利用宿主细胞中的酶类进行RNA的自我复制，引起特定症状或引起植株死亡。

351. ABCDE 艾滋病（AIDS）是一种危害性极大的传染病，由感染艾滋病病毒（HIV）引起，HIV是一种能攻击人体免疫系统的病毒。它把人体免疫系统中最重要的CD4 T淋巴细胞作为主要攻击目标，大量破坏该细胞，使人体丧失免疫功能。因此，人体易于感染各种疾病，并发生恶性肿瘤，病死率较高。其中有三种常见的传播方式：性接触传播、血液传播、母婴传播。

352. ACE HAV、HEV以粪－口途径传播。以血液、血制品为主要传播途径的HBV、HCV、HDV都可引起输血后肝炎。

353. BCDE ①免疫荧光技术：用荧光标记物标记病毒抗原或抗体，作为分子探针，检查细胞或组织内享有的病毒抗体或抗原；②酶免疫，通过酶标记抗体或抗原与待测抗原或抗体发生特异性反应，加入酶底物，通过酶对底物的显色反应，对待测抗原或抗体进行定位、定性或定量分析；③发光免疫分析的检测原理同放射免疫分析和酶免疫分析；④免疫层析法的原理是将病毒特异的抗体先固定于硝酸纤维素膜的某一区带，当该干燥的硝酸纤维素一端浸入样品（尿液或血清）后，由于毛细管作用，样品将沿着该膜向前移动，当移动至固定有抗体的区域时，样品中相应的病毒抗原即与该抗体发生特异性结合。

354. BD 由于病毒体积小，可以用除菌滤器测量病毒的大小。电镜具有放大的效果，参数较高，可以在电镜下直观测量病毒的大小。

355. AE 病毒（Biological virus）是一种个体微小，结构简单，只含一种核酸（DNA或RNA），必须在活细胞内寄生并以复制方式增殖的非细胞型微生物。病毒是一种非细胞生命形态，它由一个核酸长链和蛋白质外壳构成，病毒没有自己的代谢机构，没有酶系统。因此病毒离开了宿主细胞，就成了没有任何生命活动，也不能独立自我繁殖的化学物质。一旦进入宿主细胞后，它就可以利用细胞中的物质和能量以及复制、转录和转译的能力，按照它自己的核酸所包含的遗传信息产生和它一样的新一代病毒。

356. ACD

357. ABCE 妊娠妇女感染巨细胞病毒（CMV）后可通过胎盘感染胎儿，引起胎儿先天性畸形，重者导致流产或死胎。风疹病毒可由感染者的分泌物经呼吸道传播给易感人群。妊娠4个月内的妇女若被感染，病毒可通过胎盘感染胎儿，引起先天性风疹综合征。HIV的传播途径有母婴传播，包括经胎盘、产道或哺乳等方式传播。HBeAg的测定还用于HBV母婴传播的检测。HBsAg和HBeAg均为阳性的母亲，所生婴儿90%以上于产后成为慢性HBV携带者。

358. BCD 心内膜炎常见的病原菌为草绿色链球菌，应该给患者做咽拭子培养、血常规和血培养。

359. ABCDE 纸片扩散法的质控菌株有：金黄色葡萄球菌ATCC25923、大肠埃希菌ATCC25922、铜绿假单胞菌ATCC27853、粪肠球菌ATCC29212、流感嗜血杆菌ATCC49247、肺炎链球菌ATCC49619。

360. BCDE 热原质是内毒素，中介体是细胞膜内陷、折叠、卷圈形成的囊状物，二者均与细菌鉴定或分型无关。

361. ABCE 稀释法是体外定量测定抗菌药物抑制待测菌生长活性的方法，抗菌药物可在液体或固体培养基中稀释。稀释法下测得的某抗菌药物抑制细菌生长的最低浓度为最小抑菌浓度（MIC），不属于细菌动物试验。

362. CE 厌氧菌是一大群专性厌氧，必须在无氧环境中才能生长的细菌。其生长机制是由于厌氧菌缺乏需氧菌类似的一些酶类，不能耐受O_2，如细胞色素酶和细胞色素氧化酶，不能氧化还原电势较高的物质；缺乏触酶和过氧化氢酶，不能分解有氧环境下产生的H_2O_2；缺乏超氧化物歧化酶。不能解除有氧环境下超氧化物自由基毒害。因此，厌氧菌不能在有氧环境中生存。

363. DE 伤寒的并发症有：①肠出血，为常见的严重并发症，发生率为2.4%～15%；②肠穿孔，为最严重的并发症，发生率为1.4%～4%；③中毒性心肌炎，发生率为3.5%～5%；④中毒性肝炎。

364. ABCDE 结核分枝杆菌是需氧菌，生长缓慢，对干燥、冷、酸、碱等抵抗力也很强，在阳光直射下，痰中结核分枝杆菌需要经过2～7小时才会被杀死。结核分枝杆菌可发生形态、菌落、毒力、免疫原性和耐药性等变异。卡介苗是细菌变异后形成的减毒活疫苗。

365. ABDE 幽门螺杆菌不耐受胆盐。幽门螺杆菌有典型的菌体形态，为一类弯曲呈逗点状、S形、螺旋形或海鸥展翅形的革兰阴性菌。该菌生长缓慢，培养时需要微需氧气体环境。该菌脲酶阳性，能分解尿素，对萘啶酸耐药，对头孢噻吩敏感。

366. ACDE SPA：葡萄球菌A蛋白，是葡萄球菌细胞壁的一种表面蛋白（单链多肽），能与人及某些哺乳动物的IgG分子的Fc段发生非特异性结合，SPA与IgG结合后的复合物具有抗吞噬、促进细胞分裂、引起超敏反应和损伤血小板等作用。

367. ABD 肉毒梭菌为革兰阳性厌氧芽孢杆菌，有鞭毛、无荚膜、产芽孢。肉毒梭菌在繁殖过程中可分泌肉毒毒素，可抑制胆碱能神经末梢释放乙酰胆碱，导致肌肉松弛型麻痹。人们食入和吸收这种毒素后，神经系统将遭到破坏，出现眼睑下垂、复视、斜视、吞咽困难、头晕、呼吸困难和肌肉乏力等症状，严重者可因呼吸麻痹而死亡。

368. AB 历次霍乱世界性大流行的患者多为儿童，提示儿童无特异性免疫力而易感；成人已感染过该菌而产生了牢固的免疫力。

369. ADE 非典型分枝杆菌具有抗酸性，故也可被称为非结核抗酸菌。可侵犯全身脏器和组织，以肺最多见；X线检查结果与肺结核病相似。

370. ADE 消灭霍乱的传染源很难，因为病菌在水中可较长期存活，病菌对外界环境抵抗力强，个别El－Tor型病例在病愈后可带菌长达数月或数年。

371. AB 支原体的培养特性比一般细菌营养要求高，需要加入10%～20%人或动物血清以提供胆固醇与其他长链脂肪酸。

372. ABCDE 白色假丝酵母菌可引起浅部或全身性的感染。浅部感染包括生殖道感染引起的阴道炎，黏膜感染引起的角膜炎、鹅口疮，皮肤感染引起的甲沟炎；全身性感染可包括脏器感染引起的肠炎、肾盂肾炎，原发病灶转移可引起中枢神经系统感染，表现为脑膜炎、脑膜脑炎及脑脓肿等。

373. ABCDE 根据世界卫生组织1980年通过的流感病毒毒株命名法修正案，流感毒株的命名包含6个要素：型别、宿主、分离地区、毒株序号、分离年份，其中对于人类流感病毒，省略宿主信息，对于乙型和丙型流感病毒省略亚型信息。

374. ACDE 病毒分类的基本原则包括：①核酸的类型、结构和分子量等；②病毒体的形态、大小与基本结构（有无包膜及刺突）；③衣壳的对称性；④病毒体对乙醚、氯仿等脂溶剂的敏感性；⑤血清学性质与抗原关系；⑥病毒在细胞培养上的繁殖特征；⑦对除脂溶剂以外的其他理化因子的敏感性；⑧流行病学特征。

375. ABE 干扰素不能直接灭活病毒，而是通过诱导细胞合成抗病毒蛋白（AVP）发挥效应。干扰素首先作用于细胞的干扰素受体，经信号转导等一系列生理过程，激活细胞基因表达多种抗病毒蛋白，实现对病毒的抑制作用。抗病毒蛋白主要包括2′－5′A合成酶、蛋白激酶和磷酸二酯酶。2′－5′A合成酶降解病毒mRNA。蛋白激酶抑制病毒多肽链的合成，使病毒复制终止。磷酸二酯酶具有水解细胞内第二信使的功能，降解细胞内cAMP或cGMP，从而终结这些第二信使所传导的生化作用。

376. AE 测定抗感染药物在体外对病原微生物有无抑菌或杀菌作用的方法，称为药物敏感试验，简称药敏试验。其目的是检测细菌对一种或多种抗生素的敏感性，药敏试验的结果常用英文大写字母S、I和R表示。细菌药物敏感性试验是目前国内、外临床和实验室最常用的细菌耐药性检测方法，有纸片法、琼脂稀释法、肉汤稀释法、浓度梯度法等，其中除纸片法外，其余方法均可以获得相对精确的药物最低抑菌浓度（minimum inhibitory concentration，MIC）。细菌耐药性表型的常用检测方法有琼脂筛选试验和双相纸片试验。

377. BCDE 医院感染多为内源性感染；医院感染暴发指在医疗机构或其科室的患者中，短时间内发生3例以上同种同源感染病例现象；医院感染分为散发性和流行性；当医院感染超过所处地区的水平或出现特殊感染可提示院感暴发；儿童、老年人及患有基础病的患者易发生院内感染。

378. BC 链球菌感染可引起病态性反应，包括：①Ⅱ型变态反应；②Ⅲ型变态反应。

379. ABCE 枸橼酸杆菌属是肠道正常菌群成员，为条件致病菌，其余属于对人类有明显致病性的肠杆菌科细菌。

380. ACD 志贺菌属的致病主要与细菌的侵袭力、内毒素和外毒素有关，还包括菌毛和Vero毒素。

381. DE

382. ABCDE 铜绿假单胞菌有多种毒力因子，如黏附素、多糖荚膜、外毒素、绿脓素、弹性蛋白酶、磷脂酶C。铜绿假单胞菌引起的局部感染常见于烧伤或创伤后，亦可引起中耳炎、角膜炎、尿道炎和下呼吸道感染，甚至引起心内膜炎、肺炎，严重者可引起败血症，死亡率甚高。

383. ABCE 军团菌为一群革兰阴性杆菌，常规染色不易着色，有端生或侧生鞭毛，无芽孢，无荚膜，属于需氧菌，营养要求苛刻，初次分离需L－半胱氨酸，培养基中含铁盐可促进生长。检测该菌的首选方法是细菌培养。

384. BCD 脑膜炎败血性黄杆菌为非发酵革兰阴性杆菌，属条件致病菌，可引起新生儿脑膜炎和免疫力低下患者的肺炎、败血症、心内膜炎，尤其是在重症监护病房引起院内感染。可用于治疗的药物有万古霉素、利福平、磺胺类等。

385. ABCE 卡他莫拉菌革兰染色阴性，无鞭毛和芽孢，营养要求不高，菌落干燥、光滑、乳白色、不透明，易从培养基上刮下（可整体推动）。

386. AB

387. ABC 艰难梭状芽孢杆菌属厌氧性细菌，一般寄生在人的肠道内，不会形成外在的创伤感染，只会形成身体内部的感染。肉毒梭菌同理。

388. ABC

389. BCDE

390. BCDE 乙型肝炎病毒是一种嗜肝病毒，主要存在于肝细胞内，释放有毒颗粒并损害肝细胞，引起肝细胞炎症、坏死、纤维化。

391. ABCE 人类免疫缺陷病毒的传播途径有：性接

触，血液传播，母婴传播。密切接触分属其中的一种。

392. ACD

393. ABC 表面感染真菌、皮肤癣真菌、皮下组织感染真菌都属于浅部感染真菌。

394. ACDE 抗真菌药物主要通过干扰细胞壁脂质的合成，细胞膜脂质合成，DNA/RNA 合成以及真菌对大分子物质的摄取及储存来实现对真菌的抑制或杀死。破坏细胞壁肽聚糖骨架中的β-1,4 糖苷键无多大意义，因为破坏之后很快就能重新复原，且成本较高。

395. BD

396. BC 卡氏肺孢子虫（Pneumocystis carinii）寄生于人体肺泡而引起的急性肺部疾病称卡氏肺孢子虫肺炎、卡氏肺囊虫病。潜伏期多数为1~2个月，以发热、咳嗽、呼吸困难为主要特征，病情发展迅速，死亡率较高。复方新诺明是目前治疗与预防的首选药物。

397. ABCE 蛔虫是人体最常见的寄生虫，感染率可达70%以上，主要原因是：雌虫产卵量大、虫卵在外界抵抗力强、生活史简单、个人卫生习惯不良。

398. BCD

399. ABC 革兰阳性细菌细胞壁的基本结构为肽聚糖，占细胞壁干重的50%~80%，包括聚糖骨架、四肽侧链、五肽交联桥等，细胞壁厚而坚韧，肽聚糖层数可多达50层。

400. ABCD

401. ABC 新型隐球菌多用墨汁染色，结核分枝杆菌常用抗酸染色。

402. ABCDE

403. ABC 在非发酵菌的鉴定中，细菌是否具有鞭毛及鞭毛的特点有重要的诊断意义。氧化酶试验是鉴定非发酵菌的重要试验，氧化-发酵（O-F）试验是确定非发酵菌与发酵菌以及测定非发酵菌是否利用糖的基本试验。非发酵菌对葡萄糖的代谢特点是氧化型，产生微量酸。

404. ABE 霍乱弧菌常选用 pH 8.5 的碱性蛋白胨水增菌培养，可在无盐环境生长；在庆大霉素琼脂上形成的菌落中心呈灰褐色。能分解甘露醇、葡萄糖、蔗糖、麦芽糖，产酸不产气。迟缓发酵乳糖，不分解阿拉伯糖。氧化酶、明胶酶试验和 ONPG 试验均阳性。能产生靛基质，霍乱红反应阳性。

三、共用题干单选题

405. A 铜绿假单胞菌常存在于游泳池中，可通过人游泳时进入人耳，引起中耳炎。该菌在血及中国蓝平皿上可产生金属光泽，其主要生化反应为氧化酶阳性。

406. A 临床用于铜绿假单胞菌感染的常用抗菌药物包括头孢他啶、哌拉西林、哌拉西林/他唑巴坦、头孢哌酮/舒巴坦、亚胺培南/西司他丁、美罗培南、环丙沙星等。

407. C 杜克雷嗜血菌、杜诺凡菌、淋病奈瑟菌均为性传播疾病的病原体；阴道加德纳菌可表现为鳞状上皮表面和细胞间的短小杆菌，可见线索细胞；乳酸杆菌是阴道的正常菌群。

408. E 阴道加德纳菌感染的白带性状为奶油状。

409. C 根据阴道杆菌、上皮细胞、白细胞、杂菌四项指标对阴道清洁度进行分级，Ⅰ、Ⅱ度为正常，Ⅲ、Ⅳ度为不清洁。阴道杆菌和上皮细胞少，白细胞15~30个/HP，鳞状上皮细胞间可见大量细小的杆菌，清洁度为Ⅲ度。

410. B 诊断加德纳菌性阴道炎的指标有：①有线索细胞；②分泌物 pH>4.5；③胺试验阳性；④阴道分泌物稀薄均匀。

411. D 不解糖紫单胞菌和脆弱拟杆菌为革兰阴性无芽孢的厌氧杆菌，其中脆弱拟杆菌常寄生于人的口腔、肠道和女性生殖道，是一种条件致病菌，主要引起内源性感染，如女性生殖系统感染，占临床厌氧菌分离株的25%，居首位。不解糖紫单胞菌主要分布于人类口腔、泌尿生殖道和肠道，在正常人体的检出率低，主要引起人类牙周炎、牙髓炎，也可引起阑尾炎和细菌性阴道病。铜绿假单胞菌和大肠埃希菌为兼性厌氧菌。痤疮丙酸杆菌为革兰阳性无芽孢的厌氧杆菌。

412. A 脆弱拟杆菌为革兰阴性，着色不均，中间不着色或染色较浅，似为空泡。培养物涂片染色呈明显多形性。培养基中加入氯化血红素、维生素 K 和20%胆汁（或2g/L 胆盐）可促进本菌生长。在胆汁七叶苷培养基中生长旺盛，菌落较大，能分解胆汁七叶苷，使培养基呈黑色。本菌发酵葡萄糖、麦芽糖和蔗糖。

413. A 肺炎链球菌：是大叶性肺炎和支气管炎的病原菌。军团菌属：常经供水系统、溶洞和雾化吸入而引起肺炎型和非肺炎型感染。肺炎型（重症）主要由嗜肺军团菌引起，除呼吸道症状外，还有明显的多器官损害，头痛、畏寒、发热，伴消化道及神经系统症状及体征，致死率高。肺炎支原体：主要侵犯呼吸系统，是青少年急性呼吸道感染的主要病原体之一，临床上大多表现为上呼吸道感染综合征，发展为肺炎者仅占3%~10%。铜绿假单胞菌：在各种原因所致的人体抵抗力低下时引起呼吸道感染，主要引起慢性肺部感染。结核分枝杆菌：是结核病的病原菌。

414. A 肺炎链球菌肺炎患者的早期表现为菌血症，血培养的阳性率高，且血培养的敏感性和特异性均高于痰培养。

415. D 霍乱弧菌是烈性肠道传染病霍乱的病原体。它产生的霍乱肠毒素致泻性极强，临床表现为剧烈的腹泻和呕吐，粪便为米泔水样。

416. B　霍乱弧菌产生的霍乱肠毒素致泻性极强，能够激活肠黏膜上皮细胞内 cAMP 酶，使 cAMP 大量增加，快速向细胞外分泌水和电解质。

417. E　症状重（高热、咳嗽）而胸部体征少（双肺无干湿啰音，仅有散在哮鸣音），加上左肺叶弥散性间质性肺炎的 X 线表现，最可能为肺炎支原体肺炎。

418. D　冷凝集试验阳性，效价 >1∶32，而且逐步升高，高度提示支原体感染。

419. A　腋窝黑色焦痂为恙虫病的重要体征，加上外斐试验阳性，可确诊为恙虫病。

420. D　恙虫病立克次体的传播媒介为恙螨。

421. B

422. B　多年临床经验证明阿昔洛韦安全、有效，是首选治疗水痘 - 带状疱疹病毒的药物。

423. B　根据患儿发病时间，季节，神经系统症状，脑脊液特点（清亮，糖、蛋白、细胞数稍增高），最可能诊断为流行性乙型脑炎。

424. D　虽然大部分患儿经抢救治疗后，1～3 个月后逐渐恢复正常，但有少数孩子在得病 6 个月后，仍有意识障碍、痴呆、失语、瘫痪等严重后遗症，以致造成终身残疾。患者及隐性感染者作为传染源的意义不大，因为传染者主要是家畜、家禽。人被感染后仅发生短期病毒血症且血中病毒数量较少，故患者及隐性感染者不是主要传染源。

425. C　革兰阳性球菌，触酶试验阳性，血浆凝固酶阳性是金黄色葡萄球菌的鉴别要点。

426. A

427. A　根据结膜处有白色线状小虫爬动，曾经左眼角似被一小昆虫舐吸，首先应考虑结膜吸吮线虫病。

428. C　对于外来侵入物首先应该取侵入物活体观察。

429. C　治疗虫疾，应先消灭病原，所以让虫从眼里出来，倘若在眼里杀死，则遗留下来的残骸不好清理。口服药物时，发挥药效的时间较长，所以直接滴药较快。

430. E　本病是直接接触病原体感染，不属于消化吸收，进食等原因造成的，所以注意个人饮食卫生无多大意义。

431. D　艰难梭状芽孢杆菌属于革兰阳性粗大杆菌，所以易于检测，有鞭毛则运动范围较广泛，有芽孢则繁殖较稳定。

432. D　艰难梭状芽孢杆菌往往感染住院患者，并在体内定植。一次研究发现，399 个患者入院时检测不到艰难梭状芽孢杆菌，21% 在住院期间发生了艰难梭状芽孢杆菌腹泻。其粪便水样，有斑片状假膜。

433. A　艰难梭状芽孢杆菌之所以能够致病，是因为它具有 3 种毒力因子：毒素 A、毒素 B 和一种能够抑制肠道蠕动的物质。毒素 A 有肠毒性，毒素 B 有细胞毒性。毒素 A 和 B 是艰难梭状芽孢杆菌的主要致病因子，可干扰肠道上皮细胞的肌动蛋白骨架，使细胞丧失功能。

434. D　结核分枝杆菌的培养特性为专性需氧。最适温度为 37℃，低于 30℃ 不生长。结核分枝杆菌细胞壁的脂质含量较高，影响营养物质的吸收，故生长缓慢。在一般培养基中每分裂 1 代需时 18～24 小时，营养丰富时只需 5 小时。初次分离需要营养丰富的培养基。常用的有改良罗氏固体培养基，内含蛋黄、甘油、马铃薯、无机盐和孔雀绿等。

435. D　结核分枝杆菌感染后约 5% 可发展为活动性肺结核，其中少数患者因免疫低下，可经血和淋巴系统播散至骨、关节、肾、脑膜及其他部位引起相应的结核病。

436. E　一线抗结核药物：异烟肼、利福平、链霉素、吡嗪酰胺、乙胺丁醇、氨硫脲。

437. C　结核分枝杆菌为细长略带弯曲的杆菌。牛分枝杆菌则比较粗短。分枝杆菌属细菌的细胞壁脂质含量较高，约占干重的 60%，特别是有大量分枝菌酸（mycolic acid）包围在肽聚糖层的外面，可影响染料的穿入。分枝杆菌一般用萋 - 尼抗酸染色，以 5% 苯酚复红加温染色后可以染上，但用 3% 盐酸乙醇不易脱色。若再加用美蓝复染，则分枝杆菌呈红色，而其他细菌和背景中的物质为蓝色。

438. C　对于感染肺炎克雷伯菌的患者，治疗药物首选氨基糖苷类抗生素，如庆大霉素、卡那霉素、妥布霉素、丁胺卡那霉素，可肌内注射、静脉滴注或管腔内用药。重症宜加用头孢菌素如头孢孟多、头孢西丁、头孢噻肟等。部分病例使用氯霉素、四环素及 SMZ - TMP 亦有效。重症多有肺组织损伤，慢性病例有时需行肺叶切除。

439. C　大肠埃希菌和肺炎克雷伯菌易产生超广谱 β - 内酰胺酶和头孢菌素酶以及氨基糖苷类修饰酶，对常用药物包括第三代头孢菌素和氨基糖苷类呈现出严重的多重耐药性。

440. D　肺炎克雷伯菌在头孢硝噻吩滤纸片 10 分钟之内就会由黄色变为红色。

441. A　尿素酶试验：因为幽门螺杆菌是人胃内唯一能够产生大量尿毒酶的细菌，因此可通过检测尿毒酶来诊断幽门螺杆菌感染。

442. B　幽门螺杆菌穿透黏液层在胃黏膜上皮细胞表面定居。

443. E　幽门螺杆菌是一种呈弧形，S 形或螺旋形，微需氧，对生长条件要求十分苛刻的革兰阴性弯曲杆菌。

444. D　由幽门螺杆菌生存的地方可知，幽门螺杆菌需要在微量氧气以及湿度强的地方生存。

445. C

446. C 在37℃能够生长，在25℃不能生长，42℃少数生长。

447. B 幽门螺杆菌是一类氧化酶和过氧化氢酶均阳性、微需氧、在37℃能够生长，在25℃不能生长，42℃少数生长的革兰阴性弯曲非自身免疫性慢性胃炎的病原菌，有动力。

448. D 从多部位采集胃黏膜活检标本，放入20%葡萄糖运送液或无菌生理盐水中立即送检，4℃冰箱保存，不超过5小时。所以幽门螺杆菌对热、干燥敏感，空气中放置3小时即死亡。

449. A 一期梅毒：潜伏期平均为3～4周，典型损害为硬下疳开始在螺旋体侵入部位出现一红色小丘疹或硬结，以后表现为糜烂，形成浅在性溃疡，性质坚硬，不痛，呈圆形或椭圆形，境界清楚，边缘整齐，呈堤状隆起，周围绕有暗红色浸润，有特征软骨样硬度，基底平坦，无脓液，表面附有类纤维蛋白薄膜，不易除去，如稍挤捏，可有少量浆液性渗出物，含有大量梅毒螺旋体，为重要传染源。硬下疳大多单发，亦可见有2～3个者。以上为典型的硬下疳。但如发生在原有的糜烂，裂伤或已糜烂的疱疹或龟头炎处，则硬下疳即呈现与此种原有损害相同形状，遇此种情况应进行梅毒螺旋体检查。

450. A 检查螺旋体时，采取初期及二期梅毒硬性下疳、梅毒疹的渗出物等，用暗视野或墨汁显影，如查见有运动活泼的密螺旋体即可诊断。

451. D 梅毒螺旋体的运动方式有：移行、滚动、曲伸、旋转。

452. E 对于梅毒特异性抗体（TPHA），临床上主要采用MHA—TP、TP—EIJISA等方法检测，其特点是灵敏度高，特异性强。

453. A 结核病是由结核分枝杆菌感染引起的慢性传染病。涂片镜检若看到细菌，则可确诊。

454. D 罗氏培养基是结核分枝杆菌的分离培养基，其他的都不能用于培养结核分枝杆菌。

455. D 结核分枝杆菌的培养特性为专性需氧菌。营养要求高，在含有蛋黄、马铃薯、甘油和天门冬素等的固体培养基上才能生长。最适pH 6.5～6.8，最适温度为37℃，生长缓慢，接种后培养3～4周才出现肉眼可见的菌落。菌落为干燥、坚硬、表面呈颗粒状、乳酪色或黄色，形似菜花样。在液体培养内呈粗糙皱纹状菌膜生长，若在液体培养基内加入水溶性脂肪酸可降低结核分枝杆菌表面的疏水性，使呈均匀分散生长，此有利于做药物敏感试验等。

456. A 结核分枝杆菌的生化反应：结核分枝杆菌不发酵糖类。与牛分枝杆菌的区别在于结核分枝杆菌可合成烟酸和还原硝酸盐，而牛分枝杆菌不能。热触酶试验对区别结核分枝杆菌与非结核分枝杆菌有重要意义。结核分枝杆菌大多数触酶试验阳性，而热触酶试验阴性；非结核分枝杆菌则大多数两种试验均阳性。热触酶试验检查方法是将浓的细菌悬液置68℃水浴加温20分钟，然后再加H_2O_2，观察是否产生气泡，有气泡者为阳性。

457. D 厌氧菌的生存环境不能有氧气存在，且培养细菌不能因为培养环境的不恰当对细菌本身造成影响，所以生物耗氧法最适当。

458. B 刃天青：一种氧化还原指示剂，在缺氧环境下由粉红变为无色。

459. E 破伤风杆菌为专性厌氧菌，最适生长温度为37℃，pH 7.0～7.5，营养要求不高，在普通琼脂平板上培养24～48小时后，可形成直径1mm以上不规则的菌落，中心紧密，周边疏松，似羽毛状菌落，易在培养基表面迁徙扩散。在血液琼脂平板上有明显溶血环，在疱肉培养基中培养，肉汤浑浊，肉渣部分被消化，微变黑，产生气体，生成甲基硫醇（有腐败臭味）及硫化氢。一般不发酵糖类，能液化明胶，产生硫化氢，形成吲哚，不能还原硝酸盐为亚硝酸盐。对蛋白质有微弱消化作用。

460. A 破伤风杆菌产生两种外毒素，即破伤风溶血素和破伤风痉挛毒素，入侵中枢神经系统。

461. A 破伤风的临床表现：（1）潜伏期：长短不一，一般为4～14天，短者24小时之内，长者数月或数年不等。潜伏期的长短与创伤性质、部位和伤口的早期处理方式以及是否接受过预防注射因素有关。潜伏期越短，病情越严重，预后也越差，死亡率也越高。（2）前驱期：一般1～2天，患者常有头痛、头晕、乏力、多汗、烦躁不安、打呵欠，下颌微感紧张酸胀，咀嚼无力，张口略感不便；伤口往往干陷无脓，周围皮肤暗红，创口疼痛并有紧张牵制感。（3）发作期：典型的发作症状是全身或局部肌肉强直性痉挛和阵发性抽搐。

462. E 免疫荧光是标记免疫技术发展最早的一种，它是在免疫学、生物化学和显微镜技术的基础上建立起来的一项技术，通过将抗体与一些示踪物质结合，利用抗原抗体反应进行组织或细胞内抗原物质的定位。免疫荧光步骤包括：细胞固定和通透，封闭，孵育一抗、二抗等。其属于现代的检验技术。

463. A 染色标本检查从开始使用显微镜的时候就几乎开始了，所以其属于传统检验技术。

464. B 致病性强弱程度以毒力（virulence）表示，是量的概念。各种细菌的毒力不同，并可因宿主种类及环境条件的不同而发生变化。

465. B 同一种细菌也有强毒、弱毒与无毒菌株之分。所以其所致疾病的过程不一定相同。

466. E 革兰阳性菌和革兰阴性菌都属于细菌，细菌细胞壁的主要成分是肽聚糖。

467. B　细胞膜有重要的生理功能，它既使细胞维持稳定代谢的胞内环境，又能调节和选择物质进出细胞。无论何种物质进出细胞，必须要通过细胞膜，所以细菌耐药性的结合蛋白在细胞膜。

468. C　致病性真菌常菌落小，条件致病性真菌菌落大。

469. E　大培养平皿法适用于对生存条件不是很严苛的细菌，且此法主要观察菌落生长，并不观察具体细菌的形态特征等，所以不适合球孢子菌、组织胞浆菌等二相性真菌的培养。

470. C　免疫荧光实验（IFA）法经济、简便、快速，曾被 FDA 推荐用于 WB 不确定样品的诊断。但需要昂贵的荧光显微镜，操作过程需要具备受过良好训练的技术人员，观察和解释结果易受主观因素的影响，结果不宜长期保存，IFA 不宜在一般的实验室开展和应用。

471. C　免疫印迹实验（WB）是广泛用于许多传染病诊断的实验方法，就 HIV 的病原学诊断而言，它是首选的用以确认 HIV 抗体的确认实验方法，WB 的检测结果常常被作为鉴别其他检验方法优劣的“金标准”。

472. B　钩状效应即 HOOK 效应，是指由于抗原抗体比例不合适而导致假阴性的现象，其中抗体过量称为前带效应；抗原过量称为后带效应。

473. D　病毒检测标本应该立即送检，因为病毒的变异程度高，放置时间久就与患者体内的病毒不完全一样了。

474. E　病毒需要寄生在活的细胞内才能存活，所以不适合直接培养。

475. B　常规观测临床治疗效果不需要对病毒进行显微镜或电镜下的观察，所以不需要分离与鉴定。

476. C

477. A　寄生虫表面抗原性的改变是逃避免疫效应的基本机制。有些寄生虫在宿主体内寄生时，其表面抗原性发生变异，直接影响免疫识别，例如非洲锥虫在宿主血液内能有顺序地更换其表被糖蛋白，产生新的变异体，而宿主体内每次产生的抗体，对下一次出现的新变异体无作用，因此寄生虫可以逃避特异性抗体的作用。这种抗原变异（antigenie variation）现象也见于寄生于红细胞的恶性疟原虫表面。

478. B　囊虫病（又称猪囊虫病）是猪带绦虫的幼虫寄生在人体各组织器官所致的疾病。囊虫病是猪带绦虫患者内源性的自体感染或人进食猪带绦虫卵污染的水与食物，虫卵经口感染进入胃、小肠，经消化液作用后，六钩蚴脱出，穿过肠壁血管，经血循环散布全身，寄生在人体的皮下组织、肌肉与中枢神经系统，发育为囊虫。

479. E　丝虫病是主要寄生在人体淋巴系统的寄生虫病，传染源是丝虫病患者。血液中含有微丝蚴，蚊子叮咬之后，微丝蚴进入蚊子体内，继续发育成为具有感染性的幼虫，再叮咬人，幼虫可以进入人体引起丝虫病。

480. C　在传播途径的各个环节中，含有血吸虫虫卵的粪便污染水源、钉螺的存在以及群众接触疫水，是感染血吸虫病的三个重要的环节。

481. D　肛门拭子检查法是一项用于检查寄生虫的辅助检查方法。此法是根据雌性蛲虫在人体肛门周围及会阴部皮肤产卵，带绦虫孕节从肛门排出或主动逸出过程中破裂、虫卵黏附于肛门周围皮肤上的特性而设计的。此检查可以用于判断相应的病征。

482. C　华支睾吸虫卵是华支睾吸虫产的卵。华支睾吸虫卵很小，且产卵量又少。虫卵随胆汁进入消化道混于粪便排出，可用倒置沉淀法检测。

483. E　饱和盐水浮聚法利用某些蠕虫卵的比重小于饱和盐水，虫卵可浮于水面的原理。此法适用于检查各种线虫卵，尤以检查钩虫卵的效果最好。

484. D　Ⅱ型（Simmonds 1b）感染对干扰素治疗不敏感，效果差。V 型感染（Simononds 3a）用干扰素治疗效果好，最敏感。

485. D　16S rRNA 基因是细菌上编码 rRNA 相对应的 DNA 序列，存在于所有细菌的基因组中。16S rRNA具有高度的保守性和特异性以及该基因序列足够长（包含约 50 个功能域）。随着 PCR 技术的出现及核酸研究技术的不断完善，16S rRNA 基因检测技术已成为病原菌检测和鉴定的一种强有力工具。

486. A　常规的药物敏感性试验操作简便，时间较短，成本较低；分子生物学技术操作复杂，时间较长，成本较高，所以就现在而言，还不可完全替代常规的药物敏感性试验。

487. D　肝素作为一种抗凝剂，是由两种多糖交替连接而成的多聚体，在体内外都有抗凝血作用，可在 PCR 扩增过程中抑制 RNA 和 DNA 聚合酶活性。

488. E　免疫比浊在一定量的抗体中分别加入递增量的抗原，经一定时间后形成免疫复合物。用浊度计测量反应液体的浊度，复合物形成越多则浊度越高，绘制标准曲线，根据浊度推算样品的抗原含量，整个过程完全无 PCR 的参与。

489. A　常规的药物敏感性试验操作简便，时间较短，成本较低；分子生物学技术操作复杂，时间较长，成本较高，所以就现在而言，还不可完全替代常规的药物敏感性试验。

490. B　影响探针杂交特异性的主要因素是特异性探针，其他都是次要因素。

491. C　液相－液相杂交：因液体流动速度快，所以是核酸探针杂交方式中反应速度最快的杂交方式。

492. B　右上腹部感觉不适，有输血史，抗 HCV 抗体阳性，所以应该优先考虑丙型肝炎的可能。

493. C HCV－RNA定量检测标本采集完后应立即送检，如不能及时检测标本应置于－20℃保存。

494. D 正常人血清中GGT主要来自肝脏。正常值为3～50U/L。此酶在急性肝炎、慢性活动性肝炎及肝硬化失代偿时仅轻中度升高。但当阻塞性黄疸时，此酶因排泄障碍而逆流入血；发生原发性肝癌时，此酶在肝内合成亢进，均可引起血中转肽酶显著升高，甚至达正常的10倍以上。酒精中毒者GGT亦明显升高，有助于诊断酒精性肝病。

495. A 应特别注意高危型的HPV感染和外生殖器的低危型HPV感染造成的生殖器疣和宫颈癌。根据患者的职业特性，所以应考虑HPV。

496. E 因为患者患有重度宫颈炎，所以应取宫颈细胞检测。

497. D 宫颈炎不及时医治，易发展成宫颈癌，若上述检测为阳性，则很有可能为宫颈癌。

498. A 实验室检测最应该保证的是样品的质量，样品的质量直接影响了实验检测的结果，所以应该优先考虑样品的保存和处理。

499. A 当客观原因排除之后，就要检测人为因素，其中之一就是标准曲线的制定。

500. D ESBLs菌株主要为大肠埃希菌和肺炎克雷伯菌，在其他肠杆菌科细菌和非发酵菌中亦可存在。奇异变形杆菌不属于此菌。

501. B 头孢呋辛是一种特性明确的、有效的抗菌药，它的抗菌谱广，且对范围广泛的常见病原菌，包括产β－内酰胺酶的细菌均有杀菌活性。头孢呋辛对细菌β－内酰胺酶具有良好的稳定性，因此对于许多对氨苄西林和阿莫西林耐药的菌株都有效。头孢呋辛的杀菌活性是通过与关键靶蛋白结合来抑制细胞壁的合成，所以常规检测需报告。

502. E 纸片扩散法是将含有定量抗菌药物的滤纸片贴在已接种了测试菌的琼脂表面上，纸片中的药物在琼脂中扩散，随着扩散距离的增加，抗菌药物的浓度呈对数减少，从而在纸片的周围形成一种浓度梯度，并不能够检测到具体的浓度。

503. C 万古霉素属于糖肽类大分子抗生素，万古霉素的药力较强，在其他抗生素对病菌无效时会被使用。使用万古霉素筛选平板无法检测出具体的浓度数值。

504. D KPC能在人身上造成脓疮和毒疱，甚至逐渐让人的肌肉坏死，抗生素药物对它不起作用。可水解青霉素类、广谱头孢菌素、碳青霉烯类，不水解氨曲南。

505. A 改良Hodge试验是用于检测KPC酶。

506. E 菌落在M－H培养基或血琼脂培养基上培养1h。

507. D MRS（包括MRSA和MRCNS）无论体外试验的结果敏感与否，均应报告对所有的碳青霉烯类、头孢菌素类及酶抑制剂复方制剂如氨苄西林/舒巴坦、阿莫西林/克拉维酸、哌拉西他唑巴坦等抗菌药耐药。苯唑西林平板筛选法结果判读标准为：用反射光仔细检查＞1个菌落或存在淡的膜状生长；＞1个菌落说明苯唑西林耐药。

508. E 高水平氨基糖苷类药物耐药筛选试验，可以确定结果，如果一个实验不能确定结果，那么这个实验无意义。

509. C 庆大霉素和链霉素HLAR肉汤稀释法的唯一共同点就是培养时间为24 h。

510. C B群链球菌（Group B Streptococcus，GBS）属革兰阳性菌，显微观察呈链状排列而得名，常见于肠道中，是造成新生儿败血症的最大杀手；自20世纪90年代后期起，极低体重新生儿早发性细菌性脓毒症的发病率减少。

511. D

512. A 随着技术的发展，药物种类的繁多，多重耐药菌越来越多的出现，非发酵菌、真菌不易消灭，顽固存活。所以多重耐药菌、非发酵菌、真菌是越来越重要的医院感染病原体。

513. B 氟康唑是治疗真菌感染的一种药物，为广谱抗真菌药，对人和动物的真菌感染均有治疗作用，若氟康唑处方量增加，则非白假丝酵母菌的感染程度加重。

514. A 甲型肝炎病毒经口或静脉注射传染，且能传代。

515. B 良好的分型技术应该有较高的分辨率、重复性要好、分型能力也要强。

516. E 临床微生物学又称诊断微生物学，属医学微生物学范畴，与临床医学密切结合，侧重研究感染性疾病快速、准确地检出病原体的策略与方法，为临床诊断提供依据，并指导进一步合理用药和防止感染继续扩散。在普通临床微生物学实验室中，可进行表型分型及简单的生物分型。

517. C 每种抗菌药物都有一定的抗菌范围，称为抗菌谱。通过分析抗菌药物敏感性试验结果，能够初步判断菌株间的差异。其次，不同菌株可能具有相同耐药表型，而相同菌株可能具有不相同耐药表型。

518. A 可疑菌株抗菌谱一致，各抗菌药物抑菌圈一致，初步判断为同一克隆，需进一步确证。

519. D 医院感染是指患者或工作人员在医院内获得并产生临床症状的感染。由于感染有一定的潜伏期，因此医院感染也包括在医院内感染而在出院后才发病的患者。所以注意及时发现国内鲜有报道的多重耐药细菌，有助于防止医院感染的发生。

520. B 氧化－发酵试验原理：细菌在分解葡萄糖的

过程中，必须有分子氧参加的，称为氧化型。氧化型细菌在无氧环境中不能分解葡萄糖。细菌在分解葡萄糖的过程中，可以进行无氧降解的，称为发酵型。发酵型细菌无论在有氧或无氧的环境中都能分解葡萄糖。不分解葡萄糖的细菌称为产碱型。利用此试验可区分细菌的代谢类型。应用：主要用于肠杆菌科细菌与非发酵菌的鉴别，前者均为发酵型，而后者通常为氧化型或产碱型。也可用于葡萄球菌与微球菌间的鉴别。

521. A　氧化酶试验的应用：主要用于肠杆菌科细菌与假单胞菌的鉴别，前者为阴性，后者为阳性。

522. E　原理：O/129（二氨基喋啶）对弧菌属细菌有抑制作用，而对气单胞菌属细菌无抑制作用。应用：用于弧菌科的属间鉴别，弧菌属、邻单胞菌属对O/129敏感，而气单胞菌属耐药。

523. B　志贺菌的生物学特性：①形态与染色：革兰阴性短小杆菌，（2～3）μm×（0.5～0.7）μm，无荚膜，无芽孢，无鞭毛，有菌毛。②培养特性：需氧或兼性厌氧，液体培养基中呈浑浊生长，在普通琼脂平板和SS培养基上形成中等大小、半透明的光滑型菌落，宋内志贺菌可形成扁平、粗糙的菌落。③生化反应：志贺菌属的细菌KIA：K/A、产气（－/＋）、H_2S（－），MIU：动力（－）、吲哚（＋/－）、尿酶（－），氧化酶（－），不产生赖氨酸脱羧酶，氧化酶试验阴性。④抗原结构：志贺菌属只有O抗原而无鞭毛抗原，无动力，个别菌型及新分离菌株有K抗原。

524. A　脑膜炎奈瑟菌可分解麦芽糖，淋病奈瑟菌不能分解麦芽糖；脑膜炎奈瑟菌氧化酶阳性，淋病奈瑟菌氧化酶阳性；脑膜炎奈瑟菌凝固酶阴性，淋病奈瑟菌凝固酶阳性。

525. B　淋病奈瑟菌治疗可首选青霉素、新霉素及博来霉素等药物。近年来发现，耐药菌株不断增加，如对青霉素耐药，为此，应做药物敏感试验以指导合理选择药物。其中对青霉素耐药的机制为产生青霉素酶。

526. D　大肠埃希菌的致病物质之一是血浆凝固酶。可通过K抗原、菌毛、内毒素、肠毒素等来致病。

527. A　大肠埃希菌对第三代头孢菌素耐药主要是产生超广谱β－内酰胺酶，以致对第三代头孢菌素无反应。

528. B　内毒素是脑膜炎奈瑟菌的主要致病物质。内毒素作用于小血管或毛细血管，引起血栓、出血，表现为皮肤出血性瘀斑；作用于肾上腺，导致肾上腺出血。大量内毒素可引起弥散性血管内凝血，导致休克，预后不良。

529. E　奈瑟菌在血平板上均不会产生溶血环。

530. D　流行性脑脊髓膜炎简称流脑，是由脑膜炎双球菌引起的急性化脓性脑膜炎。目前青霉素对于脑膜炎球菌而言仍为一种高度敏感的杀菌药物，虽然青霉素不易透过血－脑屏障，但加大剂量能在脑脊液中达到治疗有效浓度。成人剂量20万～30万U/kg、儿童20万～40万U/kg，每8小时1次，加入5%葡萄糖溶液中静脉滴注。

531. C　肺炎链球菌是菌体矛头状、常成双排列的球菌。肺炎链球菌为兼性厌氧菌，经常寄居在正常人鼻咽腔中，多数不致病，仅部分具有致病力，引起大叶性肺炎、腹膜炎、胸膜炎、中耳炎、乳突炎、α溶血以及败血症等。

532. A　β溶血：细菌在血平板上培养时，菌落周围形成的宽大（2～4mm）、界限分明、完全透明的溶血环。β溶血环中的红细胞完全溶解。可形成β溶血环的细菌如乙型溶血性链球菌、金黄色葡萄球菌等。

533. A　产碱杆菌属的许多菌种以粪产碱杆菌最为重要和常见，在含有蛋白胨的肉汤培养基中产氨，使pH上升至8.6，可以此与其他菌种鉴别。

534. C　产碱杆菌属为肠道正常菌，可在人与动物的肠内容物、粪便中分离到，偶尔存于呼吸道、皮肤。

535. D　该菌无荚膜、有动力，为专性需氧的不发酵糖类的革兰阴性短杆菌，成对或链状排列，对营养要求不高，能在普通培养基上生长。

536. B　抽取脑脊液样本时，应在治疗前抽取，否则对用药等治疗不利。

537. B　脑脊液培养是指一种无菌体液的细菌培养，需要在CO_2环境中孵育，5%～10% CO_2浓度正好合适。

538. C　流感嗜血杆菌的培养特性：体外培养流感嗜血杆菌较困难，需氧或兼性厌氧，生长时需要血液中的X和V两种生长辅助因子，故常用巧克力血平板分离培养此菌。如将此菌与金黄色葡萄球菌共同在血琼脂平板上培养，由于金葡菌能释放V因子，使距离金葡菌菌落越近的流感嗜血杆菌的菌落就越大，称为“卫星现象”，此为流感嗜血杆菌的鉴别要点。

539. A　HTM培养基主要用作嗜血杆菌的药敏试验，是在MH的基础上发展来的。

540. A　流感嗜血杆菌为革兰阴性的小杆菌或球杆菌，常呈多形态，有荚膜和菌毛，无鞭毛，不形成芽孢，体外培养流感嗜血杆菌较困难，需氧或兼性厌氧，生长时需要血液中的X和V两种生长辅助因子，所以培养基环境应该是（35±2）℃，5% CO_2，16～18 h。

541. D

542. D　在碱性琼脂平板上，霍乱弧菌培养18～24h后，形成较大、圆形、扁平、无色透明或半透明似水滴状菌落。在硫代硫酸盐－柠檬酸盐－胆盐－蔗糖琼脂平板（TCBS）上，霍乱弧菌形成较大黄色菌落。在含亚碲酸钾琼脂平板上，因还原亚碲酸钾成金属碲，使菌落中心呈灰褐色。在庆大霉素琼脂上形成的菌落中心呈灰褐色。在4号琼脂平板上形成黑色的菌落。

543. C 抗原结构与分型：霍乱弧菌具有耐热的特异性O抗原和不耐热的非特异性H抗原。H抗原为弧菌属所共有，特异性低。O抗原特异性高，具有群特异性和型特异性，是分群和分型的基础。

544. A

545. D 产单核细胞李斯特菌为革兰阳性短杆菌，直或稍弯，两端钝圆，常呈V字形排列，偶有球状、双球状，兼性厌氧、无芽孢，一般不形成荚膜，但在营养丰富的环境中可形成荚膜，在陈旧培养中的菌体可呈丝状及革兰阴性，该菌有4根周毛和1根端毛，但周毛易脱落，在37 ℃时动力缓慢或无。

546. A 产单核细胞李斯特菌在固体培养基上，菌落初始很小，透明，边缘整齐，呈露滴状，但随着菌落的增大，变得不透明。在5% ~7%的血平板上，菌落通常也不大，灰白色，刺种血平板培养后可产生窄小的β溶血环。

547. B 产单核细胞李斯特菌在37℃时动力缓慢或无，但可在4 ℃进行冷增。

548. C 产单核细胞李斯特菌的营养要求不高，在20℃ ~25℃培养有动力，穿刺培养2 ~5天可见倒立伞状生长，肉汤培养物在显微镜下可见翻跟斗运动。

549. E 该菌对青霉素、氨苄青霉素、四环素、磺胺均敏感，但氨苄青霉素效果更明显。

550. C 放线菌是属于一类具有分枝状菌丝体的细菌，革兰染色为阳性。特点：①同属原核微生物；无核膜、核仁和真正的染色体；缺乏线粒体、内质网等细胞器；②细胞结构和化学组成相似；具有细胞壁，主要成分为肽聚糖，并含有DPA；放线菌菌丝直径与细菌直径基本相同；③最适生长pH范围与细菌基本相同，一般呈微碱性；④都对溶菌酶和抗生素敏感，对抗真菌药物不敏感；⑤繁殖方式为无性繁殖，遗传特性与细菌相似。

551. A 主要致病菌种类：正常寄居在人和动物口腔、上呼吸道、胃肠道和泌尿生殖道。致病的有衣氏放线菌、牛放线菌、内氏放线菌等，其中对人致病性较强的为衣氏放线菌。

552. D 沙眼（Chlamydia）是由沙眼衣原体所引起的一种慢性传染性角膜结膜炎，所以应取睑结膜刮片采集标本。

553. D 沙眼的诊断依据：①上穹窿部和上睑板结膜血管模糊充血，乳头增生或滤泡形成，或二者兼有；②用放大镜或裂隙灯检查可见角膜血管翳；③上穹窿部或/和上睑结膜出现瘢痕；④结膜刮片有沙眼包涵体。

554. B 卢戈碘染色是发现食管病变的不可或缺的检查方法，碘染可以显露病变的边界，将病变与正常黏膜区别开来，同时也能将沙眼衣原体与肺炎衣原体区分开来。

555. A 衣原体在宿主细胞内繁殖有特殊生活周期，可观察到两种不同的颗粒结构：①原体（EB）直径为0.2 ~0.4μm的小球形颗粒，有胞壁，内有核质和核蛋白体，是发育成熟的衣原体，为细胞外形式。Giemsa染色呈紫色，Gimenez染色呈红色。原体具有高度的感染性，在宿主细胞外较稳定，无繁殖能力，通过吞饮作用进入胞内，原体在空泡中逐渐发育、增大成为网状体；②网状体（RB）或称始体，直径为0.5 ~1.0μm，圆形或椭圆形。无胞壁，代谢活泼，以二分裂方式繁殖。RB为细胞内形式，无感染性，Macchiavello染色呈蓝色。RB在空泡内发育成许多子代EB，也称为包涵体。成熟的EB从宿主细胞中释放，再感染新的易感细胞，开始新的发育周期，整个发育周期需48 ~72h。

556. D 脊髓灰质炎病毒是引起脊髓灰质炎的病毒。该疾病传播广泛，是一种急性传染病。病毒常侵犯中枢神经系统，损害脊髓前角运动神经细胞，导致肢体松弛性麻痹，多见于儿童，故又名小儿麻痹症。

557. B 肠道病毒71主要引起手足口病，还可引起无菌性脑膜炎、脑干脑炎和脊髓灰质炎样的麻痹等多种神经系统疾病。手足口病和中枢神经系统感染是肠道病毒71感染引起的两大常见临床症状。

558. B 人群密切接触是重要的传播方式，儿童通过接触被病毒污染的手、毛巾、手绢、牙杯、玩具、食具、奶具以及床上用品、内衣等引起感染；患者咽喉分泌物及唾液中的病毒可通过空气（飞沫）传播，故与生病的患儿近距离接触可造成感染；饮用或食入被病毒污染的水、食物也可发生感染。

559. E 轮状病毒（Rotavirus，简称RV）是一种双链核糖核酸病毒。它是婴儿与幼儿腹泻的单一主因。其主要感染小肠上皮细胞，造成细胞损伤，从而引起腹泻。

560. D 分子生物学检测病毒核酸可直接检测到病毒的遗传物质，所以可直接确认病毒感染的病原体。

561. E 粪便中含有微量病毒，存在病毒不一定有感染现象，要病毒的量达到一定水平及有一定的临床症状才能称之为病毒感染。

562. E 包膜表面有两种病毒编码的糖蛋白刺突，一种称血凝素（HA），另一种称神经氨酸酶（NA），是划分流感病毒亚型的依据。

563. B 神经氨酸酶（neuraminidase，NA）的作用是促使被感染的细胞释放出新产生的病毒颗粒，是流感病毒继续扩散和繁殖必不可少的。它的作用机理是通过抑制内皮细胞的黏液分泌，使病毒更易于黏附在宿主细胞膜上。

564. C 抗原性漂移：变异幅度小或连续变异，属于量变，即亚型内变异。一般认为这种变异是由病毒基因点突变和人群免疫力选择所造成的，引起小规模流行。流感病毒血凝素和神经氨酸酶抗原性变异有两种形式：一种为所有流感病毒所共有的称抗原性漂移；另一种为甲型流感病毒所特有的称抗原性转换。

565. D　HEV病毒的传播途径主要经“粪-口”传播，具体传播途径有：经水传播、日常生活接触传播、经食物传播和外来旅游者的输入传播。

566. E　HEV：病毒感染人群主要是20～40岁年龄组人群，儿童和老年人发病率较低。一般男性发病率高于女性。女性中孕妇发病率高，死亡率也高，孕妇病死率可高达17%～33%。戊型肝炎病毒的传染源是处于潜伏期和急性期的病毒感染者。病毒潜伏期为15～75天，平均为36天。感染病毒的患者可分为临床型和亚临床型两类。临床型包括急性黄疸型、急性无黄疸型和急性重型肝炎。成人以临床型为主，儿童以亚临床型为主。

567. E　血凝素（hemagglutinin）是指可使红细胞凝集的抗体或其他物质。在流感病毒、麻疹病毒（以及许多其他细菌和病毒）表面等均能被找到，可附着于不同动物的红细胞上，而使红细胞凝集。严重时可致死。其不存在于HIV结构上。

568. E　HIV病毒的核心呈锥形，衣壳由核心蛋白P24组成。

569. A　人类嗜T淋巴细胞病毒1型、2型主要攻击人类免疫系统的$CD4^+$ T淋巴细胞，从而使免疫功能下降。

570. D　HIV属于逆转录病毒科慢病毒属中的人类慢病毒组，分为1型和2型。目前世界范围内主要流行HIV-1。HIV-1为直径100～120nm的球形颗粒，由核心和包膜两部分组成。HIV-1是一种变异性很强的病毒，不规范的抗病毒治疗是导致病毒耐药的重要原因。

571. B　两性霉素B适用于隐球菌、球孢子菌、荚膜组织胞浆菌、芽生菌、孢子丝菌、念珠菌、毛霉、曲菌等引起的内脏或全身感染，主要是作用于真菌的胞膜上。

572. B　唑类抗真菌药物包括咪唑类和三唑类衍生物，通过抑制细胞色素P450固醇合成酶、14α-羊毛脂醇脱甲基酶（CYP51）阻止真菌细胞膜主要成分麦角甾醇的合成。

573. A

574. A　氟康唑：对曲霉菌的效力较差，但具有副作用少、眼内移行性好及半衰期长等优点。同咪康唑混合注射时效果相加。

575. C　烟曲霉菌落的特征：菌落呈绒毛状，表面呈深绿色、烟绿色，背面苍白色或淡黄色；分生孢子头短柱状，分生孢子梗壁光滑，顶囊呈烧瓶状，小梗单层，分布在顶囊的上半部。

576. B　曲霉比其他霉菌更耐旱，而且环境的酸碱性对其影响不大，在pH 2～9的条件下都能生成黄曲霉毒素，不过在pH 2.5～6.0之间的酸性条件下，毒素的生成量最大。黄曲霉能在含氧量极低的环境中生长，在缺氧环境中发酵。即使在充填二氧化碳的冷库中，黄曲霉的生长也不受影响，观察其菌落在显微镜下的特征，菌落表面有放射状沟纹，呈黄绿色，背面无色或淡黄色，顶囊呈球形，分生孢子梗较粗糙，子梗有单双层。

577. A　土曲霉属于半知菌纲，壳霉目，杯霉科。其菌落在显微镜下的特征为：表面有浅放射状沟纹，呈肉桂色或米色、米黄色，背面黄色，孢子梗无色光滑，顶囊半球形，其上1/2～2/3处有双层小梗。

578. E　白色念珠菌显蓝绿色，热带念珠菌显蓝灰色或铁蓝色，光滑念珠菌显紫色，克柔假丝酵母菌（念珠菌）显粉色。

579. C　TZC反应：①深红色或紫色：热带假丝酵母菌；②不变色或淡红：白假丝酵母菌；③红色：其他酵母菌。

580. A　新生隐球菌能分解尿素，以此与酵母菌和念珠菌鉴别。所以可以用尿酶试验来区分。

581. E　危害人体健康的节肢动物分属以下5个纲：①蛛形纲（Arachnida）；②昆虫纲（Insecta）；③甲壳纲（Crustacea）；④唇足纲（Chilopoda）；⑤倍足纲（Diplopoda）。其中这5纲通过不同的方式来危害人体，如骚扰和吸血、螯刺和毒害、变态反应、寄生等。

582. E　疟疾是由雌按蚊叮咬人体，将其体内寄生的疟原虫传入人体并通过发育繁殖疟原虫而引起的。疟疾是以周期性冷热发作为最主要特征，脾肿大、贫血以及脑、肝、肾、心、肠、胃等受损引起的各种综合征。

583. E　氧化酶试验：①原理：氧化酶（细胞色素氧化酶）是细胞色素呼吸酶系统的最终呼吸酶。具有氧化酶的细菌，首先使细胞色素C氧化，再由氧化型细胞色素C使对苯二胺氧化，生成有色的醌类化合物。②试剂：1%盐酸四甲基对苯二胺或1%盐酸二甲基对苯二胺。③方法：常用方法有3种：a. 菌落法：直接滴加试剂于被检菌菌落上；b. 滤纸法：取洁净滤纸一小块，蘸取菌少许，然后加试剂；c. 试剂纸片法：将滤纸片浸泡于试剂中制成试剂纸片，取菌涂于试剂纸上。④结果：细菌在与试剂接触10秒内呈深紫色，为阳性。为保证结果的准确性，分别以铜绿假单胞菌和大肠埃希菌作为阳性和阴性对照。⑤应用：主要用于肠杆菌科细菌与假单胞菌的鉴别，前者为阴性，后者为阳性。

584. A　凝固酶试验：①原理：致病性葡萄球菌可产生两种凝固酶。一种是结合凝固酶，结合在细胞壁上，使血浆中的纤维蛋白原变成纤维蛋白而附着于细菌表面，发生凝集，可用玻片法测出。另一种是分泌至菌体外的游离凝固酶。作用类似凝血酶原物质，可被血浆中的协同因子激活变为凝血酶样物质，而使纤维蛋白原变成纤维蛋白，从而使血浆凝固，可用试管法测出。②方法：a. 玻片法：取兔血浆和盐水各一滴，分别置于洁净的玻片上，挑取被检菌分别与血浆和盐水混合；b. 试管法：取试管 2 支，各加 0.5ml 人或兔血浆，挑取被检菌和阳性对照菌分别加入血浆中并混匀，于 37℃水浴 3～4h。③结果：玻片法以血浆中有明显的颗粒出现而盐水中无自凝现象判为阳性；试管法以血浆凝固判为阳性。以金黄色葡萄球菌作为阳性对照。④应用：作为鉴定葡萄球菌致病性的重要指标，也是葡萄球菌鉴别时常用的一个试验。

585. B 杆菌肽试验：①原理：A 群链球菌对杆菌肽几乎全部敏感，而其他群链球菌绝大多数对其耐药。②培养基：血琼脂平板。③方法：将待检菌纯培养物（肉汤）均匀涂布于血液琼脂平板上，稍后贴上 0.04U/片的杆菌肽纸片，35℃培养 18～24h 观察结果。④结果：抑菌环直径 >10mm 为敏感，以 A 群链球菌作为阳性对照。⑤应用：用于 A 群链球菌与非 A 群链球菌的鉴别。

586. E 嗜血杆菌生长需要 X 因子（正铁血红素）和（或）V 因子（烟酰胺腺嘌呤二核苷酸）。所以用于阳性对照的是流感嗜血杆菌。

587. A 甲基红试验：①培养基：葡萄糖蛋白胨水培养基。②方法：将待检菌接种于上述培养基中，培养 2～4d，于培养基内加入甲基红试剂，立即观察结果。③结果：呈现红色为阳性；橘红色为弱阳性；黄色为阴性。以大肠埃希菌作为阳性对照。④应用：主要用于鉴别大肠埃希菌与产气肠杆菌，前者为阳性，后者为阴性。肠杆菌科中沙门菌属、志贺菌属、枸橼酸杆菌属、变形杆菌属等为阳性，而肠杆菌属、哈夫尼亚菌属则为阴性。

588. C MH 培养基原理：牛肉粉和酸水解酪蛋白提供氮源、维生素和氨基酸；可溶性淀粉吸收有毒的代谢产物；琼脂是培养基的凝固剂。所以离子的浓度控制很重要，过多过少都会影响实验结果。

589. B 常规保存温度为 -20℃。

590. C

591. A 白喉棒状杆菌的菌体细长略弯，末端膨大呈棒状，常分散排列成“V”或“L”形，无菌毛、鞭毛和荚膜，不形成芽孢。革兰染色为阳性，用美蓝或奈瑟染色，在胞体内可见深染的异染颗粒。因此可以通过直接涂片染色镜检鉴别。

592. B 白喉的微生物学检查包括病原菌的分离和毒力鉴定。从咽部假膜边缘采集标本，用革兰、美蓝或奈瑟染色后镜检，同时接种于吕氏血清斜面和亚碲酸钾鉴别培养基，观察菌落形态（呈黑色菌落）。

593. B 异染颗粒是白喉棒状杆菌重要的形态学特征。

594. E

595. D 致病物质主要为白喉外毒素。白喉外毒素为棒状杆菌 β-噬菌体 tox 基因表达产物，可与细胞表面的特异性受体结合，干扰蛋白质的合成。白喉的临床表现为鼻咽部急性炎症和形成假膜，并伴有全身中毒症状（主要是心肌炎）。

596. A 我国仅有班氏丝虫和马来丝虫两种丝虫。班氏丝虫和马来丝虫的致病性相似，但是班氏丝虫可引起乳糜尿，马来丝虫一般不会引起乳糜尿，题目中患者在患病过程中有乳糜尿排出，可考虑感染班氏丝虫。

597. C 丝虫病所致的乳糜尿多为间歇性，患者排乳糜尿是由于主动脉前淋巴结或肠干淋巴结受阻所致，劳动过度或高脂饮食可加重病情，有丝虫病史或流行区域居住史，尿液或血液中可找到微丝蚴。淋巴系造影可显示淋巴结稍肿大，呈碎片状或完全不显影及淋巴管阻塞、扭曲、扩张、反流、破坏等。

598. D 乳糜尿（chyluria）是指从肠道吸收的乳糜液（脂肪皂化后的液体）不能按正常淋巴道引流至血液，而逆流至泌尿系统淋巴管中，使淋巴管内压增高、曲张、破裂，乳糜液溢入尿中，导致尿色呈乳白色的现象。乳糜尿含有大量蛋白质和脂肪，体外放置易凝结，丝虫所致的乳糜尿沉淀物中有时可查到微丝蚴。乳糜尿一般不含有 WBC。

599. B 患者来自西北牧区，阿米巴肝脓肿、日本血吸虫卵引起的肝脏纤维化、内脏利什曼病一般不会发生在西北牧区，可排除。棘球蚴病和泡球蚴都有肝区疼痛，但是棘球蚴病肝区疼痛较轻微，一般无肝功能损害和黄疸；泡球蚴可引起剧烈肝区疼痛，并导致肝功能受损和黄疸的发生。根据题目所述，该患者在病程中无发热、黄疸及剧烈腹痛，因此最可能是棘球蚴病。

600. A 磁共振是目前常用的一种影像学检查方法，与 CT 和其他影像学检查相比，具有以下优势：①具有良好的软组织分辨力，这一点明显优于 CT；②多平面、多参数成像，多平面成像可以清楚地显示病变所在的部位、范围以及与周围脏器的关系，而多参数成像可以更好地判断病变组成成分，有助于对病变的诊断。因此，棘球蚴病首选的检查方法是腹部核磁共振。

601. D 棘球蚴液具有很强的变应原性，穿刺时，若使棘球蚴液流出，可引起荨麻疹、嗜酸性粒细胞增多等过敏反应或过敏性休克，甚至造成死亡。

602. C 棘球蚴病首选的治疗措施是手术治疗，切除患者体内包虫囊肿，如果感染到患者大脑，产生脑积液，医生需要通过手术引流，排出大脑中积液。

603. E 泌尿道感染就是病原微生物在泌尿系统内繁殖引起的炎症，泌尿道感染绝大多数病原菌都是革兰阴性杆菌，最常见的是大肠埃希菌。根据题目所述，该患者留置导尿管 1 周，出现尿频、尿急、尿痛，尿常规检查发现有大量白细胞和少许红细胞，属泌尿系感染所致，因此最可能感染的病原菌是大肠埃希菌。

604. A 表皮葡萄球菌的耐药现象非常严重，文献报道其对广泛应用的青霉素、氨苄西林、苯唑西林、红霉素的耐药率高。表皮葡萄球菌对很多抗生素的耐药主要是与它产生β-内酰胺酶有关，院内、外分离的表皮葡萄球菌产β-内酰胺酶者超过80%，因此，临床上治疗表皮葡萄球菌所致疾病较为棘手。正确地选用抗生素尤为重要。本组药敏试验提示表皮葡萄球菌对下列药物较为敏感：环丙沙星（80%）、万古霉素（71%）、阿米卡星（69%）、利福平（48%）、头孢唑啉（46%），其中环丙沙星更为突出。因此，当我们考虑有表皮葡菌球菌感染的可能性时，应首选环丙沙星及阿米卡星联合治疗，再根据药敏结果和临床治疗反应进行及时调整。根据题目所述，若细菌培养分离出表皮葡萄球菌，最适合该病例药敏试验的一组抗菌药物是青霉素、头孢他啶、环丙沙星、亚胺培南、庆大霉素、万古霉素。

605. A 正常情况下金黄色葡萄球菌寄生于人体皮肤和黏膜表面，当天然的皮肤屏障受到损伤时，细菌可侵入机体，引起全身感染，如败血症、脓毒血症等。同时由于抗生素的滥用，耐药菌株不断增多，尤其是耐甲氧西林金黄色葡萄球菌（methicilin resistant staphylococcus aureus，MRSA）已成为医院感染主要的临床和流行病学问题。该菌抵抗力强，在医院环境中普遍存在，可在医护人员鼻腔中定植携带，并通过手传播。易感人群为频繁住院治疗、外科手术后、血液透析、长期护理、器官移植、肿瘤化疗等免疫功能低下的人群。本题患者因糖尿病并发酮症酸中毒入院治疗，5天后因皮肤感染而引起败血症，所以最可能引起败血症的细菌是MRSA。

606. D 轻中度MRSA感染可以根据药敏试验结果选择复方新诺明、多西环素、米诺环素或克林霉素治疗；对于重度MRSA感染的治疗，目前有效的为糖肽类抗菌药物（万古霉素、替考拉宁），可以选用利奈唑胺、达托霉素等。CA-MRSA的耐药谱相对较窄，其感染的治疗与医院获得性MRSA有所不同；对直径<5mm的皮肤脓肿，仅需切开引流；对较大的或多发性脓肿或伴有发热的病例，可使用双倍剂量复方新诺明+利福平，或利奈唑酮；对于肺炎、菌血症或心内膜炎患者，可选用万古霉素、替考拉宁或利奈唑酮治疗。本题患者已经考虑为败血症，所以首选药物是万古霉素。

607. B 蜡样芽孢杆菌为革兰阳性大杆菌，为非抗酸菌，故抗酸染色呈阴性。

608. A 蜡样芽孢杆菌为需氧或兼性厌氧菌，营养要求不高，最适生长温度35℃，最适pH 7.4~7.7。在普通琼脂平板上形成的菌落较大，灰白色，圆形突起，表面粗糙有腊光，不透明，似毛玻璃状或蜡状。

609. E 食物中如被大量的蜡样芽孢杆菌污染（细菌计数达到10^6~10^8/g）可致食物中毒，有腹泻型和呕吐型之分。

610. D 蜡样芽孢杆菌在自然界分布广泛，长存在于土壤、灰尘和污水中，在植物和许多熟食中常见，少数寄生于动物和昆虫；本菌以引起食物中毒最多见，该菌在生长6小时后可形成椭圆形芽孢，位于菌体中心或次极端，不大于菌体，芽孢能耐受100℃ 30分钟，干热120℃经60分钟方能杀死芽孢。

611. B 血吸虫病主要通过皮肤、黏膜与疫水接触受染。患者可有咳嗽、胸痛、偶见痰中带血丝等。胃肠道症状常呈痢疾样大便，可带血和黏液。题目中患者为南方农民，2个月前下塘后全身出现粟粒大小的丘疹、奇痒，1~2天后形成斑疹、水疱，1周后出现发热、咳嗽、咯血、胸痛。根据描述，最有可能患的疾病是急性血吸虫病。

612. D 血吸虫的粪便病原学检查包括：直接涂片法、水洗沉淀法、透明集卵法、尼龙袋集卵法等。其中水洗沉淀法检出率高，是实验室诊断的最好方法。

613. B 吡喹酮为一种用于人类及动物的驱虫药，专门治疗绦虫及吸虫。对于血吸虫、中华肝吸虫、广节裂头绦虫有特效，是治疗血吸虫病的首选药物。

614. C 患者疑为肺结核，考虑为结核分枝杆菌感染。痰结核分枝杆菌培养：将痰标本处理后接种于罗-琴培养基或米氏7H10培养基，置35℃，5%~10%二氧化碳环境中培养。

615. B 罗-琴培养基中含有马铃薯，鸡蛋等营养成分，该营养成分不耐高热，常用间歇灭菌法。

616. D 罗-琴培养基属于选择培养基，主要组成为新鲜鸡蛋液、谷氨酸钠、甘油、孔雀石绿、磷酸二氢钾、硫酸镁、柠檬酸镁、马铃薯淀粉。含分枝杆菌等的痰液细菌在人工培养时，必须有足够的营养成分。谷氨酸钠为细菌生长提供氮源；鸡卵液与马铃薯淀粉不仅是良好的营养物质，而且还能降低脂肪酸的毒性；甘油和枸橼酸盐可补充碳源；钾、镁、磷、硫等无机盐也是细菌生长不可缺乏的生长元素；磷酸盐有缓冲作用，罗-琴培养基能提供大多数分枝杆菌良好的生长环境。

617. C 流行性斑疹伤寒的潜伏期为5~21天，平均为10~12天。少数患者有2~3日的前驱症状，如疲乏、头痛、头晕、畏寒、低热等。大多起病急骤，伴寒战、剧烈持久头痛、周身肌肉疼痛、眼结膜及面部充血等。体温于第2~4天即达高峰（39℃~40℃以上），第1周呈稽留热型，第2周起有弛张趋势。疫区旅居史与带虱者接触史对诊断有重要参考价值。根据题目所述，该患者为外地游客，可能来自疫区，1周内相继发病，症状相似，都突发高热（39℃~40℃），并有剧烈头痛，腓肠肌痛，符合流行性斑疹伤寒的表现。

618. D 斑疹伤寒等立克次体的脂多糖与变形杆菌某些菌株的 O 抗原（如 OX_{19}、OXk 和 OX_2）有共同的抗原成分。由于变形杆菌易于制备，其凝集反应结果又便于观察，因此临床检验中常用这类变形杆菌代替相应的立克次体抗原进行非特异性凝集反应，这种交叉凝集反应称外斐反应（WF）。如果怀疑为斑疹伤寒，首先应做外斐反应检查血清抗体。

619. D 幽门螺杆菌感染的症状主要是反酸、胃灼热以及胃痛、口臭，而且与进食无关，根据题目所述，该患者夏季进食后发生恶心、呕吐、腹泻，不可能是幽门螺杆菌感染。

620. B 副溶血弧菌是革兰阴性并呈棒状、弧状、卵圆状无芽孢的菌，属于弧菌属，是一种常见的病原菌，如果食用了遭此菌污染的海鲜，会引发食物中毒。副溶血弧菌可以发酵葡萄糖，不产气，不能利用蔗糖和乳糖，不产生硫化氢，氧化酶试验呈现阳性，赖氨酸脱缩酶和鸟氨酸脱缩酶试验呈现阳性，而精氨酸脱缩酶试验呈现阴性。根据题目所述，病原菌分离自粪便，革兰染色阴性，氧化酶（+），蔗糖（-），动力（+），吲哚（+），脲酶（-），可能为副溶血弧菌。

621. C 各种弧菌对人和动物均有较强的毒力，其致病物质主要有分子量为 42000 的致热性溶血素（TDH）和分子量为 48000 的 TDH 类似溶血毒（TRH），具有溶血活性、肠毒素和致死作用。

622. A 副溶血弧菌嗜盐畏酸，在无盐培养基上不能生长，在 3% ~6% 食盐水中繁殖迅速，每 8 ~9 分钟为 1 周期，在低于 0.5% 或高于 8% 盐水中停止生长。

623. D 链球菌感染后疾病主要是病原菌引起的变态反应疾病，如风湿热和急性肾小球肾炎。

624. C 抗链球菌溶血素 O 试验常用于风湿的辅助诊断，活动性风湿患者的抗 O 抗体效价一般超过 400 个单位。

625. B ①细菌和菌落形态：临床标本直接涂片，葡萄球菌常成簇排列，呈葡萄样；链球菌属细菌常呈对或链状排列。在培养基上生长，葡萄球菌属和微球菌属菌落较大，多数有色素；链球菌和肠球菌属菌落较小，无色素；②生化试验：首先使用触酶试验进行鉴别，葡萄球菌和微球菌触酶试验阳性，链球菌和肠球菌的触酶试验为阴性；葡萄球菌属和微球菌属的鉴别可以使用杆菌肽和呋喃唑酮敏感性试验，葡萄球菌对杆菌肽耐药，而对呋喃唑酮敏感。根据题中所述，血平板上生长柠檬黄色，中等大的菌落，菌落边缘有透明溶血环，中国蓝平板不生长，革兰染色阳性，触酶阳性。则该细菌为葡萄球菌属。而对于葡萄球菌属内细菌的准确鉴定，建议使用 VITEK 的 GPI 测试卡进行鉴定。

626. C 哌拉西林属于半合成青霉素类抗生素，该菌青霉素耐药，则哌拉西林耐药。

627. D 婴儿钩虫病的临床表现为急性便血性腹泻，发病最早为出生后 10 天，多为 5 ~12 个月大的婴儿，常有柏油样黑便，腹泻，食欲减退，伴发热，精神萎靡，肝脾肿大，贫血较重，并发症较多，预后差等表现，上述患儿符合该病的体征。

628. D 钩虫病是由钩虫寄生人体小肠所引起的疾病。临床上以贫血、营养不良、胃肠功能失调为主要表现，重者可致发育障碍及心功能不全。患者体格检查最可能发现的是面黄体弱，贫血貌。

629. E 钩虫成虫以口囊吸附在小肠黏膜绒毛上，以摄取黏膜上皮及血液为食。成虫经常更换吸附部位，并分泌抗凝血物质，故被钩虫吸附的黏膜不断渗血，引起慢性失血和血浆蛋白丢失，造成缺铁性贫血，缺铁性贫血属于小细胞低色素性贫血。

630. C 一般寄生虫卵的比重在 1.055 ~1.145 之间，在水中虫卵可下沉。如果把它置于比重大于虫卵的饱和盐水中（比重为 1.170），虫卵便漂浮在液面上，便于虫卵的集中而提高检出率。确诊钩虫病最合适的实验室诊断方法是饱和盐水漂浮法。

631. C 尿细菌定量培养法有直接划线法和倾注平板法。倾注平板法首先将无菌生理盐水 9.9ml，分装在大试管中，加入被检尿 0.1ml，充分混匀，使成 100 倍稀释。取此液 lml 放入直径 9cm 灭菌平皿内，同时加入已融化并冷至 50℃的培养基，与尿混匀，待凝固后置 35℃培养，生长菌落数乘以 100 即相当于每毫升尿中的细菌数。平板直接划线法用定量加液器取尿液 5 微升，滴注在平板培养基上，用接种环涂抹，待表面干燥后，35℃培养过夜，计数生长的菌落数乘以 200 即相当于每毫升尿中的细菌数。

632. A 尿常规培养方法：取中段尿，离心沉淀后，取沉淀物接种于需氧培养基如血琼脂平板或麦康凯平板上，35℃培养 18 ~24 小时，观察有无细菌生长。

633. E 尿细菌培养阴性，一般细菌 48 小时内无菌生长；尿培养阳性，依据菌落计数、鉴定及药敏结果，革兰阴性杆菌 $>10^5$CFU/ml；革兰阳性球菌 $>10^4$CFU/ml，有诊断意义。$<10^5$CFU/ml，多为污染；10^4 ~10^5CFU/ml，可疑阳性，需复查。阳性结果的分离菌性结合临床症状判断是否为病原菌。

四、案例分析题

634. C

635. BCDEF 取痰液、肺泡灌洗液进行吉姆萨染色或甲苯胺蓝染色。

636. ADF

637. ACDF

638. B

639. BDF 引发手足口病的肠道病毒有 20 多种，其中柯萨奇病毒 A16 型和肠道病毒 71 型（EV 71）、埃可病毒常见。

640. BCDE

641. A 产肠毒素的致病菌为痢疾志贺菌。

642. BDF

643. CE

644. B 患者在医院获得的感染，咳绿色痰可判断为铜绿假单胞菌。

645. ABCF

646. DGH 渔民、持续畏寒、高热 5 d，体温 39.6℃，血白细胞 3.4×10^9/L，给予氨苄西林 6.0 g/d、环丙沙星 0.4 g/d，抗炎 1 周，发热无缓解。因此可推断为血吸虫或败血症或伤寒，其中血吸虫病的可能性更大。

647. B 该患者改用吡喹酮治疗后痊愈，说明此患者患有血吸虫病，血吸虫病主要是通过接触疫水传播，患者是渔民，所以能解释其患病的原因。

648. ABCDF 环蚴沉淀试验主要是检测旋毛虫病的检测方法。

649. B 血清中 HIV 抗体是判断 HIV 感染的主要指标。根据其主要的适用范围，可将现有 HIV 抗体检测方法分为筛检试验和确证试验。

650. ABCDEF HIV 主要致病机制是引起机体免疫功能下降，从而引发不同程度的感染，但其潜伏期较长，传染途径有性传播、血液传播、母婴传播，死亡多发生于临床症状出现后的 2 年之内，5 年病死率约为 90%。

651. BD HIV 感染后先有体液免疫，后有细胞免疫，产生中和抗体，急性期可降低血清中病毒抗原量，但不能清除体内病毒，最后免疫功能失效，引发感染。

652. B 腺病毒除引起上呼吸道感染外，还可引致小儿肺炎，多见于 6 个月至 2 岁的婴幼儿，腺病毒肺炎最为危重，肺炎实化可占据一叶的全部，以左肺下叶最多见。初期听诊大都先有呼吸音粗或干啰音，湿啰音于发病第 3 ~ 4 日后出现，日渐加多，并经常有肺气肿征象。

653. DG 间接免疫荧光法测特异性 IgM 抗体，能间接的诊断出体内含有抗原；PCR 技术检测病毒核酸，能直接得出病毒的核酸数据，从而得出是某种病原菌。

654. ABCEF

655. ABCDE 抗菌药物的使用应遵循安全、有效、经济的原则，抗菌药物的合理应用体现在选择的药物品种、剂量、用药时间、给药途径、疗程是否与患者的感染状况及其生理、病理状态相适应，抗感染药物使用原则中“有效”原则的具体内容为合理选药、合理给药和考核疗效、认真观察疾病演变情况加强综合疗法、预防和避免抗微生物药物的不良反应和相互作用以及二重感染的发生、预防和延迟细菌耐性产生。

656. ABCE 协同凝集反应是指金黄色葡萄球菌细胞壁成分中的 A 蛋白与人及多种哺乳动物血清中 IgG 类抗体的 Fc 段结合。

657. BCE

658. AB 体外抗菌药物敏感性试验简称药敏试验，是指在体外测定药物最小抑菌浓度（MIC）或最小杀菌浓度（MBC）的试验。

659. CDE 苯丙氨酸脱氨酶试验中具有苯丙氨酸脱氨酶的细菌可将培养基中的苯丙氨酸脱氨变成苯丙酮酸，使三氯化铁指示剂变为绿色，变形杆菌属、普罗威登斯菌属、摩根菌属均为阳性，肠杆菌科其他细菌（大肠埃希菌、阴沟肠杆菌、黏质沙雷菌等）均为阴性。

660. ABCDE 质量控制的内容包括分析前的质量管理（患者准备、标本正确和及时处理、标本收集等）、检验中的质量保证（正确使用仪器及设备、质控物插入常规标本中一起测定，并用统计学方法进行分析和控制等）和分析后的质量管理（检验结果审核等）。

661. AD 在室内质控中，连续 5 次测定结果在均值的同一侧，称为“连日定向改变”或“失控”，连续 5 次测定结果渐降或渐增，称为“连日倾向改变”或“失控”。

662. ADEF 破伤风感染的诊断依据为病史和临床表现，以及厌氧培养和革兰染色镜检寻找破伤风杆菌。

663. BCF

664. BCD 破伤风杆菌在芽孢发育、繁殖时可产生大量外毒素、痉挛毒素与溶血毒素。但主要是痉挛毒素引起一系列临床症状和体征。

665. BCEFG 破伤风感染的主要治疗原则为清除毒素来源、中和游离毒素，控制和解除痉挛，保持呼吸道通畅和防治并发症等。因此，应尽早皮下注射破伤风抗毒素。因为破伤风的发病有一潜伏期，若尽早注射有预防发病的作用。

666. ABE 革兰阴性杆菌是医院获得性肺炎的最常见致病菌，老人和儿童发病率高。有全身情况差、病情重、中毒症状明显等特点。胸部 X 线示两肺广泛片状、斑片状浸润阴影。累及胸膜可引起胸腔积液。

667. ADE 流感嗜血杆菌生长需要 X 因子和 V 因子，金黄色葡萄球菌可以提供 V 因子，则可见在靠近葡萄球菌菌落周围生长的流感嗜血杆菌菌落较大，称为“卫星现象”。流感嗜血杆菌一般分解葡萄糖，不分解乳糖或甘露醇。典型菌株不溶血。产生自溶酶。

668. CD 流感嗜血杆菌需选择专用的培养基，如 HTM。而且应常规筛选是否产 β - 内酰胺酶，以便临床选择抗生素。

669. E 患儿表现为结膜充血，畏光，耳后及颈部有淡红色斑丘疹，体温 39℃，两颊黏膜充血，符合麻疹的临床表现。

670. AB

671. ABCDEG 可通过免疫荧光法和核酸检测明确感染的病原体（麻疹病毒），心电图、心脏B超可了解心脏功能，血常规及胸片可明确肺部感染情况。

672. ACDF 患者稽留高热，而疟疾为寒战、高热，间歇热型，暂不考虑。粪常规+培养有利于了解腹泻的致病菌；早期血培养可提高致病菌的阳性率；肥达试验有利于伤寒诊断。

673. F H、O抗原滴度增高，符合伤寒沙门菌的早期诊断。

674. AB 伤寒发病第1周取血培养利于检出致病菌，骨髓培养在整个病程均可采用。粪便培养第2周起阳性率逐渐增加，第3~4周阳性率最高。

675. ABCDF

676. ABCD H、O抗体滴度增高，支持伤寒诊断，而副伤寒A、B、C抗体滴度不变，因此可排除副伤寒。

677. ABCDG

678. ABDEF

679. ABC 草绿色链球菌为革兰阳性链状球菌，触酶阴性，α溶血，对optochin及杆菌肽不敏感，胆汁溶菌试验阴性。

680. ABC

681. ABCDE

682. ABC 本病考虑肺炎的可能性大，所以要做痰培养以明确致病菌；X线摄片了解肺部情况。血常规检查了解白细胞是否升高。

683. ABCE 痰培养以晨痰为好，合格的痰标本为低倍镜下WBC>25个，上皮细胞<25个。

684. ABCE

685. ABCD 肺炎链球菌的致病物质主要为荚膜，此外蛋白黏附素、脂磷壁酸及肺炎链球菌溶血素O与其定居、繁殖及扩散有关。

686. ABDEF

第五章　临床血液学专业

一、单选题：每道试题由 1 个题干和 5 个备选答案组成，题干在前，选项在后。选项 A、B、C、D、E 中只有 1 个为正确答案，其余均为干扰选项。

1. 胞质淡红色，充满粗大、均匀、排列紧密的橘红色颗粒，此种细胞是

A. 晚幼粒细胞　B. 中性粒细胞
C. 淋巴细胞　D. 中幼红细胞
E. 嗜酸性粒细胞

2. 某患者骨髓涂片检查结果：粒系细胞 30%，淋巴细胞 25%，单核细胞 25%，红系细胞 20%。该患者骨髓 M∶E 是

A. 1∶1　B. 1.5∶1
C. 2∶1　D. 3∶1
E. 5∶1

3. 骨髓涂片检查，普通光镜低倍镜能够观察的内容不包括

A. 骨髓增生程度　B. 巨核细胞数量
C. 涂片质量　D. 原始粒细胞数量
E. 体积较大的异常细胞

4. 患儿男，10 岁，因患上呼吸道感染，曾服用氯霉素 3 天。检查结果：贫血，网织红细胞 <0.1%，骨髓有核细胞增生减低，见到巨大原始红细胞，后经青霉素治疗后，骨髓象即恢复正常，可能诊断为

A. 再生障碍性贫血　B. 感染性贫血
C. 急性造血功能停滞　D. 溶血性贫血
E. 缺铁性贫血

5. 幼红细胞浆内的蓝色铁颗粒在 6 个以上，且环核分布，则称为

A. 细胞外铁　B. 铁粒幼红细胞
C. 铁粒红细胞　D. 环铁幼红细胞
E. 中幼红细胞

6. 下列何者做 PAS 染色时红系呈阳性反应

A. 再生障碍性贫血　B. 巨幼细胞贫血
C. 红白血病　D. 溶血性贫血
E. 慢性粒细胞白血病

7. 铁染色常用于哪种疾病的诊断

A. 缺铁性贫血　B. 慢性疾病性贫血
C. 巨幼细胞贫血　D. 骨髓增生异常综合征
E. 溶血性贫血

8. 骨髓增生程度极度活跃，原始细胞占 30%，这些原始细胞的化学染色结果分别是：POX（+），ALP 积分 5 分，PAS 部分细胞呈颗粒状阳性，α-NBE（-），据此，下述最可能的选择是

A. 急性粒细胞白血病
B. 慢性粒细胞白血病
C. 急性单核细胞白血病
D. 急性淋巴细胞白血病
E. 再生障碍性贫血

9. 急性早幼粒细胞白血病不呈强阳性反应的是

A. POX 染色
B. 苏丹黑染色
C. α-NAE 染色
D. α-丁酸萘酚酯酶染色
E. 氯乙酸 AS-D 萘酚酯酶染色

10. 人体细胞具有多少对染色体

A. 1　B. 22
C. 23　D. 46
E. 48

11. 染色体结构畸变不包括

A. 断裂　B. 缺失
C. 嵌合　D. 易位
E. 等臂染色体

12. 下列哪种贫血临床常见黄疸、脾肿大

A. 缺铁性贫血　B. 再生障碍性贫血
C. 巨幼细胞贫血　D. 溶血性贫血
E. 慢性感染性贫血

13. 某患者在胃大部分切除后出现巨幼红细胞贫血的原因是其对哪项物质的吸收障碍

A. 维生素 B_{12}　B. 叶酸
C. 蛋白质　D. 脂肪
E. 铁

14. 红细胞膜异常导致的贫血是

A. 丙酮酸激酶缺乏症
B. 葡萄糖-6-磷酸脱氢酶缺乏症
C. 阵发性睡眠性血红蛋白尿症
D. 珠蛋白生成障碍性贫血

E. 血红蛋白病

15. 再生障碍性贫血的骨髓病变一般先累及

A. 肋骨　　B. 脊柱
C. 胸骨　　D. 髂骨
E. 股骨

16. 下列属于红细胞生成减少所致的贫血是

A. 红细胞酶缺陷性贫血
B. 营养性巨幼细胞贫血
C. 铁粒幼细胞贫血
D. 骨髓病性贫血
E. 缺铁性贫血

17. 以下不是导致正细胞贫血的病因的是

A. 白血病　　B. 急性失血
C. 再障　　D. 慢性失血
E. 急性溶血

18. 血管内溶血最严重的标志是

A. 血浆血红素结合蛋白降低
B. 高铁血红素白蛋白血症
C. 含铁血黄素尿出现
D. 血浆结合珠蛋白降低
E. 游离血红蛋白出现

19. 关于尿含铁血黄素试验，下列叙述不正确的是

A. 阴性结果可排除血管内溶血存在
B. 亦称 Rous 试验
C. 阳性对慢性血管内溶血的诊断价值最大
D. 用普鲁士蓝反应显示含铁血黄素
E. 阵发性睡眠性血红蛋白尿常为阳性

20. 诊断急性血管内溶血最有意义的阳性结果是

A. 抗人球蛋白试验阳性
B. 血红蛋白血症和血红蛋白尿
C. 红细胞减少
D. 可见畸形红细胞
E. 红细胞渗透脆性试验阳性

21. 珠蛋白生成障碍性贫血的主要诊断依据是

A. 网织红细胞增高
B. 血红蛋白尿
C. 外周血出现有核红细胞
D. 血红蛋白电泳异常
E. 骨髓中幼稚红细胞明显增高

22. 下列哪项检查与 PNH 诊断无关

A. Ham 试验
B. Rous 试验
C. 蔗糖溶血试验
D. 冷抗体溶血试验
E. 碱变性试验

23. 下列哪项检查是诊断溶血的最可靠证据

A. 血清间接胆红素升高
B. 网织红细胞升高 >5% （0.05）
C. 骨髓红系明显增生
D. 红细胞寿命缩短
E. 尿胆原强阳性

24. 贫血患者，轻度黄疸，肝肋下 2cm。检验：血红蛋白 70g/L，网织红细胞 8%；血清铁 14.32μmol/L （80μg/dl），ALT 正常；Coombs 试验（+）。诊断首先考虑为

A. 自身免疫性溶血性贫血
B. 早期肝硬化
C. 缺铁性贫血
D. 黄疸型肝炎
E. 肝炎合并继发性贫血

25. 患者男，40 岁，即往体质差，常有发热及服用多种药物史，近因尿色呈红茶样就诊。检验：红细胞 $2.0\times10^{12}/L$，血红蛋白 58g/L，白细胞 $3.0\times10^{9}/L$，计数正常，网织红细胞 12%；尿隐血阳性；血清游离血红蛋白 600mg/L。诊断为血管内溶血。除下列哪个疾病外，其余均可引起血管内溶血

A. G-6-PD 缺乏症
B. 疟疾
C. PNH
D. 自身免疫性溶血性贫血
E. 阵发性冷性血红蛋白尿

26. 红细胞渗透脆性增高主要见于

A. 遗传性球形细胞增多症
B. 缺铁性贫血
C. 镰状细胞贫血
D. 阻塞性黄疸
E. 珠蛋白生成障碍性贫血

27. 下列关于红细胞渗透脆性试验条件，不符的是

A. 不同浓度的 NaCl 溶液
B. 室温
C. 24 小时后观察结果
D. 有正常对照
E. 记录 NaCl 浓度

28. 有关 PNH，下列描述错误的是

A. 早晨第一次尿呈暗红色，这是由高铁血红蛋白所致
B. 尿沉渣用铁染色可见含铁血黄素

C. 引起红细胞减少，但中性粒细胞和血小板正常
D. 观察患者血液在轻度酸性时的溶血情况有助于诊断
E. 重症病例有时合并血栓症

29. 下述哪项不符合遗传性球形红细胞增多症
A. 脾肿大
B. 红细胞在脾窦被破坏
C. 尿胆原阳性
D. 网织红细胞明显增高
E. 血红蛋白电泳出现异常区带

30. 患儿男，13 岁，面色苍白半年来诊。体检：中度贫血貌，巩膜轻度黄染，脾肋下 3cm。检验：血红蛋白 81g/L，白细胞及血小板正常，网织红细胞 13%；Coombs 试验（-）；红细胞渗透脆性试验，初溶为 58%氯化钠溶液，全溶为 46%氯化钠溶液。本例溶血性贫血的发病机制为
A. 获得性红细胞膜缺陷
B. 遗传性红细胞膜缺陷
C. 红细胞磷酸己糖旁路中的酶缺陷
D. 珠蛋白肽链合成减少
E. 红细胞自身抗体产生

31. 变性珠蛋白小体生成试验阴性，参考值是含 5 个以上珠蛋白小体的红细胞不超过
A. 60%　　B. 40%
C. 30%　　D. 20%
E. 10%

32. 患者男，50 岁，腹泻、水样便 3~4 次。自服呋喃唑酮（痢特灵）6 片，次日感畏寒、发热、头昏，并解茶红色小便 1 次。体检：重度贫血貌，巩膜黄染，肝、脾未扪及。检验：血红蛋白 60g/L，网织红细胞 20.1%；尿隐血阳性，高铁血红蛋白还原试验（+）。20 年前因发热服磺胺药后有过类似症状发作，未治疗，1 周后自愈。此例最可能的诊断为
A. 不稳定血红蛋白病
B. 丙酮酸激酶缺乏症
C. G-6-PD 缺乏症
D. 珠蛋白生成障碍性贫血
E. 药物性自身免疫性溶血性贫血

33. 红细胞镰变试验可用于诊断下列哪种疾病
A. HbC　　B. HbE
C. HbH　　D. HbS
E. Hb Barts

34. Hb Barts 见于下列哪种疾病
A. HbC
B. β 珠蛋白生成障碍性贫血
C. α 珠蛋白生成障碍性贫血
D. HbE
E. HbS

35. 珠蛋白生成障碍性贫血最常见下列哪种异常形态红细胞增多
A. 球形红细胞　　B. 破碎红细胞
C. 靶形红细胞　　D. 泪滴形红细胞
E. 镰状红细胞

36. HbF 在 2 周岁后的正常参考范围是
A. <2.5%　　B. <5%
C. 5%~10%　　D. 10%~20%
E. >20%

37. 患儿男，14 岁，检查发现贫血貌。血红蛋白 95g/L，脾肋下 5cm 可触及，无自觉症状。网织红细胞计数 7.8%；周围血片见较多靶形红细胞；血清铁 1250μg/dl，红细胞渗透脆性降低。下列哪项检查在此病例中应显示异常
A. 血清结合珠蛋白测定
B. Ham 试验
C. Coombs 试验
D. 高铁血红蛋白还原试验
E. 血红蛋白电泳及抗碱血红蛋白测定

38. 患者女，26 岁，孕 16 周。血常规结果：Hb 96g/L，MCV（fl）72，MCH（pg）24，MCHC（g/L）301。血清铁 28.9μmol/L，血清总铁结合力为 70μmol/L，转铁蛋白饱和度 34%。则此患者最有可能导致贫血的原因是
A. 缺铁性贫血　　B. 铁粒幼细胞贫血
C. 地中海贫血　　D. 巨幼细胞贫血
E. 再生障碍性贫血

39. 关于冷凝集素试验，下列哪项是正确的
A. 冷凝集综合征患者阳性，效价在 1∶1000 以上
B. 37℃凝集反应最强
C. 0~4℃凝集现象消失
D. 抗体多为 IgG
E. 为不完全抗体

40. 冷凝集综合征患者的抗体类型为
A. IgM　　B. IgG
C. IgA　　D. 结合补体
E. 补体

41. 下列哪项不是急性白血病常见的临床表现
A. 贫血　　B. 出血
C. 发热　　D. 胸骨压痛

E. 皮疹

42. 白血病细胞内无 Auer 小体的急性白血病类型是

A. ALL　B. M_1

C. M_{2a}　D. M_4

E. M_5

43. 急性非淋巴细胞白血病（M_3型）特有的遗传学标志是

A. t（8；21）　B. t（9；22）

C. t（15；17）　D. t（6；9）

E. t（11；19）

44. 颗粒增多的早幼粒细胞白血病最易并发 DIC 的主要原因是

A. 白血病合并溶血

B. 血中存在组织凝血活酶样促凝物质

C. 白血病合并感染

D. 白血病细胞浸润

E. 白细胞数过高

45. 下列 AML－M_2的常见染色体是

A. t（15；17）（q22；q21）

B. t（8；21）（q22；q22）

C. t（9；22）（q34；q22）

D. t（8；14）（q24；q32）

E. inv（16）（p13；q22）

46. 原始细胞 CD41 阳性的急性白血病属 FAB 分类的

A. ALL－L_2　B. ALL－M_6

C. ALL－M_3　D. ALL－M_7

E. ALL－M_4

47. FAB 分型法诊断急性淋巴细胞白血病 L_1 型的标准之一是

A. 小原淋巴细胞占 80% 以上

B. 大原淋巴细胞占 80% 以上

C. 原淋巴细胞胞浆量较多

D. 原淋巴细胞染色质细致均匀

E. 原淋巴细胞核仁清晰可见，1～3 个

48. ALL 患者进行血常规检查时，常表现的类型为

A. 白细胞增加，红细胞数正常，血小板数下降

B. 白细胞数下降，其他细胞数正常

C. 白细胞数增加，红细胞数下降，血小板数正常

D. 白细胞数增加，红细胞数下降，血小板数下降

E. 全血细胞减少

49. 对于急性淋巴细胞白血病 L_2型，其核仁最重要的特点是

A. 小而不清楚　B. 清楚，一个或多个

C. 明显　D. 小泡状

E. 偏心

50. ALL 时可见

A. TdT 阳性　B. CD34 阳性

C. CD41 阳性　D. CD14 阳性

E. HLA－DR 阳性

51. 患儿男，7 岁，低热、关节疼痛、鼻出血 1 周。体检：颈部淋巴结肿大，肝、脾肋下 1.0cm，胸骨压痛；血红蛋白 70g/L，白细胞 1.5×10^9/L，中性粒细胞 30%，淋巴细胞 20%，原始细胞 50%，血小板 20×10^9/L；骨髓检查：原始细胞 56%，涂抹细胞增多，POX（－），PAS 染色阳性率为 40%。诊断可能为

A. ITP

B. 淋巴瘤

C. 急性淋巴细胞白血病

D. 急性粒细胞白血病

E. 传染性单核细胞增多症

52. 在 FAB 分型中，AML－M_1骨髓中原始细胞应占非红系细胞的

A. ≥30%　B. ≥40%

C. ≥50%　D. ≥70%

E. ≥90%

53. 骨髓易出现干抽、网状纤维增加的急性髓系细胞白血病是

A. AML－M_2　B. AML－M_3

C. AML－M_5　D. AML－M_6

E. AML－M_7

54. 急性粒细胞与急性单核细胞白血病的主要鉴别点是

A. 过氧化物酶阳性程度

B. Auer 小体粗细

C. 血清溶菌酶升高程度

D. α－丁酸萘酚酯酶染色

E. 常有 Ph 染色体

55. 在下列血液病中，哪种疾病骨髓无病态造血

A. 慢性粒细胞白血病（CML）

B. 原发性血小板减少症（ITP）

C. 红白血病（M_6）

D. 骨髓增生异常综合征（MDS）

E. 急性粒细胞白血病

56. 诊断“多毛细胞”的最有效手段为

A. 细胞化学染色

B. 染色体核型分析

C. 骨髓象和血常规综合分析

D. 扫描电镜超微结构检查

E. 骨髓组织病理检查

57. “多毛细胞”的形态学特点是

A. 胞体大小一致

B. 核染色质呈明显块状

C. 边缘不齐，有许多不规则纤绒毛突起

D. 胞质少，嗜碱性增强

E. 胞质内嗜天青颗粒很多

58. 诊断浆细胞白血病的标准是

A. 外周血中骨髓瘤细胞绝对值 $>1\times10^9/L$，分类 $>10\%$

B. 外周血中骨髓瘤细胞绝对值 $>2\times10^9/L$，分类 $>20\%$

C. 外周血中骨髓瘤细胞绝对值 $>3\times10^9/L$，分类 $>10\%$

D. 外周血中骨髓瘤细胞绝对值 $>4\times10^9/L$，分类 $>20\%$

E. 外周血中骨髓瘤细胞绝对值 $>5\times10^9/L$，分类 $>30\%$

59. 支持骨髓增生异常综合征（MDS）诊断的免疫学检验结果为

A. 外周血 $CD19^+$ 细胞减少

B. $CD41^+$ 细胞减少

C. 外周血 CD4/CD8 减低

D. $CD34^+$ 细胞减少

E. $CD38^+$ 细胞减少

60. 急性白血病与骨髓增生异常综合征的重要区别是

A. 骨髓原始及幼稚细胞多少

B. 病态造血是否明显

C. 全血细胞减少的程度

D. 环形铁粒幼细胞多少

E. 是否有肝脾肿大

61. 有助于早期诊断 MDS 的巨核细胞类型是

A. 原始巨核细胞

B. 颗粒型巨核细胞

C. 幼稚巨核细胞

D. 小巨核细胞

E. 产板型巨核细胞

62. 关于典型霍奇金淋巴瘤的 R-S 细胞，下列描述正确的是

A. CD45 多阳性　　B. CD15 多阴性

C. CD30 多阳性　　D. CD68 多阳性

E. CD75 多阳性

63. 典型霍奇金淋巴瘤患者行淋巴结穿刺涂片时可找到下列何种细胞

A. 幼稚淋巴细胞　　B. R-S 细胞

C. 组织细胞　　D. 纤维细胞

E. 白血病细胞

64. 下述关于非霍奇金淋巴瘤患者的血常规和骨髓象检查，正确的是

A. 不会出现自身免疫性溶血性贫血

B. 血小板不会减少

C. 病情早期出现淋巴细胞减少

D. 晚期可并发急性淋巴细胞白血病

E. 白细胞计数明显减少

65. 在多发性骨髓瘤的叙述中，错误的是

A. 未定性单克隆免疫球蛋白血症可进展为多发性骨髓瘤

B. 有些患者可以有本-周蛋白而无 M 蛋白

C. 不分泌型虽有骨髓瘤细胞，但血清及尿中 M 蛋白阴性

D. 多发性骨髓瘤患者在确诊时常存在肾功能不全

E. 总蛋白水平常降低

66. 下列哪项对多发性骨髓瘤的诊断有重要意义

A. 蛋白尿和血尿

B. 尿中检出本-周蛋白

C. 血肌酐及尿素氮测定异常

D. 血尿酸升高

E. 血清铁升高

67. 对多发性骨髓瘤诊断具有决定性意义的检查是

A. 骨髓穿刺涂片形态学检查

B. 外周血涂片检查

C. 红细胞沉降率测定

D. 血清钙、磷和碱性磷酸酶测定

E. 尿常规测定

68. 下述对骨髓增生性疾病共同特点的描述，正确的是

A. 无髓外造血现象

B. 以淋巴细胞系统增生为主

C. 各症状之间可以相互转化

D. 造血功能障碍

E. 脾脏常不肿大

69. 在真性与继发性红细胞增多症的鉴别中，不必考虑的是

A. 是否病毒感染后

B. 是否红细胞总数高于正常

C. 是否血小板增高

D. 是否红细胞生成素增多

E. 中性粒细胞碱性磷酸酶是否增高

70. 关于原发性骨髓纤维化，下列说法不正确的是

A. 是克隆性骨髓增生性疾病
B. 骨髓巨核系明显增生
C. 骨髓粒系增生减低
D. 纤维组织并非肿瘤性增生
E. 外周血可出现幼稚粒细胞和（或）幼稚红细胞

71. 下列哪－项不是恶性组织细胞病的主要临床特征
A. 皮下包块　B. 贫血
C. 出血、黄疸　D. 进行性衰竭
E. 持续高热

72. 不属于恶性组织细胞类型的是
A. 异常组织细胞　B. 多核巨细胞
C. 淋巴样组织细胞　D. 单核样组织细胞
E. 多核组织细胞

73. 下列对恶性组织细胞病的描述，错误的是
A. 白细胞明显增高
B. 贫血进行性加重
C. 骨髓查到异常组织细胞
D. 肝脾淋巴结肿大
E. 黄疸

74. 在传染性单核细胞增多症可出现的表现中，错误的是
A. 发热
B. 淋巴结肿大
C. 嗜异性凝集试验阴性
D. 淋巴细胞比例增加
E. 异型淋巴细胞比例超过10%

75. Ⅲ型异型淋巴细胞是指哪种细胞
A. 浆细胞型
B. 单核细胞样型
C. 幼淋巴细胞样型
D. 原淋巴细胞样型
E. 不能分类型

76. 不属于内源性凝血系统的因子是
A. Ⅻ　B. Ⅶ
C. Ⅺ　D. Ⅸ
E. Ⅷ

77. 下列关于存在于血浆的凝血因子，错误的是
A. 因子Ⅰ　B. 因子Ⅲ
C. 因子Ⅴ　D. 因子Ⅷ
E. Ca^{2+}

78. 蛋白S（PS）在肝脏合成时，需依赖下列哪一物质
A. 蛋白C　B. 维生素K
C. 血栓调节蛋白　D. 蛋白Z
E. 肝素辅助因子

79. 使纤维蛋白分解为纤维蛋白降解产物的是
A. 纤溶酶　B. 抗凝血酶Ⅲ
C. 膜蛋白酶　D. 纤维蛋白单体
E. 凝血酶

80. 属于纤维蛋白原降解产物的为
A. XYDE碎片　B. X′Y′DE′碎片
C. X′Y′D－DE′碎片　D. XYD－DE碎片
E. XYD′E′碎片

81. 血小板发生聚集和释放反应主要取决于
A. 血小板膜糖蛋白　B. 血小板膜磷脂
C. 血小板膜糖脂　D. 血小板膜特异受体
E. 血小板质膜上 $Na^+－K^+$－ATP酶

82. 血友病A是下列哪种因子缺乏
A. Ⅷ　B. Ⅶ
C. Ⅳ　D. Ⅸ
E. vWF

83. 下列不属于血管壁止血功能的是
A. 局部血管通透性降低
B. 启动血小板的激活作用
C. 血管收缩反应增强
D. 促进血液凝固
E. 血液凝固的调节

84. 关于FDP和D－二聚体测定的叙述，下列描述正确的是
A. FDP是指纤维蛋白原的降解产物，不包括纤维蛋白的降解产物
B. FDP增高是DIC的决定条件
C. FDP增高是体内纤溶亢进的标志，可以鉴别原发与继发纤溶
D. FDP增高主要见于容易发生DIC的基础疾病
E. D－二聚体是原发性纤溶的标志

85. 关于PT测定，下列说法错误的是
A. PT测定是反映外源凝血系统最常用的筛选试验
B. 口服避孕药可使PT延长
C. PT测定时0.109M枸橼酸钠与血液的比例是1∶9
D. PT的参考值为11～14秒，超过正常3秒为异常
E. 发生肝脏疾病及维生素K缺乏症时PT延长

86. 原发性纤溶可见
A. 3P试验阴性
B. 纤溶酶原含量增多
C. 血浆纤维蛋白原含量增高
D. 血浆纤溶酶原活性增高
E. 血浆鱼精蛋白副凝固试验阳性

87. 血小板相关抗体检测不包括

A. PAIgG　　B. PAIgM
C. PAIgA　　D. PAC3
E. PAC4

88. 能够鉴别原发性纤溶和继发性纤溶的检查项目是

A. PT
B. 纤维蛋白原定量测定
C. D－二聚体测定
D. FDP 定量测定
E. TT

89. TT 值延长是指超过正常对照

A. 3 秒　　B. 5 秒
C. 10 秒　　D. 16 秒
E. 1 分钟

90. INR 作为口服抗凝剂治疗时抗凝浓度的适用范围为

A. 1～3　　B. 2～4
C. 3～5　　D. 2～5
E. 3～4

91. 下列哪组检查结果符合原发性免疫性血小板减少症的诊断

A. 出血时间正常，凝血时间及凝血酶原时间延长
B. 血小板计数正常，血块退缩良好，凝血时间正常
C. 血小板计数减少，血块退缩不良，出血时间延长
D. 纤维蛋白原减少，凝血酶时间及凝血酶原时间延长
E. 血小板计数减少，血块退缩良好，出血时间缩短

92. 下列关于血友病的实验室检查，错误的是

A. AIyIT 延长
B. PT 延长
C. 因子活性（Ⅷ：C、Ⅸ：C）减低
D. 因子抗原含量（FⅧ：Ag、FⅨ：Ag）可正常
E. 排除试验可做 BT、vWF：Ag 检测及复钙交叉试验

93. 下列说法错误的是

A. 无纤维蛋白原血症的纤维蛋白原含量≤0.5g/L
B. 对于遗传性因子Ⅻ缺乏症，其纯合子型有延迟性出血倾向的特点
C. 缺乏维生素 K 可引起因子Ⅱ、Ⅴ、Ⅸ、Ⅹ缺乏
D. 肝素样抗凝物质增多时，TT 延长，可被甲苯胺蓝纠正
E. 肝素样抗凝物质增多时，TT 延长，不能被正常血浆纠正

94. 血小板黏附率增高见于下列哪一种疾病

A. 巨大血小板综合征
B. 血小板无力症
C. 尿毒症
D. 心肌梗死
E. 低纤维蛋白原血症

95. 下列哪一项检查结果不符合血小板无力症的诊断

A. 出血时间延长
B. 血小板数减少
C. 血片上血小板无堆集状态
D. 血小板黏附率及聚集率减低
E. 血块收缩不良或正常

96. 在下列选项中，哪一项不是急性 ITP 常伴发的症状

A. 皮肤紫癜　　B. 发热
C. 胃肠道出血　　D. 心律失常
E. 黏膜出血

97. 患者男，30 岁，血管性血友病，凝血因子Ⅷ活性为 3%，血管性血友病因子抗原含量为 32.5%，瑞斯脱霉素辅因子活性为 0。血浆和血小板中无多聚体，染色体检查：血管性血友病因子基因部分缺失。故该患者分型为

A. 血管性血友病Ⅰ型
B. 血管性血友病ⅡA 亚型
C. 血管性血友病ⅡB 亚型
D. 血管性血友病ⅡM 亚型
E. 血管性血友病Ⅲ型

98. 下列关于弥散性血管内凝血的实验室检查结果，不符的是

A. 血小板计数进行性下降或 $<100\times10^9/L$
B. 优球蛋白 120min
C. 纤维蛋白原 <1.5g/L
D. 凝血酶原时间延长对照 3s 以上
E. 3P 试验阳性

99. 下列关于弥散性血管内凝血的病因，最多见的是

A. 白血病　　B. 妇产科感染性疾病
C. 糖尿病　　D. 免疫性疾病
E. 青光眼

100. 临床疑为 DIC，应选择下列哪组筛选试验

A. PT、APTT、血小板计数
B. 血小板计数、PT、纤维蛋白原测定
C. CT（试管法）、PT、APTT
D. 血小板计数、血块收缩、BT
E. BT、束臂试验、CT（试管法）

101. 在口服抗凝药的起始阶段，首先迅速减低的凝血因子是

A. FⅡ　　B. FⅦ

C. FⅨ D. FⅩ
E. FⅪ

102. 抗体介导的超敏反应有

A. Ⅰ、Ⅱ、Ⅳ型超敏反应
B. Ⅰ、Ⅱ、Ⅲ型超敏反应
C. Ⅰ、Ⅲ、Ⅳ型超敏反应
D. Ⅱ、Ⅲ、Ⅳ型超敏反应
E. Ⅱ、Ⅲ、Ⅴ型超敏反应

103. 下列关于体内总铁的描述，正确的是

A. 贮存铁 + 肌红蛋白铁 + 易变池铁 + 组织铁
B. 肌红蛋白铁 + 易变池铁 + 组织铁 + 转运铁
C. 易变池铁 + 组织铁 + 转运铁 + 贮存铁
D. 贮存铁 + 组织铁 + 肌红蛋白铁 + 转运铁
E. 贮存铁 + 肌红蛋白铁 + 易变池铁 + 组织铁 + 转运铁

104. 不支持再生障碍性贫血诊断的是

A. 全血细胞减少
B. 一般肝脾肿大
C. 骨髓至少有一个部位增生减少或不良，非造血细胞增多
D. 排除其他伴有全血细胞减少的疾病
E. 一般抗贫血治疗无效

105. 在骨髓增殖性肿瘤中，真性红细胞增多症可见

A. 巨核细胞增殖伴血清 EPO 水平增高
B. 巨核细胞增殖伴血清 EPO 水平降低
C. 巨核细胞增殖和异形性改变，伴网硬蛋白或胶原纤维增多
D. 巨核细胞增殖伴成熟巨核细胞数量增多和胞体增大
E. 巨核细胞异常增殖且原始巨核细胞数量增多

106. 患者女，64 岁，因贫血、面色苍白入院。贫血貌，胸骨压痛（+），全身皮肤散在出血点。WBC 1.61 × 10^9/L，Hb 95g/L，PLT 20 × 10^9/L，骨髓“干抽”，造血组织所占比例（Vol）为 0.92。此患者骨髓活组织增生程度是

A. 极度活跃 B. 明显活跃
C. 活跃 D. 减低
E. 重度减低

107. 下列有关氧在血液中运输的描述，错误的是

A. O_2主要与 Hb 结合运输
B. O_2与 Hb 结合反应迅速可逆
C. O_2与 Hb 的结合反应需要酶催化
D. O_2与 Hb 结合反应受 PO_2影响
E. 1 分子 Hb 可结合运输 4 分子 O_2

108. 区分 AML 与 CML 的主要依据是

A. 红细胞及血红蛋白减少的程度
B. 巨核细胞及血小板的多少
C. 粒系细胞的分化程度
D. 嗜碱性及嗜酸性粒细胞是否增多
E. 骨髓有核细胞的增生程度

109. 临床上类白血病反应，以哪一型最常见

A. 中性粒细胞型 B. 淋巴细胞型
C. 单核细胞型 D. 嗜酸性粒细胞型
E. 浆细胞型

110. 按贫血的 MCV/RDW 分类法，缺铁性贫血属于

A. 小细胞均一性贫血
B. 小细胞不均一性贫血
C. 正常细胞均一性贫血
D. 大细胞均一性贫血
E. 大细胞不均一性贫血

111. 未按贫血的形态学分类的是

A. 正常细胞贫血
B. 大细胞贫血
C. 小细胞低色素性贫血
D. 单纯小细胞贫血
E. 溶血性贫血

112. 下列关于生理止血的描述，错误的是

A. 包括局部血管收缩、血小板血栓形成和血凝块
B. 血小板与凝血块的形成有关
C. 局部缩血管反应持续时间较短
D. 肝功能受损时凝血时间延长
E. 血小板减少时，凝血时间明显延长

113. 阿司匹林具有抗血小板聚集作用，是因为阿司匹林可抑制血小板的

A. 磷脂酶 A_2
B. 环加氧酶
C. 血栓素合酶
D. 前列环素合酶
E. 过氧化物酶

114. 可抑制血小板聚集的物质是

A. ADP B. TXA_2
C. PGI_2 D. 胶原
E. 凝血酶

115. 血液凝固的内源性与外源性激活途径的主要差别是

A. FX 激活物的形成过程
B. 凝血酶激活过程
C. 纤维蛋白形成过程
D. 是否需要维生素 K 的参与

E. 有无 Ca^{2+} 的参与

116. 凝血 FⅧ的作用是

A. 激活 FⅨ

B. 使 FⅩa 对 FⅡ的激活加快

C. 使 FⅨa 对 FⅩ的激活加快

D. 使 FⅡa 对 FⅠ的激活加快

E. 使 FⅨ活化成 FⅨa 的速度加快

117. 凝血酶的主要作用是

A. 加速 FⅦ复合物的形成

B. 加速凝血酶原酶复合物的形成

C. 使纤维蛋白原转变为纤维蛋白

D. 激活 FⅫ

E. 促进血小板聚集

118. 在某凝血功能障碍患者血浆中加入足量组织因子和 Ca^{2+} 后，血浆凝固时间仍明显较正常人延长，该患者可能缺乏的物质是

A. Ca^{2+}　　B. FⅫ

C. FⅧ　　D. 血小板

E. FV

119. 多发性骨髓瘤患者尿中主要出现

A. 白蛋白　　B. Tamm－Horsfall 糖蛋白

C. Ig 重链　　D. Ig 轻链

E. β－球蛋白

120. 确定白血病的最重要手段是

A. 外周血检查　　B. 骨髓检查

C. 浆膜腔穿刺　　D. 腰椎穿刺

E. 血涂片镜检

121. 就中老年人而言，白细胞计数 40×10^9/L，分类计数 N 4%，L 96%，最可能的诊断是

A. 百日咳　　B. 流感

C. 慢淋　　D. 伤寒

E. 肺炎

122. 做骨髓检验但不能得出肯定结论的疾病是

A. 慢性粒细胞白血病

B. 急性再生障碍性贫血

C. 自身免疫性贫血

D. 巨幼红细胞贫血

E. 急性淋巴细胞白血病

123. 在正常成人骨髓象中，幼红细胞占有核细胞的比例为

A. 10%　　B. 20%

C. 30%　　D. 40%

E. 50%

124. 除下列哪项外，骨髓检查可表现巨核细胞减少

A. 原发性免疫性血小板减少症

B. 再生障碍性贫血

C. 急性白血病

D. 放射病

E. 浆细胞白血病

125. 就核染色质而言，符合原红细胞的是

A. 呈细沙状，分布均匀，有轻度厚实感

B. 呈较粗颗粒状，排列紧密，有明显的厚实感

C. 呈粗大颗粒状，排列疏松

D. 呈纤细网状，单薄，有起伏不平感

E. 核染色质纤细，呈疏松网状，结构不清晰

126. 下列哪项疾病符合血小板第 3 因子有效性测定活性减低

A. 血小板增多症

B. 原发性血小板减少性紫癜（原发性免疫性血小板减少症）

C. 继发性血小板减少性紫癜

D. 血小板无力症

E. 过敏性紫癜

127. 对于弥散性血管内凝血，最重要的根治措施是

A. 根治诱发 DIC 病因

B. 肝素、新鲜血同时应用

C. 改善微循环

D. 抗休克，抗纤溶

E. 输成分血

128. 营养性巨幼细胞贫血主要是由于缺乏

A. 叶酸、维生素 B_{12}

B. 铁蛋白、转铁蛋白

C. 叶酸、铁蛋白

D. 维生素 B_{12}、转铁蛋白

E. 叶酸、转铁蛋白

129. 红细胞脆性试验首选的抗凝剂是

A. EDTA－K_2　　B. 枸橼酸钠

C. 肝素　　D. 草酸钠

E. 双草酸盐

130. 下列不能反映血小板功能试验的是

A. 血块退缩试验（CRT）

B. 血小板黏附试验（PAdT）

C. 血小板聚集试验（PAgT）

D. 血小板计数

E. 血小板代谢试验

131. 下列哪种疾病不会出现血块收缩不良的结果

A. 血小板减少症

B. 血小板无力症
C. 血友病
D. 低纤维蛋白原血症
E. 原发性出血性血小板增多症

132. 下列哪项组合是错误的
A. 血友病时，活化部分凝血活酶时间延长
B. 严重肝病时，凝血酶原时间延长
C. 继发性 DIC 早期，3P 阳性
D. 发生原发性免疫性血小板减少症时，凝血酶消耗试验正常
E. 发生巨大血小板综合征时，血小板数量减少

133. 下列关于纤溶酶的生理功能，错误的是
A. 降解纤维蛋白和纤维蛋白原
B. 抑制组织纤溶酶原激活物（t－PA）
C. 水解多种凝血因子
D. 使谷氨酸纤溶酶转变为赖氨酸纤溶酶
E. 水解补体

134. 转化急性白血病可能性最大的 MDS 亚型为
A. RA　B. RAEB
C. RAEB－T　D. RARS
E. CMML

135. 下列哪项是多种血小板膜受体的所在部位
A. 糖萼　B. 钠泵
C. 糖脂　D. 磷脂
E. 钙泵

136. 对于血小板第 3 因子缺乏症，下列哪一项试验是错误的
A. 血小板黏附试验正常
B. 血小板聚集试验正常
C. 血小板第 3 因子有效性增加
D. 血小板释放反应正常
E. 血小板数量和体积正常

137. 鉴别原发性纤溶与继发性纤溶最有诊断价值的是
A. 组织纤溶酶原激活物（t－PA）测定
B. 硫酸鱼精蛋白副凝试验（3P）
C. 纤维蛋白肽 A（FPA）测定
D. 纤溶酶活性测定
E. 有无血栓形成

138. 关于胎儿成熟度检查的叙述，下列不正确的是
A. 羊水 L/S＞2.0 表示胎儿肺成熟
B. 羊水肌酐浓度≥176.8μmol/L 提示胎儿肾成熟
C. 羊水 A_{450}＜0.02 提示胎儿肝成熟
D. 羊水脂肪细胞出现率＜20% 表示胎儿皮肤成熟
E. 羊水淀粉酶活性＞120 苏氏单位表示成熟儿

139. 关于红细胞的叙述，错误的是
A. 脆性大的红细胞不易溶血
B. 脆性大的红细胞易溶血
C. 脆性小的红细胞不易溶血
D. 正常男性成人红细胞多于女性
E. 正常新生儿红细胞多于成人

140. 血红蛋白减少大于红细胞减少的情况见于
A. 急性失血性贫血　B. 缺铁性贫血
C. 恶性贫血　D. 再生障碍性贫血
E. 溶血性贫血

141. 染色血涂片中靶形红细胞增多见于
A. 失血性贫血　B. 溶血性贫血
C. 恶性贫血　D. 地中海贫血
E. 再生障碍性贫血

142. 出生后，人类的造血干细胞的主要来源是
A. 胸腺　B. 淋巴结
C. 骨髓　D. 肝脏
E. 卵黄囊

143. 在干细胞培养中，加入 EP 后可形成下列何种集落
A. CFU－G　B. CFU－M
C. CFU－E　D. CFU－Meg
E. CFU－GM

144. 以下哪一项不符合早幼粒细胞的形态特征
A. 胞浆中不含颗粒
B. 胞浆中有紫红色非特异性的天青胺蓝颗粒
C. 核仁可见或消失
D. 胞核大
E. 胞质量较多，呈淡蓝、蓝或深蓝色

145. 下列不符合浆细胞特点的是
A. 胞核偏位
B. 可见核旁淡染区
C. 胞浆有泡沫感
D. 内可见 Auer 小体
E. 核染色质浓密成块，排成车轮状

146. 下列哪项不属正常骨髓象特征
A. 有核细胞增生活跃
B. 见到少量的网状细胞和肥大细胞等骨髓成分
C. 全片（1.5cm×3.0cm）有 30 个巨核细胞
D. 粒红比值为 10∶1
E. 幼红细胞占有核细胞的 20%，以中、晚幼红细胞为主

147. 最适宜用来识别原始粒细胞的白细胞分化抗原（CD）的是

A. CD33　　B. CD3
C. CD19　　D. CD41
E. CD44

148. 下列哪一项不是溶血性贫血的共性改变
A. 血红蛋白量减少
B. 网织红细胞绝对数减少
C. 红细胞寿命缩短
D. 尿中尿胆原增高
E. 血清游离血红蛋白升高

149. 冷凝集素测定不增高的疾病为
A. 人支原体肺炎　　B. 传染性单核细胞增多症
C. 多发性骨髓瘤　　D. 再生障碍性贫血
E. 肝硬化

150. 红斑狼疮因子（LE 因子）属于
A. IgG 型抗核抗体　　B. IgM 型抗核抗体
C. IgA 型抗体　　D. IgE 型抗核抗体
E. IgD 型抗体

151. 出血时间测定延长可见于
A. Ⅷ，Ⅸ，Ⅺ因子缺乏
B. 凝血酶原、纤维蛋白原减少
C. 止血初期缺陷
D. Ⅶ因子活化
E. 毛细血管脆性增加

152. 纤维蛋白系统抑制物有
A. 血浆活化素
B. 组织活化素
C. 抗血浆素
D. 抗活化素和组织活化素
E. α_1 - 抗胰蛋白酶

153. 抗核抗体阳性可见于
A. 化脓性关节炎　　B. 结核性关节炎
C. 痛风　　D. 风湿热
E. 类风湿关节炎

154. 凝血时间延长可见于下述疾病，但哪项除外
A. 纤溶亢进　　B. 抗凝物质过多
C. 血友病　　D. 血栓性疾病
E. 纤维蛋白原缺乏症

155. 检查内源性凝血系统的试验不包括
A. 凝血酶原时间
B. 凝血时间
C. 血浆复钙时间
D. 简易凝血活酶生成试验
E. 凝血酶原消耗试验

156. 在血小板和血管壁的相互作用中，生理作用完全相反的调控系统是
A. TXA_2，PGI_2　　B. TXB_2，PGI_2
C. PGG_2，PGD_2　　D. TXB_2，PGE_2
E. TXA_2，HHT

157. 患者以皮肤黏膜出血为主要临床表现，应选下列哪一组筛选试验
A. 血小板计数，束臂试验，出血时间测定
B. 血小板计数，凝血酶时间，出血时间测定
C. 部分活化凝血活酶，凝血酶原时间测定及凝血酶时间测定
D. 纤维蛋白原，血块收缩，血小板计数
E. 血小板计数，部分活化凝血活酶时间测定，出血时间测定

158. 下列关于血浆 β - 血小板球蛋白浓度及血小板第 4 因子的浓度变化，正确的是
A. 二者均增高，表明血小板被激活
B. 二者均增高，表明血小板未被激活
C. 二者均正常，表明血小板被激活
D. 二者均减低，表明血小板未被激活
E. 二者均减低，表明血小板被激活

159. 下列关于获得性血小板功能异常症的检查结果，错误的是
A. 出血时间延长和血小板数减低
B. 血小板黏附和聚集功能减退
C. 血小板第 3 因子有效性减低
D. 血块收缩正常
E. β - TG 和 TXA_2 增高

160. 关于蝰蛇毒，下列描述正确的是
A. 是一种强烈的因子Ⅶ激活剂
B. 是一种强烈的因子 X 激活剂
C. 是一种强烈的因子Ⅻ激活剂
D. 与 Ca^{2+} 无关
E. 是一种强烈的因子Ⅴ激活剂

161. 临床上以肌肉和关节腔出血为主要表现的患者，应选用下列哪组试验做筛选性检查
A. 束臂试验，出血时间，血小板计数
B. 活化部分凝血活酶时间，凝血酶原时间，凝血时间
C. 血小板计数，凝血酶原时间，纤维蛋白测定
D. 血小板计数，血块收缩试验，出血时间
E. 活化部分凝血活酶时间，凝血时间，血小板计数

162. 弥散性血管内凝血的基本病变是
A. 微血管血栓形成

B. 微血管功能障碍
C. 微血管血液淤滞
D. 微血管内血流减少
E. 微血管内血流增多

163. 下列关于血管壁的止血功能，错误的是
A. 收缩反应增强
B. 血小板被激活
C. 促止血物质释放增多
D. 局部血黏度降低
E. 凝血系统激活

164. 珠蛋白分子结构异常称为
A. α 地中海贫血　B. β 地中海贫血
C. 血红蛋白病　D. 海洋性贫血
E. 蚕豆病

165. 再生障碍性贫血的主要诊断依据是
A. 全血细胞减少　B. 网织红细胞减少
C. 造血原料减少　D. 骨髓造血功能低下
E. 一般抗贫血药物治疗无效

166. 下列哪一项不会引起全血细胞减少
A. 肾性贫血
B. 阵发性睡眠性血红蛋白尿
C. 骨髓纤维化
D. 难治性贫血
E. 再生障碍性贫血

167. 急性白血病与慢性白血病的分类根据为
A. 白血病细胞的分化程度
B. 白血病细胞的类型
C. 白血病细胞的数量
D. 血红蛋白和血小板的数量
E. 白血病细胞的分化程度和白血病的自然病程

168. FAB 分类法诊断急性淋巴细胞白血病 L_1 型的标准之一是
A. 小原淋为主，大小较一致
B. 大原淋为主，大小较一致
C. 核仁清晰可见，1～3 个
D. 染色质细致均匀
E. 胞质空泡明显，呈蜂窝状

169. 再生障碍性贫血与 PNH 最主要的鉴别点是
A. 前者有全血细胞减少
B. 前者为正细胞贫血
C. 前者有血小板减少
D. 前者出血倾向较轻
E. 用酸化血清溶血试验鉴别

170. 下列关联组合错误的是
A. 大红细胞见于维生素 B_{12} 或叶酸缺乏
B. 靶形红细胞见于地中海贫血
C. 红细胞苍白区扩大见于缺铁性贫血
D. Cabot 环见于再生障碍性贫血
E. Howell - Jolly 小体见于溶血性贫血

171. 下列关于成熟红细胞的异常形态与疾病的关系，不正确的是
A. 点彩红细胞提示铅中毒
B. 棘形红细胞提示 β 脂蛋白缺乏症
C. 半月形红细胞提示疟疾
D. 镰状红细胞提示 HbF 增高
E. 红细胞缗钱状形成提示高纤维蛋白原血症

172. 急性再生障碍性贫血的骨髓增生程度大多呈
A. 极度活跃　B. 明显活跃
C. 增生活跃　D. 极度减低
E. 增生极度减低

173. 下列除哪项外，均常出现于增生性贫血的血常规中
A. Howell - Jolly 小体
B. Cabot 环
C. 镰状红细胞
D. 嗜多色性红细胞
E. 有核红细胞

174. 下述不符合正常骨髓象特征的是
A. 原粒 + 早幼粒占 6%
B. 红系占有核细胞的 20%
C. 原淋 + 幼淋占 10%
D. 全片巨核细胞数为 20 个
E. 可见极少量的网状细胞、内皮细胞、组织嗜碱性细胞等骨髓成分

175. 为了鉴别小型原始粒细胞与原始淋巴细胞，下列首选试验是
A. POX 染色　B. PAS 染色
C. ALP 染色　D. ASD NCE 染色
E. SB 染色

176. 确诊为慢粒患者，其中性粒细胞碱性磷酸酶积分突然升至 200 分，可能发生下列哪种变化
A. 急粒变　B. 急淋变
C. 急单变　D. 合并严重化脓感染
E. 合并病毒性感染

177. 关于醋酸 AS - D 萘酚酯酶（AS - DNAE）染色，下述概念不正确的是
A. 急粒时，白血病细胞可呈阳性反应，且不被 NaF 抑制

B. 急单时，白血病细胞可呈阳性反应，但被 NaF 抑制
C. 红细胞系统均呈阴性反应
D. 淋巴细胞呈弱阳性反应
E. 对于急性粒－单核细胞白血病，部分白血病细胞呈阳性反应，部分呈阴性反应

178. 中性粒细胞碱性磷酸酶积分（NAP）在下列疾病的鉴别中，不正确的是
A. 慢粒时 NAP 积分明显降低，而类白血病时则明显升高
B. 急淋时 NAP 积分明显降低，而急粒时则明显升高
C. PNH 病时 NAP 积分明显降低，而再障时则明显升高
D. 真性红细胞增多症时 NAP 积分明显升高，而继发性红细胞增多症时 NAP 无明显变化
E. 骨髓增生异常综合征，NAP 积分值减低，骨髓纤维化 NAP 可增高

179. 用骨髓片做 PAS 染色，大多白血病细胞呈红色块状阳性，而胞浆底色不红，下列哪项与此相符
A. 急粒　B. 急淋
C. 急单　D. 浆细胞白血病
E. 地中海贫血

180. 下列关于正常血细胞的 PAS 反应，说法不正确的是
A. 原粒细胞阴性反应，早幼粒细胞后阶段阳性逐渐增强
B. 幼红细胞和红细胞均呈阳性反应
C. 大多淋巴细胞为阴性反应，少数淋巴细胞呈阳性反应
D. 巨核细胞和血小板均呈阳性反应
E. 发生急性单核细胞白血病时，原始单核细胞的阳性反应物质呈红色颗粒状，弥散分布

181. 在鉴别急性白血病中，下述关于 POX 染色的判断，错误的是
A. 急粒（+），急单（±），急淋（-）
B. 小原粒与原淋细胞区别，前者可呈（+），后者（-）
C. 急单与组织细胞白血病均呈阳性反应
D. 急早幼粒与急单区别，前者呈强（+），后者呈（±）
E. 成熟中性粒细胞过氧化物酶活性增高，可见于再障、感染、急淋和慢淋

182. 红细胞镰变试验与下列哪种疾病有关
A. HbS　B. HbBart
C. HbF　D. HbCO
E. HbO_2

183. 检查冷抗体，下列哪项是错误的
A. 冷溶血试验
B. 自身溶血试验
C. 酸化血清溶血试验
D. 冷凝集试验
E. 阵发性寒冷性血红蛋白尿患者冷抗体阳性

184. 关于新生儿同种免疫性溶血病，下列哪一项正确
A. 在我国 Rh 血型不合新生儿溶血病较 ABO 血型不合引起者多见
B. Rh 阴性的孕母从未接受输血，胎儿为 Rh 阳性，则第一胎即可发生严重溶血
C. ABO 溶血病较易发生核黄疸
D. ABO 溶血病可发生于父为 A 血型，母为 O 血型的新生儿
E. 间接抗人球蛋白试验阴性

185. 不符合温抗体型自身免疫性溶血性贫血的临床特征是
A. 贫血　B. 黄疸
C. 脾肿大　D. 完全性抗体
E. 抗体为 IgG 型

186. 下列不符合阵发性寒冷性血红蛋白尿的是
A. 与病毒感染有关
B. 抗体主要是 IgG
C. 无补体参加
D. 冷溶血检查可确诊
E. 血管内溶血

187. 下列关于溶血性贫血的机制，不包括的是
A. 脾功能亢进
B. 血红蛋白浓度降低
C. S/V 比值减低
D. 珠蛋白合成障碍
E. 单核－巨噬细胞系统的参与

188. 下列有关红细胞渗透脆性试验条件，不正确的是
A. pH 7.0 PBS　B. 37℃
C. 24 小时　D. 540nm 测定
E. 绘制曲线

189. 新生儿 HbF 的正常参考值是
A. <1.5%　B. 10%～15%
C. 20%～25%　D. 31%～96%
E. >95%

190. 不属于增生性贫血的疾病是
A. 缺铁性贫血　B. 脾功能亢进

C. 恶性贫血　D. G-6-PD 缺陷
E. 溶血性贫血

191. 不符合急性溶血性贫血的是
A. 发热，酱油色尿可伴休克
B. 急性贫血伴黄疸
C. 肾衰竭
D. 出现左肘关节肿胀
E. Rous 试验阳性

192. 发生慢性溶贫时，下列关于尿中尿胆原的描述，不正确的是
A. 粪中粪胆原增高比尿中尿胆原增高为早
B. 尿胆原增高同时隐血试验阳性
C. 受肝脏及消化功能影响
D. 受肠道菌群及使用抗生素影响
E. 尿胆原不增高

193. 下列关于高铁血红素白蛋白的叙述，错误的是
A. 是血浆中停留最久的来自血红素的色素
B. 血浆结合珠蛋白消失前就可出现
C. 是严重的血管内溶血的判断指标
D. 最后由肝细胞摄取并消除
E. 与硫化铵形成一个容易识别的铵血色原，在558nm 处有一最佳吸收峰

194. 热变性试验采用的温度是
A. 15℃　B. 20℃
C. 50℃　D. 80℃
E. 95℃

195. 高铁血红蛋白（分光比色法）正常还原率是
A. >25%　B. >55%
C. >75%　D. >95%
E. >99%

196. pH 6.5 醋酸纤维电泳哪种 Hb 泳在点样线上
A. HbA　B. HbH
C. HbG　D. HbBarts
E. HbF

197. 下列关于血浆游离 Hb 测定，叙述错误的是
A. 在 pH 7.6 左右
B. 在 pH 5.6 左右
C. 于 530nm 处测吸光度
D. 正常参考值 <50mg/L
E. 颜色变化是绿→蓝→紫红

198. 为确定缺铁性贫血，下列哪项检查意义最大
A. 血清铁减低
B. 血清总铁结合力增高
C. 骨髓细胞外铁缺乏
D. 骨髓铁粒幼红细胞减少
E. 转铁蛋白饱和度减低

199. 不符合铁粒幼细胞贫血的是
A. 血清总铁结合力增高
B. 血清铁增高
C. 转铁蛋白饱和度增高
D. 血浆铁转换率增高
E. 红细胞游离原卟啉增高

200. 在血常规检查中，不符合铁粒幼细胞贫血的是
A. 血红蛋白减低
B. 见“双形”性红细胞
C. 中性粒细胞增加
D. 网织红细胞正常或稍高
E. 可见少数靶形红细胞、红细胞碎片、铁粒成熟红细胞和铁粒幼细胞

201. 不出现骨髓象巨幼样变的疾病是
A. 缺铁性贫血　B. 溶血危象
C. 红血病　D. 白血病前期
E. 恶性贫血

202. 发生巨幼细胞贫血时，不会出现的情况是
A. 贫血轻重不一，为大细胞正色素性
B. 中性粒细胞分叶过多，5 叶以上者可 >3%
C. 可见粒细胞巨形变，见巨形血小板
D. 浆细胞增多
E. 可见多染性和嗜碱性点彩红细胞

203. 不符合恶性肿瘤所致贫血的是
A. 肿瘤未侵犯骨髓时，不会发生溶血
B. 主要与出血有关
C. 营养不良
D. 造血功能减低
E. 除贫血外，血常规和骨髓象无特殊改变

204. 缺铁性贫血发展过程中较早出现的是
A. 仅有贮存铁减少
B. 血红蛋白减少
C. 血清铁减少
D. 红细胞减少
E. 血清总铁结合力增高

205. 再生障碍性贫血与下列哪些关系不显著
A. 化学因素　B. 饮食习惯因素
C. 放射因素　D. 生物因素
E. 长期未治的贫血

206. 发生单纯红细胞再生障碍性贫血时，可见

A. 幼红细胞生存时间缩短
B. 血清铁减低
C. 血清铁饱和度减低
D. 血和尿中促红细胞生成素增多
E. 骨髓增生活跃

207. 不符合急性再生障碍危象的是
A. 红细胞数减少
B. 白细胞数减少
C. 血小板数减少
D. 短期不可自然恢复
E. 病毒感染、氯霉素、磺胺药可能是其中的原因

208. 造血功能障碍的病理主要在骨髓，下列表现错误的是
A. 骨髓增生减低
B. 全血红骨髓总量减少
C. 黄骨髓减少
D. 黄骨髓增多
E. 红骨髓被脂肪组织代替

209. 急性红白血病属于
A. 淋巴细胞的恶性疾病
B. 粒细胞和红细胞的恶性疾病
C. 单核细胞的恶性疾病
D. 粒细胞的功能异常
E. 红细胞的恶性疾病

210. 骨髓检查示巨核细胞常减少或缺如的是
A. 急性粒细胞白血病
B. 原发性免疫性血小板减少症
C. 巨幼细胞贫血
D. 缺铁性贫血
E. 血栓性血小板减少性紫癜

211. 患者男，脾大，骨髓穿刺示“干抽”，骨髓活检示纤维组织增生，白细胞 3.0 × 10^9/L，淋巴细胞 0.75，糖原染色阳性，耐 L－酒石酸酸性磷酸酶染色阳性。该患者最可能的诊断是
A. 慢性淋巴细胞白血病
B. 多毛细胞白血病
C. 原发性骨髓纤维化
D. 慢性粒细胞白血病继发骨髓纤维化
E. 幼淋巴细胞白血病

212. 为诊断急性白血病，外周血哪项异常最有意义
A. 白细胞计数 2 × 10^9/L
B. 白细胞计数 20 × 10^9/L
C. 原始细胞 27%
D. 分叶核粒细胞 >89%
E. 中性粒细胞 90%

213. 下列哪一项是尼曼－匹克细胞形态学的突出特征
A. 胞体巨大，胞核小，可以多个
B. 核染色质粗糙，较疏松
C. 胞浆丰富，染淡蓝色
D. 浆内含有脂滴或呈泡沫状、蜂窝状
E. 胞核圆形、椭圆形偏位

214. 提示骨髓纤维化的最简便指标是
A. 血涂片中见到有核红细胞及泪滴状红细胞
B. 多次多部位骨髓穿刺呈干抽
C. 骨髓中巨核细胞明显增生
D. 碱性磷酸酶积分增高
E. 外周血三系减少

215. 对脾功能亢进的诊断较有价值的检查是
A. 全血细胞计数
B. 骨髓穿刺涂片检查
C. 脾容积测定
D. 血细胞生存时间测定
E. 尿含铁血黄素试验

216. 下列关于霍奇金淋巴瘤与非霍奇金淋巴瘤的鉴别，最重要的是
A. 发病年龄　　B. 淋巴结首发部位
C. 并发白血病　　D. R－S 细胞
E. 是否为淋巴细胞恶性增生所致

217. 下列哪一项是多发性骨髓瘤的突出症状
A. 骨骼疼痛　　B. 病理性骨折
C. 广泛性出血　　D. 反复感染
E. 贫血

218. 下列关于类白血病反应，说法错误的是
A. 中性粒细胞型：白细胞总数 > 50 × 10^9/L，同时伴有 3% 以上幼稚粒细胞
B. 淋巴细胞型：白细胞增多常为（20～30） × 10^9/L，分类淋巴细胞 >40%
C. 单核细胞型：白细胞总数 >30 × 10^9/L，其中单核细胞 >20%
D. 嗜酸性粒细胞型：嗜酸性粒细胞显著增多 > 20%，均为成熟细胞
E. 白细胞不增多症：白细胞总数 < 10 × 10^9/L

219. 对于原发性免疫性血小板减少症，下列哪种血小板表面相关免疫球蛋白和补体特异性较强
A. PAIgA　　B. PAIgG
C. PAIgM　　D. PAC3
E. 循环免疫复合物 CIC

220. 血片上红细胞呈棘形、盔形等异常形态时，可见于下列哪种疾病

A. 原发性免疫性血小板减少症

B. 血栓性血小板减少性紫癜

C. 血小板无力症

D. 血友病

E. 原发性血小板增多症

221. 有关含铁血黄素尿的说法，下列不正确的是

A. 慢性血管内溶血时少见

B. Rous 试验可检出

C. 急性溶血初期可阴性

D. Hb 在肾小管上皮细胞内分解而成

E. 阴性不能排除血管内溶血

222. 血清结合珠蛋白测定的正常参考范围是

A. 0.2～19gHb/L　　B. <0.15gHb/L

C. >0.20gHb/L　　D. <0.10gHb/L

E. 20～30gHb/L

223. 下列哪种情况不是溶血性黄疸的特征

A. 皮肤瘙痒

B. 红细胞脆性改变

C. 涂片中可见球形红细胞

D. 血液中网织红细胞增加

E. 凡登白间接反应阳性

224. 正常人血浆纤维蛋白原含量是

A. 2～3g/L　　B. 2～5g/L

C. 2～4g/L　　D. 3～4g/L

E. 1～3g/L

225. 下列疾病有关溶血检验的结果，描述错误的是

A. 遗传性球形细胞增多症者红细胞渗透脆性增高

B. PNH 发作时血浆游离血红蛋白增高

C. 珠蛋白合成障碍性贫血 HbF 可增高

D. G－6－PD 缺陷者高铁血红蛋白还原率高

E. 自身免疫性溶血性贫血 Coombs 试验阳性

226. 在粒细胞成熟过程中，最先含有特异性颗粒的是

A. 中幼粒细胞　　B. 晚幼粒细胞

C. 早幼粒细胞　　D. 杆状核粒细胞

E. 原始粒细胞

227. 幼红细胞糖原染色可呈阳性的疾病是

A. 骨髓增生异常综合征

B. 巨幼细胞贫血

C. 再生障碍性贫血

D. 骨髓纤维化

E. 溶血性贫血

228. 小细胞低色素性贫血最常见于

A. 再生障碍性贫血

B. 白血病

C. 急性溶血性贫血

D. 缺铁性贫血

E. 铁粒幼细胞贫血

229. 慢性粒细胞白血病急性变和急性粒细胞白血病的主要区别是

A. 嗜碱性粒细胞增高

B. NAP 染色积分减低

C. 骨髓原始细胞>20%

D. 外周血原始细胞>20%

E. 白血病裂孔现象

230. 患者女，16 岁，因摔伤后髋部疼痛血肿就诊，患者哥哥也有类似出血病史。BT 正常，APTT 80s，PT（一期法）13s。STGT 及纠正试验结果：患者硫酸钡吸附血浆加正常人血清，能纠正；正常人硫酸钡吸附血浆加患者血清，能纠正。最可能的诊断是

A. 先天性凝血酶原缺乏症

B. 先天性纤维蛋白原缺乏症

C. 血友病甲

D. 血友病乙

E. 先天性因子Ⅺ缺乏症

231. 判断骨髓外铁，需要观察

A. 中幼红细胞　　B. 晚幼红细胞

C. 网织红细胞　　D. 骨髓小粒

E. 红细胞

232. 患儿男，6 岁，易倦，紫癜月余，脾肋下 2cm，血红蛋白 80g/L，白细胞 32×10^9/L，分叶核粒细胞 0.1，淋巴细胞 0.38，原始细胞 0.51，血小板 10×10^9/L，血片中原始细胞胞浆量少，该患者最可能的诊断是

A. 急性粒细胞白血病

B. 传染性单核细胞增多症

C. 慢性淋巴细胞白血病

D. 慢性粒细胞白血病

E. 急性淋巴细胞白血病

233. 因子Ⅷ又称为

A. 血浆凝血活酶成分

B. 血浆凝血活酶前质

C. 易变因子

D. 抗血友病球蛋白

E. 前凝血酶

234. 嗜酸性粒细胞增高见于

A. 大出血　　B. 猩红热

C. 细菌感染　　D. 精神刺激
E. 急性中毒

235. 红细胞沉降率减慢见于以下哪种疾病
A. 真性红细胞增多症
B. 心肌梗死
C. 类风湿关节炎
D. 系统性红斑狼疮
E. 创伤

236. 某出血患者 BT、PLT、PT 和 APTT 均正常，怀疑毛细血管壁异常，应加做的筛选试验是
A. 血块收缩试验　　B. 纤维蛋白原测定
C. 束臂试验　　D. TT 测定
E. D-二聚体测定

237. 一期止血机制依赖于
A. 凝血与抗凝系统的平衡
B. 纤维蛋白生成与溶解的平衡
C. 正常的内源性与外源性凝血过程
D. 血管收缩、血小板聚集和黏附
E. 凝血活酶、凝血酶和纤维蛋白的生成

238. 大量输血引发的并发症不包括
A. 钾异常　　B. 酸碱平衡紊乱
C. 低血压　　D. 凝血功能障碍
E. 低体温

239. 在流式细胞仪技术中，反映细胞内颗粒复杂程度的指标是
A. 前向角散射光信号
B. 侧向角散射光信号
C. 激发荧光信号
D. 自发荧光信号
E. 特异荧光信号

240. 可激活凝血因子Ⅸ的是
A. FⅨa-Ⅷa-Ca^{2+}-PF_3 复合物
B. FⅩa-FVa-Ca^{2+}-PF_3复合物
C. 激肽释放酶原
D. 高相对分子量激肽原
E. ⅩⅢa

241. 可以反映机体出血倾向的试验是
A. D-二聚体检测
B. 组织因子检测
C. 抗凝血酶检测
D. 凝血酶生成试验
E. 凝血酶调节蛋白检测

242. 1BU FⅧ抑制物定义为灭活混合血浆中多少 FⅧ：C
A. 100%　　B. 75%
C. 50%　　D. 25%
E. 10%

243. 有关 APC 的作用，下列说法错误的是
A. 灭活因子Ⅴa、Ⅷa
B. 抑制因子 Xa 与血小板膜磷脂的结合
C. 激活纤溶系统
D. 增强 AT-Ⅲ与凝血酶的结合
E. 灭活凝血酶和纤溶酶

244. 下列关于易栓症时血栓形成机制组合，描述错误的是
A. AT-Ⅲ缺陷——不能抵制凝血酶和 Xa
B. 异常纤维蛋白原血症——不能生成纤溶酶
C. PS 缺陷——不能生成 APC 和灭活因子 Va、Ⅷa
D. APCR——异常因子 Va 不被 APC 灭活
E. t-PA 缺乏——不能激活纤溶酶原

245. 可以用于监测临床华法林用量的指标为
A. APTT　　B. PT
C. TT　　D. TEG
E. TGT

246. 以下哪项提示肝病并发 DIC
A. 因子Ⅶ：C 减低
B. Fg 和因子Ⅴ：C 减低
C. 异常凝血酶原增高
D. 因子Ⅷ：C 降低
E. 因子ⅩⅢ：Ag 水平降低

247. 遗传性原发性纤溶亢进症属
A. 常染色体显性遗传病
B. 常染色体隐性遗传病
C. X 染色体显性遗传病
D. X 染色体隐性遗传病
E. Y 染色体遗传病

248. 普通肝素用于抗凝治疗时，AT-Ⅲ的活性需维持在
A. 40%～60%　　B. 60%～80%
C. 80%～120%　　D. 120%～150%
E. 150%～180%

249. 在血栓风险监测时，vWF 可作为
A. 血管内皮损伤标志物
B. 血小板活化标志物
C. 凝血活化标志物
D. 纤溶活化标志物
E. 纤溶抑制标志物

250. 在血管壁中膜层结构中，属于胶原蛋白成分的是

A. 基底膜　B. 微纤维
C. 平滑肌　D. 弹力纤维
E. 结缔组织

251. 几种正常生理性血红蛋白在胎儿时期和出生后有明显的不同，以下哪种是成人中主要的血红蛋白

A. HbA　B. HbA_2
C. HbF　D. HbH
E. HbS

252. 下列关于检验项目的选择次序，正确的是

A. 诊断试验、筛查试验、监测试验、必要的基因诊断试验
B. 筛查试验、诊断试验、监测试验、必要的基因诊断试验
C. 筛查试验、监测试验、诊断试验、必要的基因诊断试验
D. 筛查试验、诊断试验、必要的基因诊断试验、监测试验
E. 监测试验、筛查试验、诊断试验、必要的基因诊断试验

253. 在贫血诊断的过程中，最重要的是

A. 确定贫血的病程
B. 确定贫血的病因
C. 确定贫血的类型
D. 确定贫血的严重程度
E. 确定有无贫血

254. 任何类型、档次的血液分析仪，血红蛋白测定原理是相同的，校正仪器必须以哪种方法为标准

A. 氰化高铁血红蛋白法（HiCN）
B. 十二烷基硫酸钠血红蛋白测定法（SDS）
C. 叠氮高铁血红蛋白（HiN_3）法
D. 碱羟血红蛋白（AHD575）测定法
E. 溴代十六烷基三甲胺（CTAB）血红蛋白测定法

255. 正常人血片中少见到，在铅、铋、汞、锌中毒时增多，常作为铅中毒的诊断筛选指标的是

A. 豪－周小体　B. 卡波环
C. 嗜多色性红细胞　D. 靶形红细胞
E. 嗜碱性点彩红细胞

256. 再生障碍危象表现为患者突然出现急性造血功能停滞、网织红细胞及全血细胞减少，最常见的危象是由以下哪种微生物感染引起的一过性造血衰竭引起的再生障碍危象

A. 人类微小病毒 B19
B. 疟原虫
C. 伤寒杆菌
D. 溶血性链球菌
E. 人类 T 淋巴细胞病毒

257. MDS（骨髓增生异常综合征）患者外周血原始细胞 <5%，无 Auer 小体，单核细胞 $<1\times10^9/L$，骨髓示原始细胞 5%～9%，此患者诊断为

A. RA（难治性贫血）
B. RARS（难治性贫血伴环状铁粒幼细胞）
C. RAEB－1（难治性贫血伴原始细胞过多Ⅰ）
D. RAEB－2（难治性贫血伴原始细胞过多Ⅱ）
E. MDS－U（MDS 不能分类）

二、多选题：每道试题由 1 个题干和 5 个备选答案组成，题干在前，选项在后。选项 A、B、C、D、E 中至少有 2 个正确答案。

258. 过氧化物酶染色呈阳性反应的细胞有

A. M_3型白血病颗粒增多的早幼粒细胞
B. M_5型白血病的幼单核细胞
C. M_6型白血病的原始红细胞
D. 急性淋巴细胞白血病原淋巴细胞
E. 急性粒细胞白血病分化差的原粒细胞

259. 目前认为再障的发病机制主要有

A. 免疫机制异常
B. 遗传倾向
C. 造血干细胞异常
D. 造血微环境缺陷
E. 物理因素

260. 哪些贫血的网织红细胞常明显增加

A. 缺铁性贫血　B. 再生障碍危象
C. 溶血性贫血　D. 失血性贫血
E. 巨幼细胞贫血

261. 对于增生性贫血，下列说法正确的是

A. 骨髓增生明显活跃
B. 周围血网织红细胞增多
C. 周围血涂片红细胞大小不均
D. 粒细胞系统相对减少
E. 白细胞总数增加明显

262. 缺铁性贫血的铁代谢检查结果是

A. 血清铁降低
B. 细胞内铁明显减少或缺如
C. 运铁蛋白饱和度减低
D. 血清总铁结合力增高
E. 细胞外铁阳性

263. 铁缺乏症包括

A. 贮存铁缺乏

B. 组织铁沉着症
C. 缺铁性红细胞生成
D. 缺铁性贫血
E. 先天性运铁蛋白缺乏症

264. 缺铁性贫血可能出现
A. 反甲　　B. 口角炎
C. 易食癖　　D. 脾肿大
E. 萎缩性胃炎

265. 正常人体中贮存铁的主要形式是
A. 肌红蛋白　　B. 铁蛋白
C. 含铁血黄素　　D. 转铁蛋白
E. 血红蛋白

266. 有助于自身免疫性溶血性贫血诊断的试验有
A. 抗人球蛋白试验
B. 变性珠蛋白小体生成试验
C. 血清内因子阻断抗体试验
D. 红细胞包涵体试验
E. 冷凝集素试验

267. 影响铁吸收的因素有
A. 体内铁的贮存量减少时，吸收量增加
B. 维生素 C 等药物
C. 食物组成
D. 胃酸、胆汁的影响
E. 肠道寄生虫病

268. 下列哪些符合阵发性冷性血红蛋白尿
A. 儿童多见，无遗传因素
B. 与病毒感染有关
C. 引起本病的抗体为 D－L 冷抗体
D. 冷热溶血试验阳性
E. Coombs 试验阳性

269. 哪些贫血属于小细胞贫血
A. 铁粒幼细胞贫血
B. 缺铁性贫血
C. 遗传性球形红细胞增多症
D. 再生障碍性贫血
E. 珠蛋白生成障碍性贫血

270. 急性杂合性白血病的免疫学分型为
A. 双表型　　B. 双系列型
C. 单表型　　D. 系列转变型
E. 双显型

271. 中性、嗜酸性、嗜碱性粒细胞胞质中颗粒在形态上的区别点是
A. 颗粒的多少　　B. 颗粒的染色
C. 颗粒的分布　　D. 颗粒的成分
E. 颗粒的大小

272. 急性单核细胞白血病的临床特征有
A. 多见于儿童与年轻人
B. 肝脾、淋巴结肿大
C. 易发生 DIC
D. 牙龈肿胀、口腔溃疡最显著
E. 皮肤黏膜浸润较多见

273. 近年 T－ALL 采用的特异性一线单抗有
A. CD19　　B. CD7
C. CD3　　D. CD2
E. HLA－DR

274. 抗凝血酶可以抑制下列哪些因子的活性
A. 因子Ⅸa　　B. 因子Ⅹa
C. 因子Ⅺa　　D. 因子Ⅻa
E. 因子Ⅴ

275. 下列哪些疾病 APTT 延长
A. 血管性血友病　　B. 因子Ⅻ缺乏
C. 因子Ⅶ缺乏　　D. 因子Ⅷ缺乏
E. 因子Ⅸ缺乏

276. 细胞凋亡的特征有
A. 细胞膜破裂
B. 细胞膜发泡
C. 核染色质降解
D. 细胞色素 C 释放
E. 胞内 Ca^{2+} 浓度增高

277. 下列关于粒/红比值，描述错误的是
A. 正常人为（2～4）：1 或 3：1
B. 增生性贫血时粒/红减低
C. 再生障碍性贫血时粒/红减低
D. 各种类型白血病时粒/红均降低
E. 各阶段粒系百分数总和与各阶段幼红细胞百分数总和之比

278. 根据细胞化学染色原理，无需新鲜涂片也可以做的是
A. 过氧化物酶（POX）染色
B. 苏丹黑（SBB）染色
C. 糖原（PAS）染色
D. 铁染色
E. 中性粒细胞碱性磷酸酶（NAP）染色

279. 化学固定可分为
A. 固体法　　B. 液体法
C. 冷冻法　　D. 复合法

E. 蒸汽法

280. 骨髓“干抽”可见于下述哪些情况

A. 缺铁性贫血

B. 原发性骨髓纤维化

C. 再生障碍性贫血

D. 多发性骨髓瘤

E. 巨幼细胞贫血

281. 下列不应作为观察骨髓穿刺是否成功的指标有

A. 可见骨髓小粒

B. 粒/红比值小于2∶1

C. 镜下可见骨髓中特有细胞成分

D. 抽出骨髓瞬间，患者有特殊疼痛感

E. 骨髓杆状核/分叶核小于外周血杆状核/分叶核

282. 对造血起负调控作用的生长因子有

A. 干扰素　　B. 集落生长因子

C. 转化生长因子　　D. 肿瘤坏死因子

E. 胰岛素类生长因子

283. 醋酸AS－D萘酚酯酶（AS－DNAE）染色可呈阳性的有

A. 粒细胞系　　B. 红细胞系

C. 巨核细胞系　　D. 淋巴细胞系

E. 单核细胞系

284. 常用的血液分子生物学技术可包括下列哪几种

A. 膜片钳技术

B. 基因芯片技术

C. 核酸杂交技术

D. 核酸原位杂交技术

E. 聚合酶链式反应技术

285. 下列组合正确的是

A. 缺失——del

B. 倒置——inv

C. 重复——dup

D. 易位——t（A；B）

E. 等臂染色体——I

286. 属于染色体数目异常的是

A. 多倍体　　B. 非整倍体

C. 嵌合体　　D. 环状染色体

E. 等臂染色体

287. 在扫描电镜下，口形红细胞根据红细胞的内凹程度可分为

A. 单向凹陷，呈盘形

B. 双面凹陷，呈面包圈状

C. 双面凹陷，呈圆盘状

D. 单向凹陷较深，似面盆或蘑菇帽状

E. 单向凹陷更深，似杯状或深臼状

288. 苏丹黑B（SBB）能被细胞内含脂物质溶解的是

A. 中性脂肪　　B. 磷脂

C. 糖脂　　D. 类固醇

E. 黏多糖

289. 急性再障与慢性再障相比有哪些特点

A. 前者网织红细胞较高

B. 前者血红蛋白下降较快

C. 前者白细胞数更低

D. 前者中性粒细胞较高

E. 前者血小板更低

290. 未衰老的红细胞过早破坏可能与下列哪些机制有关

A. 脾功能亢进

B. 红细胞内血红蛋白减少

C. 红细胞内血红蛋白聚集或沉淀

D. 红细胞内酶异常

E. 红细胞膜附着有不完全抗体或补体

291. 关于总铁结合力和转铁蛋白的关系，下列说法错误的是

A. 总铁结合力反映的是血清铁蛋白的水平

B. 总铁结合力反映的是血清转铁蛋白的水平

C. 总铁结合力等于血清可溶性转铁蛋白受体的水平

D. 总铁结合力与血清铁蛋白成正比关系

E. 总铁结合力反映的是血清转铁蛋白饱和度的水平

292. 关于再障的诊断标准，下列正确的是

A. 全血细胞减少，网织红细胞绝对值减少

B. 可有肝脾肿大

C. 骨髓至少1个部位增生减低或重度减低（如增生活跃，须有巨核细胞明显减少），骨髓小粒非造血细胞增多（有条件者应做骨髓活检等检查）

D. 能除外引起全血细胞减少的其他疾病

E. 一般抗贫血药物治疗有效

293. 红细胞膜的功能包括

A. 维持红细胞的正常形态和变形性

B. 参与红细胞内外物质的运输

C. 与免疫复合物的清除有关

D. 稳定内环境

E. 具有抗原性

294. G－6－PD酶缺陷症可见于以下哪些类型

A. 感染诱发溶血性贫血

B. 先天性非球形红细胞性溶血性贫血

C. 遗传性椭圆形红细胞增多症

D. 蚕豆病

E. 新生儿高胆红素血症

295. 溶血性贫血时外周血中常可见

A. 点彩红细胞

B. 红细胞缗钱状形成

C. 靶形红细胞

D. 新月形红细胞

E. 有核红细胞

296. 用于免疫性溶血性贫血检查的试验是

A. 热溶血试验

B. 抗人球蛋白试验

C. 血红蛋白电泳

D. G－6－PD 测定

E. 冷凝集素试验

297. 外周血涂片观察成熟红细胞形态对下列哪些疾病有诊断意义

A. 遗传性球形红细胞增多症

B. 遗传性椭圆形红细胞增多症

C. 再生障碍性贫血

D. 珠蛋白生成障碍性贫血

E. G－6－PD 缺乏症

298. 下列检查哪项改变与溶血有关

A. 黄疸

B. 网织红细胞增多

C. 血清直接胆红素增多

D. 结合珠蛋白减少

E. 尿胆原增多

299. 临床上同时存在贫血及脾肿大的疾病是

A. 缺铁性贫血

B. 再生障碍性贫血

C. 巨幼细胞贫血

D. 先天性球形红细胞增多症

E. G－6－PD 缺乏症

300. 非造血物质缺乏或利用障碍所致的贫血有

A. 失血性贫血

B. 营养性巨幼细胞贫血

C. 溶血性贫血

D. 骨髓病性贫血

E. 铁粒幼细胞贫血

301. 增生性贫血包括

A. 再生障碍性贫血　　B. 溶血性贫血

C. 血红蛋白病　　D. 失血性贫血

E. 缺铁性贫血

302. 贫血时红细胞可能出现哪些异常

A. Howell－Jolly 小体　　B. 卡波环

C. 嗜碱性点彩红细胞　　D. 核左移

E. 棒状小体

303. 关于珠蛋白生成障碍性贫血，下列说法正确的是

A. 东南亚为高发区之一

B. 我国北方多见

C. 出现靶形红细胞，嗜碱性点彩红细胞

D. 遗传性珠蛋白基因缺失

E. 是一组遗传性溶血性贫血疾病

304. 用于红细胞生成减少所致贫血的检查有

A. 高铁血红蛋白还原试验

B. 血清铁检测

C. 血清铁蛋白测定

D. 血浆维生素 B_{12} 检测

E. 红细胞 G－6－PD 活性测定

305. 铁代谢障碍性疾病有

A. 缺铁性贫血

B. 慢性感染性贫血

C. 铁粒幼细胞贫血

D. 组织铁沉着症

E. 血红蛋白病

306. 关于溶血性贫血，下列描述正确的是

A. 血清间接胆红素增加

B. 尿胆原增高

C. 血涂片可见幼稚红细胞

D. 血清结合珠蛋白增加

E. 骨髓红细胞系统增生

307. 下列哪些试验对不稳定血红蛋白病具有诊断价值

A. 热变性试验

B. 变性珠蛋白小体试验

C. 肽链分析试验

D. 酸溶血试验

E. 异丙醇试验

308. 下列哪些不是轻型 β 珠蛋白生成障碍性贫血的实验室检查指标

A. HbA_2

B. 网织红细胞计数

C. 血小板

D. MCV

E. MCHC

309. 符合溶血性贫血骨髓象特征的是

A. 骨髓增生明显活跃

B. 小细胞低色素性贫血

C. 粒/红比值减低

D. 红细胞系增生显著
E. 可见豪－焦小体和卡波环等红细胞异常结构

310. 下列属于造血功能障碍所致的贫血是
A. 再生障碍性贫血
B. 白血病
C. 骨髓病性贫血
D. 骨髓增生异常综合征
E. 恶性贫血

311. 下列哪些可作为 PNH 与再生障碍性贫血的鉴别
A. 酸溶血
B. 蔗糖溶血
C. 骨髓增生情况
D. 中性粒细胞碱性磷酸酶染色
E. 有无黄疸、血红蛋白尿

312. 维生素 B_{12}缺乏所致巨幼细胞贫血与叶酸缺乏所致巨幼细胞贫血的不同之处是
A. 前者有神经症状，后者没有
B. 我国以前者少见，后者多见
C. 前者应当以肠道外方式给药治疗，后者一般采用口服方式给药治疗
D. 前者的发病机制是 dTTP 减少和丙酰辅酶 A 堆积，后者仅为 dTTP 减少
E. 前者核少浆老，后者核老浆少

313. 下列哪些疾病 Coombs 试验可为阳性
A. 自身免疫性溶血性贫血
B. 冷凝集素综合征
C. 输血/药物致免疫性溶贫
D. 再生障碍性贫血
E. 多发性骨髓瘤

314. 在下列哪些情况下，慢性粒细胞白血病患者可被诊断为进入急变期
A. 原始细胞（Ⅰ型＋Ⅱ型）或原淋＋幼淋，或原单＋幼单在外周血或骨髓中≥20%
B. 外周血嗜碱性粒细胞＞20%
C. 出现 Ph 染色体以外的染色体异常
D. 骨髓中原始粒细胞＋早幼粒细胞＞50%
E. 有髓外原始细胞浸润

315. 2000 年世界卫生组织修订了 MDS FAB 分类，以下属于新分类的是
A. 难治性贫血（RA）
B. 难治性血细胞减少伴多系细胞病态造血（RCMD）
C. 难治性贫血伴原始细胞过多（RAEB）
D. 5q－综合征
E. 慢性粒－单核细胞白血病

316. 在下列疾病中，外周血中性粒细胞碱性磷酸酶活性明显增高的有
A. 慢性粒细胞白血病
B. 真性红细胞增多症
C. 急性化脓性感染
D. 原发性血小板增多症
E. 骨髓纤维化

317. 恶性组织细胞按其形态学特征可分为
A. 异常组织细胞
B. 多核巨细胞
C. 淋巴样组织细胞
D. 吞噬性组织细胞
E. 单核样组织细胞

318. 外周血中出现有核红细胞可见于
A. 溶血性贫血患者
B. 出生 1 周以内的新生儿
C. ANLL（M_6）患者
D. 骨髓纤维化
E. 再生障碍性贫血

319. 关于急性淋巴细胞白血病，下列描述正确的是
A. 是一种白血病组织在造血组织中无限增殖所致的恶性血液病
B. 其可发生于任何年龄，主要见于中老年人
C. 其易并发中枢神经系统白血病
D. 很少出现高尿酸血症及睾丸白血病等并发症
E. 其化疗后缓解率较高

320. 在下列 FAB 分型中，叙述正确的是
A. AML－M_1：原始细胞≥30%，无 T、B 淋巴系标记，至少表达一种髓系抗原
B. AML－M_3：骨髓中异常早幼粒细胞≥30%（非红系细胞），胞内常有成束的 Auer 小体
C. AML－M_2：骨髓中原始粒细胞占 30%～89%（非红系细胞），单核细胞＞20%
D. AML－M_4是急性粒－单核细胞白血病的一种，以原始和早幼粒细胞增生为主，原、幼单核＋单核细胞≥20%（非红系细胞）
E. AML－M_6：骨髓中红细胞系＞50%，且常有形态学异常，骨髓非红细胞系原粒细胞（或原始＋幼稚单核细胞）Ⅰ＋Ⅱ＞30%

321. 临床上将戈谢病分哪几型
A. 慢性型　　B. 老年型
C. 急性型　　D. 青年型
E. 亚急性型

322. 下列哪些属于骨髓纤维化的诊断标准

A. 脾明显肿大
B. 外周血出现幼稚粒细胞和（或）有核红细胞，且有数量不一的泪滴状红细胞
C. 整个病程中血中红细胞、白细胞总数减少
D. 骨髓穿刺常“干抽”
E. 可有不同程度的骨质硬化

323. 下列有关浆细胞白血病的描述，正确的是
A. 继发性浆细胞白血病可继发于多发性骨髓瘤、慢性白血病、巨球蛋白血症等
B. 外周血白细胞分类中浆细胞 > 20% 或绝对值 ≥ $2.0\times10^9/L$
C. 骨髓中浆细胞成熟程度和形态一致
D. 免疫学检验时 CD20 可阳性
E. 电镜下异常细胞的核质比例增高，核仁不明显，胞质内粗面内质网和高尔基体不甚发达

324. 有关血小板聚集试验的说法，正确的是
A. 血小板聚集试验最常用的是比浊法
B. 不同浓度的诱聚剂对血小板聚集曲线无明显影响
C. 记录仪记录的血小板透光度变化就是血小板聚集曲线
D. 无纤维蛋白原血症、服用抗血小板药物致聚集率下降
E. 心肌梗死、高脂饮食等致聚集率增加

325. 关于血栓前状态的血液有形成分和无形成分的生化学和流变学发生的变化的描述，正确的是
A. 血管内皮细胞坏死
B. 血小板和白细胞被激活或功能亢进
C. 凝血因子含量减低或活性减弱
D. 抗凝蛋白含量减少或结构异常
E. 纤溶成分含量减低或活性减弱

326. 有关 ITP 的说法，正确的是
A. 目前认为是一种变态反应性疾病
B. 主要临床表现为皮肤紫癜、黏膜出血
C. 慢性型多见于青壮年
D. 脾脏常肿大
E. 慢性型可伴有血小板相关补体的增高

327. 在抗栓治疗时常用的抗凝治疗药物有
A. 肝素
B. 低相对分子肝素
C. 华法林
D. 阿司匹林
E. 噻氯吡啶

328. 下列关于血小板在止血过程中的作用，正确的是
A. 黏附功能　　B. 聚集功能
C. 释放反应　　D. 促凝作用
E. 活化Ⅻ因子，启动内源凝血途径

329. 下列哪些疾病可表现出 PAdT 增高
A. 血管性血友病　　B. 糖尿病
C. 肾小球肾炎　　D. 骨髓增生性疾病
E. 妊娠高血压综合征

330. 下列哪些属于血管壁的止血功能
A. 血管收缩反应
B. 促凝物质释放反应
C. 激活血小板
D. 激活凝血途径
E. 局部血液黏度下降

331. 出血时间延长常见于
A. 血小板减少症　　B. 血栓性疾病
C. 血管性血友病　　D. 血小板贮存池病
E. 遗传性血管周围结缔组织病

332. 在 FⅩⅢ 缺陷时，其实验室及临床表现为
A. APTT 正常　　B. PT 正常
C. TT 正常　　D. 有临床出血症状
E. FⅩⅢ：C 降低

333. β-TG 和 PF_4 增高常见于
A. 高凝状态　　B. 血栓性疾病
C. 血小板减少症　　D. vWD
E. 血小板无力症

334. 血小板膜受体主要有
A. 胶原受体　　B. vWF 受体
C. Fg 受体　　D. Fn 受体
E. Vn 受体

335. 血小板计数的影响因素有
A. 药物　　B. 疾病的发生、发展
C. 人工技术　　D. 物理因素
E. 生物因素

336. 血友病患者的临床出血特征为
A. 自发性或轻微外伤后出血难止
B. 均有皮肤紫癜及黏膜出血
C. 出血常发生于负重的大关节腔内
D. 负重的肌肉常可出现血肿
E. 可出现颅内出血导致死亡

337. 有关血小板的说法，正确的是
A. 血小板参与初期止血和二期止血过程
B. 巨核细胞产血小板量与巨核细胞倍体数无关
C. 血块收缩依赖血中纤维蛋白原和血小板的数量、质量

D. 血小板释放内源性诱聚剂所致的聚集是可逆的
E. GMP－140 是血小板活化的一个重要指标

338. 下列哪一凝血因子在活化过程中不需要 Ca^{2+} 参与
A. Ⅶ→Ⅶa　B. Ⅺ→Ⅺa
C. Ⅹ→Ⅹa　D. Ⅱ→Ⅱa
E. ⅩⅢ→ⅩⅢa

339. 继发性脾功能亢进多见于下列哪些疾病
A. 感染性疾病　B. 免疫性疾病
C. 淤血性疾病　D. 血液系统疾病
E. 类脂质沉积类疾病

340. 由血管内皮细胞产生的具有抗凝作用的物质是
A. EPCR　B. HMWK
C. TFPI　D. vWF
E. TM

341. AT－Ⅲ可抑制
A. 凝血酶活性　B. 因子Ⅹa 活性
C. 因子Ⅺa 活性　D. 因子Ⅻa 活性
E. 因子Ⅶa 活性

342. 肝脏和内皮细胞均能合成的血液凝固调节蛋白是
A. AT　B. PC
C. TFPI　D. PZ
E. HC－Ⅱ

343. 下列哪项符合血小板的聚集作用
A. 血小板聚集在血小板之间进行
B. 血小板聚集需 GPⅡb/Ⅲa、诱导剂和钙离子等
C. ADP 是血小板诱聚剂
D. 第一相聚集指外源性诱导剂引起的聚集反应
E. 血小板聚集通常发生在血小板激活以后

344. 常用于血友病鉴别诊断的排除试验有
A. FⅧ：C　B. FⅨ：C
C. BT　D. vWF：Ag
E. 复钙交叉试验

345. 血小板的细胞骨架蛋白包括
A. 微管蛋白　B. 肌动蛋白
C. 外廓蛋白　D. 本－周蛋白
E. P235 蛋白

346. 患者 PT 延长，提示下列哪些凝血因子缺乏
A. 因子Ⅱ　B. 因子Ⅴ
C. 因子Ⅶ　D. 因子Ⅷ
E. 因子Ⅰ

347. 下列细胞化学染色原理相同的是
A. 苏丹黑（SBB）染色
B. 过氧化物酶（POX）染色
C. 中性粒细胞碱性磷酸酶（NAP）染色
D. 酸性磷酸酶（ACP）染色
E. 氯醋酸 AS－D 萘酚酯酶（AS－DNCE）染色

348. AML 患者可出现的染色体异常有
A. inv（16）　B. t（8；21）
C. t（9；22）　D. t（8；14）
E. t（15；17）

349. 荧光原位杂交技术可包括下列哪项
A. 间期核 FISH　B. 染色体 FISH
C. DNA 纤维 FISH　D. 比较基因组杂交
E. 姐妹染色体互换实验

350. 有关血管内和血管外溶血的区别，下列描述正确的是
A. 前者以获得性多见，而后者以遗传性多见
B. 前者多为慢性，而后者常为急性
C. 前者多见肝脾肿大，而后者少见
D. 前者红细胞脆性变化小，而后者多有改变
E. 前者血红蛋白尿常见，而后者血红蛋白尿无或轻度

351. 下列哪些试验有助于 PNH 的确诊
A. 尿含铁血黄素试验
B. 蔗糖溶血试验
C. 酸溶血试验
D. 蛇毒因子溶血试验
E. 红细胞渗透脆性试验

352. PNH 与再生障碍性贫血的鉴别在于
A. 前者酸溶血试验阴性
B. 前者蛇毒因子溶血试验阳性
C. 前者红细胞渗透脆性试验阳性
D. 前者蔗糖溶血试验阳性
E. 前者网织红细胞减低

353. 血管内溶血的特点包括
A. 脾脏不一定肿大　B. 血红蛋白尿
C. 血红蛋白血症　D. 血清结合珠蛋白升高
E. 寒战、高热、腰背酸痛

354. 下述表现属于血管外溶血的是
A. 脾肿大
B. 尿含铁血黄素阳性
C. 网织红细胞增高
D. 遗传性多见
E. 常见红细胞形态改变

355. 血管外溶血的特点不包括
A. 脾肿大

B. 血红蛋白血症
C. 血浆结合珠蛋白升高
D. 贫血、黄疸
E. 血红蛋白尿

356. 下列哪些叙述符合 G－6－PD 缺乏症
A. G－6－PD 缺乏的黑人有电泳 B 型酶
B. G－6－PD 缺乏是 X 连锁隐性或不完全显性遗传
C. A 型 G－6－PD 是一种快速移动电泳变异型，大约见于 30% 的白人中
D. B 型 G－6－PD 是此酶的正常形式，约见于 70% 的黄种人和几乎所有黑人
E. 红细胞 G－6－PD 活性测定是这种疾病的确诊试验之一

357. 下列哪些说法符合巨幼细胞贫血
A. 可有牛肉舌的临床表现
B. 大细胞贫血
C. 粒、红、巨核系细胞均出现巨幼变
D. 可见多数大卵圆形的红细胞
E. 中性粒细胞分叶过多

358. 变性珠蛋白小体生成试验阳性见于
A. HbM 病　　B. PK 酶缺乏
C. HbS 病　　D. HbH 病
E. 不稳定血红蛋白病

359. 在下列急性白血病疗效判断标准中，判断复发的标准是
A. 骨髓原粒细胞Ⅰ型＋Ⅱ型（原单＋幼单或原淋＋幼淋）＞5% 且＜20%，经过有效抗白血病治疗 1 个疗程仍未达骨髓完全缓解者
B. 骨髓外白血病细胞浸润者
C. 骨髓原粒细胞Ⅰ型＋Ⅱ型（原单＋幼单或原淋＋幼淋）＞20% 者
D. 骨髓原粒细胞Ⅰ型＋Ⅱ型＞5% 且＜20%，经过有效抗白血病治疗 3 个疗程仍未达骨髓完全缓解者
E. 骨髓原粒细胞Ⅰ型＋Ⅱ型（原单＋幼单或原淋＋幼淋）＞10% 且＜20%，经 2 个疗程有效抗白血病治疗未达骨髓完全缓解者

360. 下列关于白血病治疗达到完全缓解的判断标准，正确的是
A. 临床上无白血病浸润所致的症状和体征
B. 血常规中中性粒细胞绝对值≥1.5×10⁹/L，血小板≥100×10⁹/L，外周血分型中无白血病细胞
C. 血常规示男性 Hb＞110g/L，女性及儿童 Hb≥100g/L
D. 骨髓中原粒细胞Ⅰ型＋Ⅱ型≤5%，红细胞及巨核细胞系正常
E. 骨髓中原单＋幼单或原淋＋幼淋≤5%，红细胞及巨核细胞系正常

361. T 祖淋巴细胞的表型有
A. CD34　　B. TDT
C. CD10　　D. CD7
E. CD8

362. 粒细胞缺乏症患者骨髓中的粒细胞系常有何改变
A. 成熟阶段中性粒细胞减少，可见原粒
B. 巨细样变明显
C. 幼粒细胞可见退行性变化
D. 粒细胞分叶过多
E. 粒细胞数量明显减少

363. 浆细胞特异性抗原有
A. CD8　　B. CD138
C. PC－1　　D. CD4
E. PCA－1

364. B 细胞特异性抗原有
A. CD21　　B. CD77
C. CD19　　D. CD20
E. CD22

365. 可以发现 R－S 细胞的疾病包括
A. 非霍奇金淋巴瘤
B. EB 病毒感染
C. 多发性骨髓瘤
D. 霍奇金淋巴瘤
E. 恶性组织细胞病

366. 诊断良性单克隆免疫球蛋白病应排除多发性骨髓瘤，两者的区别包括
A. 前者无骨质破坏，后者常有
B. 前者血清白蛋白增高，后者降低
C. 前者骨髓中浆细胞＜10%，形态正常，后者＞10%，有骨髓瘤细胞
D. 前者血浆黏滞度多正常，后者多增高
E. 前者尿中常无本－周蛋白，后者常有

367. 血管间质细胞的功能有
A. 收缩功能
B. 调节毛细血管生长
C. 促进平滑肌细胞分化
D. 促进成骨细胞分化
E. 促进淋巴细胞分化

368. 调节血管舒张的物质是

A. 乙酰胆碱　　B. PGI_2
C. NO　　D. TXA_2
E. ET

369. 棒状小体（Weibel - Palade 小体）是下列哪些物质产生的场所
A. vWF　　B. t - PA
C. 蛋白质 C　　D. AT
E. 肌球蛋白

370. 属于血小板 α - 颗粒的内容物有
A. Fg　　B. ADP
C. 因子Ⅴ　　D. ATP
E. 5 - HT

371. 在凝血过程中，作为辅因子参与凝血的是
A. 因子Ⅻ　　B. TF
C. 因子Ⅴ　　D. 因子Ⅷ
E. 因子Ⅶ

372. 血小板形态学检验的临床意义是
A. 了解体内巨核细胞、血小板数量和功能状态
B. 有利于巨核细胞和血小板病的诊断
C. MDS 和血小板减少症可有小血小板增多
D. 巨大血小板综合征可见巨大血小板
E. 血小板无力症时可见血小板散在分布，且大小不一

373. 下列哪项是血栓前状态血小板活化的分子标志物
A. β - TG　　B. t - PA
C. PAI　　D. P - 选择素
E. TM

374. 造血祖细胞的体外扩增条件包括
A. 造血生长因子　　B. 支持物
C. 营养液　　D. 靶细胞
E. 天然条件培养物

375. 关于不同疾病的造血祖细胞的体外培养，正确的有
A. MPN 有自发性或内源性的集落形成
B. AML 的 CFU - GM 数目增多，形成的集落也增多
C. MDS 造血祖细胞体外增殖不良与集落形态异常
D. 先天性 AA 对 GM - CSF、IL - 3 和 SCF 的刺激缺乏反应性
E. ALL 的骨髓正常造血祖细胞集落数目减少

376. 细胞因子的生物学检测法有
A. 细胞增殖法
B. 免疫印迹法
C. 细胞病变抑制法
D. 靶细胞杀伤法
E. 组织原位杂交法

377. 对于细胞因子的生物学检测法，其注意要点有
A. 选择公认的对细胞因子敏感的细胞株
B. 避免反复冻融标本
C. 需要进行预实验确定细胞因子作用靶细胞的效靶比
D. 收集细胞后要进行充分洗涤，以去除其他刺激因素
E. 严格无菌操作

378. 关于细胞凋亡检测，错误的是
A. TUNEL 法检测到的阳性细胞实际上包括凋亡细胞与坏死细胞
B. DNA Ladder 法具有特异性与灵敏性均高的优点
C. PI 染色法检测凋亡细胞为阴性，坏死细胞为阴性
D. 亚二倍体细胞就是凋亡细胞
E. Annexin V/PI 法能区分凋亡细胞与坏死细胞

379. 癌基因活化的途径包括
A. 染色体重排
B. 点突变
C. 基因扩增
D. 染色体 DNA 降解
E. RNA/蛋白质大分子合成

380. 属髓系肿瘤（WHO 分类，2008）的是
A. 急性髓细胞白血病
B. 骨髓增生异常综合征
C. 骨髓增殖性肿瘤
D. 骨髓增生异常 - 骨髓增殖性肿瘤
E. 髓系肿瘤伴嗜酸性粒细胞增多和 PDGFRA、PDGFRB 或 PGFR1 基因异常

381. 属于成熟 B 细胞肿瘤（WHO 分类，2008）的是
A. Sézary 综合征
B. 脾 B 细胞边缘带淋巴瘤
C. 毛细胞白血病
D. 淋巴浆细胞淋巴瘤
E. 蕈样霉菌病

382. FAB 分类，急性淋巴细胞白血病 L1 型细胞形态特征为
A. 以大细胞为主，大小较一致
B. 核染色质较粗，结构较一致
C. 核形规则，偶有凹陷折叠
D. 核仁清楚，一个或多个
E. 胞质空泡明显，呈蜂窝状

383. 急性白血病预后不良的因素包括
A. 年龄 >60 岁

B. WBC > 50 × 10^9/L
C. 伴有多系病态造血的 AML
D. 治疗后 PLT < 100 × 10^9/L
E. 有明显脏器浸润

384. 骨髓穿刺检查的临床用途为
A. 血液病的诊断或观察治疗效果
B. 查找某些寄生虫
C. 帮助诊断某些代谢障碍性疾病
D. 采集骨髓液做细菌培养，提高阳性率
E. 用于造血干细胞培养

385. 骨髓涂片低倍镜观察的内容有
A. 观察取材、制片、染色情况是否满意
B. 判断骨髓增生程度
C. 计数 1.5cm × 3.0cm 面积中巨核细胞计数
D. 观察有无特殊细胞
E. 分类 200 ~ 500 个有核细胞，仔细观察形态特征

386. 下列叙述正确的是
A. 白细胞中仅有中性粒细胞具有运动功能
B. 红斑狼疮细胞的形成常需中性粒细胞的参与
C. 嗜酸性粒细胞吞噬能力比中性粒细胞差
D. 嗜碱性粒细胞含有组胺样和肝素样物质
E. 成熟浆细胞 DNA 合成速率快

387. 骨髓损伤使中性粒细胞生成减少，主要机制有
A. 药物引起的损伤
B. 化学毒物及放射线
C. 免疫因素
D. 异常细胞浸润骨髓
E. 细胞成熟障碍——无效造血

388. 关于传染性单核细胞增多症患者血清中的抗体，叙述正确的是
A. 抗病毒壳抗原 IgG 抗体出现在开始表现临床症状时，并持续终身
B. 抗病毒壳抗原 IgM 抗体首先出现，4 ~ 8 周内消失
C. 抗单核细胞的抗体于起病早期出现，8 ~ 12 周内消失
D. 抗单核细胞的抗体是传染性单核细胞增多症的特异性抗体
E. 本病患者血清中的嗜异性凝集抗体可被牛红细胞吸附而不被豚鼠肾吸附

389. 适合于检查中性粒细胞功能的是
A. 滤膜小室法
B. 琼脂糖平板法
C. 硝基四氮唑蓝还原（NBT）试验
D. 墨汁吞噬试验
E. 肾上腺素激发试验

390. ITP 可出现
A. CT 延长　　B. BT 延长
C. 血块收缩良好　　D. 骨髓巨核细胞增多
E. PT 延长

391. 弥漫性肝病常发生出血，下列叙述正确的是
A. Vit K 常常很少或根本无纠正效果
B. 常有血小板质量或数量上的缺陷
C. ELT 常缩短
D. Vit K 依赖性凝血因子浓缩物治疗有效
E. FⅧ：C 一般降低

392. 抗凝血酶能灭活的因子包括
A. FVa　　B. FⅡa
C. FⅧa　　D. FⅩa
E. Fg

393. 可使抗凝栓功能增强的是
A. vWF　　B. PGI2
C. PAI　　D. AT
E. PF4

394. 导致慢性粒细胞白血病预后不良的因素包括
A. 巨脾
B. 白细胞数过高
C. 血小板数过高或低于正常
D. 存在 Ph 染色体以外的核型异常
E. 老年患者

395. 评价检验结果的常用指标主要是
A. 灵敏度　　B. 特异性
C. ROC 曲线　　D. 精准度
E. Cut off 值

396. 血小板在止、凝血过程中的作用有
A. 黏附作用
B. 凝聚作用
C. 与 FⅩa、Ca^{2+}、FⅤa 形成凝血活酶
D. 与 FⅨa、Ca^{2+}、FⅧa 组成复合物激活 FX
E. 血块收缩作用

397. 下列哪些细胞的染色质常呈块状
A. 中性成熟粒细胞
B. 单核细胞
C. 中性中幼粒细胞
D. 浆细胞
E. 中幼红细胞

398. 下列关于贫血的发病机制，不正确的是
A. 肾性贫血：造血干细胞减少

B. 地中海贫血：DNA 合成障碍
C. 铁粒幼细胞贫血：铁利用障碍
D. 巨幼细胞贫血：造血调控因子缺乏
E. 炎症所致的慢性贫血：单核－吞噬细胞系统铁释放障碍

399. 异型淋巴细胞增高常见于
A. 烧伤
B. 真菌感染
C. 大手术后
D. EB 病毒感染
E. 传染性单核细胞增多症

400. 下列属于原发性再生障碍性贫血和阵发性睡眠性血红蛋白尿症共同特征的是
A. 因骨髓干细胞异常而引起的疾病
B. 外周血全血细胞减少
C. 白细胞计数减少
D. NAP 积分正常
E. 酸溶血试验阳性

401. 下列哪种物质减少可使机体抗凝血功能减弱
A. t－PA　　B. ATⅢ
C. PC　　D. PCI
E. TM

402. 患者女，65 岁，怀疑腹部肿瘤，其血型鉴定结果如下：正定型抗－A（++++）、抗－B（+）、抗－AB（++++），反定型 A1c（－）、Bc（+++），患者最可能的诊断是
A. 肝癌　　B. 卵巢癌
C. 胰腺癌　　D. 直肠癌
E. 结肠癌

403. 骨髓中以中性晚幼粒、杆状核粒细胞增生为主的疾病是
A. 慢性粒细胞白血病
B. 感染性类白血病反应
C. 再生障碍性贫血
D. 急性失血
E. 急性粒细胞白血病 M_{2b} 型

404. 直接抗人球蛋白试验的临床应用包括
A. ABO 血型鉴定的正定型
B. 辅助诊断新生儿溶血病
C. 辅助诊断自身免疫性溶血性贫血
D. 辅助诊断药物性溶血
E. 辅助诊断迟发型溶血性输血反应

405. 导致血小板输注无效的免疫因素包括
A. HLA 抗体　　B. HPA 抗体
C. DIC　　D. 发热
E. 感染

406. 输注新鲜冷冻血浆的适应证包括
A. 低蛋白血症　　B. 肝硬化
C. 大量输血患者　　D. DIC
E. 血栓性血小板减少性紫癜

407. 长期接受输血的地中海贫血患者可能有哪些并发症
A. 铁超载
B. 脾脏肿大
C. 急性溶血
D. 胆石形成
E. 产生自身抗体

408. 怀疑 vWD，而 vWF 没有明显减少，应考虑
A. 血友病 A 可能
B. 排除 vWD
C. vWF 多聚体分析
D. 血小板糖蛋白检测
E. 重查 APTT

409. 原发性免疫性血小板减少症的发病机制包括
A. 血小板自身抗体
B. 骨髓纤维化
C. 巨核细胞发育不良
D. 血小板过度破坏
E. $CD8^+$ T 淋巴细胞抑制血小板生成

410. 关于血细胞分析仪的描述，正确的是
A. 检测速度快
B. 精确度高
C. 操作简便
D. 对异常检测结果可以报警
E. 检测结果的准确度高于手工涂片分类

411. 血细胞分析仪按对白细胞分类的水平可分为
A. 二分群　　B. 三分群
C. 五分群　　D. 五分群 + 网织红
E. 网织红

412. 有关网织红细胞计数，叙述正确的是
A. 运用了光散射检测系统
B. 与网织红细胞中的 RNA 含量有关
C. 运用了细胞化学染色技术
D. 运用了流式细胞技术
E. 与网织红细胞中的血红蛋白含量有关

413. 参与血小板聚集和黏附的膜糖蛋白包括
A. 糖蛋白Ⅰb　　B. 糖蛋白Ⅸ
C. 糖蛋白Ⅴ　　D. 糖蛋白Ⅱb

E. 糖蛋白Ⅲa

414. 以下可以引起白细胞直方图小细胞峰左侧区域异常的因素有

A. 有核红细胞　　B. 巨大血小板
C. 血小板聚集　　D. 幼稚粒细胞
E. 蛋白质或脂类颗粒

415. 肝病时，测定结果可发生减低的血小板相关试验包括

A. 血小板黏附试验
B. 血小板聚集试验
C. 血小板第3因子有效性试验
D. 血小板第4因子含量检测
E. 血小板P－选择素

416. 血涂片复核标本的内容要求包括

A. 全面复核红细胞、白细胞和血小板形态
B. 当标本过多时，只需要复核仪器报警内容
C. 估算细胞数量是否符合
D. 注意可能存在的异常细胞
E. 注意非血液成分，如寄生虫等

417. 血液分析仪试验前质量保证包括

A. 合格的工作人员
B. 环境满足检测的需求，包括温度、湿度等
C. 血液分析仪本身必须符合要求
D. 试剂合格
E. 标本合格

418. 发生肝病时，t－PA增高的原因可能包括

A. 纤溶酶活性增强
B. 肝脏清除能力降低
C. 门脉高压
D. FDP增高
E. 纤维蛋白原减低

419. 凝血共同途径中的凝血因子为

A. FⅠ　　B. FⅡ
C. FⅤ　　D. FⅦ
E. FⅧ

420. 关于分析中质量控制，叙述正确的有

A. 最好使用仪器配套试剂
B. 测试最适温度为37℃
C. 室内质控应先于临床标本前进行，根据标本量的大小，中间需增加不同次数的质控检测
D. 血液标本应合格，无凝块
E. 检测前标本应充分混匀

421. 属于丝氨酸蛋白酶的凝血因子有

A. FⅠ　　B. FⅡ
C. FⅢ　　D. FⅤ
E. FⅦ

422. 骨髓象不同而血常规结果相似的疾病是

A. 多发性骨髓瘤和浆细胞白血病
B. PNH和再生障碍性贫血
C. 缺铁性贫血和巨幼细胞贫血
D. 类白血病反应和慢性粒细胞白血病
E. 传染性淋巴细胞增多症和慢性淋巴细胞白血病

423. 遗传性易栓症患者的临床特征包括

A. 发病年龄小　　B. 有反复发作病史
C. 多为动脉血栓　　D. 多为静脉血栓
E. 家族史阳性

424. 下列vWD亚型属于常染色体显性遗传的有

A. 1型　　B. 2B型
C. 2M型　　D. 2N型
E. 3型

425. 下列属于血友病A筛选试验的有

A. APTT　　B. PT
C. FⅧ：C　　D. TGT
E. 基因检测

426. 反映内皮细胞受损的指标有

A. TAT增高
B. 血浆内皮素增高
C. 血浆－6－酮－前列腺素$F_{1\alpha}$增高
D. TM增高
E. TXA_2增高

427. 尿激酶用于溶栓治疗时，下列有关实验室监测指标的描述，正确的是

A. Fg维持在1.2～1.5g/L为宜
B. Fg不应低于1.0g/L
C. TT维持在正常对照的1.5～2.5倍为宜
D. TT不应超过正常对照的3倍
E. FDP测定值在300～400mg/L为宜

428. 以下属于纤维蛋白溶解系统成分的是

A. 纤溶酶原
B. 组织型纤溶酶原激活物
C. 纤溶酶原激活抑制物
D. 蛋白C抑制物
E. α_2－巨球蛋白

429. 以下参与纤溶系统内激活的有

A. 因子Ⅻa
B. 因子Ⅺa

C. 高分子量激肽原（HMWK）
D. t－PA
E. u－PA

430. 以下促进 DIC 发生的因素包括
A. 单核－吞噬细胞系统受抑制
B. 纤溶系统活性增强
C. 高凝状态
D. 缺氧
E. 酸中毒

431. 关于急性造血功能停滞的叙述，正确的是
A. 病程为不可逆的
B. 在原有疾病的基础上诱发
C. 外周血网织红细胞减低
D. 骨髓出现巨大原红细胞
E. 粒细胞、血小板数正常，骨髓象中粒红比例为 6∶1

432. 通过骨髓象检查能够确诊的疾病有
A. 急性白血病
B. 尼曼－匹克病
C. 多发性骨髓瘤
D. 骨髓增生异常综合征（MDS）
E. 传染性单核细胞增多症

433. 在血管性血友病各分型中，vWF 大分子多聚体缺失的是
A. 1 型　　B. 2A 型
C. 2B 型　　D. 2N 型
E. 3 型

434. 下列关于正常血细胞 POX 反应的结果，错误的是
A. 中性粒细胞随细胞的成熟，阳性程度逐渐增强
B. 嗜酸性粒细胞阳性程度最强，嗜碱性粒细胞呈阳性反应
C. 大多数单核细胞系统的细胞呈阴性或弱阳性
D. 淋巴细胞系呈阴性反应，而巨核细胞系呈强阳性反应
E. 浆细胞、组织细胞呈阴性

435. 红细胞膜在红细胞生活过程中起重要作用，下列哪些是红细胞膜的功能
A. 维持红细胞的正常形态
B. 物质运输
C. 具有抗原性
D. 具有变形性
E. 具有免疫功能

436. 红细胞在体内能维持 120 天左右的寿命，主要是靠葡萄糖的无氧代谢所产生的高能化合物来维持其生命活动，成熟红细胞的能量代谢主要用于
A. 血红蛋白二价铁的维持
B. 保持红细胞 Na^+-K^+ 泵的作用
C. 保持血红蛋白－SH 基的还原状态
D. 维持红细胞的双凹圆盘形态
E. 合成蛋白质、脂质

437. 血液学检验的应用包括
A. 临床诊断和鉴别诊断
B. 疗效观察和预后判断
C. 健康普查和遗传咨询
D. 指导血液制品的临床应用
E. 基础研究和临床研究

438. 正常人体内红细胞不断地更新，不断地衰老而破坏，衰老红细胞主要在哪里破坏
A. 淋巴结　　B. 肝
C. 胸腺　　D. 脾
E. 骨髓

439. 现代血细胞分析仪可以同时给出 MCV、MCH、MCHC 以及 RDW，按血液循环中成熟红细胞的大小与形态分类，可以将贫血分为不同的类型，其分类依据有
A. 根据红细胞大小分类
B. 根据 MCV 和 RDW 确定贫血类型
C. 根据 MCH 和 RDW 确定贫血类型
D. 根据红细胞的形态确定贫血类型
E. 根据 MCHC 和 RDW 确定贫血类型

440. 贫血症状的有无及其轻重决定于
A. 产生贫血的原因及原发病
B. 贫血发生的快慢
C. 血容量有无减少
D. 血红蛋白减少的程度
E. 心血管代偿的能力

441. 围绕红细胞体积分布宽度的临床实用价值，许多学者做了大量工作，阐述了实用性和可靠性，以下哪些是红细胞体积分布宽度的临床意义
A. 用于缺铁性贫血与轻型珠蛋白生成障碍性贫血的鉴别诊断
B. 用于缺铁性贫血的早期诊断
C. 用于缺铁性贫血的疗效观察
D. 用于划分贫血的严重程度
E. 用于贫血的形态学分类

442. 网织红细胞成熟指数（RMI）与 RET 绝对值、RET%、RBC 计数和 Hb 浓度不甚相关，故认为是独立变化的指标，高 RMI 可见于下列哪些疾病

A. 溶血性贫血
B. 真性红细胞增多症
C. 原发性免疫性血小板减少症
D. 巨幼细胞贫血
E. 慢性淋巴细胞白血病

443. 骨髓铁染色是诊断缺铁性贫血的一种直接而可靠的实验室检查方法，以下有关骨髓铁染色的叙述，正确的是

A. 其原理是细胞外含铁血黄素和幼红细胞内的铁与酸性亚铁氰化钾发生普鲁士蓝反应，形成蓝色的亚铁氰化铁沉淀，定位于含铁的部位
B. 细胞外铁呈蓝色的颗粒状、小珠状或团块状，主要存在于巨噬细胞的胞质内，有时也见于巨噬细胞外
C. 胞质内出现蓝色颗粒的幼红细胞，称为铁粒幼红细胞
D. 当幼红细胞胞质内的蓝色铁颗粒4个以上，并围绕于核周排列成环形者称为环铁粒幼细胞
E. 缺铁性贫血时，骨髓细胞外铁明显减低，甚至消失；铁粒幼红细胞的百分率升高

444. 以下哪些是巨幼细胞贫血的临床表现

A. 起病一般缓慢，逐渐发生皮肤、黏膜、指甲苍白，乏力等贫血的症状
B. 舌乳头萎缩，舌面呈苍白光滑或红而光滑称为“牛肉样舌”
C. 免疫力下降，易患感染
D. 可有易激动、易怒、精神不振等精神症状
E. 可有对称性的感觉异常并有本体感觉（尤其是振动感）、触觉及痛觉的障碍，以及味觉、嗅觉障碍，共济失调、步态不稳等神经系统症状

445. 关于巨幼细胞贫血的诊断性治疗试验，以下哪些叙述是正确的

A. 方法是给患者小剂量叶酸或维生素 B_{12} 使用7～10天，观察疗效反应，若4～6天后网织红细胞上升，应考虑为相应的物质缺乏
B. 本试验无需注意饮食的影响
C. 药理剂量的叶酸对维生素 B_{12} 缺乏的巨幼细胞贫血可有效，但同时可加重患者神经系统症状
D. 本试验不仅可用于诊断叶酸缺乏，还可与维生素 B_{12} 缺乏作鉴别
E. 简单易行，准确性较高，对不具备进行叶酸、维生素 B_{12} 测定的单位可用于判断叶酸或维生素 B_{12} 的缺乏情况

446. 以下有关阵发性寒冷性血红蛋白尿的叙述，正确的是

A. 是一种罕见的冷反应性自身抗体引起的免疫性溶血性贫血
B. 以全身或局部受寒冷刺激后突然发生大量血管内溶血和血红蛋白尿为特征
C. 患者血清中存在D－L抗体
D. D－L抗体属IgA
E. 冷热溶血试验阳性是确诊该病的依据

447. 关于巨噬细胞，以下说法正确的是

A. 在骨髓血窦内的粒细胞造血岛中心有1个巨噬细胞
B. 在骨髓血窦内的红细胞造血岛中心没有巨噬细胞
C. 在造血灶中心的巨噬细胞，能供应造血所需的营养物质
D. 在造血灶中心的巨噬细胞，能诱导造血细胞的分化
E. 巨噬细胞有分泌和摄取酸性黏多糖的特征，对造血有一定的调节作用

448. 下列关于微血管病性溶血性贫血的实验室检查，正确的是

A. 患者外周血涂片出现较多碎裂红细胞（3%以上），可呈盔形、三角形、锯齿形等
B. 血浆游离血红蛋白常可＞50mg/L
C. 血小板计数明显减少
D. 骨髓幼红细胞代偿性增生
E. 结合珠蛋白降低

449. 以下哪些实验室检查用于遗传性球形红细胞增多症的诊断及鉴别诊断

A. 红细胞渗透脆性试验
B. 红细胞渗透脆性孵育试验
C. 酸化甘油溶血试验
D. 自身溶血试验及其纠正试验
E. 红细胞包涵体试验

450. 红细胞葡萄糖－6－磷酸脱氢酶缺乏所致的溶血性贫血包括

A. 蚕豆病
B. 药物致溶血性贫血
C. 感染诱发溶血
D. 新生儿高胆红素血症
E. 遗传性非球形红细胞溶血性贫血

451. 由于BCR断裂点的不同，可形成不同的BCR/ABL编码蛋白，分别是

A. p100　　B. p140
C. p230　　D. p190

E. p210

452. 骨髓穿刺细胞检查发生“干抽”的病例常见于

A. 原发性和继发性骨髓纤维化

B. 真性红细胞增多症

C. 再生障碍性贫血

D. 恶性淋巴瘤

E. 骨髓转移癌

453. 在基因诊断中常用于证明骨髓中存在 BCR/ABL 融合基因的有

A. 细胞化学染色

B. 流式细胞术

C. RT－PCR 技术

D. 荧光原位杂交（FISH）技术

E. Southern Blotting 技术

454. 骨髓增生性疾病包括

A. 骨髓增生异常综合征

B. 真性红细胞增多症

C. 原发性血小板增多症

D. 慢性粒细胞白血病

E. 原发性骨髓纤维化症

455. 下列叙述正确的是

A. 在霍奇金淋巴瘤患者晚期骨髓中可找到 R－S 细胞

B. 多发性骨髓瘤患者外周血均可检出骨髓瘤细胞

C. 恶性组织细胞病患者外周血均可检出多核巨细胞

D. 慢性粒细胞白血病患者外周血可见幼稚粒细胞

E. 戈谢病患者骨髓涂片中可见 Niemann－Pick 细胞

456. 引起中性粒细胞减少的机制主要有

A. 中性粒细胞增殖和成熟障碍

B. 中性粒细胞消耗或破坏过多

C. 理化因素损伤

D. 药物引起粒细胞生成障碍

E. 中性粒细胞分布异常

457. 检测 T 细胞介导的细胞毒试验常用的方法有

A. ^{125}I－UdR 掺入法或^{51}Cr 释放法

B. 流式细胞仪法

C. 报告基因转染法

D. MTT 还原法

E. 溶血空斑形成试验

458. 以下哪些染色体畸变与 AML 预后差相关

A. 5q、7q 缺失

B. t（v；11）（v；q23）

C. inv（3q）

D. inv（16）

E. t（16；16）（p13；q22）

459. 下列哪些细胞表面有高亲和性的 FcεR Ⅰ

A. 中性粒细胞

B. 嗜酸性粒细胞

C. 嗜碱性粒细胞

D. 肥大细胞

E. 单核细胞

460. 中枢神经系统白血病可能出现的症状和体征有

A. 脑神经麻痹

B. 头痛、恶心、呕吐

C. 视物模糊

D. 脑脊液压力升高

E. 脑脊液蛋白减少

461. 下列关于血液病骨髓分析方法的描述，正确的是

A. 急性白血病：涂片＋小粒石蜡包埋

B. MDS：涂片＋低温塑料包埋

C. MPD：涂片＋低温塑料包埋

D. 恶性淋巴瘤（累及骨髓）：涂片＋小粒石蜡包埋＋低温塑料包埋

E. 浆细胞疾病：涂片＋低温塑料包埋

462. 骨髓损伤使中性粒细胞生成减少，可引起粒细胞减少症，其可能的原因包括

A. 抗肿瘤药和免疫抑制剂等药物引起的损伤

B. 化学毒物及放射线

C. 自身抗体及淋巴细胞等免疫因素

D. 细菌及病毒引起的全身感染

E. 肿瘤细胞等异常细胞浸润骨髓

463. 符合毛细胞白血病的描述是

A. 骨穿时干抽

B. 巨脾

C. 外周血白细胞计数多升高

D. 多见于儿童

E. 酒石酸酸性磷酸酶染色可呈阳性

464. 对于 EBV 的陈述，正确的是

A. 有充分证据支持 EBV 是传染性单核细胞增多症的病原

B. 传染性单核细胞增多症是唯一与 EBV 有关的疾病

C. 有抗 EBV 血清抗体的人很少发生传染性单核细胞增多症

D. 抗 EBV 抗体类似异嗜性抗体，因为它们仅在患病后一过性出现

E. EBV 可能与某些淋巴瘤的发生有关

465. 下列关于造血祖细胞培养的临床应用，叙述正确的是

A. 慢性粒细胞白血病慢性期时，CFU－GM集落数增加
B. AML时，CFU－GM集落数正常或增高
C. CFU－GM增殖正常或近似正常提示MDS预后良好
D. 再生障碍性贫血时，BFU、CFU－E和CFU－GM集落数均减低
E. MPD可见到CFU－MK和CFU－GM的自发性增殖

三、共用题干单选题：叙述1个以单一患者或家庭为中心的临床情景，提出2～6个相互独立的问题，问题可随病情的发展逐步增加部分新信息，每个问题只有1个正确答案，以考查临床综合能力。答题过程是不可逆的，即进入下一问后不能再返回修改所有前面的答案。

（466～468共用题干）

患者女，25岁，头晕、乏力2年，近3个月加重。检查结果：血红蛋白58g/L，骨髓亚铁氰化钾染色，骨髓外铁（+++）。

466. 除下列哪种疾病外，均有可能
A. 慢性再生障碍性贫血
B. 缺铁性贫血
C. 铁粒幼细胞贫血
D. 巨幼细胞贫血
E. 溶血性贫血

467. 该患者行进一步检查，幼红细胞内铁粒明显增多，环形铁粒幼细胞45%，见于下列何种疾病
A. 巨幼细胞贫血
B. 溶血性贫血
C. 慢性病贫血
D. 铁粒幼细胞贫血
E. 白血病

468. 假如该患者骨髓外铁阴性，铁粒幼细胞数目减少为8%，骨髓象显示中、晚幼红细胞达42%，体积小、胞质蓝、量少、边缘不规则。最有可能的疾病是
A. 巨幼细胞贫血
B. 溶血性贫血
C. 再生障碍性贫血
D. 珠蛋白合成障碍性贫血
E. 缺铁性贫血

（469～471共用题干）

患者男，40岁，头晕乏力1年半，加重伴皮肤黄染1个月。检验结果：血红蛋白55g/L，白细胞3.0×10^9/L，血小板53×10^9/L，网织红细胞18%；蔗糖溶血试验阳性，尿胆红素阴性，尿胆原阳性，尿含铁血黄素阳性，血清铁蛋白12.9μg/L。骨髓检查示增生明显活跃，红系占45%，以中幼、晚幼红细胞为主。

469. 本病最有可能的诊断是
A. 缺铁性贫血
B. 珠蛋白合成障碍性贫血
C. PNH
D. 自身免疫性溶血性贫血
E. PK缺乏症

470. 在询问病史时，下列哪项最为重要
A. 有无服用药物史
B. 有无电离辐射史
C. 有无消化道出血史
D. 有无胆石症史
E. 有无酱油色尿发病史

471. 哪项辅助检查最具确诊价值
A. 骨髓铁染色
B. 脆性试验
C. 血清游离血红蛋白测定
D. 酸化血清溶血试验
E. Coombs试验

（472～473共用题干）

患者女，18岁，牙龈出血、溃疡数日，皮肤出现剥脱性皮炎，肝脾、淋巴结肿大，原始细胞35%。

472. 对本病诊断后的分型，目前主张采用
A. 免疫分型法
B. 骨髓形态学分型法
C. FAB分型法
D. MICM分型法
E. 染色体核型检查

473. 急性白血病与慢性白血病的分类根据是
A. 白血病细胞的数量
B. 白血病细胞的类型
C. 患者出血的严重程度
D. 血红蛋白和血小板的数量
E. 白血病细胞的分化程度

（474～476共用题干）

患者男，35岁，发热1周伴鼻出血、牙龈出血、球结膜出血及注射部位大片瘀斑，血红蛋白15g/L，白细胞为1.5×10^9/L，血小板为50×10^9/L。骨髓检查显示有核细胞增生明显活跃，原始细胞与幼稚细胞占85%，POX强阳性，染色体检查有t（15；17）。

474. 本例确诊为急性白血病，其临床分型为
A. 急性淋巴细胞白血病

B. 急性髓系白血病 M_1 型
C. 急性髓系白血病 M_2 型
D. 急性髓系白血病 M_3 型
E. 急性髓系白血病 M_4 型

475. 本例出血的主要原因是
A. 血小板功能异常
B. 纤溶亢进
C. 血小板减少
D. 白血病细胞释放促凝物质引起 DIC
E. 血中有类似抗凝物质出现

476. 对于该患者，骨髓中白血病细胞的特征变化可能有
A. 胞质少，有空泡
B. 细胞体积小，染色质较粗
C. 细胞大小不一，以大细胞为主，染色质疏松
D. 以中晚期阶段的幼稚细胞为主，核浆发育不平衡
E. 胞质中较易见到 Auer 小体，可呈柴捆状

(477～479 共用题干)
纤维蛋白原（Clauss 法）的检测原理是以凝血酶作用于待测血浆中的纤维蛋白原，使其转变为纤维蛋白，血浆凝固。血浆中的纤维蛋白原含量与凝固时间呈负相关，检测结果与参比血浆制成的标准曲线对比可得出纤维蛋白原的含量。

477. Clauss 法为
A. 免疫检测　　B. 含量检测
C. 功能检测　　D. 化学检测
E. 理学检测

478. 可以影响 Clauss 法测定结果的物质是
A. vWF　　B. 蛋白 C
C. D－二聚体　　D. FDP
E. 抗凝血酶

479. 纤维蛋白原的成人参考值是
A. 0～4mg/dl　　B. 2～4g/L
C. 200～400g/dl　　D. 200～400g/L
E. 2～4mg/L

(480～481 共用题干)
患者女，22 岁，头晕乏力，两下肢有散在瘀斑，肝、脾未触及，血红蛋白 46g/L，红细胞 $1.6\times10^{12}/L$，白细胞数 $2.9\times10^{9}/L$，中性粒细胞 32%，淋巴细胞 68%，血小板计数 $34\times10^{9}/L$。

480. 该患者最可能的诊断是
A. 缺铁性贫血
B. 粒细胞减少症
C. 白细胞不增加性白血病
D. 恶性贫血
E. 再生障碍性贫血

481. 为进一步确诊，首选的实验室检查是
A. 血清铁
B. 中性粒细胞碱性磷酸酶积分
C. 红细胞沉降率
D. 骨髓细胞学检查
E. 骨髓细胞化学染色

(482～485 共用题干)
患者男，47 岁，因全身乏力、头晕，手指有麻木感前来就诊。体检：面色苍白，巩膜轻度黄染，舌质绛红色，舌乳头萎缩，心率 102 次/分。实验室检查：RBC $2.3\times10^{12}/L$，Hb 78g/L，WBC $4.9\times10^{9}/L$。Coombs 试验阴性。

482. 该患者最可能的诊断是
A. 海洋性贫血　　B. 自身免疫性溶血性贫血
C. 失血性贫血　　D. 巨幼细胞贫血
E. 缺铁性贫血

483. 患者确诊还需做的检查是
A. 胃镜　　B. 血清铁测定
C. 凝血因子检测　　D. 叶酸、Vit B_{12} 检测
E. 骨髓穿刺

484. 该患者外周血涂片可见到的红细胞是
A. 靶形红细胞　　B. 嗜点彩红细胞
C. 棘形红细胞　　D. 口形红细胞
E. 巨幼红细胞

485. 该患者骨髓细胞学检查最典型的特征是
A. 孤立性幼红细胞岛
B. 吞噬细胞增加，形成“星空样”图像
C. 检出典型巨核细胞
D. 各系细胞巨幼变，分裂象易见
E. 骨小梁减少、变细或虫蚀样缺损

(486～487 共用题干)
患者男，20 岁，右髋关节、左膝关节碰撞后肿痛约 1 个月。患者自幼易出现牙龈出血和鼻出血，其兄有类似病史。实验室检查：RBC $4.5\times10^{12}/L$，Hb 120g/L，WBC $4.5\times10^{9}/L$，PLT $200\times10^{9}/L$，BT 2min，CT（试管法）32min，PT 15s（对照 13s）。

486. 本例最可能的诊断是
A. 遗传性纤维蛋白原缺陷症
B. 血小板功能异常性疾病
C. 血友病
D. 维生素 K 依赖因子缺乏症
E. 血栓性疾病

487. 为进一步诊断，尚需检查的项目是

A. 纤维蛋白原定量测定
B. 凝血酶时间
C. 血小板功能试验
D. 阿司匹林耐量试验
E. FⅧ活性测定

(488～489 共用题干)

患儿男，13 岁，反复发热，深黄色尿 2 年。体检：巩膜轻度黄染，脾肋下 2.5cm。检验：血红蛋白 90g/L。网织红细胞 12%；血涂片显示红细胞呈小球形，中央苍白区消失；尿胆红素阴性，尿胆原强阳性。

488. 患儿可能为下列哪种疾病
A. 肝炎　　B. 缺铁性贫血
C. 铁粒幼细胞贫血　　D. 再生障碍性贫血
E. 溶血性贫血

489. 红细胞渗透脆性试验正常，Rous 试验（－）。为明确诊断还应选择下列哪项实验室检查
A. 自身溶血试验
B. Ham 试验
C. 高铁血红蛋白还原试验
D. 碱变性试验
E. 冷热溶血试验

(490～491 共用题干)

患者男，46 岁，发热 4 天，肝肋下 1cm，脾肋下 2cm，全身多处浅表淋巴结肿大。血常规：RBC $1.93\times10^{12}/L$，Hb 68g/L，WBC $29.5\times10^{9}/L$，PLT $32\times10^{9}/L$，可见分类不明的有粗大嗜碱性颗粒的细胞占 15%。骨髓增生明显活跃，可见大量幼稚和成熟的肥大细胞，嗜碱性粒细胞为 2%，红细胞系和粒细胞系明显受抑。

490. 该病例最可能的诊断为
A. 组织嗜碱性细胞白血病
B. 嗜碱性粒细胞白血病
C. 恶性组织细胞病
D. 慢性粒细胞白血病
E. 反应性组织细胞增生症

491. 对该疾病的异常细胞进行细胞化学染色时，有一定特异性的是
A. PAS 呈阴性
B. ACP 呈阴性
C. 非特异性酯酶染色阳性
D. 甲苯胺蓝染色呈强阳性
E. POX 强阳性

(492～493 共用题干)

患者男，出现右膝关节血肿。实验室检测结果：PT 14.6s，APTT 150s、FIB 2.9g/L，加正常血浆纠正后测定 PT 为 14.0s（对照 13.0s）、APTT 为 46.0s（对照 30.0s）。FⅧ：C 为 110%，FⅨ：C 为 5%。

492. 该患者初步诊断为
A. vWD
B. 血友病 B
C. 遗传性因子Ⅺ缺乏症
D. 血友病 A
E. 因子Ⅷ的抑制物存在

493. 该患者如与正常女性结婚后，所生子女符合下列哪项
A. 女儿 50% 为携带者，儿子 100% 为正常人
B. 女儿 50% 为患者，儿子 50% 是患者
C. 女儿 100% 为携带者，儿子 100% 为患者
D. 女儿 100% 为携带者，儿子 100% 为正常人
E. 女儿 50% 为携带者，儿子 50% 为患者

(494～495 共用题干)

患者男，38 岁，半年前患急性黄疸型肝炎，近半个月来出现发热、牙龈出血。体检：重度贫血貌，肝肋下 2cm，脾肋下可触及。检验：红细胞 $1.8\times10^{12}/L$，血红蛋白 55g/L，白细胞 $2.5\times10^{9}/L$，血小板 $32\times10^{9}/L$，网织红细胞 0.2%。

494. 患者最可能患有
A. 再生障碍性贫血　　B. 慢性肝病性贫血
C. 脾功能亢进　　D. 巨幼细胞贫血
E. 恶性组织细胞增生症

495. 要明确诊断，还应进行哪项实验室检查
A. Ham 试验　　B. Coombs 试验
C. 骨髓象检查　　D. 血清维生素 B_{12} 测定
E. Hb 电泳

(496～497 共用题干)

患者男，62 岁，全身骨痛半年，10 年前曾做过全胃切除术。体检：胸骨压痛，淋巴结、肝、脾无肿大。检验：血红蛋白量 91g/L，白细胞数 $3.8\times10^{9}/L$，血小板数 $85\times10^{9}/L$。血清 IgG 55g/L，IgA 10g/L，IgD 0.2g/L，IgM 6g/L，IgE 0.8g/L。胸部 X 线片显示：肋骨有破坏。

496. 首先考虑下列哪种疾病
A. 巨幼细胞贫血　　B. 骨髓转移癌
C. 多发性骨髓瘤　　D. 骨质疏松症
E. 慢性再生障碍性贫血

497. 对诊断该病最有重要诊断价值的检查是
A. 蛋白电泳
B. 血清叶酸和维生素 B_{12} 检测
C. 肾功能检查
D. 细胞化学染色

E. 骨髓检查

（498～500 共用题干）

患者女，32 岁，肝、脾肿大，血红蛋白 69g/L，网织红细胞 15%，白细胞、血小板正常，骨髓红细胞系统增生明显活跃，Coombs 试验阴性；Ham 试验阴性，红细胞渗透脆性试验正常；自溶试验增强，加葡萄糖不纠正，加 ATP 纠正，疑为遗传性溶血性贫血。

498. 该患者最可能诊断为

A. 遗传性球形红细胞增多症

B. 珠蛋白生成障碍性贫血

C. G－6－PD 缺乏症

D. 不稳定血红蛋白病

E. PK 酶缺乏症

499. Coombs 试验对哪种病的诊断有意义

A. 自身免疫性溶血性贫血

B. 再生障碍性贫血

C. 缺铁性贫血

D. PNH

E. 珠蛋白生成障碍性贫血

500. 网织红细胞 15%，可排除哪种贫血

A. 遗传性球形红细胞增多症

B. 珠蛋白生成障碍性贫血

C. 再生障碍性贫血

D. G－6－PD 缺乏症

E. 不稳定血红蛋白病

（501～504 共用题干）

患者女，29 岁，1 年来面色苍白，乏力气短。检验：红细胞 $2.5\times10^{12}/L$，血红蛋白 55g/L，MCV 74fl，MCH 20pg，MCHC 0.30，网织红细胞 1.5%，血涂片示红细胞淡染区扩大。

501. 初步诊断最可能为

A. 再障

B. 遗传性球形红细胞增多症

C. 白血病

D. 缺铁性贫血

E. 巨幼细胞贫血

502. 下列实验室检查最有诊断意义的是

A. 骨髓内外铁染色

B. 血清铁饱和度测定

C. 血清铁测定

D. 转铁蛋白饱和度

E. 血清总铁结合力测定

503. 进行血清铁代谢检查，有可能出现

A. 血清铁减少，总铁结合力减少

B. 血清铁减少，血清铁饱和度增加

C. 血清铁减少，血清铁蛋白增加

D. 血清铁减少，红细胞内游离原卟啉减少

E. 血清铁减少，总铁结合力增加

504. 可以确诊为缺铁性贫血的实验结果是

A. 细胞内铁减少，细胞外铁减少或消失

B. 细胞内铁增加，细胞外铁减少

C. 细胞内铁减少，细胞外铁增加

D. 细胞内铁增加，细胞外铁增加

E. 细胞内铁减少，细胞外铁正常

（505～506 共用题干）

患者女，31 岁，2 年前无明显诱因出现巩膜发黄，全身乏力，常感头晕，皮肤瘙痒，并多次出现酱油色尿。近 2 个月来，乏力加重，无法正常工作而入院治疗。体格检查：中度贫血貌，巩膜黄染，肝肋下 2cm，脾平脐，其余未见异常。血常规：WBC $9.2\times10^{9}/L$，Hb 42g/L，RBC $1.08\times10^{12}/L$，PLT $109\times10^{9}/L$。外周血可见晚幼红细胞及晚幼粒细胞，成熟红细胞明显大小不等和形态异常，可见较多的小球形红细胞和嗜多色性红细胞，网织红细胞 32%。拟诊“溶血性贫血”入院。

505. 为进一步明确溶血的存在，应首选哪项实验室检查

A. 肝功能测定

B. 肾功能测定

C. 补体测定

D. 红细胞沉降率测定

E. LDH、总胆红素、间接胆红素、血红蛋白尿等测定

506. 为确定溶血原因，应首选下列哪些实验室检查

A. 血浆游离血红蛋白测定和红细胞寿命测定

B. 体液免疫和细胞免疫

C. 肝功能和肾功能检测

D. Coombs 试验、酸溶血试验及寻找原发病存在的试验

E. 骨髓检查

（507～508 共用题干）

患者男，35 岁，贫血已半年，经各种抗贫血药物治疗无效。肝肋下 2cm，脾肋下 1cm，浅表淋巴结未触及。血常规：RBC $2.30\times10^{12}/L$，Hb 70g/L，WBC $3.5\times10^{9}/L$，白细胞分类可见幼稚粒细胞为 3%，中性分叶核粒细胞呈 Pelger 畸形，PLT $46\times10^{9}/L$。骨髓增生明显活跃，原始粒细胞为 3%，早幼粒为 4%，红系有巨幼样变，可见小巨核细胞。骨髓铁染色示细胞外铁为（＋＋＋），铁粒幼细胞为 47%，环形铁粒幼细胞为 19%。

507. 本病最可能的诊断为

A. 急性粒细胞白血病
B. 慢性再生障碍性贫血
C. 骨髓增生异常综合征
D. 缺铁性贫血
E. 巨幼细胞贫血

508. 以下何种疾病不会出现铁粒幼细胞增多
A. 环形铁粒幼细胞增多的难治性贫血
B. 溶血性贫血
C. 铁粒幼细胞贫血
D. 缺铁性贫血
E. 巨幼细胞贫血

（509～511 共用题干）

患者男，65 岁，手脚麻木伴头晕 3 个月，并时常有鼻出血。体检：脾肋下 3.0cm，肝肋下 1.5cm。检验：血红蛋白量150g/L，血小板数 $1100\times10^9/L$，白细胞数 $21.6\times10^9/L$，以中性分叶核为主，NAP 积分增高。

509. 首先考虑是下列哪一种疾病
A. 慢性粒细胞白血病
B. 慢性中性粒细胞白血病
C. 继发性血小板增多症
D. 原发性血小板增多症
E. 骨髓增生性疾病

510. 患者鼻出血是由于什么原因
A. 血小板数增多
B. 血小板功能异常
C. 凝血因子合成减少
D. 鼻黏膜下血管畸形
E. 鼻黏膜炎症

511. 该病临床上易并发
A. 血栓形成　　B. 溶血
C. 肺部感染　　D. 骨骼破坏
E. 皮肤出血

（512～513 共用题干）

患者男，35 岁，入院时呈半昏迷状态。体检：巩膜黄染，肝肋下 2cm，穿刺部位渗血不止。检验：血小板 $58\times10^9/L$；A/G 为 0.92，ALT 681U；APTT 90s（对照45s）；PT 28s（对照 13s）；TT 35s（对照 18s）；BPC $8\times10^9/L$；血浆 D－二聚体阳性（胶乳凝集法）。

512. 该患者最可能的诊断是
A. 原发性纤溶亢进　　B. 血友病
C. 血管性血友病　　D. DIC
E. ITP

513. 关于该患者，错误的说法是
A. 该 DIC 发生很可能是由肝病引起
B. 3P 试验一定阳性
C. 因子Ⅱ、Ⅴ、Ⅹ缺乏
D. TT 延长是由于低纤维蛋白血症和/或纤维蛋白降解产物增多引起
E. 出血时间一定延长

（514～516 共用题干）

获得性出血病的原因多样，治疗措施不尽相同。

514. DIC 最重要的治疗措施是
A. 敏感抗生素
B. 有效控制原发病
C. 血浆置换
D. 诱导免疫耐受
E. 使用维生素 K

515. 血友病 A 患者凝血因子Ⅷ抑制物产生，较好的治疗方法有
A. 敏感抗生素　　B. 有效控制原发病
C. 血浆置换　　D. 诱导免疫耐受
E. 使用维生素 K

516. 血栓性血小板减少性紫癜的治疗措施是
A. 应用敏感抗生素　　B. 有效控制原发病
C. 血浆置换　　D. 诱导免疫耐受
E. 使用维生素 K

四、案例分析题：每道案例分析题有 3～12 问。每问的备选答案若干个，正确答案及错误答案的个数不定。考生每选对一个正确答案给 1 个得分点，选错一个扣 1 个得分点，直至扣至本问得分为 0，即不含得负分。案例分析题的答题过程是不可逆的，即进入下一问后不能再返回修改所有前面的答案。

（517～519 共用题干）

患者男，67 岁，因头痛、头晕、乏力、心悸、四肢发麻、身体不适就诊。查体：面色深红，略发绀，口唇及黏膜紫红，下肢肿胀并发现有发绀，脾大，心、肺正常，其他未见异常。血常规检查：红细胞 $7.20\times10^{12}/L$，血红蛋白 227g/L，白细胞计数 $18.2\times10^9/L$，血小板 $623\times10^9/L$。骨髓穿刺：干抽现象，深红色。

517. 此患者可能的诊断是
A. 慢性粒细胞白血病
B. 骨髓纤维化
C. 真性红细胞增多症
D. 继发性红细胞增多症
E. 原发性血小板增多症
F. 骨髓增生异常综合征

518. 如拟诊为“真性红细胞增多症”，首选的鉴别试验是
A. 红细胞容量绝对值

B. 抗人球蛋白试验和血红蛋白电泳
C. 骨髓细胞学和组织学检查
D. 血型糖蛋白分析
E. BFU－E造血细胞培养
F. 血清EPO水平

519. 拟排除继发性红细胞增多症，临床主要依据是
A. 红细胞持续增多
B. 全血细胞增多
C. 脾肿大
D. 四肢发麻
E. 口唇及黏膜紫红
F. 下肢肿胀并发现有发绀

（520～523共用题干）

患者男，75岁，因贫血、发热、左上肢骨痛，活动后加剧入院。查体发现贫血貌，胸骨压痛不明显，左上肢按压痛，双下肢皮肤有少量出血点。实验室检查：WBC 3.8×10^9/L，Hb 89g/L，尿蛋白（＋），红细胞沉降率105mm/h（魏氏法）。X线检查发现头盖骨等处有“溶骨性”病变。

520. 根据病史、体征及一般实验室检查，诊断可能性最大的是（该患者进一步检查后发现血清蛋白电泳γ－球蛋白增高，血清IgG 42g/L）
A. 急性非淋巴细胞白血病
B. 急性淋巴细胞白血病
C. 多发性骨髓瘤
D. 巨球蛋白血症
E. 淋巴瘤
F. 恶性组织细胞病
G. 恶性肿瘤转移

521. 诊断多发性骨髓瘤需结合形态学特征、临床实验室和影像学检查，对于该患者而言，必要的检测包括（该例患者疑为多发性骨髓瘤）
A. 骨髓细胞检测　B. 血红蛋白检测
C. 尿本－周蛋白检测　D. 骨髓组织检测
E. X线检查　F. β_2－微球蛋白检测
G. 血清蛋白检测　H. 红细胞沉降率

522. 骨髓涂片检查的临床应用包括（骨髓涂片细胞学检查主要用于造血系统疾病的诊断，但在其他疾病情况下也具有一定意义）
A. 疑有恶性肿瘤骨髓浸润
B. 疑有急、慢性白血病
C. 评价急、慢性白血病的治疗效果
D. 骨髓增生异常综合征（MDS）
E. 疑有再生障碍性贫血
F. 多毛细胞白血病的诊断和随诊
G. 疑有多发性骨髓瘤

523. 临床上，某些疾病的血象和骨髓象变化不一致，应注意鉴别，综合分析。下列叙述正确的是
A. 脾功能亢进与急性白血病可表现为血象相似
B. 传染性单核细胞增多症的骨髓象与血象均有显著变化
C. 再生障碍性贫血与骨髓增生异常综合征的血象均可表现为红细胞、白细胞及血小板减少
D. 多发性骨髓瘤的血象变化不显著
E. 类白血病反应的骨髓象和血象均有显著变化
F. CML与类白血病反应的血象相似
G. 戈谢细胞在骨髓和外周血中均可找到

（524～527共用题干）

患者男，65岁，因乏力、咳嗽、流涕5 d就诊。查体：贫血貌，双下肢皮肤有少量陈旧性出血点，肝、脾肋下未触及。血常规：WBC 2.77×10^9/L，Hb 83g/L，PLT 21×10^9/L。血涂片镜检观察，未发现原始及幼稚细胞，可见有核红细胞，红细胞大小不匀，可见到巨大红细胞。为明确诊断，患者需抽吸骨髓液检查。

524. 有关骨髓穿刺技术，下列叙述正确的是
A. 临床上常用的骨髓穿刺部位包括胸骨、棘突、髂骨、胫骨、肋骨等
B. 骨髓穿刺过程中要严格遵守无菌操作，严防骨髓感染
C. 制备骨髓涂片时，抽取的骨髓液量一般为0.6ml
D. 载玻片应保持清洁干燥、中性、无油腻
E. 使用载玻片时只能手持载玻片边缘，切勿触及载玻片表面
F. 若骨髓液细胞成分多，骨髓黏稠，制片时则应取较大角度，速度相对较快
G. 骨髓涂片6～10张为宜，并要求取外周血涂片同时送检

525. 有关“干抽”现象，下列叙述正确的是（抽吸骨髓液时，显示“干抽”）
A. 是指非技术原因或穿刺位置不当，多次、多部位穿刺抽不出骨髓液的现象
B. 常见于原发性和继发性骨髓纤维化
C. 骨髓极度增生，细胞排列过于密集时可发生“干抽”，如白血病
D. 可发生于肿瘤骨髓浸润时
E. “干抽”时可用穿刺针针管内的存留物涂片检查，一般不影响结果判断
F. 发生“干抽”时，可采用骨髓活检针经皮环钻至骨髓腔获取骨髓活组织进行检查

G. “干抽”时患者骨髓间质成分有不同程度的增加，但是组织纤维化不明显

526. 有关骨髓活检，下列叙述正确的是（采用骨髓活组织检查，骨髓活检技术目前在临床上应用非常广泛）

A. 骨髓组织的取材部位常为髂骨

B. 由于 Bouin 液穿透力强，固定迅速，引起组织细胞收缩较轻微，临床常选其作为固定液

C. 骨髓活检一般在骨髓抽吸并且涂片制备后进行

D. 石蜡包埋骨髓组织有利于观察细胞内结构

E. 塑料包埋骨髓组织，做免疫组化、PCR 等较为简便

F. 骨髓造血组织增生程度相对稳定，与年龄无关

G. 在 HE 染色切片中，红系细胞染色较深，粒系细胞染色较浅

527. 根据上述检查结果，患者最可能的诊断是［患者行骨髓活组织检查，造血组织为 65%，红系增生，伴形态异常，红细胞和巨核细胞分布在骨小梁旁区或小梁表面；粒系细胞形态异常，分布在小梁间中心区，并有聚集成簇的现象，ALIP（+），基质变性，间质水肿，网状纤维增多］

A. 再生障碍性贫血

B. 骨髓纤维化

C. 骨髓转移癌

D. 骨髓增生异常综合征

E. 急性髓细胞白血病

F. 急性淋巴细胞白血病

G. 慢性髓细胞白血病

（528～531 共用题干）

患儿女，7 个月，因上腹部膨大 3 个月，并间有不规则发热入院。查体：T 39.3℃，浅表淋巴结不肿大，咽部充血，扁桃体不肿大，双肺呼吸音粗糙，心脏无异常，腹部膨隆，无肌紧张，肝肋下 6cm，边钝，质中等；脾肋下约 5cm，质中等，两者均超过脐水平线，表面光滑。外周血常规检查：Hb 80g/L，WBC 10.8×10^9/L，N 0.64、L 0.36，ALT 45U/L，AST 26U/L，ALP 14U/L，总蛋白 57g/L，白蛋白 32g/L，球蛋白 25g/L。BUN 7.0mmol/L，空腹血糖 5.3mmol/L，蛋白质电泳：白蛋白 63.3%，α_1－球蛋白 5.2%，α_2－球蛋白 6.3%，β－球蛋白 10%，γ－球蛋白 15.2%。

528. 应考虑诊断的疾病包括

A. 脾功能亢进

B. 慢性粒细胞白血病

C. 尼曼－匹克病

D. 多发性骨髓瘤

E. 先天性营养不良

F. 急性上呼吸道感染

G. 感染性贫血

529. 为进一步明确诊断，该患者还应做的检查包括

A. 外周血细胞显微镜分类

B. 骨髓细胞学检查

C. 神经鞘磷脂酶活性检测

D. 肌张力检测

E. 腹部超声检查

F. 外周血染色体检查

G. 骨髓铁染色

530. 若该患者为尼曼－匹克病，具有诊断价值的指标是

A. 泡沫样组织细胞

B. 充满脂质的泡沫细胞

C. 神经鞘磷脂酶的活性降低

D. β－葡萄糖苷脂酶活力 <20%

E. 肌张力低下

F. 血小板计数减少

G. X 线骨骼象显示中至重度多发性骨发育不全

H. 唾液酸酶活性减低

531. 下列对尼曼－匹克细胞的叙述，正确的是

A. 细胞体积大，直径为 20～100μm

B. 有一个居中位胞核

C. PAS 染色示空泡中心常呈阴性，空泡壁呈弱阳性

D. 酸性磷脂酶强阳性

E. 电镜下小泡周围有部分膜层结构环绕

F. 电镜检查胞质中可见包涵体

G. 胞核一个或多个，偏心位

H. 胞质丰富，染淡蓝色

（532～535 共用题干）

患者男，27 岁，1 年来面色苍白，乏力，气短；检验结果：RBC 2.5×10^{12}/L，Hb 55g/L，MCV 74fl，MCH 20pg，MCHC 300g/L，Ret 1.5%，血涂片红细胞淡染区扩大，初步诊断为缺铁性贫血。

532. 关于改良 Neubauer 计数板结构的叙述，正确的是

A. 白细胞计数采用计数室四角上的 4 个大方格

B. 红细胞计数采用中央大方格 5 个中方格

C. 每个大方格面积为 $0.1mm^2$

D. 中央大方格用双线分成 16 个中方格

E. 每个中方格用双线分成 25 个小方格

533. 手工红细胞计数的稀释液为

A. 生理盐水

B. 甲醛枸橼酸盐稀释液

C. Hayem 稀释液

D. 肝素钠溶液

E. EDTA－K_2溶液

534. 巨幼细胞贫血患者外周血涂片易见

A. 大红细胞

B. 巨大血小板

C. 中性粒细胞分叶多

D. 靶形红细胞

E. 红细胞中央浅染区扩大

535. 可用肝素作抗凝剂的检验项目有

A. 凝血功能检查

B. 白细胞形态检查

C. 红细胞比容

D. 红细胞计数

E. 红细胞渗透脆性检查

（536～542 共用题干）

患者男，43 岁，因头晕乏力、面色苍白 1 年就诊。既往有十二指肠球部溃疡 20 年；检验结果：红细胞$2.5\times10^{12}/L$，Hb 60g/L，白细胞及血小板正常；血清铁蛋白 10μg/L。诊断为缺铁性贫血。

536. 下列哪些项不符合铁代谢的生理

A. 血清铁一般是 Fe^{2+}

B. 成人每日需要 Fe^{2+} 10mg

C. 维生素 C 能促进 Fe^{2+} 的吸收

D. Fe^{2+} 主要在空肠下端吸收

E. 在肠黏膜细胞内 Fe^{2+} 与去铁蛋白结合形成铁蛋白

537. 本例缺铁性贫血最可能的原因是

A. 慢性失血

B. 多次妊娠

C. 胃肠道吸收功能障碍

D. 患者铁需量增加

E. 偏食

538. 下列关于缺铁性贫血的骨髓片检查结果，不正确的是

A. 幼红细胞核小、胞质少、边缘不整

B. 骨髓增生程度减低

C. 可见幼红细胞巨幼样变

D. 胞核较松，发育迟于胞质

E. 可见成熟红细胞呈缗钱状排列

539. 缺铁性贫血可出现

A. 反甲、舌炎等临床表现

B. 骨髓小粒可染铁消失

C. 血清总铁结合率增高

D. 血清铁降低

E. MCV＞90fl

F. 骨髓幼红细胞增生低下

540. 下列哪些表现符合巨幼细胞贫血

A. 中性粒细胞左移

B. DNA 合成减缓引起巨幼细胞贫血

C. 可见无效红细胞生成

D. 多起源于营养不良

E. 严重巨幼细胞贫血时可见全血细胞减少

541. 下列哪些符合真性红细胞增多症的表现

A. 血小板增多

B. 白细胞增多

C. 红细胞形态基本正常

D. 中性粒细胞碱性磷酸酶染色积分值增加

E. 红细胞沉降率增加

542. 真性红细胞增多症的实验室检查特征包括

A. 骨髓增生明显活跃

B. 骨髓中各系细胞形态基本正常

C. 血清铁增加

D. 骨髓铁增加

E. 维生素 B_{12} 正常

（543～550 共用题干）

患者女，15 岁，低热、关节疼痛、鼻出血 7 天；体检：双侧颈部及腋下淋巴结均肿大，肝、脾肋下 1cm，胸骨压痛（＋）；检验：Hb 80g/L，WBC $3.5\times10^9/L$，分类示中性 30%，淋巴 20%，原始细胞 50%，PLT $18.8\times10^9/L$，POX 阳性反应。

543. 该患者诊断可能为

A. ITP（急性）

B. 恶性淋巴瘤

C. 急性淋巴细胞白血病

D. 急性粒细胞白血病

E. 传染性单核细胞白血病

544. 下列符合 α－醋酸萘酚酯酶（α－NAE）染色结果的是

A. 单核细胞和幼单核细胞为阳性反应，且不被 NaF 抑制

B. 少数粒细胞可呈弱阳性反应，且不被 NaF 抑制

C. 巨核细胞和血小板均呈阴性反应

D. 幼红细胞一般为阴性反应

E. 浆细胞呈阳性

545. 下列不符合氯乙酸 AS－D 萘酚酯酶染色结果的是

A. 粒细胞酶活性随细胞的成熟而增强

B. 嗜碱性粒细胞为阴性反应

C. 血小板、浆细胞、幼红细胞均呈阴性反应

D. 单核细胞为阴性反应，个别呈弱阳性反应

E. 急性粒细胞白血病时，白血病原始细胞出现阳性

或阴性反应

546. 正常血细胞做过氧化物酶染色，下列叙述正确的是

A. 原粒细胞呈阴性反应或弱阳性反应
B. 幼单可呈弱阳性反应
C. 嗜酸性粒细胞可呈强阳性
D. 嗜碱性粒细胞阳性程度最强
E. 原始单核细胞呈强阳性

547. 下列符合碱性 α - 丁酸萘酚酯酶染色（α - NBE）结果的是

A. 粒细胞系统均呈阴性反应
B. 幼单细胞为阳性反应，不被 NaF 抑制
C. 组织细胞呈阳性反应，不被 NaF 抑制
D. 非 T 非 B 细胞可呈颗粒状阳性
E. 幼单细胞为阳性反应，被 NaF 抑制

548. 下列不符合醋酸 AS - D 萘酚酯酶（AS - D NAE）染色结果的有

A. 急性粒细胞白血病时，白血病细胞可呈阳性反应，且不被 NaF 抑制
B. 急性单核细胞白血病时，白血病细胞可呈阳性反应，但被 NaF 抑制
C. 红细胞系统均呈阴性反应
D. 淋巴细胞呈弱阳性反应
E. 淋巴细胞均呈阳性反应，但被 NaF 抑制

549. 白血病性原始细胞的超微结构与正常原始细胞相比，其基本特征是

A. 细胞大小差别较大，细胞形态不规则
B. 细胞核的形态不规则，常有深浅不等的凹陷，有时核畸形明显，甚至分叶
C. 胞核内有特殊形态
D. 胞质内各种细胞器的数量和形态变化较大
E. 胞质内可出现 Auer 小体

550. 属于急性髓细胞白血病的是

A. L_1　　B. L_2
C. M_1　　D. M_2
E. M_3

（551 ~ 558 共用题干）

患者男，27 岁，头晕乏力、面色苍白 1 年。检验结果：RBC $2.5 \times 10^{12}/L$，Hb 56g/L，MCV、MCH、MCHC 均低于正常；血涂片见红细胞中央苍白区扩大，可见靶形红细胞。

551. 本患者除哪项贫血外，其余皆有可能

A. 再生障碍性贫血　　B. 溶血性贫血
C. 缺铁性贫血　　D. 铁粒幼细胞贫血
E. 慢性感染性贫血

552. 中幼红细胞的胞质呈嗜多色性的原因是

A. RNA 渐少
B. 浆内血红蛋白形成较多
C. 细胞发生退化变性
D. 浆内血红蛋白尚未形成
E. RNA 等嗜碱性物质占绝对比例

553. 红细胞渗透脆性降低见于

A. 巨幼细胞贫血
B. 遗传性球形红细胞增多症
C. 再生障碍性贫血
D. 缺铁性贫血
E. 珠蛋白生成障碍性贫血

554. 急性溶血发生时，可有以下哪种表现

A. 血中结合珠蛋白增高
B. 血中直接胆红素增高
C. 尿胆原增高
D. 尿胆红素增高
E. 血红蛋白尿

555. 下列关于再生障碍性贫血的检测，正确的是

A. T 淋巴细胞、B 淋巴细胞功能下降
B. 大多数患者 HbF 增多
C. Th/Ts 比例倒置
D. 红细胞寿命延长
E. 血清铁蛋白增多

556. 急性再生障碍性贫血的血常规特点是

A. 为正色素性小细胞贫血
B. 全血细胞减少
C. 粒细胞绝对值小于 $0.5 \times 10^9/L$
D. 血小板小于 $20 \times 10^9/L$
E. 网织红细胞小于 0.01

557. 鉴别再生障碍性贫血与急性白血病的主要检查是

A. 血片中是否发现幼稚细胞
B. 中性粒细胞碱性磷酸酶染色
C. 骨髓检查
D. 血小板计数
E. 外周血白细胞计数

558. 慢性系统性疾病贫血可表现为

A. 正细胞正色素性
B. 总铁结合力正常或降低
C. 小细胞正色素性贫血
D. 骨髓铁染色示细胞外铁减少
E. 血清铁、运铁蛋白饱和度增加

（559 ~ 565 共用题干）

患者男，25 岁，因头晕乏力、鼻黏膜出血 7 天就诊。

检验：Hb 83g/L，WBC 40 × 10^9/L，外周血涂片分类见幼稚细胞。骨髓片增生极度活跃，原始细胞 50%，幼粒细胞 20%，PLT 19 × 10^9/L，原始细胞 POX 阳性反应，NAP（−），NSE 部分呈阳性反应，不被 NaF 抑制，确诊为急性非淋巴细胞白血病。

559. 该患者的 FAB 分型是

A. M_1　　B. M_2
C. M_3　　D. M_4
E. M_5

560. 骨髓有核细胞增多可见于

A. CML　　B. 骨髓稀释
C. 再生障碍性贫血　　D. 骨髓纤维化
E. 急性白血病

561. 浆细胞病包括

A. 重链病　　B. 原发性巨球蛋白血症
C. 原发性淀粉样变　　D. 多发性骨髓瘤
E. 传染性单核细胞增多症

562. X 线片显示骨质破坏，可见于下列哪些疾病

A. 类白血病反应　　B. 骨髓纤维化
C. 恶性肿瘤转移　　D. 恶性组织细胞病
E. 多发性骨髓瘤

563. 下列符合脾功能亢进的临床特征的有

A. 无原发性类型　　B. 继发于多种类型
C. 外周血细胞减少　　D. 骨髓增生活跃
E. 骨髓常有巨核细胞不同程度的成熟障碍

564. 能引起假性戈谢细胞增多的疾病有

A. 巨幼细胞贫血
B. 白血病
C. 多发性骨髓瘤
D. 获得性免疫缺陷综合征
E. 先天性红细胞发育不良

565. 临床上将尼曼－匹克病分哪几型

A. 脑病型　　B. 黄疸型
C. 慢性神经型　　D. 慢性非神经型
E. 急性神经型

（566～571 共用题干）

患者男，50 岁，头晕乏力 1 年多。血常规特点：血红蛋白 67g/L，红细胞 2.6 × 10^{12}/L，红细胞体积基本正常；网织红细胞数减少；白细胞 34 × 10^9/L，外周血片可见大量幼稚粒细胞。白血病待定。

566. 关于急性粒细胞白血病和单核细胞白血病的说法，正确的是

A. 急性粒细胞白血病和单核细胞白血病的假包涵体均多见
B. 急性粒细胞白血病的假包涵体少见，单核细胞白血病的假包涵体多见
C. 急性粒细胞白血病的假包涵体多见，单核细胞白血病的假包涵体少见
D. 急性粒细胞白血病的 Auer 小体可见，单核细胞白血病的 Auer 小体少见
E. 急性粒细胞白血病的 Auer 小体少见，单核细胞白血病的 Auer 小体可见

567. 支持 APL（M_3）诊断的是

A. 白血病细胞中易见 Auer 小体
B. $CD13^+$、$CD33^+$
C. $CD19^+$、$HLA-DR^+$
D. 骨髓中以多颗粒的早幼粒细胞为主
E. 伴 t（15；17）形成的 PML－RARA 融合基因

568. T－ALL 均呈阳性的白细胞免疫标志为

A. CD7　　B. CD19
C. HLA－DR　　D. CD33
E. TdT

569. 全血细胞减少可见于下列哪些疾病

A. 恶性组织细胞病
B. 多发性骨髓瘤
C. 巨幼细胞贫血
D. 阵发性睡眠性血红蛋白尿
E. 缺铁性贫血

570. 骨髓增生性疾病包括

A. 原发性血小板增多症
B. 骨髓纤维化
C. 真性红细胞增多症
D. CML
E. 骨髓增生异常综合征

571. 下列哪些疾病可能出现骨髓干抽

A. 真性红细胞增多症
B. 骨髓纤维化
C. 缺铁性贫血
D. 毛细胞白血病
E. 原发性免疫性血小板减少症

（572～579 共用题干）

患者女，25 岁，头晕乏力半年多。血常规特点：血红蛋白 7g/L，红细胞 2.0 × 10^{12}/L，红细胞体积正常；网织红细胞数增多；白细胞计数及分类正常；血小板计数增高。初诊为溶血性贫血。

572. 溶血性贫血的共性改变是

A. 血片中可见幼稚红细胞
B. 血片中可见幼稚粒细胞

C. 网织红细胞增多
D. 骨髓增生明显活跃
E. 红细胞寿命缩短

573. 血管内溶血的特点有
A. 寒战、高热、腰背酸痛
B. 血红蛋白尿
C. 血红蛋白血症
D. 血清结合珠蛋白增高
E. 脾脏不一定肿大

574. 血管内溶血的证据有
A. 血红蛋白血症
B. 血红蛋白尿
C. 血浆结合珠蛋白增高
D. 高铁血红蛋白血症
E. Rous 试验阳性

575. 血管外溶血的特点有
A. 脾肿大
B. 血红蛋白血症
C. 尿含铁血红素阳性
D. 血浆结合珠蛋白减少
E. 贫血、黄疸

576. G－6－PD 缺陷可见于
A. 药物诱发溶血性贫血
B. 蚕豆病
C. 遗传性球形红细胞增多症
D. 遗传性椭圆形红细胞增多症
E. 珠蛋白生成障碍

577. 下列哪些疾病主要表现为血管外溶血
A. 血红蛋白病
B. PNH
C. 遗传性球形红细胞增多症
D. 丙酮酸激酶缺乏
E. 遗传性椭圆形红细胞增多症

578. 用外周血出现有核红细胞的疾病有
A. 再生障碍性贫血
B. 红白血病
C. 溶血性贫血
D. 骨髓纤维化
E. 恶性肿瘤骨转移

579. 用外周血涂片观察成熟红细胞形态对下列哪些疾病的诊断有意义
A. 缺铁性贫血
B. 珠蛋白生成障碍性贫血
C. 遗传性椭圆形红细胞增多症
D. 遗传性球形红细胞增多症
E. 再生障碍性贫血

（580～581 共用题干）

患者男，55 岁，胃病 10 余年，近 1 周感头晕、乏力就诊。体检无特殊发现。实验室检查如下：RBC $3.3\times10^{12}/L$，Hb 80g/L，MCV 75fl，Hct 25%；血清铁 8μmol/L。

580. 以上结果表明患者的贫血类型可能是
A. 巨幼细胞贫血
B. 缺铁性贫血
C. 单纯性小细胞贫血
D. 海洋性贫血
E. 失血性贫血
F. 慢性病引起的贫血

581. 患者入院 3 天后出现腹痛加剧，检测大便潜血阳性，应该补充的检查有
A. 免疫球蛋白　　B. 补体
C. 骨髓穿刺　　D. ENA
E. AFP　　F. CEA
G. CA－199

（582～586 共用题干）

患者女，24 岁，因面色苍白、头晕、乏力 3 月余，伴心慌 1 周就诊。平时挑食，其他无特殊病史。月经初潮 12 岁，月经量较多。查体：T 36.6℃，P 98 次/分，R 18 次/分，BP 110/70mmHg。贫血貌，皮肤黏膜无出血点，浅表淋巴结不大，巩膜无黄染，口唇苍白，舌乳头正常。心肺（－），肝脾不大。实验室检查：Hb 64g/L，RBC $3.1\times10^{12}/L$，Hct 0.21，RDW 22%，WBC $6.5\times10^{9}/L$，分类：中性分叶核粒细胞 72%，淋巴细胞 26%，单核细胞 2%，PLT $310\times10^{9}/L$，网织红细胞 1.5%，尿蛋白（－），镜检（－），大便潜血（－）。

582. 该患者的贫血形态学分类属于
A. 小细胞均一性贫血
B. 小细胞不均一性贫血
C. 正常细胞均一性贫血
D. 正常细胞不均一性贫血
E. 大细胞均一性贫血
F. 大细胞不均一性贫血
G. 小细胞低色素性贫血

583. 如果对该患者的外周血进行形态学显微镜检查，可以见到
A. 以小细胞为主，红细胞大小不均
B. 以大细胞为主，红细胞大小不均
C. 红细胞中心淡染区扩大

D. 出现大量有核红细胞

E. 裂红细胞增多

F. 靶形红细胞增多

584. 如果对患者进行骨髓细胞学检查，可出现的现象有

A. 有核细胞增生明显活跃

B. 以红细胞系统增生明显为主，粒红比值降低

C. 正常形态幼红细胞减少

D. 部分分叶核细胞分叶过多

E. 中性粒细胞胞核肿胀，染色质疏松

F. 增生的红细胞以中、晚幼红细胞为主

G. 细胞核发育较细胞质成熟

585. 对缺铁性贫血有价值的其他诊断指标有

A. 血清可溶性转铁蛋白受体测定

B. 总铁结合力测定

C. 血清铁测定

D. 血清铁蛋白测定

E. 骨髓铁染色

F. 血清结合珠蛋白测定

G. 维生素 B_{12}测定

H. 血清转铁蛋白测定

586. 如果对患者进行有效治疗，则实验室检查可出现的变化有

A. 网织红细胞计数增高

B. 红细胞计数持续增加

C. RDW 可增大，红细胞直方图可出现双峰

D. 血清铁含量下降为 4. 51μmol/L

E. 转铁蛋白饱和度增加

F. 血小板计数值会逐渐增多

（587～590 共用题干）

患儿男，12 个月，家长发现患儿发育比其他同龄婴儿慢而就诊。营养发育史：3～4 个月能抬头，现 12 个月不能独坐，不会爬。面部表情呆滞，对逗笑反应较前差。单纯牛乳喂养，未添加辅食。查体：生长发育可，面色苍黄，体重 7. 5kg，精神反应差，表情淡漠，眼神欠灵活，肢体活动少，呼吸 40 次/分。全身皮略干燥、粗糙；无明显舌震颤。心肺无明显异常，腹软，肝、脾轻度大，质软。四肢肌张力略低，肌肉略松弛，跟、膝腱反射活跃。实验室检查：WBC 4. 9 $\times 10^9$/L，N 35%，L 61%，M 4%，RBC 1. 97 $\times 10^{12}$/L，Hb 69g/L，Hct 0. 212，PLT 90 $\times 10^9$/L，RDW 21. 2%。网织红细胞 3%。尿常规（－），粪常规（－）。

587. 该患儿的贫血分类属于

A. 小细胞均一性贫血

B. 小细胞不均一性贫血

C. 正常细胞均一性贫血

D. 正常细胞不均一性贫血

E. 大细胞均一性贫血

F. 大细胞不均一性贫血

G. 轻度贫血

H. 中度贫血

I. 重度贫血

588. 如果对该患儿的外周血细胞形态进行显微镜检查，可出现的现象有

A. 红细胞大小不均一

B. 以椭圆形大红细胞多见，着色较深

C. 可看到 Howell－Jolly 小体

D. 红细胞中心淡染区扩大

E. 中性粒细胞分叶增多，出现核右移

F. 出现巨大血小板

G. 可见巨红细胞、点彩红细胞

589. 对该患儿的骨髓血细胞行形态学检查，可能出现的现象有

A. 中性粒细胞体积变小

B. 中性粒细胞胞质特异性的颗粒减少，着色呈灰蓝色

C. 胞核肿胀，染色质疏松

D. 部分分叶核细胞分叶过多

E. 可见细胞胞体过大、分叶过多的巨核细胞

F. 可见细胞胞体过大、分叶过多的单核细胞

590. 对巨幼细胞贫血有诊断意义的其他指标有

A. 血清内因子阻断抗体测定

B. 血清叶酸测定及红细胞叶酸测定

C. 血清维生素 B_{12}测定

D. 红细胞维生素 B_{12}测定

E. 铁饱和度测定

F. 维生素 B_{12}吸收试验

（591～595 共用题干）

患者男，61 岁，全身乏力、体重减轻 3 月余。体检：肝脏肋下 2. 5cm，脾肋下 5cm，胸骨有压痛。检验：Hb 96g/L，WBC 66. 5 $\times 10^9$/L，PLT 320 $\times 10^9$/L，中性中幼粒细胞 11%，中性晚幼粒细胞 16%，中性杆状核细胞 24%，中性分叶核细胞 31%，嗜酸性粒细胞 5%，嗜碱性粒细胞 5%，淋巴细胞 8%。

591. 对该患者可能考虑的疾病有

A. 急性感染　　B. 类白血病反应

C. 恶性肿瘤　　D. 慢性粒细胞白血病

E. 急性粒细胞白血病　　F. 再生障碍性贫血

592. 为明确诊断考虑做的检查有

A. 骨髓细胞学检查

B. 腹部超声波检查

C. Ph 染色体检查

D. CFU－GM 集落培养

E. 血吸虫检查

F. 中性粒细胞碱性磷酸酶染色

593. 该患者若是慢性粒细胞白血病，骨髓象检查会出现的改变有

A. 骨髓有核细胞增生极度活跃

B. 粒红比例明显增高

C. 原始粒细胞 >10%

D. 骨髓可发生轻度纤维化

E. 巨核细胞减少

F. 嗜酸性粒细胞减少

G. 嗜碱性粒细胞增多

H. Ph 染色体阳性

594. 类白血病反应与慢性粒细胞白血病的鉴别要点是类白血病反应

A. 有原发疾病

B. 粒细胞中毒性改变明显

C. 外周血中性粒细胞 $>100\times10^9/L$

D. 中性粒细胞碱性磷酸酶染色积分显著增高

E. 骨髓细胞增生极度活跃

F. 无 Ph 染色体

595. 提示：该患者确诊为慢性粒细胞白血病，治疗后缓解出院。1 年后患者因高热、骨关节疼痛再次入院。外周血 WBC $126\times10^9/L$，PLT $96\times10^9/L$，原粒细胞＋早幼粒细胞为 33%，嗜碱性粒细胞 22%。此时应考虑的疾病是

A. 骨髓增生异常综合征

B. 感染性粒细胞型类白血病反应

C. 慢性粒细胞白血病急性变

D. 骨髓纤维化

E. 嗜碱性粒细胞白血病

F. 急性粒细胞白血病（M_3）型

（596～599 共用题干）

患者女，22 岁，以头晕乏力、月经量增多半年入院。平时无挑食现象。曾因腹泻服用过“氯霉素”。体检：贫血貌，四肢皮肤可见散在瘀点、瘀斑，心肺无异常，腹软，肝、脾肋下未触及。实验室检查：RBC $2.2\times10^9/L$，Hb 68g/L，WBC $3.5\times10^9/L$，N 37%，L 60%，M 3%，PLT $46\times10^9/L$。

596. 对该患者考虑的疾病有

A. 血小板减少性紫癜

B. 再生障碍性贫血

C. 恶性组织细胞病

D. 粒细胞减少症

E. 骨髓纤维化

F. 骨髓增生异常综合征

G. 阵发性睡眠性血红蛋白尿

H. 缺铁性贫血

597. 为进行诊断应考虑做的检查有

A. 骨髓细胞学检查

B. 骨髓活检

C. 网织红细胞绝对值计数

D. 血细胞化学染色

E. 造血干细胞培养

F. PT 测定

G. 红细胞形态学检查

598. 提示：患者有服用“氯霉素”的历史，外周血网织红细胞 0.2%。骨髓细胞检查：红系、粒系和巨核细胞系都减少，考虑诊断为再生障碍性贫血。急性再生障碍性贫血的诊断标准是

A. 全血细胞减少

B. 网织红细胞减少低于 1%

C. 网织红细胞绝对值减少

D. 骨髓细胞检查至少 1 个部位增生减低或重度减低

E. 一般无肝脾肿大

F. 能除外引起全血细胞减少的其他疾病

G. 一般抗贫血药物治疗无效

599. 再生障碍性贫血的发生机制是

A. 造血干细胞异常

B. 免疫机制异常

C. 造血微环境缺陷

D. 细胞因子 γ－干扰素升高

E. 遗传倾向

F. 电离辐射

（600～604 共用题干）

患者男，55 岁，面色苍白、乏力、头晕半年余，最近加重，伴心慌半个月。病后进食正常，但有时上腹隐痛，不挑食，二便正常，睡眠可，既往无胃病病史。查体：T 36.8℃，P 96 次/分，R 18 次/分，BP 130/75mmHg。贫血貌，略消瘦，皮肤无出血点和皮疹，浅表淋巴结不大，巩膜无黄染，心界不大，心率 96 次/分，律齐，肺（－），腹平软，无压痛，肝脾未触及，下肢不肿。实验室检查：Hb 68g/L，RBC $2.6\times10^{12}/L$，MCV 76fl，MCH 24pg，MCHC 31%，网织红细胞 1.5%，WBC $8.0\times10^9/L$，N 69%，E 3%，L 25%，M 3%，PLT 136×

10^9/L。

600. 根据上述红细胞及血红蛋白检查结果，考虑可能的贫血类型有

A. 巨幼细胞贫血　B. 海洋性贫血
C. 铁粒幼细胞贫血　D. 缺铁性贫血
E. 再生障碍性贫血　F. 溶血性贫血
G. 慢性病性贫血

601. 为明确诊断，患者应进行的实验室检查有

A. 骨髓检查
B. 骨髓铁粒幼细胞计数
C. 外周血涂片
D. 血清铁、铁蛋白及总铁结合力
E. 叶酸和维生素 B_{12} 测定
F. 血 PT、APTT 测定
G. 尿常规、大便常规
H. 大便隐血

602. 检查结果显示：大便隐血（+），尿常规（-），血清铁蛋白 6μg/L，血清铁 3.5μmol/L，总铁结合力 95μmol/L，根据上述检查结果，考虑诊断：①缺铁性贫血；②消化道肿瘤；③消化道溃疡。患者应当进一步进行的检查有

A. 胃镜
B. 钡灌肠或纤维肠镜
C. 血肝、肾功能
D. 逆行性胰胆管造影
E. 血电解质
F. 血清癌胚抗原 CEA 及 CA19-9
G. 腹部 B 超或 CT
H. 胸片

603. 提示：胃镜及活检显示胃窦癌，腹部 CT 检查未见腹腔淋巴结肿大，胸片正常。考虑采取的治疗方式有

A. 立即化疗
B. 立即放疗
C. 尽快手术
D. 待贫血纠正后行手术治疗
E. 补充白蛋白
F. 若手术前贫血仍重，可输浓缩红细胞

604. 提示：患者行胃癌根治术，手术顺利，但术后仍有较严重的贫血，给患者补充铁剂治疗。若铁剂治疗有效，可出现的实验室检查的改变有

A. 外周血网织红细胞增多
B. 血清铁增高
C. 铁蛋白增高
D. 血清总铁结合力增高
E. 血清总铁结合力降低
F. 外周血网织红细胞减少

（605～607 共用题干）

患者男，46 岁，因酗酒而意识不清、剧烈呕吐被送至急诊室，为诊断是否存在代谢性酸中毒需进行血气分析。

605. 其采血部位为

A. 手指　B. 耳垂
C. 足跟　D. 静脉
E. 动脉　F. 毛细血管

606. 动脉采血通常选择

A. 股动脉　B. 肱动脉
C. 桡动脉　D. 腋动脉
E. 椎动脉　F. 锁骨下动脉

607. 以下描述错误的是

A. 避免空气
B. 防止血肿
C. 立即送检
D. 标本保存于 2℃～6℃不超过 2 小时
E. 采集后立即封闭针头斜面，再混匀
F. 标本保存于 -20℃

（608～610 共用题干）

患儿男，4 岁 8 个月，因发热，鼻塞，咽峡肿痛入院，血常规检查结果示外周血异型淋巴细胞比例≥10%。

608. 目前诊断考虑

A. 百日咳
B. 结核病
C. 急性化脓性感染
D. 传染性单核细胞增多症
E. 急性淋巴细胞白血病
F. 巨幼细胞贫血

609. 关于传染性单核细胞增多症的描述，正确的有

A. 预后不佳
B. 通过血液传染
C. 由 EB 病毒引起
D. 由巨细胞病毒引起
E. 多发生于青少年
F. 咽峡肿痛是最常见的症状

610. 下列符合传染性单核细胞增多症实验室检查结果的有

A. 贫血
B. 肝功能异常
C. 血小板计数增高

D. CMV 抗体检测：阳性

E. 外周血异型淋巴细胞比例≥10%

F. 血清嗜异凝集抗体试验：阳性

（611～614 共用题干）

患者男，46 岁，因咳嗽咳痰，经胸部 X 线片诊断为肺炎入院。入院检查：全身基本体征正常，心电图正常，B 超显示肝、胆、胰、脾、肾未见明显异常。实验室检查结果：RBC $4.12\times10^{12}/L$，Hb 138g/L，WBC $10.5\times10^{9}/L$，PLT $12\times10^{9}/L$。PT、APTT、FIB、TT 均正常，肝、肾功能均正常。当日再次抽血复查血常规示 PLT 为 $10\times10^{9}/L$。患者无任何临床出血现象。

611. 患者 PLT 检测结果与临床表现不符，临床常见可能引起血小板假性减低的有

A. 样品采集环节中血小板聚集

B. 白细胞计数增高影响血小板检测结果

C. EDTA 诱导的血小板聚集

D. 血小板卫星现象

E. 巨大血小板较多

F. 标本溶血

612. 血常规检测结果 PLT 偏低，目前可考虑的复检措施有

A. EDTA－K_2抗凝血再次复查血小板

B. 标本 37℃孵育后上机检测

C. 更换溶血剂进行检测

D. 更换抗凝剂采血复查血小板

E. 采用血小板稀释液进行预稀释

F. 推片显微镜下观察血小板数量及形态

613. 采用枸橼酸盐抗凝管采血，复查患者血小板，PLT 为 $237\times10^{9}/L$，引起血小板假性降低的原因应为

A. 酵母菌存在

B. 冷凝集素存在

C. EDTA 依赖型

D. 真空采血管血液过度充盈

E. 红细胞碎片

F. 白细胞碎片

614. 干扰血小板计数结果的因素，以下描述正确的有

A. 冷球蛋白可引起分析性减低

B. 酵母菌引起分析性增高

C. EDTA 抗凝血室温放置时间过长引起分析性减低

D. 月经期生理性减低

E. 服用阿莫西林生理性减低

F. 急性感染时生理性减低

（615～617 共用题干）

患者男，56 岁，因胸痛胸闷 3 小时急诊入院，入院后检查血常规、红细胞沉降率、心肌标志物，RBC $5.68\times10^{12}/L$，Hb 166g/L，WBC $20.9\times10^{9}/L$，PLT $145\times10^{9}/L$，ESR 72mm/h（魏氏法，正常参考区间＜15mm/h），行床旁心电图可见异常 Q 波，初步诊断为急性心肌梗死。

615. 该患者红细胞沉降率增高，可能与以下哪些病因有关系

A. 低血糖

B. 急性心肌梗死引起的急性时相反应蛋白增加

C. 红细胞增多

D. 白细胞增多

E. 服用阿司匹林

F. 高脂血症

616. 血浆中影响红细胞沉降率增快的成分有

A. 白蛋白　　B. α－球蛋白

C. 三酰甘油　　D. 糖蛋白

E. 纤维蛋白原　　F. 红细胞增多

617. 魏氏法作为红细胞沉降率测定的传统方法，以下描述正确的有

A. 魏氏红细胞沉降率管刻度为 200mm

B. 倾斜试管读取结果

C. 1 小时后读取上层血浆高度的毫米数

D. 网织红细胞增多，可使红细胞上层不规则

E. 需要离心

F. 魏氏法是 ESR 的确定性方法

（618～621 共用题干）

患者男，16 岁，双下肢紫癜伴血尿 3 天，无发热、腹痛、黑便，1 周前出现咽痛。体检：双下肢可见大小不等、对称分布的暗红色紫癜，按之不褪色；实验室检查：RBC $4.8\times10^{12}/L$，Hb128g/L，PLT $165\times10^{12}/L$，PT 11.3 秒（正常参考区间 11.0～13.0 秒），APTT 31.6 秒（正常参考区间 20.0～40.0 秒），TT 17.2 秒（正常参考区间 14.0～22.0 秒），FIB 2.9g/L（正常参考区间 2.0～4.0g/L），尿糖（－），尿白细胞（－），尿隐血（＋＋），尿蛋白（＋＋），尿胆原（－），尿胆红素（－），尿酮体（－），ADP 诱导的血小板最大聚集率为 78%（正常参考区间 69%～88%），骨髓象检查正常。

618. 根据临床表现及实验室结果，导致患者出血的原因最可能为

A. 血小板功能降低

B. 凝血因子缺乏

C. 血管壁异常

D. 纤溶功能亢进

E. 循环抗凝物质

F. 血小板数量异常

619. 若诊断为血管壁异常所致出血，以下结果与诊断相符的是

A. BT 延长

B. PT 延长

C. APTT 延长

D. 血块收缩不良

E. 毛细血管脆性试验阳性

F. 骨髓巨核细胞数量减少

620. 该患者最可能的临床诊断为

A. 单纯性紫癜

B. 原发性免疫性血小板减少症（特发性血小板减少性紫癜）

C. 过敏性紫癜

D. 遗传性出血性毛细血管扩张症

E. 急性肾小球肾炎

F. 急性肾盂肾炎

621. 该患者属于的类型是

A. 单纯皮肤型　B. 腹型

C. 肾型　D. 关节型

E. 神经型　F. 混合型

（622～625 共用题干）

患者女，26 岁，间歇性牙龈出血伴月经过多 9 个月余。就诊体检：双下肢可见散在出血点及紫癜，未见肝脾大；实验室检查：RBC 4.7×10^{12}/L，Hb 115g/L，PLT 25×10^{12}/L，WBC 6.5×10^{9}/L，分类计数为中性分叶核细胞62%，淋巴细胞 33%，单核细胞 4%，嗜酸性粒细胞1%；BT 7 分钟（正常参考区间 1～4 分钟），PT 10.5 秒（正常参考区间 11.0～13.0 秒），APTT 26.0 秒（正常参考区间 20.0～40.0 秒），TT 20.5 秒（正常参考区间14.0～22.0 秒），FIB 3.2g/L（正常参考区间 2.0～4.0g/L）。

622. 下列哪些疾病可出现 PLT 降低

A. ITP　B. TTP

C. 过敏性紫癜　D. DIC

E. 血友病　F. 血管性血友病

623. 临床初步考虑患者为 ITP，为明确诊断还需进行以下哪些检查

A. 血块收缩试验

B. 血小板寿命测定

C. 血小板聚集试验

D. 抗血小板自身抗体检测

E. 骨髓象检查

F. PT 测定

624. 下列检查结果支持 ITP 诊断的是

A. 血块收缩良好

B. 骨髓巨核细胞正常或增多伴成熟障碍

C. 血小板寿命缩短

D. 血小板第 3 因子活性减低

E. 出血时间延长

F. ADP 诱导的血小板聚集反应正常

625. 若该病与过敏性紫癜鉴别，最主要的依据是

A. 骨髓巨核细胞增多

B. 血小板计数减少

C. 外周血涂片血小板形态异常

D. 血小板聚集功能减弱

E. 出血时间延长

F. 血块收缩不良

（626～628 共用题干）

患者女，27 岁，产后 2 天，高热，血压 70/40mmHg，恶露奇臭，四肢及躯干皮肤呈大片状瘀斑，既往无出血史。实验室检查：RBC 3.7×10^{12}/L，Hb 90g/L，PLT 30×10^{12}/L，WBC 8.5×10^{9}/L，分类计数为中性分叶核细胞75%，淋巴细胞 21%，单核细胞 3%，嗜酸性粒细胞1%；PT 22.0 秒（正常参考区间 11.0～13.0 秒），APTT 55.1 秒（正常参考区间 20.0～40.0 秒），TT 28.5 秒（正常参考区间 14.0～22.0 秒），纤维蛋白原（FIB）0.9g/L（正常参考区间 2.0～4.0g/L）。

626. 导致该患者出血最可能的原因是

A. 急性再生障碍性贫血

B. DIC

C. 急性 ITP

D. 软产道裂伤

E. 过敏性紫癜

F. TTP

627. 若临床考虑 DIC，下列检查结果支持诊断的是

A. 血浆 D－二聚体阳性

B. APTT 延长

C. 血小板聚集功能异常

D. 3P 试验阳性

E. ATⅢ活性明显降低

F. 外周血涂片破碎红细胞 >10%

628. 若患者为妊娠合并重症肝炎并发 DIC，以下检查结果与病情不相符的是

A. 血小板进行性下降

B. 肝功能正常

C. D－二聚体阴性

D. 纤维蛋白原含量 >4g/L

E. 3P 试验阳性

F. 蛋白 C 降低

（629～631 共用题干）

患者男，47 岁，行腰椎骨折手术后 2 周出现左下肢深静脉血栓，行取栓皮肤切开减张术，5 日后患者突发呼吸困难、发绀，呼吸频率快达 35 次/分，意识模糊；体检：急性病容，双下肢肿胀；实验室检查：Hb 135g/L，WBC 18.5×10^9/L，PLT 40×10^{12}/L，血氧分压 60mmHg。

629. 该患者应考虑的诊断可能是

A. 急性心力衰竭　　B. 急性心肌梗死
C. 肺动脉栓塞　　D. DIC
E. 脑梗死　　F. 深静脉血栓

630. 如需进一步确诊，还需进行以下哪些检查

A. 心动超声图　　B. β－TG
C. 肺动脉造影　　D. D－二聚体检测
E. PF4　　F. 放射性核素肺扫描

631. 若该患者同时合并 DIC，以下结果支持诊断的是

A. PT 延长
B. APTT 正常
C. 血浆纤维蛋白原含量明显降低
D. 血小板计数进行性下降
E. 3P 试验阴性
F. D－二聚体阳性

（632～634 共用题干）

患者女，47 岁，凝血常规检查结果为：PT 23.1 秒（正常参考区间 9.6～12.8 秒）；APTT 32.0 秒（正常参考区间 20.0～40.0 秒）；FIB 3.9g/L（正常参考区间 2.0～4.0g/L）；TT 18.1 秒（正常参考区间 14.0～22.0 秒）。

632. 上述凝血检测结果提示患者有

A. 早期肝病
B. 依赖维生素 K 凝血因子缺乏症
C. 血友病
D. DIC
E. 使用双香豆素类抗凝剂
F. 使用肝素治疗
G. 长期服用阿司匹林

633. 该患者于 2 年前进行心脏瓣膜置换术，长期口服华法林，请问该患者应定期监测的指标是

A. FIB　　B. INR
C. APTT　　D. TT
E. ISI　　F. FDP

634. 华法林的抗凝作用原理是

A. 降低血小板的聚集功能
B. 使纤溶酶原转变为纤溶酶，裂解纤维蛋白
C. 抑制依赖维生素 K 的凝血因子及抗凝因子的活性
D. 增加血小板的聚集功能
E. 增加依赖维生素 K 的凝血因子及抗凝因子的活性
F. 增加纤溶酶活性，裂解纤维蛋白原

（635～637 共用题干）

患者女，65 岁，拟行较大的脊柱手术，申请 4U 红细胞悬液。患者血型为 O 型 Rh 阳性。手术过程中，输注第 3 单位红细胞时，麻醉师发现患者尿液呈红色，但患者各项生命体征平稳。

635. 患者产生红色尿的原因可能为

A. 血管内溶血反应
B. 血液回收机造成的红细胞机械损伤
C. 尿管引起的膀胱激惹导致的血尿
D. 第 3 单位红细胞被细菌污染
E. 输注非等渗溶液造成红细胞溶解
F. 尿路感染

636. 出现上述情况，首先应采取的措施是

A. 检查患者姓名、住院号是否与血袋上信息相符合
B. 立即将未输完的血连同血袋送回输血科作调查
C. 立即送尿液标本离心检查红细胞形态
D. 立即抽取患者血液离心观察血清
E. 立即停止输血，保持静脉通路通畅
F. 联系输血科

637. 下列哪些方法可以快速鉴定该患者是否发生了血管内溶血反应

A. 直接抗球蛋白试验
B. 肉眼观察患者血液标本离心后血清的颜色
C. 测定患者结合珠蛋白的水平
D. 核对信息（临床核对患者姓名、住院号、交叉配血信息是否与血袋上信息相符合，输血科核对患者血型及交叉配血信息）
E. 肉眼观察患者尿液离心后的颜色
F. 检查患者有无黄疸

（638～640 共用题干）

1 名出生 2 天的新生儿 ABO 血型鉴定结果如下：正定型抗－A（＋＋＋＋），抗－B（－），抗－A，B（＋＋＋＋）；反定型 A1c（＋＋），Bc（＋＋）。DAT 阳性，放散液为抗－A，B。

638. 该新生儿的血型为

A. A　　B. B
C. O　　D. AB
E. 不确定　　F. A2B

639. 推测该新生儿母亲的血型为

A. A　　B. B
C. O　　D. AB
E. 不确定　　F. A2B

640. 造成新生儿ABO血型鉴定正反不一致的原因是

A. 操作者忽略了溶血现象
B. 冷凝集素的干扰
C. 红细胞悬液过浓或过淡
D. 患者为婴儿，尚未产生ABO血型抗体
E. 母亲的ABO血型抗体通过胎盘进入胎儿血液中
F. 操作失误

（641～643共用题干）

患者男，50岁，因化疗致血小板减少，拟输注手工血小板6袋。输注过程中，患者突发高热，寒战，腹痛，恶心，呕吐，休克。

641. 上述症状提示

A. 急性溶血反应　B. 非溶血性发热反应
C. 细菌污染　D. 输血相关急性肺损伤
E. 患者潜在疾病发作　F. 过敏反应

642. 临床应采取的措施是

A. 仅密切观察患者
B. 立即将未输完的血连同血袋送细菌涂片、培养
C. 给予患者抗休克治疗
D. 立即抽取患者血液离心观察血清
E. 立即停止输血，保持静脉通路通畅
F. 进行抗过敏治疗

643. 输注血小板易引发上述症状的原因是

A. 血小板中含大量的白细胞碎片
B. 血小板中含大量的白细胞
C. 血小板分离过程中易被细菌污染
D. 血小板中含大量的白细胞抗体
E. 血小板保存温度适宜细菌生长
F. 患者易产生HPA抗体

（644～646共用题干）

2岁儿童拟行先天性心脏病修复手术。手术难度较大，需要体外循环机支持和较多的备血。手术快结束时，给患者输注了1U红细胞悬液。输注后不久，麻醉师发现患者出现红色尿，抽取患者血液离心后血清呈红色。

644. 怀疑患者最可能发生了哪一类型的输血反应

A. 急性溶血反应
B. 过敏反应
C. 细菌污染
D. 输血相关性急性肺损伤
E. 非溶血性发热反应
F. 循环负荷过重

645. 接下来进行的输血反应调查应包含下列哪些内容

A. 人员差错检查
B. 输血前患者DAT结果
C. 输血后患者DAT结果
D. 重复交叉配血试验结果
E. 所输注血液的细菌培养
F. 测定患者血压

646. 倘若输血反应调查结果均为阴性，最可能的解释是

A. 急性溶血反应
B. 迟发型溶血反应
C. 没有溶血，出现的红色尿和血清同输血没有关系
D. 体外循环造成的红细胞机械性破坏导致的溶血
E. 尿管导致膀胱激惹引起的红色尿及红色血清
F. 自身免疫性溶血

（647～649共用题干）

患者女，60岁，G5P5，7天前行择期手术，术中输入2U红细胞悬液。此前患者无输血史。现因牙龈出血和四肢瘀斑，再次就诊。检查显示其血小板$5\times10^9/L$，余无特殊。

647. 最可能的诊断是

A. 药物导致的血小板减少
B. 输血后紫癜
C. ITP
D. TTP
E. DIC
F. 迟发型溶血反应

648. 导致血小板减少的原因为

A. 患者血浆中存在白细胞抗体
B. 患者血浆中存在同种抗体
C. 患者血浆中存在抗HPA抗体
D. 患者血浆中存在药物抗体
E. 患者血浆中存在自身抗体
F. 服用药物导致

649. 治疗方案为

A. 仅密切观察
B. 输注血小板
C. 静脉注射免疫球蛋白
D. 血浆置换
E. 使用糖皮质激素
F. 使用止血药

（650～654共用题干）

患者女，20岁，头晕、乏力2年。每次月经量多。体检：贫血外貌，无肝脾大。血常规：Hb 70g/L，MCV 67.2fl，MCH 24.2pg，MCHC 280g/L，WBC $4\times10^9/L$，PLT $120\times10^9/L$，Ret计数0.012，RDW 25.2%。

650. 患者的贫血属于

A. 小细胞均一性

B. 小细胞非均一性
C. 小细胞正色素性
D. 小细胞低色素性
E. 正细胞均一性
F. 大细胞均一性
G. 大细胞非均一性
H. 大细胞低色素性

651. 根据血液分析数据，请判断该患者红细胞直方图特征为
A. 曲线主峰左移，基底较窄
B. 曲线主峰左移，基底较宽
C. 曲线主峰右移，基底较窄
D. 曲线主峰右移，基底较宽
E. 曲线主峰正常，基底较窄
F. 曲线主峰正常，基底较宽
G. 曲线主峰正常，基底正常

652. 该患者最可能的诊断为
A. 珠蛋白生成障碍性贫血
B. 缺铁性贫血
C. 急性失血性贫血
D. 巨幼细胞贫血
E. 铁粒幼细胞贫血
F. 难治性贫血

653. 该患者拟诊缺铁性贫血，可以考虑进一步进行的检查有
A. 尿液隐血试验
B. 血清铁
C. 血清铁蛋白
D. 总铁结合力
E. 不饱和铁结合力
F. 外周血细胞形态学检查
G. 骨髓细胞形态学检查及铁染色
H. 妇科超声检查
I. 胃肠镜检查

654. 患者铁剂治疗后，如果治疗有效，首先出现的变化有
A. 网织红细胞数量增加
B. 红细胞数量增加
C. 血红蛋白量升高
D. 血细胞比容增高
E. 红细胞直方图出现双峰变化
F. 红细胞 MCV 增加

（655～658 共用题干）

患者女，55 岁，头晕、乏力，就医发现黄疸、脾大。实验室检查：RBC $2.6\times10^{12}/L$，Hb 65g/L，Hct 0.21，MCV 84.8fl，MCH 25.2pg，MCHC 297g/L，RDW 26.1%。Ret 计数 11.92%。WBC $8.75\times10^{9}/L$，PLT $289\times10^{9}/L$。外周血涂片可见有核红细胞。血清总胆红素 52.1μmol/L，直接胆红素 11.6μmol/L。

655. 该患者最可能的临床诊断为
A. 缺铁性贫血
B. 巨幼细胞贫血
C. 再生障碍性贫血
D. 铁粒幼红细胞贫血
E. 溶血性贫血
F. 失血性贫血

656. 该患者胆红素检测结果提示溶血性贫血，红细胞形态学检查可对其行筛选/排除试验，该患者贫血最可能是
A. 阵发性睡眠性血红蛋白尿
B. 遗传性球形红细胞增多症
C. 遗传性椭圆形红细胞增多症
D. 蚕豆病
E. 阵发性冷性血红蛋白尿症
F. 再生障碍性贫血

657. 临床工作中球形红细胞增多最常见于
A. 遗传性球形红细胞增多症
B. 酒精中毒
C. 铅中毒
D. 骨髓增生异常综合征
E. 骨髓纤维化
F. 自身免疫性溶血性贫血
G. 血液标本上机前放置时间过长

658. 符合该患者的骨髓象特征有
A. 骨髓增生明显活跃
B. 粒红比例明显升高
C. 三系显著减低
D. 中、晚幼红比例明显增高
E. 幼红细胞呈“幼核老浆”
F. 可见巨幼红细胞
G. 巨核细胞数量增多，伴有成熟障碍

（659～662 共用题干）

患者女，23 岁，在公司例行查体中发现全血细胞减少。血常规：Hb 82g/L，MCV 109fl，RDW 16.1%，Ret 计数 2.1%，WBC $2.61\times10^{9}/L$，分类 N 0.39，L 0.51，M 0.08，Eo 0.02，PLT $43\times10^{9}/L$。患者 1 周前曾有发热，颌下淋巴结肿大，自行服药对症治疗后症状好转，未就诊。

659. 患者在国内多家医院就诊，不同专家给出的诊断主要包括 AA 和 MDS。该病例不符合 AA 诊断的有

A. 贫血
B. 红细胞呈大细胞性
C. 网织红细胞增高
D. 白细胞分类中淋巴细胞比例增高
E. 血小板计数降低
F. 患者 1 周前曾有发热

660. 患者为大细胞贫血、全血细胞减少，因此，诊断与鉴别诊断时必须考虑骨髓增生异常综合征，还需要进一步进行的检查有

A. 血涂片细胞形态学检查
B. 骨髓细胞形态学检查
C. 骨髓活检病理
D. 外周血碱性磷酸酶染色
E. 免疫分型检查
F. 基因检查
G. 染色体检查

661. 该患者进行上述全面检查后结果提示骨髓呈增生表现，红系增生较明显，未见明显的病态造血，骨髓铁染色未见环核铁粒幼细胞。免疫表型检查提示粒系细胞标志表达紊乱，未见明显幼稚细胞群增多；染色体检查结果为正常核型。据此，该患者最可能的诊断是

A. 急性白血病
B. 骨髓增生异常综合征
C. 再生障碍性贫血
D. 巨幼细胞贫血
E. 免疫相关的血细胞减少
F. 溶血性贫血

662. 临床医生考虑该患者 1 周前有发热表现，且诊断 MDS 证据不足，故考虑免疫因素导致的全血细胞减少的可能性较大。鉴于患者血常规尚可，一般情况也较好，因此予以支持治疗，随访血常规变化。患者对 MCV 变化比较关注，认为 MCV 恢复正常，是其病情好转的标志。但患者发现，即使是同一份血样，在检验科急诊化验室做的血常规总是比病房检验科的检验结果高。下列分析正确的是

A. 因患者是治疗后复查，因此不宜在急诊化验室检查血常规
B. 患者应选择在病房检验科检查血常规更为准确
C. 同一份标本检测结果差异较大，说明这 2 台血液分析仪可比性不合格，需行仪器比对试验
D. MCV 并不能反映病情的变化，因此患者不必过分关注
E. MCV 下降，提示患者红系异常变化逐渐恢复，因此可以作为患者状态恢复的一个观察指标
F. MCV 结果恢复正常后，患者即不需继续治疗

（663～667 共用题干）

患者女，61 岁，因发现血小板减少 1 个月就诊。查体：右下肢皮肤可见瘀斑，余未见异常。血常规：WBC $6.0\times10^9/L$，Hb 135g/L，PLT $45\times10^9/L$。

663. 为明确诊断，下一步需要做哪些实验室检查

A. 血涂片检查
B. 骨髓细胞学检查
C. 血小板自身抗体
D. 血小板聚集试验
E. 抗核抗体谱
F. 网织红细胞计数

664. 该患者骨髓检查示全片（1.5cm×2.0cm）发现巨核细胞 39 个，其中幼稚型 14 个、颗粒型 16 个、裸核巨核细胞 9 个，该患者骨髓象中主要存在的问题是

A. 巨核细胞数量减少
B. 巨核细胞数量增多
C. 幼稚型巨核细胞数量增多
D. 颗粒型巨核细胞数量增多
E. 产板型巨核细胞数量减少
F. 裸核巨核细胞数量减少

665. 该患者目前最有可能的诊断是

A. 血小板无力症　　B. 巨血小板综合征
C. 骨髓纤维化　　D. ITP
E. TTP　　F. MDS

666. 该患者疾病的发病机制包括

A. 巨核细胞数量和质量异常
B. 血小板生成减少
C. 血小板消耗增多
D. 血小板分布异常
E. 血小板破坏过多
F. 血小板功能异常
G. 骨髓受抑

667. 下列关于 ITP 的说法，正确的是

A. 血小板数量减少，可见巨大血小板
B. 骨髓巨核细胞数量减少
C. 骨髓巨核细胞正常或增多
D. 巨核细胞成熟障碍
E. 血小板自身抗体一定阳性
F. 需排除继发性血小板减少

（668～672 共用题干）

患者男，62 岁，因急性心肌梗死行冠状动脉介入治

疗。术后常规服用阿司匹林和氯吡格雷抗血小板治疗。

668. 如该患者进行抗血小板治疗监测，方法可包括

A. TEG　　B. VerifyNow 检验法
C. 血小板聚集试验　　D. 血小板膜糖蛋白
E. PT　　F. BT

669. 如选用血小板聚集试验进行抗血小板治疗监测，常用的诱导剂为

A. 胶原　　B. 凝血酶
C. 肾上腺素　　D. 花生四烯酸
E. ADP　　F. 瑞斯托霉素

670. 血小板聚集试验的方法有

A. 全血电阻法　　B. 微量反应板法
C. 剪切诱导法　　D. 光学比浊法
E. 发色底物法　　F. 补体溶血法

671. 如采用富血小板血浆透射比浊法进行监测，其影响因素有

A. 离心速度　　B. 离心时间
C. 血小板浓度　　D. 诱导剂浓度
E. 标本是否有乳糜　　F. 标本采集时间

672. 如采用富血小板血浆透射比浊法进行监测，富血小板血浆制备的条件是

A. 1000r/min，10min　　B. 4500r/min，5min
C. 5000r/min，10min　　D. 20000r/min，10min
E. 2000r/min，5min　　F. 3000r/min，10min

（673～677 共用题干）

患者男，60 岁，10 天前突感胸骨后剧烈压迫样疼痛，伴出汗，诊断为“冠心病，急性广泛前壁心肌梗死”，给予尿激酶 200 万 U 溶栓治疗后患者症状缓解，心电图提示 ST 段回落大于 50%。随后给予抗血小板和抗凝（皮下注射低分子肝素 4000U，2 次/天）治疗，并给予他汀类及血管紧张素转换酶抑制剂类药物治疗后入院，拟行经皮冠状动脉介入治疗术。入院检查血常规、凝血、肝肾功能正常。入院后第 2 天行介入术，植入支架 2 枚，术中肝素用量 80U/kg，术后继续抗凝治疗。术后 3 天后复查血常规示 PLT 3×10^9/L，凝血功能正常，肝功能正常。

673. 针对目前情况，应采取的措施包括

A. 继续肝素抗凝治疗
B. 明确血小板减少的原因
C. 停用肝素，选择替代药物
D. 密切关注出血及血栓发生
E. 及时复查血常规，关注 PLT 数量变化

674. 导致该患者血小板减少最可能的原因是

A. 抗血小板治疗所致
B. 肝素诱导的血小板减少症
C. 经皮冠状动脉介入术引起
D. 原发性免疫性血小板减少症
E. 血栓性血小板减少性紫癜
F. 弥散性血管内溶血

675. 肝素诱导的血小板减少症分为几型

A. 1　　B. 2
C. 3　　D. 4
E. 5　　F. 6

676. 肝素诱导血小板减少症的实验室检测方法有

A. ELISA
B. 微粒凝胶免疫测定
C. 5－羟色胺释放测定
D. 肝素诱导的血小板激活试验
E. 电化学发光
F. 流式细胞术

677. 出现上述情况的机制是

A. 患者体内出现可以与肝素－PF_4复合物结合的特异性抗体 IgG
B. 血小板 α－颗粒分泌出 PF_4，结合于血小板和内皮细胞表面
C. 免疫复合物可以激活血小板，产生促凝物质，导致血栓发生
D. 免疫复合物导致血小板破坏过多
E. 巨核细胞成熟障碍导致血小板生成减少
F. T 淋巴细胞抑制巨核细胞成熟导致血小板生成减少

（678～681 共用题干）

患者女，35 岁，体检发现血小板减少 2 个月。查体：右下肢皮肤可见瘀斑，余未见异常。血常规示：WBC 6.0×10^9/L，Hb 135g/L，PLT 45×10^9/L。

678. 为明确诊断，应选择的实验室检查有

A. 骨髓活检　　B. 骨髓涂片检查
C. ANA　　D. 血常规
E. 肝功能　　F. 血涂片
G. 血小板自身抗体

679. 如进行血小板抗体检测，可选择的方法有

A. 直接免疫荧光
B. 间接免疫荧光
C. ELISA
D. 单克隆抗体特异的血小板抗原固定试验
E. 流式微球芯片技术
F. 改良的抗原捕获酶联免疫吸附试验

680. 如该患者的骨髓涂片显示骨髓巨核细胞成熟障碍，最可能的诊断是

A. 再生障碍性贫血
B. ITP
C. 急性巨核细胞白血病
D. TTP
E. 血小板无力症
F. 巨血小板综合征

681. 如采用改良的抗原捕获酶联免疫吸附试验进行血小板抗体检测，该方法检测的是
A. 血小板 GPⅡb/Ⅲa
B. 血小板相关免疫球蛋白 IgA
C. 血小板相关免疫球蛋白 IgG
D. 血小板相关补体 C3
E. 抗血小板 GPⅡb/Ⅲa 抗体
F. 抗血小板 GPⅠb/Ⅸ抗体

（682～685 共用题干）

患者男，37 岁，肺栓塞。遗传性蛋白 S 缺陷。出院后长期服用华法林，定期监测 PTINR。

682. 正确的 PTINR 换算公式是
A. 参比血浆 PT（秒）/患者 PT（秒）
B. 患者 PT（秒）/参比血浆 PT（秒）
C. 患者 PT（秒）/ISI
D. $[患者 PT（秒）/参比血浆 PT（秒）]^{ISI}$
E. [患者 PT（秒）/参比血浆 PT（秒）]/ISI
F. ISI/[患者 PT（秒）/参比血浆 PT（秒）]

683. 理想的 ISI 值为
A. 尽可能 =0　　B. 尽可能 =1
C. 尽可能 >1　　D. 尽可能 <1
E. 1～10　　F. 5～10

684. 该患者应用华法林的目的是
A. 通过调节丝氨酸蛋白酶的活性降低血栓风险
B. 通过调节抗凝血系统活性降低血栓风险
C. 通过降低维生素 K 依赖凝血因子水平降低血栓风险
D. 通过加速降解维生素 K 依赖凝血因子降低血栓风险
E. 通过抑制纤溶降低血栓风险
F. 通过刺激纤溶降低血栓风险

685. 不适合应用 PTINR 的情况包括
A. 非抗凝治疗所致的 PT 延长
B. 肝病所致的凝血因子缺陷
C. 应用华法林过量
D. 应用华法林不足
E. 应用华法林后的出血风险监测
F. 应用华法林后的剂量调整

（686～689 共用题干）

患者女，49 岁，短暂性脑缺血发作。一过性眩晕、站立或行走不稳。一过性单肢肢体无力、感觉异常。实验室检查：PT 13.5 秒，APTT 59.4 秒，FIB 2.65g/L，TT 39.2 秒，狼疮抗凝物（+），FDP（-）。

686. 导致该患者 APTT 延长的原因应考虑
A. 血友病　　B. 血管性血友病
C. 继发性纤溶亢进　　D. 原发性纤溶亢进
E. 病理性抗凝物质　　F. 肝脏疾病

687. APTT 试验的激活剂可包括
A. 组织因子　　B. 凝血活酶
C. 白陶土　　D. 硅藻土
E. 鞣酸　　F. 钙离子

688. 对于狼疮抗凝物（+）的标本，敏感性最高的激活剂是
A. 组织因子　　B. 凝血活酶
C. 白陶土　　D. 硅藻土
E. 鞣酸　　F. 钙离子

689. 导致 TT 延长的原因是
A. 内源性凝血途径缺陷
B. 外源性凝血途径缺陷
C. 共同途径缺陷
D. 病理性抗凝物质
E. 原发性纤溶亢进
F. 继发性纤溶亢进

（690～693 共用题干）

患者男，36 岁，体检示胸部 X 线及腹部 B 超正常。实验室检查：肝、肾功能及外周血象正常。凝血试验：PT 13.5 秒，PTINR 1.29，APTT 62.7 秒，FIB 3.06g/L，TT 22.4 秒。

690. 根据凝血试验的检查结果，应进一步了解
A. 既往病史　　B. 家族史
C. 用药史　　D. 输血史
E. 近期饮食结构　　F. 长期居住的地域

691. APTT 试验的特点是
A. 不同检测系统间的试验结果无可比性
B. 反映内源性凝血途径凝血因子水平
C. 反映内源性凝血途径凝血因子活性
D. 反映凝血系统活化程度
E. 反映凝血共同途径活化程度
F. 反映凝血酶生成过程

692. 在进一步的实验室检查中，可能出现异常的项目是
A. FⅤ　　B. FⅦ
C. FⅧ　　D. FⅨ

E. FⅩ　　F. FⅪ

693. 该患者可能的诊断包括

A. 凝血酶原 G20210A 突变
B. FⅤ缺乏
C. FⅦ缺乏
D. 血友病 A
E. 血友病 B
F. FⅪ缺乏症

（694～695 共用题干）

患者男，17 岁，先天性低纤维蛋白原血症，PT 35.4 秒，APTT 32.1 秒，FIB <0.3g/L，TT >100 秒。

694. 关于纤维蛋白原的描述，正确的是

A. 纤维蛋白原即凝血因子Ⅰ
B. 异常纤维蛋白原血症也可致 Clauss 法纤维蛋白原测定值低
C. Clauss 法血浆凝固时间与血浆中纤维蛋白原含量呈负相关
D. 继发性纤溶亢进仅降解纤维蛋白原
E. 纤维蛋白原在各种类型的肝脏疾病中均显著减低
F. Clauss 法是凝血酶原时间试验方法的改进

695. 可能导致血浆纤维蛋白原（FIB）短暂增加的疾病包括

A. 脓毒症　　B. 轻型肝炎
C. 重度肝炎　　D. 肾病综合征
E. 心肌梗死　　F. 纤溶亢进

（696～698 共用题干）

患者男，59 岁，肠梗阻，阵发性腹痛，伴恶心、呕吐、腹胀，皮下淤血，便血。实验室检查：电解质与酸碱平衡紊乱，PT 37.4 秒，PTINR 3.61，APTT 68.5 秒，FIB 2.67mg/dl，TT 39.6 秒，D－二聚体 516ng/ml。

696. 患者最可能缺乏的凝血因子是

A. FⅡ　　B. FⅢ
C. FⅤ　　D. FⅦ
E. FⅨ　　F. FⅩ

697. 患者凝血时间延长的原因是

A. 维生素 D 代谢加快
B. 维生素 D 代谢减慢
C. 维生素 D 消耗过多
D. 维生素 K 摄入减少
E. 维生素 K 摄入过多
F. 维生素 K 吸收障碍

698. 导致此患者 TT 延长的原因是

A. FⅡ　　B. FⅦ
C. FⅨ　　D. FⅩ
E. FⅪ　　F. FⅫ

（699～701 共用题干）

患者男，51 岁，肝性脑病，黄疸。上消化道出血，皮下出血，肾功能异常，低血压。实验室检查：PT 46.8 秒，PTINR 4.51，APTT 86.1 秒，FIB 0.7g/L，TT 75.2 秒，D－二聚体 6903ng/ml，FDP 51μg/L，血小板计数 65×10^9/L。

699. 下列试验中与肝细胞损害密切相关的是

A. PT　　B. APTT
C. TT　　D. FDP
E. D－二聚体　　F. 血小板计数

700. FIB 与肝衰竭之间的关系是

A. 水平变化与肝衰竭无关
B. 增高提示 DIC 风险
C. 增高提示高凝状态
D. 减低提示血栓性消耗
E. 显著减低提示预后不良
F. 减低提示合成减少

701. 该患者 FⅤ的变化特征最可能是

A. 处于正常水平　　B. 轻度增高
C. 显著增高　　D. 与 FⅧ平行增高
E. 与 FⅧ平行减低　　F. 进行性减低

（702～705 共用题干）

患者男，63 岁，因胸外科手术住院。术前检查发现其纤维蛋白原（FIB、Fg）活性下降。平日有轻度的牙龈出血。家系中其儿子和孙女纤维蛋白原活性也有不同程度的下降。临床上诊断为遗传性异常纤维蛋白原血症。

702. 遗传性异常纤维蛋白原血症的实验室特征是

A. 血浆 Fg 活性下降，Fg 抗原含量下降
B. 血浆 Fg 活性下降，Fg 抗原含量正常
C. APTT 延长，PT 延长
D. APTT 正常，PT 正常
E. D－二聚体正常，FDP 增高
F. D－二聚体正常，FDP 正常
G. D－二聚体增高，FDP 正常
H. D－二聚体增高，FDP 增高

703. 遗传性异常纤维蛋白原血症的遗传方式是

A. 常染色体显性遗传　　B. 常染色体隐性遗传
C. X 连锁显性遗传　　D. X 连锁隐性遗传
E. Y 连锁遗传　　F. 线粒体遗传

704. 遗传性异常纤维蛋白原血症的确诊通常需要进行哪些基因检测

A. FGA 基因　　B. FGB 基因
C. FGE 基因　　D. FGG 基因

E. ITGA2B 基因　　F. ITGB3 基因

705. 有效的治疗药物为

A. 凝血因子Ⅷ　　B. 凝血因子Ⅸ
C. 新鲜冰冻血浆　　D. 冷沉淀
E. 纤维蛋白原制剂　　F. 血小板

（706～709 共用题干）

患者女，63 岁，骨关节炎 6 年，拟行全膝关节置换术，术前查体及各项实验室检查均未见异常。

706. 为避免术后 DVT，以下措施正确的是

A. 手术轻柔精细，尽量避免静脉内膜损伤
B. 术后使用下肢间歇充气加压装置
C. 术后尽早应用抗凝药物
D. 术后尽早行下肢血管超声检查
E. 术后尽早行功能锻炼
F. 尽量卧床休息

707. 若术后患者应用低分子肝素预防血栓，与普通肝素相比，其优点有

A. 可皮下注射，使用方便
B. 严重出血并发症较少
C. 一般无需监测 APTT
D. 对血小板影响较小
E. 作用持续时间长
F. 作用持续时间短

708. 若患者术后 6 小时开始口服利伐沙班，下列关于其作用机制及用药方法的描述，正确的是

A. 直接抑制因子Ⅹa 的活性
B. 间接抑制因子Ⅹa 的活性
C. 同时抑制凝血酶的活性
D. 一般不会造成血小板计数降低
E. 可以通过胎盘，妊娠期不可用药
F. 妊娠期亦可用药

709. 与华法林相比，利伐沙班具有哪些特点

A. 对人体副作用小
B. 出现大出血的风险降低
C. 方便安全
D. 能够达到单靶点的治疗效果
E. 同样需要监测实验室凝血参数
F. 一般不需监测实验室凝血参数

（710～713 共用题干）

患者女，22 岁，因发热 1 周，意识淡漠 1 天入院。查体：T 39.5℃，BP 75/50mmHg，HR 130 次/分，全身皮肤湿冷，左上肢皮肤有片状出血。实验室检查：WBC 15×10^9/L，Hb 70g/L，血小板 52×10^9/L，PT 15 秒，Fg 1.3g/L，诊断为发热待查并发 DIC 可能。

710. 为明确诊断，需行哪些实验室检查

A. APTT
B. 血培养
C. FDP 测定
D. D－二聚体测定
E. Bβ15－42 肽测定
F. 血小板聚集试验

711. 若患者血培养结果为大肠埃希菌，该患者符合

A. 毒血症
B. 菌血症
C. 继发性纤溶亢进
D. 原发性纤溶亢进
E. DIC
F. TTP

712. 关于 DIC，下列叙述正确的是

A. 是一种独立的凝血障碍性疾病
B. 人为分为高凝期、低凝期和继发性纤溶亢进期
C. 临床上分为急性型、亚急性型和慢性型
D. 急性早期最常见的临床表现是微血管广泛血栓形成
E. 以出血、栓塞、微循环障碍及微血管病性溶血为突出表现
F. 高凝期、低凝期和继发性纤溶亢进期在临床上可明显区分

713. 关于 DIC 的发病机制，正确的是

A. 组织损伤激活外源性凝血途径
B. 血管内皮损伤
C. 内源性凝血途径激活
D. 血小板活化
E. 纤溶酶激活
F. 原发性纤溶系统亢进

（714～717 共用题干）

患者女，55 岁，因左股骨颈骨折后行左髋关节置换术，术后 2 天发现左下肢肿胀伴疼痛，患者术前实验室检查未见明显异常，术后 6 小时给予磺达肝癸钠预防血栓。查体：T 37.6℃，P 80 次/分，BP 140/80mmHg，全身皮肤无出血点，左下肢大腿根以下肿胀明显，急查下肢血管彩超提示左股静脉血栓形成。

714. 关于磺达肝癸钠，以下叙述正确的是

A. 可直接抑制因子Ⅹa 的活性
B. 可间接抑制因子Ⅹa 的活性
C. 可灭活凝血酶
D. 一般不需监测 INR
E. 一般不会造成血小板计数降低

F. 容易造成血小板减低

715. 如采用血栓弹力图对该患者进行检测，以下正确的是

A. MA 增大　B. MA 减低
C. R 值减小　D. R 值增大
E. ε 增大　F. ε 减小

716. 目前对于该患者的治疗包括

A. 制动
B. 积极抗凝治疗
C. 防止肺栓塞
D. 必要时放置静脉滤网
E. 预防静脉炎
F. 抗血小板治疗

717. 若该患者运用普通肝素抗凝，需监测的指标为

A. APTT　B. ACT
C. 抗凝血酶活性　D. 血浆肝素浓度
E. 血小板计数　F. PT

（718～721 共用题干）

患者女，48 岁，因炎性膀胱炎行膀胱镜下电切术，术后 5 天出现血尿、黑粪、口腔血疱。检测 PLT、PT 及 APTT 均正常，Fg 1.2g/L，补充纤维蛋白原制品和血浆效果不佳。患者无家族出血史，分娩 4 胎和行阑尾切除术无异常出血。继续完善检查：D－二聚体 <0.5mg/L，Ⅷ及Ⅸ因子活性正常，FDP 9.0g/L（正常 2.18～3.82g/L），3P 试验（－）。u－PA 5×10^3 U/L（正常值 $<10^3$ U/L），PLG 活性 30%（正常参考范围 75%～128%）。

718. 目前患者最可能的诊断是

A. 上消化道出血
B. 血友病
C. DIC
D. 原发性纤溶亢进
E. 继发性纤溶亢进
F. 遗传性异常纤维蛋白原血症

719. 患者 2 个月后出现低热、眼睑和双下肢水肿。经检查符合肾病综合征，肾穿刺活检病理证实为原发性淀粉样变。活检后血尿、瘀斑、穿刺部位出血明显。此时为明确出血原因，患者还应该加做哪些检查

A. PAI 活性测定
B. 抗凝血酶含量测定
C. PC 活性测定
D. PS 活性测定
E. 纤维蛋白肽 Bβ1－42 水平
F. 血小板功能试验

720. 下列哪些实验室检查支持该患者的诊断

A. 优球蛋白溶解时间缩短
B. 全血凝块溶解时间加速
C. 血浆凝块溶解时间加速
D. 纤维蛋白肽 Bβ1－42 水平增高
E. 纤维蛋白肽 Bβ15－42 水平升高
F. D－二聚体增高

721. 针对该患者的主要治疗措施包括

A. 立即给予纤溶抑制剂
B. 输注纤维蛋白原制剂
C. 输注新鲜血浆
D. 补充凝血因子
E. 输注血小板
F. 血浆置换

（722～725 共用题干）

患者男，71 岁，慢性心力衰竭，有冠心病和糖尿病病史，入院检查：心功能Ⅲ级（中度心力衰竭），体力活动受限，轻微活动后可出现乏力、心悸和呼吸困难。入院 2 天后并发脑栓塞，语言表达功能障碍，左侧肢体运动受限。

722. 此类患者常见的症状和并发症包括

A. 静脉血栓　B. 动脉血栓
C. 呼吸困难　D. 水肿
E. 咯血　F. 消化道出血

723. 该患者存在的病理变化包括

A. 心排血量降低
B. 血液淤滞
C. 血管内皮损伤
D. D－二聚体增高
E. 纤维蛋白原增高
F. vWF：Ag 增高

724. 与心功能Ⅰ级的患者比较，该患者

A. 出血风险更高
B. 血栓风险更高
C. 出血与血栓的微弱平衡
D. 血管壁损伤程度更重
E. 血管壁粥样硬化程度更重
F. 抗凝血功能增强

725. 临床对该患者血流动力学异常的纠正，可能产生的影响包括

A. 缓解动脉粥样硬化的速度
B. 加速心室重塑
C. 增强血小板功能
D. 增强凝血系统活化
E. 减轻血管内皮的损伤

F. 平衡电解质紊乱

(726～729 共用题干)

患者男，57 岁，患闭塞性周围动脉粥样硬化，有冠心病病史，间歇性跛行 1 个月，左下肢血压低于右下肢（压差 37mmHg），总胆固醇及三酰甘油增高，彩色超声多普勒检查见患侧肢体动脉狭窄，有侧支循环形成。

726. 在该患者血浆中，可出现浓度增高的血栓标志物包括

A. 一氧化氮　B. vWF：Ag 含量
C. D－二聚体　D. 血栓烷 A_2
E. 前列环素　F. 纤维蛋白原

727. 参与闭塞性周围动脉粥样硬化病理过程的活性物质包括

A. 组织因子　B. 中性粒细胞
C. 淋巴细胞　D. 单核细胞
E. 血小板　F. 树突状细胞

728. 如应用阿司匹林对患者进行抗血小板治疗，相关的检测试验是

A. 胶原诱导血小板聚集试验
B. ADP 诱导血小板聚集试验
C. 花生四烯酸诱导血小板聚集试验
D. 凝血酶诱导血小板聚集试验
E. 血小板黏附试验
F. P－选择素

729. 本病的主要诱因和加重因素包括

A. 抗磷脂综合征　B. 静脉曲张
C. 肥胖　D. 制动
E. 被动吸烟　F. 主动吸烟

(730～733 共用题干)

患者女，55 岁，持续性房颤 11 天，有 2 型糖尿病病史，2 周内频发短暂性脑血管缺血，BP 160/90mmHg，CHADS2 评分为 4 分，应用胺碘酮 48 小时后复律。

730. 该患者发病时血栓标志物显著增高的是

A. 蛋白 C　B. 蛋白 S
C. 游离蛋白 S　D. 抗凝血酶
E. ADAMTS13　F. vWF：Ag

731. 复律 24 小时后，血浆水平增高提示房颤复发的标志物是

A. 组织因子　B. ADAMTS13
C. vWF：Ag　D. 凝血因子Ⅶ
E. 蛋白酶激活受体 2　F. 纤维蛋白原

732. 属于慢性房颤病理过程的因素包括

A. 血管内皮损伤
B. 心肌内膜损伤
C. 血流动力学异常
D. 细胞外基质降解
E. 左房组织胶原堆积
F. 凝血活化

733. 与房颤患者血栓发生率及生存率相关的血浆标志物包括

A. 血小板　B. vWF：Ag
C. ADAMTS13　D. 凝血因子Ⅶ
E. 抗凝血酶　F. 蛋白酶激活受体 2

(734～738 共用题干)

患者男，50 岁，下肢深静脉血栓形成，主诉无既往血栓病史，无家族史，入院后给予低分子量肝素（LMWH）0.6ml，每日 2 次，疗程 7 天，期间查肿瘤标志物 CA242 和 CA19－9 均显著增高，D－二聚体 7605ng/ml（FEU），凝血因子Ⅷ活性 203%，B 超及强化 CT 等影像学检查见胆囊囊实性结构，行手术切除，术中可见大网膜有结节性转移灶，病理诊断为胆囊癌。

734. 癌症患者存在静脉血栓栓塞（VTE）风险的主要病理机制是

A. 凝血参数异常
B. 癌组织内血管生成
C. 肿瘤细胞血路转移
D. 附血管壁癌栓形成
E. 凝血系统激活
F. 血小板激活

735. 临床以 LMWH 对患者进行抗凝治疗，该药物的作用靶点是

A. 纤维蛋白原　B. FⅡa
C. FⅤa　D. FⅦa
E. FⅧa　F. FⅨa
G. FⅩa

736. 在该患者血液学检查的其他指标中，可出现显著增高的是

A. 血小板计数　B. 血浆 P－选择素
C. 纤维蛋白原　D. 凝血因子Ⅶ
E. 蛋白 C　F. 蛋白 S
G. 抗凝血酶

737. 关于 D－二聚体应用于癌症患者 VTE 风险筛查时，应注意

A. D－二聚体应采用普通人群 VTE 排除诊断的医学决定水平
B. D－二聚体应制订低于普通人群的医学决定水平
C. D－二聚体应制订高于普通人群的医学决定水平

D. D－二聚体结合血栓风险评估模型有助于 VTE 风险识别

E. D－二聚体对评价 VTE 风险无价值

F. 推荐采用高敏感度的 D－二聚体检测方法

738. 高凝状态形成对该患者病情的影响包括

A. 深静脉血栓形成和肺栓塞风险增加

B. 形成促癌组织内血管生成的信号传导通路

C. 提高肿瘤细胞血路转移的成功率

D. 协助附血管壁癌栓形成

E. 诱发慢性 DIC

F. 诱发缺血性卒中

（739～742 共用题干）

患者男，78 岁，髋关节骨折。实验室检查：WBC 15.2×10^9/L，Hb 128g/L，PLT 380×10^9/L，PT 11.4 秒，APTT 29.5 秒，血浆 Fg 4.62g/L，D－二聚体 5751ng/ml（FEU），临床给予 5 天 LMWH 0.6ml、每天 2 次，术前 12 小时停药，术后 12 小时恢复应用 LMWH 0.6ml、每天 2 次，持续给药 7 天。第 8 天血浆 D－二聚体 3056ng/ml（FEU）。

739. 该患者术前实验室检查结果提示

A. 临床应用 LMWH 的目的是控制 PLT 水平

B. Fg 浓度增高是血栓形成的风险因素

C. 凝血时间可以反映凝血系统的活化状态

D. 患者血液存在继发性纤溶亢进

E. 患者血液存在高凝状态

F. 患者存在静脉血栓风险

740. 导致该患者存在高凝状态的原因包括

A. 高龄　　B. 髋关节骨折

C. 组织和血管损伤　　D. 骨科大手术

E. 术后制动

741. 提示继续给予该患者 LMWH 0.4ml、每天 2 次，共 21 天，第 30 天血浆 D－二聚体 695ng/ml（FEU），无 VTE 发生。连续监测该患者血浆 D－二聚体水平的目的是

A. 评估患者围术期的血栓风险

B. 评估临床应用抗凝药物的效果

C. 评估患者术后出血风险

D. 评估患者原发性纤溶亢进状态

E. 评估患者纤溶抑制状态

F. 评估凝血因子水平变化趋势

742. 本案例中的实验室检查还应关注

A. 老年人排除诊断 VTE 的 D－二聚体标准高于随机患者群

B. 术后的 D－二聚体连续监测可采用定性方法

C. 应计算患者的肌酐清除率

D. 应进行血浆抗凝血酶活性测定

E. 利用 APTT 监测低分子量肝素

F. 应用因子Ⅹ活性测定监测低分子量肝素

（743～746 共用题干）

患者女，30 岁，主诉乏力、头晕、久蹲直立时眼前发黑 10 余年。患者有月经过多病史。查体：皮肤、黏膜苍白，双手指甲平坦，呈浅凹形。血常规检查：RBC 2.85×10^{12}/L，Hb 65g/L，WBC 5.2×10^9/L，分类示 N 0.68，L 0.28，M 0.04。

743. 根据贫血严重程度判定标准，该患者贫血的严重程度为

A. 极重度　　B. 重度

C. 中度　　D. 轻度

E. 中至重度　　F. 轻至中度

744. 目前国内使用的绝大多数血液分析仪在进行红细胞计数和血细胞比容测定时使用的方法为

A. 吸光度法　　B. 免疫比浊法

C. 光散射法　　D. 电容法

E. 光电法　　F. 电阻抗法

745. 提示：患者月经过多 10 余年。如果血液分析仪测得 Hct 0.22，MCV 77fl，MCH 23pg，MCHC 295g/L，RDW 0.18。根据成熟红细胞的大小进行贫血分类，该患者属于

A. 小细胞低色素性贫血

B. 正常细胞贫血

C. 单纯小细胞贫血

D. 大细胞贫血

E. 增生性贫血

F. 增生不良性贫血

746. 需进一步完善哪些检查以协助诊疗

A. 骨髓检查

B. 骨髓铁染色

C. 血清铁蛋白检测

D. 血清铁测定

E. 血清总铁结合力检测

F. 转铁蛋白饱和度检测

G. 红细胞内游离原卟啉检测

H. 妇科彩超

（747～750 共用题干）

患者男，25 岁，反复上腹疼痛 2 年，伴乏力 1 年余。伴反复黑便。查体：皮肤、黏膜苍白，心率 95 次/分。血常规检查：Hb 70g/L，WBC 6.4×10^9/L，分类示 N 0.70，L 0.26，M 0.04。

747. 为明确病因，该患者需进一步完善哪些检查

A. 胃镜
B. 幽门螺杆菌感染的检测
C. X线钡餐检查
D. 血清胃泌素测定
E. 胃液分析
F. 胃镜下取活组织做病理检查

748. 胃镜下消化性溃疡出血的 Forrest 分型有

A. Ⅰ　　B. Ⅱa
C. Ⅱb　　D. Ⅲa
E. Ⅲb　　F. Ⅳ

749. 该患者行胃镜检查示胃小弯溃疡（Ⅲa），该患者应诊断为

A. 胃溃疡　　B. 缺铁性贫血
C. 巨幼细胞贫血　　D. 溶血性贫血
E. 铁粒幼细胞贫血　　F. 中度贫血

750. 若患者以上诊断明确，以下治疗措施正确的是

A. 生活规律，避免过度劳累和精神紧张
B. 饮食规律，戒烟、酒
C. 服用抑制胃酸的药物
D. 服用保护胃黏膜的药物
E. 幽门螺杆菌阳性者抗 Hp 治疗
F. 严格内科治疗无效的顽固性溃疡需行外科手术治疗

（751～752 共用题干）

患者男，34 岁，全身乏力 3 年余。查体：皮肤、黏膜苍白，双肺呼吸音清，心率 94 次/分，心律齐。血常规检查：Hb 65g/L，Hct 0.22，MCV 77fl，MCH 23pg，MCHC 295g/L，RDW 0.18，WBC 4.5×10^9/L，分类示 N 0.69，L 0.26，M 0.05。

751. 该患者最可能的诊断为

A. 铁粒幼细胞贫血
B. 巨幼细胞贫血
C. 缺铁性贫血
D. 珠蛋白生成障碍性贫血
E. 慢性感染性贫血
F. 再生障碍性贫血

752. 该患者治愈的标准为

A. 临床症状完全消失
B. 血象恢复
C. 血红蛋白升至正常值以上
D. 铁指标均恢复至正常
E. 血红蛋白恢复以后要继续补充铁剂直至储存铁的量也恢复正常

（753～760 共用题干）

患者女，18 岁，因全身乏力，心悸、气短，活动时加重 3 个月收治入院。查体：神志清，贫血貌，心率 105 次/分，心律齐。实验室检查显示血红蛋白、红细胞计数及血细胞比容均明显降低，需查明贫血原因，进行进一步治疗。

753. 根据 MCV，MCH，MCHC 和 RDW，可按血液循环中成熟红细胞的大小与形态将贫血分为

A. 正常细胞贫血　　B. 增生性贫血
C. 大细胞贫血　　D. 单纯小细胞贫血
E. 增生不良性贫血　　F. 小细胞低色素性贫血
G. 巨幼细胞贫血　　H. 红细胞膜异常
I. 红细胞胞质异常　　J. 红细胞核异常

754. 提示：该患者疑为再生障碍性贫血，发病原因不明确。导致该患者贫血的病因可能为

A. 急性溶血
B. 急性白血病
C. 再生障碍性贫血
D. 尿毒症
E. 阵发性睡眠性血红蛋白尿
F. 维生素 B_{12} 缺乏
G. 温抗体型自身免疫性溶血性贫血
H. 叶酸缺乏
I. 慢性失血
J. 纯红细胞再生障碍性贫血

755. 再生障碍性贫血的病因和发病机制可能为

A. 某些化学物质和药物，如氯霉素、苯等
B. 生物因素，如肝炎病毒，微小病毒 B19 等
C. 造血干细胞恶性克隆
D. 造血微环境的缺陷
E. 体液因素调节异常
F. 细胞免疫机制异常
G. 造血干细胞受损

756. 再生障碍性贫血的临床特点有

A. 症状发生与接触寒冷环境有关
B. 免疫抑制治疗有效
C. 一般抗贫血治疗无效
D. 贫血
E. 出血
F. 发热
G. 感染

757. 下述符合再生障碍性贫血的实验室检查的是

A. 全血细胞减少
B. 骨髓象增生低下

C. 骨髓涂片造血细胞减少，脂肪多
D. 骨髓穿刺涂片时见较多量的油滴，以致片膜不易干燥
E. D－L 试验阳性
F. 网织红细胞绝对值减少
G. NAP 积分值增高

758. 阵发性睡眠性血红蛋白尿可进行下列哪些特殊检查
A. Coombs 试验
B. Rous 试验
C. 酸化血清溶血试验
D. 蔗糖溶血试验
E. 自身溶血试验及其纠正试验
F. 热溶血试验
G. 蛇毒溶血试验

759. 结合临床表现及实验室检查结果，该患者诊断为再生障碍性贫血。再生障碍性贫血的治疗措施包括
A. 注意饮食及环境卫生，预防感染
B. 纠正贫血
C. 控制出血
D. 控制感染
E. 护肝治疗
F. 脾切除
G. 雄激素、造血生长因子促造血治疗
H. 造血干细胞移植
I. 免疫抑制治疗

760. 以下关于再生障碍性贫血的疗效标准，叙述正确的是
A. 无效：经充分治疗后，血象症状均未达到明显改善
B. 基本治愈：患者血象恢复，男性血红蛋白 > 120g/L，女性血红蛋白 > 110g/L，WBC > 4 × 10^9/L，血小板计数 > 80 × 10^9/L，临床症状消失，1 年以上未复发，3 个月内不输血
C. 缓解：男性血红蛋白 > 120g/L，女性血红蛋白 > 100g/L，WBC > 3.5 × 10^9/L，血小板也有一定程度的增加，临床症状消失，随访 3 个月病情稳定或继续恢复，3 个月内不输血
D. 明显进步：患者贫血和出血症状明显好转，不输血，血红蛋白比治疗前 1 个月内上升 30g/L 以上且能维持 3 个月，3 个月内不输血
E. 基本治愈：患者血象恢复，男性血红蛋白 > 120g/L，女性血红蛋白 > 110g/L，WBC > 4 × 10^9/L，血小板计数 > 80 × 10^9/L，临床症状消失，半年以上未复发，3 个月内不输血
F. 缓解：男性血红蛋白 > 120g/L，女性血红蛋白 > 90g/L，WBC > 3.5 × 10^9/L，血小板也有一定程度的增加，临床症状消失，随访 3 个月病情稳定或继续恢复，3 个月内不输血
G. 明显进步：患者贫血和出血症状明显好转，不输血，血红蛋白比治疗前 1 个月内上升 20g/L 以上且能维持 3 个月，3 个月内不输血

（761～767 共用题干）

患者男，63 岁，5 年前因胃溃疡行胃大部切除术，近 5 个月来出现头晕、乏力、四肢发麻。查体：贫血貌，舌呈“牛肉舌”状改变。实验室检查：血常规 WBC 6.8 × 10^9/L，RBC 2.49 × 10^{12}/L，Hb 101g/L，Hct 0.31，MCV 124fl，MCH 41pg，MCHC 326g/L，PLT 93 × 10^9/L。

761. 有关 MCV，MCH 和 MCHC 的计算方法，下述正确的是
A. MCV（fl）＝每升血液中血细胞比容/每升血液中红细胞个数
B. MCV（fl）＝Hct × 10^{12}/（RBC/L）
C. MCH（pg）＝每升血液中血红蛋白含量/每升血液中红细胞个数
D. MCH（pg）＝Hb 含量/红细胞百万数
E. MCHC（g/L）＝每升血液中血红蛋白含量/每升血液中血细胞比容
F. MCHC（g/L）＝Hb（g/L）/Hct
G. MCHC（g/L）＝Hb（g/L）× 10^3/Hct

762. 该患者血常规 RBC 2.49 × 10^{12}/L，Hb 101g/L，Hct 0.31，MCV 124fl，MCH 41pg，MCHC 326g/L，考虑为大细胞贫血。大细胞贫血见于下列哪些情况
A. 急性白血病　　B. 感染
C. 维生素 B_{12} 缺乏　　D. 中毒
E. 尿毒症　　F. 叶酸缺乏
G. 骨髓纤维化　　H. 自身免疫性溶血

763. 下列哪些检查有助于巨幼细胞贫血的诊断
A. 外周血涂片
B. 骨髓涂片
C. 血清叶酸检测
D. 红细胞叶酸检测
E. 血清维生素 B_{12} 检测
F. 小剂量叶酸诊断性治疗试验
G. 小剂量维生素 B_{12} 诊断性治疗试验
H. 维生素 B_{12}、叶酸吸收试验
I. 尿甲基丙二酸排泄试验
J. 组氨酸负荷试验
K. 胆红素测定

764. 结合该患者病史，其发生巨幼细胞贫血的原因可

能为

A. 胃大部切除术后叶酸吸收障碍

B. 内因子缺乏

C. 胰蛋白酶缺乏

D. 肠道寄生虫

E. 药物影响

F. 叶酸排出增加

G. 叶酸利用障碍

H. 胃酸和胃蛋白酶缺乏

765. 巨幼细胞贫血需与下列哪些疾病相鉴别

A. 全血细胞减少性疾病

B. 消化系统疾病

C. 神经系统疾病

D. 骨髓增生异常综合征

E. 急性红白血病

F. 无巨幼细胞增多的大细胞贫血

G. 精神疾病

H. 溶血性贫血

766. 下列实验室检查结果与巨幼细胞贫血相符合的是

A. 平均红细胞体积 >90fl

B. 白细胞和血小板可减少

C. 中性分叶核分叶过多

D. 血清叶酸 <6.91nmol/L

E. 红细胞叶酸 <227nmol/L

F. 血清维生素 B_{12} <19.6nmol/L

G. 血清内因子阻断抗体阳性

767. 巨幼细胞贫血的治疗原则包括

A. 积极治疗原发病

B. 补充叶酸

C. 补充维生素 B_{12}

D. 叶酸缺乏，如同时有维生素 B_{12} 缺乏，可单独补充叶酸

E. 维生素 B_{12} 缺乏者，若有神经系统表现，治疗维持半年到1年

F. 恶性贫血者，维生素 B_{12} 治疗维持终身

G. 有维生素 B_{12} 吸收障碍者，需肌内注射维生素 B_{12}

（768～773 共用题干）

患者男，43岁，因反复排酱油色尿18年，发热、咳嗽2个月余入院。患者18年前无明显诱因出现深黄色小便，偶呈酱油色，伴面色苍白、乏力、活动后心悸和气促。无全身骨痛及黄染。当地医院诊断为“运动性血尿”，未给予系统治疗。其后曾在多家医院诊治（具体不详），无好转。遂来此就诊。实验室检查示白细胞 1.2×10^9/L，红细胞 1.3×10^{12}/L，血红蛋白33.0g/L，网织红细胞4.8%。

768. 为协助诊断，该患者需进行以下哪些检查

A. 外周血涂片

B. 骨髓涂片

C. 血浆游离血红蛋白测定

D. 血浆结合珠蛋白测定

E. 尿隐血试验

F. Rous 试验

G. 酸化血清溶血试验

H. 蔗糖溶血试验

I. 热溶血试验

J. 蛇毒溶血试验

K. 流式细胞术测 CD55 和 CD59

769. 根据患者病史，怀疑为阵发性睡眠性血红蛋白尿，国内外公认的阵发性睡眠性血红蛋白尿的确诊试验是

A. 流式细胞术测 CD55 和 CD59

B. 蛇毒溶血试验

C. 热溶血试验

D. 蔗糖溶血试验

E. Ham 试验

F. Rous 试验

G. Coombs 试验

770. 该患者检查尿隐血试验阳性，Ham 试验强阳性，蛇毒溶血试验阳性。该患者最可能的诊断为

A. 再生障碍性贫血

B. 缺铁性贫血

C. 阵发性睡眠性血红蛋白尿

D. 巨幼细胞贫血

E. 免疫性溶血性贫血

F. 冷凝集素综合征

G. 阵发性寒冷性血红蛋白尿

H. 微血管病性溶血性贫血

771. 关于 PNH 的病因及发病机制，下述正确的是

A. PNH 是一种获得性造血干细胞疾病

B. PNH 也是异常克隆扩增的结果

C. 患者异常克隆和正常造血同时存在

D. 患者的成熟血细胞因有膜突变，对补体异常敏感而被破坏，引起血管外溶血

E. 溶血常于睡眠后阵发性血红蛋白尿发作并加重

F. 睡眠诱发溶血的机制可能是由于睡眠时呼吸中枢敏感性降低、酸代谢产物堆积、pH 下降的缘故

772. PNH 的临床表现有

A. 血红蛋白尿

B. 血细胞减少
C. 血栓形成
D. 自觉头晕、乏力
E. 面色苍白
F. 劳累后心悸、气短
G. 易遭受各种病原菌感染

773. PNH 的治疗措施包括
A. 输血，应输经生理盐水洗涤 3 次的红细胞
B. 可输注红细胞悬液
C. 雄激素刺激红细胞生成
D. 小剂量铁剂，如有溶血应停用
E. 控制急性溶血，如右旋糖酐、碳酸氢钠、糖皮质激素
F. 预防血管栓塞，如华法林

（774～778 共用题干）

患者女，68 岁，因头痛、头晕、乏力数年，偏瘫 1 日入院。患者近几年自觉乏力，时有头痛，头晕，但程度不重，未在意。近半年来胃灼热，反酸，伴上腹部疼痛，无明显规律，无黑便。口服西咪替丁后可减轻。于入院前 1 日无明显诱因下，出现右侧肢体无力，不能抬离床面，持续约 15 分钟后自行缓解。当地医生检查血压正常，给予脉络宁及丹参注射液静脉滴注。于次日中午再次出现右侧肢体不能活动，持续约 30 分钟自行缓解，但间隔 1 小时后再次发作，故来急诊。既往否认高血压及糖尿病病史，无高原居住史。查体：BP 130/80mmHg，意识清楚，面颊红润，口唇黏膜及甲床红紫。腹软，肝脾未触及肿大，剑突下轻度压痛，无反跳痛。实验室检查：血常规：RBC 8.56 × 10^{12}/L，MCV 79.8fl，PLT 538 × 10^{9}/L，WBC 32.8 × 10^{9}/L，Hb 203g/L，OB（+）。电解质钾、钠、氯、钙正常，血清铁 8.0μmol/L，血糖 4.8mmol/L。

774. 为明确诊断，该患者需完善下述哪些检查
A. 神经系统体格检查
B. 腹部彩超
C. 头颅 CT 或 MRI 检查
D. 外周血涂片
E. 骨髓涂片
F. 血容量测定
G. 中性粒细胞碱性磷酸酶活性测定
H. 血黏度检查

775. 患者神经系统检查：双瞳等大等圆，直径 3.0mm，对光反应灵敏。口角不偏，伸舌居中，颈软，深浅感觉未见异常，左上肢肌力及肌张力正常，右上肢肌力 3 级，右下肢肌力 2 级，肌张力略减低。右侧 Babinski 征阳性，Kernig 征阴性。腹部彩超示肝胆正常，脾大。2 天后 CT 左颞叶有一低密度灶。血脂正常。骨髓涂片示全血细胞增生，中性粒细胞碱性磷酸酶活性增高，血清铁略减低。该患者目前诊断为
A. 真性红细胞增多症　　B. 脑梗死
C. 尿毒症　　D. 脑出血
E. 急性白血病　　F. DIC
G. 类白血病反应　　H. 慢性缺氧

776. 真性红细胞增多症需与下列哪些疾病相鉴别
A. 肺气肿
B. 发绀性先天性心脏病
C. 肺源性心脏病
D. 大量吸烟
E. 慢性风湿性心脏瓣膜病
F. 肾动脉狭窄
G. 肝癌
H. 肺癌
I. 脱水状态
J. 慢性肾上腺皮质功能减退

777. 关于真性红细胞增多症患者血容量测定的叙述，正确的是
A. ^{51}Cr 标记法测定
B. 血浆容量正常
C. 血容量增多
D. 红细胞容量绝对增加
E. 血浆容量增多
F. 红细胞绝对值 > 32ml/kg（体重）

778. 真性红细胞增多症的治疗原则是
A. 静脉放血
B. 化疗，如羟基脲、环磷酰胺、白消安、美法仑、苯丁酸氮芥等
C. α－干扰素治疗
D. 口服阿司匹林和双嘧达莫预防栓塞
E. 对症治疗消化性溃疡、脑梗死等
F. α－干扰素的作用原理是可抑制细胞增殖
G. 放射性核素磷目前广泛应用于临床治疗
H. 苯丁酸氮芥可长期使用
I. 环磷酰胺不宜长期使用

（779～784 共用题干）

患儿男，5 岁，发现左侧颈部肿块半个月伴低热 1 周。半个月前家长无意中发现患儿左侧颈部有一不规则肿块，约核桃大小，质地偏硬，无压痛，表面皮肤无红肿。近 1 周来患者经常有低热，体温 37.6℃～38℃。无咳嗽、咳痰，无畏寒、寒战，无盗汗。查体：T 37.7℃，P 106 次/分，R 36 次/分，BP 96/65mmHg。双侧颈部可

触及数个约蚕豆大小的肿大淋巴结，质硬，左侧有一融合成块淋巴结，约 4cm×4cm 大小，边界不清，不活动；肝、脾肋下未触及。

779. 为明确诊断，应做的检查包括

A. 血常规

B. 胸部 X 线片

C. PPD 试验

D. 红细胞沉降率、抗链球菌溶血素 O 试验（ASO 试验）、血 C－反应蛋白等

E. 颈淋巴结穿刺，行组织病理学检查

F. EB 病毒相关检查

780. 结果回报：EBV（＋）；少量胸腔积液，纵隔稍增宽；淋巴结穿刺活检显示增生性淋巴结炎。抗病毒治疗 1 周效果不佳，胸闷及活动后气促加剧。此时最紧迫的检查包括

A. 胸部 CT

B. B 型超声定位下胸腔穿刺做胸腔积液检查

C. 颅脑 CT

D. 血生化

E. 结核抗体医学

F. 换部位颈淋巴结穿刺，行组织病理学检查

G. 手术取颈淋巴结，行组织病理学检查

781. 后行胸部 CT 显示纵隔巨大肿物；胸腔积液未见明显增多而不宜做胸腔穿刺；颈淋巴结穿刺活检仍为增生性淋巴结炎；后行颈淋巴结摘除活检。目前应主要考虑的疾病有

A. 急性白血病

B. 传染性单核细胞增生症

C. 霍奇金淋巴瘤

D. 淋巴结核

E. 非霍奇金淋巴瘤

F. 块状巨大淋巴结病

782. 活检物最终确定诊断为 T 淋巴细胞性非霍奇金淋巴瘤。下一步处理包括

A. 有条件时活检物做细胞遗传学检查

B. 有条件时活检物做分子遗传学检查

C. 有条件时做全身 PET 检查

D. 制订详细的分期化疗方案

E. 立即做胸部放射治疗

F. 手术切除仍然肿大的颈淋巴结

G. 考虑手术切除肿大的纵隔肿物

783. 下列关于 NHL 的表述，正确的是

A. 滤泡性淋巴瘤是 B 细胞来源，为惰性淋巴瘤

B. 存在 t（14；18）和 BCl；2 蛋白异常表达可以肯定诊断滤泡性淋巴瘤

C. 弥漫大 B 细胞淋巴瘤为最常见侵袭性 NHL，常伴 t（3；14）

D. T 细胞淋巴瘤

E. Burkitt 淋巴瘤常伴 t（8；14），与 MYC 基因表达有关

F. Burkitt 淋巴瘤增生慢，为惰性淋巴瘤

G. Burkitt 淋巴瘤在流行区儿童多见，常累及颌骨

H. 间变大细胞淋巴瘤细胞免疫表型伴随 CD30 阳性，常伴 t（2；5）

784. 下列关于临床淋巴瘤分期（AnnArbor 分期），正确的是

A. Ⅰ期：单个区域淋巴结受侵（Ⅰ期）；或一个淋巴结外器官受侵（ⅠE 期）

B. Ⅱ期：横膈一侧 3 个以上淋巴结区域受侵

C. ⅡE 期：一个淋巴结外器官受侵合并横膈同侧区域淋巴结受侵

D. Ⅲ期：横膈两侧的淋巴结区域受侵

E. ⅡE 期：合并局部结外器官受侵

F. ⅡS 期：合并脾受侵

G. Ⅳ期：结外器官和脾同时受侵

H. Ⅳ期：一个或多个结外器官（如骨髓、肝和肺等）广泛受侵，伴或不伴有淋巴结肿大

（785～790 共用题干）

患者男，49 岁，无明显诱因出现牙龈出血 1 周。患者 1 周前刷牙后发现牙龈出血，当时出血量不多。此后牙龈反复出血，无明显停止迹象。来医院就诊查血常规示 WBC 2.9×10^9/L，RBC 2.76×10^{12}/L，Hb 95g/L，PLT 33×10^9/L。患者发病以来无畏寒发热，无鼻出血，无呕血，小便正常，大便成型，色黑。无肝炎、结核等传染病病史，无高血压、糖尿病等慢性病史。检查 T 37.0℃，轻度贫血貌，上颌内外侧牙龈有少量渗血，全身皮肤未见瘀点、瘀斑，全身浅表淋巴结未触及。胸骨压痛。心、肺检查正常。肝脾无肿大。肝、肾功能检查正常。

785. 根据以上临床资料，需要考虑诊断的疾病是

A. 血小板减少性紫癜

B. 再生障碍性贫血

C. 粒细胞减少症

D. 急性白血病

E. 骨髓增生异常综合征

F. 阵发性睡眠性血红蛋白尿

G. 缺铁性贫血

786. 为进行诊断应考虑做的检查有

A. 骨髓细胞学检查

B. 骨髓病理活检

C. 流式细胞仪分析免疫表型

D. 血细胞化学染色

E. 分子生物学检查

F. 细胞遗传学检查

G. miRNAs 分析

787. 患者如果为急性早幼粒细胞白血病，其实验室检查可能会出现

A. 白血病细胞 CD117、CD13、CD33 阳性

B. 骨髓中发现大量异常早幼粒细胞（≥30%），同时 POX 染色阴性

C. CD34、HLA－DR 阳性

D. t（15；17）（q22；q21）

E. PML/RARα 融合基因阳性

F. t（8；21）（q22；q22）

788. 患者 MICM 诊断急性早幼粒细胞白血病明确，PML/RARα 融合基因阳性，对该患者适当的治疗措施包括

A. 甲泼尼龙冲击

B. 全反式维 A 酸与三氧化二砷联合诱导缓解治疗

C. 低分子肝素抗凝治疗

D. 预防高尿酸血症

E. 碱化尿液

F. 抗感染

G. 成分血制品输注

H. 防治高钙血症

789. 关于急性白血病疗效的完全缓解 CR 标准，正确的是

A. 骨髓象：原粒细胞（Ⅰ＋Ⅱ型）≤5%

B. 红细胞及巨核细胞系正常

C. 血常规：男性血红蛋白≥100g/L

D. 血常规：女性、儿童血红蛋白≥90g/L

E. 中性粒细胞绝对值$\geq 2.5\times 10^9$/L

F. 血小板$\geq 100\times 10^9$/L

G. 外周血分类白血病细胞≤1%

H. 临床：无白血病浸润所致的症状和体征

790. 以下哪些染色体畸变与 AML 预后好相关

A. －7 或 5

B. t（v；11）（v；q23）

C. inv（3q）

D. inv（16）

E. t（16；16）（p13；q22）

F. t（8；21）（q22；q22）

G. t（6；9）

H. t（15；17）（q22；q11－12）

（791～796 共用题干）

患者女，23 岁，发热伴牙龈出血 1 周。1 周前患者无明显诱因出现发热，体温 37.6℃～38.3℃，早晚刷牙后牙龈出血，并伴乏力、全身酸痛，轻度咳嗽，无脓痰。大小便正常。家族及既往史无特殊。查体：T 38.3℃，P 102 次/分，R 23 次/分，BP 126/82mmHg。躯干及双下肢皮肤散在出血点，左腋下及双侧腹股沟皮下可触及约花生米大小的肿大淋巴结，质中，无压痛，可活动，皮肤巩膜无黄染。胸骨有压痛，呼吸音稍粗，肝脾肋下未触及。外周血检查：Hb 75g/L，Ret 0.6%，WBC 3.3×10^9/L，PLT 26×10^9/L，原幼细胞占 42%。

791. 根据以上临床资料，最有可能诊断的疾病是

A. 血小板减少性紫癜

B. 再生障碍性贫血

C. 恶性组织细胞病

D. 粒细胞减少症

E. 急性白血病

F. 骨髓增生异常综合征

G. 阵发性睡眠性血红蛋白尿

H. 缺铁性贫血

792. 为进行诊断，可考虑做的检查有

A. 骨髓细胞学检查

B. 骨髓活检

C. 细胞遗传学检查

D. 胸部影像学检查

E. 分子遗传学检查

F. 流式细胞仪分析免疫表型

G. 血细胞化学染色

H. 腹部 B 超

793. 患者外周血人工分类以原单和幼单核细胞增多为主，该患者骨髓细胞学检查可见

A. 骨髓增生明显活跃

B. 原单及幼单细胞体积较大

C. 细胞内可见 1～2 条细而长的 Auer 小体

D. 胞核较小，常偏一侧，呈马蹄形、S 形等，染色质疏松，排列似蜂窝状，着色较淡

E. 胞质量相对较多，常出现内外双层胞质，无明显伪足突出，边缘不清晰

F. 内层胞质呈灰蓝色并略带紫色，不透明，似有毛玻璃样感

G. 胞质内常有空泡和被吞噬的细胞

794. 患者诊断 M_{5b} 明确，其白血病细胞化学染色正确的是

A. 部分 POX 染色阳性

B. 全部 SB 染色阳性

C. 氯乙酸 AS－D－萘酚酯酶阳性
D. AS－D－NAE 染色阳性，不可被氟化钠抑制
E. 大于 80% NEC 细胞 PAS 染色阴性
F. α－NBE 部分阳性，能被氟化钠抑制
G. NAP 积分一般增高

795. 关于 M_5 的实验室检查，表述正确的是
A. 白血病细胞表面抗原表达 CD11、CD13
B. CD14 为单核细胞特异的
C. 白血病细胞表面抗原表达 HLA－DR
D. 白血病细胞表面抗原表达 CD33 和 CD34，为单核细胞特异的
E. 约 22% M_5 可见 t/del（11）（q23）
F. 累及 HRX 基因为单核细胞特异的
G. 常见易位是 t（11；15）（q13；q32）

796. 对该患者适当的治疗措施包括
A. 控制感染
B. 纠正贫血
C. 控制出血，必要时成分性输血
D. 诱导缓解治疗常用的方案有：DA 方案
E. DA 方案一般应用 1 个月
F. 诱导缓解治疗常用的方案有：ARTA 方案
G. 有条件者完全缓解后进行造血干细胞移植
H. 利妥昔单抗
I. 化疗＋放疗

（797～801 共用题干）

患者男，66 岁，咳嗽、咳痰 5 天，高热 3 天。患者 5 天前无明显诱因出现剧烈咳嗽，有黄脓痰，量较多，并伴有咽痛，当时自服感冒药、止咳药（具体药物不详）治疗，效果不明显。3 天前突然持续高热，T 39℃，并有畏寒、寒战。既往史：因甲状腺功能亢进症，服用甲巯咪唑（10mg，每日 3 次）治疗 2 个月余。查体：T 39.5℃，神志清楚，急性病容，双侧甲状腺稍肿大，质软，表面光滑，未触及结节及肿块，无压痛，皮肤黏膜未见瘀点、瘀斑，浅表淋巴结未触及肿大。胸骨无压痛，呼吸音粗，右下肺可闻及明显湿啰音，心脏检查无异常。外周血检查：Hb 136g/L，WBC 0.7×10^9/L，N 0.31×10^9/L，PLT 326×10^9/L。

797. 根据以上临床资料，考虑引起白细胞减少的最可能原因是
A. 急性造血功能停滞
B. 急性白血病
C. 自身免疫性贫血
D. 再生障碍性贫血
E. 药物所致
F. 骨髓纤维化
G. 脾功能亢进

798. 为明确诊断和制订后续治疗方案，可进行的检查有
A. 骨髓细胞学检查
B. 骨髓粒细胞贮备功能测定
C. 血培养
D. 咽拭子、痰培养和药敏试验
E. 胸部影像学检查
F. 细胞遗传学检查
G. 网织红细胞计数
H. 血生化、电解质
I. 甲状腺、腹部彩超
J. 甲状腺功能检测

799. 通过特殊检查可了解粒细胞减少症的病因，其中正确的是
A. 骨髓粒细胞贮备功能测定：可用致热原如脂多糖及泼尼松等直接促进骨髓粒细胞释放
B. 肾上腺素试验：白细胞如较原水平高 1 倍以上，则考虑为真性粒细胞减少症
C. 肾上腺素试验：白细胞升高 2×10^9/L 提示血管壁上有粒细胞过多聚集在边池
D. 肾上腺素试验阳性且无脾大，可考虑为假性粒细胞减少症
E. 血清溶菌酶可了解粒细胞生成情况
F. 白细胞凝集素阳性可诊断免疫性粒细胞减少症
G. 骨髓粒细胞贮备功能测定了解粒细胞释放功能

800. 对于该患者合理的诊疗计划为
A. 立即停用可疑药物（甲巯咪唑）
B. 及时经验性应用广谱、高效抗生素
C. 维持酸碱及电解质平衡
D. 可短期应用激素
E. 待粒细胞正常后考虑其他方法治疗甲亢
F. 注意控制心室率
G. 如有条件可应用丙种球蛋白

801. 若患者胸部影像学示肺炎，痰培养示肺炎链球菌，关于该菌的生物学特性，描述正确的是
A. 5% CO_2 环境利于其生长
B. 在血平板上形成细小、圆形、中央呈脐窝状的菌落
C. 在血平板上呈草绿色溶血
D. 分解菊糖，胆汁溶菌试验阴性
E. Optochin 试验敏感
F. 杆菌肽试验敏感
G. 致病物质主要为荚膜

答案和精选解析

一、单选题

1. E　嗜酸性粒细胞的胞质呈淡红色，充满粗大、均匀、排列紧密的橘红色颗粒。

2. B　由于该患者的骨髓象检查结果示粒系细胞占30%，红系细胞占20%，M：E＝1.5：1。

3. D　普通光镜低倍镜检验：判断骨髓涂片质量，判断骨髓增生程度，估计巨核细胞系增生情况，观察涂片边缘、尾部、骨髓小粒周围，有无体积较大或成堆分布的异常细胞。原始粒细胞应该在油镜下观察计数。

4. C　急性造血功能停滞可表现为全血细胞减少，网织红细胞绝对值减少，骨髓至少一个部位增生减低，胞体比同期正常细胞明显增大。

5. D　细胞外铁是指骨髓小粒中的铁；细胞内铁包括铁粒幼红细胞、环铁幼红细胞及铁粒红细胞。环铁幼红细胞是指幼红细胞浆内的蓝色铁颗粒在6个以上，围绕核周1/2以上者。

6. C　红白血病的细胞化学染色：幼红细胞PAS呈阳性反应，积分值明显增高，且多呈粗大颗粒、块状、环状或弥漫状分布。

7. A　铁染色主要用于缺铁性贫血和铁粒幼细胞贫血的诊断，发生缺铁性贫血时，其细胞外铁明显减低甚至呈阴性，细胞内铁阳性率减低或为零。发生铁粒幼细胞贫血时，铁粒幼红细胞增多，细胞外铁也常明显增多。

8. A　原始细胞占30%，为急性白血病。POX（＋）首先排除急性淋巴细胞白血病，PAS部分细胞呈颗粒状阳性，α－NBE（－）可以排除急性单核细胞白血病，因此最可能为急性粒细胞白血病。

9. D　急性早幼粒细胞白血病细胞化学染色可见POX（过氧化物酶）、SBB（苏丹黑）、ACP（酸性磷酸酶）染色均呈阳性或强阳性反应，AS－D－NCE（氯乙酸AS－D－萘酚酯酶）、α－NAE（α－乙酸萘酚酯酶）染色可见强阳性且不被氟化钠抑制，α－NBE（α丁酸萘酚酯酶）染色阴性，NAP积分明显下降。

10. C　人的体细胞有46条染色体，其中常染色体22对（44条），性染色体1对。男性为46，XY；女性为46，XX。

11. C　结构畸变是指染色体出现各种结构的异常，主要的畸变包括缺失、断裂、重复、易位、倒位、等臂染色体、环状染色体、双着丝粒染色体。

12. D　溶血性贫血无论是血管内还是血管外，常伴黄疸和肝脾肿大，只是贫血、黄疸、肝脾肿大的程度不同。

13. A　造成巨幼红细胞贫血的主要原因是维生素B_{12}或叶酸缺乏。对胃大部分或全部切除的人而言，因内因子缺乏，造成了对维生素B_{12}的吸收障碍，从而导致巨幼红细胞贫血。

14. C　红细胞膜异常导致的贫血有遗传性球形红细胞增多症、遗传性椭圆形红细胞增多症、阵发性睡眠性血红蛋白尿症等。

15. D　慢性再障呈渐进性“向心性萎缩”，先累及髂骨，然后是棘突与胸骨。

16. D　骨髓病性贫血是红细胞生成减少所致的贫血。

17. D　慢性失血会导致小细胞低色素性贫血。其余选项则是正细胞贫血的病因。

18. B　血浆高铁血红素白蛋白试验阳性提示严重血管内溶血，此时HP已经消耗殆尽。

19. A　尿含铁血黄素试验又称Rous试验。当血红蛋白通过肾滤过时，部分铁离子以含铁血黄素的形式沉积于上皮细胞，并随尿液排出。尿中含铁血黄素是不稳定的铁蛋白聚合体，其中的高铁离子与亚铁氰化钾作用，在酸性环境下产生普鲁士蓝色的亚铁氰化铁沉淀。阳性提示慢性血管内溶血，结果可持续2～3周。但在血管内溶血初期，本试验可呈阴性反应。

20. B　发生严重的血管内溶血时，可释放出大量的血红蛋白，若超过肾小管阈值，血红蛋白便出现在尿中呈阳性。

21. D　珠蛋白生成障碍性贫血属于细胞内在异常，主要表现为血红蛋白异常。

22. E　碱变性试验是检测不稳定血红蛋白的试验。

23. D　溶血性贫血是由于某些原因使红细胞寿命缩短，破坏过多，超过了骨髓代偿能力所引起的一类贫血。诊断溶血的最可靠依据是红细胞寿命缩短。

24. A　自身免疫性溶血性贫血患者一般伴有黄疸、肝脾肿大、网织红细胞增高，Coombs试验（＋）。

25. D　①血管内溶血：红细胞在血循环中溶解破坏，血红蛋白直接释放于血浆中。血管内红细胞的破坏主要是由抗体激活补体引起的；②血管外溶血：红细胞膜表面或血红蛋白结构异常，被肝和脾的巨噬细胞辨认捕捉，在巨噬细胞内破坏。主要见于自身免疫性溶血性贫血。

26. A　红细胞渗透脆性增高主要见于遗传性球形细胞增多症、椭圆形细胞增多症等；降低见于阻塞性黄疸、珠蛋白生成障碍性贫血、缺铁性贫血等。

27. C　红细胞渗透脆性试验：室温放置2小时后观察结果。

28. C　PNH呈正色素性或低色素性贫血，网织红细胞增高，白细胞计数、血小板计数减少。

29. E　遗传性球形红细胞增多症是一种红细胞膜蛋白基因异常导致的家族遗传性溶血性疾病。贫血、溶血性黄疸和脾肿大是最常见的临床表现，尿胆原阳性。

30. B　遗传性红细胞膜缺陷的诊断标准主要包括：

临床上具有慢性溶血的特征和体征、网织红细胞增高、红细胞渗透脆性尤其是孵育渗透脆性增高等。

31. C 变性珠蛋白小体生成试验参考值：正常人含5个及以上珠蛋白小体的红细胞的百分率一般小于30%。

32. C 药物可诱发G－6－PD缺乏症，临床特点为服用了呋喃唑酮、磺胺甲基异噁唑等出现溶血症状。

33. D 镰状细胞贫血是常染色体显性遗传疾病，HbS在脱氧状态下，互相聚集，形成多聚体。纤维状多聚体排列方向与细胞膜平行，并与之紧密接触，当有足够的多聚体形成时，红细胞即由双面凹盘状变成镰刀形，此过程称“镰变”。镰状细胞贫血时红细胞镰变试验阳性。

34. C 珠蛋白基因缺失或基因缺陷导致一种或一种以上的珠蛋白肽链不能合成或合成不足，如仅珠蛋白基因缺失，α链不能合成或合成不足，结果形成的HbH（β_4）、Hb Barts（γ_4）两种异常血红蛋白，都对氧有极高的亲和力，失去向组织释放氧的功能，而且极不稳定，易发生沉淀形成包涵体，导致溶血。

35. C 珠蛋白生成障碍性贫血的血常规：贫血轻重不一，红细胞大小不均，形态可出现异形，嗜碱性点彩红细胞、靶形红细胞、网织红细胞增高。

36. A 胎儿血红蛋白（HbF）具有抗碱和抗酸作用。其抗碱作用比HbA更强。新生儿<40%，2岁以后至成人则小于2.5%。

37. E 此患者的临床症状和检查结果可考虑珠蛋白生成障碍性贫血，血红蛋白电泳及抗碱血红蛋白测定在珠蛋白生成障碍时可出现异常的结果。

38. C 从血常规结果可看出是小细胞低色素性贫血。血清铁28.9μmol/L，血清总铁结合力为70μmol/L，转铁蛋白饱和度34%，均在正常值范围内。地中海贫血可导致小细胞低色素性贫血，很多携带者在怀孕时发现。

39. A 冷凝集素试验临床意义：阳性见于冷凝集素综合征（>1∶1000），支原体肺炎、传染性单核细胞增多症、疟疾、肝硬化、淋巴瘤及多发性骨髓瘤患者亦可增高，但不超过1∶1000。

40. A 冷凝集综合征患者的抗体类型几乎均为IgM，在低于37℃的环境下，可导致冷凝集现象。

41. E 急性白血病常见的临床表现主要有两大方面：①因白血病细胞增生，抑制了正常的白细胞、血小板和红细胞的生长，从而导致感染、出血、贫血；②因异常增生的白血病细胞对器官和组织的浸润，可引起肝、脾、淋巴结肿大，齿龈增生，皮肤结节，眼部绿色瘤，胸骨压痛和关节疼痛，中枢神经系统病变等。

42. A 急淋白血病细胞中无Auer小体。M_1和M_{2a}均在白血病细胞内可见Auer小体，M_4型的部分细胞中可见到Auer小体，M_5型的白血病细胞中有时可见到1～2条细而长的Auer小体。

43. C 急性非淋巴细胞白血病（M_3型）的细胞遗传学分型是t（15；17）。

44. B 异常的早幼粒细胞颗粒含有组织凝血活酶样促凝物质，易并发DIC，常发生在大剂量化疗后。

45. B AML－M_2的常见染色体是t（8；21）（q22；q22）。

46. D CD41为巨核细胞系分化发育过程中的特异性标记，而根据中国急性白血病分型标准，巨核细胞白血病归于M_7亚型。

47. A 急性淋巴细胞白血病L_1型以小原淋巴细胞为主，核浆比例高。

48. D ALL的血常规特点是红细胞及血红蛋白低于正常，多为正细胞贫血；白细胞计数多数增高，分类中原始及幼稚淋巴细胞增多，篮细胞易见，中性粒细胞减少或缺如；血小板计数大多低于正常。

49. B 急性淋巴细胞白血病L_2型核仁的最主要特点是清楚，一个或多个。

50. A ALL时可见TdT阳性，首先用TdT及第一线单克隆抗体诊断T或B，系急淋与AML相鉴别，再进一步结合二线单克隆抗体确定ALL各亚型。

51. C 急性淋巴细胞白血病是由于未分化或分化很差的淋巴细胞在造血组织无限增殖所致的恶性血液病，细胞化学染色POX（－），PAS染色为20%～80%的原始淋巴细胞呈阳性反应。

52. E 在FAB分型中，AML－M_1骨髓中原始细胞应占非红系细胞的90%以上。

53. E AML－M_7白血病：骨髓中网状纤维增加，骨髓易出现干抽。

54. D α－醋酸萘酚酯酶染色（α－NAE）：急性单核细胞白血病细胞呈强阳性反应，但单核细胞中的酶活性可被氟化钠（NaF）抑制，故在进行染色时，常同时做氟化钠抑制试验。急性粒细胞白血病时，呈阴性反应或弱阳性反应，但阳性反应不被氟化钠抑制。因此，本染色法主要用于急性单核细胞白血病与急性粒细胞白血病的鉴别。

55. B 对于原发性血小板减少症，有诊断价值的是：血小板减少；血小板寿命缩短；骨髓巨核细胞增生或正常，伴产生血小板的巨核细胞减少或缺如；PAIg和（或）PAC3等血小板表面相关抗体增高或阳性。慢性粒细胞白血病（CML）、红白血病（M_6）、骨髓增生异常综合征（MDS）和急性粒细胞白血病的骨髓有明显的病态造血，骨髓检验有诊断价值。

56. D 多毛细胞白血病超微结构检验：扫描电镜（SEM）示毛细胞表面有较多的散射的细长毛状突出，最长可超过4μm，延伸的“毛”有交叉现象，部分细胞表面呈皱褶状突起。透射电镜（TEM）示毛细胞表面有长绒毛和伪足。

57. C 多毛细胞典型的形态学特征：光镜下，大小不一，直径 10 ~ 15μm，胞浆中等量，瑞氏染色呈天蓝色，周边不规则，呈锯齿状或伪足突起，有时为细长毛发状。核呈椭圆，可有凹陷，偶见核仁。相差镜下，新鲜活体标本中的多毛细胞有细长毛发状的胞浆突起，易于辨认。扫描电镜可证实上述发现，延伸的“毛”有交叉现象。透射电镜下在胞浆内可见到核糖体 - 板层复合物。

58. B 浆细胞白血病的国内诊断标准为：①临床上呈现白血病的临床表现或多发性骨髓瘤的表现；②外周血白细胞分类中浆细胞 > 20% 或绝对值 ≥ $2.0 \times 10^9/L$；③骨髓象浆细胞明显增生，原始与幼稚浆细胞增多，伴形态异常。

59. C 髓系细胞表面抗原及淋巴细胞亚群分布异常是 MDS 病态造血的另一种表现，外周血 $CD3^+$、$CD4^+$ 细胞减少，CD4/CD8 比值减低或倒置，与 MDS 病态发育相关。

60. A 骨髓增生异常综合征是一组获得性的造血功能严重紊乱的造血干细胞克隆性疾病。多数病例呈骨髓增生明显活跃，有少数增生正常或减低，伴明显病态造血。与急性白血病的重要区别是骨髓原始及幼稚细胞多少，急性白血病的骨髓原始及幼稚细胞明显多于骨髓增生异常综合征。

61. D MDS 巨核细胞系：巨核细胞数正常、减少或增多，且多为小型巨核细胞，其特点是体积小、畸形，含单个核、双核、多核及分叶过多等畸形，核仁明显，甚至出现小淋巴细胞样巨核细胞。易见巨大和畸形的血小板。

62. C R - S 细胞最突出的免疫表型特征是CD30抗原阳性。

63. B 典型的 R - S 细胞在霍奇金淋巴瘤的诊断上有重要意义。

64. D 非霍奇金淋巴瘤的特点：①血液和骨髓白细胞数多正常，伴有淋巴细胞绝对和相对增多。NHL 血源播散较早，约 20% 原淋巴细胞型在晚期并发白血病，此时血常规酷似急性淋巴细胞白血病。②其他可并发抗人球蛋白试验阳性的溶血性贫血。原免疫细胞或弥漫性原淋巴细胞型常有多克隆球蛋白增多，少数弥漫性小淋巴细胞型可出现单克隆 IgG 或 IgM，以后者为多见。

65. E 意义未明的单克隆免疫球蛋白血症（MGUS）：血清中 M 蛋白低于 30g/L，骨髓中浆细胞低于 10%，无溶骨性病变、贫血、高钙血症和肾功能不全。M 蛋白可多年无变化。约 5% 的患者最终发展为多发性骨髓瘤。肾脏病变为本病常见而重要的病变。临床表现以蛋白尿最常见。其血清总蛋白浓度、血清钙离子浓度等常增高。

66. B 多发性骨髓瘤诊断主要根据临床表现和实验室检查，其中骨髓象内的骨髓瘤细胞 > 10%，X 线检查有溶骨性损害，血清蛋白电泳示 M 蛋白，尿中检出本 - 周蛋白具有重要意义。

67. A 多发性骨髓瘤是骨髓内单一浆细胞株异常增生的一种恶性肿瘤，骨髓内的异常浆细胞，即骨髓瘤细胞，骨髓穿刺涂片形态学检查发现骨髓瘤细胞对多发性骨髓瘤诊断具有决定性意义。

68. C 骨髓增生性疾病是某一系或多系骨髓细胞不断地异常增殖所引起的一组疾病的统称，增生的细胞可以红、粒、巨核细胞为主，也可以成纤维细胞为主。临床表现为一种或多种血细胞质和量的异常，脾肿大，有出血倾向以及血栓形成。本组疾病之间可以互相转化。

69. B 真性与继发性红细胞增多症的红细胞总数均高于正常水平。

70. C 原发性骨髓纤维化是克隆性恶性增殖性疾病，其缺陷在多能干细胞，主要病理表现为骨髓的纤维化。疾病早期，骨髓造血细胞仍可增生，特别是粒系和巨核系细胞。血涂片可见有核红细胞，多为中、晚幼红细胞，也可见中、晚幼粒细胞，偶见原始粒细胞。

71. A 恶性组织细胞病临床起病急骤，以高热，贫血，肝、脾、淋巴结肿大，全血细胞减少，出血，黄疸和进行性衰竭为主要特征。

72. E 恶性组织细胞按形态学特征可归纳为五型：异常组织细胞、多核巨细胞、淋巴样组织细胞、单核样组织细胞、吞噬性组织细胞。

73. A 半数以上恶性组织细胞病出现白细胞减少。少数患者早期白细胞可增多。疾病早期可有中至重度贫血，血小板减少。随着疾病的进展，多数有全血细胞减少。

74. C 传染性单核细胞增多症初起时白细胞计数可以正常。发病后 10 ~ 12 天白细胞总数常有升高，第 3 周恢复正常；在发病的第 1 ~ 21 天可出现异常淋巴细胞，常 > 10%，这种异常细胞可能起源于 T 细胞，亦可见于其他病毒性疾病，如病毒性肝炎、流行性出血热、水痘、腮腺炎等，但其百分比一般低于 10%；血小板计数可减少，极个别患者有粒细胞缺乏或淋巴细胞减少，可能与人体异常免疫反应有关，嗜异性凝集试验阳性。

75. C 传染性单核细胞增多症的异型淋巴细胞可分为Ⅰ型、Ⅱ型和Ⅲ型。其中Ⅲ型为幼稚型或幼淋巴细胞样型。

76. B 因子Ⅶ参与外源性凝血途径。

77. B 因子Ⅲ是唯一由多种组织细胞合成，且不存在于正常人血浆中，而广泛分布于各种不同组织细胞中的凝血因子。

78. B PS 和 PC 由肝脏合成，是依赖维生素 K 的抗凝物质。

79. A 纤溶酶（PL）是一种丝氨酸蛋白酶，能降解纤维蛋白和纤维蛋白原。

80. A PL降解纤维蛋白原产生X片段、Y片段及D、E片段，降解纤维蛋白则产生X′、Y′、D－D、E′片段。

81. D 血小板发生聚集和释放反应主要取决于血小板膜特异受体GPⅡb/Ⅲa复合物。

82. A 血友病甲（hemophilia A，HA）是一种X染色体连锁的凝血因子Ⅷ量和分子结构异常引起的隐性遗传性出血性疾病，临床特点为“自发性”关节出血和深部位组织出血。

83. A 血管壁损伤后，释放的因子使局部血管通透性增加，血浆外渗，血液浓缩，血黏度增高，血流缓慢，有利于止血。

84. D FDP是纤维蛋白原和纤维蛋白（Fb）被纤溶酶降解后产物的总称。当FDP增高时，应当鉴别是否为DIC，为此还必须根据临床表现和其他凝血－纤溶系检查的结果综合判定，因此FDP增高不是DIC的决定条件。D－二聚体增高是诊断DIC的辅助条件之一，但在深部静脉血栓、肺栓塞、动脉瘤、卵巢癌、急性早幼粒细胞白血病时，D－二聚体也增高。D－二聚体是继发性纤溶的标志。

85. B PT延长主要见于：①先天性因子Ⅱ、Ⅴ、Ⅶ、Ⅹ减少及纤维蛋白原的缺乏；②获得性凝血因子缺乏，如DIC、原发性纤溶亢进症、肝病的阻塞性黄疸和维生素的缺乏；③血循环中抗凝物质增多等。PT缩短主要见于：口服避孕药、高凝状态和血栓性疾病等。

86. A 原发性纤溶症患者的3P试验阴性，纤溶酶原含量减低，血浆纤维蛋白原含量降低，血浆纤溶酶原活性减低，血浆鱼精蛋白副凝固试验阴性。

87. E 血小板相关抗体检测包括：PAIgG、PAIgM、PAIgA、PAC3。

88. C D－二聚体在继发性纤溶中为阳性或增高，而在原发性纤溶中为阴性不升高。

89. A 凝血酶时间（TT）正常范围：16～18秒；超过正常对照3秒以上为异常。

90. B PT及INR是监测抗凝剂用量的首选指标，国人的INR值以2～3为宜，口服抗凝剂治疗时抗凝浓度的适用范围为2～4。

91. C 原发性免疫性血小板减少症的诊断要点：①急性型：起病急骤，出血症状严重，多见于儿童。慢性型起病缓慢，亦有明显出血倾向；②血液检查：血小板减少，出血时间延长，血块收缩不良，毛细血管脆性试验阳性，凝血时间正常；③骨髓象：巨核细胞增多或正常，伴成熟障碍；④血小板表面IgG、IgM或补体增高。

92. B 血友病的实验室检查示PT正常。

93. C 依赖维生素K的凝血因子包括FⅡ、FⅦ、FⅨ、FX。

94. D 血小板黏附率增高反映血小板黏附功能增强，见于高凝状态及血栓性疾病，如心肌梗死。

95. B 血小板无力症的实验室诊断：①血小板计数正常，血涂片上血小板散在分布，不聚集成堆；②出血时间延长；③血块收缩不良或正常；④血小板聚集试验：加ADP、肾上腺素、胶原、凝血酶和花生四烯酸均不引起聚集或对后3种诱导剂的聚集反应显著减低，加瑞斯托霉素引起的聚集正常或减低；⑤血小板膜GPⅡb/Ⅲa减少或有质的异常。

96. D 急性ITP见于3～7岁的婴幼儿，紫癜出现前1～3周常有上呼吸道感染史。起病急骤，常伴有发热、皮肤紫癜、黏膜出血和内脏（胃肠道、泌尿道）出血等，少数病例可发生颅内出血。

97. E 血管性血友病Ⅲ型，因子Ⅷ活性降低，vWF抗原减少或缺乏，瑞斯脱霉素辅因子活性为缺乏。

98. B 发生DIC时，因纤溶活性增高，优球蛋白（ELT）溶解时间缩短，常小于70min。但在纤溶酶原代偿，尤其是外源性纤溶酶原和纤维蛋白原补充时，纠正了纤溶激活物在受检样本中的亢进作用，使ELT恢复正常，甚至超过4h，导致判断困难。故对ELT，在DIC诊断中要综合分析。

99. B 弥散性血管内凝血的病因主要有感染性疾病、恶性肿瘤、妇产科疾病、创伤及手术。

100. B 筛选试验包括：①血小板计数（BPC）。DIC时，血小板由于参与微血栓的形成而被消耗，故循环血液中PLT减低。PLT动态性减低对诊断DIC更有价值。②血浆凝血酶原时间（PT）是外源凝血系统的筛选试验。③血浆纤维蛋白原含量检测（Fg）。Fg减低见于70%的病例。在诊断DIC中，其特异性为22%，敏感性为87%。④纤维蛋白（原）降解产物（FDP）检测。DIC时，由于纤维蛋白（原）被降解，故FDP增高，其阳性率可高达85%～100%，准确性达75%。

101. B 在口服抗凝药的起始阶段，首先是半衰期短的因子Ⅶ活性迅速减低，随后才是因子Ⅹ和Ⅱ的活性减低。

102. B Ⅰ型超敏反应又称过敏性反应或速发型超敏反应。Ⅱ型超敏反应又称细胞溶解型超敏反应或细胞毒型超敏反应。Ⅲ型超敏反应又称免疫复合物型超敏反应或血管炎型超敏反应。这三种超敏反应都有抗体介导。

103. E 体内铁包括贮存铁，构成肌红蛋白的铁，易变池的铁，组织内的铁和转运中的铁这5种形式。

104. B 再生障碍性贫血的诊断：①全血细胞减少，网织红细胞百分数<0.01，淋巴细胞比例增高；②一般无肝脾增大；③骨髓多部位增生减低（<正常50%）或重

度减低（<正常25%），造血细胞减少，非造血细胞比例增高，骨髓小粒空虚（有条件者做骨髓活检可见造血组织均匀减少）；④除外引起全血细胞减少的其他疾病，如：PNH、Fanconi 贫血、Evans 综合征等。

105. B　在骨髓象检测中，巨核细胞不仅数量增多，而且体积增大，胞浆内颗粒明显，胞浆周围有血小板，在骨髓穿刺涂片或骨髓活检切片上，明显地成片或成团出现，并伴有血清 EPO 水平降低这种现象时强烈提示骨髓增殖性疾病的诊断。

106. A　造血组织所占比例（Vol）为 0.92，提示极度活跃。

107. C　O_2 与 Hb 的结合反应不需要酶催化，顺梯度发生反应。

108. C　AML 粒细胞分化程度多为原始或幼稚阶段，CML 粒细胞分化程度主要为中性中、晚幼和杆状粒细胞。

109. A　类白血病反应是某种因素刺激机体的造血组织而引起的某种细胞增多或左移反应，似白血病现象。其分型较多，包括粒细胞型、红白血病型、浆细胞型以及混合细胞型，其中以中性粒细胞型最多见。

110. B　缺铁性贫血患者呈小细胞低色素性，MCV 减低，RDW 增加，属于小细胞不均一性贫血。小细胞均一性贫血有轻型珠蛋白生成障碍性贫血和慢性病性贫血。

111. E　基于不同的临床特点，贫血有不同的分类。按红细胞形态可分为大细胞贫血、正常细胞贫血、单纯小细胞贫血和小细胞低色素性贫血；按骨髓红系增生情况分增生性贫血（如溶血性贫血、缺铁性贫血、巨幼细胞贫血等）和增生低下性贫血（如再生障碍性贫血）。

112. E　出血时间延长主要反映血小板异常和血管异常所致的止血障碍，而凝血时间延长主要反映内源性凝血途径的障碍，因此，血小板减少时表现为止血时间延长。凝血因子由肝脏产生，故肝功能障碍时凝血时间延长。

113. B　阿司匹林抗血小板的机制主要是通过抑制花生四烯酸、环加氧化酶，从而阻断血栓素 A_2 的合成，发挥抗血小板的作用。

114. C　血小板被激活时，ADP 由致密颗粒中释放至血浆，是促进血小板聚集和释放的重要物质；TXA_2 可使受损的血管发生收缩，有利于血小板聚集；胶原与凝血酶都是利于血小板聚集、血液凝固的物质；PGI_2 活性降低，血小板易于聚集。因此，PGI_2 是可以抑制血小板聚集的物质。

115. A　内源凝血途径是指从 FⅫ的激活到 FⅨa－Ⅷa－Ca^{2+}－PF3 复合物形成，FX 被活化的过程；外源凝血途径是指从 TF 释放到 TF－FⅦa－Ca^{2+} 复合物形成，FX 被活化的过程。因此，二者的主要差别是 FX 激活物的形成过程。

116. C　凝血因子Ⅷ是参与血液凝固过程的蛋白质组分。其生理作用是在血管出血时被激活，使 FⅨa 对 FX 的激活加快，并且和血小板粘连在一起并且填塞血管上的漏口。这个过程被称为凝血。

117. C　凝血酶是人体发生凝血过程中最重要的关键步骤，凝血酶也就是凝血因子Ⅱ。在所有的凝血过程当中，无论是外源性凝血途径或者内源性凝血途径，最终都会激活凝血酶，使凝血酶原变成有活性的凝血酶。凝血酶就可以激活纤维蛋白原，使纤维蛋白原变成有活性的纤维蛋白，纤维蛋白激活以后，就能够形成纤维蛋白多聚体，聚积在破碎的血管处，达到止血的目的。并且凝血酶激活以后，能够快速提高凝血过程，所以凝血酶在人体凝血过程中发挥着至关重要的作用。

118. E　组织因子是外源性途径的启动因子，加入足量组织因子和 Ca^{2+} 后可以通过外源性途径有效启动血浆凝固的凝固过程。当 FⅠ、FⅡ、FⅤ、FⅦ、FⅩ缺乏时上述反应的时间将明显延长。

119. D　发生多发性骨髓瘤时，血中出现大量游离轻链，并由尿中排出，即为本－周蛋白。尿 Ig 轻链增高是多发性骨髓瘤的重要临床表现之一，但单凭尿轻链增高还不能确立多发性骨髓瘤的诊断，还需要明确轻链升高的程度，即计算 24 小时尿中轻链的含量。

120. B　白血病一般分为急性白血病和慢性白血病。对于白血病的诊断，一般需要有临床症状，例如急性白血病患者可以出现感染、发热、贫血或者出血。而慢性白血病的症状可有低热、消瘦、乏力等。另外，还有血常规的明显异常。但是白血病最后确诊需要做骨髓穿刺检查，除此之外，还需要骨髓的免疫分型、细胞遗传学以及分子生物学的检查以进一步诊断或者确诊。

121. C　白细胞计数 $>10\times10^9/L$。分类：淋巴细胞 >50%，绝对值 $>5.0\times10^9/L$；以成熟淋巴细胞为主，可见幼稚淋巴细胞及异型淋巴细胞。由题干可知，淋巴细胞高达 96%，符合慢淋的血常规。

122. C　自身免疫性贫血：体内免疫功能调节紊乱，产生自身抗体和（或）补体吸附于红细胞表面，通过抗原抗体反应加速红细胞破坏引起溶血性贫血。自身免疫性贫血通过骨髓检查不一定可以确诊，可辅助抗人球蛋白（Coombs）试验、冷凝集素试验、冷溶血试验等实验室检查并结合诊断来确诊。

123. B　正常人骨髓象内幼红细胞约占有核细胞的比例为 20%，其中原红细胞小于 1%，早幼红细胞小于 5%。

124. A　原发性免疫性血小板减少症：巨核细胞增多，血小板多为（30～80）$\times10^9/L$，有时还可见到巨大畸形的血小板。

125. B　原始红细胞：15～20μm，呈圆形或椭圆形，边缘常呈钝角状或瘤状突起，核呈圆形，居中或偏位，约占细胞体的4/5，核染色质呈颗粒状较原粒细胞粗而密集，有厚实感，核仁1~3个不等，且大小不一，形状不规则，呈浅蓝色或暗蓝色；胞浆量少，染深蓝色、不透明，有油画蓝感，无颗粒。

126. D 血小板第3因子（PF3）有效性测定也称血小板凝血活性测定。PF3是血小板膜的磷脂成分之一，是血小板参与凝血过程的重要因子。它的有效性下降，将导致凝血功能障碍。PF3活性降低见于血小板无力症、巨血小板综合征、尿毒症、慢性肝病、系统性红斑狼疮、骨髓纤维化、急性和慢性白血病、再生障碍性贫血等。

127. A 加强基础疾病治疗是消减DIC促发因素，增加患者存活的首要措施。

128. A 巨幼细胞贫血简称巨幼贫，因缺乏维生素B_{12}或（和）叶酸所致。这种贫血的特点是骨髓里的幼稚红细胞量多，红细胞核发育不良，成为特殊的巨幼红细胞。

129. C 肝素是红细胞脆性试验的理想抗凝剂。

130. D 血小板功能试验主要检查血小板黏附、聚集、代谢、释放反应和血块收缩，对于临床相关疾病的诊断和抗血小板药物的筛选及相关研究有着重要的意义。血块退缩试验：血液凝固后，血小板释放出血块回缩酶，使血块退缩。正常值：0.5~1小时开始退缩，24小时内退缩完全。

131. C 血友病：血小板计数正常，束臂试验阴性，出血时间正常，血块回缩正常；凝血酶原时间正常，凝血酶时间正常，纤维蛋白原定量正常；凝血时间延长为本病的特征。

132. D 血液凝固需要消耗大量的凝血酶原，原发性免疫性血小板减少症的主要临床特点是：皮肤、黏膜自发性出血，血小板减少，骨髓巨核细胞数正常或增多，出血时间延长。由此得知，此病出血时间延长，血液不能凝固，凝血酶原消耗试验一定是不正常。

133. B 纤溶酶原激活是纤维蛋白溶解的关键。激活的纤溶酶可降解纤维蛋白和纤维蛋白原。体内主要的纤溶酶原激活物是t-PA和u-PA，其中又以t-PA为主。t-PA的半衰期为4~6分钟，经肝脏灭活。

134. C 难治性贫血伴原始细胞增多转化型（RAEB in transformation，RAEB-T）：①血中原始细胞≥5%；②骨髓中原始细胞20%~30%；③幼稚细胞出现Auer小体。易转变为急性白血病。

135. A 糖萼蛋白为细胞外衣，由糖蛋白和糖链部分组成，是许多血小板膜受体（ADP、肾上腺素、胶原、凝血酶）所在的部位。

136. C 血小板第3因子（PF3）缺乏症亦称血小板病，系常染色体隐性遗传。患者的血小板膜磷脂的结构或成分有缺陷。即为3因子缺乏。

137. C 原发性纤维蛋白溶解症又称原发性纤溶，是由于纤溶系统活性异常增强，导致纤维蛋白过早、过度破坏和（或）纤维蛋白原等凝血因子大量降解，并引起出血。继发性纤溶亢进症，如血栓性疾病、DIC等，由于疾病前期凝血机制增强，纤维蛋白大量生成，继而引起纤溶亢进。纤维蛋白溶解系统是人体最重要的抗凝系统，在溶解过程中，纤溶酶使纤维蛋白水解，释放出可溶性的纤维蛋白单体，在因子Ⅷa作用下，形成稳定的交联纤维蛋白。在弥散性血管内凝血后期，由于血管内凝血，纤溶系统被激活，造成继发性纤维蛋白溶解，出血症状更明显。FPA（fibrinopepide-A，纤维蛋白肽A）是在凝血酶作用下，纤维蛋白原α（A）链的精-16和甘-17之间的肽链裂解，释放出由1~16个氨基酸组成的FPA。是反映体内凝血活性及纤维蛋白最终形成血栓的可靠指标。血浆FPA含量增高反映凝血系统激活和凝血酶的生成。因此见于高凝状态和血栓性疾病，用于原发性和继发性纤溶的鉴别，作为抗凝治疗过程中的监测指标。

138. D 若羊水脂肪细胞出现率>20%，则表示胎儿皮肤成熟。

139. A 红细胞渗透脆性越大，越容易产生溶血。

140. B 发生大细胞贫血或小细胞低色素性贫血时，红细胞计数与血红蛋白浓度不成比例。大细胞贫血的血红蛋白浓度相对偏高，小细胞低色素性贫血的血红蛋白浓度减低，但红细胞计数可正常。缺铁性贫血属于小细胞低色素性贫血。

141. D 红细胞中心部位染色较深，周围为苍白区域，而细胞边缘又深染，形如射击之靶。有的中心深染区不像孤岛而像从红细胞边缘延伸的半岛状态或柄状，而成不典型的靶形红细胞。靶形红细胞直径可比正常红细胞大或正常，但厚度变薄；靶形红细胞常见于各种低色素性贫血，如地中海贫血、缺铁性贫血、铁粒幼红细胞贫血等。

142. C 人类造血干细胞首先出现于胚龄第2~3周的卵黄囊，在胚胎早期（第2~3月）迁至肝、脾，第5个月又从肝、脾迁至骨髓。在胚胎末期一直到出生后，骨髓成为造血干细胞的主要来源。

143. C 红细胞生成素（EP）可刺激造血多能干细胞，使形成红细胞系统的祖细胞，在干细胞培养中加入了EP后可形成BFU-E和CFU-E两种集落。

144. A 早幼粒细胞：胞体直径12~20μm，圆或椭圆形。胞核大，核染色质较原粒粗糙，核仁可见或消失。胞质量较多，呈淡蓝、蓝或深蓝色，浆内含紫红色非特异性的天青胺蓝颗粒。

145. D Auer小体常见于粒系细胞。

146. D 在正常骨髓象中，粒红比例为（3~4）：1。

147. A　CD33 在造血干细胞表面没有表达，在成熟的粒细胞和其他组织中也没有表达。相较于其他白细胞分化抗原，CD33 最适宜用来识别原始粒细胞的白细胞分化抗原。

148. B　发生溶血性贫血时，外周血红细胞数和血红蛋白量减少，网织红细胞明显增多，常为2% ~5%。

149. D　冷凝集素为 IgM 类完全抗体，在低温时，可使自身红细胞、O 型红细胞或与受检查血型相同的红细胞发生凝集，凝集反应的高峰为 0 ~4℃，当温度回升到37℃时，凝集消失，阳性常见于冷凝集素综合征、支原体肺炎、传染性单核细胞增多症、疟疾、肝硬化、淋巴瘤、多发性骨髓瘤等。

150. A　在红斑狼疮患者的血液和其他体液中，存在着红斑狼疮因子，它属于 IgG 型抗核抗体（DNP），在低温下性能稳定，寿命长达 2 个月以上，但温度达 65℃以上时即被破坏。

151. C　出血时间延长表示止血初期缺陷，可见于：血管结构或功能异常；血小板量及功能异常；血管性假血友病；严重的凝血功能障碍。

152. E　纤维蛋白系统抑制物：（1）抗活化素可抑制血浆活化素及组织活化素活化，阻碍纤溶酶原变为纤溶酶；（2）抗纤溶酶物质有 2 种：一种为缓慢的抗纤溶酶，属于 α_1 – 胰蛋白抑制物，可与纤溶酶结合成无活性复合物；另一种为快速作用的抗纤溶酶，属于 α_1 – 巨球蛋白，为纤溶酶的竞争抑制物。

153. E　系统性红斑狼疮、类风湿关节炎等自身免疫性疾病可找到 LE 细胞，它属于 IgG 型抗核抗体。

154. D　凝血时间延长可见于缺乏凝血因子Ⅷ、Ⅸ、Ⅺ的各型血友病；凝血酶原，纤维蛋白原，因子Ⅴ、Ⅹ严重降低；血中抗凝物质增多，如肝素、双香豆素；纤维蛋白溶解活力增强。

155. A　凝血酶原时间测定（PT）是指在受检血浆中加入过量的组织凝血活酶和钙离子，使凝血酶原变成凝血酶，后者使纤维蛋白原转变为纤维蛋白，观察血浆凝固所需的时间。PT 是反映外源性凝血系统最常用的筛选试验。

156. A　TXA_2 是腺苷酸环化酶的重要抑制剂，使 cAMP 生成减少，促进血小板聚集和血管收缩；PGI_2 是腺苷酸环化酶的重要兴奋剂，使 cAMP 生成增加，从而抑制血小板聚集和扩张血管。

157. A　①束臂试验的临床意义：新出血点的数目超过正常为阳性，见于血管壁结构和（或）功能缺陷、血小板的量和（或）质异常、血管性血友病（vWD）。②出血时间测定的临床意义：出血时间延长见于血小板减少症、先天性血小板功能异常、获得性血小板功能异常、遗传性血管周围结缔组织。出血时间缩短见于某些严重的高凝状态和血栓性疾病。

158. A　β – TG 和 PF_4 是血小板的特异蛋白质，它们的血浆浓度升高或血小板内含量的减低，表明血小板被激活和释放反应的增强。

159. D　获得性血小板功能异常症因血小板功能减退，血块收缩不良。

160. B　蝰蛇毒是因子Ⅹ的强激活剂，在无因子Ⅶ的参与下，可与因子Ⅴ、Ⅹ及血小板因子 3（PF3）结合形成外源性凝血酶原酶而使血液凝固。当受检血浆缺乏因子Ⅱ、Ⅴ、Ⅹ时，血液凝固即会发生障碍，当受检血浆因子Ⅱ、Ⅴ、Ⅹ含量正常时，即可加速血液凝固。

161. B　肌肉、关节腔出血，提示凝血功能障碍，筛选性检查有活化部分凝血活酶时间、凝血酶原时间、凝血时间。

162. A　弥散性血管内凝血（DIC）是由多种致病因素，如严重感染、恶性肿瘤、组织损伤、病理产科、肝脏疾病等引起，导致循环血液在全身微小血管内广泛性凝固，形成以血小板和纤维蛋白为主要成分的微血栓。

163. D　小血管受损后的止血主要通过下列功能实现：①增强收缩反应；②激活血小板；③激活凝血系统；④增高局部血黏度。

164. C　血红蛋白病是一组由于生成血红蛋白的珠蛋白肽链（α、β、γ、δ）的结构异常或合成肽链速率的改变，而引起血红蛋白功能异常的疾病。

165. D　再生障碍性贫血的主要诊断依据是骨髓造血功能低下。

166. A　再障、骨髓纤维化、阵发性睡眠性血红蛋白尿（PNH）、难治性贫血等疾病的血常规中有三系减少，肾性贫血不会引起全血细胞减少。

167. E　白血病分类的判断标准：①细胞分化阻滞在较早阶段，其分化的白细胞大部分处在原始细胞或早幼细胞阶段，而且病程短、起病急、发展快、病情重，为急性白血病。急性白血病包括急性髓细胞白血病和急性淋巴细胞白血病。②细胞分化具有较大程度的成熟能力，其大部分细胞为成熟细胞，少部分阻滞在中幼或晚幼细胞阶段，而且起病缓慢、病情较轻、病程较长为慢性白血病。慢性白血病包括慢性粒细胞白血病和慢性淋巴细胞白血病。

168. A　FAB 分类法将急性淋巴细胞白血病分为 3 型：①L_1型：原始和幼淋巴细胞以小细胞为主，大小较一致，染色质较粗，核仁可见，浆量少；②L_2型：原始和幼淋巴细胞以大细胞为主；③L_3型，即 Burkitt 型：原始和幼淋巴细胞以大细胞为主，大小较一致，细胞内有明显空泡，胞质嗜碱性，染色深。

169. E　阵发性睡眠性血红蛋白尿（PNH）患者体内存在对补体敏感的红细胞。酸化血清溶血试验，也称

Ham test，即红细胞在酸性（pH 6.4～6.5）的正常血清中孵育，补体被激活，PNH红细胞破坏而产生溶血。而正常红细胞不被溶解，无溶血现象。再生障碍性贫血的红细胞正常。

170. D Cabot环常见于铅中毒、巨幼细胞贫血等。

171. D 镰状红细胞多见于镰状细胞贫血。

172. D 急性再生障碍性贫血的骨髓象表现为：①多部位骨髓增生减低：2处或2处以上的骨髓穿刺部位骨髓均极度减低；②3系造血细胞减少：指红细胞系（产生网织红细胞、红细胞）、粒细胞系（产生白血病、中性粒细胞、单核细胞）以及巨核细胞系（产生血小板）造血细胞减少；③骨髓增生程度小于正常的25%。

173. C 镰状红细胞：细胞呈镰刀状、线条状或L、S、V形等，是含有异常血红蛋白S（HbS）的红细胞，在缺氧情况下，溶解度减低，形成长形或尖形结晶体，使细胞膜发生变形。检查镰状红细胞时需加还原剂如偏亚硫酸钠后观察，见于镰状细胞贫血（HbSS，HbS－C）、镰状细胞特性样本（HbA－S）。

174. C 正常骨髓象中原淋和幼淋细胞极罕见。

175. A 如果小型原始细胞呈过氧化物酶阳性反应，可确定为小型原始粒细胞。

176. D 中性粒细胞碱性磷酸酶（NAP）主要存在于成熟阶段的中性粒细胞中，经染色后呈现棕黑色颗粒。其他成分如嗜酸性、嗜碱性、淋巴、单核以及巨核细胞，血小板，浆细胞等均为阴性反应。NAP活性可反映成熟粒细胞的成熟程度和功能，随着细胞的成熟，酶的活性也逐渐增强。当中性粒细胞活化后，NAP阳性率及积分升高。在病理情况下，NAP活性的变化常有助于某些疾病的诊断和鉴别诊断。正常人的中性粒细胞碱性磷酸酶活性：阳性率平均为20%～40%，积分平均为20～60分。当有急性化脓性细菌感染时，中性粒细胞NAP活性明显增高；当患有慢性粒细胞白血病时，其活性显著减低，积分常为“0”，缓解后也无明显增高；慢粒患者合并严重化脓感染，NAP积分可增高到200分。病毒性感染时其活性在正常范围或略低。

177. C 红细胞系统的醋酸AS－D萘酚酯酶（AS－DNAE）染色结果：早期幼红细胞可呈阳性反应，随着细胞的成熟，阳性反应程度逐渐减弱，此反应不被氟化钠抑制。

178. B 中性粒细胞碱性磷酸酶（NAP）是其胞质特殊颗粒释放的一种在碱性条件下（pH 9.3～9.6）能催化各种醇和酚的单磷酸酯水解的非特异性水解酶。NAP主要存在于成熟阶段的中性粒细胞中，NAP可用于急性白血病分型的辅助诊断方法：急性粒细胞白血病时NAP积分值减低；发生急性淋巴细胞白血病时NAP多增高；发生急性单核细胞白血病时一般正常或减低。

179. B 急性淋巴细胞白血病：骨髓PAS染色结果示细胞呈红色块状，而其胞浆背景清晰。

180. B 红细胞系统的过碘酸－希夫反应（PAS）染色结果：幼红细胞和成熟红细胞均呈阴性反应。

181. C ①急性单核细胞白血病有时须与组织细胞白血病或恶性组织细胞病鉴别，异常组织细胞的过氧化物酶呈阴性反应，而白血病性幼单核细胞和单核细胞呈弱阳性反应。②熟中性粒细胞过氧化物酶活性增高：可见于再生障碍性贫血、感染（特别是化脓菌感染）、急性淋巴细胞白血病和慢性淋巴细胞白血病。

182. A 红细胞镰变试验阳性见于镰状细胞贫血（HbS病）。

183. C 酸化血清溶血试验是诊断阵发性睡眠性血红蛋白尿的主要确诊试验。可用冷溶血试验、自身溶血试验和冷凝集试验等检测冷抗体。

184. D 新生儿同种免疫性溶血病是因母亲与胎儿Rh血型或ABO血型不合引起母体产生同种抗体，通过胎盘进入胎儿内，与同种抗原红细胞发生溶血。Rh血型不合发生于Rh阴性母亲第一次妊娠、分娩、输血时有Rh阳性红细胞进入母体，再次妊娠胎儿是Rh阳性时使胎儿发病。ABO血型不合多发生于O型母亲，胎儿是A或B型。实验室检查示间接抗人球蛋白试验在母亲和胎儿中均为阳性。

185. D 温抗体型自身免疫性溶血性贫血：很多患者发病很慢，临床现象是头晕、没有力气，贫血程度不同，很多有脾大，1/3的患者有黄疸和肝大。发病较急的患者会出现寒战、高热、腰背痛、呕吐、腹泻，严重者可发觉休克和神经系统现象。温抗体型自身免疫性溶血性贫血为获得性免疫性溶血性贫血，IgG是引起该贫血的主抗体。按其病因均可分为原因不明性（原发性）和继发性两大类。

186. C 阵发性寒冷性血红蛋白尿（PCH）是全身或局部受寒后突然发生的以血红蛋白尿为特征的一种罕见疾病。病因可能与病原微生物感染，比如病毒，支原体，螺旋体感染等有关。该症的溶血是由血中一种7S IgG冷抗体（D－L抗体）所致。当温度降至20℃以下时，冷抗体即结合于红细胞上并激活补体。当温度升高至37℃时，抗体虽脱落，但补体激活的顺序完成，即发生血管内溶血。冷、热溶血试验阳性为诊断该病的依据。

187. B 血红蛋白浓度降低与溶血性贫血没有直接联系，不属于溶血性贫血的机制。

188. A 红细胞渗透脆性试验中磷酸盐缓冲液应配置成pH 7.4系列的低渗盐水溶液。

189. D HbA参考值：94.4%～98%，HbF参考值：31%～96%。

190. C 增生性贫血系骨髓以外的病因导致的贫血，

表现为周围红细胞、血红蛋白减少，但骨髓象中红细胞系代偿性增生。恶性贫血属于巨幼细胞贫血的一种。

191. D　急性溶血性贫血起病急骤，如异型输血，表现为严重腰背四肢酸痛、头痛、呕吐、寒战，随后出现高热、面色苍白和黄疸。严重者出现周围循环衰竭和急性肾衰竭。少数患者可出现再生障碍性危象，表现为网织红细胞降低、贫血急剧加重，骨髓象改变可呈单纯红细胞再生障碍、幼红细胞成熟停滞，严重者呈急性造血停滞。

192. B　发生慢性溶贫时，肝脏可以充分处理再吸收入血的尿胆原，以致尿中尿胆原不增高。

193. B　高铁血红素白蛋白是血浆中停留最久的来自血红素的色素，与硫化胺形成一个容易识别的铵血色原，在558nm处有一最佳吸收峰，是严重的血管内溶血的判断指标，最后由肝细胞摄取并消除。

194. C　热变性试验适用于不稳定血红蛋白病，采用的温度为50℃。

195. C　高铁血红蛋白还原试验的原理：亚硝酸盐作用于红细胞可使血红蛋白变成高铁血红蛋白（MetHb），MetHb在NADPH作用下通过亚甲蓝的递氢作用还原为亚铁血红蛋白（红色）。G-6-PD缺乏的红细胞由于NADPH生成减少，MetHb不被还原或还原速度显著减慢，仍保持MetHb的褐色。通过颜色的变化来反映红细胞G-6-PD活性。结果判断：G-6-PD活性正常，还原率在75%以上（脐血在78%以上）；中间缺乏值，74%～31%（脐血为77%～41%）；严重缺乏值：30%以下（脐血为40%以下）。

196. D　pH 6.5 TEB缓冲液醋酸纤维膜电泳，主要用于HbH和HbBarts的检出。HbH等电点为5.6，在pH 6.5 TEB缓冲液中电泳时泳向阳极，HbBarts则在点样点不动，而其余的血红蛋白都向阴极移动。

197. A　血浆游离Hb的测定原理：血浆游离Hb在酸性（pH 5.6左右）条件下，能够具有过氧化酶活性，催化联苯胺接受H_2O_2的氧化发生颜色变化，绿→蓝→紫红，在530nm处测定吸光度，与已知Hb浓度标本比色。

198. C　当机体对铁的需求与供给失衡，导致体内贮存铁耗尽，继之红细胞内铁缺乏，最终引起缺铁性贫血（IDA），表现为缺铁引起的小细胞低色素性贫血及其他异常。骨髓铁染色是诊断缺铁性贫血的一种直接而可靠的方法。骨髓细胞外铁染色阴性。如果外铁阳性可排除缺铁诊断。细胞内铁明显减少或缺如。

199. A　铁粒幼细胞贫血：血清总铁结合力正常或减低。

200. C　铁粒幼细胞贫血的血常规检查示红细胞、血红蛋白减低。一般为中度贫血（Hb在70～90g/L），少数为重度贫血（Hb为30～60g/L），红细胞大小不等，可见幼稚红细胞。成熟红细胞可见正常及低色素性变化同时存在，可见嗜碱性点彩红细胞、有核红细胞及少数靶形红细胞。铁染色后可见铁粒红细胞和铁粒幼红细胞。网织红细胞正常或轻度升高。白细胞及血小板多数正常。

201. A　缺铁性贫血的骨髓象：骨髓增生活跃，粒红比例降低，红细胞系统增生明显活跃。中幼红细胞比例增多，体积比一般的中幼红细胞略小，边缘不整齐，胞浆少，染色偏蓝，核固缩似晚幼红细胞，表明胞浆发育落后于核，粒系细胞和巨核细胞数量和形态均正常。其余选项骨髓象都有可能发生巨幼样变。

202. D　浆细胞增多常见于病毒感染、变态反应性疾病、结缔组织病、结核病及其他慢性感染性疾病、慢性肝病、恶性肿瘤、再生障碍性贫血、粒细胞缺乏症、骨髓增生异常综合征等造血系统疾病。

203. A　恶性肿瘤所致贫血主要与出血有关，可导致溶血的发生。除贫血外，血常规和骨髓象无特殊改变。

204. A　体内缺铁初期的最早最可靠的诊断依据是骨髓贮存铁减少或缺乏。缺铁性贫血的改变顺序是骨髓贮存铁减少→低血清铁→贫血。

205. B　再生障碍性贫血是由多种因素引起的：①放射因素：如放射线及放射性物质。②化学因素：化学物质及抗癌药物、氯霉素、磺胺类药、保泰松、抗癫痫药。③生物因素：由某些疾病造成，如伤寒、传染性肝炎、病毒感染等。④其他因素：免疫因素，如范可尼贫血，阵发性睡眠性血红蛋白尿（PNH）。

206. D　单纯红细胞再生障碍性贫血系骨红细胞系列选择性再生障碍所致一组少见的综合征，简称“纯红再障”。实验室检查：（1）血常规：血红蛋白低于正常值（男性＜120g/L，女性＜100g/L），网织红细胞数＜0.001，绝对值减少，白细胞计数及血小板计数均在正常范围内（极少数患者可有轻度白细胞或血小板减少），白细胞分类正常，红细胞及血小板形态正常。（2）红细胞压积较正常减少。（3）MCV、MCH、MCHC在正常范围内。（4）骨髓象：骨髓红细胞系统各阶段均严重少于正常值，粒细胞及巨核细胞系的各阶段在正常范围内。因骨髓象是各细胞系的百分比，故当红系严重减少时，则粒系的百分比相对增加，但原粒及早幼粒增加不多，极少数患者的巨核细胞可以增多。三系无病态造血的形态异常。（5）Ham试验及Coombs均阴性，血清铁、总铁结合力及铁蛋白可增加。尿Rous试验阴性。红细胞内原卟啉可增加。其他：一些患者X线胸片可发现胸腺肿瘤。一些患者免疫球蛋白尤其IgG可增高以及染色体异常（如核型异常等）。血、尿中促红细胞生成素增加。骨髓细胞体外培养CFU-E不生长。

207. D　再生障碍危象是由某些原因引起的骨髓造血功能暂时停顿，特征为红细胞或三种骨髓生成的血细胞减少，常发生于原有溶血性贫血或非溶血性疾病。发作前常先有感染或用药历史。短期可以自然恢复。

208. C 造血功能障碍时，红骨髓被脂肪组织代替，红骨髓减少，黄骨髓增多。

209. B 急性红白血病，骨髓中红细胞系≥50%，常有形态学异常，红系 PAS 阳性，原粒细胞>30%，或血片中原粒细胞>5%，骨髓中原粒细胞≥20%。

210. A 缺铁性贫血骨髓增生活跃或明显活跃，以红系增生为主，粒系、巨核系无明显异常。巨幼细胞贫血骨髓病态造血明显，但以巨幼红细胞改变为主，巨幼红细胞>10%。粒细胞及巨核细胞系亦有巨型变，巨核细胞有核分叶过多，血小板生成障碍。原发性免疫性血小板减少症：急性型骨髓巨核细胞数正常或增多，多为幼稚型，细胞边缘光滑，无突起、胞浆少、颗粒大；慢性型，巨核细胞一般明显增多，颗粒型巨核细胞增多，但胞浆中颗粒较少，嗜碱性较强。血栓性血小板减少性紫癜：骨髓中巨核细胞数量正常或增多，可伴成熟障碍。

211. B 多毛细胞白血病的骨髓象为55%的患者骨髓增生程度较高，38%的患者增生程度正常，另有7%左右的患者增生程度减低。增生程度减低者常无脾大，可能为疾病早期，易误诊为再生障碍性贫血、低增生性骨髓纤维化。99%以上的患者有骨髓浸润，这种浸润为弥漫性的。常表现为蜂房样，部分表现为局灶性或间质性，单个细胞表现为煎鸡蛋样，和其他慢性淋巴细胞增殖性疾病不同。骨髓银染证明弥漫性的网状纤维增生，而无胶原成分，这可能是骨髓干抽的主要原因。发生多毛细胞白血病时，酸性磷酸酶染色阳性，但不被 L－酒石酸抑制。

212. C 急性白血病外周血白细胞总数可升高，也可降低；血小板可减少，也可正常，但原始细胞对白血病的诊断最有意义。

213. D 尼曼－匹克细胞的胞体巨大，直径 20～90pm，呈圆形、椭圆形或三角形，胞核小，1～2 个，圆形、椭圆形偏位。胞质丰富，经伊红美蓝染色后呈浅蓝色，有的细胞胞质中充满大小均匀、透明的脂滴，形如桑葚状。有的则脂滴不甚明显，而呈泡沫状或蜂窝状（突出特征）。

214. B 骨髓纤维化典型的临床表现为幼红细胞及幼粒细胞贫血，并有较多的泪滴状红细胞，骨髓穿刺常出现干抽，脾常明显肿大，并具有不同程度的骨质硬化。而提示骨髓纤维化的最简便指标是多次多部位骨髓穿刺呈干抽。

215. D 血细胞生存时间测定是利用放射性元素（如 51Cr）对骨髓新生细胞进行标注，通过测定血液中标记物的消失速率算出血细胞的存活时间。正常人脾内并无红细胞或白细胞的贮藏作用，而脾功能亢进时，会使血细胞在脾内储留，通过血细胞生存时间测定试验，检查脾区 51Cr 的含量，为诊断脾功能亢进提供依据。

216. D 典型的 R－S 细胞是一种直径 20～50μm 或更大的双核或多核的瘤巨细胞。瘤细胞呈椭圆形，胞浆丰富，稍嗜酸性或嗜碱性，细胞核圆形，呈双叶或多叶状，以致细胞看起来像双核或多核细胞，形态相同状如鹰眼。染色质粗糙，沿核膜聚集呈块状，核膜厚而清楚。核内有一非常大的，直径与红细胞相当的，嗜酸性的中位核仁，周围有空晕。该细胞一般见于淋巴瘤患者骨髓象涂片，又称里－斯细胞。可用于霍奇金淋巴瘤与非霍奇金淋巴瘤的鉴别。

217. A 骨痛和溶骨性骨质破坏是多发性骨髓瘤的突出临床表现。骨痛部位以腰背部最多见，其次为胸骨、肋骨和下肢骨骼。

218. C 单核细胞型类白血病反应：白细胞计数在 $30\times10^9/L$ 以上，单核细胞>30%。

219. B 原发性免疫性血小板减少症的免疫学检查可见血小板表面相关免疫球蛋白（PAIgG、PAIgM）或补体（PAC3）增高，其中 PAIgG 特异性较强。

220. B 血栓性血小板减少性紫癜在微血管内有微血栓形成，使红细胞流经微血管时受到牵拉、撕裂引起红细胞破碎、溶血，造成红细胞异常形态。

221. A 尿含铁血黄素试验是应用普鲁士蓝反应，使含铁血黄素的铁在酸性条件下与亚铁氰化钾形成蓝色的亚铁氰化铁。血管内溶血时出现阳性，尤其是慢性血管内溶血时，阴性不能排除。在溶血初期，肾小管上皮细胞尚未充分将吸收的 Hb 转变成含铁血黄素，并形成足够的颗粒，因此可以为阴性。

222. A 结合珠蛋白（Hp）在血浆中与游离的血红蛋白结合，是一种急性时相反应蛋白，主要用于反映是否发生溶血。正常参考范围是 0.2～19g/L。HP 增多，见于创伤、肿瘤、系统性红斑狼疮、使用类固醇时、胆道梗阻、妊娠、口服避孕药等。HP 减少，见于各种溶血、肝细胞病变、巨幼细胞贫血等。

223. A 发生溶血性黄疸时，产生过量的血红素，使血液中的非结合胆红素浓度增加。皮肤瘙痒不是溶血性黄疸的特征。

224. C 纤维蛋白原（FIB）是纤维蛋白的前体，在凝血的最后阶段，可溶性纤维蛋白原转变成不溶性纤维蛋白，使血液凝固。测定血浆纤维蛋白原有助于了解凝血功能状态，正常人 FIB 参考范围是 2～4g/L（200～400mg/dL）。

225. D 高铁血红蛋白还原试验主要适用于葡萄糖－6－磷酸脱氢酶（G－6－PD）缺乏症的诊断，正常人高铁血红蛋白还原率>75%（脐带血≥77%）。G－6－PD 缺乏时，高铁血红蛋白还原率下降。中间缺乏（杂合子）

时，值为31%～74%；严重缺乏（半合子或纯合子）时，值<30%。

226. A　人体的血细胞有3种，分别是白细胞、红细胞和血小板。这3种血细胞都经历了原始阶段、幼稚阶段和成熟阶段，是一般血细胞的生成过程。粒细胞开始的阶段称为原始粒细胞，然后经过早幼粒细胞、中幼粒细胞、晚幼粒细胞，最后才发展成为成熟的杆状核粒细胞。①原始粒细胞的胞体直径为10～18μm，圆形或类椭圆形。胞核较大，约占细胞的2/3以上，核染色质呈细粒状，排列均匀，无浓集，核膜较模糊。核仁2～5个，较小，清楚。胞质量少，呈透明天蓝色，绕于核周，无颗粒。②早幼粒细胞的胞体呈类圆形；胞质丰富，呈淡蓝色，边缘深染，含有较多大小不一的紫红色非特异性颗粒；胞核类圆形，偏于一侧，染色质较原始粒细胞稍粗，核仁隐约可见，近核处可见淡染区。③中性中幼粒细胞的胞体直径为10～18μm，圆形。胞核椭圆形或一侧开始扁平，占细胞的1/2～2/3，染色质聚集成索块状，核仁消失。胞质量多，内含中等量、大小较一致的特异中性颗粒。④嗜酸性中幼粒细胞的胞体直径为15～20μm，胞核与中性中幼粒细胞相似。胞质内充满粗大、均匀、排列紧密、橘红色特异的嗜酸性颗粒。⑤嗜碱性中幼粒细胞的胞体直径为10～15μm。胞核椭圆形，轮廓不清楚，核染色质较模糊。胞质内及核上含有数量不多、排列零乱、大小不等的紫黑色特异的嗜碱性颗粒。

227. A　①糖原染色的原理：细胞内含1,2－乙二醇基的多糖类经过碘酸氧化后产生醛基，与特殊染液作用，使无色品红变成红色化合物，沉淀于胞质之中。红色的深浅与细胞中起反应的1,2－乙二醇基的量呈正比。正常情况下，红细胞系统的原、幼红细胞和成熟红细胞；粒细胞系统的原粒细胞、原单核细胞和大多数淋巴细胞为阴性反应。自早幼粒阶段以后的粒细胞和幼单核细胞可呈弱阳性反应；②糖原染色的临床意义：急性淋巴细胞白血病、淋巴组织恶性增生性疾病、红白血病、戈谢病的原始细胞呈强阳性反应或阳性反应；缺铁性贫血、珠蛋白生成障碍、骨髓增生异常综合征亦可呈阳性反应；急性粒细胞白血病、急性单核细胞白血病、良性淋巴细胞增多症、尼曼－皮克细胞呈阴性反应或弱阳性反应。巨幼细胞贫血、溶血性贫血、再生障碍性贫血等的幼红细胞为阴性反应。

228. D　铁是血红蛋白合成的主要原料，当铁缺乏时，不仅血红蛋白的合成受到影响，而且红细胞的大小也受到影响。所以在缺铁性贫血时，红细胞的表现是小细胞、低色素性。

229. A　急性粒细胞白血病的主要特点是外周血和骨髓的原始细胞都增多，NAP染色减低。慢性粒细胞白血病急性变时会获得以上急粒的特征，但其独特之处还有嗜碱性粒细胞增高。

230. E　BT正常表明血管与血小板正常，PT正常，APTT延长，说明可能是内源性凝血途径缺陷，既有可能是因子Ⅷ、Ⅸ、Ⅺ、Ⅻ缺乏，正常人硫酸钡吸附血浆中含Ⅷ、Ⅺ、Ⅻ，正常人血清中含有Ⅸ、Ⅺ、Ⅻ。由此题可知，只有因子Ⅺ缺乏，才不会影响硫酸钡吸附血浆加血清的STGT检测结果。

231. D　骨髓外铁是观察骨髓小粒中的铁，呈弥散蓝色、颗粒状、小珠状或块状。

232. E　根据患者年龄及临床表现，首先考虑白血病，参照血片结果分叶核粒细胞0.1，淋巴细胞0.38，原始细胞0.51，原始细胞胞浆量少，该患者最可能的诊断是急性淋巴细胞白血病。

233. D　凝血因子Ⅷ又称为抗血友病球蛋白。

234. B　猩红热为A群溶血性链球菌感染所引起的急性呼吸道传染病。白细胞总数和中性粒细胞比例升高，出疹后血常规中嗜酸性粒细胞增多，可占5%～10%。

235. A　红细胞沉降率减慢见于真性红细胞增多症、低纤维蛋白血症、充血性心力衰竭、红细胞形态异常等。

236. C　束臂试验是一种用于检查出血与凝血障碍的筛选试验。用加压方法部分阻断静脉回流后根据新出现的出血点的多少及大小来估计毛细血管的脆性，本试验又称毛细血管脆性试验，目的在于了解毛细血管的功能和结构，血小板的质与量，以及体液因素等有无缺陷。

237. D　一期止血缺陷是指血管壁和血小板缺陷所致的出血性疾病，常见的筛检试验有BT和PLT。

238. C　大量输血后并发症主要与血液中枸橼酸抗凝剂增加、凝血功能障碍、低体温反应和血液长期贮存引起血钾异常、酸碱失衡有关。

239. B　前向角散射与被测细胞的大小有关；侧向角散射可提供细胞内精细结构和颗粒性质的信息。

240. A　在外源性凝血途径中，组织因子（TF）释放后通过一系列反应形成FⅨa－Ⅷa－Ca^{2+}－PF_3复合物进而激活凝因子Ⅸ。

241. D　凝血酶生成试验对检查轻型凝血活酶生成障碍的原因有重要作用，可以用于反应机体出血倾向。

242. C　凝血因子Ⅷ抑制物检测是将受检血清与正常人新鲜血浆等量混合，在37℃放置一定时间，按一期法测定混合血浆中的FⅧ活性，同时与正常血浆中的FⅧ活性比较。其FⅧ抑制物定义为灭活混合血浆中50%FⅧ：C。

243. E　活化蛋白C（activated protein C，APC）的主要抗凝血、抗血栓功能包括：灭活活化凝血因子Ⅴ（FⅤa）和活化凝血因子Ⅷ（FⅧa）、限制活化凝血因子Ⅹa（FⅩa）与血小板结合、增强纤维蛋白溶解、增加抗凝血酶与凝血酶结合而加强抗凝。

244. B 异常纤维蛋白原血症是一组纤维蛋白原分子结构异常所致的出血性疾病。先天性者为常染色体显性遗传，主要是由单个碱基替换所致，但也可因片段缺失或插入而引起。发病机理是异常纤维蛋白原转变为纤维蛋白的过程障碍，包括：①在凝血酶作用下纤维蛋白肽A和/或B释放异常；②纤维蛋白单体聚合障碍；③纤维蛋白单体交联异常。表现为出血、血栓形成、伤口愈合不良。实验室检查有凝血酶原时间、凝血酶时间延长，或有纤维蛋白量降低。

245. B 华法林为口服抗凝血素，它能抑制维生素K依赖的凝血因子合成，改变血液高凝状态，预防血栓形成，限制已有血栓的进一步扩大和延展。使用其治疗时常用PT对患者凝血情况进行监测。

246. D 对于肝病合并DIC者，由于凝血因子大量消耗，使凝血因子Ⅷ活性水平降低。

247. B 遗传性原发性纤溶亢进症属于原发性纤溶功能亢进的一种，是由于先天性α_2抗纤溶酶（α_2AP）缺乏引起的一种罕见的常染色体隐性遗传出血性疾病。

248. C 抗凝血酶Ⅲ（AT－Ⅲ）是抗凝系统中最重要的成分，它由干细胞和内皮细胞合成，为凝血酶及因子Ⅻa、Ⅺa、Xa等含丝氨酸的蛋白酶的抑制剂，具有强大的抗凝活性，占血浆抗凝酶活性的70%，当肝素与抗凝血酶结合时，ATK－Ⅲ的活性增强1000倍以上。当使用肝素进行治疗时，其活性需维持在80%～120%。

249. A 血管性血友病因子（vWF）是一种重要的血浆成分，可同时与胶原纤维和血小板结合，当血管破裂时大量血小板以vWF为中介，黏附在胶原纤维上，形成血栓，得以止血。vWF在止血过程中主要有2种作用：与血小板膜GPⅠb－Ⅸ复合物及内皮下胶原结合，介导血小板在血管损伤部位的黏附；与因子Ⅷ结合，作为载体具有稳定因子Ⅷ的作用。由于vWF可以作为中介在血管破裂时进行止血作用，故vWF可作为血管内皮损伤标志物，对血栓风险进行监测。

250. A 中膜位于内膜和外膜之间，其厚度及组成成分因血管种类而异。血管中层基底膜是血管内皮细胞基底面的一附着层膜。由胶原蛋白、糖胺多糖和蛋白质等组成，胶原纤维起维持张力作用，具有支持功能。

251. A 成年人的血红蛋白由HbA、HbA_2、HbF组成，其中95%～98%为HbA，2%～3%为HbA_2，不到2%为HbF。

252. B 检验项目的选择次序应遵循首先进行筛查筛选出可能的疾病、然后进行诊断试验、疾病诊断后进行治疗时应进行监测试验、必要情况下可使用基因诊断试验检测疾病产生机制。

253. B 在贫血诊断的过程中，需要确认有无贫血、确定贫血的诊断程度、确定贫血的类型、查清贫血的病因。其中最重要的是确定疾病的病因。

254. A 氰化高铁血红蛋白法（HiCN）是ICSH推荐的检测血红蛋白的参考方法，具有操作简单、显色块、结果稳定可靠的优点。

255. E 嗜碱性点彩红细胞是红细胞经瑞氏染色后，胞质内出现形态不一的蓝色颗粒，属于未完全成熟红细胞，颗粒大小不一、多少不等，原因为重金属损伤细胞膜，使嗜碱性物质凝集，或嗜碱性物质变性，或血红蛋白合成中阻断原卟啉与铁结合。见于铅、汞等重金属中毒。

256. A 再生障碍危象是由多种原因所致的骨髓造血功能急性停滞，本病亦可称为急性造血功能停滞。血中红细胞及网织红细胞减少或全血细胞减少。此病可在短期内恢复。常见的引起此种疾病的微生物为人类微小病毒B19。

257. C 骨髓增生异常综合征WHO分型：①难治性贫血（RA）：外周血示贫血，无或罕见原始细胞；骨髓示仅有红系发育异常，原始细胞<5%，环状铁粒幼细胞<15%。②难治性贫血伴环状铁粒幼细胞（RARS）：贫血，无原始细胞；骨髓示仅有红系发育异常，原始细胞<5%，环状铁粒幼细胞≥15%。③难治性贫血伴原始细胞过多－1（RAEB－1）：外周血示血细胞减少，原始细胞<5%，无棒状小体，单核细胞<1×10^9/L；骨髓示一系或多系发育异常，原始细胞5%～9%，无棒状小体。④难治性贫血伴原始细胞过多－2（RAEB－2）：外周血示血细胞减少，原始细胞5%～19%，有或无棒状小体，单核细胞<1×10^9/L；骨髓示一系或多系发育异常，原始细胞10%～19%，有或无棒状小体。⑤MDS－未分类（MDS－U）：外周血示血细胞减少，无或罕见原始细胞，无棒状小体；骨髓示粒系或巨核系发育异常，原始细胞<5%，无棒状小体。

二、多选题

258. AB 过氧化物酶染色：①粒细胞系：原粒细胞为阴性，白血病时副原粒细胞可呈阳性。中性粒细胞：自早幼粒细胞起，随细胞成熟而阳性程度也递增。其阳性颗粒为圆形，规则，直径与嗜苏丹黑颗粒相仿，而比瑞氏染色的特殊颗粒为大。嗜酸性粒细胞：为阳性反应，其颗粒比中性粒细胞大，着色也深。嗜碱性粒细胞：为阴性反应，但在慢粒白血病时可呈阳性反应。在粒细胞系统中，过氧化物酶颗粒的出现和逐渐增多，与特殊颗粒的出现和增多有平行关系。②单核细胞系：呈弱阳性反应，颗粒数少，细小，着色较浅。在白血病时可见强阳性。③组织细胞：一般呈阴性反应，部分细胞有不同强度的阳性反应。④其他细胞：均为阴性反应。

259. ACD 再障的主要发病机制：（1）造血干细胞（HSC）缺陷：包括质与量的异常。相关研究表明，再障

患者骨髓中 $CD34^+$ 细胞较正常人明显减少，其中具有自我更新及长期培养启动能力的“类原始细胞”也明显减少，且减少程度与病情相关；再障患者的造血干细胞集落形成能力显著降低，体外对造血生长因子反应差，免疫抑制治疗后恢复造血不完整。部分再障患者有单克隆造血证据，且可向阵发性睡眠性血红蛋白尿、骨髓增生异常综合征甚至白血病转化；（2）造血微环境异常：再障患者骨髓活检除发现造血细胞减少外，还有骨髓“脂肪化”，静脉窦壁水肿、出血，毛细血管坏死；部分再障患者骨髓基质细胞体外培养生长不良，分泌的各类造血调控因子明显不同于正常人；骨髓基质细胞受损的再障患者造血干细胞移植不易成功；（3）免疫异常：再障患者外周血及骨髓淋巴细胞比例增高，T 细胞亚群失衡。T 细胞分泌的造血负调控因子（IFN－γ、TNF）明显增多，髓系细胞凋亡亢进。多数患者采用免疫抑制治疗有效。

260. CD　网织红细胞增多表示骨髓造血功能旺盛；溶血性贫血、急性失血性贫血的网织红细胞增高明显，缺铁性贫血和巨幼细胞贫血轻度增高；再生障碍性贫血的网织红细胞减少。

261. ABCD　增生性贫血的特点：（1）骨髓象：①增生明显活跃或活跃，红细胞系统占优势，粒细胞系统与红细胞系统的比值低于正常值。②红细胞系统最多见者为中幼红细胞Ⅱ和晚幼红细胞Ⅰ，红细胞的核分裂象亦增多，另外成熟红细胞中可见多嗜性红细胞、点彩红细胞。有核红细胞的胞浆或成熟红细胞的胞体内可见 Howell－Jolly 小体及 Cabot 环等。③粒细胞系统相对减少。④巨核细胞系统无明显增减，血小板正常。自身免疫性溶血性贫血合并血小板减少（Evans 综合征）时，可有巨核细胞增多，血小板减小。（2）血常规特点：①网织红细胞数增多或正常，偶见有核红细胞，成熟红细胞可轻度大小不均并见异形红细胞、多嗜性红细胞、点彩红细胞、成熟红细胞胞体内或有核红细胞胞浆内可见 Howell－Jolly 小体及 Cabot 环等。②白细胞总数正常或有轻度增高或减低，增高时粒细胞增多或发生核左移现象；减低时淋巴细胞相对增多。一般情况下外周血无幼稚粒细胞，贫血严重时可见少量中、晚幼粒细胞。③血小板计数正常或稍低。

262. ABCD　缺铁性贫血：铁粒幼细胞少于 15%，胞外铁亦缺少。血清铁降低，总铁结合力增高。血清铁蛋白降低。

263. ACD　铁是血红蛋白的组成成分，血红蛋白参与氧的运输和贮存。由于体内铁的贮存不能满足正常红细胞生成的需要而发生的贫血称为缺铁性贫血，会出现缺铁性红细胞生成，由于铁的储备不够导致贮存铁缺乏。

264. ABCDE　如果人体对铁的摄入量不足，便会影响到血红蛋白的合成，从而使红细胞中血红蛋白的含量显著减少，随之红细胞数目就减少。其结果会使人体内的各细胞、组织供氧不足，将导致缺铁性贫血。由于供氧不足，体内的血液更多地流向重要脏器，而那些暂时影响不大的脏器，例如皮肤、黏膜等的血管则开始收缩。于是常会出现皮肤、眼睑内黏膜等变白。这种现象在口唇、指甲和耳垂等部分尤为明显，表现为反甲、口角炎等。身体也出现各种不适：呼吸急促、心跳加速、乏力、易疲劳、脾肿大、萎缩性胃炎、易食癖以及嗜睡等。缺铁性贫血还容易造成脑内缺氧，影响正常思维，使思考能力变差、健忘以及经常出现头晕、眼花、耳鸣等。

265. BC　铁以铁蛋白及含铁血黄素的形式贮存。

266. AE　诊断试验有抗人球蛋白试验（Coombs 试验）、冷凝集素试验、冷热溶血试验。

267. ABCDE　铁吸收的影响因素：食物中铁的状态、胃肠道功能（酸碱度）、体内铁贮存量、骨髓造血状态、药物（维生素 C）等。

268. ABCDE　阵发性冷性血红蛋白尿（PCH）的发病原因包括病毒、支原体、螺旋体感染。该病是有明确诱因的一种罕见疾病，以儿童为多见，该病的溶血是由血中一种 TS IgG 冷抗体（D－L 抗体）所致。直接 Coombs 试验：在血红蛋白尿发作时可呈阳性；冷热溶血实验呈阳性。

269. ABE　小细胞贫血主要有缺铁性贫血，珠蛋白生成障碍性贫血，铁粒幼细胞贫血。

270. ABD　急性杂合性白血病又称急性混合细胞白血病，目前可根据受累细胞来源与免疫表达不同分为 4 种不同类型：（1）双表型：白血病细胞较均一，患者白血病细胞同时表达髓细胞系和淋巴细胞系特征，即单个白血病细胞同时表达髓系和淋巴细胞系组织化学及免疫标记特征，且细胞计数≥10%。（2）双克隆型亦称双细胞系型：白血病细胞具有不均一性，其中一部分白血病细胞表达髓系特征，另一部分则表达淋巴细胞系特征，两类细胞分别来源于各自多能干细胞。需限定只有当两类细胞并存，或在半年内相继发生，方属此型。（3）双系列型：与双克隆型类似，但这两类细胞来源于同一多能干细胞。（4）系列转变型：指白血病细胞由一种表现型转变为另一表现型（病程多在半年以上发生转变）。白血病化疗可能是导致系列转化（如淋巴细胞系→髓系，或髓系→淋巴细胞系）最重要因素之一。

271. ABCE　中性粒细胞占外周血白细胞的 50%～70%，细胞核呈分叶状，胞质中有大量分布均匀的中性染料染就的颗粒。初级颗粒较大，是一种溶酶体，内含过氧化物酶、溶菌酶和各种水解酶；次级颗粒较小，内含胶原酶和溶菌酶等。嗜酸性粒细胞（eosinophil）占血液中粒细胞总数的 2%～5%，主要参与抗寄生虫感染。在Ⅰ型超敏反应中，嗜酸性粒细胞可分泌某些酶类等活性物质，发挥负调节作用。嗜碱性粒细胞（basophil）占血液中粒细胞总数的0.2%。嗜碱性粒细胞表达FctR，主要参与Ⅰ型超敏反应。中性、嗜酸性、嗜碱性粒细胞胞质中颗粒在形态上的区别点主要为颗粒的多少、染色、分布、大小。

272. ABCDE 急性单核细胞白血病的临床特征：多见于儿童和年轻人；除白血病症状外，浸润症状较明显，表现为皮肤黏膜浸润常见；牙龈增生、肿胀、出血及溃疡、坏死等；鼻黏膜被浸润常引起鼻塞、嗅觉减退等，器官浸润表现为肝脾、淋巴结肿大，肾脏损害也较多见；易发生DIC。

273. BCD 急性T淋巴细胞白血病采用的特异性一线单抗有CD2，CD3，CD7。

274. ABCD 抗凝血酶是凝血酶及因子Ⅻa、Ⅺa、Ⅸa、Ⅹa等含丝氨酸的蛋白酶的抑制剂。

275. ABDE 因子Ⅷ、Ⅸ、Ⅺ、Ⅻ缺乏以及血友病可引起APTT延长。因子Ⅶ缺乏导致PT延长。

276. BCDE 细胞凋亡的特征：细胞固缩、包膜完整，膜可发泡成芽；核染色质凝聚，降解为碎片；细胞线粒体肿胀，通透性增加，释放细胞色素C；细胞内Ca^{2+}增高。

277. CD 正常人粒/红比值为（2~4）∶1。比例增高见于各类白血病、类白血病反应和单纯红细胞生成障碍。比例减低见于粒细胞缺乏症、增生性贫血、脾功能亢进、红细胞增多症、骨髓增生异常综合征等。比例正常时，除外正常人，还可见于再生障碍性贫血、多发性骨髓瘤、淋巴瘤、恶性组织细胞病，以及非原发于造血系统的其他恶性及非恶性疾病。

278. BCD POX，NAP染色必须是新鲜标本，时间过长可引起假阴性。

279. BE 细胞化学染色固定方法：蒸汽固定法、液体固定法。

280. BCD 骨髓增生低下：骨髓几乎全被脂肪组织所取代，造血细胞空虚，无细胞可抽，例如再生障碍性贫血。骨髓间质细胞增多：骨髓病理切片显示成纤维细胞和网状纤维弥漫增生，甚至部分骨质硬化，造血组织萎缩被固定在坚韧的纤维组织中，如骨髓纤维化是最常见的引起骨髓干抽的疾病。骨髓增生极度活跃：骨髓内细胞过多，排列紧密，细胞与细胞间几无空隙，不易被抽吸造成干抽。如慢性粒细胞白血病、急性非淋巴细胞白血病、骨髓增生异常综合征、急性淋巴细胞白血病、多发性骨髓瘤、骨髓转移瘤等。骨髓坏死：严重感染或骨髓转移瘤等原因导致骨髓内细胞溶解破坏时也常抽不出骨髓。

281. BE 骨髓穿刺成功的指标：抽取骨髓时有特殊疼痛感；抽出的骨髓液中有较多骨髓小粒；显微镜下可见骨髓特有细胞；骨髓中杆状核与分叶核粒细胞的比值大于血涂片中的比值。

282. ACD

283. ABCDE （1）粒细胞系：原粒细胞为阴性反应或阳性反应，自早幼粒细胞至成熟中性粒细胞均为阳性反应，一般为（+）~（++），此反应不被氟化钠抑制。（2）单核细胞系：原始单核细胞为阴性反应或阳性反应，幼单核细胞和单核细胞均为阳性反应，一般为（++）~（+++），此反应能被氟化钠抑制。（3）淋巴细胞系：淋巴细胞呈弱阳性反应，此反应不被氟化钠抑制。（4）红细胞系：早期幼红细胞可呈阳性反应，随细胞的成熟阳性反应程度逐渐减弱，此反应不被氟化钠抑制。（5）巨核细胞和血小板：为阳性反应。

284. BCDE 血液分子生物学技术包括：核酸杂交技术、聚合酶链式反应技术、DNA测序技术、蛋白质分析技术、基因芯片技术、转基因芯片技术等。

285. ABCDE 置换（>）：一个核苷酸被另一个核苷酸替代，使用“>”来表示；缺失（del）：一个或多个核苷酸被移除，使用“del”进行描述；倒置（inv）：与原始序列反向互补的新的核苷酸序列（大于1个核苷酸）替换原始序列；例如由CTCGA变为TCGAG，使用“inv”表示；重复（dup）：一个或多个核苷酸拷贝直接插入原始序列的下游，使用“dup”表示；插入（ins）：序列中插入一个或多个核苷酸，并且插入序列并非上游序列拷贝；缺失-插入（delins/indel）：一个或多个核苷酸被其他核苷酸替代，但并不是发生替代、倒置和转置；易位：t（A；B）；等臂染色体——I；转换（con）：一种特殊类型的缺失-插入，其中替代原始序列的核苷酸序列是来自基因组中另一个位点的序列拷贝。

286. ABC 染色体数目异常：①多倍体。②非整倍体。③嵌合体。环状染色体、等臂染色体属于结构异常。

287. ADE 口形红细胞根据红细胞内凹程度分为三型：Ⅰ型单向凹陷，呈盘形；Ⅱ型单向凹陷较深，似面盆或蘑菇帽状；Ⅲ型单向凹陷更深，似杯状或深臼样。

288. ABCD 苏丹黑B属于脂溶性染料，可溶于细胞质内的含脂结构中，使脂肪、磷脂、胆固醇等脂类显棕黑或深黑色。

289. BCE 急性再障：多部位骨髓增生减低，3系造血细胞明显减少，血红蛋白下降较快，非造血细胞包括：淋巴细胞、浆细胞、肥大细胞、网状细胞增多，巨核细胞均缺如。慢性再障：骨髓有散在增生灶，多数病例骨髓增生减低，3系造血细胞减少，其中幼稚红细胞及巨核细胞减少更明显，非造血细胞增加，比例大于50%。血常规：血红蛋白下降速度较慢，网织红细胞、白细胞、中性粒细胞及血小板值常较急性再障为高。

290. ACDE 血红蛋白减少不会引起红细胞过早

破坏。

291. ACDE　总铁结合力是指每升血清中的转铁蛋白所能结合的最大铁量，实际反映转铁蛋白的水平。

292. ACD　再障的诊断标准如下：①全血细胞减少，网织红细胞绝对值减少；②一般无脾肿大；③骨髓检查显示至少1个部位增生减低或重度减低（如增生活跃，巨核细胞应明显减少，骨髓小粒成分中应见非造血细胞增多。有条件者应做骨髓活检等检查）；④能除外其他引起全血细胞减少的疾病，如阵发性睡眠性血红蛋白尿、骨髓增生异常综合征中的难治性贫血、急性造血功能停滞、骨髓纤维化、急性白血病、恶性组织细胞病等；⑤一般抗贫血药物治疗无效。

293. ABCDE　红细胞膜的功能：维持细胞形态、稳定性、变形性；参与物质交换；起到屏障和内环境稳定作用；免疫性和抗原性。

294. ABDE　遗传性椭圆形红细胞增多症（hereditary elliptocytosis，HE）是一组异质性家族遗传性溶血性疾病，特点是外周血中存在大量的椭圆形成熟红细胞。根据引起膜收缩蛋白不能形成四聚体的原因，可将膜蛋白异常分为：①膜收缩蛋白（包括α链与β链）异常；②4.1蛋白异常；③血型糖蛋白C（或D）异常。70%～80%的HE有上述1种或多种膜蛋白异常。

295. ACDE　发生溶血性贫血时，外周血中多见圆/椭圆形红细胞、靶形红细胞、口形红细胞、新月形红细胞、高色素性红细胞、嗜多色性红细胞、有核红细胞。红细胞中还可出现嗜碱性点彩、豪-焦小体。

296. ABE　用于免疫性溶血性贫血的检查有热溶血试验，抗人球蛋白试验，冷凝集素试验。

297. ABD　再生障碍性贫血需看三系，增生程度等。G-6-PD缺乏症需检测G-6-PD酶活性。

298. ABDE　临床上引起间接胆红素升高的疾病主要有溶血、Gilbert病和旁路胆红素血症。

299. DE　缺铁性贫血以乏力、贫血貌及消化道疾病症状为主，再障以出血、贫血、感染为主要症状，巨幼细胞贫血以贫血、消化道和神经系统异常为主，均无脾肿大。

300. ACD　失血性贫血为急慢性失血导致贫血，溶血性贫血是红细胞被破坏，骨髓病性贫血是骨髓异常造成红细胞成熟障碍。

301. BCDE　增生性贫血是一组疾病引起贫血的综合名称，它按细胞形态进行分类，骨髓表现具有一定的共性，但又不能仅依靠骨髓细胞的形态学描述进行确诊的一组疾病。增生性贫血包括下列疾病：缺铁性贫血、溶血性贫血、血红蛋白病、急性失血性贫血以及风湿热、内分泌紊乱、维生素缺乏等引起的贫血。

302. ABC　贫血是指人体外周血红细胞容量减少，低于正常范围下限的一种常见的临床症状。贫血时红细胞可能出现的异常有红细胞大小改变、形态改变、内部结构的改变，如Howell-Jolly小体可见于增生性贫血，卡波环为胞浆中脂蛋白变形所形成，扭曲成紫红色，8字形，常与染色质小体同时存在，见于增生性贫血，也可出现嗜碱性点彩红细胞。

303. ACDE　珠蛋白生成障碍性贫血广泛分布于世界许多地区，东南亚即为高发区之一。我国广东、广西、四川多见，长江以南各省区有散发病例，北方则少见。该病的重型红细胞可出现异形、靶形、碎片红细胞和有核红细胞、点彩红细胞等，

304. BCD　高铁血红蛋白还原试验和红细胞G-6-PD活性测定是G-6-PD缺陷的筛选试验。

305. ABCD　铁是人体合成血红蛋白的原料，也是肌红蛋白、细胞呼吸酶的组成成分，是人体正常生理活动不可缺少的物质，铁代谢障碍性疾病包括铁缺乏症（如贮存铁缺乏、缺铁性红细胞生成、缺铁性贫血），铁代谢异常（如慢性感染性贫血、铁幼粒细胞贫血、组织铁沉着病）。

306. ABCE　溶血性贫血是由于红细胞破坏速率增加（寿命缩短），超过骨髓造血的代偿能力而发生的贫血。临床上慢性溶血有贫血、黄疸和脾大表现，实验室检查有红细胞破坏增多和红系造血代偿性增生的证据，血红蛋白尿强烈提示急性血管内溶血，可考虑溶血性贫血的诊断，溶血性贫血：血清间接胆红素增加、骨髓红细胞系统增生、血涂片可见幼稚红细胞、尿胆原增高。

307. ABCE　酸化血清溶血试验（酸溶血试验）是诊断阵发性睡眠性血红蛋白尿的主要确诊试验。

308. BC　该病成熟红细胞有轻度形态改变，红细胞渗透脆性正常或减低，血红蛋白电泳显示HbA_2含量增高，诊断指标还有贫血的基本指标如红细胞平均体积（MCV）、红细胞平均血红蛋白（MCH）、红细胞平均血红蛋白浓度（MCHC）等。

309. ACDE　溶血性贫血：骨髓增生活跃或明显活跃。红细胞系明显增生，幼红细胞总百分率常>30%，其中以中、晚幼红细胞增多为主，其幼红细胞胞体常较正常为小，胞质量少而着色偏蓝，边缘不整齐，呈锯齿状如破布，细胞核小而致密。粒系细胞总百分率常因红系增生而相对减低，各阶段百分率及细胞形态染色大致正常。粒/红比值降低。在成熟红细胞、幼红细胞和嗜多色性、碱性点彩红细胞质内可见豪-焦小体和卡波环等红细胞异常结构。

310. ABCD　恶性贫血是因胃黏膜萎缩、胃液中缺乏内因子，使维生素B_{12}吸收出现障碍而发生的巨幼细胞贫血。

311. ABDE　阵发性睡眠性血红蛋白尿（PNH）是一

种由于1个或几个造血干细胞经获得性体细胞PIG-A基因突变造成的非恶性的克隆性疾病，PIG-A突变造成糖基磷脂酰肌醇合成异常，导致由GPI锚接在细胞膜上的一组膜蛋白丢失，包括CD16、CD55、CD59等，临床上主要表现为慢性血管内溶血，造血功能衰竭和反复血栓形成。再生障碍性贫血简称再障，是一组由多种病因所致的骨髓造血功能衰竭的综合征，以骨髓造血细胞增生减低和外周血全血细胞减少为特征，临床以贫血、出血和感染为主要表现。确切病因尚未明确，再障的发病可能与化学药物、放射线、病毒感染及遗传因素有关。可作为PNH与再生障碍性贫血的鉴别点的有酸溶血、蔗糖溶血、中性粒细胞碱性磷酸酶染色、有无黄疸、血红蛋白尿。典型的PNH以慢性血管内溶血，血红蛋白尿，及含铁血黄素尿为主要表现；再生障碍性贫血常以出血和感染发热为首发及主要表现。

312. ABCD 我国以叶酸缺乏所致的巨幼细胞贫血多见；叶酸缺乏表现为一般贫血症状常伴消化道症状，发病机制为dTTP减少，治疗以口服叶酸为主；维生素B_{12}缺乏除贫血和消化道症状外可以有神经症状，发病机制为dTTP减少、丙酰辅酶A堆积，治疗常以肌内注射维生素B_{12}为主。

313. ABC

314. ADE 具有下列之一者可诊断为急变期：(1)原始细胞（Ⅰ型+Ⅱ型）或原淋巴细胞+幼淋巴细胞，或原单+幼单在外周血或骨髓中≥20%；(2)外周血中原始粒细胞+早幼粒细胞≥30%；(3)骨髓中原始粒细胞+早幼粒细胞≥50%；(4)有髓外原始细胞浸润。

315. ABCD 2000年WHO（世界卫生组织）修订了MDS FAB分类，并于2001年发表。2001年，世界卫生组织提出的MDS分型为：①难治性贫血（RA）；②难治性贫血伴铁粒幼红细胞增多（RAS）；③难治性血细胞减少伴多系细胞病态造血（RCMD）；④难治性贫血伴原始细胞过多（RAEB）；⑤5q-综合征（第五对染色体短臂有一段缺失）；⑥不能分型的MDS。

316. BCDE 中性粒细胞碱性磷酸酶存在于成熟中性粒细胞的胞浆内，可以通过钙-钴方法使之着色来显示。然后计算出反应的阳性率和积分，即可表示中性粒细胞碱性磷酸酶活性的高低。计算方法：显微镜下观察100个成熟中性粒细胞，有阳性反应的细胞数即阳性率；再按下列标准评分，将每个细胞的积分相加，即得出积分。外周血中性粒细胞碱性磷酸酶活性明显增高的疾病有常见的细菌感染、类白血病反应、甲亢、贫血、原发性免疫性血小板减少症（特发性血小板减少性紫癜）、多发性骨髓瘤、真性红细胞增多症、原发性血小板增多症、骨髓纤维化、急性淋巴细胞白血病、阵发性睡眠性血红蛋白尿等。

317. ABCDE 骨髓涂片中大多数仍可见各系正常造血细胞。其中可见到形态异常的组织细胞，此是本病的最重要特征。这类细胞呈多少不一的散在或成堆分布，由于病变分布不均，故多次多部位骨髓穿刺可提高阳性检出率。恶性组织细胞按形态学特征，可归纳为下列5型：异常组织细胞、多核巨细胞、淋巴样组织细胞、单核样组织细胞、吞噬性组织细胞。

318. ABCD 溶血性贫血因骨髓增生活跃有核红细胞易释放入血；7天内的新生儿髓外造血而出现有核红细胞；M_6红白血病患者红细胞增生活跃，原始/幼稚红细胞入血；骨髓纤维化也是一种骨髓增生性疾病，血常规中出现幼稚红细胞和幼稚粒细胞，并有不同程度的骨髓纤维化及髓外造血等。

319. ACE 急性淋巴细胞白血病是由于未分化或分化很差的淋巴细胞在造血组织（特别是骨髓、脾脏和淋巴结）无限增殖所致的恶性血液病。易并发中枢神经系统白血病，其化疗后缓解率高。发病年龄以0~9岁儿童常见，占儿童白血病的70%，有25%男孩有隐匿性睾丸白血病。

320. BDE AML-M_1：原始细胞≥90%，无T、B淋巴系标记，至少表达一种髓系抗原；AML-M_3：骨髓中异常早幼粒细胞≥30%（非红系细胞），胞内常有成束的Auer小体；AML-M_2：骨髓中原始粒细胞占30%~89%（非红系细胞），单核细胞<20%；AML-M_4是急性粒-单核细胞白血病的一种，以原始和早幼粒细胞增生为主，原、幼单核+单核细胞≥20%（非红系细胞）；AML-M_6：骨髓中红细胞系>50%，且常有形态学异常，骨髓非红细胞系原粒细胞（或原始+幼稚单核细胞）Ⅰ+Ⅱ>30%，也可见棒状小体。

321. ACE ①根据戈谢病发病的急缓、内脏受累程度及有无神经系统症状将其分为3种类型：慢性型、急性型和亚急性型。②依据起病年龄不同可区分为3型：Ⅰ型（成年型）、Ⅱ型（婴儿型）、Ⅲ型（幼年型）。不同的类型临床表现不同。可有发育迟钝、肝脾肿大、吞咽困难、牙关紧闭等表现。

322. ABDE 骨髓纤维化（Myelofibrosis，MF）是一种由于骨髓造血组织中胶原增生，其纤维组织严重地影响造血功能所引起的一种骨髓增生性疾病，原发性髓纤又称“骨髓硬化症”、“原因不明的髓样化生”。本病具有不同程度的骨髓纤维组织增生，典型的临床表现为幼粒.幼红细胞贫血，并有较多的泪滴状红细胞，骨髓穿刺常出现干抽，脾常明显肿大，并具有不同程度的骨质硬化。

323. ABD 原发性浆细胞白血病（PPCL）属白血病独立类型，临床表现与急性白血病相似。继发性浆细胞白血病大多数继发于多发性骨髓瘤（MM），少数继发于巨球蛋白血症、淋巴瘤、慢性白血病和淀粉样变。外周血白细胞分类中浆细胞＞20%或绝对值≥$2.0\times10^9/L$。骨髓象示浆细胞明显增生，原始与幼稚浆细胞明显增多，伴形态异常。发生浆细胞白血病时，浆细胞多表达CD20、CD28。

324. ACDE　浊度法：在富含血小板血浆（PRP）中加入致聚剂，血小板发生聚集，血浆浊度变化，透光度增加，血小板聚集仪将这种浊度变化转换为电信号并记录，形成血小板聚集曲线。根据血小板聚集曲线可了解血小板聚集的程度和速度。PAgT增高反映血小板聚集功能增强，见于高凝状态和（或）血栓前状态和血栓性疾病，如心肌梗死、心绞痛、糖尿病、脑血管病变、妊娠高血压综合征、静脉血栓形成、肺梗死、口服避孕药、晚期妊娠、高脂血症、抗原－抗体复合物反应、人工心脏和瓣膜移植术等。PAgT减低反映血小板聚集功能减低，见于获得性血小板功能减低，如尿毒症、肝硬化、MDS、特发性血小板减少性紫癜、急性白血病、服用抗血小板药物、低（无）纤维蛋白原血症、血小板无力症、巨大血小板综合征、血小板花生四烯酸代谢缺陷。

325. BDE　血栓前状态也称为血栓前期，是指血液有形成分和无形成分的生化学和流变学发生某些变化，这些变化可以反映：①血管内皮细胞受损或受刺激；②血小板和白细胞被激活或功能亢进；③凝血因子含量增高或被活化；④抗凝蛋白含量减少或结构异常；⑤纤溶成分含量减低或活性减弱；⑥血液黏度增高或血流减慢等一系列的病理状态。血栓前状态仅仅是一种血栓与止血的病理状态，可以长时期存在，故临床上常无特异性的临床症状和体征。

326. BCE　原发免疫性血小板减少症（ITP），旧称特发性血小板减少性紫癜，其诊断依据主要是：临床出血征象、血小板计数减少、抗血小板抗体增多，血小板相关补体C3增多，脾脏无肿大，骨髓巨核细胞数增多或正常，有成熟障碍。目前公认绝大多数ITP是由于免疫介导的自身抗体致敏的血小板被单核－巨噬细胞系统过度破坏所致。临床可根据ITP患者病程分为急性型和慢性型。病程在3个月以内者称为急性型，3～12个月为持续期，大于12个月者称为慢性型。有些是急性转为慢性型。急性型ITP一般起病急骤，表现为全身性皮肤、黏膜多部位出血。慢性型ITP主要表现为不同程度的皮肤小出血点或瘀斑，尤其在搔抓或外伤后易出现。女性可出现月经量增多。ITP在各个年龄阶段均可发病，一般儿童多为急性型，成人多为慢性型。两种类型在发病年龄、病因、发病机制及预后有所不同。

327. ABC　抗凝治疗的常用药物是肝素（普通肝素、低分子肝素）和口服抗凝剂。

328. ABCD　血小板在止血方面的功能：黏附、聚集、释放反应、促凝功能、血块收缩功能、维护血管内皮完整性。

329. BCE　PAdT增高见于高凝状态和血栓性疾病，如心肌梗死、心绞痛、脑血管疾病、糖尿病、深静脉血栓形成、妊娠高血压综合征、肾小球疾病等。

330. ABCD　血管壁的止血功能：收缩反应增强，促凝活性物质释放，血小板的激活，凝血系统激活，局部血黏度增高。

331. ACDE　出血时间延长见于血小板减少症；先天性血小板功能异常，如血小板无力症、血小板贮存池病；获得性血小板功能异常，如尿毒症、药物影响、异常蛋白血症、骨髓增生性疾病；血管性血友病；遗传性血管周围结缔组织病，如艾－唐综合征。

332. ABCDE　FⅩⅢ缺乏时可导致外伤及手术后自发性出血、出血时间延长及伤口愈合延迟但凝血功能正常。先天性FⅩⅢ缺乏时，FⅩⅢ：C活性显著减低。

333. AB　β－TG和PF_4增高反映血小板被激活及其释放反应亢进，见于血栓前状态和（或）血栓性疾病，如心肌梗死、脑血管病变、尿毒症、妊娠期高血压疾病、糖尿病、肾病综合征、弥散性血管内凝血（DIC）、静脉血栓形成等。

334. ABCDE　血小板膜受体主要有胶原受体，vWF受体，Fg受体，Fn受体，Vn受体。

335. ABCDE　血小板数量随着时间和生理状态的不同而变化，午后略高于早晨，春季低于冬季，平原居民高于高原居民，分娩中晚期增高，分娩后减低等。质量保证是血小板计数的关键。另外，某些药物可引起血小板变化。

336. ACDE　血友病为一组遗传性凝血功能障碍的出血性疾病，其共同的特征是活性凝血活酶生成障碍，凝血时间延长，终身具有轻微创伤后出血倾向，重症患者没有明显外伤也可发生“自发性”出血。常见的症状为出血，主要表现为深部肌肉、关节出血等。出血是血友病最典型的症状，多为自发性出血或外伤、手术后出血不止。重度的血友病患者，有可能发生致命性的颅内出血，导致患者死亡。

337. ACE　血小板参与初期止血和二期止血过程，血小板在生理止血过程中的功能活动大致可以分为两个阶段：第一阶段主要是创伤发生后，血小板迅速黏附于创伤处，并聚集成团，形成较松软的止血栓子；第二段主要是促进血凝并形成坚实的止血栓子。血块收缩依赖血中纤维蛋白原和血小板的数量、质量，GMP－140是血小板活化的一个重要指标。

338. BCDE　凝血因子是参与血液凝固过程的各种蛋白质组分。在凝血过程中许多环节都需要钙离子的参与，而凝血因子Ⅱ→Ⅱa，Ⅹ→Ⅹa，Ⅺ→Ⅺa，ⅩⅢ→ⅩⅢa不需要Ca^{2+}参与。

339. ABCD 脾功能亢进多为继发性，常见于感染性疾病（黑热病、疟疾等）、免疫性疾病（ITP、SLE、自免溶贫等）、淤血性疾病（充血性心衰、肝硬化等）、血液系统疾病（地贫、各种急慢性白血病、淋巴瘤等）。

340. ABCE

341. ABCD 抗凝血酶Ⅲ（AT－Ⅲ）：是体内主要的抗凝物质，其抗凝作用占生理抗凝作用的70%～80%。AT－Ⅲ是肝素依赖的丝氨酸蛋白酶抑制物，分子中有肝素结合位点和凝血酶结合位点。抗凝机制：肝素与AT－Ⅲ结合，引起AT－Ⅲ的构型发生改变，暴露出活性中心，后者能够与丝氨酸蛋白酶如凝血酶、FⅩa、FⅫa、FⅪa、FⅨa等以1∶1的比例结合形成复合物，从而使这些酶失去活性。

342. ACE 组织因子途径抑制物（TFPI）是肝脏和内皮细胞均能合成的控制凝血启动阶段的一种体内天然抗凝蛋白，它对组织因子途径（即外源性凝血途径）具有特异性抑制作用；抗凝血酶（AT）在血液凝固中可参与调节，在肝脏和内皮细胞中均能合成；HC－Ⅱ也是肝脏和内皮细胞合成的，可作为参与血液凝固的调节蛋白。

343. ABCDE 血小板聚集是指血小板与血小板之间相互黏附形成血小板团的功能。参与因素有诱导剂、GPⅡb/Ⅲa复合物、纤维蛋白原、Ca^{2+}。诱导剂主要有ADP、胶原、凝血酶、肾上腺素、AA等。聚集机制：在Ca^{2+}存在条件下，活化的血小板通过GPⅡb/Ⅲa复合物与纤维蛋白原结合，发生聚集。第一相聚集指外源性诱导剂引起的聚集反应；第二相聚集是由血小板释放的内源性诱导剂引起的聚集反应。

344. CDE

345. ABCDE 血小板膜内侧有三种丝状结构：微管、微丝和膜下细丝，构成了血小板的骨架与收缩系统，在血小板的变性、颗粒成分释放、伸展和血块收缩中有着重要作用，微管是由两种结构基本相同的微管蛋白A和B构成，微丝主要含有肌动蛋白细丝和肌球蛋白粗丝，除此之外，血小板骨架系统还有外廓蛋白、P235蛋白、本－周蛋白和凝溶蛋白等。

346. ABCE PT延长见于外源性凝血因子的缺乏，如因子Ⅶ、因子Ⅱ、因子Ⅴ、因子Ⅰ（纤维蛋白原）等，因子Ⅷ、Ⅺ等为内源性凝血因子。

347. ACE 细胞化学染色原理：①髓过氧化物酶（MPO）染色：过氧化物酶作用于过氧化氢释放出新生态的氧，将联苯胺氧化成氧化联苯胺，后者与亚硝基铁氰化钠结合生成蓝色颗粒，定位于酶活性存在的细胞质中。结果：通过观察100或200个原始细胞，计算阳性百分率。②酸性磷酸酶（ACP）染色：在酸性条件下细胞内酸性磷酸酶可使萘酚AS－BI磷酸盐水解，释放出磷酸与萘酚，后者与重氮盐耦联生成有色产物，定位于胞质中。为观察是否有酒石酸抑制时，在基质液中加入L－酒石酸75mg，充分溶解，过滤后应用。阳性颗粒为紫红色。若细胞内酸性磷酸酶可被酒石酸抑制，则不加酒石酸者呈阳性，而加酒石酸后反应呈阴性。③氯乙酸AS－D萘酚酯酶染色：血细胞内的氯乙酸AS－D萘酚酯酶水解醋酸萘酚AS－D，产生萘酚，后者被重氮盐捕获，生成不溶性有色沉淀，定位于胞质内。结果示细胞内酶活性部位呈红色沉淀。④中性粒细胞碱性磷酸酶（NAP）染色：在pH 9.4～9.6条件下，细胞内碱性磷酸酶可使萘酚磷酸盐水解，释出磷酸与萘酚，后者耦联重氮盐生成有色产物，定位于胞质中。结果是成熟中性粒细胞胞质酶活性部位呈蓝色沉淀，胞核染为红色。⑤苏丹黑B（SBB）染色：苏丹黑B是一种脂溶性染料，可溶解于细胞质内的含脂结构中，使中性脂肪、磷脂、胆固醇等脂类物质显棕黑或深黑色，定位于细胞质。阳性结果为胞质中出现棕黑或深黑色颗粒。由此可见苏丹黑（SBB）染色、中性粒细胞碱性磷酸酶（NAP）染色、氯醋酸AS－D萘酚酯酶（AS－DNCE）染色原理相同之处在于结果判断都是根据细胞质内是否产生有色物质。

348. ABCE 染色体inv（16）提示M_{4eo}；t（8；21）是M_{2b}型诊断标志；M_1型核型异常t（9：22）；t（15；17）形成的PML/RARα融合基因是M_3最特异的基因标志；t（8；14）见于75%～90%的B－ALL，AML患者不出现该染色体异常。

349. ABCD 荧光原位杂交技术（FISH）是一种重要的非放射性原位杂交技术，原理是利用报告分子（如生物素、地高辛等）标记核酸探针，然后将探针与染色体或DNA纤维切片上的靶DNA杂交，若两者同源互补，即可形成靶DNA与核酸探针的杂交体，可包括间期核FISH、比较基因组杂交、DNA纤维FISH、染色体FISH等。

350. ADE 血管内溶血多为急性发作，以获得性溶血性贫血多见；血管外溶血为红细胞被单核－巨噬细胞系统清除增加，多为慢性经过，常伴脾肿大。严重的溶血两者常同时存在。

351. ABCD 阵发性睡眠性血红蛋白尿（PNH）的实验诊断：血常规中常有三系血细胞减少，网织红细胞计数多增高，偶有减少者。骨髓红系增生活跃。部分病例呈增生低下，须与再生障碍性贫血相鉴别。流式细胞术检测示血细胞CD55、CD59表达减低。另外，酸化血清溶血试验（经典的确诊试验）、蔗糖溶血试验、蛇毒因子溶血试验、尿潜血（或尿含铁血黄素）等实验检查凡符合下述任何一种情况，即可诊断。①两项以上阳性。②一项阳性者须具备下列条件：两次以上阳性或一次阳性，但操作正规、有阴性对照、结果可靠，即使重复仍阳性者；有溶血的其他直接或间接证据，或有肯定的血红蛋白尿发作；能除外其他溶血，特别是遗传性红细胞增多症、自身免疫性溶血性贫血、葡萄糖－6－磷酸脱氢酶缺乏症所致的溶血和阵发性寒冷性血红蛋白尿等。

352. BD　再生障碍性贫血与阵发性睡眠性血红蛋白尿（PNH）鉴别较困难。但对于 PNH，蔗糖溶血试验和蛇毒因子溶血试验阳性。

353. ABCE　血管内溶血是指红细胞受损伤较重，直接在血循环中破裂，红细胞的内容（血红蛋白）被释放入血浆。此种反应多较严重，急性者常有全身症状表现，如腰背酸痛、血红蛋白血症、血红蛋白尿，甚至发生循环与肾功能衰竭等，但脾脏不一定会肿大。慢性者可有含铁血黄素尿。临床见于血型不符的输血、输注低渗溶液和阵发性睡眠性血红蛋白尿等。

354. ACDE　血管外溶血是红细胞所受的损伤较轻，红细胞在脾、肝内被巨噬细胞识别并吞噬破坏；由于脾功能亢进而对正常红细胞的过度破坏也属血管外溶血。溶血时由于红细胞被破坏增多，红系代偿性增生，此时外周血网织红细胞比例增加。血管外溶血一般呈慢性溶血过程，多见于遗传性球形红细胞增多症、血红蛋白病、温抗体型自体免疫性溶血性贫血。血管外溶血可见靶形细胞、口形细胞等异常红细胞形态。

355. CE　血管外溶血主要是血红蛋白代谢产物增多而引起的相应变化，会引起贫血、黄疸、血红蛋白血症、脾肿大。

356. BE　红细胞葡萄糖－6－磷酸脱氢酶(G－6－PD) 缺乏症是世界上最多见的红细胞酶病，本病有多种 G－6－PD 基因变异型。本病是由于调控 G－6－PD 的基因突变所致。呈 X 连锁隐性或不完全显性遗传，红细胞 G－6－PD 活性测定是这种疾病的确诊试验之一，是特异性的直接诊断方法。

357. ABCDE　巨幼细胞贫血的特点是呈大红细胞贫血，骨髓内出现巨幼红细胞系列，并且细胞形态的巨型改变也见于粒细胞、巨核细胞系列，甚至某些增殖性体细胞。巨幼细胞贫血的发病原因主要是由于叶酸或（及）维生素 B_{12} 缺乏。胃肠道症状表现为反复发作的舌炎，舌面光滑、乳突及味觉消失、出现牛肉舌表征。血涂片中可见多数大卵圆形的红细胞，中性粒细胞分叶过多，可有 5 叶或 6 叶以上的分叶。偶可见到巨大血小板。网织红细胞计数正常或轻度增高。

358. DE　变性珠蛋白小体（Heinz 小体）生成试验阳性者表明存在不稳定血红蛋白（UHb）。不同类型的 UHb 被煌焦油蓝着色所需时间和所形成的 Heinz 小体的大小、形态、数量可有不同，HbH 病患者温育 1 h 即可检出均匀分布在红细胞内的球形颗粒（HbH 包涵体）；UHb 在温育 3h 后可检出粗大的、分布在细胞边缘的球形颗粒；G－6－PD 缺乏、红细胞还原系统缺陷、硝基苯或苯胺中毒者红细胞内也可出现 Heinz 小体。

359. ABC　判断复发的标准：①骨髓原粒细胞（原单、幼单、原淋＋幼淋）大于 5% 且小于 20%，经过抗白血病治疗 1 个疗程未达到骨髓完全缓解者。②骨髓原粒（原单、幼单、原淋）大于 20% 者。③骨髓外白血病细胞浸润者。

360. ABDE　①骨髓象：原始粒细胞Ⅰ型＋Ⅱ型（原单＋幼单或原淋＋幼淋）≤5%，红细胞及巨核细胞正常；②血常规：男性血红蛋白≥100g/L，女性及儿童血红蛋白≥90g/L，中性粒细胞绝对值≥1.5×10^9/L，血小板≥100×10^9/L，外周血分类无白血病细胞；③临床：无白血病浸润所致的症状和体征，生活正常或接近正常。

361. ABCD　T 祖细胞（Pro－T）受胸腺上皮分泌的趋化因子吸引自骨髓进入胸腺，可表达不同的细胞表面分子即 CD34、TDT、CD7、CD10、HLA－DR 等，在进入胸腺被膜下未达胸腺皮质前称为前胸腺淋巴细胞（Pre－T），进入胸腺皮质后称为胸腺细胞，胸腺细胞历经双阴性细胞（DN，$CD4^-CD8^-$）、双阳性细胞（DP，$CD4^+CD8^+$）阶段，最后进入胸腺髓质以及释放到外周血，称为成熟 T 细胞。T 细胞在胸腺发育的不同阶段，可表达不同的细胞表面分子，这些分化抗原不仅是 T 细胞不同发育阶段的表面标志，同时一定程度上影响着 T 细胞在胸腺中的发育。

362. ACE　粒细胞缺乏症又称白细胞减少症，粒细胞浆内可有毒性颗粒和空泡，常提示存在细菌性感染。单核细胞比例常代偿性增多。如杆状核的比例增加（＞20%）提示骨髓有足够的粒细胞生成能力。骨髓象随原发病而异。粒细胞缺乏症骨髓内各阶段的中性粒细胞极度减少，甚至完全消失，并且可见原始粒细胞出现，但原始粒细胞或幼粒属于无效造血，多呈现退行性变化。粒细胞有明显的毒性改变或成熟受阻。淋巴细胞，单核细胞、浆细胞和组织细胞可增多，幼红细胞和巨核细胞大致正常。病情好转时外周血中晚幼粒细胞及较成熟粒细胞相继出现，个别可呈类白血病血常规。

363. BCE　CD138 在人造血细胞中的表达仅限于正常骨髓中的浆细胞，PC－1 为浆细胞膜糖蛋白－1，属 2 型膜结合糖蛋白，PCA－1 又称为浆细胞抗原－1。

364. ABCDE　B 细胞抗原受体是一种位于 B 细胞表面的负责特异性识别及结合抗原的分子，其本质是一种膜表面免疫球蛋白。BCR 具有抗原结合特异性，特异性抗原有 CD21、CD77、CD22、CD20、CD19 等。

365. BD　霍奇金淋巴瘤是一种淋巴系统恶性增殖性疾病，在淋巴组织中具有特征性的 Reed－Sternberg 细胞（R－S 细胞），有研究表明 40%～50% 的霍奇金淋巴瘤与 EB 病毒有关。

366. ACDE　单克隆免疫球蛋白病包括多发性骨髓

瘤、轻链型淀粉样变、轻链沉积病、巨球蛋白血症、冷球蛋白血症等疾病。本病可分为原发性单克隆球蛋白病和继发性单克隆球蛋白血症。原发性单克隆球蛋白病既称未定性的单克隆免疫球蛋白病，又称为良性单克隆球蛋白病。良性单克隆免疫球蛋白病在临床上无多发性骨髓瘤特点，仅有血中单克隆球蛋白增多，不超过30g/L，且保持数年不变，骨髓中浆细胞在10%以下，无幼稚及异型浆细胞。部分患者可发展成为巨球蛋白血症、原发性淀粉样变等，约1/5的患者最终演变成多发性骨髓瘤，称为骨髓瘤前期，所以良性单克隆免疫球蛋白病应与多发性骨髓瘤（MM）相鉴别。多发性骨髓瘤（MM）血清异常球蛋白增多，而白蛋白正常或减少，尿凝溶蛋白（又称尿本－周蛋白）半数阳性。由于多发性的骨髓瘤患者体内免疫球蛋白浓度下降，从而会导致多发性骨髓瘤患者出现将血液黏度偏高。良性单克隆免疫球蛋白血症，一般会使白蛋白增高，尿中常无本－周蛋白，无骨质破坏，血浆黏滞度正常，无溶骨性病变、贫血、高钙血症和肾功能不全。

367. ABCD 间质细胞就是在该器官内辅助实质细胞完成该器官功能的辅助细胞，如肺组织内的结缔组织细胞、淋巴结细胞、脑的神经胶质细胞和肝的小叶间纤维细胞。间质细胞数量要多于实质细胞，分布也比实质细胞广泛。实质细胞和间质细胞本质上不一样，但是却相互依存。实质细胞离不开间质细胞的辅助和支持，离开实质细胞，间质细胞也无存在的必要。例如血管间质细胞可辅助其实质细胞发挥收缩功能、促进平滑肌细胞与成骨细胞分化，并且调节毛细血管生长。

368. ABC 乙酰胆碱是胆碱能神经介质，正常机体在神经兴奋时，神经细胞末梢释放出微量乙酰胆碱，支配细胞兴奋或抑制，从而产生各种生理效应，如骨骼肌收缩、血管舒张、心跳减慢、瞳孔缩小和肠胃蠕动等。PGI_2诱导血管舒张并抑制血小板聚集。NO进入靶细胞（平滑肌细胞），激活鸟苷酸环化酶，活化的鸟苷酸环化酶促进cGMP的合成，cGMP能够激活cGMP依赖的蛋白激酶GPKG，进而使细胞内的钙离子浓度下降，导致平滑肌舒张，使血管扩张、血流通畅。

369. AB 血管性血友病因子（vWf）主要存在于第12号染色体的短臂所编码的糖蛋白，大部分由内皮细胞合成，产生后多储存在棒状小体（Weibel－Palade body，WPB）内。组织纤溶酶原激活物（t－PA）是一种单链糖蛋白，主要由血管内皮细胞合成、分泌、不断释放入血液，广泛存在于机体的各种组织内，肝脏是组织纤溶酶原激活物灭活的主要场所，而棒状小体则是t－PA产生的场所，t－PA升高提示纤溶活性亢进，见于原发性和继发性纤溶亢进，如弥散性血管内凝血、急性早幼粒细胞白血病（多见棒状小体）。蛋白质C来源于人类血浆。血管紧张素受体（AT）主要分布在肾上腺髓质、脑组织。肌球蛋白又称肌凝蛋白，是真核细胞内的一类三磷酸腺苷（ATP）依赖型分子马达，对细胞的运动与细胞内物质的传输起着重要的作用。

370. AC 血小板内散在分布着两种颗粒：α－颗粒和致密颗粒。α－颗粒中含纤维蛋白原（Fg）、血小板第4因子、因子Ⅴ、组织蛋白酶A、组织蛋白酶D、酸性水解酶等。

371. BCD 组织因子（tissue factor，TF）是已知在血管损伤部位暴露出来的膜结合糖蛋白。TF是FⅦ的受体，血浆丝氨酸蛋白酶FⅦa的辅因子。TF和FⅦa两者需结合才能启动凝血瀑布反应。两种可溶性血浆蛋白FⅤ和FⅧ在形成维生素K依赖性蛋白复合物中起辅因子作用。FⅧa和Ⅴa分别与FⅨa和FⅩa在膜表面结合而发挥辅因子功能，加速后二者的酶解速率。

372. ABDE 血小板是由骨髓内成熟巨核细胞胞质脱落产生的非细胞结构活性小体，寿命为7～14天。在了解血小板数量的同时，对经Wright－Giemsa染色后的血涂片进行血小板形态、聚集状态和分布情况进行观察，对判断、分析血小板及出凝血相关疾病具有重要意义，有助于了解体内巨核细胞，对巨核细胞和血小板病的诊断有重要意义，血小板无力症时可见血小板散在分布，且大小不一；巨大血小板综合征时可见巨大血小板。

373. AD 血栓前状态（pre－thrombotic state，PTS）是指多种因素引起的凝血、抗凝和纤溶系统功能失调或障碍的一种病理过程，有易导致血栓形成的多种血液学改变。在正常机体，凝血系统、抗凝系统和纤溶系统互相协调、制约，使机体处于稳态。血栓前状态血小板活化的分子标志物有β－TG、P－选择素等。

374. ABCE 造血祖细胞的体外扩增条件包括：造血生长因子、支持物、营养液和天然条件培养物。

375. ACDE 造血祖细胞体外培养主要用于血液病的诊断，不同疾病体外培养的形态各异。MPN有自发性的集落形成；MDS通常体外增殖不良；先天性AA对GM－CSF等刺激缺乏反应性；ALL的骨髓正常造血祖细胞集落数目减少。

376. ACD 特定细胞因子mRNA表达水平的检测有助于判断细胞表达该细胞因子的水平；而细胞因子DNA的检测可以判断该细胞因子基因存在与否及其变异情况。常用的方法有细胞增殖法，细胞病变抑制法，靶细胞杀伤法。

377. ABCDE 生物学检测又称生物活性检测，是根据细胞因子特定的生物活性而设计的检测法。由于各种细胞因子具有不同的活性，例如IL－2促进淋巴细胞增殖，TNF杀伤肿瘤细胞，CSF刺激造血细胞集落形成，IFN保护细胞免受病毒攻击，因此选择某一细胞因子独特的生物活性，即可对其进行检测。注意要点有选择公认的对细胞因子敏感的细胞株，避免反复冻融标本，严格无菌操作，收集细胞后要进行充分洗涤，以去除其他刺激因素，需要进行预实验确定细胞因子作用靶细胞的效靶比。

378. BCD　细胞凋亡检测可通过凋亡细胞固有的形态特征进行细胞凋亡的形态学检测，DNA Ladder 法：发生细胞凋亡时，内源性核酸酶被激活，染色体 DNA 链在核小体之间被切割，形成 180～200 个碱基或其整数倍的 DNA 片段，将这些 DNA 片段抽提出来进行电泳，可得到 DNA 梯状条带（DNA ladder）；细胞周期检测方法为 PI 染色法检测即 PI 经常被用来与 Calcein－AM 或者 FDA 等荧光探针一起使用，能同时对活细胞和死细胞染色。TUNEL 法检测到的阳性细胞实际上包括凋亡细胞与坏死细胞，实际上是分子生物学与形态学相结合的研究方法，对完整的单个凋亡细胞核或凋亡小体进行原位染色，能准确地反应细胞凋亡典型的生物化学和形态特征，可用于石蜡包埋组织切片、冰冻组织切片、培养的细胞和从组织中分离的细胞的细胞形态测定，并可检测出极少量的凋亡细胞。Annexin V/PI 法能区分凋亡细胞与坏死细胞。

379. ABC　癌基因活化的机制主要有 4 种：获得强启动子与增强子、染色体重排、基因扩增、点突变。

380. ABCDE　髓系肿瘤（WHO 分类，2008）为：骨髓增殖性肿瘤（MPN）、髓系（和淋系）肿瘤伴嗜酸性粒细胞增多和 PDGFRA、PDGFRB 或 PGFR1 基因异常、骨髓增生异常综合征（MDS）、骨髓增生异常－骨髓增殖性肿瘤（MDS－MPN）、急性髓细胞白血病（AML）及相关原幼细胞肿瘤系列未明急性白血病。

381. BCD　成熟 B 细胞肿瘤（WHO 分类）包括：慢性淋巴细胞白血病、B 细胞幼淋巴细胞白血病、毛细胞白血病、脾 B 细胞边缘带淋巴瘤、淋巴浆细胞淋巴瘤、毛细胞白血病变异型等。

382. BC　L1 型以小细胞为主，核染色较粗，每例结构一致。核形规则呈圆形，偶有凹陷或折叠，核仁小而不清楚或不见。胞浆少，轻度或中度嗜碱性，胞浆有空泡不定。

383. ABCE　急性白血病是一种或多种造血干细胞及祖细胞恶变，失去正常的增殖、分化及成熟能力，无控制的持续增殖，逐步取代骨髓并经血液浸润至全身组织及器官。引起其预后不良的因素有：治疗前白细胞计数在 50×10^9～100×10^9/L 以上者；年龄为 1～9 岁儿童以及 60 岁以上的老人；肝脾肿大较明显且有脏器浸润或有中枢神经系统白血病者；FAB 分型属于 AML 并伴多系病态造血者；男孩比女孩差；淋巴细胞白血病免疫分型属于 T 细胞或某些 B 细胞型者；治疗后骨髓中白血病细胞减少缓慢，达到缓解需时较长或缓解时间短者；治疗前血小板计数 $<100\times10^9$/L 者；伴有某些染色体异常，尤其是断裂和易位者。

384. ABCDE　骨髓穿刺是诊断血液系统疾病的重要方法之一。骨髓检查可用于各种血液疾病的诊断、分期以及骨髓细胞占比、细胞形态和成熟程度的评估。骨髓标本可以进行其他特殊检查，包括染色体、细胞遗传学、免疫表型和基因突变分析。骨髓穿刺可以对淋巴瘤进行分期。通过骨髓穿刺可以明确诊断白血病、骨髓增生异常综合征、再生障碍性贫血、骨髓增殖性疾病、多发性骨髓瘤等。骨髓穿刺还可以用来评估不明原因发热，及不明原因脾肿大。对于某些罕见病，包括戈谢病等也可以通过骨穿进行评估。因此骨髓穿刺可用于血液病的诊断或观察治疗效果、查找某些寄生虫、用于造血干细胞培养、采集骨髓液做细菌培养以提高阳性率、可用于帮助诊断某些代谢障碍性疾病。

385. ABCD　骨髓细胞学检查（在低倍镜下观察）主要是判断骨髓涂片质量、判断骨髓增生程度、巨核细胞计数并分类、全片观察有无体积较大或成堆分布的异常细胞。

386. BCD　白细胞均可运动，可以从毛细血管内皮细胞的间隙挤出，进入血管周围组织内，称为白细胞渗出；红斑狼疮细胞的形成常需中性粒细胞的参与，嗜碱性粒细胞含有组胺样和肝素样物质，嗜酸性粒细胞吞噬能力比中性粒细胞差。

387. ABCDE　骨髓是成人造血的主要器官，药物、化学毒物、放射线、抗原抗体反应、癌细胞浸润及无效造血引起的压迫均可导致骨髓损伤，导致中性粒细胞生成减少。

388. ABE　传染性单核细胞增多症（Infectious mononucleosis）是由 EB 病毒（EBV）所致的急性自限性传染病。其临床特征为发热，咽喉炎，淋巴结肿大，外周血淋巴细胞显著增多并出现异常淋巴细胞，嗜异性凝集试验阳性，感染后体内出现抗 EBV 抗体。抗病毒壳抗原 IgG 抗体出现在开始表现临床症状时，并持续终身，抗病毒壳抗原 IgM 抗体首先出现，4～8 周内消失，患者血清中的 IgM 嗜异性凝集抗体可被牛红细胞吸附而不被豚鼠肾吸附。

389. ABCDE　中性粒细胞功能检测：（1）趋化功能检测：中性粒细胞在趋化因子如微生物的细胞成分及其代谢产物、补体活性片段（C5a、C3a）、某些细胞因子等作用下产生趋化运动，其趋化运动强度可反映中性粒细胞的趋化功能。方法学：①滤膜渗透法（Boyden 小室法）；②琼脂糖平板法。（2）吞噬和杀菌功能测定：①显微镜检查法：将白细胞与葡萄球菌或白色念珠菌悬液混合温育，涂片，固定，碱性亚甲蓝液染色。油镜下计数吞噬细菌和未吞噬细菌的白细胞数。对有吞噬作用的白细胞，应同时记录所吞噬的细菌数；②溶菌法：将白细胞悬液与经新鲜人血清调理过的细菌（大肠埃希菌或金黄色葡萄球菌）按一定比例混合，温育。每隔一定时间取定量培养物，稀释后接种于固体平板培养基。37℃培养18小时后，计数生长菌落数，以了解中性粒细胞的杀菌能力；③硝基四氮唑蓝还原试验（NBT还原试验）；④墨汁吞噬试验；⑤肾上腺素激发试验。

390. BD 原发性免疫性血小板减少症（ITP）是一种免疫性综合病征，是常见的出血性疾病。特点是血循环中存在抗血小板抗体，使血小板破坏过多，引起紫癜；而骨髓中巨核细胞正常或增多，幼稚化。ITP可出现出血时间（BT）延长，束臂试验阳性，血块收缩不佳，血小板黏附、聚集功能减弱。

391. ABCD 弥漫性肝病一般都为肝细胞弥漫性病变，由于Vit K为肝细胞分泌，因此Vit K常常很少或根本无纠正效果，Vit K依赖性凝血因子浓缩物治疗有效。肝细胞也作为分泌凝血因子的场所，常有血小板质量或数量上的缺陷，ELT常缩短。

392. BD AT的抑酶谱很广，它能抑制FⅡ、FⅦ、FⅨa、FⅩa、FⅫa以及纤溶酶等。

393. BD PGI2是前列环素，是花生四烯酸的一种衍生物，与前列腺素相关，含有一个次级五元环，是血小板凝集作用的拮抗剂，其的合成减少可以促进血栓形成。AT为抗凝血酶，这两种物质均可使抗凝栓功能增强。

394. ABCD 患者的年龄与慢性粒细胞白血病预后无太大关系。

395. ABD 灵敏度：指患者中试验阳性者所占比例。特异性：指没有患病的人中实验阴性所占的比例。精准度：表示观察值与真实值的符合程度。

396. ABCDE 血小板的表面糖衣能吸附血浆蛋白和凝血因子Ⅲ，血小板颗粒内含有与凝血有关的物质。当血管受损害或破裂时，血小板受刺激，由静止相变为机能相，迅即发生变形，表面黏度增大，凝聚成团；同时在表面第Ⅲ因子的作用下，使血浆内的凝血酶原变为凝血酶，后者又催化纤维蛋白原变成丝状的纤维蛋白，与血细胞 共同形成凝血块止血。血小板颗粒物质的释放，则进一步促进止血和凝血。血小板还有保护血管内皮、参与内皮修复、防止动脉粥样硬化的作用。

397. ADE 单核细胞染色质多成细而疏松的网状；中性中幼粒染色质成均匀索块状。

398. ABD 肾性贫血为造血物质（EPO）缺乏或利用障碍；地中海贫血为红细胞内在血红蛋白异常；巨幼细胞贫血为叶酸、维生素B_{12}缺乏性DNA合成障碍。

399. DE 异型淋巴细胞按形态特征可分为3型：Ⅰ型（空泡型）又称泡沫型或浆细胞型；Ⅱ型（不规则型）又称单核细胞型；Ⅲ型（幼稚型）又称未成熟型或幼淋巴细胞型。增多主要见于传染性单核细胞增多症、病毒性肝炎、流行性出血热、湿疹等病毒性疾病和过敏性疾病，EBV、巨细胞病毒、HIV、梅毒螺旋体、弓形虫等感染和接种疫苗也可引起外周血液异型淋巴细胞增多。

400. BC 再生障碍性贫血的NAP积分值增高，阵发性睡眠性血红蛋白尿的NAP积分值减低；全血细胞均会减少；酸化血清溶血试验阳性主要见于阵发性睡眠性血红蛋白尿（PNH）；白细胞计数均会减少。

401. ABCE 抗凝血是通过影响凝血过程中的某些因子而阻止凝血的过程。正常人由于有完整的血液凝固系统和抗凝及纤溶系统，所以血液在血管内既不凝固也不出血，始终自由流动完成其功能，但当机体处于高凝状态或抗凝及纤溶减弱时，则发生血栓栓塞性疾病。同时组织型纤溶酶原激活剂（t-PA）、抗凝血酶Ⅲ（ATⅢ）、蛋白C（PC）以及血栓调节蛋白（TM）等因子缺乏也会导致机体的抗凝功能减弱。

402. DE 根据血型鉴定结果，该患者血型正反定性不一致，正定型为AB型，反定型为A型，直肠癌和结肠癌可使患者出现血型变异，出现获得性B抗原。

403. ABD 慢性粒细胞白血病、感染性类白血病反应及急性失血的骨髓象改变均属于以中性晚幼粒、杆状核粒细胞增生为主。

404. BCDE 直接抗人球蛋白试验是诊断自身免疫性溶血性贫血（AIHA）的重要依据，检查被检红细胞上有无不完全抗体，又称Coombs′试验。临床应用包括辅助诊断新生儿溶血病、自身免疫性溶血性贫血、药物性溶血、迟发型溶血性输血反应等。

405. AB 血小板输注无效的原因包括免疫学因素和非免疫学因素，临床血小板的输注属于同种异体细胞移植，在重复输注后会产生血小板抗体，主要包括抗人类白细胞抗原HLA抗体、血小板特异性抗体HPA和抗ABH抗体等，此为免疫因素。

406. BCDE 新鲜冰冻血浆是在全血采集后6小时（ACD）或8小时（CPD、CPDA-1）内，将血浆分离出并冻结所制成的成分血。与新鲜冰冻血浆相比，普通冰冻血浆缺乏不稳定的凝血因子（Ⅴ因子和Ⅷ因子），但稳定的凝血因子如第Ⅱ、Ⅶ、Ⅸ和Ⅹ因子以及纤维蛋白原等含量与FFP相似。输注适应证为补充多种凝血因子缺乏如肝脏疾病、双香豆素抗凝治疗过量、接受大剂量输血患者凝血因子损失；弥散性血管内凝血；血栓性血小板减少性紫癜；先天性抗凝血因子缺乏症，如蛋白C缺乏，易导致血栓形成，需要手术时以FFP补充蛋白C。

407. ABCDE 地中海贫血的并发症包括过量铁质积聚（主要受影响的包括心脏、肝脏、胰脏和各个内分泌器官。病者会出现心脏衰竭、肝硬化、肝功能衰退、糖尿以及因为多种内分泌失调而变得身材矮小和发育不全等等）；输血引起的反应（常见输血时引起的不良反应包括发热、发冷和出红疹等。较严重的反应如急性溶血、气管收缩和血压下降等虽然甚少出现，但绝不能忽视）；反复输血的地贫患者可产生自身抗体和不规则抗体，不规则抗体主要是Rh血型抗体；经输血而传染的疾病；脾脏肿大；胆石的形成；除铁药的副作用。

408. ACD　血友病A为因子Ⅷ缺陷，vWD为构成因子Ⅷ复合物中的vWF缺陷，确诊要靠凝血因子及vWF检测。vWF正常者会出现不同程度的vWF多聚体异常。诊断vWD，必须排除血小板功能缺陷性疾病。

409. ACDE　原发性免疫性血小板减少症是一种免疫性血小板破坏过多造成的疾病。儿童患者多是由于病毒抗原激发体内产生抗体，抗体附于血小板表面并致敏血小板，后者再被单核－吞噬细胞系统破坏。成人多是由于体内产生原因不明的血小板抗体，使得血小板破坏增多，从而血小板减少。免疫因素也导致巨核细胞生成血小板的过程发生障碍。细胞免疫异常包括T、B淋巴细胞的异常、细胞毒T细胞介导的血小板破坏、T细胞凋亡异常等。

410. ABCD　使用血细胞分析仪进行血常规分析是目前临床最常用的手段，具有操作简便、检测速度快、精确度高的优势，对异常检测结果可以报警。手工涂片分类为金标准，血液分析仪分类结果不能完全代替手工镜检。

411. ABCD　按自动化程度分：半自动血细胞分析仪、全自动血细胞分析仪和血细胞分析工作站、血细胞分析流水线；按检测原理分：电容型、电阻抗型、激光型、光电型、联合检测型、干式离心分层型和无创型；按仪器分类白细胞的水平分：二分群、三分群、五分群、五分群＋网织红细胞分析仪。

412. ABCD　网织红细胞计数是根据网织红细胞中的RNA含量不同引起荧光染色强度的差异而得出的参数，与血红蛋白含量无关。

413. ABCDE

414. ABCE　正常白细胞直方图左侧高陡，为小细胞群峰（主要是淋巴细胞）；右侧峰低宽，为大细胞群峰（主要是中性粒细胞）；中间为中间细胞群（主要是单个核细胞，以单核细胞为主，也含有嗜酸性粒细胞、嗜碱性粒细胞）。左侧区异常的因素可能有血小板聚集、巨大血小板、有核红细胞、未溶解红细胞、白细胞碎片、蛋白质或脂类颗粒。

415. ABC　由于肝脏疾病抑制了血小板的生成和血小板黏附、聚集和释放等功能，使血小板数目减少，寿命缩短及其功能低下。故肝病时可导致血小板黏附、聚集试验减低，血小板第3因子有效性减低。

416. ACDE　新生儿首次检验标本、检验结果各参数出现矛盾、与临床表现诊断不符、临床医生指定要镜检的均需涂片复检，不能只复核仪器报警内容。

417. ABCDE　血液分析仪分析前质量保证包括合格的检验人员、合格的检验环境、合适的血液分析仪、配套试剂、合格的检测标本。

418. BC　肝脏是t－PA灭活的主要场所，肝病时，肝脏的清除能力下降，导致血浆t－PA增高；门脉高压最常见的原因是肝硬化，肝硬化后肝脏的清除能力下降，t－PA也会增高。

419. ABC　参与凝血共同途径的凝血因子有FⅠ、FⅡ、FⅤ。

420. ACDE　分析中质量控制包括仪器启动（按SOP的规定）、室内质控（在检测临床标本前需先做室内质控）、标本检测（标本需充分混匀）、仪器清洁等。抗凝血标本采集后保存的最佳温度为4℃左右，通常室温（22℃左右）放置的待测血标本应在采集后8h内测定完毕；如果室温大于32℃，血标本采集后应在4h内完成检测。

421. BE　属于丝氨酸蛋白酶的凝血因子包括FⅡ和FⅦ。因子缺乏会导致凝血功能障碍。

422. BE　PNH和再生障碍性贫血、传染性淋巴细胞增多症和慢性淋巴细胞白血病均表现为骨髓象改变明显而血常规结果相似。

423. ABDE　遗传性易栓症的临床特征主要为血栓形成，以静脉血栓多见，通常以前有血栓病史或反复的血栓史，或多发性血栓，发病年龄偏小常常伴有家族史。

424. ABC　vWD亚型属常染色体显性遗传的包括：1型、2A、2B、2M型；属常染色体隐性遗传的包括2N、3型。

425. AB　血友病A的筛检试验包括APTT和PT。APTT延长，PT正常。

426. BCD　血管内皮细胞的检验包括：血管性血友病因子；血浆内皮素－1（血浆ET－1水平可作为了解血管内皮损伤程度的一项指标）；血浆血栓调节蛋白（TM：Ag可作为血管内皮损伤的最佳标志物）；血浆－6－酮－前列腺素$F_{1\alpha}$和去甲基－6－酮－前列腺素$F_{1\alpha}$。

427. ABCDE　目前多数学者认为维持Fg含量在1.2～1.5g/L，TT为正常的1.5～2.5倍，FDP测定值在300～400μg/L时溶栓的各项指标最为适宜。其次Fg含量不能低于1.0g/L，TT不能大于3倍以上，否则临床出血并发症增加3倍。

428. ABCDE　纤维蛋白溶解系统是一组多结构的酶系统，能使血管内纤维蛋白降解，有溶解纤维蛋白凝块、使凝血活性局限于受损血管的周围，以及修复并维持血管通畅的作用，简称纤溶系统。包括循环系统中的酶原

（纤溶酶原又名血浆素原）、组织型纤溶酶原激活物、纤溶酶原激活抑制物、蛋白 C 抑制物、辅因子和 α_2 - 巨球蛋白等。

429. ABC 纤溶酶原的激活途径：内激活途径：内源凝血系统生成的 FⅫa、FⅪa 高分子量激肽原（HMWK）和凝血酶裂解 PLG 形成 PL；外激活途径：血管和肾小球内皮细胞合成和释放的 t - PA 和 u - PA 裂解 PLG 形成 PL，但 t - PA 和 u - PA 可被 PAI - 1 及 PAI - 2 灭活。

430. ACDE 造成 DIC 的原因有很多，常见的有：①血管内皮损伤和组织损伤。如细菌感染、抗原抗体复合物形成、体温升高、酸中毒、缺氧等；②大量促凝物质进入血液循环，使机体处于高凝状态；③其他因素，如单核 - 吞噬细胞功能受损。

431. BCDE 急性造血功能停滞是在多种原发病的基础上，由于病毒感染或药物而致骨髓造血功能暂时性的、急性停滞。

432. ABC 根据骨髓象具有肯定诊断价值的疾病有：巨幼细胞贫血、各种类型白血病、多发性骨髓瘤、Niemann - Pick 病、Hodgkin 病、Gau - cher 病、疟疾、黑热病、癌转移等。

433. BCE 多聚体分析是 vWD 分型的主要依据。1 型：多聚体正常；2 型：2A、2B 大多数缺乏高分子多聚体。2M 型、2N 型的高分子多聚体正常；3 型：无区带。故在血友病各分型中 2A、2B、3 型缺乏多聚体。

434. BD 在正常血细胞 POX 反应中，嗜碱性粒细胞、淋巴细胞系和巨核细胞系均呈阴性反应。

435. ABCDE 红细胞膜在红细胞生活过程中起重要作用，除了维持红细胞的正常形态，红细胞还与外界环境发生一些联系和反应，如物质运输、抗原性、变形性和免疫功能等。

436. ABCD 人的成熟红细胞结构比较简单，无细胞核，缺乏合成蛋白质、脂质的能力，其活动所需能量依靠葡萄糖的酵解来供给。

437. ABCDE 血液学检验广泛应用于血液病的临床诊断和鉴别诊断、疗效观察和预后判断、健康普查和遗传咨询、指导血液制品的临床应用，也用于基础研究和临床研究等。

438. BDE 衰老红细胞主要在肝、脾和骨髓中破坏，并由单核 - 吞噬细胞清除。脾脏是破坏衰老红细胞，清除受损伤红细胞，制约网织红细胞的重要器官。单核 - 吞噬细胞系统对增多的红细胞具有清除能力。脾脏的解剖结构和循环特点使其像一个敏感的“过滤器”。它的窦状结构，狭窄的孔径充分体现出“过滤”的结构特性。由于正常个体在切除脾脏后，并不引起红细胞存活时间显著延长，故骨髓与肝也被认为是清除红细胞的主要器官。

439. ABD 贫血多根据形态学（细胞的大小）特征和病理生理机制进行分类。传统的形态学分类法是依据红细胞形态学指标 MCV、MCH、MCHC，三个指标联合分类。1983 年提出了 MCV 和 RDW 对贫血的形态学分类。

440. ABCDE 贫血症状的轻重和很多因素有关，包括：引起贫血的原发性疾病、贫血的程度、贫血发生的速度、机体对贫血的代偿能力。如果是恶性肿瘤引起的贫血，如：消化道肿瘤失血引起的贫血，贫血的程度和失血量关系密切；如果有些病人短期内迅速失血，会出现严重的贫血症状，而有些病人是长期慢性失血，如：女性患者月经量过多，可能多年后才出现严重的贫血，症状不明显；年轻人机体代偿能力比老人好，因此年轻人贫血症状要比老年人轻。

441. ABCE 通过检测红细胞分布宽度，可以诊断和治疗贫血。红细胞分布宽度在临床上还可以用来鉴别和判断小细胞低色素性贫血，可以判断贫血的类型，但是无法判断贫血的严重程度；红细胞分布宽度增大，是早期缺铁的重要表现。

442. ABCE 网织红细胞成熟指数（RMI）和网织红细胞计数是评价红细胞生成性质变化的两个重要指标，能帮助鉴别不同类型的血液学疾病。RMI 升高常见于溶血性贫血、真性红细胞增多症、原发性免疫性血小板减少症、慢性淋巴细胞白血病。

443. ABC 健康人骨髓中的铁主要存在于骨髓小粒和幼红细胞中。骨髓中的铁在酸性环境下与亚铁氰化钾作用，形成普鲁士蓝色的亚铁氰化铁沉淀，定位于含铁的部位。铁分为细胞内铁和细胞外铁，细胞外铁反映体内储存铁，主要存在于骨髓小粒的巨噬细胞中，细胞内铁是指存在于中幼红细胞、晚幼红细胞及红细胞中的铁（包括铁粒幼红细胞、铁粒红细胞）。细胞外铁呈弥散状、颗粒状、小珠状或块状蓝色。

444. ABCDE 巨幼细胞贫血一般起病隐匿，为慢性进行性贫血。除贫血的一般临床表现外，还可有口腔炎、舌炎、舌乳头萎缩，舌面光滑如镜面（俗称牛肉舌）；食欲缺乏，恶心，腹胀、腹泻、便秘等消化系统的症状。维生素 B_{12} 缺乏时，可出现手足对称性麻木、下肢步态不稳和行走困难，小儿及老人患者常表现为脑神经受损的精神异常，如抑郁、嗜睡和精神错乱。

445. ACDE 巨幼细胞贫血的诊断性治疗试验：巨幼细胞贫血对治疗药物很敏感，用药 48 小时左右网织红细胞即开始增多，于 5 ~ 10 天达高峰。据此设计的试验简便易行，准确性较高，对不具备进行叶酸和维生素 B_{12} 测定的单位可用以判断叶酸缺乏还是维生素 B_{12} 缺乏。方法是给患者小剂量叶酸（0.1 ~ 0.2mg/d）或维生素（每日肌内注射 1 ~ 5μg 或一次性肌内注射 100mg）7 ~ 10 天。若 4 ~ 6 天网织红细胞上升，则应考虑相应物质缺乏。

446. ABCE　阵发性寒冷性血红蛋白尿是由一种抗 P 抗原复合物的特殊冷抗体形成所致的，而且能诱导补体介导的溶血。临床上常见的为冷抗体型自身免疫性溶血，其冷抗体为 IgG 型。临床表现为血红蛋白尿、寒战、发热、全身乏力等。冷热溶血试验阳性主要见于阵发性寒冷性血红蛋白尿的患者。

447. ACDE　研究显示巨噬细胞具有分泌和摄取酸性黏多糖的特征，对造血有一定的调节作用。在骨髓血窦中巨核细胞紧贴在窦壁外，生成的血小板自巨核细胞分离后，能够直接进入血液。在位于血窦附近的红细胞造血岛中，有成群的各期幼红细胞，每个血岛中心有 1 个巨噬细胞，能供应造血所需的营养物质，并诱导造血细胞的分化。同时巨噬细胞和单核细胞皆为吞噬细胞，在脊椎动物体内参与非特异性防卫（先天性免疫）和特异性防卫（细胞免疫）。

448. ABCDE　微血管病性溶血性贫血的实验室检查包括：①红细胞破坏：外周血涂片可见碎裂的红细胞，可呈三角形或锯齿形等；②血红蛋白血症、血清结合珠蛋白降低，血清游离 Hb 升高；③骨髓幼红细胞代偿性增生：网织红细胞增多、周围血液出现幼红细胞；④红细胞寿命缩短，渗透脆性增加；⑤血小板计数下降。

449. ABCD　遗传性球形红细胞增多症的实验室检查包括：红细胞渗透脆性增加，常于 5.2 ~ 7.2g/L 的低渗盐水中开始溶解，4.0g/L 完全溶解，孵育后脆性更高，加葡萄糖或 ATP 能够被纠正，酸化甘油溶血试验结果示时间明显缩短。

450. ABCDE　G－6－PD 缺陷见于蚕豆病、服用某些药物（如伯氨喹、磺胺药、抗疟药、砜类药）后发生药物性溶血性贫血、感染等。临床上按临床表现将 G－6－PD 缺乏症分为四种类型：蚕豆病、急性溶血性贫血、新生儿高胆红素症、遗传性非球形红细胞溶血性贫血。

451. CDE　由于 BCR 断裂点的不同，可形成不同的编码蛋白 p210、p190、p230。

452. ABCDE　干抽是指多部位、多次抽不出骨髓液，常见的病例有：骨髓纤维化、真性红细胞增多症、增生减低性疾病（再障）、恶性肿瘤骨髓浸润（ML、MM、骨髓转移癌等）。

453. CDE　BCR/ABL 融合基因是一种细胞凋亡的基因，具有高度酪氨酸酶活性，使细胞过度增殖而致细胞调控发生紊乱。常用的检测方法有 Southern Blotting 技术即 DNA 印迹、RT－PCR、实时定量 PCR、荧光原位杂交等。

454. BCDE　骨髓增生性疾病是以骨髓中分化成熟相对正常的一系或多系髓系（粒系、红系、巨核系和肥大细胞）细胞持续性异常增殖为特征的一组克隆性造血干细胞疾病。包括慢粒、真性红细胞增多症、原发性血小板增多症、原发性骨髓纤维化、慢性嗜酸性粒细胞白血病、肥大细胞增生症等。

455. AD　病理组织中发现经典的 R－S 细胞是诊断霍奇金淋巴瘤的主要依据。在尼曼－匹克病患者的外周血中可见到尼曼－匹克细胞。多发性骨髓瘤患者主要以 M 蛋白为主，外周血不一定出现骨髓瘤细胞。恶性组织细胞病分为五型，外周血不一定能检出多核巨细胞。慢性粒细胞白血病外周血可见幼稚粒细胞。多发性骨髓瘤患者的骨髓增生活跃或明显活跃，瘤细胞占有核细胞总数 10% 以上，可多达 80%。该细胞在骨髓内可呈弥漫性分布，也可呈灶性、斑片状分布，因而有时需多部位穿刺才能诊断。瘤细胞的大小、形态和成熟程度与正常浆细胞有明显不同。骨髓活检可提高检出率。

456. ABE　中性粒细胞减少的病因和发病机制可归纳为：①粒细胞增殖或成熟障碍：化学制剂、药物、放射线等引起的骨髓损伤和抑制，严重感染对骨髓造血的抑制，造血原料缺乏，血液肿瘤或恶性实体瘤对造血的浸润及抑制，再生障碍性贫血骨髓造血功能衰竭等；②粒细胞破坏和消耗过多：粒细胞在抗感染中消耗或破坏过多，药物、脾功能亢进、自身免疫性疾病等；③分布异常：如过敏性休克、毒血症及急性大溶血时，循环池粒细胞可大量转移至边缘池，致假性粒细胞减少；④释放障碍：如中性粒细胞的趋化性运动功能不全等，粒细胞不能从骨髓向外周血释放，可见于惰性白细胞综合征。

457. ABCD　T 细胞介导的细胞毒性是细胞毒性 T 细胞（CTL）的特性，凡致敏的 T 细胞再次遇相应靶细胞抗原，可表现出对靶细胞的破坏和溶解作用，它是评价机体细胞免疫水平的一种常用指标，特别是测定肿瘤患者 CTL 杀伤肿瘤细胞的能力，常作为判断预后和观察疗效的指标之一。检测 T 细胞介导的细胞毒试验常用的方法有：^{125}I－UdR 掺入法或 ^{51}Cr 释放法、流式细胞仪法、报告基因转染法、MTT 还原法。

458. ABC　特征性的染色体 5q、7q 缺失或单倍体，3 号染色体的易位或倒置，t（6；9），t（9；22）及染色体 11q23 异常，均提示 AML 患者化疗后预后差。

459. CD　FcεRⅠ是 IgE 的高亲和力受体，属于抗原受体超家族成员。它在病原体或抗原特异性 IgE 同细胞免疫效应功能之间的联系中发挥重要作用。肥大细胞广泛存在于呼吸道、消化道、泌尿生殖黏膜下层和皮肤周围的结缔组织中。嗜碱性细胞主要分布于外周血中，数量较少，可被招募到超敏反应发生部位发挥作用。肥大细胞和嗜碱性粒细胞表面存在高亲和性的 IgE Fc 受体，胞质内含有类似的嗜碱性颗粒，接受相应变应原作用后，他们表面的 IgE Fc 受体桥联而被激活，继而释放活性物质。

460. ABCD 中枢神经系统白血病是棘手的疾病，临床表现非常复杂，主要表现是头痛、恶心、呕吐、视乳头水肿、视力障碍、脑神经麻痹、抽搐、昏迷、偏瘫及脑膜刺激征。脑脊液检查可有颅内压升高，蛋白质和白细胞数增多，糖和氯化物减低。

461. ABDE 骨髓检查有两种，一种是有创的，一种是无创的。有创的方式为骨髓穿刺，是通过骨穿的方式，抽取少量的骨髓液，进行生化检查、涂片及病理包埋后检测和分析，从而对骨髓的异常进行诊断。可用于诊断多种血液疾病。在急性白血病中常使用涂片 + 小粒石蜡包埋，MDS 一般使用涂片 + 低温塑料包埋对其进行分析，恶性淋巴瘤（累及骨髓）常用涂片 + 小粒石蜡包埋 + 低温塑料包埋进行分析，浆细胞疾病使用涂片 + 低温塑料包埋进行分析。

462. ABCDE 中性粒细胞减少的原因很多，发病机制复杂，临床上分为三类：中性粒细胞生成缺陷（细胞毒药物、化学毒物和辐射、感染与异常免疫、骨髓异常细胞成分浸润、骨髓衰竭性疾病、多种先天性中性粒细胞减少症、中性粒细胞成熟障碍），中性粒细胞破坏或消耗过多（免疫性因素如各种自身免疫性疾病、某些感染如慢性肝炎、严重细菌感染、败血症、病毒感染或脾功能亢进），中性粒细胞分布异常。

463. ABE 毛白血病是一种少见的白血病类型，老年患者多见。患者的临床特征是全血细胞减少和巨脾，很多患者在进行骨髓穿刺时可有干抽的现象，骨髓活检常会有骨髓纤维化的表现。进行酸性磷酸酶染色时，可呈阳性（常呈强阳性）。

464. ACE EB 病毒是传染性单核细胞增多症的病原，病毒携带者和患者是本病的传染源。有抗 EB 血清抗体的人很少发生传染性单核细胞增多症，研究表明 EB 病毒可能与某些淋巴瘤的发生有关。

465. ACDE 急性髓系白血病（AML）包括所有非淋巴细胞来源的急性白血病。急性髓系白血病是造血系统的髓系原始细胞克隆性恶性增殖性疾病。是一个具有高度异质性的疾病群，它可以由正常髓系细胞分化发育过程中不同阶段的造血祖细胞恶性变转化，其患者骨髓 CFU－GM 集落形成明显受抑制。

三、共用题干单选题

466. B 缺铁性贫血铁染色：骨髓外铁消失，铁粒幼细胞 <15%。

467. D 环形铁粒幼细胞 >15%，是诊断铁粒幼细胞贫血的重要依据。

468. E 缺铁性贫血的骨髓象显示以中、晚幼红细胞为主，体积小，胞质蓝，量少，边缘不规则，骨髓外铁消失，铁粒幼红细胞 <15%。

469. C PNH 的实验诊断：全血细胞减低，网织红细胞剧增；蔗糖溶血试验阳性，尿含铁血黄素试验阳性，伴黄疸、肝脾肿大；骨髓象示早期增生旺盛，红细胞系统增生活跃。

470. E PNH 的临床体征：处于血红蛋白尿期时，多数患者于睡眠后有血红蛋白尿及发热等，排出酱油色尿。

471. D PNH 患者体内存在对补体敏感的红细胞。酸化血清溶血试验，即红细胞在酸性条件下（pH 6.4～6.5）的正常血清中孵育，补体被激活，PNH 红细胞破坏而溶血。

472. D 分子生物学技术的崛起与发展，人类基因组的破译，使其对染色体易位形成融合基因的检出更能反映急性白血病的生物学本质，从而提出了白血病的 MICM 分型方案，使白血病的诊断从细胞水平上升到亚细胞水平及分子水平，这不仅对进一步认识白血病的本质及研究其发病机制和生物学特性有重要意义，而且对指导临床治疗和疗效及预后的判断亦具有十分重要的意义。

473. E 白血病分类的判断标准：①细胞分化阻滞在较早阶段，其分化的白细胞大部分处在原始细胞或早幼细胞阶段，而且病程短、起病急、发展快、病情重，为急性白血病。急性白血病包括急性髓细胞白血病和急性淋巴细胞白血病。②细胞分化具有较大程度的成熟能力，其大部分细胞为成熟细胞，少部分阻滞在中幼或晚幼细胞阶段，而且起病缓慢、病情较轻、病程较长为慢性白血病。慢性白血病包括慢性粒细胞白血病和慢性淋巴细胞白血病。

474. D 患者的原始细胞与幼稚细胞占85%，POX 强阳性，染色体检查有 t（15；17）。高度提示急性髓系白血病 M_3 型。

475. D M_3 型的骨髓象特点包括：出血广泛而严重，90% 患者有 DIC，因为异常早幼粒细胞的颗粒中含有丰富的促凝物质。

476. E 白血病细胞的特点有：胞体大小不一，常不规则，胞核偏，核染色质较细致，常有核仁 1～3 个，胞质中较易见到 Auer 小体，可呈柴捆状。有 70%～90% 患者可检测到特异性染色体异常，即 t（15；17）。

477. C 纤维蛋白原是一种由肝脏合成的具有凝血功能的蛋白质。

478. D 纤维蛋白原降解产物（FDP）对血液凝固和血小板功能有一定影响。其碎片 X 与可溶性纤维蛋白单体结构相似，可与纤维蛋白原竞争凝血酶，并可与纤维蛋白单体形成复合物，以阻止纤维蛋白单体的交联。

479. B 纤维蛋白原的成人参考值为 2～4g/L。

480. E 该患者外周血显示三系减少，临床表现主要为出血、贫血症状，无髓外造血。故再生障碍性贫血的可能性最大。

481. D 再障的骨髓象增生重度减低，红系、粒系和巨核细胞系三系都减少。若还有疑问，则应进行骨髓活检，可见“孤立性幼红细胞岛”，继而明确诊断。

482. D　巨幼细胞贫血的临床表现主要有血液系统、消化系统和神经系统症状。血液系统主要为贫血；消化系统可有舌乳头萎缩、食欲减退、恶心、呕吐等；神经系统方面可有远端肢体麻木、共济失调或步态不稳等。该患者符合上述一般表现。其他疾病基本无神经系统改变。

483. D　巨幼细胞贫血的原因是缺乏 Vit B_{12} 和（或）叶酸。

484. E　巨幼细胞贫血的特点是外周血涂片可见到巨幼红细胞，MCV 增大，还可发现粒细胞核分叶过多等现象。

485. D　对于巨幼细胞贫血，骨髓象的典型特征包括：骨髓增生明显或极度活跃，以不同发育阶段红细胞增生为主；粒/红比值降低；各系细胞巨幼变，分裂象易见；细胞核发育落后于细胞浆。

486. C　患者自幼有出血史，有家族史，以关节、肌肉出血为主。血常规表现正常，PT 正常，考虑为血友病。

487. E　凝血因子活性检测是血友病的确诊试验。

488. E

489. A　红细胞渗透脆性试验的目的是测定红细胞在低渗氯化钠溶液中的耐受能力，以检测红细胞膜是否有缺陷，该试验还可作为部分溶血性疾病的初筛诊断，如遗传性球形红细胞增多症、抗体型自身免疫性溶血性贫血和遗传性椭圆形细胞增多症等。Rous 试验即尿含铁血黄素试验，该试验阳性是发生过血管内溶血的有力证据。若两种试验结果均阴性则考虑患儿溶血性贫血的原因不明，故应进一步选择自身溶血试验，该试验主要用于溶血性贫血的病因诊断，遗传性球形红细胞增多症明显增高，并可用葡萄糖和 ATP 纠正；其他遗传性非球形红细胞溶血性贫血也可增高，并分别可被葡萄糖或 ATP 纠正。丙酮酸激酶缺乏症、自身免疫性溶血性贫血、阵发性睡眠性血红蛋白尿、药物性溶血等增高，加葡萄糖不能纠正，加 ATP 能纠正。Ham 试验是阵发性血红蛋白尿（PNH）的特异性诊断试验，而 PNH 为血管内溶血；高铁血红蛋白还原实验主要用于检查蚕豆病等。

490. A　患者主因发热就诊，查体发现肝、脾、淋巴结肿大，化验结果提示外周血有粗大嗜碱性颗粒的细胞，骨髓增生明显活跃，可见大量幼稚和成熟的肥大细胞，临床特征与组织嗜碱性细胞白血病相符。该疾病又名肥大细胞白血病，是一种罕见的组织嗜碱性细胞恶性增生性疾病，主要特征有：①外周血中有肥大细胞，骨髓中肥大细胞明显增多，占有核细胞 50% 以上；②骨髓干抽或有皮肤浸润时须做活体组织检查确诊；③临床上除有白血病的临床表现外，还有肥大细胞增生症的表现。该疾病临床表现与一般急性白血病类似，由于肥大细胞浸润，引起肝脾、淋巴结肿大；骨损害、骨压痛、骨质破坏；胃肠道症状如腹泻、腹痛、腹胀、恶心、呕吐、甚至呕血；组胺等释放过多，可突然出现面部潮红、头痛、气短、心悸、荨麻疹和休克等。

491. D　该疾病 PAS 和甲苯胺蓝染色为阳性，特异性酯酶、酸性磷酸酶染色（ACP）阳性，溶菌酶弱阳性；过氧化物酶（POX）和非特异性酯酶染色阴性。

492. B　患者以右膝关节血肿就诊，实验室结果显示 PT、APTT 均延长，加入正常人血浆后未被纠正，提示该患者凝血因子Ⅸ缺乏，若正常血浆能纠正延长的结果则为因子Ⅷ缺乏；且该患者 FⅨ：C 为 5% 明显降低，这与血友病 B 型临床特点相符，该疾病是一种 X 染色体隐性遗传性出血性疾病，由凝血因子Ⅸ缺乏引起，出血部位以皮肤、肌肉出血最常见，关节腔次之。

493. D　血友病 B 是一种 X 染色体连锁的隐性遗传性出血性疾病，故该患者若与正常女性结婚，所生男孩均为正常人，女孩均为携带者。

494. A　患者发热，出血，伴重度贫血貌，肝、脾肿大，实验室检查发现三系减低，网织红细胞计数小于 1%，符合再生障碍性贫血的临床特点，故再障的可能性大。

495. C　再障的诊断标准为：①全血细胞减少，网织红细胞绝对值减少。②一般无肝脾肿大。③骨髓至少 1 个部位增生减低或重度减低（如增生活跃，须有巨核细胞明显减少），骨髓小粒非造血细胞增多（有条件者做骨髓活检等检查，显示造血组织减少，脂肪组织增加）。④一般来说抗贫血药物治疗无效。故为明确诊断还应进一步行骨髓象检查。

496. C　根据题干所述，患者为老年男性，全身骨痛明显，伴胸骨压痛及肋骨破坏，轻度贫血及血小板减少，血清中免疫球蛋白明显升高。上述表现与多发性骨髓瘤主要以浆细胞恶性增殖为主，导致出现骨骼疼痛，贫血，出血、肾功能不全等临床症状特点相符。

497. E　骨髓检查示浆细胞数目异常增多并伴有形态异常时，可确诊多发性骨髓瘤，故对诊断该病最有重要诊断价值的检查是骨髓检查。

498. E　患者肝脾肿大，贫血，网织红细胞计数升高，骨髓红系增生活跃，自身溶血试验增强，且加葡萄糖不纠正，加 ATP 纠正，疑为遗传性溶血性贫血。选项中疾病均有可能出现上述症状，但自身溶血试验主要用于溶血性贫血的病因诊断，遗传性球形红细胞增多症者明显增高，并可用葡萄糖和 ATP 纠正，故排除；其他遗传性非球形红细胞溶血性贫血者也可增高，并分别可被葡萄糖或 ATP 纠正。丙酮酸激酶缺乏症、自身免疫性溶血性贫血、阵发性睡眠性血红蛋白尿、药物性溶血等患者可出现增高，加葡萄糖不能纠正，加 ATP 能纠正。但患者 Coombs 试验阴性，Ham 试验阴性，红细胞渗透脆性试验正常，则暂不考虑自身免疫性溶血性贫血、阵发性睡眠性血红蛋白尿，因此最可能的诊断为丙酮酸激酶（PK 酶）缺乏症。

499. A Coombs 试验，也称为抗人球蛋白试验，是检查自身免疫性溶血性贫血最常用的试验。

500. C 网织红细胞 15%，明显升高，可排除再生障碍性贫血，再生障碍性贫血的临床特点为全血细胞减少，伴网织红细胞绝对值减少。

501. D 面色苍白，病程 1 年可初步诊断为缺铁性贫血，血红蛋白 55g/L，MCV 74fl，MCH 20pg，MCHC 0.30，小细胞低色素性贫血。遗传性球形红细胞增多症、白血病需要形态学辅助检查。巨幼细胞贫血为大细胞贫血。

502. C 血清铁是人体的必需元素，具有生理活性的铁除以血浆的转铁蛋白形式存在外，主要以血红素的形式存在，因此，缺铁会引起贫血。测定血清铁可诊断缺铁性贫血。

503. E 血清中的铁元素减少，有可能是结合力增加使血清中的铁元素转化为其他的存在形式。

504. A 细胞内外的铁都减少，则必然是缺铁症状。

505. E 患者血红蛋白降低明显，考虑溶血性贫血，为进一步明确溶血存在应行进一步检查，如高铁血红素白蛋白、血红蛋白尿、Rous 实验等阳性，血清乳酸脱氢酶（LDH）、血清游离血红蛋白升高，总胆红素、间接胆红素升高，但以间接胆红素升高为主。

506. D 为确定溶血的原因，应首先明确主要溶血部位，血管内或血管外，Coombs 实验是血管内溶血自身免疫性溶血性贫血的确诊实验，Ham 实验（酸溶血实验）是血管内溶血 PNH 的确诊实验，故应积极进行 Coombs 试验、酸溶血试验及寻找原发病存在的试验以明确溶血病因。

507. C Pelger 畸形通常为常染色体显性遗传性缺陷；也可继发于严重感染、白血病、骨髓增生异常综合征（MDS）、肿瘤转移和某些药物治疗后。骨髓铁染色示细胞外铁明显增加，骨髓增生异常综合征患者的细胞外铁丰富（+++），铁粒幼细胞多在 50% 以上，少数病例可见环形铁粒幼细胞。结合患者贫血，且各种药物治疗无效，肝脾肿大，中性分叶核粒细胞呈 Pelger 畸形，骨髓铁染色示细胞外铁为（+++），铁粒幼细胞为 47%，环形铁粒幼细胞为 19%，患者最可能的诊断是骨髓增生异常综合征。

508. D 缺铁性贫血是由于体内储存铁消耗殆尽引起的，铁粒幼细胞主要是由于红细胞内无法充分利用铁元素而导致。缺铁性贫血一般会出现血清铁和铁蛋白浓度明显降低，骨髓检查显示骨髓中的铁小粒是明显减少的，不会出现铁粒幼细胞增多。

509. D 患者血小板显著升高，并伴有自发性鼻出血，肝脾增大，血红蛋白及白细胞升高，符合原发性血小板增多症的临床特点，其特征是骨髓巨核细胞过度增生，外周血中血小板数量明显增多且伴有质量异常，临床上主要表现为自发性出血倾向和/或血栓形成；约半数患者可有脾肿大。血小板计数明显升高，多数在（1000 ~ 2000）$\times 10^9/L$ 之间，偶尔可波动于（800 ~ 1000）$\times 10^9/L$ 之间，白细胞计数可正常或增高，95% 在 $10\times10^9/L$ 以上，分类以中性分叶核细胞为主，中性粒细胞碱性磷酸酶积分增高。红细胞计数一般正常，10% ~30% 的患者红细胞轻度增多，呈多染性，大小不均。

510. B 原发性血小板增多症的临床特点为骨髓巨核细胞过度增生，外周血中血小板数量明显增多且伴有质量异常，临床上主要表现为自发性出血倾向和/或血栓形成，故患者鼻出血主要考虑血小板功能异常导致。

511. A

512. D 患者半昏迷状态入院，巩膜黄染，肝大，A/G 明显倒置（<1.5），ALT 显著升高，提示患者肝功能严重受损，另一方面患者 APTT、PT、TT 均延长，BPC（血小板计数）显著降低，穿刺部位渗血不止，提示患者凝血功能紊乱，患者已昏迷，考虑可能出现休克，同时患者血浆 D－二聚体阳性，则该患者最可能的疾病是出现 DIC。纤溶亢进临床上主要表现为出血，尤以皮肤相互融合的大片瘀斑为特征。一般来说，发生原发性纤溶时由于没有病理性凝血酶的生成，抗凝血酶水平正常、鱼精蛋白副凝试验阴性、D－二聚体不增多。血友病及血管性血友病主要以关节腔出血为主要特点，不会出现血小板减少。ITP 是指原发性免疫性血小板减少症，一般无凝血功能紊乱。

513. B 临床上常用 3P 试验诊断弥散性血管内凝血（DIC）。3P 试验阳性常见于以下情况：弥散性血管内凝血（DIC）的早、中期，另外在肿瘤、上消化道出血、败血症、人工流产、分娩时可以出现 3P 试验假阳性。3P 试验阴性见于正常人、晚期 DIC 和原发性纤溶症。故该患者 3P 实验一定阳性的说法有误。

514. B 去除产生 DIC 的基础疾病及诱因：原发病的治疗是终止 DIC 病理过程的最关键措施。临床实践表明，凡是病因能迅速去除或控制的 DIC 患者，其治疗较易获得疗效。相反，DIC 基础疾病未予去除或难于去除者，DIC 治疗则甚为棘手或易于出现反复。某些诱因的存在是促发 DIC 的重要因素。因此，积极消除诱因，如防治休克、纠正酸中毒、改善缺氧、保护及恢复单核－吞噬细胞系统功能，可以预防或阻止 DIC 的发生、发展，为人体正常凝血－抗凝、凝血－纤溶平衡的恢复创造条件。

515. D 诱导免疫耐受可抑制凝血因子Ⅷ抑制物产生，达到治疗目的。

516. C 血浆置换可输入新的血小板，加强血小板的功能。

四、案例分析题

517. C 真性红细胞增多症（PV）的特点为外周血总容量绝对增多，血液黏滞度增高，常伴白细胞和血小板计数升高，脾大，病程中可出现出血、血栓形成等并发症。患者可表现为皮肤红紫、眼结膜充血以及头昏、头痛、肢端麻木、腹胀、腹痛等非典型症状，骨穿偶有“干抽现象”，骨髓液为深红色。该患者因头痛、头晕、乏力、心悸、四肢发麻、身体不适就诊。查体：面色深红，略发绀，口唇及黏膜紫红，下肢肿胀并发现有发绀，脾大，血红蛋白、红细胞、白细胞、血小板升高，骨髓穿刺：干抽现象，深红色，上述表现符合 PV 的临床特点。慢粒患者早期一般无症状，随着病情进展常伴有发热、乏力、骨骼疼痛、肝脾肿大、出血等，其白细胞增高明显，一般超过 $50\times10^9/L$；骨髓纤维化患者的临床特点为贫血和脾大，虽然骨穿出现“干抽现象”是本病的一个特点，但该患者血红蛋白升高明显，排除骨髓纤维化。原发性血小板增多症的主要临床特征为血小板持续增多，血小板一般大于 $1000\times10^9/L$。骨髓增生异常综合征的主要临床特征为贫血、血小板和中性粒细胞减少。继发性红细胞增多症常见于有基础疾病的患者，如慢性阻塞性肺疾病、高山病、先天性心脏病（右向左分流）、高氧亲和力血红蛋白病、先天性红细胞二磷酸甘油酸减少等疾病。

518. ACEF

519. ABC 继发性红细胞增多症是由于其他疾病或原因导致患者内源性或外源性促红细胞生成素分泌增加导致的红细胞增多，是非克隆性原因引起的红细胞增多。症状是头晕、头胀、头痛、乏力、心悸、心绞痛等。拟排除继发性红细胞增多症，临床主要根据是红细胞持续增多、全血细胞增多、脾肿大。

520. C 患者老年男性，主因贫血、发热、左上肢骨痛，活动后加剧入院。查体发现贫血、红细胞沉降率增快、尿蛋白阳性，血清蛋白电泳 γ - 球蛋白增高，血清 IgG 42 g/L，符合多发性骨髓瘤的临床特点，该疾病特征为单克隆浆细胞过度增生并产生单克隆免疫球蛋白，骨髓中单克隆浆细胞增生并侵犯骨髓，引起骨质破坏、骨痛或骨折、贫血、高钙血症、肾功能不全及免疫功能异常，其大多数患者有不同程度的贫血，白细胞、血小板计数正常或偏低，尿蛋白电泳和免疫电泳可检出 B - J 蛋白和鉴别型别。

521. ABCDEFGH 骨髓穿刺检查对本病的诊断有决定意义，发生多发性骨髓瘤时异常浆细胞增多，故必须行骨髓组织、细胞检测；同时绝大多数患者都有不同程度的贫血，需行血红蛋白检测以辅助诊断，并判断病情，同时红细胞常呈“缗钱状”排列，红细胞沉降率明显加快，对红细胞沉降率进行检查以辅助诊断；多发性骨髓瘤患者产生大量本 - 周蛋白，阳性率可达 35% ~65%。本 - 周蛋白量反映了产生本 - 周蛋白的单克隆细胞数，对观察骨髓瘤病程和判断化疗效果有意义。骨骼 X 线检查可见多发性溶骨性穿凿样骨质缺损区或骨质疏松、病理性骨折。血清蛋白检测示异常球蛋白增多而白蛋白正常或减少。β_2 - 微球蛋白检测可辅助判定肾功能的损伤程度。

522. ABCDEFG 骨髓涂片检查的主要临床应用：①提高某些疾病的诊断率：如利用骨髓液检验疟原虫、黑热病原虫、红斑狼疮细胞及细菌培养、染色体培养、干细胞培养等，皆可提高阳性率。②诊断造血系统疾病：如各种类型白血病、再生障碍性贫血、巨幼细胞贫血、恶性组织细胞病、戈谢病、尼曼 - 匹克病、海蓝色组织细胞增生症、多发性骨髓瘤具有诊断价值，也常通过复查骨髓象来评价疗效或判断预后。③协助诊断某些疾病：如各种恶性肿瘤的骨髓转移、淋巴瘤的骨髓浸润、骨髓增殖异常综合征、骨髓增生性疾病、缺铁性贫血、溶血性贫血、脾功能亢进和原发性免疫性血小板减少症等。

523. ACDF 传染性单核细胞增多症的血象早期以中性分叶核粒细胞增生为主，后期淋巴细胞增多，并伴有异型淋巴细胞，但多数骨髓无特异性改变；类白血病反应患者的白细胞计数明显增高，形态各异，多数细胞胞质中有中毒颗粒、空泡、胞核固缩、分裂异常等，但骨髓象变化不大；戈谢细胞可在肝，脾，淋巴结及骨髓中被发现，一般外周血中没有该细胞。

524. BDE 临床上常用的骨髓穿刺部位包括胸骨、棘突、髂骨、胫骨等，一般不选择肋骨；制备骨髓涂片时，抽取的骨髓液量一般为 0.1 ~0.2 ml；若骨髓液细胞成分多，骨髓黏稠，制片时则应取较小角度，速度相对较慢；对于第一次骨髓穿刺患者，骨髓涂片 8 张以上或将所抽骨髓液全部涂完，同时涂外周血片 4 张。

525. ABCDEF 干抽是指非技术错误或穿刺位置不当而抽不出骨髓液或只得到少量血液。（原因是某些疾病导致骨髓十分黏稠），常见于：（1）原发性和继发性骨髓纤维化；（2）骨髓极度增生，细胞过于紧密结实，如白血病，真性红细胞增多症等；（3）骨髓增生减低，如再生障碍性贫血；（4）肿瘤骨髓浸润，包括恶性淋巴瘤，多发性骨髓瘤，骨髓转移癌。当发生干抽时，在针头中有时可以有少量骨髓组织，如用针心将其推出，可以制作一张涂片，仍可供检查。一般可更换部位再行穿刺，部分病例（如骨髓纤维化）须作骨髓活检。“干抽”时患者骨髓间质成分有不同程度的增加，伴有明显的组织纤维化。

526. ABCG 骨髓造血组织增生程度随着年龄的增长其增生能力下降，并非稳定持续；石蜡包埋骨髓组织有利于固定细胞，而非观察细胞内部结构；做免疫组化、PCR等适合石蜡包埋，非塑料包埋。

527. D 患者骨髓活组织检查结果提示，造血组织过度增生，伴形态异常，红细胞和巨核细胞分布异常；粒系细胞形态异常，分布在小梁间中心区，并有聚集成簇的现象，ALIP（+），基质变性，间质水肿，网状纤维增多，这与MDS患者骨髓活检特征相符，MDS骨髓象提示骨髓造血组织过度增生，主要表现为不成熟粒细胞增多，并有未成熟前体细胞异常定位。正常情况下，原始粒细胞、早幼粒细胞位于骨内膜表面，发生MDS时这两种细胞聚集成簇，并位于骨髓中央，还可见到巨核系形态、定位异常和网状纤维增生等改变，故根据该患者骨髓活检结果，提示其最可能的诊断为MDS。

528. ABC 脾功能亢进的主要表现为脾脏肿大、外周血细胞减少，最常见的是白细胞和血小板减少，而骨髓造血细胞呈增生象；慢性粒细胞白血病早期常无自觉症状，随病情进展可出现发热、乏力、易倦、盗汗、消瘦、肝脾肿大、骨骼疼痛、面色苍白、多部位出血等症状，实验室检查常有白细胞升高、轻中度贫血、血小板正常或稍高；尼曼－匹克病的典型临床表现有肝脾肿大、黄疸、肌力及肌张力异常、喂养困难等；多发性骨髓瘤的常见临床症状有骨痛、感染、贫血、高钙血症、肾功能损害、神经系统损害；先天性营养不良可能存在贫血、患儿精神萎靡等，无肝脾肿大，且患儿蛋白水平正常；急性上呼吸道感染常见发热、咳喘等，无肝脾肿大；感染性贫血常因多种微生物感染，导致其通过不同途径破坏红细胞出现贫血，应有感染史。综上患儿可能的诊断有脾功能亢进、慢性粒细胞白血病、尼曼－匹克病。

529. ABCDE 患儿白细胞升高，应进行血细胞分类；进行骨髓检查，以明确骨髓象与外周血的变化；神经鞘磷脂酶活性检测对尼曼－匹克病的诊断有决定性意义，同时尼曼－匹克病会降低患者肌张力，检查肌张力以辅助诊断；腹部超声明确肝脾肿大是否存在其他器质性原因。

530. BC 尼曼－匹克病是由于缺乏神经鞘磷脂酶导致神经鞘磷脂不能被水解而大量沉积在细胞内，形成特殊的尼曼－匹克细胞，其具有诊断价值的指标是在骨髓象里检出充满脂质的泡沫细胞，以及检测出神经鞘磷脂酶的活性降低。

531. ACE 尼曼－匹克细胞的细胞体积大，直径为20～100μm，其PAS染色示空泡壁呈弱阳性，空泡中心为阴性。酸性磷酸酶、碱性磷酸酶、过氧化物酶染色均为阴性反应。该细胞核较小，圆形或卵圆形，一般为单个，可有双核，胞浆丰富，类似桑葚状或泡沫状。电镜下显示小泡周围有部分膜层结构环绕。

532. AB 白细胞计数采用计数室四角上的4个大方格；红细胞计数采用中央大方格5个中方格；每个大方格长宽均为1.0mm，加上盖玻片后容积为0.1mm^3；中央大方格用双线分成25个中方格；每个中方格用双线分成16个小方格。

533. ABC 红细胞稀释液有：（1）Hayem液：由NaCl、Na_2SO_4、$HgCl_2$和蒸馏水组成。（2）枸橼酸钠稀释液：由NaCl、枸橼酸钠、甲醛及蒸馏水组成。（3）普通生理盐水或加1%甲醛的生理盐水。

534. ABC 巨幼细胞贫血：大细胞正色素性贫血（MCV＞100fl），血常规往往呈现全血细胞减少。中性粒细胞及血小板计数均可减少，但比贫血的程度为轻。血涂片中可见多数大卵圆形的红细胞，中性粒细胞分叶过多，可有5叶或6叶以上的分叶。偶可见到巨大血小板。网织红细胞计数正常或轻度增高。

535. CDE 肝素可加强抗凝血酶Ⅲ灭活丝氨酸蛋白酶，促进其对凝血因子Ⅻ、Ⅺ、Ⅸ、Ⅹ和凝血酶活性的抑制，抑制血小板聚集从而达到抗凝。肝素具有抗凝能力强、不影响血细胞体积、不引起溶血等特点，适用于血细胞比容测定、红细胞计数、临床生化、红细胞渗透脆性检查，但不适用于凝血功能和白细胞计数和分类计数检查。

536. ABCD 血清铁一般是Fe^{3+}；成人每日需要Fe^{2+}15～20mg；维生素C能促进Fe^{3+}的吸收；Fe^{2+}的吸收部位在十二指肠及空肠上段；在肠黏膜细胞内Fe^{2+}与去铁蛋白结合形成铁蛋白。

537. A 缺铁性贫血（IDA）是由于多种原因造成人体铁的缺乏，发展到一定程度时就会影响血红蛋白的合成，使红细胞生成障碍而导致的一种小细胞、低色素性贫血。其病因包括铁摄入不足或需求量增加、铁吸收不良以及铁丢失过多。失血，尤其是长期慢性失血是缺铁性贫血最多见、最重要的原因，见于各种原因造成的消化道慢性失血、月经过多及血红蛋白尿等。该患者既往有十二指肠球部溃疡20年，存在经消化道慢性失血的可能，故慢性失血是该患者缺铁性贫血最可能的原因。

538. BCDE 缺铁性贫血是指机体对铁的需求与供给失衡，导致体内贮存铁耗尽，继之红细胞内铁缺乏从而引起的贫血。骨髓片检查可见幼红细胞核小、胞质少、边缘不整；骨髓增生程度活跃；核染色质致密，发育早于胞质。幼红细胞巨幼样变见于巨幼细胞贫血。成熟红细胞呈缗钱状排列见于多发性骨髓瘤、巨球蛋白血症、霍奇金淋巴瘤等。

539. ABCDE 缺铁性贫血患者临床上可出现反甲、舌炎等症状。实验室检查示骨髓幼红细胞增生活跃，骨髓小粒可染铁消失，血清总铁结合率增高，血清铁降低，MCV > 90fl 等。

540. BCDE　巨幼细胞贫血（MgA）是指叶酸、维生素 B_{12}缺乏或其他原因引起 DNA 合成障碍所致的一类贫血，多起源于营养不良。叶酸和维生素 B_{12}都是 DNA 合成过程中的辅酶，缺乏会引起 DNA 合成减缓，从而导致巨幼细胞贫血。实验室检查可见无效红细胞生成。严重巨幼细胞贫血时可见全血细胞减少。巨幼细胞贫血不会引起中性粒细胞左移。

541. ABCD　真性红细胞增多症的诊断需符合下述各项标准：（1）临床表现：患者起病缓慢。因血液黏度增加，微循环发生障碍，皮肤、黏膜呈绛红色；可伴有神经系统症状，严重者可发生血栓或栓塞。肝、脾大常见，血压常增高。（2）血常规：患者多次测定，血红蛋白 > 180g/L（男）或 > 170g/L（女），红细胞数 > 6.5×10^9/L（男），或 > 6.0×10^9/L（女）；血细胞比容 > 0.54（男），或 > 0.50（女）；白细胞数 > 11.0×10^9/L；血小板 > 300×10^9/L。（3）骨髓象：患者骨髓增生明显活跃，尤以红细胞系统显著。（4）NAP 活性增高：中性粒细胞碱性磷酸酶活性积分 > 100。（5）红细胞容量绝对值增加：患者红细胞绝对值 > 32ml/kg（体重），同时血液相对密度和全血容量增加。（6）除外继发性和相对性红细胞增多症：高原居民，慢性肺源性心脏病，血红蛋白病和某些肿瘤等。真性红细胞增多症的红细胞形态、红细胞沉降率基本正常。

542. AB　真性红细胞增多症（PV）是一种获得性克隆性多能干细胞的骨髓增殖性疾病，其实验室检查特征包括骨髓增生明显活跃，但骨髓中各系细胞形态基本正常；血清铁和骨髓铁正常或减少；血清维生素 B_{12}增高。

543. D　急性粒细胞白血病简称急粒。主要表现为粒系原始细胞的恶性增殖。有两个亚型：粒细胞白血病未分化型（M_1）与粒细胞白血病部分分化型（M_2）。根据题干信息：双侧颈部及腋下淋巴结均肿大，肝、脾肋下 1cm，胸骨压痛（+），Hb 80g/L，WBC 3.5×10^9/L，分类示中性 30%，淋巴 20%，原始细胞 50%，PLT 18.8×10^9/L，POX 阳性反应，可基本诊断为急性粒细胞白血病。

544. BD　（1）单核细胞系统：原始单核细胞为阴性反应或弱阳性反应；幼单核细胞和单核细胞为阳性反应，这种反应可被氟化钠抑制；（2）粒细胞系统：各期粒细胞为阴性反应，有时少数粒细胞可呈弱阳性反应，此反应不被氟化钠抑制；（3）巨核细胞和血小板为阳性反应；（4）幼红细胞和淋巴细胞一般为阴性反应，有时少数细胞也可呈弱阳性反应，此反应不被氟化钠抑制；浆细胞为阴性反应。

545. AB　（1）粒细胞系统：原始粒细胞为阴性反应或阳性反应，自早幼粒细胞至成熟中性粒细胞均为阳性反应，酶活性并不随细胞的成熟而增强。嗜酸性粒细胞为阴性反应或弱阳性反应，嗜碱性粒细胞为阳性反应；（2）其他血细胞、单核细胞为阴性反应，个别可呈弱阳性反应，浆细胞、幼红细胞和血小板均呈阴性反应。

546. ABC　①原粒细胞 POX 呈阴性或弱阳性反应，早幼粒细胞以下阶段随着细胞分化成熟而增强，中幼粒和晚幼粒细胞阳性物充满胞浆，少部分盖在细胞核上；②嗜酸性粒细胞 POX 呈强阳性。嗜碱性粒细胞呈阴性或弱阳；③原始单核细胞缺乏 POX 活性，呈阴性和弱阳性。幼稚单核细胞呈阴性或弱阳性反应，阳性反应物颗粒细小，散在分布于细胞浆与细胞核上。

547. ACDE　在碱性 α - 丁酸萘酚酯酶染色中可见：①各期粒细胞均呈阴性；②分化差的原单细胞呈阴性，分化好的原单细胞呈阳性，幼稚及成熟的单核细胞呈阳性，阳性反应能被氟化钠抑制；③外周血的 T 淋巴细胞、非 T 非 B 淋巴细胞可呈阳性，B 淋巴细胞呈阴性；④巨核细胞、幼红细胞、浆细胞呈阴性或弱阳性；组织细胞也可呈阳性，但不被氟化钠抑制。

548. CE　（1）粒细胞系统：原粒细胞为阴性反应或阳性反应，自早幼粒细胞至成熟中性粒细胞均为阳性反应，一般为（+）~（++），此反应不被氟化钠抑制；（2）单核细胞系统：原始单核细胞为阴性反应或阳性反应，幼单核细胞和单核细胞均为阳性反应，一般为（++）~（+++），此反应能被氟化钠抑制；（3）淋巴细胞：淋巴细胞呈弱阳性反应，此反应不被氟化钠抑制；（4）红细胞系统：早期幼红细胞可呈阳性反应，随细胞的成熟阳性反应程度逐渐减弱，此反应不被氟化钠抑制；（5）巨核细胞和血小板：为阳性反应。

549. ABCDE

550. CDE

551. A　再生障碍性贫血（AA）简称再障，是由多种原因引起的骨髓造血干细胞及造血微环境的损伤，以致骨髓造血组织被脂肪代替引起造血功能衰竭的一类贫血。其血常规常见红细胞、白细胞、血小板均降低，但红细胞 MCV、MCH、MCHC 均正常。该患者 MCV、MCH、MCHC 均低于正常，不符合再障的血常规特点。

552. AB　嗜多色性红细胞属于尚未完全成熟的红细胞，故细胞较大。嗜多色性红细胞增多提示骨髓造血功能活跃，在增生性贫血时尤其是溶血性贫血时最为多见。RNA 渐少和浆内血红蛋白形成较多是幼稚红细胞呈嗜多色性的常见原因。

553. DE　渗透脆性试验是测定红细胞在不同浓度的低渗盐水溶液内所能承受的吸水膨胀能力，主要受红细胞表面积与体积比值的影响。红细胞渗透脆性试验增高见于遗传性球形红细胞增多症，自身免疫性溶血性贫血，先天性溶血性黄疸等。红细胞渗透脆性试验降低见于镰状红细胞贫血、阻塞性黄疸、缺铁性贫血、地中海贫血、珠蛋白生成障碍性贫血、脾切除术后肝脏病等。

554. CE 急性溶血多为周围血管内溶血，因为起病快，临床表现可有发热、高热、寒战、面色苍白、皮肤黄染，血中间接胆红素增高，尿胆原增高，血红蛋白尿。血中结合珠蛋白、直接胆红素常无明显变化，尿中胆红素也无明显变化。

555. ABCE 再生障碍性贫血简称再障，以骨髓造血细胞增生减低和外周血全血细胞减少为特征，临床以贫血、出血和感染为主要表现。再生障碍性贫血的检测结果可出现T淋巴细胞、B淋巴细胞功能下降；大多数患者HbF增多；Th/Ts比例倒置；红细胞寿命缩短；血清铁蛋白增多等结果。

556. BCDE 急性再生障碍性贫血为低色素性正细胞贫血，全血细胞减少，粒细胞绝对值小于$0.5\times10^9/L$，血小板小于$20\times10^9/L$，网织红细胞小于0.01。

557. ABC 再生障碍性贫血血片中不含有幼稚细胞，而急性白血病血片中含有幼稚细胞；再生障碍性贫血中性粒细胞碱性磷酸酶染色积分值增高，而急性白血病中性粒细胞碱性磷酸酶染色积分值降低；再生障碍性贫血骨髓增生减低或重度减低，急性白血病骨髓增生明显活跃；对于再生障碍性贫血与急性白血病，外周血白细胞计数和血小板计数都可出现降低。

558. ABCE 慢性系统性疾病贫血常是指继发于其他系统疾病，如慢性感染、恶性肿瘤、肝脏病、慢性肾功能不全及内分泌异常等，直接或间接影响造血组织而导致的一组慢性贫血。这类贫血表现为正细胞或小细胞性、正色素性、总铁结合力正常或降低、骨髓铁染色示细胞外铁增加、血清铁及运铁蛋白饱和度增加等。

559. B 根据NSE部分呈阳性反应，不被NaF抑制，可排除急性粒-单核细胞白血病（M_4）和急性单核细胞白血病（M_5），原因是单核细胞NSE阳性反应可被NaF抑制。急性粒细胞白血病未分化型（M_1），骨髓中原粒细胞≥90%，幼粒细胞很少；急性粒细胞白血病部分分化型（M_2），骨髓中原粒细胞为30%～90%，幼粒细胞阶段>10%；急性早幼粒细胞白血病（M_3），骨髓中以颗粒增多的异常早幼粒细胞增生为主，>30%。根据骨髓片增生极度活跃，原始细胞50%，幼粒细胞20%，可判断该患者为M_2。

560. AE 骨髓象中有核细胞显著增多，主要是白血病性的原始和幼稚细胞增多。因较成熟中间阶段细胞缺如，并残留少量成熟粒细胞，形成"裂孔"现象。主要见于急性白血病和慢性粒细胞白血病（CML）。

561. ABCD 浆细胞病（即浆细胞疾病、单克隆丙种球蛋白症）是指单株（单克隆）浆细胞过度增殖并产生大量异常抗体的一组疾病。包括重链病、原发性巨球蛋白血症、原发性淀粉样变、多发性骨髓瘤等。传染性单核细胞增多症不属于浆细胞病。

562. CDE 骨质破坏就是骨头的完整性遭到了破坏，局部骨质失去了正常的结构，而被肿瘤组织等占据。恶性肿瘤转移、恶性组织细胞病、多发性骨髓瘤等疾病可出现骨质破坏。类白血病反应、骨髓纤维化不会引起骨质破坏。

563. BCDE 脾功能亢进（脾亢）是一组临床病理症候群，以脾大、单项或多项血细胞减少为主要特征，骨髓一系或多系造血细胞相应增生，脾切除术后血象常基本恢复。临床特征为脾大、外周血细胞减少、骨髓造血细胞增生活跃或明显活跃、骨髓常有巨核细胞不同程度的成熟障碍、继发于多种类型、脾脏切除后可使外周血象接近或恢复正常等。

564. BCDE 类脂质沉积病（lipoid storage disease）是一组较为罕见的遗传性类脂代谢紊乱疾病。至今已知有10种类脂沉积病，较常见的有戈谢病和尼曼-匹克病。白血病、多发性骨髓瘤、地中海贫血、先天性红细胞发育不良或获得性免疫缺陷综合征等是可引起假性戈谢细胞增多的疾病。

565. CDE 尼曼-匹克病的临床分型：A型（急性神经型）、B型（慢性非神经型）、C型（慢性神经型）、D型（Nova-Scotia型）以及E型（成年人非神经型）。

566. AD 假包涵体是细胞核凹陷的横切面，呈圆形、椭圆形，四周是核膜，中央是陷入细胞核内的细胞质。急性粒细胞白血病和单核细胞白血病的假包涵体均多见。Auer小体，由于这种小体经常在白血病细胞中组成火柴棒状，也称为棒状小体，常见于急性粒细胞白血病，尤其常见于急性早幼粒细胞白血病，这是急性早幼粒细胞白血病最常见的形态特征之一，而很少见于单核细胞白血病和急性淋巴细胞白血病。

567. ABDE 急性早幼粒细胞白血病（APL）是急性髓细胞白血病（AML）的一种特殊类型，被FAB协作组定为急性髓细胞白血病M_3型。APL细胞中易见Auer小体，且细胞$CD13^+$、$CD33^+$。APL常伴有t（15；17）形成的PML-RARA融合基因。$CD19^+$、HLA-DR^+细胞在急性B淋巴细胞白血病中可见。

568. AE 急性T淋巴细胞白血病（T-ALL）是急性淋巴细胞白血病的一个分型，细胞形态学如L_1型或L_2型，免疫表型为T系：CD3、CD7、CD4、CD8阳性，TdT亦可阳性。

569. ABCD 全血细胞减少指外周血中白细胞、红细胞、血红蛋白与血小板均减少。常见于血液系统疾病以及继发于其他疾病，包括巨幼细胞贫血、多发性骨髓瘤、阵发性睡眠性血红蛋白尿、恶性组织细胞病等。缺铁性贫血外周血中红细胞减少，而白细胞和血小板数量无明显变化。

570. ABCDE 骨髓增生性疾病（MPD）是某一系或多系骨髓细胞不断地异常增殖所引起的一组疾病统称。临床见有一种或多种血细胞质和量的异常，脾肿大、出血倾向以及血栓形成。骨髓增生性疾病包括：真性红细胞增多症（PV）、原发性血小板增多症（ET）、原发性骨髓纤维化（PMF）、慢性粒细胞白血病（CML）、骨髓增生异常综合征（MDS）等。

571. ABD 骨髓干抽是指在做骨髓穿刺时，虽然骨髓穿刺针进入了骨髓腔内，但是无法抽出骨髓液，无法做系统性检查。骨髓干抽常见于骨髓纤维化、再生障碍性贫血、真性红细胞增多症、毛细胞白血病、骨髓转移癌等疾病。缺铁性贫血、原发性免疫性血小板减少症（特发性血小板减少性紫癜）不会出现骨髓干抽现象。

572. ACDE 溶血性贫血系指红细胞破坏加速，而骨髓造血功能代偿不足时发生的一类贫血。其血片中可见幼稚红细胞，外周血中网织红细胞增多，同时红细胞寿命缩短。骨髓象显示骨髓增生明显活跃。血片中出现幼稚粒细胞时主要见于各类白血病，而溶血性贫血外周血中常不可见该类细胞。

573. ABCE 根据溶血发生的部位分为血管内溶血和血管外溶血。血管内溶血系红细胞在血管内（血液循环中）直接破坏，释放出血红蛋白到血浆中形成血红蛋白血症。患者常出现寒战、高热、腰背酸痛，血红蛋白尿，血红蛋白血症等症状，但常无脾大。该病不引起血清结合珠蛋白增高。

574. ABDE 血红蛋白血症、高铁血红蛋白血症、血红蛋白尿、Rous 试验阳性等可为判断血管内溶血提供证据。血管内溶血不引起血清结合珠蛋白增高。

575. ADE 根据溶血发生的部位分为血管内溶血和血管外溶血。血管外溶血系红细胞在脾脏等单核 - 吞噬细胞系统中被吞噬破坏，之后血红蛋白被分解代谢，不形成血红蛋白血症。贫血、黄疸、脾肿大、血浆结合珠蛋白减少等为血管外溶血的症状。血管外溶血不形成血红蛋白血症，尿含铁血红素一般为阴性。

576. AB G - 6 - PD 是 X 染色体上结构基因转录翻译产生的多肽，G - 6 - PD 基因位于 X 染色体长臂 2 区 8 带（Xq28）。红细胞 G - 6 - PD 缺乏症是由于 G - 6 - PD 基因突变导致的。G - 6 - PD 缺陷可见于蚕豆病、药物诱发溶血性贫血、感染诱发溶血、遗传性非球形红细胞溶血性贫血等。

577. ACDE 血管外溶血一般呈慢性溶血过程，多见于遗传性球形红细胞增多症、遗传性椭圆形红细胞增多症、血红蛋白病、丙酮酸激酶缺乏、温抗体型自体免疫性溶血性贫血等。阵发性睡眠性血红蛋白尿（PNH）常出现大量血管内溶血。

578. BCDE 正常情况下，外周血中无有核红细胞，出现有核红细胞的疾病主要有增生性贫血、红白血病、溶血性贫血、骨髓纤维化、恶性肿瘤骨转移等。再生障碍性贫血的骨髓象为骨髓增生减低，外周血不出现有核红细胞。

579. ABCD 缺铁性贫血、珠蛋白生成障碍性贫血、遗传性椭圆形红细胞增多症、遗传性球形红细胞增多症等疾病的外周血红细胞形态会出现明显改变，所以用外周血涂片观察成熟红细胞形态对这些疾病的诊断有意义。对于再生障碍性贫血，外周血红细胞数量减少，但红细胞形态不发生改变。

580. B 血常规示贫血，MCV 75fl，血清铁减低，表明其最可能为缺铁性贫血。

581. FG 患者大便潜血实验阳性，结合其年龄及病史，在排除消化性溃疡后，要高度怀疑消化道肿瘤，所以应选择 CEA 和 CA - 199。

582. BG 本病例中 RDW 为 22%，大于正常值，故为不均一性贫血。通过 RBC、Hb、Hct 可以计算出该患者的红细胞参数 MCV 约为 68fl，MCH 约为 21pg，MCHC 约为 305g/L，为小细胞低色素性贫血。

583. AC 本病例为小细胞低色素性贫血及小细胞不均一性贫血，多为缺铁性贫血，为血红蛋白合成不足所致，外周血可出现相应的变化：红细胞主要以小细胞为主，细胞大小不均，红细胞中心淡染区扩大。大量有核红细胞出现多见于溶血性贫血等，靶形红细胞增多见于靶形红细胞增多症，裂红细胞增多见于弥散性血管内凝血。

584. ABCFG 当发生缺铁性贫血时，可出现骨髓象改变，具体为骨髓有核细胞增生活跃，红细胞系统增生明显活跃，粒红比例降低。增生的红细胞以中、晚幼红细胞为主，幼红细胞比例增多，但体积比正常的幼红细胞略小，边缘不整齐，胞浆少，染色偏蓝，核固缩似晚幼红细胞，表明胞浆发育落后于核，细胞核发育较细胞质成熟。粒细胞系统比例相对减低，各阶段间比例及形态基本正常。其他系统如巨核细胞系统、单核细胞系统及淋巴细胞系统形态基本正常。

585. ABCDEH 维生素 B_{12} 测定是巨幼细胞贫血的诊断指标，血清结合珠蛋白测定是溶血性贫血的指标。其余的均是缺铁性贫血的诊断指标，对缺铁性贫血有诊断意义。

586. ABCE 当缺铁性贫血得到有效治疗后，由于体内缺乏的铁得到补充，血红蛋白合成增加，故会出现以下改变：网织红细胞计数增高，红细胞计数持续增加，转铁蛋白饱和度增加。由于正常红细胞的合成及异常红细胞的存在，RDW 可增大，红细胞直方图可出现双峰。

587. FH 本病例中 RDW 为 21.2%，大于正常参考范围，故为不均一性贫血。通过 RBC、Hb、Hct 可以计算出该患者的红细胞参数 MCV 约为 108fl，MCH 约为 35pg，MCHC 约为 325g/L，为大细胞不均一性贫血。贫血的程度一般根据血红蛋白浓度来划分，本例患者 Hb 为 69g/L，大于 60g/L 而小于 90g/L，故为中度贫血。

588. ABCEFG 通过该病例病史、查体结果及实验室检查指标可以判断该患者属于巨幼细胞贫血，故外周血可出现一系列相应的变化，红细胞中心淡染区扩大为缺铁性贫血的表现。

589. BCDEF 巨幼细胞贫血除红细胞系统改变外，其他系统骨髓象可出现一系列相应的形态学变化，具体为中性粒细胞体积变大，中性粒细胞胞质特异性的颗粒减少，着色呈灰蓝色，胞核肿胀，染色质疏松，部分分叶核细胞分叶过多，可见细胞胞体过大、分叶过多的巨核细胞及单核细胞。淋巴细胞一般不被影响。

590. ABCDF 巨幼细胞贫血的病因是维生素 B_{12} 及叶酸吸收障碍，故具有确诊意义的诊断指标为维生素 B_{12} 及叶酸的浓度测定。内因子可帮助维生素 B_{12} 吸收，故也具有诊断意义。铁饱和度测定为缺铁性贫血的诊断指标。

591. BD 患者慢性起病，肝、脾肿大，以脾肿大为主，胸骨有压痛。外周血白细胞明显增高，出现大量幼稚粒细胞，应考虑慢性粒细胞白血病，但要与类白血病反应进行鉴别。

592. ACDF 诊断慢性粒细胞白血病最重要的检查是骨髓细胞学检查；Ph 染色体阳性有特殊诊断价值；中性粒细胞碱性磷酸酶染色积分减少有鉴别诊断价值；有条件时可做 CFU－GM 培养，可见集落明显增加。

593. ABDGH 慢性粒细胞白血病：骨髓有核细胞增生极度活跃，粒红比例可高达（10～50）：1，原始粒细胞 <10%，巨核细胞增多，嗜酸性和嗜碱性粒细胞增多，Ph 染色体阳性。骨髓可发生轻度纤维化。

594. ABDF

595. C 慢性粒细胞白血病出现不明原因发热、骨痛、脾进行性肿大；外周血原粒细胞＋早幼粒细胞≥30%，嗜碱性粒细胞 >20%；骨髓中原粒细胞＋早幼粒细胞≥50% 等，可诊断慢性粒细胞白血病急性变。

596. BCEFG 患者贫血，全血细胞减少，最可能的疾病有再生障碍性贫血、骨髓增生异常综合征、骨髓纤维化、恶性组织细胞病和阵发性睡眠性血红蛋白尿等。

597. ABCDEG 骨髓细胞学检查是血液病诊断最重要的手段。再障的骨髓检查应多部位穿刺，涂片可发现有核细胞增生减低；骨髓活检优于骨髓穿刺；网织红细胞绝对值计数减少；血细胞化学染色：再障 NAP 积分增加，阵发性睡眠性血红蛋白尿 NAP 积分下降；再障的造血干细胞培养 BUF－E 减少；再障的红细胞形态基本正常。通过上述检查，再障的诊断并不困难。

598. ACDEFG 再障的诊断标准如下：①全血细胞减少，网织红细胞绝对值减少；②一般无肝脾肿大；③骨髓细胞检查至少 1 个部位增生减低或重度减低；④能除外引起全血细胞减少的其他疾病；⑤一般抗贫血药物治疗无效。

599. ABCE 再障的发生机制是：①造血干细胞异常；②造血微环境缺陷；③免疫机制异常；④遗传倾向。电离辐射、药物和化学因素属于病因。细胞因子 γ－干扰素在再障中是负调节因子，应减低。

600. BCDG 红细胞及血红蛋白检查结果显示患者为小细胞贫血，初步诊断应考虑可能引起小细胞贫血的各类疾病，如海洋性贫血、铁粒幼细胞贫血、缺铁性贫血和慢性病性贫血。

601. ABCDGH 外周血涂片可以了解血细胞形态，骨髓检查和骨髓铁粒幼细胞计数可以帮助判断是否发生铁粒幼细胞贫血和其他原因引起的贫血；血清铁、铁蛋白及总铁结合力可以了解体内铁代谢状况，帮助诊断缺铁性贫血；尿常规、大便常规以及大便隐血试验可初步了解患者是否有肾脏或胃肠道疾病（如肿瘤等）导致失血。叶酸和维生素 B_{12} 测定用于巨幼细胞贫血的诊断，对该患者没有必要。

602. ABFGH 胃镜、钡灌肠或纤维肠镜检查可以了解是否有消化道肿瘤或消化道溃疡存在；血清癌胚抗原 CEA 及 CA19－9 测定有助于诊断消化道肿瘤；腹部 B 超或 CT 及胸片有助于发现腹腔内肿块或肿瘤转移。

603. CF 诊断为胃窦癌，且腹部 CT 检查未见腹腔淋巴结肿大，应立即考虑尽快手术治疗，不能等待贫血纠正而错过治疗时机，如手术前贫血仍重，可输浓缩红细胞。

604. ABCE 铁剂治疗有效，则血清铁及铁蛋白增高，血清总铁结合力降低，可溶性转铁蛋白受体降低，外周血网织红细胞增多。

605. E 动脉采血法适用于血气分析、乳酸测定等。

606. ABC 动脉采血法通常选用股动脉、肱动脉或桡动脉。

607. F

608. D 异型淋巴细胞在病毒、原虫感染或药物反应等原因刺激下，淋巴细胞增生，胞质增多，嗜碱性增强，多见于 EB 病毒感染的传染性单核细胞增多症，流行性出血热，湿疹等。

609. CEF 传染性单核细胞增多症是由 EB 病毒引起的急性淋巴细胞增生性传染性疾病，伴淋巴结肿大，鼻、咽喉部肿痛，春秋多发，经口咽分泌物传染，青少年是好发人群。

610. BEF 传染性单核细胞增多症的实验室检查：外

周血异型淋巴细胞比例增高，特异性EBV抗体检测阳性，非特异性血清嗜异凝集抗体试验阳性，B超示肝脾大，肝功能检查出现异常。

611. ACDE　样品采集环节中血小板聚集、EDTA诱导的血小板聚集、血小板卫星现象、巨大血小板较多都可能引起血细胞分析仪检测PLT结果低于真值。而标本溶血，红细胞碎片增多可引起血小板检测结果偏高。

612. DEF　患者血常规检查仪表现为血小板计数降低，无出血倾向，临床诊断不支持PLT减低的结果。故应进行相应的复检，主要的复检措施有：镜下观察，血小板稀释液稀释计数等。因初步考虑EDTA依赖型血小板降低，应更换抗凝剂复查血小板。

613. C　酵母菌，冷凝集素，红、白细胞碎片会导致血小板假性增高。EDTA依赖型血小板降低和真空采血管血液过度充盈可导致血小板假性降低，但该患者前两次检测PLT均降低，更换抗凝剂后正常，最可能的原因应为EDTA诱导的血小板降低。

614. BC　干扰血小板计数结果的因素：酵母菌引起分析性增高；EDTA抗凝血室温放置24小时以上引起分析性减低；冷球蛋白可引起分析性增高；月经期、服用阿莫西林可引起生理性增高；急性感染时可生理性增高。

615. BF　急性时相反应，心血管意外危险因素，胆固醇，纤维蛋白原等均可使红细胞沉降率加快。

616. BCE　血浆中干扰红细胞沉降率增高的因素有：胆固醇、纤维蛋白原、三酰甘油、α－球蛋白等。

617. ACD　魏氏法读取红细胞沉降率结果时需竖直，不需要离心，目前红细胞沉降率测定尚未建立确定性方法。

618. C　该患者止凝血相关筛查结果未见异常，根据出血特征及实验结果应首先考虑血管壁的因素。

619. AE　血管壁异常常见的临床检测结果为BT延长，毛细血管脆性增加，其他检测如出血时间、凝血时间、血小板计数和血块收缩等均正常。

620. C　过敏性紫癜是机体对某些致敏物质发生变态反应而引起的全身性毛细血管壁的通透性和（或）脆性增加，导致以皮肤和黏膜出血为主要表现的临床综合征。起病前1～3周常有上呼吸道感染史，首发症状以皮肤紫癜常见，常呈对称性分布，以下肢及臀部多见，紫癜大小不等，呈紫红色。结合该患者病史、体征及实验室检查结果，最符合过敏性紫癜的诊断。

621. F　过敏性紫癜可根据体征分为皮肤型、腹型、关节型、肾型，有两种以上并存时称为混合型。本病例患者同时具有皮肤（紫癜）和肾脏（尿血）的病变表现，故为混合型。

622. ABD

623. ABCDE　血块收缩试验、血小板寿命测定、血小板聚集试验、抗血小板自身抗体检测、骨髓象检查均为明确ITP诊断提供依据；PT和APTT测定是二期止血缺陷的筛选试验。

624. BCDE　原发性免疫性血小板减少症（ITP）患者PLT明显减少、血小板寿命缩短、出血时间延长、血块收缩不良、束臂试验阳性、血小板第3因子活性减低，除少数难治性ITP患者外，通常骨髓巨核细胞正常或增多并伴成熟障碍，导致产血小板减少。

625. B

626. B　患者PLT及FIB含量降低、PT延长、呈出血倾向，结合病史及体征，最可能的原因是DIC。

627. ABDEF　PLT减低、PT延长、APTT延长、FIB含量减低以及FDP、D－二聚体阳性或明显增高、3P试验阳性、外周血涂片破碎红细胞>10%是DIC常用的诊断试验，抗凝血酶（AT）Ⅲ降低也可支持诊断。

628. BCD　若患者为妊娠合并重症肝炎并发DIC，会出现血小板进行性下降、肝功能检查异常、血浆D－二聚体阳性、FIB含量<1.5g/L、APTT延长、3P试验阳性及蛋白C降低。

629. BCF　肺动脉栓塞（PTE）与深静脉血栓（DVT）有明显相关性，50%的DVT患者可合并PTE。本病例中患者具有深静脉血栓史，同时术后制动是诱发PTE的危险因素，综合体征及实验室结果，该患者最可能的诊断是肺动脉栓塞。而深静脉血栓是已有疾病，急性心肌梗死也应考虑。

630. ACDF　PTE的检验主要包括血气分析、心电图、心动超声图、D－二聚体检测，放射性核素肺扫描和CTPA/MRPA是诊断PTE的重要依据，肺动脉造影是诊断PTE的“金标准”。

631. ACDF　DIC的支持诊断结果：凝血FIB降低，PLT降低，凝血因子消耗PT、APTT延长，继发性纤溶3P试验、D－二聚体阳性。

632. ABE　该患者仅有PT延长，其他常规凝血检测指标正常。可见于肝病患者，依赖维生素K凝血因子缺乏症等，双香豆素类抗凝剂也使依赖维生素K的凝血因子缺乏活性。

633. B　口服双香豆素类抗凝剂首选监测试验为血浆凝血酶原时间，WHO推荐的监测指标为INR。

634. C　目前国内常用的口服抗凝剂主要以维生素K拮抗剂华法林为代表，它对依赖维生素K的凝血因子（FⅡ、FⅦ、FⅨ、FⅩ）及抗凝因子（PC、PS）的活性均有抑制作用。

635. ABCE

636. E　患者在输血过程中出现红色尿时，都应考虑血管内溶血反应的发生，立即停止输血，保持静脉通畅，直到证明未发生溶血反应。

637. ABDE 输血导致的血管内溶血可引起相当严重的后果，因此快速鉴定该患者是否发生了血管内溶血反应十分重要。急性溶血反应大部分由人为差错造成，因此快速审查是否存在人为差错（如书写错误）是调查中重要的一步工作。直接抗球蛋白试验阳性是免疫因素导致溶血的有力支持证据。血管内溶血时患者血清和尿液中有游离血红蛋白，可将标本离心后进行肉眼观察。溶血时结合珠蛋白因消耗而降低，但该蛋白为一急性时相蛋白，单一的测定并不能准确判断患者是否有血管内溶血，并且其测定时间也不十分快速。

638. A 患者为婴儿，尚未产生 ABO 血型抗体。其血清中的抗体通常来自母亲。

639. C ABO 血型不合导致的新生儿溶血中，以母亲为 O 型血最常见。该患者直接抗球蛋白试验阳性，放散液为抗 - A，B。其血清中的抗 - A，B 只能来自母亲。故推测母亲血型为 O 型。

640. DE 患者为婴儿，尚未产生 ABO 血型抗体，母亲的 ABO 血型抗体通过胎盘进入胎儿血液中。

641. C 急性溶血反应通常发生在 ABO 血型不合的红细胞输注中，极少发生在 ABO 血型不合的血小板输注中；非溶血性发热反应没有休克等严重表现，而输血相关急性肺损伤有明显的呼吸系统症状和肺部影像改变，过敏反应一般无发热表现。

642. BCE 患者输注细菌污染的血小板，有引发菌血症的可能，应立即停止输血，保持静脉通路通畅、给予患者抗休克治疗、立即将未输完的血连同血袋送细菌涂片、培养等。

643. E 血小板保存温度为 20℃ ~ 24℃，红细胞为 2℃ ~ 6℃，冷沉淀及血浆低于 - 20℃，因此比较而言，细菌易于在血小板保存过程中繁殖。

644. A 红色尿和离心后血清为红色，最大的怀疑就是溶血反应。

645. ABCD 溶血性输血反应调查包括人员差错检查、输血前 DAT、输血后 DAT、重复交叉配血试验。

646. D 溶血反应调查结果阴性，尤其是患者输血前后 DAT 结果为阴性，提示患者没有免疫性溶血。溶血可能由红细胞的机械破坏导致，而体外循环、血液回收、机械瓣膜的安装均可导致红细胞的机械破坏。

647. B 根据题干所述，患者为女性、有多次妊娠史和输血后 1 周发生的严重的血小板减少均是输血后紫癜的特征。

648. C 70% 输血后紫癜患者血浆中发现有抗 HPA - 1a 抗体，可导致血小板减少。

649. CD

650. BD 患者 MCV、MCH、MCHC 均减低，属于小细胞低色素性贫血，RDW 增大，红细胞大小不一则属于小细胞非均一性贫血。

651. B 患者属于小细胞贫血则主峰左移，细胞大小不一则基底较宽。

652. B 患者患小细胞低色素性贫血 2 年，血红蛋白为 70g/L，中度贫血，最有可能为缺铁性贫血。

653. ABCDEFGH

654. A 网织红细胞可用于评价疗效，缺铁贫治疗 2 ~ 3 天后网织红细胞开始上升，7 ~ 10 天达峰值，网织红细胞数量增加是首先出现的变化。

655. E 该患者检查结果示黄疸，胆红素相关指标升高，提示溶血性贫血的可能。

656. B 遗传性球形红细胞增多症可通过红细胞形态学检查对其行筛选/排除试验，血涂片显示大量球形红细胞。

657. F 发生自身免疫性溶血性贫血时，红细胞形态改变，球形红细胞增多，红细胞渗透脆性增加，破坏增多。因此临床工作中球形红细胞增多最常见于自身免疫性溶血性贫血。

658. AD 遗传性球形红细胞增多症可见骨髓增生明显活跃，中、晚幼红比例明显增高，粒红比例没有太大改变，白细胞和血小板正常，“幼核老浆”、巨幼红细胞常见于巨幼贫，巨核细胞数量增多，伴有成熟障碍常见于巨核细胞白血病。

659. BC 患者 MCV 升高，细胞呈大细胞性，网织红细胞增高，AA 不呈大细胞性，网织红细胞减少，因此不支持诊断 AA。

660. ABCEFG 患者外周血白细胞减少，中性粒细胞比例下降，外周血碱性磷酸酶染色的意义不大，其他选项都应做。

661. E 患者的免疫表型检查提示粒系细胞标志表达紊乱，其余未见明显异常，提示免疫相关的血细胞减少。

662. CE 同一份标本用两台仪器检测，检测结果差异较大，说明这 2 台血液分析仪可比性不合格，需行仪器比对试验；MCV 能反映病情的变化，MCV 下降，提示患者红系异常变化逐渐恢复，因此可以作为患者状态恢复的一个观察指标，MCV 结果恢复正常后，患者需视情况继续治疗。

663. ABCE 血常规发现血小板数量减少，首先应该通过血涂片确认，排除假性血小板减少，然后寻找血小板减少的原因。骨髓细胞学检查可以发现是否有恶性的血液系统疾病、计数巨核细胞的数量、有无成熟障碍等。血小板自身抗体可辅助诊断原发性免疫性血小板减少症（ITP），抗核抗体谱有助于筛查自身免疫性疾病导致的血小板减少。

664. BE

665. D

666. ABE　发病机制：ITP 确切的发病机制尚不清楚，可能与细胞和体液免疫异常及感染密切相关。（1）感染：急性型 ITP 多发生在病毒感染或上呼吸道感染的恢复期，如风疹、麻疹、水痘、腮腺炎等。传染性单核细胞增多症、肝炎、巨细胞病毒感染也可有短暂的血小板减少。1998 年，Gasbarrini 等还首先提出幽门螺杆菌（Hp）感染与 ITP 发病有关。（2）自身免疫系统异常：①体液免疫异常：血小板抗体介导血小板的破坏。目前的研究认为，病毒感染引起的 ITP 不是由于病毒的直接作用，而是由于免疫机制参与，发病与血小板特异性自身抗体有关。在 ITP 患者中，约 75% 可以检测出血小板相关性自体抗体，其免疫学类型多为 IgG 或 IgA 型抗体。这类抗体与血小板膜糖蛋白结合，结合了自身抗体的血小板通过与单核 - 吞噬细胞表面的受体结合而易被吞噬。在一些难治性 ITP 中，抗血小板抗体对巨核细胞分化抑制作用会影响血小板的生成。而近年来的研究认为 ITP 患者自身抗体的产生机制包括了血小板、抗原递呈细胞（anti-gen - presen - ting cells，APCs）、T 细胞和 B 细胞之间的相互作用；②细胞免疫异常：包括 T、B 淋巴细胞的异常、细胞毒 T 细胞介导的血小板破坏、T 细胞凋亡异常等都参与 ITP 的发病。（3）血小板生存期缩短：用放射性核素标志 ITP 患者的血小板，发现在这些患者中，血小板的生存时间明显缩短至 2 ~ 3d 甚或数分钟。究其原因，主要在于脾脏对包裹抗体血小板的"扣押"：①脾脏产生抗血小板抗体；②巨噬细胞介导血小板的破坏。

667. ACDF　原发性免疫性血小板减少症（idio - pathic thrombocytopenic purpura，ITP）是一类临床上较常见的自身免疫性出血性疾病，以血小板减少、骨髓巨核细胞数正常或增加伴成熟障碍为主要表现。大多数患者血液中可检出抗血小板抗体，但缺乏明确的外源性致病因子，因此又称为特发性自身免疫性血小板减少性紫癜。

668. ABC　氯吡格雷和阿司匹林作用相同，可以抑制血液中血小板的功能，防止聚集、生长血栓，TEG 可用于评估使用抗血小板药物后的出血原因。VerifyNow 检验法能准确检测目前市面上三大类抗血小板治疗药物对患者个体的有效性。血小板聚集试验是反应血小板止血功能的试验，需要空腹静脉采血，临床主要应用于检测血小板聚集功能是否异常，监测抗血小板药物治疗，阿司匹林抵抗，术前或术中的出血危险性。

669. ABDE　血小板聚集是指血小板与血小板之间的黏附，显示活化的血小板相互作用聚集成团的特征。在富含血小板的血浆或全血中，加入致聚剂（亦称诱导剂）连续搅拌能诱发这种现象。很多活性物质如 ADP、花生四烯酸、胶原、凝血酶等可诱导血小板聚集反应。

670. ABCD　血小板聚集试验的方法有光学比浊法、全血电阻抗法、微量反应板法、剪切诱导法等。

671. ABCDEF　光学比浊法为最常用的血小板监测法，但其不足的是可因离心作用激活血小板，对小的血小板聚集凝块不敏感；高脂血症可影响 PRP（富含血小板血浆）的透光度；血小板的浓度对血小板的聚集率影响较大；诱导剂的浓度可影响血小板减低聚集或是不聚集。

672. A　采用富血小板血浆透射比浊法进行监测时，富血小板血浆制备的条件是 1000r/min，10min。

673. BCDE　患者老年男性，PCI 术前血小板数量正常，术后常规肝素抗凝 1 周左右，血小板数量急剧减低，应高度考虑 HIT。因此及时停止肝素抗凝治疗，选用其他药物替代，积极明确 PLT 减少的原因，密切关注血栓及出血情况，动态监测 PLT 变化，及时对症治疗。

674. B　实验室检查提示患者凝血功能及肝功能正常，提示患者自身并无影响血小板及凝血的疾病或因素。但考虑到患者在术中使用肝素抗凝，故推测患者血小板减少可能是由于肝素引起的血小板减少症。

675. B　根据临床上应用肝素治疗后所诱发的血小板减少症的病程过程，可将其分为 2 型，即暂时性血小板减少和持久性血小板减少。

676. ABCD　HIT 检测包括抗体测定和功能测定，抗体测定可用 ELISA 和微粒凝胶免疫测定；功能测定包括 5 - 羟色胺释放测定和肝素诱导的血小板激活试验。

677. ABC　肝素诱导性血小板减少症可能与免疫机制有关，部分患者体内可以出现一种特异性抗体 IgG，该抗体可以与肝素 - PF_4（血小板 4 因子）复合物结合，PF_4 又称"肝素结合阳离子蛋白"。由血小板 α - 颗粒分泌，然后结合于血小板和内皮细胞表面。抗体 - 肝素 - PF_4 形成 1 个 3 分子复合物，再与血小板表面的 Fcγ Ⅱα 受体结合，免疫复合物可以激活血小板，产生促凝物质。

678. ABCDEF　患者血小板减少 2 个月，右下肢皮肤见瘀斑，提示患者凝血功能出现异常，可能是由于凝血因子缺乏或血小板减少导致的。常见的疾病可能有骨髓增生异常、白血病、肝功能异常或抗血小板抗体增多。故应采用骨髓活检涂片、ANA、血常规及涂片、肝功能检查等项目对疾病进行筛查。

679. ABDEF　血小板抗体是指由于机体的免疫功能发生紊乱，产生了针对自身血小板的糖蛋白的自身抗体，导致血小板的破坏。血小板抗体检测方法常用单克隆抗体特异的血小板抗原固定试验、直接免疫荧光、间接免疫荧光、流式微球芯片技术、改良的抗原捕获酶联免疫吸附试验。

680. B　巨核细胞成熟障碍常被认为是 ITP 骨髓检查的典型改变，在临床工作中发现结缔组织病、脾功能亢进、巨幼细胞贫血等疾病也可以表现为外周血小板减少，骨髓巨核细胞成熟受阻。

681. EF 改良的抗原捕获酶联免疫吸附试验（ELISA）法可检测的抗血小板抗体包括：抗 GPⅡb/Ⅲa、GPⅠb/Ⅸ、GPⅠa/Ⅱa、GPⅣ抗体。

682. D INR：为国际标准化比率（International Normalized Ratio）的缩写。用正常血浆的 PT 比值与凝血活酶所测得的参比血浆和所用试剂标出的 ISI 值计算出 INR。

683. B 标准品组织凝血活酶 ISI 为 1.0。试剂 ISI 值越低，越接近 1.0，越敏感。

684. C 华法林是通过阻碍维生素 K 和维生素 K 环氧化酶实现抗凝效果的。这一抑制过程最终可导致维生素 K 依赖的凝血因子缺陷（FⅡ、FⅦ、FⅨ和 FX）。

685. AB 包括肝病或其他因素导致的 PT 延长，可掩盖华法林造成的 PT 延长，影响临床监测的效果。

686. E 患者狼疮抗凝物（+），所以导致 APTT 延长的原因考虑为存在病理性抗凝物质。

687. CDE APTT 为内源性凝血途径，激活剂包括玻璃、白陶土、硫酸酯、胶原、硅藻土、鞣酸等。

688. E 对于怀疑存在凝血因子缺陷的标本，白陶土作为激活剂敏感性最高；对于怀疑存在狼疮抗凝物质的标本，鞣酸作为激活剂的敏感性最高；硅藻土对于肝素和凝血因子缺陷的标本敏感性最高。

689. D 根据检查结果，该患者不存在原发或继发性纤溶亢进，其狼疮抗凝物质阳性最可能是导致 TT 延长的原因。

690. ABC 患者 APTT 延长，血友病、DIC、严重肝病都会导致 APTT 延长，所以还要进一步了解患者的既往病史、家族史、用药史等。

691. AB APTT 是内源性凝血途径凝血因子水平缺陷的筛选试验，不同实验室应根据各自使用的仪器、方法和试剂类型等系统特点，制定独立的 APTT 参考值范围，如实验室更换系统（仪器和试剂），应重新建立参考值范围。

692. CDF APTT 延长提示凝血因子Ⅷ、Ⅸ、Ⅺ一项或几项水平减低。

693. DEF 血友病、DIC、严重肝病都会导致 APTT 延长，凝血因子Ⅷ、Ⅸ、Ⅺ等的减少也会导致 APTT 延长。

694. ABC 纤维蛋白原又称凝血因子Ⅰ，主要由肝细胞合成的、具有凝血功能的蛋白质，是血浆中含量最高的凝血因子。纤维蛋白原是血栓形成的重要反应底物，参与血栓形成的关键步骤。纤维蛋白原（Clauss 法）的检测原理是以凝血酶作用于待测血浆中的纤维蛋白原，使其转变为纤维蛋白，血浆凝固。血浆中的纤维蛋白原含量与凝固时间呈负相关，检测结果参比血浆制成的标准曲线对比可得出纤维蛋白原的含量，异常纤维蛋白原血症也可致 Clauss 法纤维蛋白原测定值低。

695. ABDE FIB 是一种急性时相反应蛋白，其增加往往是机体的一种非特异反应，常见于脓毒症、肺炎、轻型肝炎、肺结核、肾病综合征、风湿热、风湿性关节炎、脑梗死和心肌梗死等疾病；此外，外科手术、放射治疗、月经期及妊娠期也可见 FIB 轻度增高。

696. ADEF 患者 PT 跟 APTT 都延长，所以最可能缺乏的因子包括 FⅡ、FⅨ、FⅩ、FⅦ。

697. F 肠梗阻可导致维生素 K 吸收障碍，使维生素依赖的凝血因子（FⅡ、FⅦ、FⅨ和 FⅩ）合成减少。

698. A 血浆中低水平的凝血酶原（FⅡ）可导致凝血酶生成量降低，使 TT 延长。此外，该患者的FⅡ减低还有可能与出血消耗有关。需注意的是，TT 延长可以反映各种原因造成的凝血酶缺乏，但不呈剂量依赖性。

699. A 凝血酶原时间（PT）延长见于：①先天性凝血因子缺乏，如凝血酶原（因子Ⅱ）、因子Ⅴ、因子Ⅶ、因子Ⅹ及纤维蛋白原缺乏；②获得性凝血因子缺乏：如继发性/原发性纤维蛋白溶解功能亢进、严重肝病等；③使用肝素，血循环中存在凝血酶原、因子Ⅴ、因子Ⅶ、因子Ⅹ及纤维蛋白原的抗体，可以造成凝血酶原时间延长。PT 与肝细胞损害密切相关。

700. EF 纤维蛋白原（FIB）是由肝细胞合成和分泌的一种糖蛋白，是参与凝血和止血过程中的重要纤维蛋白。在肝衰竭患者中减低提示其合成减少，预后不良。

701. F FⅤ几乎全部由肝细胞合成，严重的肝损害会导致FⅤ水平进行性或严重降低，并提示预后不良。

702. BDF 遗传性异常纤维蛋白原血症（CD）是纤维蛋白原（FIB，Fg）基因缺陷导致 Fg 分子结构异常与功能缺陷的一种遗传性疾病，绝大多数为常染色体显性遗传。CD 患者临床表现呈多样性，如无症状、出血、血栓形成或既有出血表现又有血栓形成，因此，CD 诊断主要依赖实验室检查：血浆 Fg 活性下降，Fg 抗原含量正常，凝血酶时间（TT）延长，凝血酶原时间（PT）和活化部分凝血活酶时间（APTT）通常无异常。此病属于 Fg 分子结构异常与功能缺陷，无纤溶亢进发生，故 D-二聚体正常，FDP 正常。

703. A 纤维蛋白原异常血症与多种纤维蛋白结构缺陷相关，影响纤维蛋白原的活性。该病以女性多见，约半数患者没有症状，因此多数患者是由于手术时常规检查而发现。剩下的患者出血症状与血栓症状之比约为 2∶1。一般来说，出血倾向常见于纤维蛋白肽释放异常以及纤维蛋白单体交联异常，血栓形成常见于多聚化异常。

704. ABD 遗传性异常纤维蛋白原血症是纤维蛋白原基因缺陷导致 Fg 分子结构异常与功能缺陷的一种遗传病。基因检测包括 FGA、FGB、FGG 等。

705. CDE 低纤维蛋白原血症患者的治疗主要包括以下几个方面：①病因治疗：尽早寻找引起纤维蛋白原

降低的原因，并给予病因治疗；②对症治疗：如果未找到原发疾病，仅仅是单纯的纤维蛋白降低或者是纤维蛋白原过低，临床症状又比较严重，可以进行对症治疗，常用的就是补充纤维蛋白原，临床上补充纤维蛋白原的方法有纤维蛋白原制剂，也可以输注冷沉淀或者是输注新鲜的冰冻血浆等等。

706. ABCDE

707. ABCDE

708. ADE 利伐沙班主要用于髋关节或膝关节术后预防静脉血栓的形成。通过抑制Xa因子可以中断凝血的内源性和外源性途径，一般不会造成血小板计数的改变，怀孕妇女禁用。

709. ABCDF 与华法林相比，利伐沙班的特点有：能够达到单靶点的治疗效果，对人体的副作用小；出现大出血的风险降低；口服给药，治疗时间窗宽；治疗期间不需要监测凝血等；更方便安全。

710. ABCDE 发热可做血培养。为明确是否并发了DIC，可以做APTT（延长）、FIB（减低）、FDP、D－二聚体（阳性或是明显增高）、蛋白肽等试验。

711. BCE

712. BCE

713. ABCDE 发生DIC时，内、外源性的凝血途径均激活，APTT延长、PT延长；血小板活化聚集、病理性凝血酶生成、纤维蛋白在微血管中沉积，形成广泛性微血栓。病理生理过程包括高凝阶段、DIC代偿阶段、凝血因子大量消耗的失代偿阶段、继发性纤溶的出血阶段等。

714. BDE 磺达肝癸钠主要用于髋关节骨折或重大膝关节手术后预防静脉血栓的形成。其抗血栓活性是抗凝血酶Ⅲ介导的对因子Xa选择性抑制的结果。对血小板没有作用，一般不会造成其计数的改变。本品不影响凝血功能的结果，故不用检测INR。

715. ACE 血栓弹力图是反映血液凝固动态变化的指标。R表示被检样品中尚无纤维蛋白形成；MA表示血栓形成的最大幅度；ε表示血栓的弹性大小。患者左股骨静脉血栓形成，所以MA增大，R值减小，ε增大。

716. ABCDE

717. ABCDE 患者用普通肝素治疗时，建议使用以下指标作为实验监测：①APTT，本试验简单、敏感、快速和实用；②ACT（活化凝血时间），参考范围为74～125秒；③抗凝血酶活性；④血浆肝素浓度监测；⑤血小板计数，肝素可致血小板减少。

718. D 患者膀胱切除术后出现出血，查Fg明显下降，FDP升高，D－二聚体及3P试验阴性，u－PA升高明显，PLG活性明显下降，膀胱上皮细胞是富含u－PA的器官之一，手术的创伤和挤压引起u－PA大量释放入血，导致原发性纤溶亢进。

719. ABCDE 患者淀粉样变诊断明确，肾穿刺活检后再发出血，在原有各项检查的基础上应再查PAI活性；因淀粉样变患者血中易存在PAI抗体可灭活PAI，而使t－PA和u－PA增高，同时淀粉样物质损伤内皮细胞使t－PA释放增加，致原发性纤溶亢进，纤维蛋白肽Bβ1－42水平增高支持原发性纤溶亢进，另应除外因抗凝系统异常引起的出血。

720. ABCD 原发性纤溶亢进：是由于纤溶酶原激活剂（t－PA、u－PA）增多导致纤溶酶活性增强，后者降解血浆中纤维蛋白原和多种凝血因子，使它们的血浆水平和活性下降。临床表现常见于t－PA、u－PA增多的疾病。出现原发性纤溶亢进症时，纤维蛋白原在没有大量转化成纤维蛋白之前即被降解，D－二聚体为阴性或不升高。优球蛋白溶解时间能够反映纤维蛋白溶解系统的功能，缩短见于各种原因引起的纤维蛋白溶解系统功能亢进。对于原发性纤溶亢进者，其血浆及全血凝块常于数小时内溶解，严重者可于半小时内溶解。纤维蛋白肽Bβ1－42水平增高支持原发性纤溶亢进的诊断。

721. ABC 原发性纤溶是一种出血综合征，是由其他原发病或其他因素所诱发的，由于诱发原发性纤溶的病因较多，因而在治疗上应遵循治疗原发病、去除诱发因素、抗纤溶治疗和替代治疗等机制，主要的治疗措施包括：立即给予纤溶抑制剂、输注纤维蛋白原制剂、输注新鲜血浆等。

722. ABCDE 慢性心力衰竭并发症包含肺部感染、血栓、血栓塞，呼吸困难、心源性肝硬化。当慢性心力衰竭患者出现了上述的并发症时，应及时就医，通常会采用抗炎治疗或者使用强心剂的方式缓解并发症带来的伤害。慢性心力衰竭患者在平时应该学会自我保护，休息好也是很重要的，平时不要熬夜，保持好的心态，尽量不要让自己过度疲劳，当然也不可以像正常人一样高强度的锻炼，过激的运动很容易导致急性肺水肿，甚者会出现咯血。

723. ABCDEF 在慢性心力衰竭患者的病理机制中，“血栓形成三要素”同时存在，既包括肺循环淤血和（或）体循环淤血以及心排血量降低造成的血流动力学异常，同时也包括严重且广泛的血管内皮损伤和包括凝血因子在内的血液促凝成分的增加。

724. BD 按照美国纽约心脏病协会（NYHA）的分级，慢性心力衰竭患者心功能分为4级，心力衰竭分为3度，心功能Ⅰ级（心功能代偿期）病理变化最为轻微，心功能Ⅳ级（Ⅲ度心力衰竭）病情最重，血栓风险最高。

725. E 临床对该患者血流动力学异常的纠正，可以减轻血管内皮的损伤。

726. BCDF 患者为闭塞性周围动脉粥样硬化，血浆中vWF：Ag含量、D－二聚体含量、血栓烷A_2及纤维蛋白原含量都会增高。

727. ABCDEF

728. C 阿司匹林阻断血小板环氧化酶通路，从而不可逆性地抑制血小板的聚集活性，以花生四烯酸作为诱导剂刺激的血小板聚集试验可以反映阿司匹林对血小板聚集的抑制程度。

729. EF 在关于闭塞性周围动脉粥样硬化的治疗过程中，主动和被动吸烟均会加重患者的组织供氧不足，同时使血管功能损伤，导致病情加重。

730. F vWF：Ag是血管内皮细胞的促凝指标之一，减低常见于血管性血友病，增高常见于血栓性疾病如心肌梗死等，根据题意患者房颤，2周内频发短暂性脑血管缺血，而房颤容易形成血栓，且该患者有糖尿病病史，糖尿病容易损伤血管。

731. C 根据题意，患者房颤复发，容易形成血栓，此时vWF：Ag增高。

732. ABCDEF 慢性房颤的病理过程具有“血栓形成三要素”的全部特征，包括心房纤维颤动引发的血流动力学异常改变，随后发生的血管内皮细胞的损伤和脱落，病程持续造成的心肌细胞外基质降解和左心房胶原成分的堆积，以及血管内皮损伤和胶原暴露刺激凝血系统活化等，使患者的血栓形成风险显著增加。

733. BC ADAMTS13是vWF的剪切酶，对vWF的水平调控具有重要意义。房颤患者在发病过程中以及心脏复律后，ADAMTS13和vWF水平之间的相对关系变化与患者血栓发生率以及病死率密切相关，ADAMTS13水平减低和vWF水平增高是不良预后的重要标志。

734. ABCEF 静脉血栓是癌症的主要并发症。癌症患者高凝状态的发病机制复杂，原因可能有：①凝血参数异常（凝血因子水平增高）、纤维蛋白原/纤维蛋白降解产物增多、血小板增多；②肿瘤细胞特殊的促凝机制。恶性肿瘤细胞可通过多种途径与止血系统相互作用；③抗肿瘤治疗时，单纯治疗或联合治疗、激素疗法和血细胞生长因子治疗均不可避免的参与静脉血栓和动脉血栓形成，化疗还可直接损伤内皮细胞。

735. BG LMWH以FⅡa（凝血酶）和FⅩa作为药物作用靶点实现治疗效果，其中抗血栓活性强于抗凝血活性。LMWH通过与抗凝血酶形成复合物，对FⅩa和凝血酶产生抑制作用，但由于其分子链较短，因此抗FⅩa活性较强而持久，对凝血酶抑制作用较弱。

736. ABCD 高凝状态贯穿癌症病程始终，特别是随着癌组织的快速生长和肿瘤细胞的血路转移，凝血系统和血小板系统持续处于活化状态，凝血因子浓度及活性显著增高。近年来的研究显示，血小板数量增高的癌症患者有更高的血栓发生风险，血浆P－选择素水平增高是癌症患者VTE发生的风险因素之一。

737. CDF 由于癌症患者存在显著的高凝状态，导致该人群的血浆D－二聚体水平普遍增高，应用于随机患者群的医学决定水平（500ng/ml［FEU］）并不适用于对癌症患者的VTE风险识别，因此为保证D－二聚体的诊断性能，制订高于普通人群的D－二聚体医学决定水平是有效的方法。目前研究表明，D－二聚体检测结合VTE风险评估模型（Khorana评分和Vienna评分）可以提高临床对VTE的风险识别能力。此外，多个《血栓治疗指南》（如ACCP－9和ESC－2014）均明确提出应采用高敏感度的D－二聚体检测方法以确保诊断的敏感性。

738. ABCDEF 某些肿瘤细胞可以诱发血小板聚集，以及肿瘤细胞释放的促凝因子使肿瘤患者处于高凝状态，极易形成血栓，加大栓塞的风险。肿瘤血管生成是癌细胞侵袭和转移的重要因素，而肿瘤血管跟普通血管不一样，血管容易损伤诱发DIC，且通透性更强，容易形成癌栓。血栓的形成容易发生脑卒中。

739. BDEF 纤维蛋白原（Fg）是由肝细胞合成和分泌的一种糖蛋白，是参与凝血和止血过程中的重要纤维蛋白。高纤维蛋白原是各种血栓性疾病的重要危险因素，在临床中被认为是疾病状态的标志物。该患者的血浆纤维蛋白原（Fg）4.62g/L高于正常值提示患者具有形成血栓的风险。血液中纤维蛋白经过活化和水解，产生特异的降解产物称为纤维蛋白降解产物。D－二聚体是最简单的纤维蛋白降解产物，D－二聚体水平升高说明体内存在高凝状态和继发性的纤维蛋白溶解亢进。该患者血浆D－二聚体3056ng/ml（FEU）高于正常水平，提示患者可出现继发性纤溶功能亢进，血液处于高凝状态，进一步发展可能导致血栓风险甚至是静脉血栓的形成。

740. ABCDE

741. AB D－二聚体。该患者连续监测D－二聚体是为了评估临床应用抗凝药物的效果以及患者围术期的血栓形成风险。

742. ACD 老年人群普遍存在更多的血栓风险因素，包括血管硬化、慢性炎症病变、凝血因子和血小板活性增高及纤溶系统能力降低等，因此老年人的血浆D－二聚体浓度高于中青年人群，目前对老年患者进行VTE排除诊断时，通常采用更高的D－二聚体评估标准（如年龄×10）。由于LMWH需在肾脏清除，因此应用LMWH时需要考虑肾功能，如肌酐清除率＜30%，则需减量或更换药物。LMWH需要与抗凝血酶形成复合物以实现其抗凝效果，如抗凝血酶缺陷，则LMWH的治疗效果减低。

743. C 成人贫血的严重程度标准：极重度Hb＜30g/L；重度Hb 30～60g/L；中度Hb 60～90g/L；轻度Hb 90～120g/L。

744. F 目前绝大多数血液分析仪在进行红细胞计数和血细胞比容测定时采用电阻抗方法。

745. A 根据 Hct 0.22，MCV 77fl，MCH 23pg，MCHC 295g/L，RDW 0.18，可得出红细胞为小细胞不均一性，根据成熟红细胞的大小进行贫血分类则为小细胞低色素性贫血；增生性贫血及增生不良性贫血属于按骨髓的病理形态分类的范畴。

746. ABCDEFGH

747. ABCDEF 患者，青年男性，反复上腹疼痛 2 年，伴乏力 1 年余，中度贫血伴黑便，考虑消化性溃疡，故行消化性溃疡的相关检查。

748. ABCDE Forrest 分型有助于评估病灶出血的概率，分为Ⅰ、Ⅱa、Ⅱb、Ⅲa、Ⅲb 五型。

749. ABF 胃镜提示“胃小弯溃疡”，胃溃疡诊断可以成立；实验室检查提示 Hb 70g/L，中度 Hb 60～90g/L，有反复黑便、慢性失血的证据，应考虑诊断为缺铁性贫血。

750. ABCDEF

751. C 缺铁性贫血（IDA）是体内铁缺乏导致血红蛋白合成减少，临床以小细胞低色素性贫血、血清铁蛋白减少和铁剂治疗有效为特点。血常规表现：血红蛋白降低比红细胞降低更加明显。一般红细胞甚至不出现降低，只是血红蛋白降低。另外，MCV，MCH，MCHC 会有不同程度降低。患者 MCV、MCH、MCHC 均低于正常值，故为小细胞贫血，而 RDW 大于正常参考范围。故患者的贫血类型为小细胞不均一性贫血。此贫血类型中最常见的是缺铁性贫血。

752. ABCDE

753. ACDF 增生性贫血、增生不良性贫血、巨幼细胞贫血为按骨髓的病理形态分类，红细胞膜异常、红细胞胞质异常、红细胞核异常为按红细胞系统的病理变化分类。

754. ABCEGJ 尿毒症为单纯小细胞贫血，慢性失血为小细胞低色素性贫血，维生素 B_{12} 缺乏、叶酸缺乏为大细胞贫血，阵发性睡眠性血红蛋白尿的诊断需结合临床表现及实验室检查，不能仅凭该患者为正常细胞贫血而排除诊断。

755. ABDEFG 造血干细胞恶性克隆见于白血病。

756. BCDEFG 冷凝集素综合征、阵发性寒冷性血红蛋白尿的症状发生与接触寒冷环境有关。

757. ABCDFG D－L 试验阳性见于阵发性寒冷性血红蛋白尿。

758. BCDFG Coombs 试验用于自身免疫性溶血性贫血的实验室检查；自身溶血试验及其纠正试验用于遗传性球形红细胞增多症的实验室检查。再生障碍性贫血需与阵发性睡眠性血红蛋白尿相鉴别。

759. ABCDEGHI 再生障碍性贫血一般无肝脾大。

760. ABCD

761. ACDEF

762. CF

763. ABCDEFGHIJK 在维生素 B_{12} 缺乏早期，骨髓细胞出现巨幼变之前，尿甲基丙二酸排泄试验可出现阳性；叶酸缺乏时组氨酸负荷试验阳性；巨幼细胞贫血可因无效造血伴发溶血，血清间接胆红素可轻度增高。

764. ABH 该患者 5 年前因胃溃疡行胃大部切除术，故考虑胃大部切除术后叶酸吸收障碍，内因子缺乏以及胃酸和胃蛋白酶缺乏导致维生素 B_{12} 吸收障碍。

765. ABCDEFGH

766. BCDEFG 巨幼细胞贫血平均红细胞体积＞100fl。

767. ABCEFG 叶酸缺乏，如同时有维生素 B_{12} 缺乏，则需同时注射维生素 B_{12}，否则可加重神经系统损伤。

768. ABCDEFGHIJK

769. E 国内外公认的阵发性睡眠性血红蛋白尿的确诊试验是酸化血清溶血试验，又称 Ham 试验。

770. C 出现阵发性睡眠性血红蛋白尿时，Ham 试验呈强阳性。

771. ABCEF 患者的成熟血细胞因有膜突变，对补体异常敏感而被破坏，引起血管内溶血，而非血管外溶血。

772. ABCDEFG

773. ACDEF 不可以输注红细胞悬液，应输经生理盐水洗涤 3 次的红细胞，以免血浆中补体引起溶血。

774. ABCDEFGH

775. AB

776. ABCDEFGHIJ

777. ABCDF 真性红细胞增多症患者血浆容量正常。

778. ABCDEFI 放射性核素磷会引起继发性白血病，现基本不用；环磷酰胺、白消安、美法仑、苯丁酸氮芥等不宜长期使用。

779. ABCDEF 淋巴结肿大可见于感染、恶性肿瘤（血液肿瘤、其他恶性肿瘤转移等）、反应性增生等。患者有发热，血常规、胸片可以明确有无感染、血细胞异常、胸部有无感染、异常肿物等；颈淋巴结穿刺，行组织病理学检查可明确淋巴结性质；红细胞沉降率、抗链球菌溶血素 O 试验（ASO 试验）可反映自身免疫情况；传染性单核细胞增多症可见 EBV（＋）。

780. ABFG 患儿抗病毒治疗不佳，传染性单核细胞增多症可基本排除，淋巴结穿刺活检有时不能准确取到病变组织，需换部位颈淋巴结穿刺或手术取颈淋巴结，行组织病理学检查。B 型超声定位下胸腔穿刺做胸腔积液检查可明确积液性质，进一步诊断是为肿瘤所致还是炎症所致；胸部 CT 分辨率更高，可看到胸片显示不清的病变。

781. CE 患儿抗病毒治疗不佳，传染性单核细胞增多症可基本排除；无肝脾大，淋巴结肿大，伴有胸腔积液，考虑淋巴瘤的可能性大。

782. ABCD

783. BCEGH

784. ACDEFH 临床淋巴瘤分期主要是 AnnArbor 分期：①Ⅰ期：单个区域淋巴结受侵（Ⅰ期）；或一个淋巴结外器官受侵（ⅠE 期）。②Ⅱ期：横膈一侧两个或两个以上淋巴结区域受侵（Ⅱ期）；或者一个淋巴结外器官受侵合并横膈同侧区域淋巴结受侵（ⅡE 期）。③Ⅲ期：横膈两侧的淋巴结区域受侵（Ⅲ期）；合并局部结外器官受侵（ⅢE 期）；或合并脾受侵（ⅢS 期）；或结外器官和脾同时受侵（ⅢS + E）。④Ⅳ期：一个或多个结外器官（如骨髓、肝和肺等）广泛受侵，伴有或不伴有淋巴结肿大。另外，各期患者还可以按症状分为 A、B 两类。A 代表无症状；B 是指出现 6 个月内不明原因的体重下降 > 10%，原因不明的发热（38℃以上）和盗汗。

785. BDE 患者发病过程中，出血倾向重，无感染及明显贫血症状，外周血为全血细胞减少，但血小板数值高于 $20 \times 10^9/L$。分析出血性疾病，可以从血管因素、血小板因素、凝血因子因素三方面着手，此患者的临床出血倾向与血小板减少数值明显不符，故更应着重于凝血机制异常方面的疾病，可以影响凝血机制的全血细胞减少性疾病，患者有胸骨压痛，考虑急性白血病的可能性大，且出血者以急性早幼粒细胞白血病（APL）最常见，也需要警惕重型再生障碍性贫血、MDS 等疾病，应做骨穿检查，以明确诊断。

786. ABCDEF

787. ADE 目前，诊断急性白血病多采用 MICM（细胞形态学、免疫表型、细胞遗传学、分子生物学）等方法。对于 M_3 的确诊，首先需要依靠骨髓象（即细胞形态学），如骨髓中发现大量异常早幼粒细胞（≥30%），同时 POX 染色强阳性，则重点怀疑此病。检测免疫表型时，可发现 CD117、CD13、CD33 阳性，而 CD34、HLA - DR 阴性并非阳性。细胞遗传学可发现染色体易位现象，即 t（15；17）（q22；q21）；而分子生物学可检测到 PML/RARα 融合基因阳性。后二者对于 M_3 的诊断有确诊意义。所以该患者应做骨穿、免疫分型、染色体、融合基因以及肝功能、肾功能、离子等相关检查。

788. BCDEFG APL 与其他 AML 治疗不同，在诱导治疗阶段采用全反式维 A 酸与三氧化二砷联合诱导缓解治疗，国内目前多不主张加用化疗药物，维 A 酸作用于急性早幼粒白血病细胞后，会诱导白血病细胞向成熟阶段分化（即由早幼粒阶段分化为中、晚幼粒细胞），成熟细胞会由骨髓释放入外周血，故临床上常在治疗期间发生高白细胞血症。亚砷酸作用于急性早幼粒白血病细胞后，会使细胞发生凋亡，同时可诱导细胞向成熟阶段分化，故治疗期间也可能发生白细胞上升，但程度较维 A 酸缓和。该患者发病时白细胞计数低于 $4.0 \times 10^9/L$，无高白细胞现象，可以应用维 A 酸与三氧化二砷联合诱导分化治疗。在诱导阶段，患者白细胞常出现一过性升高，此时适宜加用羟基脲降低白细胞负荷。此外，由于 M_3 患者易合并 DIC 而发生出血，故可以合用低分子肝素。而治疗期间的支持疗法，如预防高尿酸血症、碱化尿液、抗感染、成分血制品输注，对于 M_3 的治疗也是必不可少的。

789. ABCDFH 所谓完全缓解，是指白血病的症状、体征完全消失，血象和骨髓象基本上恢复正常。具体标准为：①临床无白血病细胞浸润所致的症状和体征，生活正常或接近正常；②血常规：Hb≥100g/L（男性），或≥90g/L（女性及儿童），中性粒细胞绝对值≥$1.5 \times 10^9/L$，血小板≥$100 \times 10^9/L$。外周血白细胞分类中无白血病细胞；③骨髓象原粒细胞（Ⅰ + Ⅱ型）（原始单核 + 幼稚单核或原始淋巴 + 幼稚淋巴细胞）≤5%，红细胞及巨核细胞系正常。M_{2b} 型：原粒细胞（Ⅰ + Ⅱ型）≤5%，中性中幼粒细胞比例在正常范围。M_3 型：原粒细胞 + 早幼粒细胞≤5%。

790. DEF AML 预后好：inv（16）或 t（16；16）（p13；q22），t（8；21）（q22；q22）；中等：t（15；17）（q22；q11 - 12），+8，t（6；9）；差：-7 或 5，del（7q），t（v；11）（v；q23），inv（3q）。

791. E 患者发病过程中，出血倾向重，有高热，有感染可能，外周血为全血细胞减少，但血小板数值高于 $20 \times 10^9/L$。分析出血性疾病，可以从血管因素、血小板因素、凝血因子因素三方面着手，此患者的临床出血倾向与血小板减少数值明显不符，故更应着重于凝血机制异常方面的疾病，可以影响凝血机制的全血细胞减少性疾病，患者有胸骨压痛，考虑急性白血病的可能性大，也需要警惕重型再生障碍性贫血、MDS 等疾病，骨髓增生异常综合征（MDS）：本病可有贫血，出血，感染征象，外周血可表现为全血细胞的减少，但一般缓慢起病，无胸骨压痛，外周血原幼细胞不超过 20%，可行骨髓检查进一步鉴别。再生障碍性贫血：急性型可呈急性起病，表现为贫血，出血，感染，但一般无胸骨压痛，外周血无幼稚细胞，可行骨髓检查以鉴别。

792. ABCDEFGH 为明确诊断，需进行骨髓细胞学及活检检查，血细胞化学染色，细胞、分子遗传学检查，流式细胞仪分析免疫表型可协助诊断、分型。腹部 B 超可明确肝、脾情况。

793. ABCDFG 患者考虑 M_5，则骨髓细胞学可见：M_{5a} 以原单细胞为主，大于 80%（NEC），幼单细胞较少。

M_{5b}中原单、幼单及单核细胞均可见到，原单小于80%（NEC）。白血病细胞内可见1～2条细而长的Auer小体。白血病形态特点为：①原单及幼单细胞体积较大，形态变化多端；②胞核较小，常偏一侧，呈马蹄形、S形等，染色质疏松，排列似蜂窝状，着色较淡；③胞质量相对较多，常出现内外双层胞质，有明显伪足突出，边缘清晰；内层胞质呈灰蓝色并略带紫色，不透明，似有毛玻璃样感，胞质内常有空泡和被吞噬的细胞。

794. AEF　POX和SB染色：原单核细胞是阴性和弱阳性反应，而幼单细胞多数为阳性反应。PAS染色：原单细胞多数为阴性反应，幼单细胞多数为阳性反应。M_{5b}以幼单和单核细胞为主，原单细胞小于80% NEC细胞。酯酶染色：非特异性酯酶染色阳性，可被氟化钠抑制，其中α-NBE染色诊断价值较大。NAP积分一般降低，有时可正常。

795. ABCE　白血病细胞表面抗原表达CD11、CD13、CD14、CD15、CD33、CD34、HLA-DR，只有CD14为单核细胞特异的，约22% M_5可见t/del（11）（q23）。累及HRX基因还可见于M_4。

796. ABCDG　根据患者MIMC结果和临床特点，进行预后危险分层，选择最佳方案。一般治疗是必须重视的，诱导缓解治疗常用的方案有：DA（3+7）方案，为7天方案，APL采用ARTA方案，有条件者完全缓解后进行造血干细胞移植。利妥昔单抗用于治疗非霍奇金淋巴瘤。

797. E　粒细胞减少症的病因多种多样，按粒细胞动力学可分为4大类：骨髓损伤使中性粒细胞生成减少，如药物、化学毒物及放射物、免疫因素、全身感染；周围循环粒细胞分布异常；血管外组织内的粒细胞需求增加，消耗加速；混合因素。该患者为老年男性，急性起病，既往有甲亢，有服用甲巯咪唑史，结合其血常规指标，高度可疑其为药物所致粒细胞减少。但仍需鉴别诊断。

798. ABCDEHIJ　根据骨髓等检查明确是否有骨髓损伤；血培养，咽拭子、痰培养和药敏试验，胸部影像学检查，血生化、电解质可明确感染情况；甲状腺功能检测，甲状腺、腹部彩超明确现有甲状腺状态，并了解有无药物性肝损伤等。

799. CDEG　骨髓粒细胞贮备功能测定：可用致热原如脂多糖及泼尼松等，通过中间产物的作用，促进骨髓粒细胞释放，了解粒细胞释放功能。肾上腺素试验：白细胞升高$2\times10^9/L$或较原水平高1倍以上，则提示血管壁上有粒细胞过多聚集在边池，如无脾大，可考虑为假性粒细胞减少症。白细胞凝集素在个别免疫性粒细胞减少症患者血清中出现，有辅助诊断意义，但多次输血或经产妇亦可呈阳性。

800. ABCDEFG　立即停用可疑药物祛除病因，维持酸碱及电解质平衡，及时经验性应用广谱、高效抗生素治疗感染，可短期应用激素，待粒细胞正常后考虑其他方法治疗甲亢。注意控制心室率，注意甲亢性心脏病，如有条件可应用丙种球蛋白。

801. ABCEG